Gisela Fux Wolf
BDSM und Psychotherapie
eine Handreichung auf dem Weg zum kinkrespektvollen Arbeiten
aus der Reihe „Geschlechter und Sexualitäten in Psychotherapie und Beratung"
herausgegeben von Sascha Bos und Gisela Fux Wolf

1. Auflage 2023
ISBN 978-3-96042- 161-0

Postfach 27 46 | D- 48041 Münster
info@edition-assemblage.de | www. edition-assemblage.de

Lektorat: H. C. Rosenblatt | edition assemblage
Umschlagsgestaltung: Carina Büker
Satz: H.C. Rosenblatt | edition assemblage, Silke Kampfmeier | SKARSKY.DESIGN
Druck: Interpress | Printed in Hungary 2023

Die Deutsche Bibliothek verzeichnet diese Publikation in der Deutschen Nationalbibliografie; detaillierte bibliografische Daten sind im Internet über http://dnb.ddb.de abrufbar.

Gisela Fux Wolf

BDSM und Psychotherapie

eine Handreichung auf dem Weg zum kinkrespektvollen Arbeiten

edition assemblage

Inhalt

Danke!

An dem Text haben sechs Expert*innen mitgewirkt, die kinky[1] Communitys aus ganz unterschiedlichen Perspektiven kennen und unterstützen. Die Expert*innen haben mir sowohl ein Interview zum Thema gegeben als auch den Gesamttext gelesen, kommentiert und ihn so wundervoll bereichert und differenziert. Ihnen allen möchte ich ganz herzlich danken: Karina Kehlet Lins, Ann Antidote, Sven Dirks, Felix Ruckert, Matthias Grimme und N.N.

Danke auch an alle befreundeten Kolleg*innen, die ebenfalls den Text gelesen, die Ideen darin mit mir diskutiert und anderweitig großartig im Entstehensprozess unterstützt haben.

---

1 Das englische Wort „kink" bedeutet in der deutschen Übersetzung: Knick, Knoten, ungewöhnliche sexuelle Vorliebe (www.dict.cc/?s=kink, [05.11.2020]). Der Begriff „kinky" wird oft etwas breiter ausgelegt als der Begriff „BDSM". Kinky umfasst dann neben BDSM-Praktiken und Lebensstilen auch den Einsatz von Fetischen. Manche Personen verstehen jedoch auch den Begriff „BDSM" selbstverständlich fetischinklusiv.

Einführung

Das Kürzel „BDSM“ steht (in englischer Schreibweise) für Bondage Discipline/Dominance, Sadism/Submission Masochism[2]. Es bezeichnet eine sehr lebendige soziosexuelle Kultur mit zahlreichen Akteur*innen, Lernangeboten, Veranstaltungen und Diskursen. Kernelement dieser Kultur sind konsensuell gestaltete erotisch konnotierte Szenerien, in denen intensive körperliche und emotionale Erfahrungen ausgelotet werden können. In BDSM-Szenarien/-sessions werden oftmals spezifische Machtdifferenzen bewusst hergestellt und für das erotische Spiel genutzt. Die BDSM-Kultur umfasst aktuell weltweit zahlreiche Communitys[3], aus denen vielfältige Aktivismen und Diskurse hervorgehen. BDSM hat zudem interessante historische Hintergründe. In manchen Szenerien werden Anleihen aus geschichtlichen Ereignissen verwendet, um zum Beispiel einen aktiven Umgang mit historischen

---

2 Bondage: erotische Fesselkunst,

• *Discipline*: erotisch konnotierte Gestaltung eines konsensuellen Szenarios, in dem es um Gehorsam und Disziplinierung geht,

• *Dominance & Submission*: erotisch konnotiertes konsensuelles Szenario, in denen die Dominanz der dominanten Person*en durch die Submission der submissiv*en Person*en ermöglicht und zum Ausdruck gebracht wird,

• *Sadism & Masochism*: erotisch konnotiertes konsensuelles Szenario, in dem die sadistische Person ihre sexuelle Lust aus dem Schmerz der anderen Person zieht und die masochistische Person ihre Lust daraus zieht, dass ihr die andere Person Schmerz zufügt. Diese Definitionen hier bieten erste und nur sehr grobe Annäherungen an ein sehr differenziertes Erleben der beteiligten Personen.

3 Ich verstehe „Community“ hier im Sinne einer durch soziologische Merkmale verbundenen Gemeinschaft. Die BDSM-Community verbindet letztlich das Interesse an BDSM-Aktivitäten, aber auch die entsprechende gesellschaftliche Positionierung als sexuelle Minorität. Diejenigen, die sich dieser Community angehörig fühlen, sind aber auch sehr verschieden und zudem hinsichtlich gesellschaftlicher Privilegierung und Deprivilegierung unterschiedlich positioniert. So finden wir eine Vielzahl an Lebensweisen, Interessen, Möglichkeiten und Einstellungen. Diese Vielfalt innerhalb der Community kann durchaus als Schatz angesehen werden, birgt aber auch Konfliktpotenzial. Cornelia Fleck hat 2022 queere Community wie folgt charakterisiert und ich finde, dass dies auch gut für die BDSM-Community(-s) passt:

„Community heißt ja einfach: Gemeinschaft. Das Wort beschreibt eine Beziehung mehrerer Menschen zueinander. Sie ist kein fester Körper, sondern ein beweglicher Zustand verschiedener Personen in Relation zueinander. Sie ist transitorisch, sie wandelt sich permanent, ganz wie ein fließendes Gewässer (…) Alle, die gerade Teil dieser Gemeinschaft sind, verschieben permanent ihre Beziehungsgefüge. Sie verlieben und trennen sich. Eine Freundschaft vertieft sich oder geht durch eine Krise. Man arbeitet zusammen, erlebt Durststrecken und Höhepunkte, wenn das Projekt geschafft ist – und all diese Teilbeziehungen treffen wieder in anderen Schnittmengen aufeinander, bringen ihre Geschichten mit und verrühren sie miteinander. All das macht Community aus. Ihre einzige Konstante ist, dass nichts konstant ist (…) Wenn wir also über die Community sprechen, sprechen wir über etwas, das sich schon verändert hat, bevor dieser Satz überhaupt fertig ausgesprochen wurde. Denn Community ist keine Gruppe, sondern ein Gruppenprozess. Sie ist weniger etwas, was wir haben, als etwas, das wir tun.“ (Fleck 2022, 16).

Traumata zu gestalten. Im Laufe des Textes werden wir uns vertieft damit auseinandersetzen, welche Bedeutungszuschreibungen BDSM aus unterschiedlichen Perspektiven erfährt und warum die Zuschreibungen an BDSM so different sind.

In dem vorliegenden Text möchte ich nach den einleitenden Worten zunächst einen Einblick in die Geschichte, Gestaltungsformen und Ethik von BDSM geben. Anschließend werden Möglichkeiten eines affirmativen, informierten und leitlinienbasierten therapeutischen Zugangs zum Thema aufgezeigt. Ziel des Textes ist es, Haltungen und Wissen für eine gute und kultursensitive Gesundheitsversorgung von BDSM-praktizierenden Personen zu vermitteln[4]. Der Text soll kinknegative Vorbehalte stören, verrücken, unhaltbar machen. Klar grenzt sich der Text gegen psychopathologisierende Einordnungsversuche von kinky Sexualitäten ab. Es geht in diesem Text ausschließlich um mit dem Willen um Konsens gelebte BDSM-Szenarien. In Bezug auf den Umgang mit unkonsensuell und selbst- und fremdschädigend gelebte sexuellen Präferenzen (zum Beispiel unkonsensuell ausgelebtem Sadismus) wird auf die einschlägige Literatur verwiesen (zum Beispiel von Franque', Berner & Briken 2013). Der Text richtet sich an Alle, die sich aus einer gesundheitsbezogenen Perspektive BDSM nähern wollen, an Gesundheitsversorger*innen, Kinksters, Neugierige.

Die Beschäftigung mit BDSM eröffnet unendliche Möglichkeiten, etablierte Denkweisen zu Sexualität und Normalität zu hinterfragen und zu dekonstruieren. So können wir gleich zum Einstieg in das Thema schon zwei zentrale Mythen bezogen auf Sexualität verabschieden und uns so Raum verschaffen. Wir lassen also den Mythos, Sexualität sei triebhaft-spontan sowie den Mythos, Sexualität bezöge notwendigerweise irgendwann die sogenannten „Sexualorgane“[5] mit ein, hinter uns. BDSM-Szenarien sind geplant, bewusst kommuniziert, beziehen den gesamten Körper mit ein, brauchen Zeit und Bemühen. Sie sind kulturell geprägt, transgressiv und nicht genitalfixiert (Fielding 2021). BDSM-Szenarien basieren auf einer guten, d.h. gelungenen Kommunikation, und scheitern, wenn die Kommunikation nicht gelingt. Das Scheitern an sich muss wiederum kein möglichst zu vermeidendes Problem darstellen, sondern kann angesichts wagemutiger Szenarien auch als interessante Erfahrung mit Weiterentwicklungspotenzial betrachtet werden. BDSM-Szenarien konfrontieren uns mit Perspektivwechseln, mit

---

4 In der englischsprachigen Literatur wird diese bedarfsgerechte Form der Gesundheitsversorgung als «kink-aware» bezeichnet. «Kink-aware» in der Gesundheitsversorgung zu arbeiten bedeutet in erster Linie, BDSM-lebenden Personen sowohl mit einer respektvollen Haltung als auch bezogen auf deren mögliche spezifische Bedarfe fachlich kompetent gegenüberzutreten. Eine kink-aware Gesundheitsdienstversorgung richtet sich jedoch nicht nur auf kinky Klient*innen, sondern sie beinhaltet auch, das Thema im Umgang mit allen Klient*innen hören zu können, und Haltung angesichts kinkfeindlicher Diskriminierungen zu zeigen (Kink Clinical Practice Guidelines Project 2019, Shabaz & Chirinos 2017). Im Text verwende ich den Begriff «kinkbewusst» in der Wortbedeutung von «kink-aware».

5 Damit sind dann in der Regel die Genitalien und die weiblich konnotierte Brust gemeint.

Überraschungen, Befremden und Annähern, mit dem Ringen um interessante Sexualität und mit einer Vielzahl von Gefühlen, deren Einordnung Arbeit erfordert und Kompetenzen benötigt.

Das so charakteristische Etwas-befremdlich-Finden wird in kinky Communitys als *being squicked* bezeichnet. *Being squicked* beinhaltet eine kinkspezifische Form von Ambiguitätstoleranz und geht einher mit einer nicht-wertenden, offenen und interessierten Haltung gegenüber dem, was das Befremden ausgelöst hat (Nichols & Fedor 2017, Nichols 2021). Wir können ein being squicked so beantworten, dass wir das eigene irritierte Erleben aushalten, uns Zeit nehmen und die Thematik in Ruhe ausloten. Wir verzichten dabei auf rasche Einordnung und beziehen die Möglichkeit mit ein, dass sich unser Empfinden wandeln kann und darf. Zu dieser offenen und neugierigen Haltung angesichts dessen, was vielleicht erstmal irritiert und kompliziert ist, möchte ich die Leser*innen einladen.

Eine vertiefte Auseinandersetzung mit BDSM fordert uns dazu auf, über Macht bewusst nachzudenken. Wir lernen dabei Wege kennen, die innerhalb von BDSM-Communitys gesucht werden, um mit Macht verantwortlich, transparent und konsensorientiert umzugehen. Ich gehe davon aus, dass gerade dieser inhaltliche Aspekt eine vertiefte Beschäftigung mit dem Thema BDSM für alle Gesundheitsversorger*innen sehr spannend machen kann.

Auch darüberhinausgehend kann Psychotherapie viel von den Gedanken und Erfahrungen aus den BDSM-Kulturen profitieren (Pitagora 2013, Moser & Kleinplatz 2006). Innerhalb der modernen BDSM-Communitys spielt die Abgrenzung von Stigmatisierungen eine bedeutsame Rolle. Dies ist sowohl Inhalt vielfältiger aktivistischer Arbeit bezogen auf die Gesamtgesellschaft und spezifisch bezogen auf das Gesundheitssystem. Stigmamanagement[6] findet zudem statt in den individuellen Auseinandersetzungsprozessen von kinky Personen mit ihrem Selbstkonzept (Hughes & Hammack 2019) und prägt zahlreiche Diskurse innerhalb von kinky Communitys (Barker & Langridge 2009). Innerhalb von kinky Communitys wurde ein großer Erfahrungsschatz dafür entwickelt, wie gesellschaftlich marginalisierte sexuelle Wünsche erkannt, in Worte gefasst, mit anderen Personen verhandelt werden können, wo hier Grenzen und Ambivalenzen liegen, und wie damit umgegangen werden kann.

Als Gesundheitsversorger*innen können wir uns zudem unser Gegenübertragungserleben im Themenfeld genauer anschauen. Stigmatisierung erzeugt spezifische Gegenübertragungsresonanzen. In diese können wir uns in der therapeutischen Arbeit mit kinky Klient*innen sowohl aus einer kinknegativen, als auch schmerzhafterweise aus einer kinkaffirmativen Position heraus verstricken. Ein sorgfältig reflektierter Umgang mit dem Gegenübertragungserleben ist wichtig, um es nicht auszuagieren, bzw. einen Ausagierungsprozess verstehen und die Verantwortung für die daraus resultierenden Rupturen im

6 Stigmamanagement beschreibt den Einsatz von Denk- und Handlungsweisen, durch den eine gesellschaftlich marginalisierte Person mit der Stigmatisierung ihrer Lebensweise und Identität umzugehen versucht.

therapeutischen Prozess übernehmen zu können. Wir können unser Gegenübertragungsempfinden in der Selbsterfahrung nutzen, um unsere eigene sexuelle Sozialisationsgeschichte besser verstehen zu können. Und daran anschließend kompetenter und verbindender mit unseren emotionalen Resonanzen umgehen. Auch hierfür soll der Text Handwerkszeug anbieten.

Es kann für uns selbst und für unsere therapeutische Arbeit sehr fruchtbar sein, neugierig darüber nachzudenken, was wir in uns und was wir bei anderen im sexuellen Bereich kognitiv und emotional tatsächlich akzeptieren können, wo hier unsere Grenzen liegen, und warum dies so ist. Wenn Sie, liebe Leser*innen dies wollen, achten Sie mal darauf, wie sich Ihre Perspektive beim Lesen des vorliegenden Textes bewegt. Nehmen Sie wahr, ob sich dabei Grenzen verschieben, welche Grenzen eventuell definierter und stabiler werden, welche weicher und durchlässiger und welche neuen klaren Grenzen dahinter auftauchen.

Meine eigene Perspektive auf BDSM ist wertschätzend, community-orientiert, queer – und leider begrenzt. Ich stütze mich überwiegend auf Communitykontexte, in denen viel Raum für Diskussionen geschaffen wird, Community prinzipiell als wichtig angesehen und entsprechend geschätzt wird und auch immer wieder über die Community reflektiert wird. Es gibt sehr viele BDSM-Erfahrungswelten, die über meinen Wissenshorizont hinausreichen. BDSM wird sehr vielfältig gelebt: alleine in der Phantasie, ein Leben lang ausschließlich in einer oder wenigen privaten Beziehungen ohne Anbindung an eine Community, oder auch in ganz unterschiedlichen Communityzusammenhängen. Ich freue mich über die Diversität, Bereicherung und Grenzerweiterung, die BDSM als kreative sexuelle Kultur in die Gesellschaft einbringen kann. Sowohl beim Leben als auch beim Sprechen mit anderen, beim Lesen und Schreiben zum Thema gilt für mich: Je größer der Raum wird, der sich dabei vor mir und in mir auftut, desto deutlicher nehme ich wahr, wie wenig ich in Relation dazu eigentlich über das Thema weiß. Vielleicht stellt sich dieser Effekt auch bei Ihnen als Leser*innen ein und weckt Ihre Neugier, jenseits dieses Buches noch mehr zu lernen.

Meine eigenen Erfahrungen haben dazu geführt, dass ich kinky Personen überwiegend als Freund*innen, Bekanntschaften, Verbündeten, Aktivist*innen, Kolleg*innen begegne und sehr viel seltener als Klient*innen. Ich habe hier sehr vielfältige Arten kennenlernen dürfen, wie kinky Personen einander stärken, wie sie mit Problemen und gesundheitlichen Herausforderungen umgehen. Vor diesem Erfahrungshintergrund ist die Einstellung folgerichtig, dass Psychotherapie nur eine der vielen Möglichkeiten von Kinksters ist, mit psychischen Schwierigkeiten umzugehen.

Die Entwicklung einer queeren Schwerpunktsetzung in meiner psychotherapeutischen Arbeit hat in den letzten sieben Jahren dazu geführt, dass auch BDSM immer mal Thema in den Behandlungen wurde. Zunächst deshalb, weil Klient*innen den Mut hatten, das Thema direkt anzusprechen. Mit der Zeit wurde aber auch ich zunehmend offener dafür , das Thema mitzudenken und entsprechend zuzuhören. Auch wegen meiner eigenen Involviertheit war ich zunächst in meiner therapeutischen Arbeit bei einer Thematisierung von BDSM gehemmt und eher ungeschickt. Ich machte Fehler dabei, die mir sehr leidtaten. Meine Scham drängte mich, dies unbedingt ändern zu wollen. Also folgte ein längerer Klärungsprozess, ob und wie ich mich auch aus therapeutischer Perspektive kinky Thematiken nähern möchte.

Ein psychotherapeutisches Angebot für Angehörige einer marginalisierten sexuellen Community zu machen, bedeutet einerseits für mich einen guten Umgang damit zu finden, dass mich die eingebrachten Themen intensiver berühren, ich näher mit eigenen Stigmaerfahrungen konfrontiert werde und auch Anspannungen erlebe. Darüber hinaus hat diese therapeutische Arbeit auch Auswirkungen darauf, wie ich selbst die Communitykontexte für mich nutzen kann (Bogdanowe 2019a). Hier einen Weg für mich zu finden brauchte Zeit und auch Austausch mit Kolleg*innen.

Schließlich haben mein Interesse und Herz für das Thema, die Nachfrage, die Unterstützung durch Kolleg*innen sowie die Rückmeldungen aus den Communitys über den weitgehend ungedeckten Bedarf nach kinksensiblen psychotherapeutischen Angeboten den Ausschlag für eine entsprechende Öffnung meines therapeutischen Angebots gegeben. Ich wollte fachgerecht arbeiten und aus Fehlern lernen. Bei der Suche nach Material, welches mir bei meiner Arbeit helfen konnte, fand ich zwar Einiges an englischsprachigen communitynahen Texten, war aber letztlich unzufrieden darüber. Denn ich hatte den Eindruck, mir meine Arbeitsgrundlagen zusammenstückeln zu müssen. Gerade dann, wenn sich kinky Personen mit dem Anliegen einer psychischen Belastungsstörung angesichts ihrer Verzweiflung über Kommunikationsbrüche in kinky Beziehungen an mich wandten, stand ich vor der Herausforderung, das Communitywissen mit der gegenüber kinky Lebensweisen ignoranten klinisch-psychologischen Fachliteratur zu verbinden. Mit dieser Verknüpfung bewegte ich mich letztlich auf fachlich dünnem Eis. Als ich mit anderen queeren Personen darüber sprach, erhielt ich das in aktivistischen Kontexten erwartbare Feedback, dass Selberschreiben besser ist, als sich über den Mangel fachlichen Grundlagen zu beklagen. Es gibt insgesamt in Deutschland zum Thema der psychotherapeutischen Gesundheitsversorgung sexueller Minoritäten einfach zu wenig Fachliteratur, als dass es nicht ein Desiderat wäre, daran nach Kräften etwas zu verändern. Auch aus einer Position heraus, in der ich nicht damit rechne, dass das Ergebnis perfekt werden würde. Den unverzichtbaren Rückhalt und die Resonanz für das Entstehen des Textes bot dann das queere Buchprojekt für Geschlechter- und diversitätsgerechte Psychotherapie und Beratung, welches Sascha Bos und ich zusammen 2019 gegründet haben.

2006 hatten bereits die Aktivist*innen A., Passig und Jander resümiert, es gäbe in Deutschland kaum brauchbare Literatur über BDSM für psychotherapeutisch tätige Gesundheitsprofessionelle. Dies hat sich in den darauffolgenden Jahren bedauerlicherweise nicht wesentlich verändert. Bis 2022 entstanden in Deutschland einige soziologische und psychologische Forschungsarbeiten, sehr gute Ratgeberliteratur aus der Community, aber leider kein einziges medizinisches oder psychotherapeutisches Buch mit kinkaffirmativem Ansatz. Angesichts dieser Ausgangssituation basiert der vorliegende Text auf der unterdessen erfreulich differenzierten US-amerikanischen Quellenlage und einzelnen deutschsprachigen Publikationen. Ich bin allen Autor*innen außerordentlich dankbar, welche sich – in den meisten Fällen unbezahlt – affirmativ aus wissenschaftlicher und aktivistischer Perspektive dem Thema zugewandt haben. Um den vorliegenden Text so gestalten zu können, dass er auch aktuelle Perspektiven aus hiesigen kinky Communitys auf Gesundheit und Gesundheitsversorgung einbezieht, habe ich mit vielen queeren Kolleg*innen gesprochen. Im Frühjahr 2020 habe ich zudem sechs Expert*inneninterviews[7] mit BDSM-affirmativ arbeitenden Therapeut*innen und Aktivist*innen durchgeführt und die Interviews inhaltsanalytisch ausgewertet[8]. Teile aus den Expert*inneninterviews sind direkt in den vorliegenden Text eingegangen (jeweils eingeleitet mit dem Kürzel „IP" für „Interviewpartner*in" und einer Nummer für die Reihenfolge, in der ich die Interviews führte).

Es gibt in Deutschland meines Wissens leider auch noch keine kinkspezifischen Qualitätszirkel, in denen sich psychotherapeutisch und medizinisch tätige Kolleg*innen zum Thema austauschen und einander Rückmeldung geben können. Das ist schade, denn so steht jede gesundheitsprofessionelle Person hier vor der Herausforderung, sich das Themenfeld weitgehend alleine und neu zu erschließen. Hierbei soll der vorliegende Text unterstützen und hoffentlich auch Ermutigung für Vernetzung und kollegiale Intervision bieten.

Abschließend noch eine Anmerkung zu den im Text verwendeten Begrifflichkeiten: Ich habe mich im Text bemüht, alle verwendeten BDSM-spezifischen Begrifflichkeiten zu erklären. Wir haben es hier aber mit einer sich rasch entwickelnden Kultur zu tun und es kommen immer neue Begriffe hinzu, die ich leider nicht alle aufgreifen kann. So möchte ich Sie, sollten Sie in Ihrer Arbeit im Themenfeld auf Ihnen unbekannte Begriffe treffen, gern auf Glossare verweisen, die innerhalb von queeren und kinky Communitys erstellt worden sind:

- Viele Begriffe zu Geschlecht, romantischen und sexuellen Lebensweisen werden hier erklärt: aus dem https://interventionen.dissens.de/materialien/glossar
- BDSM-spezifische Glossare finden sich auf der Plattform www.daten-schlag.org und auch bei der National Coalition for Sexual Freedom (2020).

---

7 Einige der befragten Expert*innen haben sich entschieden, auch offen aufzutreten und ihre Namen finden sich in der Danksagung zu Beginn dieses Textes.

8 Die von mir verwendete Forschungsmethodik orientierte sich an: Hamm 2020, Hunter Jones 2016, Kleinplatz, Ménard, Paquet, Paradis, Campbell, Zuccarino & Mehak 2009. Mein Interviewleitfaden befindet sich im Anhang. In den Transkripten habe ich die gesprochene Sprache leicht überarbeitet, um die Zitate besser lesbar zu machen. Auslassungen in den Textzitaten sind mit drei mit runden Klammern versehenen Punkten gekennzeichnet: (...). Für das Verständnis des Inhalts wichtige Worte, die aber in dem Interview an dieser Stelle von der befragten Person nicht gesagt wurden, habe ich in den Zitaten in ebenfalls runden Klammern ergänzt. Ob dann das Zitat auch tatsächlich dem, was die Person meinte, entsprach, habe ich abgeglichen, indem ich den befragten Expert*innen den Gesamttext mit allen Interviewzitaten vorgelegt und um Rückmeldung und ggf. Korrektur gebeten habe.

1 Was ist BDSM?

IP5: „Es gibt Leute, die sich selbst gar nicht als kinky sehen, aus meiner Sicht aber sehr kinky sind (...) Leute, die mit ihrer Sexualität bewusster umgehen und sich von normativen Vorstellungen frei machen. Das kann dann ganz viele Formen einnehmen. (...) (das ist) was Gesundes und gesellschaftlich Sinnvolles (...) weil das hat ja erstmal mit Ermächtigung zu tun: Ich bin das (...), das möchte ich so und so und niemand redet mir da rein. Das ist ja etwas, was psychisch gesund ist (...) Was halt interessant ist beim SM: (...) man setzt sich negativen Emotionen aus, Angst, Schmerz, Lust, Trauer, Wut (...) und in diesem Spiel plötzlich bekommen die auch eine positive Bedeutung (...) da verwandelt sich etwas, was eigentlich schlecht ist, in etwas Gutes (...) da navigiert man an der Grenze (...) ich nähere mich so einer Emotion an und beobachte sie: Was ist das eigentlich? Inwieweit ist das eigentlich nur eine Projektion? Inwieweit ist es eine wirkliche Angst oder nur eine vorgestellte Angst, eine eingebildete? Was steckt hinter dieser Trauer? Ist da vielleicht auch Wut? Ist da ganz was anderes? Das ist eine Reise in die eigene Psychologie (...). Ich glaube, dass da viel Potenzial für Therapie und Heilung (liegt).“

Die Begriffskombination „Sadomasochismus“ leitet sich ab aus den Namen zweier Schriftsteller, die – wie viele andere vor und nach ihnen – Dynamiken erotischer Dominanz und Unterwerfung literarisch beschrieben haben: Donatien Alphonse Francois de Sade (1740 bis 1814) und Leopold Ritter zu Sacher-Masoch (1836-1895) (Ermann 2019). Insbesondere De Sade beschrieb hier allerdings unkonsensuelle Szenarien, die im heutigen Verständnis nicht mehr als SM/BDSM im Sinne einer wertebasierten sexuellen Kultur gelten können.

Das Kürzel „BDSM“ für *„bondage, discipline, dominance, submission and sado/masochism“* wurde in den späten 1980er Jahren geprägt (Taormino 2012b) und stellt eine affirmative Selbstbeschreibung dar. Weitere respektvolle Bezeichnungen von BDSM-Praktiken, -Präferenzen und -Identitäten ermöglichen die Begriffe „SM“, „Kink“[9], bzw. „kinky“, letztes als adjektivische Selbstbezeichnung von Personen, die BDSM praktizieren (Kink Clinical Practice Guidelines Project 2019). BDSM kann sich wie jede andere soziosexuelle Präferenzstruktur auf verschiedenen Ebenen der Persönlichkeit ausdrücken: auf der Fantasieebene, der Ebenen des Verhaltens, der Identität, der Selbstwahrnehmung und Selbstbezeichnung und der sozialen Zugehörigkeit (Wolf, Fünfgeld, Oehler & Andrae 2015). Die Ausdrucksweisen auf den unterschiedlichen Ebenen müssen keineswegs miteinander übereinstimmend sein. So kann eine Person beispielsweise Fantasien von Dominanz- und

9 Der Begriff „Kink“ wird zudem spezifisch als Bezeichnung für das verwendet, was eine Person anmacht. So kann eine Person zum Beispiel den Kink haben, sich als Pony behandeln zu lassen oder geschlagen zu werden etc.

Submissionsszenerien haben, diese jedoch als etwas betrachten, was nichts über ihr Selbstkonzept aussagt und sich auch entscheiden, diese Fantasien nie auszuleben. Eine solche Person würde sich dann wahrscheinlich auch nicht als „kinky" bezeichnen.

Manche Personen beschreiben ihre BDSM-Präferenz als persönlich sehr bedeutsam wahr und nehmen diese Präferenz auch in ihre Identitätsbeschreibung mit auf. Sie definieren sich dann zum Beispiel als BDSMer*innen bzw. als *„Kinksters"*. Diese Personen sind oftmals verbunden mit kinky Zusammenschlüssen, Communitys und Kulturen. Das meiste, was wir über kinky Personen wissen, stammt von denjenigen, die sich auch als kinky identifizieren (Nichols 2021). Wie sich selbst als kinky bezeichnende Personen wiederum diesen Identitätsaspekt verstehen und wie sie ihre *kinks* leben, ist enorm vielfältig (Hughes & Hammack 2019, Nordling, Sandnabba, Santtila & Alison 2006). Für manche von ihnen ist ihre kinky Identität auch nicht unbedingt sexuell konnotiert. So gibt auch sich als asexuell verstehende Personen, die sich als kinky beschreiben (Baumgart & Kroschel 2021).

Manche Personen wiederum leben zwar BDSM-Szenarien, nehmen dies aber nicht in ihre Identitätskonstruktion mit auf (Sprott, Randall, Davison, Cannon & Witherspoon 2017). Für manche Personen wird auch die Rolle, die sie in einer BDSM-Konstellation einnehmen, Teil ihres Identitätskonzeptes (Rehor 2015). So können sich im BDSM-Kontext unterwerfende Personen selbstbewusst als „Sub", „Masochist*in" bzw. dominant auftretende Personen als „Dom"[10], „Domme/Femdom"[11], „Sadist*in" identifizieren (Tashlin & Kaldera 2014a).

Innerhalb von BDSM-Communitys werden erotisch-sexuelle Praktiken, die keine BDSM-Elemente beinhalten, als „vanilla" bezeichnet. Der Begriff vanilla ist neutral konnotiert. Die bewusste Verwendung des Begriffs vanilla ermöglicht eine Abkehr von Wertungsprozessen, die entstehen, wenn eine Sexualität ohne BDSM-Elemente als „normal" bezeichnet wird, oder gar als so selbstverständlich betrachtet wird, dass sie gar nicht mehr explizit benannt wird. Viele Personen integrieren in ihre gelebte Sexualität sowohl kinky als auch vanilla Elemente. Schauen wir uns die Gestaltung von BDSM-Szenerien an, so werden darin oftmals auch vanilla Praktiken eingebaut. Warren & Warren (2008) schlagen dementsprechend vor, BDSM als eine Form der Beziehungsgestaltung zu begreifen, die alles umfasst, was eine ethisch gestaltete vanilla-Beziehung ausmacht und zudem noch kinky Elemente beinhaltet.

Zwei meiner Interviewpartner*innen gestalteten ihren Diskurs so, dass die vermeintlichen Grenzen zwischen BDSM und vanilla weiter verschwimmen konnten. Damit schufen sie einen offeneren Kommunikationsraum, in dem sie auf Wertungen, Spaltungen und Hierarchisierungen von Beziehungsformen verzichten:

---

10 maskulin verstandene Bezeichnung

11 feminin verstandene Bezeichnung

IP3: „Wenn die Welt offener wird gegenüber Kinksters (...), kann man gerade die Variation, die Vielfalt, die Möglichkeiten an (die) Leute (weiter)geben und sagen, vielleicht seid ihr alle ein bisschen kinky. Dass man das mal als Möglichkeit rübergibt und guckt. Und wenn jemand dann sagt: Ich liebe aber meinen Mittwochabendehebettsex. Dann kann man sagen, naja, dann ist das dein Kink."

IP5: „(...) das (ist) was (...) wo jeder einen Zugang zu haben kann. (...) ich glaub halt nicht, dass es kinky (Leute) gibt und nicht-kinky Leute. Sondern (...) alle sind kinky, man muss nur das richtige Spiel finden (...) und die Möglichkeiten sind ja unendlich."

Der Versuch, eine allgemeingültige Definition für BDSM zu finden, erweist sich als ein schwieriges Unterfangen. Die Einordnung einer Szenerie, einer Praktik oder einer Lebensweise als BDSM basiert letztlich auf einem von den Beteiligten geteilten Verstehen, dass es sich um eine BDSM-Aktivität oder eine BDSM-Konstellation handelt. Durch dieses gemeinsame Verstehen und Einverständnis lässt sich BDSM von Szenarien abgrenzen, bei denen es sich nicht um BDSM handelt. Aktivitäten, die unkonsensuell sind, sind nicht BDSM. Auch Szenerien, bei denen eine der beteiligten Personen nicht erkennt oder nicht der Ansicht ist, es handele sich um BDSM, können nicht als einverständliche kinky Interaktionen bezeichnet werden (Moser & Kleinplatz 2006). Viele Personen praktizieren Formen des erotischen Ausdrucks, die von außen betrachtet in ein BDSM-Repertoire gehören können (zum Beispiel Bondage, Spanking), von den beteiligten Personen selbst jedoch nicht als BDSM eingeordnet werden (Nichols & Fedor 2017, Plante 2006). So sind hier die Wahrnehmungen und Bezeichnungen der Beteiligten zu respektieren.

BDSM ist eine geplante und bewusst gestaltete Inszenierung. Die Inhalte der Skripte, die im BDSM fantasiert und ausgeübt werden, sind enorm facettenreich. BDSM-Szenerien umfassen situative oder auch über alle Lebensbereiche (sogenannte 24/7) ausgeübte Verbindungen, die durch spezifisch ausgehandelte und spezifisch symbolisierte Machtdifferenzen gekennzeichnet sind. Es gibt eine Vielzahl von Rollen, die in kinky Szenerien und Beziehungen eingenommen werden: z.B. das Spiel mit Rollenanleihen aus unterschiedlichen Lebensaltern (z.B. *Daddys* und *littles*) oder *petplay*, in denen eine Person die Rolle eines Tieres einnimmt *(puppyplay, ponyplay, foxplay)* (Goerlich 2021, Mannes 2022). In vielen, aber längst nicht allen, Fällen werden die im BDSM fantasierten und/oder ausgeübten Skripte erotisch besetzt (Shahbaz & Chirinos 2017). Es gibt auch kinky Interaktionsgestaltungen, in denen eine sexuelle Motivation sehr in den Hintergrund tritt (Kleinplatz 2006, Moser & Kleinplatz 2006). Für BDSM braucht es grundlegend ein Vertrauen der Beteiligten ineinander (Kleinplatz 2006, Olson 2012). In einer BDSM-Szenerie, der Spiel/(play-)session, begeben sich die Beteiligten bewusst und einverständlich in Zustände, der sich von den Alltagsmodi deutlich und in vielerlei Hinsicht (physiologisch, psychologisch und sozial) unterscheiden. BDSM-spezifische Modi können zum Beispiel als subspace (submissiver Modus) oder als topspace (dominanter Modus) erlebt werden. In diesen Modi gelten andere Regeln als im Alltag und die im Spielmodus gemachten Erfahrungen werden anders gewertet, als wenn diese im Alltag gemacht würden. So können beispielsweise aus einer Submission (*subspace*) im Spiel eine Stärke und der Eindruck der Erweiterung des eigenen Raumes und der eigenen Möglichkeiten erwachsen. Physiologische Untersuchungen weisen auf spezifische neurochemische Veränderungen hin, die bei den Beteiligten an einer BDSM-Session zu hoher Aufmerksamkeit und positiv erlebten Bewusstseinsveränderungen führen können (Ambler, Lee, Klement, Loewald, Comber, Hanson, Cutler, Cutler & Sagarin 2016, Sagarin, Cutler, Cutler, Lawler-Sagarin, & Matuszewich 2009). Kinky Inszenierungen können Verkoppelungen von Emotionen bewirken die in anderen Kontexten als unvereinbar wahrgenommen werden (zum Beispiel die Koppelung von Lust mit Ekel). Durch die Kontrolle über die Gestaltung der Inszenierung wird zudem eine Veränderung der individuellen Bedeutung von bestimmten Gefühlen und Empfindungen (wie Angst, Schmerz, Wut etc.) möglich.

Innerhalb der Sessions werden eine Vielzahl von Kombinationen unterschiedlicher Spielmöglichkeiten und Ausdrucksweisen von erotisierten Machtkonstellationen eingesetzt, wie zum Beispiel Bondage (Fesselkunst), fetischistische Inszenierungen, das Spiel mit erotisch besetztem Schmerz, intensiven Emotionen und sensorischen Eindrücken (Berührung, Druck, Wärme, Kälte, Eindringen), das Spiel mit Gefühlen (wie Angst, sexueller Erregung, Scham, Wut, Stolz) und Konstellationen, bei denen durch gezielte Steuerung von Wahrnehmungen illusionäre Szenarien erschaffen werden (*mindfuck*), Spiele mit Körperflüssigkeiten, Wasser und Strom, Körpermodifikationen wie Piercing, Tatooing und Branding, Rollenspiele, voyeuristisches und exhibitionistisches Verhalten und auch sensorische Deprivation (Dancer, Kleinplatz & Moser 2006, Goerlich 2021, Pitagora 2017, Rehor 2015, Shahbaz & Chirinos 2017, Wetzstein, Steinmetz, Reis & Eckert 1993). Manche Praktiken bergen spezifische Risiken, die sehr viel Erfahrung brauchen, um sie sicher ausführen zu können (zum Beispiel Spiele mit Strom, Spiele mit Atemkontrolle, Klinikspiele) (Shahbaz & Chirinos 2017).

2 Perspektiven auf BDSM

„Be True to Your Desires, Your Limits, Your Flaws, and Your Errors.“
(Midori 2012, S. 294)

Auf BDSM kann man aus ganz unterschiedlichen Perspektiven schauen. Die Perspektive prägt, was und wieviel wir sehen und wovon wir uns abgrenzen. Unsere Perspektive ist immer geprägt durch unsere Sozialisation, die eigenen Erfahrungen, die gesellschaftlichen Positionen, die wir aktuell einnehmen und in unserer Biografie eingenommen haben (Haraway 1988, LaSala 2009, Weinberg 2006). Je besser diese Positionen die eigenen Vorteile sichern, je stabiler, berechtigter und abgesicherter sie wahrgenommen werden, umso mehr verlangt es uns ab, die Relativität, Enge und Genese der eigenen Positionierung zu erkennen und Raum für andere Positionen zu schaffen. Als psychotherapeutisch professionelle Personen sind wir gehalten, die eigene Positionierung insbesondere dahingehend zu reflektieren, wie sie unsere Sichtweisen auf die Lebenswelten von behandlungssuchenden Personen prägen, welche Emotionen sie in uns auslösen und welche Handlungsweisen sie uns nahelegen (American Psychological Association 2017). Was uns dabei durch unsere Lernerfahrungen „vertraut“ erscheint, erzeugt in uns in der Regel angenehme Gefühle und prägt routinierte Handlungsmuster, die uns zu einer schnellen Einordnung und zu einer Stabilisierung unserer Weltsicht und Position verhelfen. Als Psychotherapeut*innen befinden wir uns darüber hinaus in unserer Arbeit in einer privilegierten Rolle, in der uns eine Deutungsmacht über psychische Gesundheit und psychische Störungen verliehen wird. Diese Machtzuschreibung wird strukturell verfestigt. Wir üben diese Deutungsmacht in unserer Arbeit immer wieder aus.

Sowohl historisch als auch aktuell zeig(t)en sich die Gesundheitswissenschaften immer wieder Privilegien sichernd, stützend und reifizierend[12] gegenüber gesellschaftlichen Normen. Insbesondere die medizinethische Forderung der Gerechtigkeit (Beauchchamps & Childress 2009) kann jedoch ein neues Verständnis von Gesundheitswissenschaften als potenzielle Verbündete bei der Überwindung gesellschaftlicher Marginalisierung und Stigmatisierung fundieren (Günther, Teren & Wolf 2021). Aufgabe einer gerechten Gesundheitsversorgung ist es nicht, gesellschaftliche Normen in Bezug auf Sexualität durchzusetzen (Kink Clinical Practice Guidelines Project 2019). Vielmehr lenkt die Medizinethik den Blick auf das Wohlbefinden der behandlungssuchenden Personen und orientiert sich an ihrer Selbstwahrnehmung. Nur wenn es uns gelingt, kinky Lebensweisen von innen, also aus der Erlebensperspektive der Beteiligten zu betrachten, können wir als Therapeut*innen in eine Position hineingelangen, von der

12 d.h. immer (in unterschiedlicher Weise) wiederholend und dadurch aufrechterhaltend

ausgehend wir behandlungssuchende Kinksters in ihren gesundheitsbezogenen Anliegen unterstützen können (Günther, Teren & Wolf 2021).

2.1 Der Blick von innen

IP6: „(...) guter SM ist es nur, wenn hinterher sich beide Teile größer, stärker, schöner, angenommener, respektierter fühlen. Wenn das nicht der Fall ist, ist es kein SM."

Von innen heraus, also aus einem eigenen Erleben, wie es sich eine gelungene Session anfühlen kann, ist BDSM quasi selbstevident: während man sich innerhalb einer BDSM-Session mit einer Vielzahl herausfordernder Empfindungen konfrontiert, ermöglicht die Rahmung der Szenerie das Erleben von Lust und Expansion. Dieses Erleben macht die Erfahrung für sich sinnvoll und erstrebenswert. Fragen wir tiefer nach, wozu eine Person eine bestimmte BDSM-Erfahrung machen möchte, richten wir den Fokus auf die individuellen Motive, Pläne und Wünsche, mit denen eine Person in eine Session hineingeht. Bei den Beteiligten an einer BDSM-Session sind die Motive nicht unbedingt übereinstimmend oder zueinander passend Um hierüber eine gute Verständigung zu finden, ist es wichtig, sich darüber austauschen zu können.

Außenstehenden kann das Wissen über die unterschiedlichen Motive, aus denen heraus sich Personen für eine BDSM-Interaktion entscheiden, eine Anknüpfung für Verständnis anbieten. Denn die genannten Motive sind in der Regel oftmals auch für sie selbst relevant, nur dass sie diese nicht mit einer kinky Praktik erfüllen möchten (Cruz 2016). Die Frage nach dem „Wozu" ist verbindender und respektvoller als die Frage nach dem „Warum", mit der häufig stigmatisierend nach den vermeintlichen „Ursachen" der kinky Präferenzen gesucht wird, was sie als besonders erklärungsbedürftig darstellt.

Im Folgenden geht es uns also um die vielfältigen individuellen Bedeutungen, die BDSM einnehmen kann. Sexuelle und erotische Empfindungen können eine kinky Interaktion motivieren und auch den Sinn der Interaktion für die Beteiligten ausmachen. Die weiteren innerhalb von BDSM-Interaktionen aktivierten Empfindungen wie u.a. Angst, Wut und Scham sowie das Spiel mit Ambivalenzen und Verboten können vor einem sexuellen Bedeutungshorizont wegen ihrer prinzipiell aphrodisierenden Wirkungen eingesetzt werden (Morin 1999, Shahbaz & Chirinos 2017).

Sexuelle Empfindungen sind aber nicht in jedem Fall und auch nicht für alle Beteiligten maßgeblich und sinnstiftend für eine BDSM-Session (Wetzstein, Steinmetz, Reis & Eckert 1993). So kann BDSM zum Beispiel auch dafür gelebt werden, um

- die Verbindung und Intimität zwischen den Beteiligten zu vertiefen (Plante 2006, Shahbaz & Chirinos 2017, Taormino 2012a, Wetzstein, Steinmetz, Reis & Eckert 1993),
- Kontrolle über sich selbst oder ein Gegenüber zu erleben bzw. Kontrolliertheit abgeben zu können (Wetzstein, Steinmetz, Reis & Eckert 1993),

- eine spirituelle, bewusstseinsverändernde Erfahrung zu erreichen, die eigenen (sexuellen und nicht-sexuellen) Möglichkeitsräume zu erweitern, die eigenen (sexuellen und nicht-sexuellen) Grenzen zu erweitern, Verletzungen zu heilen, Anerkennung des eigenen Begehrens durch ein Gegenüber zu finden (Ambler, Lee, Klement, Loewald, Comber, Hanson, Cutler, Cutler & Sagarin 2016, Wagner 2016, Wetzstein, Steinmetz, Reis & Eckert 1993),
- Aspekte der eigenen Identität und Persönlichkeit weiterzuentwickeln, zum Beispiel durch das Explorieren, Ausgestalten, Neubenennen, Umkodieren und Expandieren von Geschlechtlichkeit (Bauer 2015b, Hamm 2020, Jacobs 2020, Nichols 2006, Pitagora 2017).

Jedes dieser Sinnelemente kann in seiner Bedeutsamkeit für die Beteiligten an erster Stelle für die Gestaltung der Interaktion stehen. Jedes Motiv für und jede Sinnzuschreibung an BDSM kann sich im Verlaufe einer Session und mit der biografischen Entwicklung der Person wandeln, in den Hintergrund rücken und anderen Sinnelementen Platz machen. Die diesbezügliche innere Landkarte der Person kann sich mit den Erfahrungen, den Bedürfnissen und dem Gegenüber verändern. Dies erfordert immer wieder neue Integrationsarbeit (Wagner 2016).

Fallbeispiel:
Eine Person, die Atemrestriktion zunächst als für sich selbst als zu gefährlich abgelehnt hat, entscheidet sich dafür, dies im Rahmen einer Beziehung, bei der sie der entsprechenden Kompetenz ihrer Spielpartnerin traut, auszuprobieren. Während der Session empfindet die Person unter der Atemrestriktion starke Angst und kommuniziert diese. Das Gegenüber reagiert sensibel und lockert die Atemrestriktion. Im anschließenden Nachgespräch und Füreinanderdasein („aftercare") braucht die Person etwas Zeit sich zu sortieren. Es überwiegt das Gefühl der Begeisterung, welches sie auch zeigt. Im Nachgang der Session treten die Ängste in Form von Intrusionen wieder auf. Die Person teilt dieses Erleben mit ihrer Spielpartnerin. Nach einem Monat hört das intrusive Erleben der Angst auf. Die Person nutzt nun breath play, um sich mit ihren Ängsten zu konfrontieren und an der Veränderung ihrer Ängste im Rahmen einer Vertrauensbeziehung zu arbeiten.[13]

Die intersektionale gesellschaftliche Positionierung der Person kann eine gewichtige Rolle bei den Entscheidungen für den individuellen Sinn einer kinky Szenerie spielen. IP1 brachte hierzu folgende Perspektive ein:

13 Alle Fallkonstruktionen in diesem Text stellen aus Elementen aus der Literatur und meinen Erfahrungen zusammengebaute Vignetten dar, die in kinky Konstellationen auftretende Situationen und Problemstellungen charakterisieren sollen. Alle in den Fallkonstruktionen vorkommenden Personen sind fiktiv.

*„Was ich nochmal aus einer Trans*sicht wichtig finde, ist: dass BDSM eine Genitaldefokussierung anbietet und das ist für Trans*personen eine total wichtige Einladung, dass BDSM diese sozusagen schöpfungsgemäßen Praktiken relativiert und damit auch eine große Entlastung sein kann. Die eigenen Bedürfnisse in einen nochmals etwas weiteren Rahmen zu stellen als den der normativen Penetrabilitätsvorstellungen[14].“*

2.2 Der Blick von außen

Der Blick von außen auf BDSM wird geprägt, legitimiert und gehalten durch eine Sexualordnung, die nicht-normativen Sexualitäten mit einer distanzschaffenden Faszination, Alienation, Defizitorientierung und Abwertung begegnet. Im Kontext dieser gesellschaftlichen Sexualordnung entstehen bei Außenstehenden Empfindungen gegenüber kinky Praktiken und Kinksters, die von Irritation über Angst bis hin zu Abscheu reichen. Die Empfindungen werden dann wiederum als Begründung für die Errichtung einer moralischen Hierarchie genutzt, an deren Spitze normalisierte und damit auch privilegierte Sexualitäten stehen (Rubin 1984). Abscheu und Hass gegenüber Kinsters werden durch gesellschaftliche Normierungsprozesse immer wieder bestätigt und aufrechterhalten und bilden die sozioemotionalen Hintergründe von Vorurteilen gegen kinky Personen. Entsprechende Vorurteile beinhalten dann beispielsweise die Zuschreibungen, dass BDSM per se Gewalt sei, pathologisch und pathogen, schädlich, unfeministisch etc. (siehe weiter unten im Text sowie: Cross & Matheson 2006, Weiss 2011). Vorurteile ermöglichen eine Dämpfung des Unbehagens und bilden gleichzeitig auch die Legitimation dafür, sich eben nicht mehr wohlwollend zu interessieren und so die erworbenen Vorurteile umzulernen. So wird ein Erwerb korrekten Wissens erschwert. Bereits die Erarbeitung einer reflektiert neutralen und lernoffenen Außenperspektive zum Thema BDSM stellt so einen deutlichen Fortschritt in der Überwindung des sexualnormativen Drucks dar.

Das Aufeinanderprallen von hochdifferenten Wahrnehmungen von BDSM aus der Innen- und Außensicht verlangt von BDSM-interessierten Personen in dieser Gesellschaftsordnung ein kräftezehrendes Stigmamanagement und eine aktive Distanzierung von den Entwertungen ihrer sexuellen Präferenzen, wenn sie diese mit möglichst wenig Scham und Schuldempfinden explorieren möchten.

14 Mit „normativen Penetrabilitätsvorstellungen“ bezieht sich IP1 auf die normierende Vorstellung, Sexualität sei nur dann ernst zu nehmen und nur dann anerkennenswert, wenn sie heterosexuell praktizierten Penis-in-Vagina-Sex umfasst.

3 Einblicke in die Kulturgeschichte von BDSM

Die Menschheit beschäftigt sich schon recht lange damit, wie sexuelle Interaktionen ausgestaltet, in Rituale eingebettet und mit einer Vielzahl von Empfindungen verbunden werden können. In historischen Darstellungen finden sich vielfältige Beispiele erotischer Inszenierungen von Dominanz und Unterwerfung, Schmerz und Restriktion (dokumentiert zum Beispiel im laufenden Projekt kinkytimeline: https://kinkytimeline.org). Bereits im Kama Sutra aus dem 3. Jahrhundert werden mehrere Formen von Flagellation erwähnt und es wird hier auch schon auf Konsens hingewiesen. Weitere Zeugnisse von Flagellationen finden sich in Werken aus der römischen und griechischen Antike. In Japan wurde um 1500 die Fesselkunst entwickelt. In literarischen Texten aus dem 16ten und 18ten Jahrhundert in Italien und England wurden kinky Szenarien geschildert. Ende des 18ten Jahrhunderts wurden in England erste Sicherheitshinweise für kinky Praktiken publiziert (kinkytimeline.org vom 26.05. 2022, Nichols 2021, Plante 2006).

3.1 Das Konstrukt der „Perversionen" in den Sexualwissenschaften

Der Medizin ist es als Profession gelungen, eine prominente Position innerhalb der Gesundheitswissenschaften zu erobern. Um diesen Anspruch zu halten, errichtet diese Profession immer wieder in unterschiedlichen Bereichen ihre Beurteilungsmacht über „Gesundheit" und „Krankheit". Gesellschaftlich wird der Medizin diese Macht auch immer wieder zuerteilt. So legitimieren medizinische Einschätzungen gesellschaftliche Normen und umgekehrt durchdringen gesellschaftliche Normen und Machtrelationen auch wiederum medizinische Diskurse. So rangen Anfang des 20. Jahrhunderts maßgebende medizinische Sexualwissenschaftler in Österreich und Deutschland um ihre gesellschaftliche Legitimation und die Deutungshoheit bezogen auf Sexualitäten. Sie versuchten dabei, „abweichende"/„perverse" Sexualitäten der Kontrolle zugänglich zu machen, indem sie diese kategorisierten und pathologisierend konstruierten. Darauf gestützt entwickelten sie Interventionen zur Verhinderung unerwünschter sexueller Ausdrucksweisen.

So postulierte beispielsweise der Psychiater Richard von Krafft-Ebing in seinem erstmals 1883 erschienenen Buch *Psychopathia Sexualis*, dass jede Sexualität, die nicht der Reproduktion diente, als „Perversion" zu betrachten sei. Zu den so verstandenen „Perversionen" zählte er dann auch „Masochismus" und „Sadismus", die er mit großem Bemühen um eine klinische Distanz und unter Herausstellung der individuell und sozial schädigenden Wirkungen beschrieb. Krafft-Ebing trennte allerdings die von ihm als „pervers" beschriebenen Sexualitäten nicht strikt kategorial von normativ gesetzten Sexualitäten ab, sondern versuchte, sie auf Kontinua hinsichtlich der Stärke des Begehrens und der Ausgestaltung einzuordnen (Krafft-Ebing 1889). Auf Wunsch einzelner seiner Patient*innen hat sich Krafft-Ebing auch bemüht, deren sadistischen und masochistischen Neigungen zu konvertieren. Seine Ausführungen müssen vor dem Hintergrund eines sexuell repressiven Klimas in den medizinischen Wissenschaften verstanden werden, welches es damals bereits zum Wagnis machte, Sexualitäten überhaupt zu thematisieren. Krafft-Ebing referierte vielfach auf Informationen von Sexarbeiterinnen/Dominas. Trotz des stigmatisierenden Zugangs von Krafft-Ebing wandten sich zahlreiche Personen mit Selbstschilderungen an ihn.

So beschrieb beispielsweise ein von Krafft-Ebing mit „X" anonymisierter Mann eine masochistische Fantasie:
„Ich liege am Boden mit dem Rücken nach unten. Mir zu Häupten steht die Herrin und hat einen Fuss auf meine Brust gesetzt, oder sie hat meinen Kopf zwischen ihren Füssen, so dass mein Gesicht sich direct unterhalb ihrer Pubes (Schambehaarung, G.W.) befindet. Oder sie sitzt rittlings auf meiner Brust oder auf meinem Gesicht, isst und benutzt meinen Körper als Tisch. Wenn ich einen Befehl nicht zur Zufriedenheit vollzogen habe, oder es meiner Herrin sonst beliebt, so werde ich auf einen dunklen Abort eingesperrt, während sie ausgeht und Vergnügungen aufsucht." (Krafft-Ebing 1989, S. 88).

Krafft-Ebing veröffentlichte zudem eine von einem anderen Mann geschriebene biografische Schilderung, in der sich dieser sehr reflektiert mit seiner kinky Präferenz auseinandersetzte und dabei auch die Hindernisse beschrieb, auf die er in dieser Zeit beim Leben seiner Präferenz stieß:
„Ich stamme aus einer neuropathischen Familie, in welcher neben allerlei Sonderbarkeiten des Charakters und der Lebensführung auf mehrfache Abnormitäten in sexueller Beziehung vorkommen. Meine Phantasie war von jeher ungemein lebhaft und sehr früh auf sexuelle Dinge gerichtet. Dabei war ich, soweit ich mich zurückerinnern kann, lange vor dem Eintritt der Pubertät (i. e. der Ejaculation) der Onanie sehr stark ergeben. Meine Gedanken waren schon damals in stundenlangem Brüten auf den Verkehr mit dem weiblichen Geschlecht gerichtet. Aber die Beziehungen, in die ich mich dabei zum anderen Geschlecht setzte, waren ganz seltsamer Art. Ich stellte mir nämlich vor, dass ich in der Gefangenschaft, in der unumschränkten Macht einer Frau sei, und dass diese Frau ihre Macht dazu benütze, mich auf jede mögliche Weise zu quälen und zu misshandeln. Dabei spielten namentlich Schläge und Hiebe in meiner Phantasie eine grosse Rolle, aber auch noch eine ganze Reihe anderer Handlungen und Situationen, welche alle ein Verhältnis der Knechtschaft und Unterwerfung ausdrückten. Ich sah mich vor meinem Ideal stets auf den Knien liegen (…)

Ich überwand schliesslich auch meine letzte Scheu und liess mich eines Tages, um meine Träume zu realisiren, von einer Prostituierten flagelieren, treten etc. Der Effekt war eine grosse Enttäuschung. Was da mit mir geschah, war für meine Empfindung roh, widerlich abstossend und lächerlich zugleich. Die Schläge verursachten mir nur Schmerz, die sonstige Situation Widerwillen und Beschämung. Trotzdem erzwang ich mechanisch eine Ejaculation, wobei ich mit Hülfe meiner Phantasie die wirkliche Situation in die von mir ersehnte umdichtete. Diese – die eigentlich erwünschte Situation – unterschied sich von der herbeigeführten wesentlich dadurch, dass ich mir ein Weib vorstellte, das mir die Misshandlung mit derselben Lust geben sollte, als ich sie von ihr empfangen wollte. Auf der Voraussetzung einer solchen Gesinnung des Weibes, eines tyrannischen, grausamen Weibes, dem ich mich unterwerfen wollte, waren alle meine sexuellen Phantasien aufgebaut (...)

Trotz dieser Enttäuschung gab ich die Versuche, meine erotischen Vorstellungen in die Wirklichkeit zu übertragen, nicht auf, nachdem der erste Schritt gethan war. Ich vertraute darauf, dass meine Phantasie, wenn einmal an die neue Wirklichkeit gewöhnt, in ihr Nahrung zu stärkeren Leistungen finden werde. Ich suchte zu meinem Zwecke möglichst geeignete Weiber und instruirte sie sorgfältig zu einer complicierten Comödie. Dabei erfuhr ich auch gelegentlich, dass mir der Weg von gleichgesinnten Vorgängern vorbereitet war (...) Die körperlichen Empfindungen unter den mannigfaltigen Misshandlungen war wechselnd. Je besser die Selbsttäuschung gelang, desto mehr wurde der Schmerz als Lust empfunden. Oder vielmehr: die Misshandlung wurde dann vom Bewusstsein als symbolischer Akt aufgefasst. Daraus entstand die Illusion der ersehnten Situation, die zunächst von lebhafter psychischer Lustempfindung begleitet war. So wurde die Perception der Schmerzqualität der Misshandlung mitunter aufgehoben (...)

Meine eigenen geschlechtlichen Vorstellungen erscheinen mir natürlich und beleidigen meinen sonst empfindlichen Geschmack nicht im Mindesten. Ihre Verwirklichung lässt mich freilich (...) aus verschiedenen Gründen ziemlich unbefriedigt. Eine directe, eigentliche Verwirklichung meiner geschlechtlichen Phantasie habe ich niemals, auch nicht andeutungsweise erreicht (...) Einem Weibe, das Herrschgelüste innerhalb der geschlechtlichen Beziehungen manifestiert, bin ich niemals begegnet." (Krafft-Ebing 1989, S. 91-96[15]).

Viele der von Krafft-Ebing veröffentlichten Selbstzeugnisse zeigten auch die Zerrissenheit der Personen angesichts massiver Stigmatisierung, die sich tief in ihr Selbstkonzept eingeschrieben hatte. So schreibt Krafft-Ebing (1989, S. 88) über „X":
„Vergebens will X. gegen diese masochistischen Vorstellungskreise, als ihm peinlich und ekelhaft, angekämpft haben. Sie bestehen nach wie vor mächtig fort."

Zahlreiche Sexualwissenschaftler*innen schlossen an das Perversionskonzept von Krafft-Ebing an. Sigmund Freud stellte sich zwar gegen einen abwertenden Gebrauch des Begriffes der Perversion und ging davon aus, dass alle Menschen im Laufe ihrer sexuellen Entwicklung sich vorübergehend „pervers" verhalten

15 Die ursprünglichen Schreibweisen im Zitat wurden originalgetreu beibehalten.

würden. Trotzdem postulierte auch er, dass das anzustrebende Ziel der sexuellen Entwicklung in der heterosexuellen Fortpflanzungssexualität in Form von Penis-in-Vagina-Praktiken lag. Eine „Perversion" wurde entsprechend als Störung der Reifeentwicklung in Form einer Fixierung auf „perverse" Praktiken konstruiert und damit letztlich als unerwünscht stigmatisiert (Wiggins 2020).

Die Zerstörung der sexuellen Kulturen im Nationalsozialismus verhinderte in Deutschland und Österreich für lange Zeit eine Wendung der sexualwissenschaftlichen Forschung in eine affirmative Richtung mit maßgeblichem Einbezug der Stimmen derjenigen, die selbst marginalisierte Sexualitäten leben (A., Passig & Jander 2006).

3.2 Die Entwicklung von BDSM-Kulturen im Kontext der Sexuellen Revolution

Die BDSM-Kulturen, wie wir sie heute kennen, entwickelten sich im engen Zusammenhang mit einem neoliberalen Wertesystem und der davon geprägten *sexuellen Revolution* in der zweiten Hälfte des 20. Jahrhunderts. Hierbei wurden Verhandlungsmoral, Verantwortlichkeit, Selbstverwirklichung, Flexibilität und Individualität für die Gestaltung sexueller Verbindungen normativ (Illouz 2018, Simon & Gagnon 1984). Auf diese Werte konnten sich auch sexuelle Minoritäten berufen und damit Legitimität für sich beanspruchen.

Die Möglichkeiten der sexuellen Liberalisierung interessierten in der Folge auch Forscher*innen, die sich zunächst hauptsächlich aus soziologischer Perspektive marginalisierten Sexualitäten zuwandten. Ab Ende der 1960er Jahre finden wir zunehmend Forschungen, in denen BDSM-Kulturen sozialwissenschaftlich beobachtet und nicht-pathologisierend konzeptualisiert wurden (Weinberg 2006)

Nach dem zweiten Weltkrieg formierten sich in den USA Biker-Kulturen, in denen Lederbekleidung als Fetisch sichtbar werden konnte, kinky Praktiken gelebt und affirmativ dargestellt wurden und auch Diskurse über verbindende Communitywerte (zum Beispiel Loyalität) stattfanden (Nichols 2021).

Anfang der 1970er Jahre vernetzten sich BDSMer*innen zunehmend international und stärkten einander. Aktivist*innen wagten es, sich mit ihren Präferenzen sichtbar zu machen und darüber zu reden. Sie brachen damit den Schweigedruck der Stigmatisierung auf, was auch den direkten Kampf gegen Vorurteile ermöglichte. In den USA wurden Organisationen zur Unterstützung von BDSMer*innen aufgebaut, so 1971 die *Eulenspiegel-Society* in New York und 1974 die *Society of Janus* in San Francisco. Schwule Männer gründeten 1981 in New York die *Gay Men's S/M Activists Association.* 1997 schlossen sich mehrere S/M-Gruppen in den USA zusammen und legten damit den Grundstein für die *National Coalition for Sexual Freedom (NCSF)* (Ridinger 2006, Shahbaz & Chirinos 2017). Diese Organisation tritt heute für erwachsene Personen ein, die alternative Sexualitäten und Beziehungsmodelle konsensuell leben, leistet

Aufklärungs- und Bürgerechtsarbeit. Aktivist*innen der NCSF haben auch einen reichen Schatz an Informationen zu BDSM zusammengestellt.[16]

Aus der Arbeit der NCFS wissen wir auch viel über die Stigmatisierungs- und Verfolgungsgeschichte von Kinksters während der letzten 40 Jahre in den USA. So gibt es zahlreiche Fälle, in denen dort Menschen nach der Aufdeckung ihrer BDSM-Präferenzen und -Aktivitäten gesellschaftlich ausgeschlossen, pathologisiert, verfolgt und diskriminiert worden sind. Einige von ihnen haben ihr Eigentum, ihre Freiheit oder sogar ihr Leben (zum Teil auch durch Suizid) nach Aufdeckung ihrer BDSM-Präferenzen verloren. Die diskriminierenden Akteur*innen waren u.a. Arbeitskolleg*innen und Vorgesetzte, Vertreter*innen der religiösen Rechten, Gesundheitsprofessionelle und andere Dienstleister*innen sowie Vertreter*innen staatlicher Behörden. Es gibt auch Fälle, in denen Personen, die selbst BDSM praktiziert haben, andere Kinksters aufgrund ihrer Präferenzen diskriminiert und beschuldigt haben. Dies scheint insbesondere in Trennungsauseinandersetzungen geschehen zu sein. Aktivist*innen aus der BDSM-Community in den USA dokumentierten auch das Zusammenspiel zwischen Privatpersonen, Gerichten und medizinischen und psychologischen Gutachter*innen, um BDSM-praktizierenden Eltern das Sorgerecht für ihre Kinder zu entziehen (Barker, Iantaffi & Gupta 2007, Kink Clinical Practice Guidelines Project 2019, Moser & Kleinplatz 2006, Nichols 2014, Ridinger 2006).

Die Verfolgungsgeschichte von BDSM weist typische Verknüpfungen mit gesellschaftlichen Privilegierungsstrukturen auf: So treffen Schikanen gegen kinky Personen besonders häufig diejenigen, die sich auch in anderer Hinsicht nicht normkonform verhalten und in einer anderweitig deprivilegierten und vulnerablen Position sind. Entsprechend diskriminierungsbetroffen sind so u.a. insbesondere Personen, die nicht in einer heterosexuellen Beziehungskonstellation leben, Sexarbeit anbieten, wenig Geld haben, jung sind, an einer psychischen Erkrankung leiden, People of Colour (Moser & Kleinplatz 2006, Sheff & Hammers 2011, White 2006).

Die Operation Spanner[17]

Ende der 1980er Jahre wurden in Großbritannien private Videos von schwulen Männern, die diese bei BDSM-Praktiken zeigten, an die Polizei weitergegeben. Daraufhin wurde eine Gruppe schwuler BDSMer angeklagt und verurteilt. Zur Vorbereitung des Prozesses wurden die Videos durch die Polizei so geschnitten, dass die konsensuell ausgeübten BDSM-Praktiken gewalttätig erschienen. Seitens der Anklage wurde argumentiert, es gäbe kein öffentliches Interesse daran, Menschen zu erlauben, BDSM zu betreiben. BDSM wurde seitens des Gerichts als Gewalt gewertet. Für den staatlichen Eingriff wurde mit dem Schutz gesellschaftlicher Werte argumentiert: *„Society is entitled and bound to*

16 Dieser kann über folgende Homepage abgerufen werden: https://ncsfreedom.org

17 Der Name stammt von der entsprechend bezeichneten Polizeiaktion.

protect itself against a cult of violence. Pleasure derived from the infliction of pain is an evil thing. Cruelty is uncivilized." (R v Brown, 1993, 2 WLR 556, zitiert in White 2006, S. 173). Der Spanner-Case hatte auch internationale Auswirkungen auf die Mobilisierung in den Communitys. So wurden in mehreren Ländern Gruppen gegründet, um die angeklagten schwulen Männer zu unterstützen (Olson 2012, Reiersøl & Skeid 2006, White 2006).

3.3 Die feministischen Sex Wars

Von manchen feministischen Aktivistinnen wurden Frauen, die kinky lebten (neben Sexarbeiterinnen und Trans*frauen, vergl hierzu: Hunter Jones 2016) im Kontext der sogenannten *sex wars* ab den 1980er Jahren angegangen. Es gibt auch Berichte über Ausschlüsse von BDSMerinnen aus feministischen Veranstaltungen (Barker 2013, Cruz 2016, Mac & Smith 2018, Serano 2013, Wetzstein, Steinmetz, Reis & Eckert 1993). BDSM wurde hier nicht als selbstbestimmte und konsensuell ausgehandelte Inszenierung gesehen, sondern als Form der Reifizierung und Unterstützung patriarchaler Gewaltverhältnisse (Barker 2013, Cruz 2016, Nichols 2021, Wetzstein, Steinmetz, Reis & Eckert 1993). Audre Lorde, feministische Autorin und Aktivistin, die ihr Leben lang gegen Rassismus und Sexismus angekämpft hat, argumentierte im Rahmen dieses Diskurses, als sie schrieb:
„Sadomasochismus ist eine institutionalisierte Verherrlichung dominierend/untergeordneter Beziehungen. Und er präpariert uns, entweder die Unterordnung hinzunehmen oder Dominanz zu erzwingen." (Lorde 1988, S. 24, Hervorhebung im Original).

Alice Schwarzer, Aktivistin, Journalistin und Herausgeberin der feministischen Zeitschrift EMMA, hat sich mehrfach ablehnend gegenüber kinky Praktiken von Frauen geäußert. Sie argumentierte, BDSM trüge dazu bei, sexistische Diskriminierungen zu reifizieren:
„Doch Fantasien sind eines, die Realität ist ein zweites. Bei real praktizierenden SadomasochistInnen steht das Leben nicht neben der Sexualität, sondern durchwirkt sich beides gegenseitig. Die sexuelle Unterwerfung im Schlafzimmer wirkt sich auch in der Küche aus. Genau das ist die Gefahr, vor allem für Frauen, die in der Regel den masochistischen Part haben – und meist nur auf Order die Sadistin spielen." (Schwarzer 2012, o.S.)

Auch innerhalb lesbischer Communitys (zum Beispiel auf den in den 1980er und 1990er Jahren jährlich in Berlin stattfindenden *Lesbenwochen* und den in Deutschland in der Regel jährlich seit Mitte der 1970er Jahre stattfindenden *Lesben-Frühlings-Treffen*) wurden BDSM-Praxen heftig und kontrovers diskutiert (Gammon 2007, Kay 2007).

Unterdessen ist in feministischen Zusammenhängen in Deutschland die Heftigkeit der Debatte, vermutlich im Zusammenhang mit einer zunehmenden Sichtbarkeit von kinky Feminist*innen, abgeflaut. Dennoch flackern immer mal wieder Kontroversen auf. In manchen radikalfeministischen Zusammenhängen wird BDSM nach wie vor als gewaltsam eingeordnet (zum Beispiel Schon 2017). Auf der anderen Seite gibt es eine stetig wachsende und sich ausdifferenzierende Kultur feministischer Kinksters.

Dass sich kinky Feminist*innen immer wieder zu Wort meldeten, um Räume und Anerkennung kämpften, hat mit zum Aufbrechen des Mythos feministischer Einheitlichkeit beigetragen. Betrachten wir die Vorurteile und Ausschlusspraxen in feministischen Community im gesellschaftlichen Kontext, zeigt sich, wie ein stigmatisierender gesellschaftspolitischer Kontext wiederum normierenden Druck auch auf feministische Communitys ausübt: Diejenigen, die die prekäre gesellschaftliche Anerkennung von Feminist*innen durch Normbrüche gefährden könnten, können auch innerhalb feministischer Gruppen ausgegrenzt werden, mit dem Ziel, die gesellschaftliche Anerkennung abzusichern. Dass dabei der Vorwurf der „Gewalttätigkeit“ auf feministische Kinksters projektiv verschoben wird, verhindert letztlich die Inblicknahme und Konfrontation tatsächlich gewalttätiger Akteur*innen und Strukturen (Cruz 2016, Rubin 1984).

3.4 Kinky Kulturen in Deutschland

In Deutschland waren bereits in der Weimarer Republik Räume geschaffen worden, in denen Personen kinky Interessen mitteilen und sich auch informieren konnten (zum Beispiel in der Zeitschrift *Die Freundin*). Und es gab in Berlin Veranstaltungen, auf denen Teilnehmende ihre Fetische zeigen und feiern konnten. Der Nationalsozialismus zerschlug jedoch auch die Kulturen alternativer Sexualitäten. Die Zerstörung führte in Deutschland zu einer langanhaltenden Verarmung sexueller Kultur und in einen zähen sexuellen Konservativismus (Herzog 2005). Die sexuelle Revolution ermöglichte dann einen Aufbruch, machte nicht-normative Sexualitäten besprechbar und verbesserte die Möglichkeiten zur Emanzipation. Die BDSM-Kultur in Deutschland konnte daran anknüpfen. Sie profitierte wesentlich von der aktivistischen Arbeit in anderen Ländern, insbesondere in den USA und den skandinavischen Ländern. In der 1960er Jahren gründeten sich schwule SM-Clubs in Deutschland. Erste Gesprächsgruppen zum Austausch über kinky Lebensweisen fanden sich in den 1980er Jahren in der damaligen BRD zusammen (Wagner 2014). Die Verbindung und der Informationsaustausch zwischen den etablierten amerikanischen BDSM-Gruppierungen und den europäischen Gruppen erfolgte, sobald dies möglich war, vielfach über digitale Vernetzung, u.a. über Newsgroups (Mitteilung Sven Dierks 2020). Während der 1990er Jahre nahm die Entwicklung deutlich Fahrt auf. Die BDSM-Community in Deutschland diversifizierte sich, viele Personen engagierten sich für die Community, es wurden Gruppen gegründet, Veranstaltungen organisiert, Erfahrungen geteilt. 2002 existierten hierzulande nach Schätzung von Aktivist*innen bereits ungefähr 100 aktive BDSM-Gruppen (A., Passig & Jander 2006).

Mittlerweile ist die BDSM-Community in Deutschland erfreulich vielfältig. Es gibt zahlreiche Angebote, sich auszutauschen, Kompetenzen zu erwerben, zu spielen, sich zu vernetzen. Wichtige Informationsmedien sind hierzulande aktuell zum Beispiel die Zeitschrift *Schlagzeilen* (erste Ausgabe: 1988), Online-Portale wie fetlife.com, alt.com, bondage.com, die Informationsplattform *Datenschlag* (www.daten-schlag.org). Über Smart Rhein-Ruhr e.V. gibt es auch ein Vernetzungsangebot für kink-freundlich arbeitende Dienstleister*innen: www.smart-ev.de/projekte/kink-friendly-professionals/index.html [19.09.2021], über welches auch Kontakt zu Gesundheitsversorger*innen aufgenommen werden kann.

Die rechtliche Situation in Deutschland ist derzeitig so geregelt, dass prinzipiell von einer rechtswirksamen Zustimmungsfähigkeit erwachsener Personen in BDSM-Aktivitäten ausgegangen wird, vorausgesetzt, die Personen sind entsprechend gut informiert. Eine konsensuelle BDSM-Aktivität ist also nicht strafbewehrt. Die Rechtsprechung in Deutschland hat sich zudem gegenüber BDSM-Darstellungen in Publikationen gewährend gezeigt, obwohl die Formulierung des dafür immer noch heranziehbaren Strafrechtsparagrafen § 184a StGB („Verbreitung gewalt- oder tierpornographischer Schriften") so grob ist, dass dieser prinzipiell keine rechtssichere Differenzierung zwischen Darstellungen von Gewalt und BDSM ermöglicht.

Wenn eine BDSM-Aktivität allerdings zu einer massiven Gefährdung von Gesundheit und Leben führt oder eine Person gravierende und/oder bleibende Schäden davonträgt, kann dies rechtlich auch bei Zustimmung der Beteiligten als „sittenwidrig" eingeordnet und dann auch strafrechtlich verfolgt werden (Böttcher 2013, A., Passig & Jander 2006, Rastokaar 2019, Wetzstein, Steinmetz, Reis & Eckert 1993). So urteilte der Bundesgerichtshof 2004 in einem Revisionsverfahren, bei dem es um den Tod einer Person durch eine BDSM-Praktik ging:

„Einverständlich vorgenommene sadomasochistische Praktiken, die zu Körperverletzungen führen, verstoßen nicht als solche gegen die ‚guten Sitten' im Sinne von § 228 StGB. Sittenwidrig ist die Tat jedoch, wenn bei vorausschauender objektiver Betrachtung der Einwilligende durch die Körperverletzungshandlung in konkrete Todesgefahr gebracht wird." (Bundesgerichtshof 2004, S. 1)

Rechtliche Probleme können auch auftreten, wenn eine Person einer BDSM-Interaktion zunächst zugestimmt hat, dann jedoch ihre Zustimmung wieder zurückzieht und ihrem Gegenüber Körperverletzung, Freiheitsberaubung und Nötigung vorwirft. IP4 beschrieb, dass manche Personen ausschließlich in der BDSM-Öffentlichkeit (zum Beispiel auf Playpartys) spielen, um so zu gewährleisten, dass Zeug*innen für den gegebenen Konsens anwesend sind. Die Community bietet hier also auch eine Schutzmöglichkeit vor strafrechtlich relevanten Vorwürfen.

Gewalt und Diskriminierungen gegen BDSM-praktizierende Personen werden in Deutschland nicht systematisch dokumentiert. Es gibt jedoch Einzelfallbeschreibungen von Sorgerechtsstreitigkeiten, in denen die

BDSM-Neigungen eines Elternteils instrumentalisiert wurden, und von Arbeitskündigung aufgrund einer BDSM-Präferenz. Auch Dienstleistungen, wie zum Beispiel Psychotherapien, wurden kinky Personen verweigert (siehe zum Beispiel Chaos-Calender-Crew 2018, Mrs. Janice 2014 sowie Bericht IP4).

Die von mir befragten Aktivist*innen setzten Diskriminierungen gegen Kinksters ins Verhältnis mit anderen gesellschaftlich prävalenten Diskriminierungsformen und beschrieben so kinkfeindliche Diskriminierungen als aktuell eher selten auftretend.

IP2 stellte hier einen gesellschaftlichen Wandel fest:
„Das Diskriminierungsrisiko hätte ich vor 20 Jahren noch an erster Stelle genannt. Heute ist das etwas diverser zu sehen. Um es ganz einfach auszudrücken: Das Risiko, als lesbische übergewichtige PoC[18] diskriminiert zu werden ist um ein Vielfaches höher als das Risiko bei einer ‚nur' BDSM-affinen Person."

IP4 ging ebenfalls davon aus, dass das Ausmaß rassistischer Diskriminierungen die Ausgrenzungen aufgrund einer kinky Präferenz deutlich überwiegt.

Diese klaren Einschätzungen aus aktivistischer Sicht sind sehr bedeutsam, da gerade kinky Aktivist*innen mit ihrer Präferenz sichtbar auftreten. Aber auch, wenn die Last durch kinkfeindliche Diskriminierungen im Vergleich zu Anfeindungserfahrungen aufgrund anderer Zugehörigkeiten geringer ist, können kinkfeindliche Diskriminierungen gerade dann, wenn sie eine Person in einer vulnerablen Situation treffen, gravierende Auswirkungen haben. Dies sehen wir zum Beispiel an den Folgen kinkfeindlicher Diskriminierungen im Gesundheitssystem, auf die ich noch ausführlicher eingehen werde. Hinweisen möchte ich auch darauf, dass Ignoranz und Negativzuschreibungen ebenfalls Diskriminierungen darstellen, die zwar nicht so laut daherkommen, wie direkte Angriffe, dennoch aber belastende Folgen haben können, u.a. in Form von internalisierten Negativkonzepten, Isolation und Ängsten.

3.5 Aktuelle Diversifizierung von kinky Kulturen, Diskursen, Angeboten und Zugängen

In vielen Ländern, in denen einvernehmliche BDSM-Praktiken nicht mehr kriminalisiert und verfolgt werden, gibt es unterdessen umfangreiche und vielfältige kinky Strukturen. Insbesondere online lassen sich zahlreiche Angebote finden. Fallstudien zeigen die vielfältige Ausgestaltung von BDSM-Praktiken und -Beziehungen (zum Beispiel Nordling, Sandnabba, Santtila & Alison 2006), sowie eine lebendige Diskussionskultur. Inhalte der Debatten in kinky Communitys sind u.a. die ethische Fundierung des Umgangs miteinander, ein lebendiger Austausch über die zahlreichen Möglichkeiten, BDSM zu leben, Diskussionen über Verantwortlichkeiten, Sicherheiten und Risiken, das

18 Person of Color

gegenseitige Empowerment. Manche Diskussionen sind recht kontrovers, zum Beispiel die Debatten über Communitykonflikte, über BDSM-Szenarien, in denen gesellschaftliche Traumata bearbeitet werden (u.a. *race play*, *nazi play*) (Cruz 2016, Goerlich 2021, Smith & Luykx 2017, Warren & Warren 2008) oder auch über den Gebrauch psychotroper Substanzen in BDSM-Sessions (Hamm 2020, Matthias 2021, Nordling, Sandnabba, Santtila & Alison 2006, Warren & Warren 2008).

Es gibt kink-freundliche Dienstleistungen, aktivistisches Engagement zur Entpsychopathologisierung von BDSM, zur Aufklärung unterschiedlicher Berufsgruppen (insbesondere im Gesundheitswesen), zur Dokumentation der gesellschaftlichen Erfahrungen von kinky Personen und zur Unterstützung im Falle von Diskriminierung und Stigmatisierung (Brame, Brame & Jacobs 1993, Wagner 2014). Unterschiedliche Communitys haben eine Vielfalt von spezifischen Ausgestaltungen von BDSM-Interaktionen entwickelt (zum Beispiel queere Communitys: Bauer 2015a).

Insbesondere in den USA ist BDSM unterdessen Gegenstand einer beachtlichen Anzahl affirmativer sexualwissenschaftlicher und soziologischer Forschungen (zum Beispiel: www.scienceofbdsm.com). Es haben sich Netzwerke zwischen BDSMer*innen, Gesundheitswissenschaftler*innen und Gesundheitsversorger*innen geformt (Williams, Thomas, Prior & Christensen 2014). So zum Beispiel das 2005 gegründete *Community-Academic Consortium for Research on Alternative Sexualities CARAS*). Zudem existieren Fortbildungs- und Informationsangebote (zum Beispiel www.kinkknowledgeable.com) und Leitlinien für die psychotherapeutische Arbeit mit BDSM-praktizierenden Personen, die *Kink Clinical Practice Guidelines* (Kink Clinical Practice Guidelines Project 2019), mit denen wir uns im Text noch ausführlich auseinandersetzen werden.

Einzelne Forscher*innen konstatieren unterdessen einen Trend, bestimmte Darstellungsweisen von BDSM zu mainstreamen (Levey & Pinsky 2015), vorausgesetzt, diese dienen der Verkaufsförderung. So werden Andeutungen von BDSM unterdessen auch in der Werbung genutzt. In der 2011/2012 erschienenen, millionenfach verkauften, und 2015 verfilmten Kitschromantrilogie „*Shades of Grey*" von E. L. James wird BDSM in ein neoliberales Märchen verpackt: ein reicher, normattraktiver, heterosexueller Mann dominiert eine finanziell deutlich schlechtergestellte normattraktive Frau. *Shades of Grey* hat eine spezifische Darstellung von BDSM sehr sichtbar gemacht. Das hat für viele Menschen eventuell auch einen Raum geschaffen, sich ihren kinky Präferenzen zuzuwenden und sich mitzuteilen. Aus aktivistischer Sicht sind diese Arten der Darstellung von BDSM trotzdem bedauerlich, da hier erneut Klischees geschaffen werden (Geese 2016, Weiss 2006). Der Gruselfaktor, der SM hierbei zuerteilt wird, reifiziert konservative Sexualnormen. BDSM wird erneut als abseitig und pathologisch konstruiert (Tsaros 2016). In den Shades of Grey wird BDSM beispielsweise mit biografischen Verletzungen und einer narzisstisch anmutenden Bindungsproblematik des cis-männlichen Protagonisten assoziiert. So trägt die scheinaffirmative mediale Bilderflut auch dazu bei, dass das kinky Coming-out einer Person weiter mit stigmatisierenden

Zuschreibungen beantwortet wird (Wagner 2014). Insbesondere dann, wenn die kinky Person auch sonst Normen sprengt.

Im aktuellen gesellschaftlichen Kontext kann ein gängig attraktiver, wirtschaftlich gut gestellter, nicht-be_hinderter dominanter cisgeschlechtlicher Mann, der seine BDSM-Präferenz im Rahmen seiner heterosexuellen Beziehung lebt und seine gesellschaftlichen Rollen erfüllt, seine Privilegien behalten und oft auch vermehren, wenn andere von seiner BDSM-Präferenz erfahren. Die gesellschaftliche Anerkennung wird allerdings brüchig, wenn die BDSM-lebende Person alt, be_hindert, Schwarz, weiblich, sozioökonomisch marginalisiert, queer ist, sich als devot definiert, für Sex Geld erhält oder bezahlt, eine heterosexuelle Vanillabeziehung verlässt, um eine BDSM-Präferenz leben zu können usw. Erst die Inblicknahme der intersektionalen Eingewobenheit ermöglicht die Wahrnehmung der vielfältigen Bedeutungen, die ein Offenlegen einer BDSM-Präferenz für eine Person und ihre sozialen Verbindungen einnehmen kann (Sheff & Hammers 2011). Und kinky Communityorte sind auch nicht für alle interessierten Personen gleichermaßen zugänglich. So gibt es auch hier rassistische, sexistische, ableistische, klassistische und auf das Alter bezogene Diskriminierungen und Hürden, die am ehesten denjenigen auffallen, die davon direkt betroffen sind (Erickson, Slayton, Petersen, Hyams, Howard, Sharp & Sagarin 2021, Goerlich 2021).

4 Ethische Konzepte in BDSM-Communitys

IP1: „Die normative Außensicht (führt) dazu (...) dass die Leute ganz schön nett sind zueinander."

Innerhalb der vielfältigen BDSM-Kultur(-en) sind Personen mit ganz unterschiedlichen Intentionen, Fähigkeiten und Haltungen unterwegs (Weinberg 2006). Im Bewusstsein dieser Unterschiedlichkeiten wurden innerhalb von BDSM-Communitys Normen und ethische Werte etabliert. Diese Werte sollen zum einen den Zusammenhalt und das Wohlergehen der Communitymitglieder durch ein verantwortliches Miteinander schützen. Dies umfasst auch den Respekt gegenüber ganz unterschiedlichen Kinks, Fetischen und sexuellen Lebensweisen (Williams 2010). Communitywerte sollen zudem eine Abgrenzung gegen missbräuchliche und gewalttätige Interaktionen innerhalb der Communitys ermöglichen. Schließlich stellen die Communitywerte auch eine Antwort auf stigmatisierende Zuschreibungen dar und nehmen so die Funktion ein, sich nach außen gegen spezifische kinkfeindliche Vorurteile verteidigen zu können (Leather Leadership Conference III 1999, Rodemaker 2014).

Die ethischen Regelungen machen BDSM prinzipiell recht voraussetzungsvoll. So benötigt eine Person für BDSM Fähigkeiten zur realistischen Selbsteinschätzung, Bemühen und Fertigkeiten für eine klare Kommunikation sowie Fähigkeiten und Möglichkeiten zum Schutz der eigenen Person und anderer Personen (Pitagora 2016, 2017, Taormino 2012a, Thomas 2019). Längst nicht alle Kinksters kennen die Communitywerte. Wenn Community-Werte nicht umgesetzt werden, liegt dies oftmals daran, dass die dafür benötigten Wissensgrundlagen, Fähigkeiten und Ressourcen nicht vorhanden oder blockiert sind. Manchmal haben diejenigen, die zusammen in einem kinky Kontext interagieren, auch nicht geklärt, welchen spezifischen Community-Werten sie folgen möchten.

Fanghanel (2019) hat darauf aufmerksam gemacht, dass durch die Arbeit an communityinternen ethischen Regelungen ein charakteristischer Spannungszustand in den BDSM-Communitys sichtbar gemacht wird: neoliberalen Imperativen, nämlich (vermeintlich) autonom, selbstbezogen, selbstbestimmt und entsprechend selbstverantwortlich prinzipiell jede Form von Sexualität leben zu können, werden im Interesse sozialer Verantwortlichkeit und unter Einbeziehung der Perspektiven aller Beteiligter Grenzen gesetzt. Damit verweist die Aushandlung von ethischen Regelungen für BDSM-Konstellationen auf ein zentrales Dilemma der sexuellen Revolution: Die Loslösung der Sexualität von beengenden Normen, die Ermöglichung des Auslebens sexueller Fantasien und die damit verbundenen Chancen der Selbstaktualisierung schufen einen Eindruck von „Freiheit". Diese *„(...) Freiheit (birgt jedoch gleichzeitig ...) das Risiko, Ungleichheiten ungehindert gedeihen zu lassen."* (Illouz 2018, 27).

Die vermeintliche „Freiheit" im Neoliberalismus ist nicht die Freiheit aller, denn sie kann gesellschaftliche Machtstrukturen reifizieren und gemeinschaftliche Verantwortlichkeit (*accountability*) ausblenden. Das, was eine Person als Ausdruck ihrer „Freiheit" wertet, kann die Möglichkeiten anderer, sich zu zeigen, sich Raum zu nehmen und frei zu sein, unfair beschneiden (Cruz 2016, Illouz 2018).

Diese grundlegenden Interessenkonflikte zwischen Freiheiten und Ausdrucksmöglichkeiten für alle versus mehr Ausdrucksmöglichkeiten und Freiheiten für Einzelne sind, angesichts einer Vielfalt von Kinks, Privilegierungen, Deprivilegierungen und auch unterschiedlicher wirtschaftlicher, psychischer und körperlicher Möglichkeiten, Hintergrund vieler Auseinandersetzungen innerhalb von BDSM-Communitys. Problematische, verletzende, Schaden zufügende Interaktionen innerhalb von BDSM-Interaktionen entstehen nicht zuletzt daraus, dass Personen in den Communitys zwar wohlwollend unterstellen, dass sich alle an einer BDSM-Session Beteiligten den Regeln innerhalb der Communitys verpflichtet fühlen. Manches Mal fehlt es aber an Aufmerksamkeit dafür, wie jede der beteiligten Personen diese Regeln für sich auslegt, welche Möglichkeiten und Ressourcen den Beteiligten jeweils zur Verfügung stehen und wie es tatsächlich jeder Person mit den Erfahrungen, die sie innerhalb der BDSM-Interaktionen macht, ergeht. Es ist wichtig, unter Berücksichtigung der Perspektiven aller Beteiligter darüber zu sprechen, was Werte und Grenzen für jede Person bedeuten. Dies macht Mühe und ist auch manches Mal beunruhigend, da sich in einer mehrperspektivischen Diskussion auch die auf den ersten Blick selbstverständlichen Konzepte wie „Konsens" und „Grenzen" in ihrer Vielschichtigkeit zeigen. Damit wird es erst einmal komplizierter, aber eben auch realistischer. Fragen eröffnen hier vielfach einen hilfreicheren Zugang als eine strikte Doktrin:

IP4: „Wer weiß, was gute Grenzen sind, wer entscheidet, was gute Grenzen sind, und wie lernt man das genau?"

Fanghanel (2019) hat ebenfalls Fragen aufgeworfen, die dabei unterstützen sollen, über die Umsetzung von Werten in BDSM-Communitys differenziert nachzudenken:

- *Wer vermittelt an wen die Werte und wie werden sie vermittelt?*
- *Ab wann und durch wen wird das Verhalten einer Person als Bruch der Werte angesehen?*
- *Wie und durch wen kann die Einhaltung der Werte eingefordert werden?*
- *Wann und wie kann interveniert werden, wenn Werte gebrochen werden und Personen in einer BDSM-Interaktion Schaden zugefügt wird?*
- *Wann verletzt wiederum eine Intervention die Grenzen der beteiligten Personen und wie kann damit umgegangen werden?*

Alle diese Fragen eignen sich, um die im Folgenden vorgestellten Wertesysteme SSC, RACK, CCCC abzuklopfen, zu konkretisieren und eine Brücke zu bauen zur konkreten Gestaltung von *accountable communities*[19] in BDSM-Kontexten.

Konsens

Grundlegend für BDSM ist, dass die Dynamik zwischen den Beteiligten auf dem Einverständnis/ Konsens/consent aller Beteiligten beruht. Konsens differenziert BDSM grundsätzlich von Gewalt und ist somit Bestandteil aller aktuellen ethischen Konzepte in BDSM-Communitys. Die Ethik der Zustimmung innerhalb von BDSM-Kontexten steht im Zusammenhang mit gesamtgesellschaftlichen Entwicklungen zur Ordnung der Sexualitäten in Deutschland. Ab den 1970er Jahren wurde Sexualität zunehmend an die Zustimmung aller Beteiligten gebunden (Illouz 2018). Die ethische Setzung von Konsens bezogen auf Sexualität wirkt unterdessen selbstverständlich. In der praktischen Umsetzung erweisen sich Aushandlungsprozesse von Konsens allerdings als mühevoll und potenziell unperfekt. Robin Bauer beschreibt das Aushandeln von Konsens in kinky Kontexten als *„aktive, kontinuierliche und kommunikative Zusammenarbeit zum Wohle aller Beteiligten“* (Bauer 2016, S. 140).

In BDSM-Konstellationen werden die Schwierigkeiten bei der Erarbeitung von Konsens oft besonders deutlich sichtbar, da im Bewusstsein der Risiken Konsens als sehr wichtig gewertet und deshalb angestrebt wird, Konsens explizit auszudrücken (Bauer 2016).

IP1: „Es gibt keine Alternative zu consent. Aber ich habe in der Beratung und in der Therapie den Eindruck, dass die Leute viel mehr über BDSM reden, als es zu praktizieren. (...) ich denke dann: Mann, es wäre schade, wenn die die ganze Nacht nur quatschen. Und sich erst mal vereinbaren müssen und alles durchsprechen. Wo bleibt dann sozusagen die Erotik, die Aufregung, die Unberechenbarkeit, dass sich sozusagen zu überwältigen (...) Wenn man sich das (Aushandeln von Konsens) aber sozusagen verkneift und sich aber nicht gut kennt, dann besteht immer ein Risiko, dass etwas schief geht, also dass Bedürfnisse überhaupt nicht mehr respektiert werden und dass (...) Verletzungen statt(finden). Aber auf der anderen Seite: das Leben an sich ist risikohaft.

*(...) das Risiko liegt immer in den Grenzverletzungen und in den Gefahren von Übergriffigkeit. Weil letztlich menschliche Nähe und auch BDSM funktioniert nicht ohne Grenzverletzungen (...) weil man muss sich ja irgendwie nah kommen. Aber gleichzeitig ist in diesen BDSM-Ideen auch immer die Einladung, die eigenen Grenzen zu ignorieren, zu verletzen, verletzen zu lassen. Und Menschen, die damit eh eine Schwierigkeit haben, und da sehe ich eine Menge Trans*personen, die eben in solch übergriffigen Kontexten groß geworden sind, dass sie Schwierigkeiten haben, ihre Grenzen zu wahren. Aber auf der anderen Seite (...) ist das*

19 *„Accountable communities“* ist die Schreibweise in der englischsprachigen Communityliteratur.

vielleicht ein Übungsfeld, in dem das erlernbar sein kann. (...). BDSM kann da ein guter Ort sein, um was zu lernen über sich."

Das Einverständnis zwischen allen Beteiligten wird sowohl in der Vor- und Nachbereitung einer Session, als auch innerhalb der Szenerie immer wieder geprüft und abgestimmt. So kann es zum Beispiel sein, dass eine Person einer bestimmten Praktik zunächst zustimmt. Die dann während der Session hervorgerufenen Empfindungen und Erinnerungen können dann jedoch bewirken, dass sich wandelt, welchen Praktiken die Person zustimmen kann. Es ist wichtig, diesen Veränderungsprozess mitteilen zu können. Ein zuvor gegebenes Einverständnis kann im Laufe einer BDSM-Session prinzipiell jederzeit wieder revidiert werden (Fanghanel 2019, Kink Clinical Practice Guidelines Project 2019, Pitagora 2013, Taormino 2012b, Wagner 2016, Weinberg 2006, Williams, Thomas, Prior & Christensen 2014).

Auch das Aushandeln von *consensual non-consent*, einer BDSM-Szenerie, in der die Person(-en) in der Sub-Position zustimmen, dem Handeln der Person(-en) in der Top-Position so viel Vertrauen zu schenken, dass sie auf das Erteilen und Zurückziehen von Konsens innerhalb der Szenerie verzichten, steht dem grundsätzlichen Konzept von Konsens innerhalb von BDSM nicht entgegen. Vielmehr erfordert consensual non-consent einen sorgsam, einverständlich und explizit ausgehandelten Rahmen. Innerhalb dieses Rahmens gehen die Beteiligten dann grundsätzlich von Zustimmung aus. Um verantwortlich mit der emotionalen und auch körperlichen Sicherheit der Beteiligten umzugehen, gestalten die an einer consensual non-consent-Szenerie Beteiligten oftmals auch Aftercare besonders sorgfältig, um im Kontakt zueinander eine gute Integration des Erlebten zu ermöglichen.

Um Konsens sorgfältig aushandeln zu können, braucht es Ressourcen, Zeit, Aufmerksamkeit und Bewusstheit aller Beteiligter in der aktuellen Situation und spezifische kommunikative Fähigkeiten (Nichols 2006, Williams, Thomas, Prior & Christensen 2014). Hierzu gehören zum Beispiel Wissen über sich selbst im Hinblick auf die eigenen Möglichkeiten, Fähigkeiten, Bedürfnisse und Grenzen innerhalb einer BDSM-Konstellation, Fähigkeiten um Ängste und Scham zu überwinden, Fähigkeiten zur Ermöglichung eines offenen Gesprächs, zum Erzählen, Zuhören, Nachfragen, Rückmelden des Verstandenen, eine gute Wahrnehmung für die aktuelle soziale Situation sowie Wissen über die BDSM-Praktiken, die die Personen miteinander machen möchten.

IP6: „Die ganzen Sachen funktionieren wirklich nur, wenn du weißt, was du tust (...). Wenn ich dich jetzt frage: ‚Darf ich dich bondagemäßig hinhängen?' Und du das irgendwie spannend findest und dann sagst: ‚Ja'. Dann habe ich zwar deine Einvernehmlichkeit. Aber du weißt gar nichts über Bondage (...) und was bei mir wichtig ist bei Bondage und was bei dir wichtig sein könnte (...) du bist komplett uninformiert. Das heißt, bevor ich, wenn ichs korrekt machen würde, anfangen würde mit Bondage, würde ich erstmal erzählen, was alles theoretisch passieren kann und dann kannst du mit diesen Informationen: ‚Okay, da lass ich mich drauf ein, wie alles im Leben hat alles auch sein Risiko.' Und dann ist das das, worauf wir eigentlich inzwischen achten, also (...) informiertes Einverständnis (...) Ich bin der Meinung, dass eigentlich beide Teile immer in der Verantwortung sind, auch wenn jemand von seiner Einstellung oder seinen Wünschen her total submissiv ist, dann hat er aber trotzdem noch seine Selbstverantwortung, sollte gucken, wie es ihm geht bei der ganzen Geschichte. Und sollte natürlich auch nachfragen."

Der Prozess der Aushandlung von Konsens kann durch Kommunikationsbarrieren wie Scham, Sorge zu zerbrechlich oder zu unerfahren zu erscheinen, allgemeine Mythen über Sexualität (zum Beispiel dass es ein Zeichen von Vertrauen und Intimität sei, möglichst wenig verbal zu kommunizieren), ausgeprägte emotionale Bedürftigkeit, Bewusstseinsveränderungen (zum Beispiel durch Substanzgebrauch, psychische Störungen oder Krisen) oder mangelnde Erfahrung und mangelnde Durchsetzungskraft erschwert bis verunmöglicht werden (Quintero 2020). Das Eingeständnis, die andere Person nicht verstanden zu haben oder gerade in einer sehr intim besetzten Situation über eine Grenze getreten zu sein, kann peinlich sein und intensive Schuldgefühle aktivieren. Diese Empfindungen wiederum können dazu führen, dass nach einer Session keine Verantwortungsübernahme und kein differenziertes Hinschauen mehr gelingt, sondern der Kontakt zum Gegenüber abgebrochen wird.

Fanghanel (2019) weist darauf hin, wie hilfreich es sein kann, anzuerkennen, dass auch bei allem Bemühen um Klarheit und Vorhersehbarkeit bei der Aushandlung von Konsens keine absolute Sicherheit geschaffen werden kann. Perfektionistische Ansprüche (wie zum Beispiel prinzipiell immer konsensuell zu handeln) können eine ehrliche Kommunikation über komplexe Konsensfragen verunmöglichen. So ist hier eher eine mitfühlende Haltung sinnvoll, auf deren Basis die Personen sich bestmöglich um einen gut ausgehandelten Konsens bemühen, aber auch damit umgehen können, dass in diesem Prozess Missverständnisse und Fehler auftreten können. Auf dieser Basis können dann auch vielfältige Möglichkeiten zur Klärung von Missverständnissen und Verantwortungsübernahme für Fehler im Aushandlungsprozess offengehalten werden: Miteinander reden, einander anhören, sich entschuldigen, konkrete Schritte unternehmen, dass die individuellen Grenzen zukünftig besser gesehen und beachtet werden können (Bauer 2016).

IP6 beschrieb diesen Prozess in den Worten:
„*Ich bin ja kein Supermensch. Ich erheb auch immer Anspruch (...) darauf, dass ich sage: ich muss auch Fehler machen dürfen. Dann muss man natürlich über diese Fehler reden (...) klären (...) über Fehler kann ich was lernen. (...) es ist kein Problem, wenn irgendwas schief geht. Das kann immer passieren (...) wenn man dann sagt: ‚Weil du dieses gemacht hast, deswegen geht es mir jetzt so schlecht', dann macht man das Schuldfass auf. Das Problem an diesem Schuldfass ist, wenn man das einmal aufgemacht hat, dann steht das bei der nächsten Session auch schon daneben. Das heißt die Unbefangenheit der ersten Situation wirst du nie wieder hinkriegen. Das heißt, es ist sehr viel schlauer hinzugucken, okay, da*

ist jetzt was schiefgelaufen oder etwas Komisches passiert und worauf müssen wir beim nächsten Mal achten, damit sowas nicht wieder vorkommt, oder dass das Risiko einfach kleiner wird, dass das wieder vorkommt. Also statt negativ proaktiv zu arbeiten."

Bei Konsensverhandlungen im BDSM zeigt sich erneut, wie tief gesellschaftliche Strukturen auch in normenüberschreitende sexuelle Praktiken hineinwirken: die Möglichkeiten, Konsens auszudrücken und dabei auch gehört zu werden, sind eng verbunden mit den gesellschaftlichen Erfahrungen einer Person. Sowohl die Bereitschaft einer Person, bestimmte Szenarien vorzuschlagen, dies als legitim zu betrachten, als auch ihre Durchsetzungsmacht beim Verhandeln und ihre Offenheit, dabei die Anliegen ihres Gegenübers einzubeziehen, sind sozialisationsgeprägt. Für gesellschaftlich unterschiedlich positionierte Personen kann das gleiche BDSM-Szenario unterschiedlich risikobehaftet sein (Cruz 2016). Privilegierte Personen haben bessere Möglichkeiten, BDSM-Sessions so zu gestalten, dass diese ihren Wünschen entsprechen (Bauer 2015a, Cruz 2016, Fanghanel 2019, Glickman 2011). Meg Barker (2013) hat dementsprechend gesellschaftlichen Machtstrukturen treffend als *„consent toxic"* (o.S.) beschrieben. Ein tatsächlich konsensuelles Handeln braucht also bei allen Beteiligten auch ein Bewusstsein für die unterschiedlichen Chancen, Einverständnis klar auszudrücken.

2018 hat die *National Coalition for Sexual Freedom* ein Flugblatt herausgegeben, in dem sie Hinweise gibt, woran Konsensbrüche erkannt werden können, u.a.:

- *dir wird nicht mitgeteilt, was stattfindet, und du hast keine Chance, zuzustimmen oder abzulehnen (ähnlich auch: Maresch 2013)*
- *deine Fragen werden nicht wahrheitsgemäß geantwortet*
- *du hast Angst ehrlich darüber zu sprechen, was du denkst und fühlst*
- *du wirst isoliert und von Unterstützung, Information oder Beratung abgeschnitten*

(National Coalition for Sexual Freedom 2018, übers. G.W.).

SSC

Das SSC-Konzept (*safe, sane, consensual*) wurde Anfang der 1980er Jahre in der schwulen BDSM-Community in den USA entwickelt. Die erste mit anderen Personen geteilte Ausformulierung des Konzeptes wird David Stein (Mitglied der *Gay Male S/M Activists*) zugeschrieben (Taormino 2012b).

Safe bedeutet im BDSM-Kontext, dass sich die Akteur*innen der Risiken körperlicher Schädigungen und seelischer Verletzungen durch BDSM-Praktiken bewusst sind. Innenhalb des SSC-Paradigmas wird darauf geachtet, diese Risiken möglichst gering zu halten. *Safe* kann so auch als Vorbedingung für *sane* verstanden werden. In kinky Communitykontexten, die die Risiken von BDSM minimieren möchten, wird bewusstseinsverändernder Substanzgebrauch vor einer Session eher abgelehnt (Lee, Klement & Sagarin 2015). Die Community fordert ein klares Bewusstsein für das Handeln in einer

Session. Um ein sicheres Beherrschen der BDSM-Aktivitäten zu unterstützen werden vielfältige Möglichkeiten zur entsprechenden Kompetenzentwicklung angeboten (zum Beispiel Literatur und Workshops).

Mit ***sane*** wurde auf darauf hingewiesen, dass die Beteiligten an einer Session auf ihre körperliche und psychische Gesundheit achten. Damit stellte sich die BDSM-Community offensiv der pauschalen Zuschreibung von Krankheit an BDSM entgegen. Zu diesem Schritt waren damals die meisten Gesundheitsprofessionellen weder bereit noch in der Lage (Williams, Thomas, Prior & Christensen 2014).

Sane wurde in manchen Teilen der Community auch als Forderung ausgelegt, für ein Praktizieren von BDSM psychisch und körperlich gesund sein zu müssen. Dieses Verständnis von *sane* hat viel Kritik erfahren. Eine Voraussetzung von „Gesundheit" für BDSM ist diskriminierend und würde eine Vielzahl von Personen stigmatisieren und von BDSM ausschließen. Zudem erschwert eine Norm „gesund" zu sein, die Entwicklung einer Kultur, in der alle lernen können, mit gesundheitlichen und anderen Begrenzungen respektvoll und solidarisch umzugehen. Ein Gesundheitspostulat erschwert besonders ein offenes Ansprechen derjenigen Erkrankungen, die nicht auf dem ersten Blick erkennbar sind, wie psychische Störungen oder sexuell übertragbare Erkrankungen. Die Tabuisierung von Erkrankungen blockiert so auch den Erwerb von Kompetenzen im Umgang damit. Entsprechend hat Tashlin darauf hingewiesen (2014, S. XI):
„If we deny entry to the world of power dynamics based on sanity, only the ones who fail to recognize their insanity will get to play."

IP4 konstatierte für hiesige queere BDSM-Communitys einen kulturellen Wandel im Umgang mit psychischen Erkrankungen in Richtung einer größeren Offenheit und Inklusivität. Diese Entwicklung sah IP4 beeinflusst durch die Anti-Psychiatrie-Bewegung und die DIY-Kultur[20]:
„Die Bedingung ist, dass Grenzen und consent da sind. Ich denke nicht, dass Leute ausgeschlossen sein sollen wegen einer bestimmten Erkrankung. (Eine Erkrankung bedeutet nicht), dass eine Person mehr verantwortlich oder mehr exponiert (ist) als diejenigen, die keine Diagnose (haben) oder die nicht eine Behandlung eingehen (...) Es gibt Leute, die in Behandlung sind und krasse Diagnosen haben und das sehr gut navigieren. Und es gibt Leute, die gesund sind und das nicht so gut machen (...) Verantwortlichkeit, Grenzen und consent (sind nicht) (...) abhängig von einer Diagnose oder einer Krankheit."

Der Leitbegriff *sane* wird heute so interpretiert, dass die Beteiligten an einer BDSM-Session so aufgestellt sein sollen, dass sie auf die eigene und die Gesundheit ihres Gegenübers achten (Califia 2012a, Nichols & Fedor 2017).

---

20 „Do-It-Yourself-Kultur", die Kultur, etwas ohne formelle Ausbildung Selber zu machen und sich mit anderen auch darüber auszutauschen. In queeren Kontexten werden z.B. viele Veranstaltungen DIY organisiert, auch um finanzielle Zugangsbarrieren möglichst gering zu halten.

Sane bedeutet in der konkreten Umsetzung auch, dass es allen Beteiligten an einer Session ermöglicht wird, über eigene psychische und körperliche Grenzen und Bedürfnisse zu sprechen und gehört zu werden. Dafür braucht es eine Community, die die Mitteilung der entsprechenden Grenzen und Bedürfnisse wertschätzt, unterstützt und trägt (Tashlin 2014).

So können zum Beispiel Spiele mit Atemkontrolle – mit der gebotenen Vorsicht durchgeführt – für eine körperlich gesunde Person unschädlich und sehr lustvoll sein. Für eine Person mit einer Asthma- oder COPD-Erkrankung jedoch ist *breath play* deutlich risikoreicher. Ein *rape play*[21] kann für eine weiße cis-männliche Person etwas deutlich anderes bedeuten als für eine Schwarze nichtbinäre Person. Bei gewalterfahrenen Personen können manche Szenarien triggernd wirken (Cruz 2016, Pitagora 2013). Die Anforderung an das Selbstbewusstsein und die Kompetenzen der Beteiligten und der resultierende jeweilige Bedarf an Aushandlung und Aftercare können dementsprechend sehr unterschiedlich sein.

IP6: "Ich brauch (…) die Information, wenn jemand sagt (…) ich habe ein Allergieproblem oder ich habe ein Kreislaufproblem und so weiter. Das sind alles nicht Sachen, die dann irgendwas ausschließen. Sondern das sind alles Sachen, da geht es um eine saubere Information untereinander."

IP4 drückte Bedenken aus, dass der Wunsch nach klarer Kommunikation über gesundheitliche Bedarfe in kinky Communitys auch einen übergriffigen sozialen Druck zum Offenlegen von Erkrankung schaffen könne. Um die gesundheitliche Selbstbestimmung besser zu achten, schlug IP4 die Möglichkeit vor, stattdessen die Grenzen mitzuteilen, die durch die gesundheitliche Einschränkung geschaffen werden:
IP4: „Vielleicht will ich, statt zu sagen ‚mein Arm ist gebrochen' oder ‚ich habe Depressionen oder Traumata', lieber sagen ‚bewege nicht meinen Arm' oder ‚schlag mich nicht ins Gesicht'. Und ich will das nicht nur respektiert haben, sondern möchte auch, dass dies als ausreichende und eigenverantwortlich gegebenen Information anerkannt wird."

Verschiedene Aktivist*innen haben Überlegungen in kinky Communitys hineingetragen, wie man auch mit spezifischen gesundheitlichen Einschränkungen BDSM-Präferenzen gut leben kann. Die beiden Bücher von Tashlin und Kaldera (2014 a und 2014b) geben hierzu zahlreiche Ideen in Bezug auf BDSM-Verbindungen mit/für Personen mit psychischen Schwierigkeiten. Kiermeier (2019) schreibt auf seinem Blog https://sexabled.de über BDSM mit einer körperlichen Be_hinderung. Und die Communityzeitschrift *Schlagzeilen*

21 Ein *rape play* stellt eine Inszenierung einer Vergewaltigung dar. Rape play ist edge play und muss entsprechend sorgfältig vor- und nachbereitet werden, damit bei keiner der beteiligten Personen ein Schaden entsteht.

hat dem Thema BDSM und Alter 2021 einen Schwerpunkt gewidmet (Schlagzeilen Nummer 188).

RACK

Communityaktivist*innen problematisierten ab Ende der 1990er Jahre am SSC-Konzept, dass der Sicherheitsimperativ und der Fokus auf eine Minimierung von gesundheitlichen und anderen Risiken die Möglichkeiten von BDSM zu sehr begrenzen könne (Lars 2013, Taormino 2012b). Das SSC-Konzept sei letztlich auch unrealistisch, weil faktisch keine BDSM-Interaktion risikolos sei und Menschen dabei ja oftmals gezielt nach Expansion ihrer Grenzen strebten (Williams, Thomas, Prior & Christensen 2014). Aus diesen Diskussionen und dem Wunsch, auch risikoreichere BDSM-Interaktionen wertebasiert leben zu können, entwickelte sich Ende der 1990er Jahre das RACK-Konzept (*Risk-Aware Consensual Kink*). Die erste Formulierung von RACK wird Gary Switch zugeschrieben, der es 1999 auf einem Verteiler der *Eulenspiegel Society* vorschlug (Taormino 2012b). RACK stellt das ethische Fundament für einen risikobewussten und risikoadaptierten Umgang mit BDSM dar (Williams, Thomas, Prior & Christensen 2014). Der Vorteil des RACK-Konzeptes liegt darin, dass es der defensiven Tendenz entgegenwirkt, die Risiken von BDSM-Szenerien auszublenden und in der Konsequenz dann auch nicht mehr im Handeln berücksichtigen zu können. RACK kann somit auch eine ehrlichere Kommunikation befördern. Insbesondere für *edge play*, also für BDSM-Interaktionen, die einverständlich an und über Grenzen gehen, sind die innerhalb des RACK-Konzeptes vermittelten Kompetenzen unabdingbar. Dabei ermöglicht gerade der verantwortungsvolle Umgang mit den Risiken das Vertiefen von Vertrauen und Intimität. RACK wird so zum Fundament der intensiven Verbindung mit sich selbst und dem Gegenüber, die im *edge play* gesucht wird.
„(...) don't take risks that exceed your resources." (Califia 2012a, S. 242)

Im Rahmen des RACK-Konzeptes werden risikoreiche BDSM-Praktiken im Idealfall soweit zugelassen, wie die Kompetenzen der Beteiligten reichen, die Risiken zu tragen. Übergreifend gilt auch hier, dass alle Beteiligten die Szenerie wohlbehalten wieder verlassen können und niemandem im Rahmen einer BDSM-Interaktion Schaden zugefügt werden soll (Califia 2012a). Neben Kompetenzen wie Empathie, realistischer Selbsteinschätzung und die Fähigkeit, die angewandten Praktiken zu beherrschen, lenkt das RACK-Konzept die Aufmerksamkeit auch auf explizit risikobewusste Kommunikation: alle an einer spezifischen BDSM-Szenerie Beteiligten sollten so offen über das sprechen können, was sie antizipieren, sich wünschen, können und brauchen, damit alle tragfähige Entscheidungen treffen können (Wetzstein, Steinmetz, Reis & Eckert 1993, Williams, Thomas, Prior & Christensen 2014). RACK als bewusstes Eingehen von Risiken beinhaltet auch eine Verantwortungsbereitschaft in dem Fall, dass in der Session Schwierigkeiten und Verletzungen auftreten (Fanghanel 2019). Die individuelle Verantwortungsübernahme jede*s/r Beteiligten in einer BDSM-Szenerie wird noch stärker betont und herausgearbeitet im PRICK-Konzept (*Personal Responsibility, Informed, Consensual Kink*), welches sich aus RACK entwickelte (Kaak 2016).

CCCC

> „We can prove that we are a community by taking care for one another."
> (Califia 2012a, 241)

Das CCCC-Konzept (*Caring, Communication, Consent, Caution*) wurde 2014 von Williams, Thomas, Prior und Christensen vorgeschlagen. Das Konzept betont das Bestreben, einander in den BDSM-Communitys sowohl innerhalb als auch außerhalb von Sessions rücksichtsvoll und unterstützend zu begegnen. *Caring* wird als eine Haltung und Praktik verstanden, die Aufmerksamkeit und Mitgefühl füreinander, Verantwortungsbereitschaft und die Bereitschaft, einander anzuhören und zu antworten, umfasst (Williams, Thomas, Prior & Christensen 2014).

CCCC kann als Gegenpol zu der bereits erwähnten neoliberalen Haltung gesehen werden, die für alle Personen eine „selbstbestimmte" Position konstruiert, in der dann allen Individuen vermeintlich gleiche Chancen zugeschrieben werden, rational, autonom und frei zu wählen (Weiss 2011). CCCC regt dazu an, sich anzuschauen, wie sich die Wirklichkeiten und Möglichkeiten von Personen tatsächlich darstellen, und damit ethisch umzugehen. Das CCCC-Konzept eignet sich so für die Gestaltung von kollektiv verantwortungsbereiten (*accountable*) BDSM-Communitys, die auch intersektionale Faktoren und die daraus resultierenden Möglichkeiten und Begrenzungen von Personen beachten. Durch die Betonung der verbindenden Kommunikation wird eine Kultur des gegenseitigen Lernens gefördert. Für die Entwicklung von Umgangsweisen mit Konflikten innerhalb von Communitys bietet das CCCC-Konzept interessante Ansatzpunkte, weil es den Raum für unterschiedliche Perspektiven offenhält. Das *care*-Konzept nimmt dabei die Verletzlichkeit und den Schutz des Selbstwerts aller Beteiligten in den Blick (*The Chrysalis Collective* 2011).

Aus der Perspektive der Bindungsforschung wird *care* nicht nur als Haltung, sondern auch als spezifische Fähigkeit wahrgenommen, die beinhaltet, sich in sich und im Kontext sicher zu fühlen und auf dieser Basis sensibel auf das Gegenüber eingehen zu können (Mikulincer & Shaver 2016). Sorgsam handeln zu können ist also auch an kontextuelle Faktoren gebunden. So stehen Communitys, die das CCCC-Konzept verwirklichen möchten, vor der Frage, wie innerhalb der Community Geborgenheit geschaffen werden kann, obwohl Communityangehörige im gesamtgesellschaftlichen Kontext eine Stigmatisierungslast tragen und so unter Stress stehen.

5 Grundlegende psychologische und soziologische Befunde und Konzepte für ein kinkrespektvolles Arbeiten

5.1 Häufigkeiten von kinky Fantasien und kinky Lebensweisen

In der Untersuchung sexueller Fantasien, die Jack Morin in den 1980er Jahren an 351 Proband*innen durchführte, berichteten die Hälfte der befragten Frauen und Männer von Lieblingsfantasien, die Machtszenarien beinhalteten. Ein Drittel der Befragten schilderte erotische Erlebnisse, die Dominanz und Unterwerfung beinhalteten (Morin 1999). Über die Hälfte der 1516 von Joyal, Cossette und Lapiere (2015) online befragten erwachsenen Personen gaben an submissive und dominante Fantasien zu erleben. Dabei zeigten sich submissive und dominante Fantasien als miteinander positiv korreliert. Insbesondere Personen mit submissiven Fantasien berichteten darüber hinaus eine große Vielfalt weiterer sexueller Fantasien. Auf der Basis dieser Daten können BDSM-Fantasien auch als Ausdruck eines insgesamt offeneren und variantenreicheren sexuellen Innenlebens gesehen werden. Wurde geschlechterdichotom gefragt, schienen Frauen schärfer zwischen Fantasie und Realisierung im sexuellen Bereich zu trennen als Männer. So machte ungefähr die Hälfte der Frauen, die submissive Fantasien hatten, deutlich, dass sie diese Fantasien nicht leben wollten (Joyal, Cossette & Lapierre 2015).

Studien, die sich damit auseinandergesetzt haben, wie viele Personen tatsächlich BDSM-Szenarien leben, sind zu dem Ergebnis gekommen, dass es sich bei Kinksters offenbar um eine recht große sexuelle Minorität handelt (Barker, Iantaffi & Gupta 2007, Kossat 2018, Nichols 2006, Pitagora 2017 und 2019, Shahbaz & Chirinos 2017). Übersichtsarbeiten aus den USA, aus Australien und Europa zeigen, dass 10-20 Prozent der befragten erwachsenen Personen aus bevölkerungsrepräsentativen Stichproben irgendwann in ihrem Leben BDSM praktiziert haben. 5-10 Prozent davon praktizieren BDSM aktuell zumindest gelegentlich. 2001 bis 2002 befragte ein Forscher*innenteam in Australien telefonisch eine repräsentative Stichprobe aus 19307 Personen im Alter zwischen 16 bis 59 Jahren. 1,8 Prozent der sexuell aktiven Personen berichteten darin, BDSM-Praktiken im vergangenen Jahr ausgeübt zu haben, davon fast doppelt so viele Männer wie Frauen. Lesbische, schwule und bisexuelle Personen berichteten häufiger über BDSM-Praktiken als heterosexuelle. Diejenigen, die BDSM praktizierten, waren auch sonst sexuell explorativer (Nichols 2021, Richters, de Visser, Rissel, Grulich & Smith 2008). Person, die BDSM leben, haben oft ein breites und über BDSM hinausreichendes Repertoire sexueller Ausdrucksmöglichkeiten (Kink Clinical Practice Guidelines Project 2019). Es kann auch davon ausgegangen werden, dass die meisten Menschen, die BDSM leben, auch über Erfahrungen mit Vanillasex verfügen (vergl. zum Beispiel Nordling, Sandnabba, Santtila & Alison 2006, Sandnabba, Santilla, Alison & Nordling 2002).

BDSM wird in ganz unterschiedlichen Konstellationen und Beziehungsstrukturen gelebt: im Rahmen von einzelnen Sessions, in Form einer durch die konsensuelle Machtstruktur geprägten Beziehung (24/7-BDSM-Beziehung/*power exchange relationship*), privat oder innerhalb einer bestimmten Community/Subkultur, in einer monoamoren Beziehung, im Rahmen von konsensueller Non-Monogamie, in polyamoren Netzwerken und in spezifischen Community-Netzwerken, zum Beispiel in kinky Wahlfamilien wie einer *leather family* (Kink Clinical Practice Guidelines Project 2019).

Ungefähr ein Viertel derjenigen Personen, die BDSM praktizieren, sagen rückblickend, dass ihre BDSM-Interessen bereits präpubertär aufgetreten sind (Kink Clinical Practice Guidelines Project 2019). Aktuell scheint es in Ländern mit allgemein wahrnehmbaren BDSM-Communitys so zu sein, dass sich das Alter des äußeren Coming-out in Bezug auf kinky Interessen nach vorne verschiebt. Damit werden auch Jugendliche mit einer BDSM-Präferenz sichtbarer, die dann vor spezifischen Herausforderungen im Coming-out-Prozess stehen (Constantinides, Sennott & Chandler 2019, Kink Clinical Practice Guidelines Project 2019).

Einschränkend in Bezug auf die ökologische Validität[22] und Repräsentativität der derzeitig vorliegenden Studien zu kinky Lebensweisen wirkt leider deren noch mangelhafte intersektionale Ausrichtung. So sind insbesondere Personen mit besser gestellten sozioökonomischen Status und weiße Personen in den Studien überrepräsentiert (Sheff & Hammers 2011). Das Bild, welches durch die Studien gezeichnet wird, ist so noch unvollständig und bildet die Vielfalt nicht realistisch ab.

5.2 BDSM als geskriptete erotische Interaktion

In den 1970er Jahren entwickelten die Soziologen William S. Simon und John Gagnon das Konzept sexueller Skripte (Simon & Gagnon 1984). Für die Beschreibung von BDSM-Interaktionen eignet sich dieses Konzept ganz hervorragend. Ein sexuelles Skript ist eine soziokulturell geprägte Vorlage, die prägt, mit wem, wann, wie und wo wir Sexualität leben. Jede sexuelle Interaktion wird in dieser Konzeption aus dem Bedeutungsraum der „natürlichen" „triebhaften" Sexualität herausgeholt und in den jeweiligen sozialen und lerngeschichtlichen Kontexten betrachtet, in denen sie stattfindet. Das Skriptkonzept erhebt diejenigen Personen, die erotische Interaktionen leben, in die Position von Autor*innen, Regisseur*innen und Spieler*innen: sie entwerfen ein sexuelles Szenario, gestalten es aus, führen es auf und können darüber reflektieren. Als Materialien für die erotischen Drehbücher können prinzipiell alle Erfahrungen

22 Das Qualitätskriterium der ökologischen Validität von Studienbefunden bezieht sich darauf, ob die Studiendaten tatsächlich wirklichkeitsgetreu die Situation in der untersuchten Population abbilden.

verbaut werden, die den Personen zur Verfügung stehen: Fantasien, eigene Erfahrungen, sowie auch stellvertretend - zum Beispiel durch Lesen oder durch Vorbilder - erworbene Erfahrungen. Im BDSM werden auch gesellschaftliche Machtverhältnisse als „Schatztruhe" (Bauer 2015b, S. 28) für die erotische Inszenierung genutzt. Fantasierte und gelebte sexuelle Szenarien können unser Wissen über uns selbst, unsere Identität, unser zukünftiges Handeln und unsere Perspektive auf unser Gegenüber wandeln (Pitagora 2013, Wetzstein, Steinmetz, Reis & Eckert 1993). In klug gestalteten Szenarien können auch traumatische individuelle und kollektive Erfahrungen bearbeitet werden und dazu starke neue Positionen eingenommen werden (Cruz 2016) (siehe hierzu auch den Abschnitt über *trauma play*). In ihrer Veränderungsmacht ähneln gelungene BDSM-Interaktionen einer intensiv und gemeinschaftlich inszenierten Theateraufführung, die Darsteller*innen und Zuschauer*innen mitreißt und als andere gehen lässt, als sie gekommen sind.

Im BDSM wird das bewusste und geplante Inszenieren bereits beim Erarbeiten von explizitem Konsens für eine Session deutlich. In diesem Aushandlungsprozess werden die sexuellen Skripte der Beteiligten so ineinander verzahnt, dass die Personen eine gemeinsame Szenerie/Session gestalten können. Verhandelt werden zum Beispiel die Art des geplanten Spiels, welche Empfindungen in welcher Stärke es hervorrufen soll, welche Instrumente (Peitschen, Nadeln, Seile ....) und *toys* (Sexspielzeuge) verwendet werden sollen, welche Körperstellen bespielt werden dürfen, welche Körperpositionen eingenommen werden, ob sexuelle Berührungen einbezogen werden sollen, ob Verletzungen und Vulnerabilitäten bestehen, welche Grenzen jede beteiligte Person beachtet haben möchte und welche Möglichkeiten vereinbart werden, die Szenerie zu steuern und zu stoppen (Bauer 2016, Kaak 2016).

Die beteiligten Personen erwarten voneinander, dass jede Seite sich im Rahmen des Vereinbarten verhält. So wird eine Session halbwegs vorhersagbar und auch kontrollierbar (Illouz 2018). Um den Übergang zwischen Alltag und Spielmodus zu markieren, werden spezifische Ein- und Austrittsrituale (zum Beispiel über eine bestimmte Handlung, Ansprache, Raumgestaltung, Kleidung) gestaltet (Wetzstein, Steinmetz, Reis & Eckert 1993). Während der Session können die Beteiligten die Interaktion durch Signale steuern (zum Beispiel verlangsamen durch ein *slow word*) und auch stoppen, zum Beispiel durch den Gebrauch eines zuvor vereinbarten *safeword* (Warren & Warren 2008). Der Rahmen um eine Session wird durch *aftercare* wieder geschlossen. Bei Aftercare wird im Idealfall nach den körperlichen und psychischen Bedürfnissen aller beteiligten Personen geschaut. Die im Spiel eingegangene Rolle wird bewusst wieder abgelegt oder soweit gewandelt, dass ein Modus wieder erreicht werden kann, in dem die Person wieder ihre alltäglichen Funktionen einnehmen kann. Wenn Verletzungen aufgetreten sind, werden diese versorgt. Es wird darauf geachtet, was jede*r dafür braucht, um den Übergang gut bewältigen und die Szenerie schließen zu können (Sloane 2012, Wetzstein, Steinmetz, Reis & Eckert 1993, Williams 2012). Ein- und Austrittsrituale gibt es auch in 24/7 Beziehungen. Denn auch hier haben die Beteiligten einen Alltag, in dem sie arbeiten, Verantwortung für Kinder übernehmen, Freund*innenschaften pflegen und Haushaltstätigkeiten untereinander aufteilen (Dancer, Kleinplatz & Moser 2006). 24/7-BDSM-Beziehungen verfügen darüber hinaus über die Möglichkeit von *check-ins*: regelmäßigen geplanten Gesprächen darüber, wie es jeder Person in der Beziehung geht, ob und welche Veränderungen nötig sind (Kink Clinical Practice Guidelines Project 2019).

Entscheidend für ein Gelingen von Sessions und auch von 24/7 Beziehungen ist so die kommunikative Verbindung der Beteiligten, das sensible Aufeinanderbezogensein beim Spielen und beim Gestalten der Eintritts- und Austrittsrituale. Dafür sind Vertrauen und Wohlwollen unabdingbar (Bauer 2016, Hughes & Hammack 2019).

5.3 BDSM und Gesundheit

„The notion of entering into the erotic encounter with enough presence of mind, integrity, trust and fortitude to divulge one`s most exiting, stimulating, titillating, threatening, joyful, anxiety-provocing fantasies with the expectation of respect for self and other(s) to make that mutual consent knowing, informed and meaningful.“ (Kleinplatz 2006, S. 339)

Vor dem Hintergrund einer Historie der Pathologisierung und Stigmatisierung „perverser“ Sexualitäten in Medizin und Psychologie erscheint es aus einer kinkrespektvollen Perspektive absurd und anmaßend, überhaupt die Frage nach den Zusammenhängen zwischen BDSM und Gesundheit zu stellen. Diese Frage ist einfach zu oft aus einer vorurteilsbehafteten Außensicht gestellt worden.

So ist es aus der kinkrespektvollen Perspektive bitter, in diesem Zusammenhang sich auf eine Diskursebene zu begeben, auf der geduldig Vorurteile ausgehebelt werden müssen. Wenn ich im Folgenden auf Studiendaten hinweise, die die psychische Gesundheit von kinky Personen nachweisen, befinde ich mit auf dieser Diskursebene. Dort zu sein, fühlt sich traurig und beengt an, weil auf dieser Ebene die tatsächlich interessanten Fragen nach der Vielfalt der Möglichkeiten, BDSM für alle Beteiligten wohltuend zu leben, nicht vorkommen. Trotzdem ist es wichtig, dort hinzusehen, denn leider ist die stigmaabwehrende Argumentationsweise, die studienbasiert auf die Gesundheit von Kinksters verweist, in Richtung des Gesundheitssystems immer noch notwendig. Für BDSM-Communitys bringt das Argumentieren auf dieser Diskursebene das Risiko mit sich, dass damit erneut Gesundheit als Norm für kinky Personen postuliert wird. Diese Normsetzung haben Aktivist*innen längst umfänglich kritisiert, weil sie ausgrenzend, kommunikationsverhindernd und realitätsverleugnend ist. So ist die Debatte in kinky Communitys längst weiter als innerhalb des Gesundheitssystems.

IP4: „Vom Prinzip her ist BDSM (...) gesund und (...) unproblematisch (...). Natürlich gibt es bestimmte Themen, die bestimmte Risiken oder problematisch sein können, aber das ist so wie bei anderen Tätigkeiten, die mit Emotionen oder Grenzen zu tun haben."

Eine Grundvoraussetzung bei der Gestaltung einer kinkrespektvollen Gesundheitsversorgung ist es, über das aktuelle fachliche Wissen im Themenfeld zu verfügen. Pathologisierende Zuschreibungen lassen sich empirisch nicht halten und verunmöglichen eine fachgerechte Behandlungsbeziehung. Nur auf der Basis einer vorurteilsfreien Haltung können Gesundheitsversorger*innen kinky Klient*innen offen und aufmerksam für deren tatsächliche gesundheitsbezogene Anliegen zuhören. Diese Haltung und das entsprechende Fachwissen ermöglichen es auch zu differenzieren, wann und wie eine kinky Lebensweise den Beteiligten guttut, wann und wie hier Verletzungen und Probleme auftreten können, und wie die Gesundheitsversorgung so gestaltet werden kann, dass sie tatsächlich dem Bedarf von behandlungssuchenden Kinksters entspricht und nicht erneut schadet.

Zunächst hier also die notwendige Argumentation in Richtung des Gesundheitssystems: Es gibt mehrere umfangreiche Studien, in denen Indikatoren psychischer Gesundheit bei BDSM-praktizierenden Personen untersucht wurden. Darin beschreiben BDSMer*innen ein relativ gutes subjektives Wohlbefinden bei relativ hoch ausgeprägter sexueller Erfahrungsoffenheit und Experimentierfreude (Wismeijer & van Assen 2013, Witte, Poser & Strohmeier 2007). Insbesondere bei cis-männlichen Personen scheint das Praktizieren von BDSM mit einer geringen Stressbelastung assoziiert zu sein (Richters, de Visser, Rissel, Grulich & Smith 2008). BDSMer*innen leiden insgesamt nicht häufiger unter psychischen Erkrankungen als Personen, die nicht BDSM praktizieren (Übersicht in Shabaz & Chirinos 2017). Es gibt auch keine empirischen Belege dafür, dass BDSM-Präferenzen auf gestörten frühkindlichen Beziehungen oder Traumata beruhen (Moser & Kleinplatz 2006, Richters, de Visser, Rissel, Grulich & Smith 2008, Sandnabba, Santilla, Alison & Nordling 2002, Witte, Poser & Strohmeier 2007, Übersicht in Shabaz & Chirinos 2017). Vielmehr zeigt sich BDSM als Möglichkeit, Lebenserfahrungen, und so auch individuelle und gesellschaftliche Traumata, zu symbolisieren und über die sexuelle Inszenierung auch empowernde Umgangsweisen damit zu entwickeln (Cruz 2016).

Die zitierten Studien zeigen vielfältig, dass es sich mit BDSM genauso gesund, aber auch genauso ungesund leben lässt, wie mit einer gesellschaftlich normativ gesetzten erotisch-sexuellen Präferenz (Nichols 2006, Weinberg 2006, Weiss 2006). Soweit so selbstverständlich.

Die von mir befragten Expert*innen antworteten auf die Frage nach den Bedingungen, um BDSM gesund leben zu können:

IP1: „Es muss eine Fähigkeit zur Selbstbestimmung da sein. Ich muss in der Lage sein, mich zu verantworten, für mich zu sorgen. Ich muss einerseits Respekt haben vor meinem Gegenüber und ich muss Respekt bekommen."

IP2: „Fähigkeit zur offenen Kommunikation. Sowohl über die eigenen Wünsche und Bedürfnisse als auch über eventuell vorhandene psychische Vorbelastungen oder Erkrankungen. Ehrliche, offene Rückmeldungen (...) gewisse Fähigkeit zu Selbstreflektion. Nicht selten treten in BDSM-Spielen Dinge zutage, mit denen die Spielenden nicht gerechnet haben. Es kommt zu ungewohnten, ggf. belastenden emotionalen Zuständen, mit denen adäquat umgegangen werden muss.“

IP6: „SM ist nur was für reife Menschen. Die sich kennen und bereit sind, über sich zu reden (...) klar über sich selbst informiert (sein).

Ob die Beziehungen, in denen eine Person Sexualität lebt, gesund sind, hat wenig damit zu tun, ob darin mit Dominanz und Submission gespielt wird, sondern damit, wie transparent, bewusst und einvernehmlich die Beteiligten mit Machtdynamiken in der Beziehung umgehen (MacAutrey 2014). Die Gesundheit einer BDSM-Beziehung bemisst sich daran, dass die Beteiligten sich wohl fühlen, sich selbst gut einschätzen und ausdrücken können, über sich selbst entscheiden können, konsensuell und respektvoll handeln, entsprechend ihrer Identität gesehen und angesprochen werden, sich entwickeln dürfen, und dass die Beziehung frei von Gewalt ist (Belawski & Sojka 2014, Briken 2013, Pitagora 2015, Shahbaz & Chirinos 2017, Wright 2006). Dies bedeutet auch Freiheit von psychischer Erpressung, Manipulation, bewusster Täuschung und vom Missbrauch einer Machtposition, um eine andere Person zu etwas zu bringen, was sie nicht möchte. IP1 wies entsprechend darauf hin, dass mit Verhaltensweisen wie Isolierung, Entzug von Sozialkontakten, Ressourcen und Kommunikationsmöglichkeiten, *gaslighting*[23] und Lügen die Entwicklung schädigender Interaktionen in BDSM-Verbindungen den gleichen Mustern folgen wie in vanilla Beziehungen. Hinsichtlich dessen, was in Beziehungen gesundheitsschädigend wirken kann, unterscheiden sich kinky Beziehungen also oftmals nicht besonders von vanilla Beziehungen. Und auch hinsichtlich dessen, was die Gesundheit der Beteiligten in einer Beziehung schützt und fördert, gibt es ebenfalls viele Parallelen. So können selbstverständlich auch diejenigen kinky Beziehungen für alle Beteiligten wohltuend gelebt werden, in denen ein oder mehrere Beziehungspartner*innen körperlich und/oder psychisch erkrankt sind (Tashlin & Kaldera 2014a und 2014b).

In kinky Communitys gibt es spezifische Diskurse um heilsame Wirkungsweisen von BDSM (Alutalica 2021, Cascalheira, Ijebor, Salkowitz, Hitter & Boyce 2021). Zudem beschreiben Personen, die BDSM-Sessions als bezahlte Leistung anbieten, zum Beispiel als professionelle Domina, therapeutische Effekte ihrer Arbeit (Lindemann 2011, Pinsky & Levey 2015). Die von mir befragten Expert*innen benannten ebenfalls sehr differenziert mögliche Faktoren, über die BDSM heilsam wirken kann:
IP1: „BDSM kann eine gute Gelegenheit sein, um selbstverantwortliche Prozesse zu haben mit anderen und mit sich selbst. Und das kann möglicherweise der

23 Gaslighting ist eine Form psychischer Gewalt, in der eine Person absichtsvoll versucht, eine andere Person so zu verwirren und zu manipulieren, dass diese an der eigenen Wahrnehmung zweifelt und so an Selbstvertrauen verliert.

psychischen Gesundheit zuträglich sein, weil wenn ich mich um meine Lust kümmere, kümmere ich mich um mich (...) wenn ich mir meine Gefühlslagen anschaue und merke, wonach ich Sehnsucht habe oder was mein Kopfkino sagt und mir dann überlege: ‚Was kann ich mir Gutes tun?' Und wenn das auch im BDSM-Bereich zu finden ist und ich das umsetze, dann geht es mir besser, weil ich mich wohler fühle mit mir selber und auch mit anderen. Und weil es dabei ja auch um Lust geht und um ein Lustempfinden, macht das natürlich auch mehr Spaß (...) Lust ist sozusagen eine vitale Motivation (...) Leute, die sich (mit BDSM) beschäftigen, entwickeln und stellen Sprache zur Verfügung (...) für Erleben, für Bedürfnisse, für Scheißgeschichten, aber die werden auch erzählt. Es gibt die Möglichkeit zu reden und verstanden zu werden und es gibt auch Wörter, die in den Diskurs eingebracht werden. Das geht einerseits in die Richtung, dass BDSM-Bedürfnisse gut kommuniziert werden können, aber auch, dass die Bedürfnisse psychischer Gesundheit teilweise ähnlich komplex beschrieben werden wollen und miteinander verknüpft sind (...) Praktisch psychisch betrachtet ist (BDSM) (...) auch eine Fähigkeit zur Selbstregulation, die einfach nur dadurch, dass sie da ist, hilft."

IP2 beschrieb die „*oft vorhandene positive Energie, die einen bis mehrere Tage nach einem intensiven Spiel anhält*". IP3 benannte die Umwandlung von Schmerz in Lust.

IP5 meinte: „*Mit BDSM gibt man (...) ein Tool in die Hand, Lebendigkeit zu erleben (...) ich denke, dass jeder kreative Prozess ein heilsamer Prozess ist (...) das Spielerische (...) ist ein Mechanismus im Menschen zur Autoregulation (...) um Sachen loszulassen und sich zu befreien (...) wenn man so BDSM-Spiele beobachtet (...) da ist dann was Therapeutisches, was da passiert (...) weil die Leute in die Ekstase gehen, weil sie schreien, weil sie etwas loslassen, weil sie weinen. Und das sind ja alles in meiner Sicht gesunde Prozesse. Krankheit ist ja eher im Stillstand (...). Wenn der Körper so leben kann und sich ausdrücken durch Schreien oder Stöhnen oder Lust haben, diese Kraft, in die so ein Körper kommt, wenn er sich Schmerz aussetzt (...) da ist bestimmt ein heilsamer Aspekt.*"

Mehrere der interviewten Expert*innen thematisierten Ressourcen, die die Community zur Unterstützung von gesundheitsunterstützendem Handeln anbietet. So benannten sie das communityinterne Vernetzungswissen hinsichtlich der Gesundheitsversorgung (IP2: „*Welche Ärztinnen sind gut, welche Therapeuten, wo bekomme ich Beratung und Hilfe, welche Rechte habe ich im Gesundheitssystem etc.*"), die zahlreichen gesundheitsbezogenen Weiterbildungsangebote in den Communitys und Angebote von Gesundheitsprofessionellen auf BDSM-Veranstaltungen, zum Beispiel zur Intervention in Krisensituationen. Auch der Aufbau von Strukturen für *accountable communities* wurde von den Interviewpartner*innen als Möglichkeit zur Förderung von Gesundheit beschrieben. IP2 äußerte die These, dass die Wertschätzung guter Kommunikation in BDSM-Communitys auch dabei hilfreich

sein könne, sich bezogen auf psychische Belastungen öffnen und anzuvertrauen zu können.
Die befragten Expert*innen gingen auch auf spezifische gesundheitliche Risiken in kinky Konstellationen ein und wiesen in diesem Kontext auf die besondere Verantwortlichkeit im Umgang mit Macht hin:

IP1: „(Die Gefahr, dass BDSM ungesund gelebt wird) (...) besteht, weil es ja nicht nur um Machtspiele, sondern auch um Machtgefälle und Abhängigkeiten und Sehnsüchte und Minderheitenpositionen geht und die können auch schnell dazu führen, dass ein BDSM-Leben ziemlich ungesund sein kann."

IP4: „Es gibt ein Risiko durch den Missbrauch von Macht (in BDSM-Beziehungen) oder ein Risiko für Zwischenfälle oder Unfälle (...) aufgrund dieser extremen ... Emotionen kann (BDSM) manchmal im Bereich Emotionsregulierung ein Störfaktor sein (...) dass man das nutzen kann, um die Realität abzugrenzen und sich in einem anderen Zustand zu bewegen (...). Bei Leuten (...) mit Psychose oder (...) Borderline kann das Risiko bestehen, dass man das Risiko nicht einschätzen kann, nicht nur das emotionale Risiko, sondern auch das ganz konkrete körperliche (...) Risiken (...). Dominanz kann natürlich missbraucht werden."

Die Verweigerung von Anerkennung und Respekt, Stigmatisierungen und Diskriminierungen stellen gesellschaftlich bedingte Gesundheitsrisiken dar (Kink Clinical Practice Guidelines Project 2019). Diskriminierung macht BDSM durch Vereinzelung, Internalisierung von Entwertungen und Schweigegebote unsicherer. Stigmatisierungsprozesse können die Vernetzung und gegenseitige Unterstützung von Kinksters erschweren und stellen so auch eine Barriere davor da, sich über kinky Praktiken gut zu informieren und diese sicher und verantwortungsvoll anwenden zu lernen (White 2006).

5.4 BDSM und Bindung

In psychoanalytischen Ansätzen wird gelegentlich postuliert, bei BDSM handele sich um eine Ausdrucksweise gestörter Bindungserfahrungen. Dieses Konstrukt hat sich unterdessen auch popularisiert (siehe *Fifty Shades of Grey*). Aber auch hier handelt es sich um ein Vorurteil. Tatsächlich zeigt sich eine Vielfalt unterschiedlicher Bindungsstile bei kinky Personen analog zu der bei Personen, die kein BDSM leben. Es gibt empirisch keinen Hinweis darauf, dass ängstliche und vermeidende Bindungsmuster bei kinky Personen häufiger sind als in nicht-kinky lebenden Referenzgruppen. Vielmehr zeigen sich die Kinksters, die über Befragungen erreicht werden, überwiegend sicher gebunden (Nordling, Sandnabba, Santtila & Alison 2006, Kink Clinical Practice Guidelines Project 2019).

Für die psychosoziale Arbeit mit kinky Beziehungen halte ich eine bindungsorientierte Perspektive für hilfreich, um die dynamischen Wechselwirkungen zwischen den gesellschaftlichen Erfahrungen, Lebensgeschichten,

gegenseitigen Erwartungen und auch Verarbeitungsweisen einer kinky Szenerie erfassen und dafür Worte anbieten zu können.
Bindungsmuster stellen innere Arbeitsmodelle dar, die das Bindungsverhalten einer Person, ihre Selbst- und Objektwahrnehmungen in Beziehungen prägen. Diese bindungsbezogenen Arbeitsmodelle werden in Interaktionen mit nahestehenden Personen entwickelt. Die Wahrnehmungs- und Handlungsschemata, auf deren Grundlage Personen Bindung anbieten können, sind zudem geprägt durch soziokulturelle Erfahrungen. So haben Traumata, Ausgrenzungserfahrungen und existenzielle Not über die Kompensationsbemühungen, die sie von den Betroffenen hinausgehend einfordern, auch Einfluss auf das Bindungsverhalten einer Person (Brisch 2015, Fern 2020, Mikulincer & Shaver 2016).

Die meisten Menschen haben vielfältige bindungsbezogene Arbeitsmodelle. In den jeweils aktuellen bindungsbezogenen Situationen werden dann je nach Erfahrungshintergrund und Belastungsgrad der Person bestimmte Arbeitsmodelle bevorzugt eingesetzt. Erfahrungen mit zuverlässigen und einfühlsamen Bezugspersonen formen bereits im Kindesalter innere Arbeitsmodelle, die eine den Menschen später befähigen, sich selbst und anderen mit Verständnis und Wohlwollen zu begegnen, zu vertrauen und selbstsicher zu sein, eigene Gefühle zu regulieren, sich lernoffen und auch vulnerabel zu zeigen, Konflikte zu klären, Trennungen zu bewältigen (Davis, Shaver & Vernon 2003, Johnson 2008, Mikulincer & Shaver 2016, Langer 2019, Riggs 2017). Es gibt Hinweise darauf, dass gute Bindungserfahrungen auch die Fähigkeiten, sich an die eigene Biografie differenziert zu erinnern, stärken können (Fern 2020). Durch Erfahrungen mit Misshandlung, Vernachlässigung, verwirrender Kommunikation und Abwertung werden hingegen vermeidende, ängstliche, ambivalente und unsichere Bindungsstile geformt. Auch Besonderheiten hinsichtlich der Verarbeitung sozialer Situationen, die zu einem Überforderungserleben und häufigen Missverständnissen führen, können Unsicherheiten im Bindungsverhalten hervorrufen (z.B. kann eine Häufung von Missverständnissen zwischen neurodivergenten und neurotypischen Personen, die dann ableistisch allein der neurodivergenten Person zugeschrieben wird, bei dieser zu einer Unsicherheit bezogen auf Bindungen führen") (Price 2022). Diese Bindungsunsicherheiten werden dann zukünftig gerade in stressvollen bindungsrelevanten Situationen reaktiviert. Sie prägen dann das Handlungsrepertoire der Person so, dass daraus erneute Erfahrungen resultieren, die den unsicheren Bindungsstil reifizieren. Personen mit vermeidenden, unsicheren oder ambivalenten Bindungsstilen fällt die Inblicknahme des Eigenen und auch die realistische und empathische Einschätzung ihres Gegenübers schwer (Mikulincer & Shaver 2016). Damit haben sie auch Schwierigkeiten, in Konflikten die Perspektiven anderer einzubeziehen, im Dialog zu bleiben, auf Feindseligkeit zu verzichten, sich zu entschuldigen und nach tragfähigen Lösungen zu suchen. Sie brauchen mehr Zeit, um sich in einer Interaktion sicher zu fühlen, Vertrauen aufzubauen und für sich einzustehen. Vor dem Hintergrund einer Bindungsunsicherheit fällt es oft auch schwer, klar die eigenen Wünsche wahrzunehmen und Grenzen zu ziehen. Bindungs- und Autonomiefähigkeiten zeigen sich hier eng miteinander verknüpft: durch gute Bindung werden die Möglichkeiten, sich selbst erkennen, erkunden, ausdrücken, zumuten zu können und auch „nein" zu sagen, gestärkt. Bindungsschwierigkeiten schränken dementsprechend auch die Gestaltungskraft hinsichtlich Kontakt, Sexualität und Intimität ein. Gerade diejenigen sexuellen Erfahrungsweisen, die mit einem intensiven Erleben von Nähe und Vulnerabilität verbunden sind, werden dann eher mit ambivalenten und ängstlichen Gefühlen verknüpft (Fern 2020, Illouz 2018, Johnson 2008, Kleinplatz, Ménard, Paquet, Paradis, Campbell, Zuccarino & Mehak 2009, Lins 2020b, Mikulincer & Shaver 2016, Riggs 2017, Weinmann 2019).

Auch wenn Kindheitserfahrungen von besonderer Bedeutung für die Prägung von Bindungsmustern sind, können wir davon ausgehen, dass soziokulturelle Faktoren und Interaktionserfahrungen über die gesamte Biografie einer Person ihre inneren Bindungsmodelle und so auch ihr Bindungsverhalten umgestalten können (Diamond, Yeomans, Stern & Kernberg 2022, Illouz 2018, Johnson 2008, Mikulincer & Shaver 2016). Liebevolle und konsistente Bindungserfahrungen im Erwachsenenalter können innere Arbeitsmodelle so beeinflussen, dass eine zuvor bindungsunsichere Person lernt, sich mehr zuzutrauen und sich in Beziehungen sicherer zu fühlen (Johnson 2008). Auch durch psychotherapeutische Arbeit können sich Bindungsmuster verändern (Yeomans, Clarkin & Kernberg 2017).

Die Fähigkeit, in Verbindung mit anderen zu sein, hängt wesentlich ab von emotionaler Wärme, Wohlwollen und Mitgefühl sich selbst und anderen gegenüber. Auch diese Haltungen können sich über die gesamte Lebensspanne durch unterstützende Erfahrungen weiterentwickeln (Germer & Neff 2021). Hingegen können auch bei ansonsten bindungsstabilen Personen Trennungen, Bedrohungen und Gewalterfahrungen zu einer Aktivierung ängstlich-vermeidender Bindungsverhaltensweisen beitragen (Davis, Shaver & Vernon 2003, Illouz 2018, Johnson 2008, Mikulincer & Shaver 2016). Gewalt, Manipulation und *gaslighting* können über den extremen Erfahrungswandel, dass einer Person, der zuvor vertraut wurde, nun nicht mehr vertraut werden kann, zu innerlich sehr konflikthaften Aktivierungen und Deaktivierungen des Bindungssystems führen (Fern 2020). In der sozialen und kommunikativen Isolation einer Gewaltdynamik können sich bei den gewaltbetroffenen Personen spezifische Bindungsmuster (*„trauma bond"*) formen, welche über die Schwächung der eigenen Selbstschutz- und Selbstbehauptungsfähigkeiten die Verbindung mit der gewaltausübenden Person paradox verfestigen (Mikulincer & Shaver 2016, National Coalition for Sexual Freedom 2019, Wöller & Kruse 2016).

Betrachten wir die soziokulturellen Einflüsse auf Bindungsverhalten, so nehmen wir wahr, dass die Gesellschaft einerseits durch Unterstützung und Schutz von spezifischen Verbindungen (zum Beispiel heterosexuellen Familien) deren Tragfähigkeit und die Stabilität von Bindungen darin fördert. Gleichzeitig führen äußere Zuschreibungen von Sicherheit an eine Beziehung(-sform) auch zu machtvollen Tabuisierungsprozessen, wenn dann tatsächlich in der Beziehung Gewalt ausgeübt wird. Die Projektion von Gewalttätigkeit an marginalisierte Menschen dient dann der Stabilisierung des Schweigens über Gewalt in Herkunftsfamilien und gesellschaftlich anerkannten Institutionen.

Durch gesellschaftliche Stigmatisierungsprozesse können Bindungen unter Spannung gesetzt, belastet und zerbrochen werden. Dies führt wiederum dazu, dass die Bindungen innerhalb von Communitys, die Solidarität und Validierung angesichts gesellschaftlicher Repression anbieten, oftmals als einziger Zufluchtshafen besonders bedeutsam für die Communityangehörigen werden (Violeta, Niemira & Jacobson 2020). Ausschlüsse aus marginalisierten Communitys werden so von den davon betroffenen Personen als ganz besonders schmerzhaft empfunden (Eisenberger & Lieberman 2004, Günther, Teren & Wolf 2021, Mikulincer & Shaver 2016). Und wenn Gewalt innerhalb der Community stattfindet, werden auch hier Barrieren errichtet, diese Gewalt zu kommunizieren, auch um gesellschaftliche Vorurteile gegen die Community nicht noch zu befördern.

Bindungsfähigkeiten sind eingewoben in sexuelle Kompetenzen und wichtig für die Qualität sexueller Begegnungen. Gute Bindungsfähigkeiten bieten einen sicheren Halt für Intimität, sexuelle Exploration, empowernde Neugier und Spielbereitschaft (Mikulincer & Shaver 2016). Andersrum können durch Sexualität tiefe Bindungserfahrungen geschaffen werden (Clement 2018, Illouz 2018, Johnson 2008, Riggs 2017). So berichten Menschen, die großartige Sexualität – sei sie nun kinky oder vanilla – erfahren haben, von einer tiefen Empathie und Wohlwollen für sich selbst und ihr Gegenüber, vom Empfinden, als Person gesehen und anerkannt zu werden und von einer starken Verbundenheit (Kleinplatz, Ménard, Paquet, Paradis, Campbell, Zuccarino & Mehak 2009).

Eine gelungene BDSM-Interaktion schafft eine spezifische Bindungserfahrung bereits dadurch, dass die Beteiligten darin eine sehr fokussierte und intensive Aufmerksamkeit aufeinander richten, sich einander zeigen und Anerkennung schenken für Aspekte des Selbst, denen sonst vor dem Hintergrund der gesellschaftlichen Stigmatisierungsprozesse die Anerkennung versagt wird (Wagner 2016). Für einen Teil der BDSM-Praktizierenden ist das Vertiefen der Verbindung und Intimität zwischen den Beteiligten ein wichtiges Motiv für BDSM (Plante 2006, Shabaz & Chirinos 2017, Taormino 2012a). Für andere kann BDSM eine Möglichkeit bereitstellen, überhaupt wieder Bindung im sexuellen Bereich zu wagen. Das ritualisierte Vorgehen innerhalb einer BDSM-Interaktion und das bewusste Aushandeln von Szenerien können hier einen Raum für den Aufbau von Vertrauen schaffen (Kahn 2006). Neuroendokrinologische Befunde legen zudem die These nahe, dass die spezifischen Bindungserfahrungen im BDSM wesentlich daran beteiligt sind, wenn in einer Session das Umwandeln des Erlebens von Schmerz und anderen ansonsten aversiv besetzten Körperempfindungen in interessante und lustvolle Erfahrungen gelingt (Ambler, Lee, Klement, Loewald, Comber, Hanson, Cutler, Cutler & Sagarin 2016, Mikulincer & Shaver 2016, Sagarin, Cutler, Cutler, Lawler-Sagarin & Matuszewich 2009).

Je risikoreicher eine BDSM-Praktik für eine Person ist, um so bedeutsamer werden neben einer klaren Kommunikation, einer sicheren Beherrschung der angewandten Praktiken auch die Bindungskompetenzen der beteiligten Personen. Diese beinhalten die Bereitschaft, füreinander da zu sein sowie Fähigkeiten, sich selbst entsprechend gut einzuschätzen zu können und eigene Wünsche und Grenzen klar ansprechen zu können (Fern 2020, Mikulincer & Shaver 2016). Insbesondere *edge play* erfordert ein starkes Vertrauen und eine tragfähige Bindung zum Gegenüber. Andersrum kann das selbstentschiedene Hineingehen in Grenzbereiche, verknüpft mit der Erfahrung, hierbei durch ein Gegenüber sicher gehalten zu werden, auch Vertrauen und Bindung aufbauen. Stress, Schmerz, Angst und andere intensive Gefühle aktivieren bei vielen Menschen das Bindungssystem (Davis, Shaver & Vernon 2003, Diamond, Yeomans, Stern & Kernberg 2022). So schaffen *edge play* und auch tiefgehende D/s-Konstellationen[24] besondere Möglichkeiten, eine intensive Verbindung zu erleben und durch die Meisterung der Erfahrung auch persönlich zu wachsen (Olson 2012, Warren & Warren 2008). Die Erfahrung, was mir selbst mit einer anderen Person möglich ist, kann dann auch die eigene Bindungskonzeptionen erweitern und Einfluss auf die Gestaltung weiterer Beziehungen nehmen. Ein Wissen darüber, wie BDSM spezifisch und intensiv das Bindungssystem aktivieren kann, ermöglicht uns zu verstehen, warum bei einem unerwarteten Bruch einer kinky Beziehung manche Personen erhebliche Arbeit leisten müssen, um die entstandene Bindung auch emotional wieder lösen zu können.

24 **D**ominanz/**s**ubmissions-Konstellationen

6 Das Ringen um Deutungshoheit: Kinknegative Dynamiken in der Gesundheitsversorgung und der Weg zur Depathologisierung

"Sounded like the truth. Seemed the better way.
Sounded like the truth. But it's not the truth today."
(Leonard Cohen 2016)

In Kontexten der Gesundheitsversorgung wird prinzipiell recht wenig über Sexualität gesprochen, auch wenn die Ansprache des Themas für eine gute Versorgung angebracht wäre (Kehlet Lins 2020a). Diese spezifische Kommunikationsvermeidung stärkt letztlich normierte Sexualitätsformen, da diese beim Beschweigen von Sexualität implizit vorausgesetzt werden. Psycholog*innen und Mediziner*innen waren und sind in vielen Fällen Akteur*innen der Diskriminierung von Personen, die marginalisierte Sexualitäten und Genderidentitäten leben. So sind vielfältige Bemühungen von Gesundheitsprofessionellen dokumentiert, kinky Sexualität aus dem Bereich des „Gesunden" hinaus zu definieren, mit negativen Bedeutungszuschreibungen zu verknüpfen und mit sensationalistischer Neugier zu betrachten. Dieser Sensationalismus dient der Vermauerung einer abwertenden und distanzierenden Haltung der Gesundheitsprofessionellen, stellt also eine schädigende Form neugierigen Verhaltens dar und blockiert einen respektvollen Lernprozess (Fielding 2021).

Durch die Pathologisierung von „Sadismus" und „Masochismus" wurden die psychische Gesundheit und das psychologische Funktionieren aller kinky Personen pauschal und immer wieder in Frage gestellt. Aus einer pathologisierenden Perspektive konnten die Möglichkeiten und Ressourcen, die BDSM bietet, weder gesehen noch anerkannt werden. So wurden diese Potenziale im Gesundheitssystem lange ignoriert. Eine affirmative, bedarfsgerechte, ethisch tragfähige und diskriminierungssensible Gesundheitsversorgung von BDSM-Praktizierenden wurde damit letztendlich verunmöglicht (Constantinides, Sennott & Chandler 2019, Khan 2015, Sprott, Randall, Davison, Cannon & Witherspoon 2017). Als Konsequenz dieser vorurteilsgeprägten beruflichen Sozialisation schauen psychotherapeutisch Tätige auch heute noch vielfach mit Unverständnis, Abwehr, Defizitorientierung, Interventionsbedürfnis und *othering*[25] auf kinky Sexualitäten (vergl. zum Beispiel Briken, von Franqué & Berner 2013, 247).

25 Mit „othering" wird eine machtvolle Form des Diskurses bezeichnet, in dem ein Gegenüber als „fremd" und „seltsam" konstruiert und damit abgewertet wird (vergl. Balfer 2021).

6.1 Pathologisierende Modellentwicklungen

IP1: „Ein (...) wichtiger Punkt ist die Auseinandersetzung mit diesen vermeintlichen Ideologien. Also, diese Erklärungsversuche, wenn jemand sich schlagen lässt, dann (...) sozusagen Gewalt durch den Vater reinszeniert (...) oder dies oder jenes (...) also, diese Erklärungsmodelle, die aus einer schönen Sache (...) was Ungesundes machen, damit auch einfach den Spaß versauen und einfach nur dumm sind (...). Die große Schwierigkeit zu sagen: Es ist einfach da."

Schon die Art, wie im Gesundheitssystem und hier insbesondere in psychoanalytischen Diskurszusammenhängen über Sexualitäten gesprochen wird, ist ziemlich ungeeignet für einen respektvollen Zugang zum Thema BDSM (Constantinides, Sennott & Chandler 2019). So werden hier in der Regel die Begriffe „Sadismus" und „Masochismus" undifferenziert verwendet und affirmative Begriffe wie kinky oder BDSM vermieden. „Sadismus" wird mit Rücksichtslosigkeit und Gewalt gleichgesetzt, wobei einer „Täter"person eine Lust am Quälen eines „Opfers" zugeschrieben wird. „Masochismus" wird als Schwäche, als mangelnde Selbstbehauptungsfähigkeit und als Selbstschädigungstendenz stigmatisiert (Gottwick & Orbes 2009, Tashlin & Kaldera 2014a, Wöller 2013). In der psychoanalytischen Theoriebildung wurde viel Energie auf die Konstruktion von Ursachen und Funktionen sadistischer und masochistischer Präferenzen verwandt (systemimmanent beispielhaft hierfür: Wurmser 2015). Ziel dieser Bemühungen war, eine Pathogenese mit Ansatzpunkten für die Konversion der als unerwünscht betrachteten Präferenzen herstellen zu können. Diese Konstrukte lenkten die Wahrnehmung der Psychoanalytiker*innen und reifizierten negativ wertende Perspektiven. Eine Evidenzprüfung wurde in diesem tautologischen Denkprozesse nicht in Betracht gezogen. So wurde jenseits von soliden Befunden in psychoanalytischen Ansätzen postuliert, bei "Sadomasochismus" handele es sich um einen unreifen Entwicklungsstand, eine Regression zur Abwehr von sexuellen Konflikten, eine Unfähigkeit zur Bindung oder eine Folgestörung unempathischer und traumatisierender Interaktionserfahrungen in der Kindheit (Ermann 2019, Weigert 1970, Weinberg 2006, Witte, Poser & Strohmeier 2007, Wöller 2013, 545).

6.2 Pathologisierende Diagnostik: BDSM in den Diagnosemanualen ICD und DSM

Eine „Diagnose" reduziert die Komplexität des Individuellen, lenkt den Blick auf „allgemeine" Phänomene und leitet zur Suche nach Leiden und Gesundheitsproblemen an (Kleinplatz 2006). Im Prozess der Diagnoseerteilung liegt die Verführung zu denken, man habe etwas verstanden, was man faktisch jedoch lediglich innerhalb eines gesundheitswissenschaftlichen Referenzsystem kategorisiert. Um einen Zustand als „psychische Störung" bezeichnen zu können, müssen laut der Weltgesundheitsorganisation

„(...) klinisch erkennbare Symptomkomplexe und Verhaltensweisen vorliegen, die meist mit Belastungserleben oder Beeinträchtigung von persönlichen Funktionen verbunden sind. Soziale Abweichungen oder Konflikte allein, ohne persönliche Beeinträchtigungen, sollen nicht als psychische Störung im Sinne dieser Definition betrachtet werden.“ (World Health Organization 1992, 5, nicht-autorisierte Übersetzung: G.F. W.).[26]

Die ICD (Internationale Klassifikation der Krankheiten) stellt das von der Weltgesundheitsorganisation herausgegebene Diagnosemanual dar. Die ICD wird in den meisten Ländern weltweit angewandt. In der ICD werden psychische und körperliche Erkrankungen sowie Anlässe für eine Inanspruchnahme des Gesundheitssystems kodiert. In der aktuell noch in Deutschland geltenden Version der ICD, der „ICD-10 GM“ (Dilling, Mombour & Schmidt 2014) können in den Kapiteln F65.5, F65.6 und F65.8 auch einverständlich gelebte BDSM-Präferenzen noch pathologisiert werden. In dem Kapitel F65.0 wird zudem „Fetischismus“ pathologisiert, im Kapitel F 65.1 „Fetischistischer Transvestitismus“.[27] Bei der undifferenzierten Pathologisierung von sexuellen Präferenzen in der ICD-10 wird dem Konsens der Beteiligten keine Bedeutung zugemessen. Einverständliche BDSM-Aktivitäten (zum Beispiel breath play) werden mit unkonsensuellen sexualisierten Aktivitäten vermengt (zum Beispiel im Kapitel F65.8). Die ICD-10 zeigt sich damit als Motor der Diskriminierung von kinky Personen in der Gesundheitsversorgung. Die kinkfeindlichen Formulierungen in der ICD-10 sind ignorant gegenüber der weiter oben zitierten grundlegenden Aussage der Weltgesundheitsorganisation, nach der ein psychischer Zustand nicht allein deshalb als „psychische Störung“ etikettiert werden darf, weil er von der gesellschaftlich vorgegebenen Norm abweicht (vergl. hierzu auch: Califia 2012b). So lässt sich die ICD-10 auch innerhalb des Referenzsystems der Weltgesundheitsorganisation kritisieren. Ich denke, dass wir das gesamte Kapitel F65.0 der ICD-10 im Sinne einer Nicht-Schadens-Ethik nicht mehr in der Gesundheitsversorgung anwenden sollten.

6.3 Vom Widerstand bis zur offiziellen Depathologisierung

Gegen die mangelnde Differenzierung zwischen schädigend gelebten sexuellen Präferenzen und konsensuell und gesundheitsunterstützend gelebtem BDSM in der ICD-10 richtet sich seit einem Vierteljahrhundert Widerstand zahlreicher Gesundheitswissenschaftler*innen. Resultat der über Jahre geführten Diskussionen war, dass 1995 zunächst Dänemark entschied,

26 Das vollständige englischsprachige Originalzitat der Definition lautet:
„“Disorder“ is not an exact term, but it is used here to imply the existence of a clinically recognizable set of symptoms or behaviour associated in most cases with distress and with interference with personal functions. Social deviance or conflict alone, without personal dysfunction, should not be included in mental disorder as definded here.“ (World Health Organization 1992, 5)..

27 Aktuelle Version der ICD-10 GM 2022, abgerufen über: https://www.icd-code.de/icd/code/F65.-.html [04.06.2022].

BDSM zu entpsychopathologisieren. 1997 gründete sich in Norwegen eine Expert*innengruppe, die vorschlug, BDSM ganz aus der ICD-10 zu entfernen. Die Expert*innen wiesen auf die stigmatisierenden, stressauslösenden und damit auch krankmachenden Wirkungen der Pathologisierung hin sowie auf die mangelhafte fachliche Fundierung der gesamten ICD-10-Kategorie F65 (Reiersøl & Skeid 2006). 2009 entfernte Schweden die Störungskategorien „Fetischismus", „Fetischistischer Transvestitismus", „Sadomasochismus" und „Multiple Störungen der sexuellen Präferenz" aus der dort gültigen Version der ICD-10. 2010 folgten Norwegen und 2011 Finnland (Krueger, Reed, First, Marais, Kismodi & Briken 2017). 2013 wurde im amerikanischen Diagnosesystem DSM 5[28] eine explizite Differenzierung vorgenommen zwischen auf der einen Seite konsensuell und nicht-schädigend gelebten nicht-normativen sexuellen Präferenzen (sogenannten „Paraphilien") und auf der anderen Seite „paraphilen Störungen", die bei Beteiligten zu Belastung, Leiden oder Schädigung führen. Ausschließlich letztere wurden im DSM 5 als pathologisch eingeordnet (APA 2013, Pitagora 2013). Damit waren im DSM 5 einverständlich gelebte BDSM-Präferenzen, bei denen niemand zu Schaden kommt, depathologisiert. Dieser Depathologiserungsprozess hatte in den USA bedeutsame Auswirkungen. Es kam zu einer signifikanten Abnahme der dokumentierten Diskriminierungen gegen BDSM-Praktizierende. So reduzierten sich in den USA seit der Einführung des DSM 5 beispielsweise die Anzahl der Fälle deutlich, in denen einem BDSM-praktizierenden Elternteil im gerichtlichen Verfahren das Sorgerecht für die Kinder entzogen wurde (Kink Clinical Practice Guidelines Project 2019, Wright 2018).

Die Neukonzeption der Einordnung von nicht-normativen sexuellen Präferenzen im DSM 5 prägte wiederum die entsprechenden Diskurse zur Weiterentwicklung des internationalen Diagnostikmanuals ICD. 2018 folgte schließlich die WHO dem Vorschlag ihrer „Arbeitsgruppe zur Klassifikation von sexuellen Störungen und sexueller Gesundheit"[29] einverständliche BDSM-Praktiken aus der ICD-11 zu streichen. Die Arbeitsgruppe schlug weiterhin vor, in der ICD-11 ausschließlich diejenigen sexuellen Erregungsmuster zu pathologisieren, die sich auf nicht-einverstandene Personen beziehen, mit bedeutsamen Leiden assoziiert sind oder das direkte Risiko beinhalten, dass Menschen bei Ausübung der Praktik Schaden zugefügt wird oder sie sogar dabei versterben. Die Arbeitsgruppe machte weiterhin deutlich, dass ein Leiden an einem sexualfeindlichen Umfeld nicht als psychische Störung betrachtet werden darf. Die ICD-11 ist am ersten Januar 2022 auf der Ebene der WHO in Kraft getreten. Die WHO hat für die Gesundheitsberichtserstattung einen fünfjährigen Übergangszeitraum von ICD-10 zu ICD-11 vorgesehen (Bundesinstitut für Arzneimittel und Medizinprodukte 2022, Krueger, Reed, First, Marais, Kismodi & Briken 2017, Kühner, Schricker & Nayman 2021, Reed, Drescher, Krueger, Atalla, Cochran,

28 Das DSM (Diagnostisches und Statistisches Manual psychischer Störungen) ist aktuell in der fünften Version in der US-Amerikanischen Gesundheitsversorgung gültig. Es wird zudem weltweit vielfach in der Gesundheitsforschung eingesetzt.

29 The Working Group on the Classification of Sexual Disorders and Sexual Health (WGSDSH)

First, Cohen-Kettenis, Arango-de Montis, Parish, Cottler, Briken & Saxena 2016). Laut dem *Bundesinstitut für Arzneimittel und Medizinprodukte* (2022) kann die Einführung der ICD-11 in Deutschland allerdings noch länger dauern. Es gibt derzeit noch kein konkretes Datum, ab dem die ICD-11 in der Gesundheitsversorgung hierzulande offiziell gelten wird. Bis dahin ist in Deutschland die ICD-10 weiterhin das gültige Klassifikationssystem.

„Paraphile Störungen" in der ICD-11

Paraphile Störungen werden in der ICD-11 im Kapitel 06 („Psychische Störungen, Verhaltensstörungen oder neuronale Entwicklungsstörungen") aufgeführt und wie folgt definiert:

„Paraphile Störungen sind durch anhaltende und intensive Muster atypischer sexueller Erregung gekennzeichnet, die sich in sexuellen Gedanken, Phantasien, Trieben oder Verhaltensweisen äußern, die sich auf andere Personen beziehen, die aufgrund ihres Alters oder ihres Status nicht einwilligungsfähig oder -willig sind, und auf die die Person reagiert hat oder durch die sie stark belastet wird. Paraphile Störungen können nur dann Erregungsmuster umfassen, die einsame Verhaltensweisen oder einwilligungsfähige Personen einbeziehen, wenn diese mit ausgeprägtem Leid verbunden sind, das nicht nur auf die Ablehnung oder befürchtete Ablehnung des Erregungsmusters durch andere Personen zurückzuführen ist oder mit einem erheblichen Verletzungs- oder Todesrisiko verbunden ist."

Unter den „Paraphilen Störungen" wird u.a. die *„Sadistische Sexualstörung mit angewendetem Zwang"* (Code: 6D33) kategorisiert:

„Die sadistische Sexualstörung mit angewendetem Zwang ist durch ein anhaltendes, konzentriertes und intensives Muster sexueller Erregung gekennzeichnet, das sich in anhaltenden sexuellen Gedanken, Phantasien, Trieben oder Verhaltensweisen äußert und mit der Zufügung körperlichen oder psychischen Leids an einer nichteinwilligenden Person verbunden ist. Damit eine Zwangsstörung des sexuellen Sadismus diagnostiziert werden kann, muss die betroffene Person diese Gedanken, Phantasien oder Triebe ausgelebt haben oder durch sie stark beeinträchtigt sein. Die Zwangsstörung des sexuellen Sadismus schließt einvernehmlichen sexuellen Sadismus und Masochismus ausdrücklich aus."

Weiter fallen unter die „Paraphilen Störungen" *„Sonstige paraphile Störungen ohne Einwilligung einer anderen Person"* (Code: 6D35):

„Eine sonstige paraphile Störung ohne Einwilligung einer anderen Person ist durch ein anhaltendes und intensives Muster atypischer sexueller Erregung

gekennzeichnet, das sich durch sexuelle Gedanken, Phantasien, Triebe oder Verhaltensweisen äußert und bei dem der Schwerpunkt des Erregungsmusters auf anderen Personen liegt, die nicht willens oder in der Lage sind, ihre Zustimmung zu erteilen, das aber nicht spezifisch in einer der anderen genannten Kategorien paraphiler Störungen beschrieben wird (z.B. Erregungsmuster, die Leichen oder Tiere betreffen). Der Betroffene muss diese Gedanken, Phantasie oder Triebe ausgelebt haben oder durch sie stark beeinträchtigt sein. Die Störung schließt ausdrücklich sexuelle Verhaltensweisen aus, die mit dem Einverständnis der betroffenen Person(en) erfolgen, vorausgesetzt, diese sind in der Lage, ihr Einverständnis zu geben."

Sowie die *„Paraphile Störung, alleine durchgeführt oder mit Einwilligung einer anderen Person"* (Code: 6D36):

„Eine paraphile Störung, die Einzelverhalten oder einwilligungsfähige Personen einbezieht, ist durch ein anhaltendes und intensives Muster atypischer sexueller Erregung gekennzeichnet, das sich durch sexuelle Gedanken, Phantasien, Triebe oder Verhaltensweisen äußert und einwilligungsfähige Erwachsene oder Einzelverhalten einbezieht. Eines der beiden folgenden Elemente muss vorhanden sein: 1) die Person ist durch die Art des Erregungsmusters stark beeinträchtigt und die Beeinträchtigung ist nicht einfach eine Folge der Ablehnung oder der befürchteten Ablehnung des Erregungsmusters durch andere; oder 2) die Art des paraphilen Verhaltens birgt ein erhebliches Verletzungsoder Todesrisiko für die Person oder den Partner (z.B. Asphyxophilie)."

Und schließlich die übliche nicht näher spezifizierte Sammelkategorie *„Paraphile Störungen, nicht näher bezeichnet"* (Code: 6D3Z).[30]

6.4 Diskriminierende Handlungspraxen gegenüber kinky Personen in der Psychotherapie

In Studien aus den USA berichten knapp 80 Prozent der befragten Psychotherapeut*innen, dass ihnen BDSM-praktizierende Klient*innen begegnen. Jedoch fühlen sich nur 50 Prozent der Psychotherapeut*innen diesbezüglich hinreichend kompetent (Kelsey, Stiles, Spiller & Dieckhoff 2013, Pitagora 2016).

Vorurteile auf Seiten von Gesundheitsversorger*innen stellen hier ein erhebliches Versorgungshindernis dar: Sie verengen die Perspektive, lenken den Blick defizitorientiert, schaffen eine machtvolle Distanz. Die durch

30 Veröffentlicht auf der Website des «Bundesinstituts für Arzneimittel und Medizinprodukte (BfArM): https://www.bfarm.de/DE/Kodiersysteme/Klassifikationen/ICD/ICD-11/uebersetzung/_node.html [07.06.2022].

diskriminierende Haltungen blockierten Empathie- und Perspektivübernahmefähigkeiten der Gesundheitsprofessionellen führen zu misslungenen Interaktionen zwischen Behandler*innen und Klient*innen. Die Interaktionsstörungen werden dann von gekränkten Gesundheitsversorger*innen oftmals so interpretiert, dass damit soziale Stigmatisierungen reifiziert werden (Khan 2015, Illouz 2018, Pitagora 2015, Weigert 1970).

Die strukturelle Dethematisierung sexueller Vielfalt in den psychotherapeutischen und medizinischen Ausbildungen führt dazu, dass Gesundheitsprofessionelle kein korrektes Wissen zum Thema erwerben. Vorurteile nehmen dann den freien Platz ein. In der Folge haben es kinky Klient*innen schwer, qualifizierte und gut informierte Gesundheitsversorger*innen zu finden.

Insbesondere in der Zeit vor Inkrafttreten des DSM V in den USA haben Forschungsarbeiten eine Vielzahl misslungener Interaktionen zwischen behandlungssuchenden BDSMer*innen und Gesundheitsversorger*innen nachgewiesen. So fassten Barker, Iantaffi und Gupta in ihrer Übersichtsarbeit aus dem Jahr 2007 zusammen, dass über die Hälfte der BDSM-Praktizierenden, die Gesundheitsdienstleistungen in Anspruch genommen hatten, von diskriminierenden Einstellungen ihrer Gesundheitsversorger*innen berichtetet hatten (Barker, Iantaffi & Gupta 2007).

Kolmes, Stock und Moser (2006) befragten 175 BDSMer*innen bezüglich ihrer Psychotherapieerfahrungen. Ein Drittel der Befragten berichtete, dass sie in ihrer Psychotherapie ihren BDSM-Lebensstil nicht offengelegt hatten. Davon äußerten einige ausdrücklich, dass sie geschwiegen hatten aus Sorge, wegen ihrer kinky Präferenzen negativ durch ihre Therapeut*innen beurteilt zu werden. Diejenigen Befragten, die sich geöffnet hatten, berichteten von zahlreichen Diskriminierungen durch ihre Psychotherapeut*innen: Manche Therapeut*innen hatten ihren Klient*innen mitgeteilt, dass sie BDSM als unmoralisch, ungesund und missbräuchlich betrachten. Manche hatten Klient*innen unter Druck gesetzt, BDSM aufzugeben, und hatten den Verzicht auf BDSM als Vorbedingung für die Initiierung der Psychotherapie gefordert. Manche Therapeut*innen hatten deutlich gemacht, dass sie davon ausgingen, dass die BDSM-Interessen ihrer Klient*innen auf Missbrauch in der Herkunftsfamilie oder vergangenen Beziehungen hinweisen würden. Manche zeigten eine Neugier gegenüber den BDSM-Präferenzen der Klient*innen, die von diesen als invasiv wahrgenommen wurde und vom eigentlichen Therapieanliegen der Klient*innen wegführte. Einige Therapeut*innen stellten sich zwar selbst als aufgeschlossen und informiert dar, überschätzen jedoch nach Ansicht der Klient*innen ihre Kompetenzen in diesem Bereich. Therapeut*innen, die sich hinsichtlich BDSM-Praktiken nicht auskannten, zeigten oftmals die Erwartungshaltung, ausschließlich von den Klient*innen darüber aufgeklärt werden. Die Klient*innen beschrieben auch Therapeut*innen, die gezielt in der Community nach BDSM-praktizierenden Klient*innen suchten, und dann mit Begegnungen in der Community nicht transparent umgehen konnten. Auch Schweigepflichtverletzungen wurden geschildert (Kolmes, Stock & Moser 2006). Eine 2009 von Hoff und Sprott durchgeführte Befragung von

BDSM-praktizierenden heterosexuellen Paaren aus Deutschland und den USA bestätigte diese Befunde. Diese Studie zeigte weiter, wie diskriminierende Aussagen der Therapeut*innen das therapeutische Arbeitsbündnis zerstörten und zu einem Abbruch von Therapien führten (Hoff & Sprott 2009). Obwohl Diskriminierungen Schaden anrichten, muss diesen nicht unbedingt eine Schädigungsabsicht zugrunde liegen. Vielmehr weisen die Daten über die verschiedenen Formen der Diskriminierungen darauf hin, dass diese sich zum Teil auf Wissensmängel, mangelnde supervisorische Unterstützung und auch spezifische Vorurteile rückführbar sind. Dies sind alles Faktoren, die sich durch entsprechende Wissensvermittlung in den psychotherapeutischen Ausbildungen, Intervision und Supervision verändern ließen. Absichtsvoll werden Diskriminierungen jedoch durch aktive Weigerung der Therapeut*innen, sich das benötigte Wissen eigenständig anzueignen, obwohl sie kinky Klient*innen aufgenommen haben, und durch den Impetus, kinky Klient*innen durch moralisierende und respektlose Äußerungen zu sanktionieren.

Die von mir befragten Expert*innen schilderten ebenfalls Erfahrungen aus Psychotherapien und stationären Behandlungen mit invasiver Neugier, Verzerrung, Verächtlichmachung von BDSM-Erfahrungen seitens der Behandler*innen sowie die daraus resultierenden Versorgungsprobleme.
So kritisierte das IP4 das Betrachten von kinky Klient*innen als *„Unterhaltungsobjekt“* in der Gesundheitsversorgung.

IP3 berichtete: *„Ich hör immer wieder von Klienten, die bei Psychologen oder anderen Therapeuten waren, die was sagen wollten und wo die Psychologen dann gesagt haben: ‚(...) Stopp, das ist nicht gut (...) wo sind deine Kinder, während du das machst.‘ (...) ich (höre auch) immer wieder (...) von Therapeuten, die glauben, wenn du jemandem Schmerz zufügst, dann muss das doch schlecht sein.“*

IP6: „Es ist nach wie vor ein großes Problem, wenn du feststellst, mir geht es nicht so gut und ich brauche (...) einen Therapeuten (...) der (....) beim Thema SM nicht zusammenzuckt, dem man nicht drei, vier, fünf Sitzungen lang erklären muss, wie SM funktioniert und dass dein Problem nichts mit dem Thema SM zu tun hat.“

IP4 schloss sich dem an: *„Es gibt nicht genügend Therapie für Leute (in der Community), die krank sind oder Symptome haben. Und manchmal sind die BDSM-awaren Therapeut*innen nicht krankenkassenzugelassen.“*

IP1 kritisierte den absoluten Mangel an angemessener psychotherapeutischer Versorgung für kinky Jugendliche in Deutschland.[31]

Fast alle Interviewpartner*innen konstatierten strukturelle Ausbildungsmängel von Gesundheitsversorger*innen hinsichtlich kinky Lebensweisen.

31 Vernetzung und Information für kinky Jugendliche: https://www.smjg.org/

Mehrere Interviewpartner*innen sprachen an, dass sie sich mehr berufsständische Kontrolle im Falle von Diskriminierungen in der Psychotherapie wünschten. So IP4:

*„Natürlich kann ein*e Therapeut*in eine Absage geben aus verschiedenen Gründen. Aber ich finde, dass dieses System voller Diskriminierungen ist und ich würde fordern, dass es mehr Kontrolle gibt. Warum ist eine Person von einer Therapie ausgeschlossen? (...) Ich denke, dass dieses Absagesystem gar nicht kontrolliert ist und da verbirgt sich Diskrimination und Ausschluss. Es müsste mehr Transparenz (geben)."*

6.5 Gesundheitliche Risiken durch Stigmaabwehr

Die Diskriminierungen, die das Gesundheitssystem als machtvoller gesellschaftlicher Akteur ausübt, haben in kinky Communitys zum reaktiven Bemühen geführt, sich vor dem Stigma der Pathologisierung freizumachen. So ist eine rigide Auslegung der SSC-Ethik als normative Vorgabe, wer BDSM leben wolle, müsse psychisch „gesund" sein, letztlich als Versuch der Stigmaabwehr zu sehen. Die unglückliche Folge dieser Art der kollektiven Stigmaabwehr ist, dass psychisch erkrankte BDSMer*innen manches Mal befürchten, keine Spielpartner*innen mehr zu finden und aus den Communitys ausgegrenzt zu werden. Um ihre Zugehörigkeit zur Community bewahren zu können, reagieren sie und ihr unmittelbares Umfeld in der Community mit Versuchen der Selbstbehandlung, Verbergen von Erkrankungen, Funktionalisierung der Partner*innen als „Therapeut*innen" und Rückzug. Ein Gesundheitssystem, welches keine Sicherheit vor Diskriminierungen bietet, begründet bei psychisch erkrankten Kinkstern Befürchtungen, durch Inanspruchnahme von Psychotherapie erneut das Stigma gegen BDSM aufleben zu lassen und in der Behandlung auf kink-feindliche Einstellungen zu treffen (Kaldera 2014).

Auf Seiten von BDSM-praktizierenden Klient*innen kann dies dazu führen, dass sie gegenüber Gesundheitsversorger*innen vorsichtig und misstrauisch auftreten, ihre BDSM-Erfahrungen verschweigen oder auch deren Bedeutung minimieren (Barker, Iantaffi & Gupta 2007). Oder sie bringen insbesondere erotische, edgy, ambivalente und machtvolle Seiten von BDSM nicht zur Sprache und präsentieren BDSM-Praktiken damit möglichst nah an den normativen Deutungshorizonten, die sie bei Behandler*innen erwarten. So wird dann BDSM zum Beispiel als „Kinderspiel" oder „Extremsport" kommuniziert oder eine Abgrenzung von anderen BDSMer*innen konstruiert, denen dann wiederum eine nicht-annehmbare Art BDSM zu leben zugewiesen wird (Barker, Iantaffi & Gupta 2007, Nichols 2014, Plante 2006, Weiss 2006, Williams 2012). Mit dem Druck, kinky Sexualitäten zu verschweigen, um in der Gesundheitsversorgung nicht diskriminiert zu werden, produziert das Gesundheitssystem Spaltungen und Konflikte bei behandlungssuchenden kinky Personen. Damit können Dynamiken internalisierter BDSM-Negativität und eine Kompartimentalisierung[32] von Identitätsaspekten verstärkt werden (Hughes & Hammack 2019). Forschungsarbeiten und Fallberichte zeigen weiter, dass Diskriminierungen eine angemessene Gesundheitsversorgung von kinky Personen verzögern und so zu iatrogenen Chronifizierungsprozessen führen (Constantinides, Shannon & Sennott 2019, Pitagora 2016 und 2019, Wright 2018). Unbehandelte psychische und physische Erkrankungen bei einer Person können irgendwann die Bewältigungsfähigkeiten von Partner*innen und Freund*innen überfordern und so dazu führen, dass das soziale Netz der erkrankten Person immer kleiner wird oder zerbricht.

32 Eine Kompartimentalisierung von Identitätsaspekten beschreibt hier den Prozess, durch den durch Stigmatisierungen unterschiedliche und für die Person wichtige Identitätsbausteine so strikt voneinander abgetrennt werden, dass die Person Schwierigkeiten bekommt, diese Identitätsbausteine zu integrieren. So kann ein innerer Druck entstehen und auch das Leben und Mitteilen dieser Identitätsaspekte blockiert werden.

7 Gestaltung einer kinkbewussten psychotherapeutischen Gesundheitsversorgung

„Finding a kink-aware professional is so important, because it's really hard to be in therapy when you're hiding your life from your therapist."
(Dan in: Tashlin & Kaldera 2014a, 39)

BDSM kann ein bedeutsamer Aspekt der eigenen Identität sein und wird heute als gesunde sexuelle Variante betrachtet. Studien zur psychischen Gesundheit von BDSM-Praktizierenden ergeben keinen Hinweis darauf, dass diese häufiger an psychischen Erkrankungen leiden als andere Personen (Connolly 2006, Kink Clinical Practice Guidelines Project 2019, Richters, de Visser, Rissel, Grulich & Smith 2008). Wenn Kinksters jedoch Psychotherapie in Anspruch nehmen möchten, benötigen sie eine hinreichend respektvolle, kultursensible und fachlich fundierte Gesundheitsversorgung (Nichols 2006). Insbesondere dann, wenn sie in der Therapie auch Beziehungs- und Sexualitätsthemen thematisieren möchten (Nichols 2006). Weiter können durch die Stigmatisierung spezifische Herausforderungen beim Leben von BDSM auftreten (zum Beispiel Coming-out, Auseinandersetzung mit Schamgefühlen und internalisierten Negativkonzepten, Einsamkeit), deren Kenntnis für die Gestaltung einer entsprechend kultursensiblen Gesundheitsversorgung hilfreich ist.

7.1 Fachlicher Standard: Clinical Practice Guidelines for Working with People with Kink Interests

Eine aktive und deutliche Abgrenzung von Pathologisierung und Stigmatisierung ist für die therapeutische Arbeit im Themenfeld grundlegend wichtig (American Psychological Association 2015, Constantinides, Shannon & Sennott 2019, Kink Clinical Practice Guidelines Project 2019). Jedoch ist dies nur der Anfang einer kinkrespektvollen Gesundheitsversorgung. Diese folgt sowohl den allgemeinen Standards für einen fachgerechten Umgang mit sexuell marginalisierten Klient*innen (Constantinides, Shannon & Sennott 2019) sowie den spezifischen therapeutischen Leitlinien, den *Clinical Practice Guidelines for Working with People with Kink Interests* (Kink Clinical Practice Guidelines Project 2019). Sowohl die allgemeinen therapeutischen Standards als auch die kinkspezifischen Leitlinien empfehlen ein BDSM-sensibles, diskriminierungs- und intersektionalitätsbewusstes, transparentes und dialogisches Zugehen auf Klient*innen. Sie raten Gesundheitsprofessionellen, die mit Angehörigen sexuell marginalisierter Communitys arbeiten, sich gegenseitig zu unterstützen. Durch eine gute Vernetzung und

Verweisstruktur soll eine bedarfsgerechte und integrierte Gesundheitsversorgung geleistet werden.

Die *Clinical Practice Guidelines for Working with People with Kink Interests* rufen Psychotherapeut*innen dazu auf, sich zum Thema weiterzubilden und mit den Communityressourcen vertraut zu machen. Psychotherapeut*innen sollten demnach regelmäßig ihre eigenen Vorurteile, Einstellungen und Gefühle bezogen auf BDSM evaluieren und darüber nachdenken, wie ihre eigenen Konzepte ihre Interaktionen mit Klient*innen beeinflussen können. In den *Clinical Practice Guidelines for Working with People with Kink Interests* findet sich darüber hinaus ein Kompendium grundlegender Wissensinhalte einer kinksensiblen Therapie, die ich im Folgenden kurz zusammenfassen möchte. Einige davon werden den Leser*innen unterdessen bekannt vorkommen:

- Einverständnis ist von zentraler Bedeutung in BDSM-Interaktionen. Für die Gestaltung einer respektvollen Psychotherapie im Themenfeld ist ein Wissen darüber, wie dieses Einverständnis ausgehandelt wird, erforderlich.
- BDSM ist per se weder eine Folge von Traumatisierungen, noch von Missbrauch oder Gewalt. Allerdings kann es auch in kinky Beziehungen zu häuslicher Gewalt kommen. In diesen Fällen sollte sowohl die Erfassung als auch die psychotherapeutische Arbeit zu häuslicher Gewalt kinksensibel erfolgen.
- BDSM-Erfahrungen können heilsam wirken und zu persönlichem Wachstum und Stärkung beitragen. Menschen aller Altersstufen können über BDSM-Präferenzen verfügen. Die Ausdrucksweisen von kinky Präferenzen und auch Coming-out-Prozesse sind durch intersektionale Verortungen mitgeprägt. Auch die Kohorte, in der eine Person aufgewachsen ist, kann kinky Ausdrucksmöglichkeiten entscheidend beeinflussen. BDSM kann die Exploration und den Ausdruck einer Vielfalt von Geschlechtlichkeiten, Beziehungen, sexuellen Interessen und Identitäten befördern.
- Stigmatisierung, Diskriminierung und Gewalt gegen BDSMer*innen können ihre Gesundheit, ihr Wohlbefinden und ihre sozialen Beziehungen beeinträchtigen. Weiter können Ausgrenzungs- und Gewalterfahrungen die Art, wie sich eine kinky Person im Gesundheitssystem verhält, beeinflussen. Stress einer Person aufgrund ihrer BDSM-Präferenz kann auf Erfahrungen von Unterdrückung und Entwertung hindeuten und sollte dann als Minoritätenstress und nicht als psychische Störung gewertet werden.
- Es gibt eine Vielfalt von Unterstützungs- und Familienstrukturen bei kinky Personen. Eine BDSM-Präferenz und Lebensweise hat per se keine negativen Effekte auf elterliche Fähigkeiten.
- Konversionsbehandlungen an sexuellen Minoritäten sind unethisch. So sollten Psychotherapeut*innen auch keine Versuche unternehmen, kinky Präferenzen zu konvertieren.

Die von mir befragten Expert*innen empfahlen für die Gestaltung einer bedarfsgerechten psychotherapeutischen Versorgung für Kinksters, dass das Thema in die psychotherapeutischen Ausbildungen aufgenommen wird und die Lehrinhalte im Austausch mit Aktivist*innen aus den kinky

Communitys entwickelt werden. Sie hielten es insbesondere für wichtig, dass Therapeut*innen an einer respektvollen Grundhaltung gegenüber Kinksters arbeiten. Sie wünschten sich, dass Therapeut*innen, die zum Themenfeld Wissen haben, dies sichtbar machen, und dass es fachkundige Supervisionsangebote im Themenfeld gibt.

7.2 Intervisorische Selbstreflexion

Um gut auf die psychotherapeutische Arbeit mit sexuell marginalisierten Menschen vorbereitet zu sein, ist es sinnvoll, sich mit der eigenen sexuellen Sozialisation reflektierend auseinanderzusetzen. In einem respektvollen kollegialen Umfeld können wir lernen, über unterschiedliche Arten, Sexualitäten zu leben, anerkennend und differenziert zu sprechen. Ziel in diesem Auseinandersetzungsprozess ist auch, die eigenen Annahmen und Wertvorstellungen im Themenfeld so gut kennenzulernen, dass wir diese in der psychotherapeutischen Arbeit weder verabsolutieren noch anderen überstülpen (American Psychological Association 2017, Constantinides, Sennott & Chandler 2019, Pillai-Friedman, Pollitt & Castaldo 2014, Shahbaz & Chirinos 2017).

So können wir im intervisorischen Austausch mit Kolleg*innen besprechen, wie es uns geht, wenn wir andere zu ihrer Sexualität und sexuellen Präferenzen befragen und wie wir uns als entsprechend befragte Person fühlen würden. In der fragenden Rolle geht es insbesondere um die Erarbeitung einer respektvollen Ansprache und der Fähigkeit, aufmerksam und nicht-wertend zuzuhören. In der selbst befragten Rolle kann erfahren werden, welche Fragen es uns ermöglichen, uns zu öffnen, welche Fragen uns eher verschließen. Wir können explorieren, ob wir uns über Fragen anderer zu unserer Sexualität freuen und welche Fragen uns in Bedrängnis bringen. Das Thema BDSM ist für einen Austausch auch deshalb spannend, weil es so viele verschiedene Arten gibt, es zur Sprache zu bringen und auch so viele verschiedene Arten, auf eine Ansprache des Themas emotional zu reagieren. Sowohl das Sprechen als auch das Anhören können eine Vielzahl unterschiedlicher Gedanken, innerer Bilder und Empfindungen wecken. In jeder Gruppe erwachsener Personen findet sich eine interessante Mischung an Positionierungen zum Thema BDSM. Die unterschiedlichen Positionierungen kennzeichnen sich durch unterschiedliche Nähe zum Thema, durch unterschiedliche Erfahrungshintergründe und durch unterschiedliche Wertungen. Viele Menschen finden etwas in ihrem eigenen sexuellen Erfahrungsschatz, sei es in ihren Fantasien oder auch in konkreten Erlebnissen, was ihnen ein erfahrungsbasiertes Anknüpfen an die Thematik ermöglicht (Morin 1999, Nichols 2014). Zudem geht die intersektionale Verortung von Therapeut*innen in die Auseinandersetzung mit der Thematik ein.

Beispiele:

BDSM bedeutet für eine weiße heterosexuelle cisgeschlechtliche Therapeutin, die in ihrer Beziehung zu einem Mann BDSM in der dominanten Rolle gelebt hat, wahrscheinlich etwas anderes, als für einen schwulen transgeschlechtlichen

Therapeuten, der seine Transgeschlechtlichkeit stealth[33] *lebt, BDSM-Szenarien fantasiert, diese jedoch noch nie ausgelebt hat. Der Erfahrungsraum beider in Bezug auf BDSM erlaubt es aus unterschiedlichen Perspektiven heraus, sowohl von innen als auch von außen, auf das Thema zu blicken und darüber zu reflektieren. Beide kennen wiederum die Erfahrung, dass eigene sexuelle Präferenzen als gesellschaftlich fragwürdig betrachtet werden, und haben so eine entsprechende Auseinandersetzung mit von außen an sie herangetragenen und eventuell auch mit internalisierten Vorurteilen leisten müssen. Sie verfügen über unterschiedliche Möglichkeiten, ihre kinky Präferenzen leben zu können und in einer kinky Konstellation in ihrer geschlechtlichen Identität validiert zu werden.*

*Hingegen mag wiederum ein heterosexueller weißer und in klassischer Psychoanalyse ausgebildeter Therapeut mit der Erfahrung einer sichtbaren Be_hinderung, der bislang wenig Berührung mit dem Thema hatte, überrascht sein, wenn er feststellt, dass nicht nur Klient*innen, sondern auch Kolleg*innen über eigene BDSM-Erfahrungen verfügen. Er kann aufgrund seines gesellschaftlichen und therapieschulenspezifischen Wissens einige der Vorurteile antizipieren, auf die die Kolleg*innen treffen werden. Vielleicht verspürt er auch selbst ein Befremden und Abwehr angesichts ihres BDSM-Coming-outs ihm gegenüber. Er kann sich dieses Befremden bewusst machen, es interessiert und offen betrachten und seine Gedanken respektvoll mit den Kolleg*innen teilen. Marginalisierung, Ausgrenzung und Vulnerabilität im Gesundheitssystem sind ihm eventuell selbst vertraut aufgrund seiner Erfahrungen als Mensch mit einer Be_hinderung. Er kann so auch für die Arbeit mit gesellschaftlich marginalisierten Klient*innen wertvolles Wissen mitbringen, wie man damit umgehen kann, wenn man einerseits eine Gesundheitsdienstleistung benötigt und andererseits selbst schon Diskriminierungen im Gesundheitssystem erleben musste.*

Dieses Beispielsszenario über das Aufeinandertreffen von nur drei Kolleg*innen mit unterschiedlichen Positionierungen und Erfahrungshintergründen ermöglicht einen Eindruck davon, welche Dynamiken sich entfalten können, wenn sich Kolleg*innen offen, ehrlich, wohlwollend zuhörend und antwortend damit auseinandersetzen, was sie einander als Erfahrungsschatz anbieten können. Ein kollegialer Austausch über sexuelle Fantasien und Praktiken, die von innen heraus deutlich anders als aus einer zuhörenden Außenperspektive wahrgenommen werden, ist hilfreich, um Gegenübertragungen und Ausgeblendetes zu erkennen. Das Bewusstsein darüber ist eine gute Grundlage, um eine achtsame Kommunikation zum Thema einzuüben (Pillai-Friedman et al. 2014, Pitagora 2016, Rodemaker 2014). In diesem Kontext ist dann auch ein Austausch über die Fragen, warum und wie die Kolleg*innen mit Angehörigen der BDSM-Community arbeiten möchten, erkenntnisreich. Wie in der Arbeit mit anderen sexuellen Minoritäten auch ist eine Haltung von *„Ich behandele alle gleich“* (Göth & Kohn 2014) nicht angebracht. Vielmehr braucht es einen spezifisch und

33 Transgeschlechtlichkeit «stealth» zu leben bedeutet, anderen gegenüber die eigenen Transgeschlechtlichkeit nicht offenzulegen.

bewusst gestalteten Zugang zu Thema, der ein klares Wissen über den eigenen Wissenshorizont, die eigenen Kompetenzen und die Bereiche des eigenen Nichtwissens umfasst (Barker, Iantaffi & Gupta 2007). Kolleg*innen, die in der Konfrontation mit dem Thema BDSM merken, dass es ihnen nicht gelingt, sich diesem offen zu nähern, erwerben im Austausch mit anderen Kolleg*innen ein Weiterverweisungswissen, welches sie nutzen können, wenn sich kinky Klient*innen an sie wenden.

In der Behandler*innenrolle können wir in der Begegnung mit BDSM-praktizierenden Klient*innen eine Vielzahl an Empfindungen erleben: unter anderem Ärger, Scham, Wut, Hass, Neid, Lust, Faszination, Ekel, Zurückschrecken, Ohnmacht, Langeweile, Ängste vor Ungenügen, Scham, Wut. Diese Empfindungen sind Teil unserer Gegenübertragungsreaktion und tief geprägt durch den gesellschaftlichen Kontext, in dem marginalisierten Sexualitäten mit Stigmatisierungsprozessen begegnet wird (Goffmann 1963/2010). Die Gegenübertragung stellt einen projektiven Prozess auf Seiten der therapeutischen Personen dar, der sich in der konkreten therapeutischen Situation im Wechselspiel mit den Interaktionsangeboten des*der Klient*in inszeniert (Diamond, Yeomans, Stern & Kernberg 2022, Keith-Spiegel 2014, Mikulincer & Shaver 2016, Yeomans, Clarkin & Kernberg 2017). Gegenübertragungsprozesse kommen in vielen Therapien vor. Nimmt die behandelnde Person diese sorgfältig wahr, können sie sich als wertvolle Werkzeuge für die therapeutische Arbeit erweisen. Ein unbedachtes Ausagieren der Gegenübertragung im Umgang mit der behandlungssuchenden Person stellt hingegen ein Problem dar (Safran, Muran & Rothman 2006). Es kann sich ungünstig auf den Therapieverlauf auswirken und auch dazu führen, dass Klient*innen die Therapie abbrechen (Hayes, Gelso, Kivlighan & Goldberg 2019). Wir können davon ausgehen, dass, je weniger reflektiert die Innenwelt der therapeutischen Person ist und je mehr sie selbst unter Stress steht, sie Klient*innen umso mehr im Licht ihres Gegenübertragungserleben wahrnimmt. Die Neigung zum Ausagieren des Gegenübertragungserlebens nimmt dabei zu (Keith-Spiegel 2014, Krause 2016). Strukturell wird sie durch Stigmatisierungsprozesse und professionsspezifische Distanzierungsmechanismen in Form von Pathologisierung und Ausgrenzung „perverser“ Sexualitäten gebahnt. Die Zuschreibung von Expert*innentum an Psychotherapeut*innen schafft ein Rechtfertigungskonstrukt für Therapeut*innen, unangenehme Empfindungen in Normierungsversuche umzusetzen (Wetzstein, Steinmetz, Reis & Eckert 1993).

Feindselig geprägtes Ausagieren von Gegenübertragungsempfindungen kann Klient*in Schaden zufügen, insbesondere dann, wenn diese selbst noch sehr mit internalisierter Entwertung kämpfen. So können negative Gegenübertragungsreaktionen von Therapeut*innen Selbsthass bei den Klient*innen verstärken (Nichols 2006).

Manche Therapeut*innen begegnen kinky Klient*innen mit einer forcierten Unteridentifikation in Form eines *othering.* Dabei werden Klient*innen als so fern und so anders konstruiert, dass sich die*der Therapeut*in auf der emotionalen Ebene ganz sicher zu sein glaubt, dass ihn*sie kaum etwas mit ihnen verbindet – und so auch keine Empathie. Eine grundsätzliche Pathologisierung von BDSM-Praktizierenden, die nahtlose Übernahme von gesellschaftlichen Vorurteilen, aber auch Exotisierung und Voyeurismus stellen *othering*-Manöver dar (Nichols 2006, Nichols & Fedor 2017, Pitagora 2019). Diese Manöver stabilisierten zwar die eigene Machtposition, schmälern aber gleichzeitig die interaktionellen Kompetenzen der Professionellen (Moser & Kleinplatz 2006).

Wenn sich Klient*innen gegen eine Diskriminierung durch Behandler*innen wehren, kann dies das Gegenübertragungserleben der Behandler*innen in einem schamgetriebenen Prozess intensivieren. Dies kann zu weiteren spezifischen Projektionsprozessen der Behandelnden führen. Ein Ausagieren kann dann die Formen annehmen, dass die gekränkten Therapeut*innen ihren Klient*innen eine Störung der Wahrnehmungs- und Einschätzungsfähigkeiten zuschreiben und sie als „zu sensibel" darstellen (Moser & Kleinplatz 2006). Diese spezifische Art des Gegenübertragungsagierens fällt in den Bereich der sogenannten „Mikroaggressionen": Es handelt sich um ein aggressives Verhalten, welches der angegriffenen Person Leid zufügt, von der angreifenden Person jedoch nicht als aggressiv anerkannt und so auch nicht verantwortet wird (Nadal, Rivera & Corpus 2010). Mikroaggressives Verhalten dient dem Ego der ausübenden Person, die sich durch die entwertenden Zuschreibungen an ihr Gegenüber vor der schmerzhaften Erkenntnis schützt, selbst diskriminierend gehandelt zu haben (Günther, Teren & Wolf 2021).

Neben einer feindseligen und distanzierten Form des Gegenübertragungsagierens finden wir auf Seiten mancher Therapeut*innen Überidentifikationsprozesse gegenüber kinky Klient*innen. Auch diese können den therapeutischen Prozess beeinträchtigen, da sie ebenfalls die Therapeut*innen so in eigene Empfindungen und Bedürfnisse verstricken, dass sie ihre haltenden Fähigkeiten verlieren und ihre Klient*innen nicht mehr so wahrnehmen können, wie diese sich selbst einschätzen (Kehlet Lins 2020a). In die Falle der Überidentifikation tappen eher Therapeut*innen, deren eigene Erfahrungen mit BDSM so neu, positiv und gleichzeitig prekär sind, dass ein Anerkennen anderer Erfahrungen beim Gegenüber nicht zugelassen werden kann. Eine Überidentifikation/„*parteiliche Begeisterung*" (IP4) kann behandlerseitig zu einer Überschätzung des eigenen Wissens führen und auch dazu, dass mögliche Probleme in einer BDSM-Konstellation und auch innerhalb der therapeutischen Beziehung nicht wahrgenommen werden können (vergl. hierzu analog: Kauppi 2020). Eine invasive Neugier, eine Ausbeutung der Klient*innen zur Vermehrung des Wissens der Behandler*innen, eine überstarke Sexualisierung des therapeutischen Raumes durch die behandelnde Person stellen unfachliche Versuche dar, sich etwas zu eigen zu machen, was einem nicht gehört, und damit die eigene Macht zu demonstrieren (Ermann 2019, Fielding 2021, Nichols 2006, Pillai-Friedman et al. 2014). Die insgesamt unzureichende Gesundheitsversorgung sexueller Minoritäten, strukturelle Ausbildungsmängel, wirtschaftlicher Druck, Mangel an themenspezifischen Supervisionsangeboten, Isolation und Minority-Stress bei kinkerfahrenen Therapeut*innen können Hintergrundfaktoren von Überidentifikationsdynamiken bilden.

Wir alle brauchen, wenn wir in einem stigmatisierten therapeutischen Arbeitsfeld tätig sind, eine mutige, ehrliche, wohlwollende kollegiale Rückbindung und auch eine Fehlerkultur (Günther, Teren & Wolf 2021). In der Selbsterfahrung im kollegialen Umfeld können Therapeut*innen ihre Gegenübertragungsreaktionen explorieren. Dabei sollte besonders auf Anzeichen von Abwehr, Überforderung, Feindseligkeit und Angst geachtet werden, sowie auf Prozesse der Über- und Unteridentifikation. In der interkollegialen Arbeit kann es hilfreich sein, die eigenen Empfindungen und Konzepte zu BDSM imaginativ zum Beispiel unter Variation der sozialen Nähe zu reflektieren (Constantinides, Sennott & Chandler 2019):

- *„Wie würde es mir gehen, wenn ich selbst kinky Präferenzen hätte und ausleben wollen würde?“*
- *„Wie wäre es für mich, wenn meine Partnerin BDSM praktizieren würde?“*
- *„Wie wäre es für mich, wenn ein Freund mir darüber berichten würde, dass er diese Präferenz hat?“*
- *„Welche Empfindungen nehme ich in mir wahr, wenn mir ein*e Klient*in in der Therapie davon erzählt?“*

Eine gute Grundlage der therapeutischen Begleitung von Coming-out-Prozessen bei sexuell marginalisierten Personen liegt darin, sich als Behandler*in zuvor selbstreflexiv mit eventuellen eigenen Selbstöffnungs-/Coming-out-Erfahrungen bezogen auf gesellschaftlich stigmatisierte Merkmale beschäftigt zu haben. Wenn wir selbst als Therapeut*innen in ein BDSM-affirmatives soziales Umfeld eingebunden sind und uns aufgrund unserer professionellen Position im Gesundheitssystem vielleicht auch gut gegen pathologisierende Zuschreibungen wehren können, haben wir eventuell die Tendenz, die Risiken eines BDSM-Coming-outs bei einer Person, die nicht über diesen Rückhalt verfügt, zu unterschätzen. Auf der anderen Seite können Behandler*innen ohne eigene Coming-out-Erfahrungen eine unpassend konservative Richtung vorgeben, indem sie die Risiken eines kinky Coming-outs überstark thematisieren, und den Gewinn, den die Coming-out-Entscheidung für eine Person haben kann, gar nicht in den Blick nehmen. Ein Bewusstsein unserer eigenen Position erleichtert es uns, hier sowohl die Ressourcen und Chancen als auch die Mühen und Verletzlichkeiten von Klient*innen einzuschätzen.

Kolleg*innen, die sich selbst der BDSM-Community zugehörig fühlen, können in der Intervision reflektieren, ob und wie sie dies im therapeutischen Setting sowie in anderen professionellen Kontexten sichtbar machen möchten. Auch können sie sich einen bewusst gestalteten Umgang mit potenziellen Szenebegegnungen mit Klient*innen erarbeiten. Es ist Aufgabe der therapeutischen Person, mit Communitybegegnungen reflektiert und gegenüber ihren Klient*innen transparent umzugehen, in diesen Kontexten ganz besonders auf Wahrung der Schweigepflicht zu achten und die Intensität möglicher Community-Begegnungen eher gering zu halten (Bogdanove 2019a).

> An jedem Ort ist die Community unterschiedlich ausdifferenziert und auch unterschiedlich breit aufgestellt. Für die Berliner Community handhabe ich das so (wobei dies hier meine Umgangsweisen exemplarisch sichtbar machen und nicht präskriptiv sein möchte): Ich achte darauf, wie ich in der Community unterwegs bin, und nehme Gefühle, die mir signalisieren, dass irgendetwas nicht passen könnte, ernst. Kleinere Veranstaltungen wie z.B. play partys, auf denen es zu Begegnungen mit Klient*innen kommen könnte, vermeide ich, solange die Therapiebeziehung besteht. Bezogen auf große Veranstaltungen bespreche ich mit den Klient*innen vorher, wie wir dort einander aus dem Weg gehen können. Wenn ein ungutes Gefühl bei mir bleibt, gehe ich nicht hin. Am Ende einer Therapie handele ich mit Klient*innen aus, wie wir einander zukünftig in der Szene begegnen möchten. Online in einschlägigen Foren mache ich mich mit Bild sichtbar, damit Klient*innen mich erkennen können und mich nicht versehentlich anschreiben. Ich selbst bin sehr achtsam bei der Kontaktaufnahme in der Community, nutze Orte, an denen aktuelle Klient*innen wahrscheinlich nicht sind. Und wenn es doch unerwartet zu Begegnungen kommt, greife ich dies in der anschließenden Therapiesitzung auf. Wenn es Überschneidungssituationen gibt, in denen ich unsicher bin, wie ich sie ethisch tragfähig lösen kann, bespreche ich mich mit kinksensiblen Kolleg*innen. Und wenn mir ein*e Klient*in rückmeldet, dass ich bei ihm*ihr Grenzen überschritten habe, schaue ich mir die Situation sorgfältig an und entschuldige mich.

7.3 Umgangsmöglichkeiten mit Übertragungsprozessen

Seitens der Behandler*innen beinhaltet ein konstruktiver Umgang mit Gegenübertragungsempfindungen, diese zunächst einmal achtsam zur Kenntnis zu nehmen (*„Was passiert zwischen mir und der behandlungssuchenden Person?"*). Das Empfinden kann dann vor dem Hintergrund der aktuellen Situation, dem Wissen über die eigene Biografie und dem, was bereits aus der Anamnese der behandlungssuchenden Person bekannt ist, betrachtet werden. Es ist hilfreich, das Gegenübertragungserleben als Form des inneren Dialogs zu interpretieren. Hierbei artikulieren sich verschlüsselte Informationen, deren Verständnis die interaktionelle Dynamik im therapeutischen Prozess in ruhigeres Fahrwasser bringt und damit einem Ausagieren vorbeugen kann. Ein bewusstes Langsamwerden erleichtert es im Kontakt mit sich selbst zu bleiben. Eine gute Selbstwahrnehmung ist wiederum grundlegend für die Kontaktfähigkeit gegenüber Klient*innen (Diamond, Yeomans, Stern & Kernberg 2022, Nichols 2014 und

2006, Wöller 2013). Manchmal erzählt sich im Gegenübertragungserleben ein Teil der eigenen Geschichte der behandelnden Person. In anderen Fällen zeigt sich im Gegenübertragungserleben der Behandler*innen ein Teil der inneren Welt der behandlungssuchenden Person. In einer konkordanten (Racker 1970) Gegenübertragungsreaktion spiegelt sich im Empfinden der therapeutischen Person die Sicht der behandlungssuchenden Person auf sich selbst. Nimmt etwa die behandelnde Person im therapeutischen Kontakt in sich ein ängstliches und vernebeltes Erleben wahr, so kann dies auf internalisierte Negativität und Angst der behandlungssuchenden Person gegenüber tabuisierten Aspekten ihres Selbst hindeuten (Nichols 2006, Nichols & Fedor 2017). Das sogenannte komplementäre (Racker 1970) Gegenübertragungserleben der behandelnden Person wiederum gibt Hinweise darauf, wie das Verhalten des*der Klient*in auf andere wirken könnte (Nichols & Fedor 2017).

Beispiel für die Nutzung eines komplementären Gegenübertragungserlebens in der Therapie:

Ein 45jähriger Klient, sozial gut gestellt, klagt in der Therapie darüber, dass er keine Partnerin findet, mit der er seine submissiven Phantasien ausleben kann. Die behandelnde Person spiegelt zurück, dass sie ihn hier als traurig und unzufrieden erlebt und bietet an, dass Thema zu explorieren. Der Klient greift das Angebot auf, berichtet von seinen submissiven Phantasien. Er macht auch deutlich, wie froh er ist, in der Therapie einen Ort gefunden zu haben, darüber offen reden zu können. Die beiden sprechen anschließend über Möglichkeiten, sich einer kinky Community anzuschließen und hier in Kontakt mit anderen Kinksters zu kommen. Im weiteren Verlauf der Behandlung initiiert der Klient immer wieder das Gespräch über seine Phantasien, macht deutlich, wie wichtig ihm diese Seite seiner Persönlichkeit ist. Er unternimmt aber keine Schritte, mit anderen in Kontakt zu treten, und nutzt die Therapie weiter als Raum, um sein Leid auszudrücken über die Unmöglichkeit, diese Seite leben zu können. Nachdem die behandelnde Person diesen Prozess über mehrere Sitzungen begleitet hat, bemerkt sie in sich einen zunehmenden Ärger. Diesen schaut sie sich in der Selbstreflexion an, weil sie ihn verstehen und nicht gegenüber dem Klienten beziehungsschädigend ausagieren möchte. Sie erkennt, dass ihr Ärger mit ihrem eigenen Erfahrungshintergrund zusammenhängt: sie empfindet ein raumgreifendes Klagen von Personen, die privilegierter sind als sie, oft als anmaßend und manipulativ. Als sie die Kontextbedingungen des Klienten in den Blick nimmt, fällt ihr auf, dass der Klient beschrieben hat, dass er manches Mal mit seinen Klagen auf Zurückweisung durch andere stößt, ohne sich letztlich erklären zu können, wie diese zustande kommen. Er selbst schreibt die Zurückweisung dann dem zu, dass die anderen eben „komisch“ oder zu beschäftigt seien. In der anschließenden Sitzung nimmt die behandelnde Person das Klagen des Klienten zum Anlass, um mit ihm zu erkunden, wie er herausfinden könnte, wie dies auf andere wirken könnte. Er entscheidet sich seinen besten Freund um eine ehrliche Rückmeldung zu bitten. Der Freund sagt, er könne sich vorstellen, dass andere auf seine Klagen dann genervt reagieren würden, weil sie sich von ihm mehr Handlungsbereitschaft erwarteten. Der Klient ist für die Rückmeldung seines Freundes dankbar, aber auch recht erschüttert und ratlos. Die behandelnde Person würdigt, dass er sich diesen schwierigen Empfindungen stellt. Sie fragt, was es für ihn bedeutet, dass andere eine Handlungskraft bei ihm sehen und wartet seine Antwort ab.

Selbstverständlich übertragen auch Klient*innen interaktionelle Erfahr-ungen auf Therapeut*innen und setzen diese im therapeutischen Raum in Szene. Dies können wir – neben der verbalen Kommunikation und körpersprachlichen Äußerungen – ebenso als eine Form der Mitteilung des inneren Erlebens der Klient*innen im therapeutischen Kontakt verstehen (Diamond, Yeomans, Stern & Kernberg 2022). Führen die Übertragungsprozesse in der Therapie zu Brüchen und Störungen in Verlauf der therapeutischen Sitzungen, kann es hilfreich sein, auf eine metakommunikative Ebene zu gehen und zusammen achtsam mit dem*der Klient*in zu untersuchen, was in der Interaktion geschehen ist (Safran, Muran & Rothman 2006), zum Beispiel:

Therapeut*in: „Lassen Sie uns hier mal innehalten und schauen, was sich da eben zwischen uns abgespielt hat. Ich habe bemerkt, dass (...). Wie haben Sie es erlebt?“

Gerade in der Arbeit mit Personen, die nicht selbstverständlich gute Erfahrungen in der gesundheitlichen Versorgung machen, kann das wahrnehmbare Bemühen der therapeutischen Person, einen interaktionellen Bruch verstehen und überbrücken zu wollen, entscheidende korrektive Erfahrungen ermöglichen. Genau hier die Hand auszustrecken, kann dazu führen, dass sich die Behandlungsbeziehung vertieft, weil sich die therapeutische Person in diesem Moment nachdenklich, demütig und unperfekt zeigt. Dies kann einen Raum öffnen, in dem beide Seiten einander facettenreicher und auch realistischer wahrnehmen können (Eubanks, Muran & Safran 2019).

7.4 Kinkbewusste Haltung und Interaktionsgestaltung

„You need to find out how the other communicates, and then learn their language. Just because we're talking at each other doesn't mean we're communicating.“
(Jawn, in: Tashlin & Kaldera 2014a, 50-51)

Therapeutische Haltung drückt sich über Symbole, Sprache und Handeln aus. Die explizite Mitteilung, dass die Therapie ein Ort sein kann, an dem auch über Sexualität im Allgemeinen und alternative Sexualitäten und Lebensweisen im Besonderen gesprochen werden kann, ist oftmals wichtig, um hierfür überhaupt den kommunikativen Raum zu öffnen (Kehlet Lins 2020a, Kolmes, Stock & Moser 2006). Eine affirmative Haltung, Respekt gegenüber BDSM-Kulturen, -Wertesystemen und -Lebensweisen, aufmerksames Zuhören, eine achtsame Sprachwahl, die den Diskurs der behandlungssuchenden Person miteinbezieht und darauf antwortet, laden ein, kinky Lebensweisen zu benennen. Akzeptanz bedeutet: die Person mit ihrer Präferenz, ihren Zielen und ihrer Lebensweise zu sehen und anzuerkennen (Illouz 2018, Wagner 2016). Dies geht deutlich über die passiv duldende „Toleranz" im Sinne eines das Thema eher bemäntelnden *anything goes* hinaus. Wertschätzung gegenüber BDSM als sexueller Kultur baut im therapeutischen Kontext den Rahmen, in dem Klient*innen auch belastende Erfahrungen im Kontext BDSM zur Sprache bringen können. Die behandelnde Person ist sich gesellschaftlicher Stigmatisierungsprozesse und auch der Stigmatisierungen im Gesundheitssystem bewusst und bemüht sich deutlich wahrnehmbar, das Gesundheitsversorgungsangebot frei von Diskriminierung und intransparenten Manipulationen zu gestalten (Kink Clinical Practice Guidelines Project 2019).

Behandlungssuchende Personen sprechen kinky Präferenzen zu Beginn der Therapie oft nicht aktiv an. Ein Nichtbenennen kann eine Strategie darstellen, um sich selbst vor Stigmatisierungen zu schützen. Es kann jedoch auch darauf beruhen, dass die behandlungssuchende Person nicht damit rechnet, dass das Thema in einer Therapie relevant sein könne (Hoff & Sprott 2009, Kink Clinical Practice Guidelines Project 2019). Therapeut*innen sollten prinzipiell nicht davon ausgehen, dass Personen, die sich zum Erstgespräch melden, normativ leben. Egal, welchen Lebensbereich dies betrifft. Wenn Therapeut*innen nicht von sich aus aktiv Hinweise geben, dass sie kinky Lebensweisen wertschätzen und dass diese Raum in der Therapie bekommen können, kann von der behandlungssuchenden Person nicht erwartet werden, dass diese sich im therapeutischen Setting schon sicher genug fühlen wird, um sich öffnen zu können (Constantinides, Sennott & Chandler 2019).

IP3 machte deutlich, wie wichtig eine aktive Sichtbarmachung marginalisierter Sexualitäten durch Therapeut*innen angesichts der gesellschaftlichen Kontextbedingungen ist: *„Ich finde, man sollte das sagen (dass man queerfreundlich ist), damit Leute das wissen (...) viele haben Angst, eine Psychologin zu besuchen (...) sie haben Angst, dass man heteronormativ ist. Ich sag das immer schon auf meiner Webseite (...) und dann hab ich immer mehr Kinksters in meine (...) Praxis hineinbekommen, weil die gesagt haben: Du bist anscheinend offen. Wir möchten mit Dir darüber reden."*

In der Anamnese wie auch im weiteren Verlauf der Therapie kann durch eine BDSM-inkludierende Begriffswahl die Tür für das Thema offengehalten werden. Hierbei ist zu bedenken, dass gerade Personen, die sich bislang kaum geoutet

haben und auch noch nicht mit BDSM-Communitys vernetzt sind, das Thema oftmals erst im Verlauf der Therapie zur Sprache bringen können.
Werden kinky Lebensweisen durch Klient*innen angesprochen, ist ein freundliches und entspanntes Interesse der Behandler*innen angebracht (American Psychological Association 2017). Zuzuhören, auf ein rasches Einordnen zu verzichten, und die Begriffe, die die Klient*innen für ihre Erzählung nutzen, aufzugreifen, sind alles Möglichkeiten, den Klient*innen beim Entfalten ihres eigenen Narrativs Raum zu geben (Constantinides, Sennott & Chandler 2019). Es kann auch Aufgabe der Behandelnden sein, Klient*innen zur Kommunikation sexueller Themen Begriffe anzubieten (Pitagora 2019).

IP1: „Wenn Leute mit mir im therapeutischen Geschäft über ihre BDSM Dinge reden (...) da ist es natürlich gut, dass ich selber ein bisschen darüber weiß, also dass es mich nicht erschreckt oder dass ich mir da auch relativ sicher sein kann, keine bescheuerten Fragen zu stellen, dass ich manche Witze verstehe (...) und dadurch natürlich auch signalisiere, dass das Thema o.k. ist hier und dass ich eben auch Sprache anbieten kann dafür, dass ich weiß, dass es wichtig ist für solche Dinge eine unaufgeregte oder unexotisierende aber auch genaue Sprache zu finden: ‚Was ist da genau passiert? An welcher Stelle hat es Dich verletzt? Wo musstest Du aussteigen?' (...) um da eine Einladung auszusprechen."

Manchmal muss man sich als Behandler*in auch spezifisch in die Diskurse einarbeiten, die in den Communityzusammenhängen, die für die Klient*innen relevant sind, verwendet werden (z.B. in die Kürzel auf Datingplattformen).

Innerhalb der Praxisräumlichkeiten kann Offenheit durch Materialien aus den Communitys (Bücher, Informationsbroschüren) signalisiert werden. Communitymaterialien leisten auch gleichzeitig einen Beitrag zum Empowerment. Die Versorgung kann weiter dadurch verbessert werden, dass sich Psychotherapeut*innen mit den Gesundheitsservices aus den Communitys (zum Beispiel dem maydaySM-Krisentelefon und anderen communityinternen Beratungsangeboten) sowie anderen kinkaffirmativen Gesundheitsversorger*innen vernetzen und ihr Vernetzungswissen bei Bedarf auch transparent machen. Eine Selbstöffnung der therapeutischen Person bezüglich eigener Erfahrungen in dem Bereich kann überlegt werden. Sie ist dann sinnvoll, wenn diese Information für die behandlungssuchende Person wichtig ist, um die Behandlung besser für sich nutzen zu können (zum Beispiel zu einer verbesserten Allianz führt, Scham abbaut). Der*die Behandler*in sollte sich zuvor selbst einen klaren Umgang mit den eigenen BDSM-Erfahrungen erarbeitet haben. Die Selbstöffnung kann in der Regel recht kurzgehalten werden. Sie sollte auf das Bedürfnis des*der Klient*in abgestimmt werden und es sollte geprüft werden, ob der*die Klient*in offen dafür ist. Es sollte dabei auch Raum für die Reaktion der behandlungssuchenden Person eingeplant werden. Ein Feedback der Klient*innenperson bietet für die behandelnde Person wiederum die Möglichkeit, die Wirkung der Selbstöffnung abzuschätzen und ihrerseits darauf zu antworten (Barker, Iantaffi & Gupta 2007,

Hill, Knox & Pinto-Coelho 2019, Keith-Spiegel 2014, Neumann Mascis 2019, Watts-Jones 2010).

Eine entsprechende Selbstöffnung des*der Therapeut*in gegenüber einer behandlungssuchenden kinky Person könnte beispielsweise so aus-gesprochen werden:

„Es ist mir wichtig, in dieser Therapie einen Raum anzubieten, in dem auch über marginalisierte Lebensweisen und Sexualitäten offen gesprochen werden kann. In Bezug auf BDSM verfüge ich selbst über Erfahrung. Ich schätze die BDSM-Kultur. Ich bemühe mich, auch in der Therapie Rückhalt für das Leben und Gestalten von für alle Seiten wohltuenden Beziehungen anzubieten. Wenn Sie hier darüber sprechen möchten, was Sie in Bezug auf BDSM bewegt, liegt mir besonders am Herzen, dass wir beide darauf achten, wie es Ihnen dabei mit mir als Gegenüber geht. Wenn Sie etwas stört oder Sie hindert, sich offen zu äußern, bin ich Ihnen sehr dankbar, wenn Sie mich darauf ansprechen. Ich werde mir Ihre Rückmeldung sorgsam durch den Kopf gehen lassen. Was meinen Sie dazu?“

Selbst wenn Therapeut*innen über Wissen zu BDSM und eigene Erfahrungen im Bereich verfügen, ist vor dem Hintergrund der endlos vielfältigen Möglichkeiten, wie eine Person tatsächlich BDSM erleben kann, eine Haltung der Bescheidenheit angebracht. Diese umfasst auch eine bewusste Abkehr von dem Bedürfnis, etwas schnell zu „verstehen“ im Sinne von „einordnen“ zu können. Ein „Verstehen“ in einer Therapie zu signalisieren kann zwar beide Seiten beruhigen und so eine sich sicher anfühlende Basis für ein Weiterführen des Gesprächs anbieten. Zu schnelles „Verstehen“ hat jedoch den Nachteil, dass es auch zu einer Vermeidung einer differenzierten Wahrnehmung von Unterschiedlichkeiten und Unsicherheiten beitragen kann. Wenn Komplexitäten, Ambivalenzen und Schattenseiten dabei übersehen werden, können sie auch nicht gehalten werden. So kann es hilfreich sein, gerade dann, wenn eine Seite – Behandler*in oder behandlungssuchende Person – schnell vorwärts gehen möchte, bewusst darauf zu achten, ob dabei nicht etwas verlorengegangen ist, was evtl. auch ein Unbehagen bereitet hat. In diesem Sinne empfahl IP3 in der therapeutischen Rolle:

„(...) dass wir (...) Ambivalenz (...) verkörpern können und sagen: das guckt man dann zusammen mit dem Klienten an. Wie gehts Dir dabei?“

Vor dem Hintergrund der vielfältigen Machtrelationen in der Psychotherapie und auch der spezifischen Mitwirkung der psychologischen Disziplin an der Stigmatisierung sexueller Minoritäten sollten Therapeut*innen nicht überrascht sein, wenn sie anfänglich auf Misstrauen und eine sehr zurückhaltende Selbstöffnung von kinky Klient*innen treffen (American Psychological Association 2017). Ich möchte hier die Perspektive anbieten, im aktuellen gesellschaftlichen Kontext Misstrauen und besondere Vorsicht marginalisierter Klient*innen in der Psychotherapie prinzipiell als sinnvolle Anpassungsleistung zu betrachten, damit zu rechnen und sich als Therapeut*in auch die Mühe zu machen, darauf zu antworten (Rossmöller & Wolf 2023, i.pr.).

Tritt im Verlauf der Therapie erneut Misstrauen bei der behandlungssuchenden Person auf, kann dies auf eine Interaktionsstörung hindeuten, an der auch die therapeutische Person mitgewirkt hat, zum Beispiel, indem sie diskriminierende Kontextbedingungen nicht als solche erkannt und so unbedacht affirmiert hat. Es kann aber auch so sein, dass plötzlich eine sehr verletzliche Seite, ggf. auch traumaassoziierte Erinnerungen, Scham und Schulderleben bei der behandlungssuchenden Person angesprochen wurden. Dieser Entwicklung kann therapeutischerseits mit Achtsamkeit und einem Bemühen, auch in schwierigen Interaktionssequenzen in Kontakt bleiben zu wollen, begegnet werden (American Psychological Association 2017, Bogdanove 2019b). Gerade in der Arbeit mit gesellschaftlich marginalisierten Klient*innengruppen ist es wichtig, gelegentlich den eigenen Referenzrahmen im Gespräch mit den Klient*innen zu überprüfen. So können Therapeut*innen zum Beispiel konkret nachfragen, ob die Art, wie sie über kinky Lebensweisen sprechen, für die behandlungssuchende Person hilfreich ist (Barker, Iantaffi & Gupta 2007). Die therapeutische Person kann ihre Einschätzung zum Thema als Hypothese markieren und damit auch ihre Bereitschaft signalisieren, sie in Antwort auf die Rückmeldung der Klient*in auch zu revidieren (Kleinplatz 2006). Dieser Prozess verlangt von den Therapeut*innen u.a. die metakognitiven Fähigkeiten, das eigene Denken transparent und hinterfragbar zu machen.

Beispiel für einen entsprechenden Dialog:

Therapeut*in: „Wenn sie beschreiben, dass es da eine Grenze gibt, bevor Sie sich ihrer Partnerin hinsichtlich Ihres Wunsches, dass sie Sie fesselt, anvertrauen können, darf ich Ihnen sagen, was ich dazu denke?"
Klient. „Ja."
Therapeut*in: „Eventuell handelt es sich um eine emotionale Abwehr aufgrund dessen, dass Sie gelernt haben, dass man einen solchen Wunsch als Mann nicht haben sollte. Dann wäre es ein Stück internalisierte BDSM-Negativität."
Klient: „Nein, wenn ich daran denke, kann ich selbst daran nichts Schlechtes finden. Es ist eher so, dass ich selbst diesen Wunsch für mich annehmen kann und dahin möchte, es ihr mitzuteilen. Aber ich schaffe es nicht, weil sie sich neulich schon so geäußert hat, dass sie BDSM-Praktiken abstoßend findet und das nie machen würde."
Therapeut*in: „Dann nehme ich meine Hypothese zuruck und lassen Sie uns mal weitersuchen: Wenn Ihre Partnerin sich bereits so geäußert hat, glauben Sie, dass sie dies auch sagen wird, wenn Sie sich ihr öffnen und ihr mitteilen, dass dies ihr persönlicher Wunsch ist und was dieser für Sie bedeutet? (...) Wie hat sie denn sonst reagiert, wenn Sie ihr etwas Intimes von sich mitgeteilt haben? (...) Und wie wird sich Ihr Wunsch entwickeln, wenn Sie nicht mit Ihrer Partnerin darüber sprechen?" (...)

8 Kinkaffirmatives psychotherapeutisches und beratendes Arbeiten: Themenfelder und Fragestellungen aus der Praxis

Ungefähr ein Viertel der Inanspruchnahmen von Psychotherapien durch kinky Personen erfolgt mit einem Anliegen, welches auch mit der BDSM-Lebensweise verknüpft ist (Kolmes, Stock und Moser 2006). So können beispielsweise innere und interpersonelle Konflikte in kinky Coming-out-Prozessen und auch Diskriminierungen zu psychischen Belastungen führen, psychische Symptome die Möglichkeiten einer Person kinky zu leben, verengen, oder auch nach einer Session oder durch den Bruch einer kinky Beziehung krisenhafte Entwicklungen auftreten (Nichols 2006, Nichols 2014, Nichols & Fedor 2017, Pitagora 2014, Thomas 2019).

Weitaus häufiger haben Kinksters jedoch die gleichen Therapieanliegen wie alle anderen behandlungssuchenden Personen auch. So haben in der Studie von Kolmes, Stock und Moser (2006) drei Viertel derjenigen Kinksters, die Psychotherapie in Anspruch genommen hatten, berichtet, dies wegen allgemeiner Belastungen und/ oder interaktioneller Schwierigkeiten getan zu haben. Für die meisten Kinksters, die in Therapie kommen, ist BDSM ein unproblematischer und gesunder Aspekt ihrer Lebensweise und wird dann in der Therapie auch so angesehen.

Der Stellenwert, den die kinky Lebensweisen in der Therapie einnehmen, folgt prinzipiell dem Wunsch der Klient*innen (Khan 2015, Nichols & Fedor 2017). Ist das Therapieanliegen mit der BDSM-Lebensweise verbunden, ist es wichtig als Behandler*in darauf achten, dass nicht die kinky Präferenz als solche negativ gerahmt und infrage gestellt wird. Bei der Auftragsklärung wird transparent gemacht, dass es in der Therapie nicht um eine Konversion der Präferenz, sondern um die Bewältigung psychischer Symptomatiken, die Verringerung des Leidens oder eine Veränderung dysfunktionaler Verhaltensweisen und problematischer interaktioneller Muster gehen kann. Die therapeutische Arbeit kann auch auf Wunsch der behandlungssuchenden Person das spezifische Ziel haben, dass die Person so mit einer psychischen Symptomatik umgehen lernt, dass sie ihre kinky Präferenz selbstbestimmt, wohltuend und verantwortlich für sich und andere leben kann (Kink Clinical Practice Guidelines Project 2019).

Ich begegne kinkspezifischen Fragestellungen in meiner Arbeit am häufigsten auf dem Weg, dass ich mit einer Person mit allgemeinen Therapieanliegen über eine längere Zeit zusammenarbeite, und die Person sich irgendwann öffnet, und von kinky Interessen erzählt oder auch aktuelle Erfahrungen in diesem Bereich macht, die sie gerne besprechen möchte. So rechne ich unterdessen damit, dass das Thema kommen kann, auch wenn es zu Beginn der Therapie überhaupt nicht benannt wurde.

2017 publizierten Caroline Shahbaz und Peter Chirinos die *Shahbaz-Chirinos Healthy BDSM Behavior Checklist* (Shahbaz & Chirions 2017, 16-17). Ich habe die Checkliste von Shahbaz und Chirinos (2017) um eigene und aus der Community rückgemeldete Überlegungen sowie um Hinweise aus der Literatur (konkret: Harrington & Williams 2012 und Hoff & Sprott 2009) ergänzt und leicht überarbeitet. Wenn eine Person mit einer BDSM-bezogenen Fragestellung therapeutische Unterstützung wünscht, ermöglicht diese Checkliste ein differenzierendes Screening von Schwierigkeiten und Ressourcen der Person in BDSM-Kontexten.

Orientiert an der Checkliste kann die behandelnde Person beim Besprechen der konkreten Gestaltung der BDSM-Praxis der behandlungssuchenden Person auf folgende Aspekte achten:

- wie die behandlungssuchende Person konkret das Aushandeln von Konsens gestaltet, wie ihr Gegenüber in einer kinky Interaktion mit Konsens umgeht, wie die Konsenskultur innerhalb der spezifischen Community ist, in der die Person ihre Kinks lebt,
- wie eine behandlungssuchende Person ihre jeweiligen praxisbezogenen und kommunikativen Fähigkeiten, die sie für spezifische BDSM-Interaktionen braucht, einschätzt, ob die Einschätzung realistisch und tragfähig ist, ob sie Verantwortung für ihr jeweiliges Handeln übernehmen kann und welche Unterstützung sie braucht, um fehlende Fähigkeiten zu erwerben bzw. ihre Fähigkeiten einsetzen zu können,
- wie es der behandlungssuchenden Person und ihren (Spiel-)partner*innen während und im Anschluss an eine BDSM-Interaktion geht,
- welche Werte die Person in Bezug auf BDSM vertritt, ob ihre Werte ihrem konkreten Handeln im BDSM-Kontext entsprechen, und wenn hier eine Diskrepanz auftritt: wie dies zustande kommt und wie es der Person mit der Diskrepanz geht,
- welche Motive und Intentionen das Handeln der Person in einer BDSM-Interaktion und -Beziehung prägen,
- wie die behandlungssuchende Person für sich sorgt, wie sie mit ihrer Gesundheit in BDSM-Kontexten umgeht, ob sie sich angemessen um den eigenen Gesundheitszustand kümmert (zum Beispiel sich impfen lassen, Bescheid zu wissen über sexuell übertragbare Erkrankungen ...) und ob sie mit ihren (Spiel-)Partner*innen angemessen über gesundheitliche Probleme und Grenzen sprechen kann,
- ob die Person spezifische Sicherheitsrisiken eingeht (z.B. sich in unsicheren Situationen mit unbekannten Spielpartner*innen trifft oder in riskanten Spielsituationen psychotrope Substanzen konsumiert) und wie sie diese Sicherheitsrisiken auffängt,
- ob die behandlungssuchende Person über ein unterstützendes Communitynetzwerk verfügt, welches Netzwerk sie sich wünscht und wie ihre sozialen Ressourcen gegebenenfalls erweitert werden können.

Für die von der therapeutischen Person gestellten Fragen gilt die Regel der Transparenz: Es ist wichtig, darauf zu achten, dass die Fragen sinnvoll für die Arbeit am Anliegen der behandlungssuchenden Person sind und dass die behandlungssuchende Person bei jeder Frage nachvollziehen kann, wozu sie gestellt wird. Manche der Fragen, die im Rahmen der Analyse von Schwierigkeiten in kinky Beziehungen gestellt werden, sind recht intim und können bei fehlender Transparenz auch voyeuristisch wirken. Um hier gut im Kontakt zu bleiben ist es hilfreich, mit der behandlungssuchenden Person abzustimmen, wann ein für sie passender Zeitpunkt für eine Exploration der kinky Praxis ist und deutlich zu machen, dass jede Frage auch zurückgewiesen werden darf.

Im Folgenden sollen Möglichkeiten kinkaffirmativer beratender und therapeutischer Arbeit zu unterschiedlichen Themenbereichen vorgestellt werden. Die Zusammenstellung ist keineswegs vollständig. Sie bietet vielmehr einen Einblick in relativ häufig benannte Thematiken und Problemstellungen an. In vielen Fällen zeigt sich bei einem differenzierten Betrachten der kinkspezifischen Anliegen von Klient*innen, dass sich diese durch eine Verschränkung von Thematiken kennzeichnen. So können beispielsweise mit dem Coming-out-Prozess verbundenen innere und äußere Konflikte eine Person so beanspruchen, dass diese Schwierigkeiten hat, sich von einer dysfunktionalen Beziehungskonstellation zu distanzieren oder dass sie ihre Belastungen an ihre Spielpartner*innen weiterträgt. Oder Stigmatisierungen von außen (minority-stress) können dazu führen, dass die entsprechend belasteten Personen in der Community wiederum angespannt und unfair miteinander umgehen (*intra-minority-stress*[34]). Ein gemeinsames Herausarbeiten des Ineinandergreifens der Thematiken im Rahmen einer kinksensiblen Bedingungsanalyse bietet eine gute Basis für die konkreten Entscheidungen, wo die Therapie oder Beratung am besten ansetzen kann.

8.1 Therapeutische Arbeit zu internalisierter BDSM-Negativität und Coming-out

Das meiste, was wir über Coming-out-Prozesse wissen, stammt aus der psychosozialen Arbeit und Forschung mit Lesben und Schwulen. Eine Verwendung des Begriffs „Coming-out“ für den selbstgewählten Schritt, andere über die eigene homosexuelle Orientierung zu informieren, ist seit 1968 dokumentiert (Skinner 1997). Erst die Stigmatisierung nicht-heterosexueller Orientierungen macht ein Coming-out überhaupt notwendig. Die sexuelle Orientierung ist von außen nicht sichtbar. Ein heteronormatives Umfeld unterstellt so lange Heterosexualität, bis eine Person deutlich kommuniziert, dass sie nicht heterosexuell ist. Und um sich mitteilen zu können, muss sie zunächst im inneren Coming-out-Prozess ihre

34 Das Konzept von intra-minority-stress wurde bislang in der schwulen Community untersucht (zum Beispiel von Pachankis, Clark, Burton, Hughto, Bränström & Keene 2020). Ich halte es für sinnvoll, das Konzept auch auf Konflikte in anderen minorisierten Gruppen anzuwenden. Mir ist aber leider keine Untersuchung aus einer kinky Community bekannt, in der das Konzept angewendet wurde.

sexuelle Orientierung wahrnehmen, ihr Bedeutung zuschreiben, dafür Worte finden, sowie im Lernprozess internalisierte homonegative Zuschreibungen soweit überwinden, dass sie ein äußeres Coming-out wagt. Ein Coming-out ist kein Einzelereignis, sondern ein nicht-linear verlaufendes Prozessgeschehen, in welchem eine Person sich immer wieder selbstreflexiv mit ihrer sexuellen Orientierung beschäftigt sowie Selbstöffnungen gestaltet und die Reaktionen darauf verarbeitet. Zwischen dem Beginn des inneren Coming-outs und dem äußeren Coming-out können mehrere Jahre liegen (Wolf 2004).

Analog können wir von kinky Coming-out-Prozessen sprechen. Diese umfassen ebenfalls innere Auseinandersetzungen mit stigmatisierenden Zuschreibungen und entsprechende Wachstumsprozesse, sowie die Mitteilung der Präferenz gegenüber anderen. Im Coming-out-Prozess lernen Kinksters, sich von kinknegativen Konzepten zu distanzieren und herauszufinden, was ihre Kinks für sie bedeuten, ob und wie sie sie leben möchten (Wagner 2014). Dies verlangt ein Abschütteln der Außensicht auf BDSM und das Einnehmen einer Innensicht, die dann im äußeren Coming-out geteilt wird. Manche gehen im äußeren Coming-out in Kontakt mit kinky Communitys, andere öffnen sich nur gegenüber wenigen Personen, ausschließlich in Partner*innenschaften oder anderen intimen Situationen (z.B. gegenüber einer sexarbeitenden Person).

Ein Verbergen eines inneren Anteils ist ein aktiver Prozess. Er verlangt hier konkret die Konstruktion eines sozialen Habitus, der eine BDSM-Präferenz nicht erahnen lässt. Dies ist in einem gesamtgesellschaftlichen Umfeld, welches den Blick auf Sexualitäten normierend lenkt, zunächst scheinbar aufwandslos. Vielen Menschen ist gar nicht bewusst, dass auch ein Dethematisieren der eigenen sexuellen Präferenz etwas ist, was letztlich immer wieder hergestellt werden muss. Spürbar wird eine entsprechende Anstrengung manchmal in verbindlichen Liebesbeziehungen, in denen eine Person sich vor die Frage gestellt sieht, ob sie ihrer Partnerperson etwas von ihren Kinks erzählen möchte, und sich dann doch dagegen entscheidet (Wagner 2014). Durch den Aufbau eines Selbstbildes, welches eine kinky Präferenz als unbedeutsam betrachtet, und durch Verhaltensweisen, die vom eigenen inneren Erleben ablenken, kann ein Coming-out-Prozess über lange Zeit zurückgestellt werden. Manche Personen eignen sich Handlungsweisen an, die die Funktion haben, das Erleben einer kinky Präferenz zu kontrollieren. Dies kann z.B. durch vanilla Sexualität geschehen, bei der kinky Szenerien phantasiert, aber nicht mitgeteilt werden. Oder eine Person beschneidet sich in ihrer sexuellen Selbstwahrnehmung und ihrem sexuellen Ausdruck durch Depressivität und Passivität oder durch das Eingehen einer Partner*innenschaft, in der sich die Beteiligten – in der Regel ohne dies explizit zu wollen – gegenseitig begrenzen (Reiersøl & Skeid 2006). Die Nichtkommunikation des Themas BDSM führt dazu, dass Personen oft gar nicht einschätzen können, wie ihr Umfeld und insbesondere ihre Partnerperson reagieren würde, wenn sie sich hinsichtlich ihrer kinky Präferenzen öffnen würden (Wagner 2014).

Das grundlegende Dilemma bei Coming-out-Entscheidungen ist, dass eine Selbstöffnung es ermöglichen kann, mit diesem Aspekt gesehen, anerkannt und unterstützt zu werden. So kann die Person gerade in nahen Kontakten letztlich auch mehr da sein. Auf der anderen Seite kann die Selbstöffnung aber auch mit Vorurteilen, Diskriminierung und Abwertung beantwortet werden. Je konservativer, sexualitätsfeindlicher das soziale Umfeld ist, in dem eine Person sich verankert sieht, umso schwieriger kann ein kinky Coming-out verlaufen. So kann ein kinky Coming-out für Personen, die sich fundamentalistischen religiösen Gruppen angehören, innerlich und äußerlich hoch konflikthaft verlaufen (Goerlich 2021). Neue Situationen, wie z.B. ein psychotherapeutisches Erstgespräch, stellen die Person immer wieder vor die Entscheidung, ob sie sich bezüglich ihrer sexuellen Präferenz mitteilen will oder nicht. Es braucht Mut, sich zu outen.

Wie andere queere Personen meistern auch Kinksters ihr Coming-out überwiegend mit Rückhalt von Freund*innen und auch Partner*innen. Die Informations- und Vernetzungsmöglichkeiten, die sich durch das Internet auftun, haben in Deutschland für alle sexuellen Minoritäten Coming-out-Prozesse deutlich erleichtert. Viele profitieren von den zahlreichen Angeboten, die die Communitys zur Verfügung stellen. Nach einer gewissen Zeit gelingt vielen Kinksters die Selbstannahme ihrer Präferenz gut, gerade wenn ihr soziales Netz relativ kinkfreundlich ist. Es gibt aber auch andere Personen, für die Communityangebote aus unterschiedlichen Gründen[35] schwer zu erreichen sind, und die im Coming-out-Prozess sehr mit internalisierten kinknegativen Konzepten und auch mit Einsamkeit zu kämpfen haben. Bei manchen verändert sich das soziale Netz mit dem äußeren Coming-out gravierend, manchmal zerbrechen Beziehungen daran und oftmals entstehen neue Verbindungen.

Da sich im Laufe des Lebens sexuelle Präferenzen hinsichtlich ihres Inhalts und hinsichtlich ihrer Ausprägungsstärke wandeln können, können Coming-out-Prozesse auch dann in Gang kommen, wenn eine Person ansonsten ihr Leben schon recht stabil eingerichtet hat. Manche Personen verfügen über Erfahrungen mit mehreren Coming-out-Prozessen. So kann beispielsweise eine Person zunächst hinsichtlich ihrer sexuellen Orientierung auf Männer, dann hinsichtlich ihrer nichtbinären Genderidentität und schließlich in Bezug auf kinky Präferenzen innere und äußere Coming-out-Prozesse gestalten. Jeder dieser Prozesse braucht Zeit und Energie. Eine Person, die schon ein Coming-out bezüglich eines Identitätsaspekts geschafft hat, verfügt über einen Erfahrungsschatz und oft auch über soziale Kontakte, die ihr bei weiteren Coming-outs helfen können. So kann beispielsweise ein schwuler Mann in einem kinky Coming-out-Prozess davon profitieren, dass in vielen schwulen Communitys eine Offenheit für kinky Praktiken vorhanden ist.

---

35 Zugangshürden können z.B. dadurch geschaffen werden, dass in eine kinky Veranstaltung Personen aufgrund ihrer Merkmale und Zugehörigkeiten nicht freundlich und auch diskriminierend begegnet wird, dass Veranstaltungen nicht barrierefrei sind oder der Eintritt so teuer, dass ihn sich nur manche Personen leisten können, oder dass die Person selbst Ängste und soziale Unsicherheiten hat, die sie hindern, eine Veranstaltung aufzusuchen oder sich dabei wohlzufühlen.

Die psychosoziale Begleitung eines kinky Coming-out-Prozesses beinhaltet ein bedarfsangepasstes Angebot von Informationen, Unterstützung beim Aufbau eines BDSM-freundlichen sozialen Netzes,Ll Rückhalt beim Abwägen der Konsequenzen von Verstecken versus Offenleben der BDSM-Präferenzen in unterschiedlichen sozialen Kontexten. Dies kann in der Regel in einem Beratungssetting angeboten werden. Psychotherapeutische Arbeit kann im Coming-out-Prozess dann sinnvoll sein, wenn es innerlich und/oder im Außen derart konfliktreich verläuft, dass es zu einer krisenhaften Entwicklung mit der Entwicklung psychischer Symptome kommt.

Manches Mal hadern Personen im Coming-out-Prozess mit Schamkonflikten: Zum einen kann die lange Zeit des Versteckens der eigenen Präferenz schamvoll verarbeitet werden. Zum anderen kann Scham die Selbstannahme der eigenen sexuellen Präferenz hemmen und auch dazu führen, dass die Person sich nicht traut, mit anderen Kinksters in Kontakt zu treten (Constantinides, Sennott & Chandler 2019, Pitagora 2019). Im therapeutischen Gespräch kann angeboten werden, Scham kontextbezogen zu framen, also den Zusammenhang zwischen Stigmatisierungen und Selbstkonzept, dem eigenen Erleben, Entscheiden und auch Leiden aufzuzeigen. Hierbei sind das Minoritäten-Stress-Modell (Meyer 1995)[36] und auch psychodynamische Modelle, die Internalisierungsprozesse beschreiben[37], hilfreich.

Therapeutisches Werkzeug: Die Gebäudemetapher für die Arbeit mit internalisierten Negativkonzepten

Für die Arbeit mit internalisierten negativen Selbstkonzepten kann z.B. die Metapher eines Gebäudes, in dem die Person wohnt, verwendet werden. Prinzipiell ist das, was die Person in diesem Gebäude vorfindet, das Eigene. Das ist erstmal gut und die Person kann sich in diesem ihren Zuhause in Ruhe umschauen.

Stigmatisierungsprozesse werden in der Metapher damit verdeutlicht, dass von außen durch das offene Fenster Dreck in das Gebäude geworfen wird. Manchmal ist auch die Atmosphäre draußen giftig und dies dringt fast unmerklich durch das Fenster ein. Schließt nun die Person das Fenster fest zu, um sich zu schützen, und verbarrikadiert sie vielleicht noch die Fenster mit Brettern, kommt zwar nichts Negatives mehr hinein. Aber sie bekommt auch nicht mit, wenn draußen etwas Gutes und Interessantes geschieht, was ihr weiterhelfen könnte.

36 Eine Anwendung des Minority-Stress-Modells in der Analyse der Narrationen von kinky Selbstverortungen findet sich in der Untersuchung von Hughes & Hammack (2019)

37 Zum Beispiel das Modell Zyklisch-Maladaptiver Beziehungsmuster (Tress, Henry, Junkert-Tress, Hildenbrand, Hartkamp & Scheibe 1996),

Anhand des Bildes können dann Fragen diskutiert werden:

- Wie kann die Person das, was sie in ihrem Gebäude vorfindet, sortieren?
- Wie sind die einzelnen Teile, die Selbstkonzepte, entstanden?
- Wie kann sie entscheiden, was sie behalten möchte, und was sie wieder bewusst aus ihrem Innenraum herausbringen möchte?
- Wie kann sie das hinkriegen?
- Welche Unterstützung benötigt sie dabei?

Was möchte sie an neuen Erfahrungen aufnehmen? Vielleicht kann etwas, was neugierig, aber auch ängstlich macht, erstmal im Vorgarten platziert werden. Die Person kann es sich vom Fenster aus anschauen, bevor sie entscheidet, es sich ins Haus zu holen.
Woran merkt die Person, ob die Atmosphäre außerhalb ihres Hauses gerade eher wohltuend für sie ist oder eher schädlich? Wie will sie mit weiteren möglichen Stigmatisierungen umgehen, wenn ihr jemand diese erneut in ihr Haus werfen möchte? Wie kann sie ihre Fenster bewusst öffnen und wie kann sie sie bewusst schließen?

Bei der Vorbereitung auf ein äußeres Coming-out in einem bestimmten sozialen Kontext sind antizipatorische Vorwegnahmen der Erwartungen, die sich andere über die Person bislang aufgrund ihrer bisherigen Erfahrungen gemacht haben, sinnvoll. Hat das Gegenüber vielleicht schon etwas mitgekriegt? Oder wird es sehr überrascht sein? Weiter ist es hilfreich, sich zu fragen, ob die andere Person, der gegenüber man sich outen möchte, schon etwas über BDSM weiß, ob sie evtl. schon andere Personen kennt, die kinky leben. Gerade zu Beginn des Coming-out-Prozesses ist es selbstfürsorglich, sich zunächst gegenüber Personen zu öffnen, bei denen man eine realistische Annahme hat, dass diese respektvoll und wohlwollend reagieren. Ein Coming-out gegenüber Personen, die bereits zuvor negative Haltungen dem Thema gegenüber deutlich gemacht haben, gelingt leichter, wenn zuvor bereits positive Coming-out-Erfahrungen gemacht werden konnten. Gute Erfahrungen können dann die Person so stärken, dass sie sich besser in der Lage fühlt, sich auch von möglichen negativen Reaktionen abgrenzen zu können.

Viele BDSMer*innen haben Partner*innen, die ihre Präferenz bzw. ihren spezifischen kink nicht teilen (Kink Clinical Practice Guidelines Project 2019). Wenn sich eine Person in dieser Konstellation outet, können die Partner*innen interessiert und erfreut über das ihnen entgegengebrachte Vertrauen, aber auch überfordert, ängstlich, abwehrend und entwertend reagieren (Nichols 2006, Wagner 2014). Gleichermaßen kann jedoch auch eine kinky Person gegenüber den vanilla Präferenzen ihrer Partnerperson reagieren. Ein jahrelanges Verschweigen der sexuellen Präferenzen und insbesondere auch von Unterschieden in den Präferenzen kann eine Illusion der Gleichförmigkeit der

Sexualitäten geschaffen haben, die die sexuellen Entwicklungsmöglichkeiten aller Partner*innen hemmt. So kann ein Verstecken der BDSM-Präferenzen einer Person zu Beeinträchtigungen der partnerschaftlichen Intimität und zu Blockaden des sexuellen Begehrens bei allen Partner*innen geführt haben. Ein kinky Coming-out eröffnet die Chance für alle, vertraute aber gleichzeitig beengender Muster hinter sich zu lassen.

In einer den Coming-out-Prozess begleitenden Beziehungsberatung kann explizit dazu eingeladen werden, dass alle nach dem kinky Coming-out aufkommenden Empfindungen bei allen Partner*innen erst mal angenommen und validiert werden, auch dann, wenn sich die Perspektiven zunächst nicht gut in Einklang bringen lassen können (Nichols & Fedor 2017). In der Beratung sollten die Bedürfnisse aller Seiten gesehen werden. Prinzipiell sollte immer die Person, die sich geoutet hat, entscheiden können, wer sonst noch darüber erfährt. Trotzdem darf dies nicht dazu führen, dass die Partnerperson niemanden hat, mit dem sie über das, was in ihr und in ihrer Partner*innenschaft passiert, sprechen kann. Dies könnte sie in ihrem Verarbeitungsprozess blockieren. Hier kann also transparent ausgehandelt werden, wer mit wem wie über die Bedeutung eines Coming-outs und die resultierenden Entwicklung in der Partner*innenschaft sprechen kann.

Wenn eine Partnerperson das BDSM-Coming-out ihres/ ihrer Partner*in als „Untreue" oder „Betrug" wahrnimmt, können die hinter diesen Sichtweisen liegenden Gefühle und Erfahrungen aufgegriffen und besprochen werden. Manche Personen haben nach einem kinky Coming-out ihrer Partnerperson Angst, nun auch stigmatisiert zu werden, und benötigen Unterstützung bei der Erarbeitung eines Umgangs damit. Manche brauchen auch Rückhalt, um ein Verständnis für ein spätes Coming-out ihrer Partnerperson nach Jahren der Beziehung zu gewinnen (Nichols 2006, Nichols 2014). Auf dieser Basis kann dann die Perspektive auf Möglichkeiten einer Weiterentwicklung der Beziehung und vielleicht auch des sexuellen Potenzials aller Partner*innen gerichtet werden (Schnarch 2016). So kann ein kinky Coming-out, wenn alle Seiten dies als Wachstumschance begreifen können, auch die Intimität vertiefen. Es kann Anlass bieten, das sexuelle Repertoire zu erweitern und die gemeinsame Sexualität neu auszuhandeln. Es kann in der Paarberatung auch angeboten werden gemeinsam zu überlegen, wie die Partner*innen dazu stehen, Teile der Sexualität außerhalb der Beziehung zu leben (Nichols 2006, Taormino 2008, Wagner 2014). Das Erleben von BDSM innerhalb und außerhalb der Beziehung kann wiederum die Gefühle der Partner*innen füreinander und die Dynamik, Nähe und Vertrautheit in ihrer Beziehung verändern (Hill-Meyer & Scarborough 2014). Es entsteht ein sexueller Differenzierungsprozess, in dem Unsicherheiten und Wachstumsschmerzen auftreten können (Findlay 2017).

Die mit einem kinky Coming-out in einer Partner*innenschaft einhergehenden Veränderungen können letztlich nur begrenzt antizipiert werden. Der Umgang damit erfordert Zeit, Bemühen und Raum für Kommunikation. Nicht nur mit der bzw. den Partnerperson(-en), sondern eventuell auch mit weiteren Angehörigen und Freund*innen. Sind Kinder in der Beziehung, benötigen diese, wie sonst auch, eine altersentsprechende Erklärung für das, was sich in der Beziehung zwischen den Elternpersonen bewegt und was das für sie bedeutet. Um all diese Aufgaben zu bewältigen, kann es sinnvoll sein, dass sich die Partner*innen einen Rahmen zu schaffen, in dem sie sich regelmäßig über die Bewegungen und Veränderungen austauschen. Eine Möglichkeit dafür bieten zum Beispiel Zwiegespräche.

Die Methode des Zwiegesprächs (Weerts-Eden 2010):

Ein Zwiegespräch ist eine strukturierte Form des Austauschs zwischen Personen. Dafür wird ein zeitlich definierter Rahmen festgelegt. Jede Person erhält die gleiche Redezeit. In dieser Zeit spricht die Person über sich, über ihre inneren Prozesse und Erfahrungen. Sie versucht, beim eigenen Erleben zu bleiben und dies zu teilen. Die Person darf sich in „ihrer" Zeit auch entscheiden zu schweigen. Ihr Gegenüber hört aufmerksam zu und kommentiert nicht. Die Dauer des Gesprächs können die Beteiligten selbst bestimmen. Wichtig ist, dass alle sich Mühe geben und auch Zeit und Ort so wählen, dass sie für sich und füreinander aufmerksam sein können. Bewährt hat sich bei zwei Personen ein Zeitrahmen von einer Stunde, in der jede Person zweimal 15 Minuten erhält und abwechselnd gesprochen wird.

Spezifisch für ein Zwiegespräch ist, dass hier außer der Aufmerksamkeit des jeweils zuhörenden Gegenübers kaum Feedback erfolgt. Dies soll den Beteiligten die Zuwendung zum Eigenen erleichtern und kann eine habituelle Fokussierung an den Erwartungen des Gegenübers unterbrechen. Das Zwiegespräch kann so sehr hilfreich im Prozess der Differenzierung sein.

Es gibt weitere strukturierte Austauschformen, die mehr Rückmeldung zulassen. Im *Initiator-Inquirer-Process* (Kauppi 2020, 154 ff.) findet eine Rollenaufteilung statt in eine Person, die im Gespräch über ein ihr wichtiges Thema spricht und ihr Gegenüber, welches sie beim Erkunden durch Rückfragen unterstützt. Die Rollen können auch getauscht werden. Im *Imago Relationship Dialogue*[38] spiegeln die Gesprächspartner*innen einander das Gehörte zurück und gehen auch validierend und empathisch auf das Gesagte ein.

Die Anwendung einer strukturierenden Gesprächsmethode durch die Partner*innen zu Hause kann bereits zur Entspannung und auch Entschleunigung einer Konfliktdynamik beitragen. Bei starker emotionaler Involviertheit der Beteiligten, die zu Mauern, Vermeidung oder auch emotionaler

38 Ein Handout zur Durchführung dieser strukturierten Dialogmethode findet sich unter dem Titel „Imago Relationship Dialogue Handout" hier: https://static1.squarespace.com/static/56a139702399a344b60e823d/t/60357790d4b4440b41db5c47/1614116754385/IMAGO+DIALOGUE+HANDOUT+-+GINA+SENARIGHI+-+2018.pdf [24.12.2022].

Überflutung führt, kann es sinnvoll sein, in der Beziehungsberatung zunächst Möglichkeiten zur Emotionsregulation und zum Wiedergewinnen der Gesprächsfähigkeit und -bereitschaft zu erarbeiten (Kauppi 2020).

8.2 Spezifische Probleme in und nach BDSM-Szenerien

Wie jede Form von sexueller Interaktion kann auch BDSM so gelebt werden, dass in oder durch die Szenerie Probleme auftreten und bei den involvierten Personen Leid und Verwirrung entsteht (Barker 2013, Harrington & Williams 2012, Nichols & Fedor 2017, Shahbaz & Chirinos 2017, Thomas 2019, Weiss 2011). In den meisten Fällen werden diese Probleme von den Personen und innerhalb ihrer Community aufgefangen. So gibt es in den Communitys ein umfangreiches Wissen darüber, dass Sessions schief gehen können, dass es Personen nach Sessions auch schlecht gehen kann (zum Beispiel *top-drop, bottom-drop*[39]) und wie damit umgegangen werden kann (Harrington & Williams 2012).

Innerhalb einer BDSM-Session mit mehreren Beteiligten kann es sein, dass nur eine der beteiligten Personen dabei Probleme bekommt. Manchmal nehmen die anderen Beteiligten diese Probleme gar nicht wahr. Manchmal ist eine Person, die Probleme während einer Session bekommt, auch verunsichert und schämt sich wegen der Schwierigkeiten, die sie hat. Diese Scham und auch Sorgen, andere zu belasten, oder aufgrund der Probleme von weiteren Sessions ausgeschlossen zu werden, können hier Kommunikationsbarrieren darstellen. Manchmal signalisiert eine Person ihre Schwierigkeiten, aber ihre Spielpartner*innen sind dafür nicht offen. Manchmal nehmen die Spielpartner*innen und auch Umstehende auch wahr, dass eine Person in Schwierigkeiten ist, benennen dies jedoch nicht, weil sie selbst verunsichert sind oder es als alleinige Verantwortung der betroffenen Person betrachten, ihre Schwierigkeiten anzusprechen.

Länger andauernde aversive Empfindungen bei Personen nach einer Session können durch angetriggerte Erinnerungen, Konflikte in der Person oder zwischen den Interaktionspartner*innen ausgelöst werden. Manchmal gelingt auch der Übergang zwischen der BDSM-Session und dem Alltag nicht gut. So erleben in einzelnen Fällen Personen im Nachgang von BDSM-Interaktionen anhaltende Scham- und Schuldgefühle, Depressivität, Selbsthass, Ängste und dissoziative Zustände. Diese aversiven Empfindungen können auch zeitverzögert nach der Interaktion auftreten.

Die intensiven Empfindungen, die viele BDSM-Szenarien bewirken, können manchmal eine Illusion von Wahrheit, Authentizität und Intimität schaffen, auch wenn die teilnehmenden Personen tatsächlich nicht gut in Kontakt mit sich selbst und ihrem Gegenüber sind. Manchmal erleben Personen in

39 Top-drop bedeutet, dass es der toppenden Person nach dem Höhenflug in einer Session nicht gut geht, die Stimmung abstürzt. Bottom-drop ist der analoge Prozess bei der Person, die in der Session die Bottom-Rolle eingenommen hat. Top-drop- und Bottom-drop-Prozesse können auch noch Stunden oder Tage nach einer Session auftreten. Deswegen ist es gängig, dass Personen in den Tagen nach einer intensiven Session nochmal in Kontakt treten und nacheinander schauen.

einer BDSM-Interaktion einen Kontrollverlust über ihre sexuellen Impulse oder Gefühle wie Angst und Scham und können sich emotional nicht mehr gut steuern. Dies kann dazu führen, dass sie ungewollt die Grenzen anderer verletzen. Diese Erfahrungen in das eigene Selbstbild zu integrieren und im zukünftigen Handeln zu berücksichtigen, kann viel Kraft und auch Mut in der Selbstkonfrontation brauchen. Manchmal betreibt eine Person auch in einem Zustand BDSM, in dem sie ihre eigenen Grenzen nicht gut wahrnehmen und auch nicht gut die erforderliche Verantwortung für sich und ihr Gegenüber übernehmen kann. Dies geschieht zum Beispiel im intoxikierten, dissoziierten, emotional sehr aufgewühltem Zustand oder auch, wenn eine Person mit einer nicht-wohlwollenden Haltung ihren Spielpartner*innen gegenüber in eine Session hineingeht. Zudem können Probleme auftreten, wenn eine Person BDSM auf eine Art lebt, die sie selbst oder ihr Gegenüber überfordern oder gefährden. So kann eine Person BDSM in unsicheren Kontexten leben (z.B. alleine oder zu Hause mit unbekannten Partner*innen oder an einem unsicheren öffentlichen Ort), oder mit Partner*innen, die ihr nicht guttun. Sie kann auch Szenerien wählen, die bei ihr zu Gefühlen führen, die sie selbst und ihr Gegenüber nicht halten können.

BDSM kann zudem dysfunktional eingesetzt werden, zum Beispiel zur Vermeidung anstehender Auseinandersetzungsprozesse und Aufgaben. Dieser dysfunktionale Gebrauch von BDSM stärkt dann die Beteiligten nicht, sondern beeinträchtigt vielmehr wichtige Aktivitäten und Beziehungen.

In kinky Sessions können Unfälle passieren, die zu körperlichen und seelischen Verletzungen führen. Auch hier hängen die interaktionellen Folgen wesentlich davon ab, wie die verletzte Person durch ihre Spielpartner*innen oder anderen Personen aus der Community versorgt und gegebenenfalls auch ins Gesundheitssystem begleitet wird. In sehr seltenen Fällen haben Unfälle auch sehr tragische Folgen, führen zu dauerhaften Gesundheitsschäden oder zum Tod.

IP6 beschrieb eine Dynamik, die einem lebensgefährlichen Einsatz von Atemrestriktion zugrunde liegen kann *„Es gibt ja für eine ganze Menge Leute den Reiz des Risikos. Ich habe das schon mehrmals (...) mitbekommen, dass Leute mit irgendwelchen Selbststrangulations- oder Atemreduktionsdigen spielen, die dann schief gegangen sind und die Leute dann gestorben sind. Und das sind eben nicht nur die einsamen Hasen, die niemanden haben, der mit ihnen das macht. Sondern das sind dann halt Leute, die ganz bewusst die Entscheidung treffen: Ich geh in dieses Risikospiel, obwohl ich (...) einen Partner oder eine Partnerin habe (...) das ist natürlich der besondere Kick, dass das so gefährlich ist. Wie die Leute, die Extremsportarten machen.“*

Schwere Verletzungen und auch Todesfälle in BDSM können bei den Bezugspersonen der betroffenen Person zu massiven Krisen führen. Die gesellschaftliche Stigmatisierung kann es zudem erschweren, in einer solchen Situation sozialen Rückhalt zu finden.

Innerhalb der Community gibt es Beratungs- und auch Kriseninterventionsangebote (z.B. https://maydaysm.de/). Ein gutes Aufgehobensein in der Community gerade mit leidvollen Erfahrungen ist eine sehr wertvolle und verbindende Erfahrung. Manchmal sind die Schwierigkeiten in und in Folge von BDSM-Interaktionen jedoch so gravierend, dass sie die Bewältigungspotenziale der beteiligten Personen und ihres Bezugssystems überfordern. Sie können dann auch einen Anlass darstellen, sich an Psychotherapeut*innen zu wenden.

Fallbeispiel:

Eine Person benennt in der Therapie ein Gesprächsanliegen in Bezug auf ihre dominante Präferenz. Sie berichtet von einer Session mit einer submissiven Person, in der sie diese ausgepeitscht hat. Sie habe währenddessen den Eindruck gehabt, sich selbst nicht mehr gut wahrnehmen zu können. Sie schildert, dass sie die Session trotzdem weitergeführt hat. Die submissive Person sei hinterher begeistert gewesen. Die dominante Person jedoch schildert sehr ambivalente Empfindungen: Zweifel, Selbstentwertungen, Angst, Wut, Trauer, aber auch Begehren. Sie habe sich ihrer Empfindungen geschämt und diese auch nicht im Aftercare geteilt. Auf Nachfrage erzählt sie, dass sie ihre ambivalenten Empfindungen nicht mit ihrem Konzept als kompetente dominante Spielpartner*in habe in Einklang bringen können und sie habe auch ganz für ihre Spielpartner*in da sein wollen. In der detaillierten Nachbesprechung der Szenerie zeigt sich, dass die dominante Person in der Session erstmals Schlagtechniken eingesetzt hat, die für sie selbst aufgrund von eigenen Gewalterfahrungen in der Kindheit zwiespältig besetzt sind. In der Therapie wird die Differenz zwischen den Gewalterfahrungen in der Kindheit und der einverständlichen Gestaltung der BDSM-Session herausgearbeitet. Daraufhin entscheidet sich die Person nochmal das Gespräch mit ihrer Spielpartner*in zu suchen, um sich über darüber auszutauschen, wie beide die Session erlebt haben.

Die therapeutische Unterstützung bei anhaltenden belastenden Empfindungen nach einer kinky Szenerie kann so zum Beispiel Angebote der Emotionsregulation oder zur Reprozessierung umfassen. Behandler*innen können dazu einladen, Schritt für Schritt zu explorieren, wie es der Person in und nach der BDSM-Interaktion ergangen ist, was ihre Bedürfnisse und Gedanken in der Interaktion und danach waren. Die Entschleunigung im Gespräch kann bereits bewirken, dass eine Person sich selbst in ihrem Handeln und Fühlen besser verstehen und steuern kann. Es kann auch das Angebot gemacht werden, in der fokussierten Arbeit zu besprechen, bis zu welchem Punkt eine BDSM-Interaktion noch in Ordnung war, ab welchem Punkt und wodurch Schwierigkeiten auftraten, wer diese zuerst bemerkt hat, und wie die Beteiligten damit umgegangen sind. So kann ein Verständnis der Entscheidungsprozesse der Person entwickelt sowie der Punkt erkannt werden, ab dem die Person auf innere Konflikte gestoßen ist.

In manchen Fällen kann hier auch die Arbeit an der konkreten Kommunikation hilfreich sein, damit sich die Person in zukünftigen kinky Interaktionen klarer ausdrücken oder auch eine gute Nachbesprechung einer durchlaufenen Session gestalten kann. Manchmal kann den Schwerpunkt der therapeutischen Arbeit auch im Aufbau einer selbstrespektvollen Haltung und einer Akzeptanz dessen, was geschehen ist, liegen.

8.3 Spezifische Interaktionsprobleme innerhalb von kinky Partner*innenschaften

„If we can't balance our motivations with the needs of our partners, kink becomes risky and unsustainable."
(Lazarus 2017-2019)

BDSM-praktizierende Personen können in spezifische interaktionelle Problemsituationen geraten. Diese können mit der gesellschaftlichen Haltung gegenüber kinky Sexualitäten verbunden sein. So können sich Konflikte in kinky Beziehungen beispielsweise an Entscheidungen in Bezug auf Offen- versus Versteckleben entzünden, an Unterschieden hinsichtlich Ressourcen, Privilegien und den daraus resultierenden Möglichkeiten, BDSM zu leben. Interaktionsprobleme können bedingt sein durch Überforderungen, Veränderungen in Beziehungsdynamiken (zum Beispiel, wenn eine Person erkrankt oder anderweitig belastet ist), Missverständnisse bezogen auf Grenzen und Konsens, unterschiedliche und unklar kommunizierte Wünsche und Erwartungen, Vermeidung offener Kommunikation und andere ungünstige Interaktionsstrategien. Schwierigkeiten können auch daraus erwachsen, dass Bindungsmöglichkeiten und Bindungsbereitschaften der Beteiligten sehr different sind oder wenn die kinky Verbindung für die Beteiligten etwas sehr Unterschiedliches bedeutet (Grierson 2014, Randall, Davidson, Cannon & Witherspoon 2017).

Wenn eine kinky Konstellation eine Prozessberatung oder Therapie sucht, sind folgende Fragen hilfreich, um die Dynamiken besser verstehen zu können (vergl. u.a. Kleinplatz & Moser 2004).

- Wie beschreibt jede Seite die Geschichte der Interaktion, die Entwicklung und Aufrechterhaltung der Konfliktdynamik?
- Woran leiden die Beteiligten?
- Gibt es Hinweise auf Gewalt?
- Wie sprechen die Beteiligten über sich selbst und über ihre Beziehungspartner*innen? Welche Gefühle und Empfindungen prägen den Subtext der Beschreibung der eigenen Person und des Gegenübers: zum Beispiel Wärme oder Kälte, Liebe, Wut, Feindseligkeit, Beschuldigungen, Verwirrung, Scham, Verantwortungsbereitschaft, Hilflosigkeit?
- Liegt/liegen bei eine*r oder mehreren Beteiligten eine psychische Störung vor und wie gehen alle damit um?

- Welchen Einfluss nehmen der sonstige Lebensstil, die Rollen und Aufgaben, die für die Personen aktuell sind, auf die Gestaltung der BDSM-Beziehung (Alter, Elternschaft, berufliche Position, soziale Eingebundenheit, Pflegeverantwortung etc. …)?
- Wie gestalten sich die BDSM-Interaktionen, mit welchen Werten, Motiven, Erwartungen, Erfahrungen, Fähigkeiten und Schwierigkeiten ist jede*r der Beteiligten dabei?
- Wie wird im Außen mit der BDSM-Interaktion und der sonstigen Beziehungsdynamik umgegangen?
- Über welche Ressourcen und insbesondere über welche soziale Unterstützung verfügen die Beteiligten?
- Welche Bedeutung hat die BDSM-Konstellation für jede beteiligte Person?
- Was sind die Ziele der Beteiligten? Welche Ziele haben sie bezogen auf die Gestaltung der Beziehung? Geht es um Trennung oder Umgestaltung der Beziehung? Was soll erhalten bleiben? Sind die Ziele der Beteiligten übereinstimmend oder unterschiedlich?

In der therapeutischen Arbeit mit Beziehungskonstellationen ist es wichtig darauf zu achten, dass alle Partner*innen gesehen und beteiligt werden. In der Auftragsklärung werden entsprechend alle nach ihren Anliegen und danach gefragt, was ihnen für die Zusammenarbeit wichtig ist. Darauf aufbauend werden gemeinsame Ziele entwickelt, denen alle Beteiligten zustimmen können. Gibt es Hinweise auf Gewalt, wird dieses Thema mit dem Ziel der Beendigung der Gewalt und der Herstellung von Sicherheit für alle Beziehungspartner*innen priorisiert (siehe hierzu ausführlich im Kapitel: Grenzverletzungen, Konflikteskalationen und Gewalt in kinky Beziehungen und Communitys).

Konkrete Inhalte der therapeutischen Arbeit mit kinky Beziehungskonstellationen können sein: Unterstützen bei der Kommunikation und Rückhalt geben für Verbundenheit und positive emotionale Reziprozität, Erweitern der Wahlmöglichkeiten und Ressourcen der Partner*innen durch Informationen, Erarbeiten fairer Interaktionsmöglichkeiten, Entwickeln von Umgangsmöglichkeiten mit schwierigen Gefühlen und konkreten Problemen, Aushandeln von Regeln und Absprachen, Begleiten durch Veränderungsprozesse, Beziehungskrisen und Beziehungsphasen, wie die Aufnahme neuer Personen in eine Konstellation, Trennungen, Umgang mit Erkrankungen und Todesfällen (Taormino 2008). Hierbei kann bei kinky Konstellationen auch an Communityressourcen angeknüpft werden. So werden innerhalb von kinky und poly Communitys zum Beispiel Kommunikationsworkshops oder Workshops zum Umgang mit Emotionen wie Scham, Trauer und Eifersucht angeboten. In der therapeutischen Arbeit kann aus dem Schatz der Methoden von Paar- und Poly-Beziehungstherapien (zum Beispiel Clement 2016, Fruzetti 2007, Johnson 2008, Kauppi 20202) geschöpft werden, die dann entsprechend kinkbewusst adaptiert werden (Shahbaz & Chirinos 2017).

Fallbeispiele:

In einem Paar, welches BDSM gemeinsam praktiziert, treten Differenzen auf über den Umgang mit der Präferenz im Außen. Die eine Partnerperson möchte mit Freund*innen besprechen, wie es ihr in der BDSM-Konstellation geht. Die andere geht davon aus, dass sie sich am besten vor Stigmatisierung schützen kann, wenn niemand Außenstehendes von der Beziehungskonstellation weiß. Der Wunsch der einen Partnerperson, sich ihren Freund*innen mitzuteilen, wird von der anderen Partnerperson als Bedrohung interpretiert.

In einer Paarkonstellation wünscht sich die eine Person ein BDSM-Szenario, welchem ihre Partner*in zustimmt. Nachdem die beiden das Szenario gemeinsam gestaltet haben, empfindet die eine Person Scham, Ekel und Langeweile, die andere Person ist euphorisiert. Beide sprechen nicht miteinander, weil sie Angst haben, was es für sie bedeuten könnte, dass sie beide die Session so unterschiedlich wahrgenommen haben. Das Schweigen über die ungeklärte Situation schwächt das gegenseitige Vertrauen. In Folge treten in anderen Bereichen immer wieder Streits zwischen den beiden auf.

In einer neu begonnenen BDSM-Konstellation einigen sich beide Beteiligte kurz auf das SSC-Paradigma, sprechen jedoch nicht offen darüber, wie sie ihre Interaktionen nach der Session gestalten möchten. Sie tauschen sich auch nicht aus über die Motivlagen und Wünsche, die jede Person an die gemeinsame Gestaltung einer BDSM-Szenerie richtet. Tatsächlich sucht die eine Person über die Gestaltung des BDSM-Szenarios Lust. Sie möchte sich selbst erfahren und ausdrücken. Sie sieht aber ihr Leben so angefüllt mit anderen Aufgaben, dass sie den Kontakt zu ihrer Spielpartner*in nicht weiter vertiefen möchte. Ihr Gegenüber erwartet nach gemeinsam geteilter Sexualität auch ein Interesse ihres Gegenübers an anderen für sie wichtige Erlebnisbereiche. Sie fühlt sich unsicher, fragt ihr Gegenüber mehrfach, wie die Interaktion weiter gestaltet werden kann, erhält aber keine Antwort. Die Ungewissheit führt bei ihr zu Anspannung und Scham, sich überhaupt auf die Konstellation eingelassen zu haben. Die Begegnungen in der Community sind für beide unangenehm.

Ein Paar lebt eine D/s-Beziehung. Im Laufe der Zeit stellt die Person, die den submissiven Teil in der Beziehung lebt, fest, dass sie im Alltag an Selbstbewusstsein verliert. Es beunruhigt sie, dass ihre Partnerperson manchmal angespannt und ärgerlich ist und sich auch sehr kritisch über andere Personen äußert. Wenn sie anderer Meinung ist, wagt sie es nicht mehr, dies ihrer Partnerperson mitzuteilen.

8.4 Bleeding-through-Dynamiken

Als *bleeding through* wird das dysfunktionale Einsickern von Zustands-modi aus einer BDSM-Session in außerhalb der Session liegende Lebenskontexte bezeichnet. Bleeding through führt dazu, dass kinky Interaktionen alle oder einzelne der beteiligten Personen nicht stärken, sondern sich eine eher schwächende oder auch schädigende Dynamik entwickelt. Manchmal lässt sich Bleeding through darauf zurückführen, dass ein Eintreten in eine BDSM-Szenerie oder das Heraustreten aus ihr nicht so gestaltet worden ist, dass alle Beteiligten mitgekommen sind. Manchmal ist Bleeding through aber auch Ausdruck einer übergreifenden Problematik hinsichtlich Grenzziehungs-, Selbstfürsorge-, Bewältigungs- oder Emotionsregulationsfähigkeiten oder einer konflikthaften oder gewaltvollen Beziehungsdynamik (Bauer 2016, Kink Clinical Practice Guidelines Project 2019, Maresch 2013, Shahbaz & Chirinos 2017).

Bleeding through liegt zum Beispiel vor, wenn Personen die in einer BDSM-Szenerie angenommene Top- oder Sub-Rollenelemente nicht gut ablegen können. Die Personen verhalten sich dann im Alltag eher hilflos, passiv, desorganisiert beziehungsweise kontrollierend, kommandierend, schikanierend und rücksichtslos.

Fallbeispiel:

Ein Paar lebt in der Session eine D/s-Konstellation. Im Alltagsleben gelingt es der Person, die in der Session die dominante Rolle innehatte, nicht darauf zu verzichten, ihrer Partnerperson „Ansagen“ zu machen. Die Partnerperson reagiert darauf zunächst durch eine hohe Aufmerksamkeit und Umsetzen der Ansagen. Sie spürt jedoch, dass sie dieses eigene Verhalten als demütigend und nicht lustvoll erlebt. Als sie um einen respektvolleren Ton bittet, hält die andere Person diesen nicht ein.

Bleeding-through-Prozesse können sehr subtil beginnen und beide in eine interaktionelle Spirale verwickeln, die beide nicht wollen. Präventiv kann Bleeding-through-Prozessen durch regelmäßige *check-ins* begegnet werden, in denen sich die Partner*innen in einer kinky Verbindung den Raum nehmen, um miteinander ehrlich über die gegenseitigen Erwartungen, über Überforderungen, Konflikte und Grenzen zu sprechen. Gelingt es dabei, eine Bleeding-through-Dynamik relativ früh festzustellen, ist es leichter, sie noch zu unterbrechen. Läuft ein Bleeding-through-Prozess hingegen weiter, kann er sowohl die Sessions beeinträchtigen, als auch Probleme in der Alltagsbewältigung vertiefen. So kann Bleeding through eine co-abhängige Dynamik antreiben, in der eine Person die Verantwortlichkeit für ein eigenes problematisches Verhalten nicht mehr selbst tragen kann. Ihr Gegenüber versucht in dieser

Dynamik stellvertretend, die Verantwortung zu übernehmen, und scheitert dann an der prinzipiell unmöglichen Aufgabe (Nichols 2021).

Bleeding through kann auch in umgekehrter Richtung erfolgen. In dieser Form werden ungeklärte Gefühle und Probleme aus dem Alltag in eine BDSM-Session hineingetragen. So kann sich eine Person beispielsweise in einer Session dominieren lassen wollen, weil sie im Alltag keine klare Vorstellung hat, was sie möchte und wo ihre Grenzen sind. Oder eine Person bringt ihre Wut und Frustration in eine Session hinein, kann sich damit nicht mehr sensibel auf ihr Gegenüber einstellen, sondern richtet ihren Ärger auf ihre Spielpartner*innen. Da BDSM-Inszenierungen manches Mal an den Habitus anknüpfen, den eine Person auch außerhalb der Sessions zeigt, ist hier sowohl für die Beteiligten als auch von außen gelegentlich nicht leicht zu erkennen, wann die Dynamik des Übertragens dysfunktional wird.

Bleeding-through-Dynamiken können sich auch in psychischer Gewalt ausdrücken. Dies kann der Fall sein, wenn nach einer kinky Aktivität die eine Seite die andere wegen der in der Session gezeigten Rolle beschimpft. Wenn die eine Seite die andere im Alltag gegenüber Außenstehenden als „devot" oder „sadistisch" bezeichnet, nutzt sie die Macht des Stigmas, um ihrem Gegenüber zu schaden. Für die entsprechend angegriffene Person kann es schwer sein, sich dagegen zu wehren. Tritt sie selbstbewusst für ihre Präferenz als devote oder sadistische Person ein, läd sie sich damit in kinknegativen Kontexten das Stigma aktiv auf die Schultern. Schweigt sie, bleibt die stigmatisierende Aussage ungekontert im Raum.

In der therapeutischen Arbeit können zu Klärung von Bleeding-through-Prozessen zunächst Fragen nach dem Zeitverlauf und der Entwicklung der Dynamik angeboten werden:

- *Bis wann haben sich alle Beteiligten noch wohl gefühlt in der Konstellation?*
- *Was ist geschehen, nachdem die kinky Interaktion beendet wurde?*
- *Woran hat jede der beteiligten Personen das Ende der kinky Interaktionen erkannt?*
- *Wodurch ist ein Wechsel der Bedeutung von sich-unterwerfendem oder dominantem Verhalten entstanden?*
- *Was sind jeweils die Konsequenzen von zum Beispiel sich unterwerfendem oder dominantem Verhalten in den unterschiedlichen Kontexten, in denen die Personen leben? (...)*

Auch Fragen nach dem Empfinden, der Motivation und den Intentionen bezogen auf ein innerhalb und außerhalb der Sessions gezeigtes Verhalten können hier weiterführen. Hierbei ist es wichtig, sich beide Perspektiven anzuhören:

Bis wann hat es sich für die Beteiligten gut angefühlt, dass sich eine Seite zum Beispiel dominant, die andere submissiv gezeigt hat? Was ist die individuelle Wahrnehmung, Motivation und Absicht hinter einem Verhalten, welches in der Session noch auf positive Resonanz gestoßen ist, im Alltag jedoch zu Problemen führt? Wie nehmen die Beteiligten einander im Alltag wahr? (...)

Manchmal können eine eingehende Klärung und Information über die Dynamik eine Veränderung in Gang setzten. Darüber hinaus kann im therapeutischen Setting angeboten werden, gezielt an den funktionalen Zusammenhängen der Dynamik zu arbeiten, also therapeutische Unterstützung dabei anzubieten, die Konflikte und Verhaltensweisen zu überwinden, die eine Bleeding-through-Dynamik in Gang setzen oder zu ihrer Stabilisierung beitragen.

8.5 Spezifika in der Behandlung psychischer Störungen bei kinky Personen

Wir können davon ausgehen, dass psychische Erkrankungen bei kinky Personen genauso häufig sind wie in der Allgemeinbevölkerung (Khan 2015). Es gibt keine fachlich fundierten Hinweise auf eine Prävalenzerhöhung, was angesichts der Stigmatisierungslast auf Resilienzen bei Kinksters hindeutet. In einer aktuellen Stichprobe mit 265 Teilnehmenden, die zur Untersuchung von Identitätskonzepten von kinky Person auf den online-Portal *fetlife* erhoben wurde, beschrieben 2,3 Prozent der befragten Kinksters Beeinträchtigungen ihrer psychischen Gesundheit (Hughes & Hammack 2019).

Wenn Kinksters jedoch psychisch erkranken, können diese Erkrankungen auch Auswirkungen auf das Leben von kinky Präferenzen haben. Psychische Störungen können Einflüsse auf Ziele und Handlungsmotivationen nehmen Sie können Kompetenzen wie Selbststeuerungsfähigkeit, Antrieb, Wahrnehmung und Urteilskraft beeinträchtigen. Sie können mit einer Verzerrung interpersoneller Schemata einhergehen und kommunikative Fähigkeiten schwächen, sodass auch eher Missverständnisse und Konflikte mit anderen entstehen. Eine psychische Symptomatik kann so viel Energien kosten, dass sexuelle und partnerschaftliche Möglichkeiten dadurch begrenzt werden, und auch für andere wichtige Lebensbereiche weniger Kraft vorhanden ist. Viele psychische Störungen können das sexuelle Erleben hemmen (zum Beispiel eine Depression). Andere psychische Störungen wiederum können sexuelle Hemmungen abbauen (zum Beispiel eine bipolare Erkrankung in der manischen Phase oder schädlicher Substanzgebrauch). Diese Störungen können dann zwar das Ausleben einer bestimmten Sexualitätsform befördern, gleichzeitig aber die realistische Einschätzung der eigenen Person und des Gegenübers erschweren. Gestaltet eine Person mit diesen Schwierigkeiten ein BDSM-Szenario, können die psychischen Beeinträchtigungen das Risiko für Unfälle, Grenzverletzungen und interaktionelle Probleme erhöhen, insbesondere bei *edge-play*.

Weiter können medikamentöse Behandlungen einer psychischen Störung die sexuellen Ausdrucksmöglichkeiten beeinflussen (Nichols & Fedor 2017, Popp & Kaldera 2014, Schmidt & Berner 2013).

Manche Personen setzen BDSM gezielt ein, um psychische Belastungen und Symptome zu lindern bzw. zu kompensieren. Dies kann in manchen Fällen tatsächlich entsprechend wirken. So kann eine depressive Person

BDSM-Praktiken nutzen, um sich selbst wieder besser zu spüren. Dies ist also keineswegs dysfunktional, sollte jedoch reflektiert erfolgen.

In einer kinksensiblen Psychotherapie wird berücksichtigt, ob und wie die psychische Beeinträchtigung auch BDSM-Interaktionen beeinflusst und wie diese umgekehrt auf die psychischen Symptome wirken (Nichols 2006). Es wird angestrebt, die Person und auch ihre Community zu befähigen, kompetent mit der Erkrankung umzugehen. Hilfreiche Ressourcen, die die Community anbietet, werden dabei in die Behandlung miteinbezogen (zum Beispiel offene Kommunikation, Communityethiken wie das CCCC-Konzept oder auch das Wissen über die Gestaltung von *trauma play,* s.u.).

Bei der Behandlungsplanung sollten die zur Verfügung stehenden diagnostischen Werkzeuge und therapeutischen Modelle von der behandelnden Person vorab sorgfältig dahingehend überprüft werden, ob sie tatsächlich geeignet sind für die Arbeit mit Kinksters. In einer kinksensiblen Therapie müssen oftmals die zur Verfügung stehenden therapeutischen Modelle und Materialien entsprechend angepasst werden.

In der Test-Diagnostik ist zu beachten, dass die eingesetzten Diagnoseinstrumente sowohl kultur- und kontextsensibel formuliert sein sollten. Sie sollten nur verwendet werden, wenn sie eine für die Behandlungsplanung sinnvolle Abschätzung psychischer Belastungen und Ressourcen ermöglichen (American Psychological Association 2017). Leider ist es so, dass zahlreiche der in der üblichen klinischen Diagnostik verwendeten Fragebögen weder fair gegenüber sexuellen und geschlechtlichen Minoritäten formuliert sind, noch für die Behandlung valide Ergebnisse generieren. So möchte ich für die Praxis empfehlen, alle psychologischen Fragebögen prinzipiell vor dem Einsatz gegenüber allen Personen daraufhin zu prüfen, mit welchen Formulierungen sie alternative Sexualitäten erfragen und ob sie den Kient*innen eine selbstbestimmte Benennung des eigenen Geschlechts ermöglichen. Für die Gestaltung einer kinksensiblen Praxis ist es sinnvoll, wenn sich Behandler*innen vor Herausgabe eines Fragebogens in die Perspektive einer BDSM-praktizierenden Person zu begeben und die Items entsprechend durchgehen.

Beispiel: Die breit angewandte aktuelle Symptom-Checklist SCL-90-R beinhaltet zum Beispiel das Item 63: „Wie sehr litten Sie in den vergangenen sieben Tagen unter dem Drang, jemanden zu schlagen, zu verletzen, oder ihm Schmerzen zuzufügen", welches als Indikator für „Feindseligkeit/ Aggressivität" gewertet wird (Franke 2000). Dieses Item macht wenig Sinn in der Anwendung bei einer Person, die BDSM praktiziert.

Auf Items und Fragebögen, die gesunde Aspekte der Lebensweise der behandlungssuchenden Person pathologisieren, sollte selbstverständlich verzichtet werden.

Bei der Behandlungskonzeption sollte in der Bedingungsanalyse der Symptomatik darauf geachtet werden, welche Rolle Stigmatisierungen, Ausgrenzungs- und Diskriminierungserfahrungen bei der Genese und Aufrechterhaltung einer psychischen Störung spielen. Hier kann ein Framing entsprechend dem Minority-Stress-Modell und die Herausarbeitung der ursprünglich sinnvollen Funktionalität der Symptomatik entlastend für die behandlungssuchende Person sein (Weinmann 2019). Weiter kann erfragt werden, ob und wie sich die Symptomatik in BDSM-Interaktionen auswirkt. Und auch wie innerhalb der jeweiligen BDSM-Community, der sich die behandlungssuchende Person zugehörig fühlt, mit psychischen Erkrankungen umgegangen wird, wo Communityfaktoren hilfreich in die Behandlungsplanung einbezogen werden können, und welche Communityfaktoren eine psychische Störung aufrechterhalten oder verschärfen können.

So gibt es in manchen kinky Communitys charakteristische Dynamiken, die bei der Überwindung einer psychischen Erkrankung nicht hilfreich oder sogar kontraproduktiv sind. Diese sind beispielsweise eine Tabuisierung psychischer Erkrankungen, ein normativer Substanzgebrauch oder spezifische Diskurse, die die Inanspruchnahme einer indizierten Behandlung erschweren und so eine communityseitige Versorgungsbarriere errichten. So beschrieb IP4 spezifische Adaptionsprozesse vor dem Hintergrund einer hohen Stigmatisierungslast in queeren kinky Communitys:

„Es ist normal, dass man fünf Jahre depressiv ist, ist normal, dass man psychotisch ist, ist super normal, dass jemand Borderline ist und dass man manchmal sich danebenbenimmt, weil wir alle so toll und wir alle so willkommen sind. Aber irgendwann ist diese Normalisierung ein Nachteil (...). Ich rede von einem kulturellen Prozess, indem man das nicht mehr als Problem sieht. Also: Deine beste Freundin ist seit fünf Jahren deprimiert und sie geht nicht mehr zum Arzt und das ist super o.k. und super in Ordnung (...) ich rede von Normalisierung als einem Prozess, und nicht von Akzeptanz und Toleranz (...). Das finde ich schwierig (...) man resigniert (...) und bleibt stehen."

So kann die Arbeit an einer psychischen Symptomatik in einzelnen Fällen auch bedeuten, sich gegen nicht-gesundheitsunterstützende Umgangsweisen innerhalb der eigenen Community abzugrenzen.

Psychotherapeutische Therapieziele werden prinzipiell mit den Klient*innen konsensuell ausgehandelt (Steering Committee 2002). Hierfür bringen Kinksters oftmals bereits erhebliche Kompetenzen mit. Ein spezifisches Ziel der Therapie kann auch sein, mit einer (Rest-)Symptomatik oder auch einem Rezidivrisiko so umgehen zu lernen, dass die Person für sich und andere wohltuend ihre Präferenzen leben kann. Die psychotherapeutische Arbeit an der Symptomatik wird an die Lebensweise und soziale Zugehörigkeit der Person adaptiert. Was dies konkret in der Behandlung von schädlichem Substanzgebrauch oder einer Traumafolgestörung bei Kinksters bedeuten kann, wird in den beiden Folgekapiteln exemplarisch dargestellt.

Das Wissen, in einer kinky Community mit einer psychischen Erkrankung nicht alleine zu sein und auch nicht alleine gelassen zu werden, ist existenziell, um Scham zu überwinden und sich hinsichtlich psychischer Schwierigkeiten öffnen zu können (Kaldera 2014a). Dieses Wissen kann in einer Therapie vermittelt werden, indem auf entsprechende Materialien aus der Community verwiesen wird (zum Beispiel Kaldera 2014a, Tashlin & Kaldera 2014a). Eine Psychotherapie kann der erste Raum sein, in dem eine kinky Person eine Selbstöffnung hinsichtlich psychischer Probleme wagt. Das In-Worte-fassen, das Mitteilen des Erlebens gegenüber einer anderen Person, ist das wichtigste psychotherapeutische Werkzeug. Dieses Werkzeug greift allerdings nur dann, wenn der Kontakt gelingt. Hier haben Psychotherapeut*innen neben der Signalisierung von Respekt für die Person und ihre Lebensweise vielfältige Aufgaben: zuhören, auf die Vielfalt von Ausdrucksweisen (auf der körperlichen, verbalen, emotionalen und Verhaltensebene) achten, für die unterschiedlichen Anteile der Person Willkommensein und Resonanz rückmelden, kooperativ und wohlwollend handeln, auf Feedback reagieren. Wenn der Aufbau einer guten Arbeitsbeziehung in der Therapie gelingt, kann die behandlungssuchende Person in diesem Rahmen daran arbeiten, sich selbst mit ihrer Erkrankung besser zu verstehen und sich selbst zu vertrauen. Auf dieser Basis kann dann auch das Handlungswissen weiterentwickelt werden, wie die Person mit der eigenen Erkrankung umgehen, wie sie Symptome lindern, präventiv einer Verschlechterung oder einem Wiederauftreten der Symptome begegnen, und sich möglichst gut um sich kümmern kann. Die Therapie kann weiter ein Ort sein zu lernen, wie man so über die eigene Erkrankung mit anderen sprechen kann, dass diese verstehen, was die Person braucht und worauf sie achten können. Damit wird die Person wiederum gestärkt, sich an andere wenden und ein unterstützendes soziales Umfeld gestalten. BDSM-Beziehungen können bewusst so gestaltet werden, dass sie bei der Bewältigung einer psychischen Erkrankung unterstützen (Kaldera 2014a, Popp & Kaldera 2014, Tashlin & Kaldera 2014a).

Leidet eine Person unter einer Erkrankung, die die eigene Wahrnehmungsfähigkeit deutlich verändert (wie zum Beispiel einer akuten Krisenreaktion, einer schweren dissoziativen Störung, einer Manie, einer Suchterkrankung oder auch einer Psychose), ist es eventuell zunächst einmal empfehlenswert, auf ein Ausleben derjenigen BDSM-Praktiken zu verzichten, die die Person in diesen Zuständen weiter destabilisieren (Shahbaz & Chirinos 2017, Tashlin & Kaldera 2014b). BDSM-Praktiken können so viel Energie und Aufmerksamkeit binden, dass es einer psychisch schwer belasteten Person nicht mehr gelingt, ihre Kräfte auf die Überwindung ihrer Symptomatik zu fokussieren. Man kann auch dann in die BDSM-Community und die entsprechenden Wertestrukturen eingebunden sein, wenn man bewusst und selbstfürsorglich entscheidet, bestimmte Kinks vorübergehend nicht auszuleben, weil man momentan die Szenerie innerlich nicht gut halten kann bzw. seinen Kräfte anderweitig braucht. Zwischen den akuten Phasen kann in der Therapie auch darüber gesprochen werden, an wen in ihrem sozialen Umfeld sich die behandlungssuchende Person wenden kann, wenn ein erneuter Krankheitsschub auszubrechen droht. Die Therapie kann dann mit Einverständnis der Klient*in wiederum auch deren Partner*innen und Freund*innen einbinden. Mit diesen kann erarbeitet werden, wie sie die Person in einer Frühphase der Erkrankung angemessen unterstützen können (zum Beispiel: diese darauf hinweisen, Medikamente zu nehmen, Krisendienste zu konsultieren, sich stationär behandeln zu lassen) (Popp & Kaldera 2014).

8.6 Kinksensible psychotherapeutische Behandlung bei schädlichem Substanzgebrauch

In Bezug auf Substanzgebrauch existieren in kinky Communitys recht unterschiedliche Haltungen und Umgangsweisen. Wie schon kurz benannt, wird es unter Berufung auf das SSC-Paradigma in weiten Teilen der kinky Community sehr kritisch gesehen und manchmal auch strikt abgelehnt, im intoxikierten Zustand an einer BDSM-Session teilzunehmen (Lee, Klement & Sagarin 2015, Nichols 2014). Es gibt kinky Kontexte, in denen schädlicher Substanzgebrauch genauso ignoriert, tabuisiert und beschwiegen wird, wie in der Gesamtgesellschaft (Wolf 2017).
Beispiel: Ich erinnere mich an eine kinky Veranstaltung vor vielen Jahren, in der Schlag-Techniken gezeigt werden sollten. Ich war neu in dieser Community, unsicher und dabei, mich zu orientieren. Eine Person in unserer Gruppe war so sehr betrunken, dass es schwerfiel, zu verstehen, was sie sagte. Das berührte mich. Ich dachte, sie sei wahrscheinlich ebenso verunsichert wie ich selbst. Ich schaute mich um und fand keinen guten Weg, sie anzusprechen. Als die Schlagtechniken ausprobiert wurden, drückte ihr jemand einen Flogger in die Hand. Sie schlug zögerlich auf die Person ein, die sich als Modell hingestellt hatte. Alle sahen es, niemand intervenierte. Ich auch nicht. Ich war irritiert, hatte Sorge, das Schlagen könne ein Risiko für die geschlagene Person beinhalten und gleichzeitig davor, unausgesprochene Regeln zu verletzen, wenn ich andere auf die Situation anspräche. Die Situation war mir so unangenehm, dass ich gegangen bin. Rückblickend schäme ich mich und denke, es wäre gut gewesen, in der Situation die Anderen aufmerksam gemacht und um Unterstützung gebeten zu haben.

Es gibt auch kinky Communitys und -Kontexte, in denen es weit verbreitet ist und auch sozial getragen und unterstützt wird, wenn Personen gezielt psychotrope Substanzen konsumieren, um körperliche und psychische Grenzen überwinden zu können. So ist wahrnehmungsverändernder Substanzgebrauch beim kinky Sex zum Beispiel fester Bestandteil in Teilen der schwulen BDSM-Community (*chemsexfriendly*).

Die Funktionalität von Substanzgebrauch, auf die in der Therapieplanung besonders geachtet wird, kann so ganz konkret auch BDSM-bezogen sein. Psychotrope Substanzen können in kinky Kontexten u. a. deswegen konsumiert werden, um Hemmungen abzubauen, unselektiver in der Wahl des Gegenübers zu sein, um Schmerz und Angst weniger wahrzunehmen, um gefistet werden zu können, um die eigenen Belastungsgrenzen weniger wahrzunehmen, länger wach zu bleiben und länger durchhalten zu können. Bewusstseinsverändernder Substanzgebrauch hat so innerhalb von BDSM-Settings spezifische Risiken schaffen genau durch die reduzierten Möglichkeiten, die eigenen Grenzen zu spüren, zu beachten und auszudrücken. Substanzgebrauch führt auch zu geringerer Kompetenz, Risiken einzuschätzen, und so sich selbst und andere zu schützen. Damit kann eine Person letztlich auch weniger Verantwortung in einer Session tragen (Califia 2012a, Matthias 2021). In manchen Communitykontexten wird dann im Interesse einer Risikoreduktion die Verantwortung für die Sicherheit delegiert an Personen, die selbst nicht konsumieren. Dies kann bewusst und offen kommuniziert geschehen, aber auch einfach erwartet werden. Gerade letzteres birgt Potenzial für Unfälle und Grenzverletzungen.

Wenn eine kinky Person wegen Problemen mit Substanzgebrauch oder einer Suchterkrankung Behandlung in Anspruch nimmt, ist eine Berücksichtigung der entsprechenden Umgangsformen in ihrer Community wichtig, um die Interventionen auch an die realen Lebensbezüge der Person anpassen zu können. So werden in die Therapie also die substanzbezogenen Haltungen innerhalb der Community, in der sich die Person aufhält, besprochen. Damit eine Person verantwortungsvolle Entscheidungen um Substanzgebrauch unter Berücksichtigung ihrer sozialen Einbindung treffen kann, ist eine Auseinandersetzung mit den Motiven für und den persönlichen und sozialen Auswirkungen von Substanzgebrauch empfehlenswert. Hierzu können der Person Fragen zur Reflexion angeboten werden:

- *„Welche Auswirkungen hat Substanzgebrauch auf mich und mein Umfeld?“*
- *„Welche Teile in mir stärke ich durch Substanzgebrauch? Welche Teile in mir treten durch Substanzgebrauch in den Hintergrund? Möchte ich das?“*
- *„Wie ist der Umgang mit Substanzgebrauch in dem Kontext und in der Community, in der ich konsumiere? Ist dies sicher für mich? Stärkt mich dies oder schränkt es mich ein? Macht mein Substanzgebrauch die Community für andere weniger sicher? Schränkt er andere ein? Können andere den Ort noch nutzen, wenn ich drauf bin?“*
- *„Wie sehen andere mich, wenn ich konsumiert habe? Welche Rückmeldungen habe ich erhalten? Wie hat sich mit dem Substanzgebrauch mein soziales Umfeld verändert? Welche Freund*innen sind bei mir? Welche haben sich eventuell schon wegen des Substanzgebrauchs abgewendet?“*

Die Frage nach den Werten der Person, also wie die Person selbst sein möchte und wie sie sich im Umgang mit anderen verhalten möchte, ermöglicht nach Betrachtung der tatsächlichen Auswirkungen des Substanzgebrauchs eine Einschätzung, wie leidvoll der Substanzgebrauch letztlich für die Person selbst ist und wie sehr dadurch auch sie in den sozialen Zusammenhängen, die ihr wichtig sind, beeinträchtigt wird (Wolf 2017). Darauf aufbauend kann eine Person im therapeutischen Setting für sie passende Umgangsmöglichkeiten erarbeiten (Califa 2012, Greenwood, Gruskin & Peel 2007).

Entscheidet sich eine Person für Abstinenz, erfordert dies von ihr erhebliche soziale Kompetenzen zur Abgrenzung von regulären Konsumpraxen des Umfeldes. Abstinenzentscheidungen in einer kinky Community, in der *chemsex* häufige Praxis darstellt, sind so schwerer zu behaupten, als in einer kinky Community, die für risikoreiche sexuelle Praktiken voraussetzt, dass die Beteiligten nicht oder nur sehr wenig konsumiert haben.

8.7 Kinkbewusste traumasensible psychotherapeutische Behandlung

Ein psychisches Trauma entsteht im Rahmen einer Situation, die die körperliche und/oder psychischen Integrität einer Person massiv bedroht, zum Beispiel durch sexuelle oder anderweitige schwere Gewalt, durch schwere Unfällen oder Katastrophen, oder auch durch Zeug*innenschaft solcher Ereignisse (Fischer & Riedesser 2009, Herman 1993). In diesen Situationen können bei der betroffenen Person unter anderen Empfindungen von höchster Alarmiertheit, großer Angst, Einsamkeit, Schutzlosigkeit, Verlassenheit, Kontrollverlust, Hilflosigkeit, Verwirrung und Dissoziation auftreten. Die Person erlebt eine existenzielle Bedrohung. Dieses Erleben erschüttert Grundannahmen über das eigene Selbst und auch die soziale Umwelt. Unsere Psyche versucht nach einem Trauma auf vielfältige Weise, das Erleben des eigenen Selbst zu schützen und das Erlebte zu integrieren und auszudrücken. Der Schmerz, der durch ein Anerkennen des Erlittenen entstehen würde, ist für eine traumatisierte Person manches Mal so unerträglich, dass sie eine Kompromissbildung zwischen Ausdruck des Erlittenen und Kontrolle der Erinnerung vornimmt. Diese Kompromissbildung wird in der Literatur als „traumakompensatorisches Schema" bezeichnet (Fischer & Riedesser 2009). Die traumakompensatorischen Schemata stellen Denk-, Fühl- und Handlungsweisen dar, die auf der einen Seite die Geschichte der Traumatisierung signalisieren und auf der anderen Seite den Schmerz kontrollieren sollen. Die Symptome einer Traumafolgestörung verstehen wir entsprechend als Ausdrucksweisen traumakompensatorischer Schemata. So kann eine traumatisierte Person zum Beispiel versuchen, das Erlebte möglichst aus dem Bewusstsein fern zu halten, weil die Erinnerungen daran zu schmerzhaft sind. Dies geht oft einher mit dissoziativem Empfinden. Die Bewegung hin zur Integration des Erlebten bewirkt, dass Traumata auf verschiedene Arten wiedererinnert werden. So können sich Traumata symptomatisch ausdrücken in über Erinnerungsreize („Trigger") ausgelösten Reinszenierungsphänomenen, in psychosomatischen Symptomen, in negativen Annahmen über das eigene Selbst und andere Personen, in Wahrnehmungs- und Emotionsregulationsstörungen, in übermächtigen Ängsten, Schamempfinden und auch Wut, in Problemen mit Selbstfürsorge, Selbstschutz, Selbstachtung, in übermäßiger Verantwortungsbereitschaft, sowie auch in resultierenden Problemen, die eigenen Grenzen wahrzunehmen und mitzuteilen (Fischer & Riedesser 2009, Johnson 2008, Quintero 2020).

Ungewollte Wiedererinnerungsphänomene, sogenannte Intrusionen und auch Reinszenierungen von Elementen der Traumaerfahrung können in allen Kontexten und so auch im Rahmen einer BDSM-Session oder in einer BDSM-Beziehung getriggert werden. Dies kann für alle Beteiligten sehr irritierend und verletzend sein, insbesondere dann, wenn auch im Nachgang nicht erkannt und besprochen werden kann, dass es sich um eine Traumareinszenierung gehandelt hat.

Fallbeispiel:

Während einer Session, zu der beide Beteiligten zugestimmt haben, erlebt der dominante Spielpartner plötzlich einen tiefen seelischen Schmerz und eine überwältigende Scham. Er fühlt sich auf der Täterseite und empfindet kurz darauf eine Wut und Verachtung gegenüber seinem submissiven Partner. Auf diesen wirkt er plötzlich so kalt und distanziert, dass der submissive Partner Angst bekommt. Eine Klärung im Aftercare-Gespräch ist nicht möglich. Für den dominanten Partner sind die in der Session aktivierten Eindrücke sehr irritierend. Er hat Sorge, selbst nicht mehr souverän zu erscheinen, wenn er seine Verwirrung benennt. Auch ärgert er sich sehr über den submissiven Partner, der ihn nach seiner Wahrnehmung in diese nun mit so vielen aversiven Gefühlen belastete Situation gebracht hat. Als sich die beiden nach zwei Wochen ohne Kontakt erneut begegnen, behandelt er ihn unfreundlich. Sein ehemaliger Spielpartner ist ebenfalls beunruhigt und auch alarmiert wegen der feindseligen Ablehnung, die ihm entgegenschlägt. Er fragt sich, was er falsch gemacht haben könnte und bittet den dominanten Spielpartner um ein Gespräch. Dieser weist dies jedoch zurück aus Sorge, dass ein offenes Sprechen über die Erfahrung in ihm Erinnerungen an erlittene Gewalt erneut lebendig machen würde.

Die interviewten Expert*innen benannten weitere destruktive Traumareinszenierungsdynamiken innerhalb von BDSM-Sessions:

IP2: „Gelegentlich kommt es vor, dass Betroffene genau diese Retraumatisierung immer wieder suchen, um dann emotionales Kapital daraus zu schlagen, dass Top jetzt viel Zuwendung aufwendet, um den sogenannten Absturz aufzufangen."

IP6: „Dann gibt es eben auch die Leute, die sich in dem Rahmen mehr oder weniger bewusst in Situationen begeben, wo dieses alte Trauma des Unfreiwilligangefasstwerdens eigentlich immer wiederholt wird (...), da muss man dann natürlich genau hingucken: Was macht diese Person genau da."

Nach Judith Herman ist *„(...) der Konflikt zwischen dem Wunsch, schreckliche Ereignisse zu verleugnen, und dem Wunsch, sie laut auszusprechen (...) die zentrale Dialektik des psychischen Traumas."* (Hermann 1993, 9). Die Fähigkeit, ein Trauma sinnvoll zu integrieren und sich selbst wieder als kohärent zu erfahren, hängt u.a. davon ab, inwieweit eine Person darüber sprechen lernt und dabei soziale Unterstützung und Sicherheit erfährt. Vielen Menschen gelingt durch die Aktivierung von Selbstheilungskräften und mit sozialem Rückhalt die Verarbeitung einer traumatischen Erfahrung recht gut. Wenn die Integration des Traumas die Selbstheilungskräfte der Person und auch die Haltemöglichkeiten des sozialen Umfeldes überfordern, kann eine leitliniengerechte spezifische Traumatherapie indiziert sein.

Gerade vor dem Hintergrund des immer noch in psychotherapeutischen Settings prävalenten Vorurteilsdiskurses einer vermeintlich ursächlichen Verknüpfung von Gewalt und Trauma mit einer kinky Präferenz ist es wichtig, dass von traumatisierten kinky Personen angefragte Behandler*innen die Kompetenz aufweisen, sowohl hinsichtlich Trauma, als auch bezogen auf BDSM die fachliche Evidenz vertreten zu können. Dementsprechend sollte die behandelnde Person deutlich machen können, dass sie die kinky Präferenz als Fähigkeit betrachtet, die sich prinzipiell unabhängig von erlittener Gewalt entwickelt. In der kinkaffirmativen Adaptation einer Traumatherapie wird spezifisch darauf geachtet, ob und wie traumakompensatorische Schemata auch in kinky Konstellationen zum Ausdruck kommen und wie die Person vor dem Hintergrund ihrer Traumaerfahrung selbstfürsorglich und auch sorgsam gegenüber ihren Partner*innen handeln kann. Traumatisch bedingte Projektionsprozesse werden häufig gerade in nahen Beziehungen getriggert und so auch auf Partner*innen, Freund*innen und auch Spielpartner*innen gerichtet werden. So kann es wichtig sein, daran zu arbeiten, dass eine gewaltbetroffene kinky Person erkennt, ob, wann und wie sie Täter*innenpositionen projiziert. Mit der Zunahme der Integrationsfähigkeit bezogen auf die eigene Person kann auch das Verhalten der Beziehungs- und Spielpartner*innen differenzierter und entsprechend realistischer eingeordnet werden (Fischer & Riedesser 2009, Schulman 2016).

Die aktive Auseinandersetzung mit Traumata kann einen Wachstumsprozess in Gang bringen, der zu einer neuen Prioritätensetzung, zu vertiefter Empathie- und Beziehungsfähigkeit führt. Dieser Wachstumsprozess wird als *posttraumatic growth* bezeichnet (Tedeschi & Calhoun 2004). Durch traumasensible Kommunikation kann auch in kinky Kontexten Raum für posttraumatisches Wachstum geschaffen werden. Möglichkeiten, wie dies innerhalb von D/s-Beziehungen geschehen kann, beschreiben beispielsweise pais (2014) und Kaldera (2014c). Im Folgenden möchte ich auf trauma play als eine BDSM-spezifische Möglichkeit für einen selbstbestimmten Umgang mit Traumata eingehen und Chancen und Risiken dieser Skripte aufzeigen.

8.8 Trauma play

IP3 „Trauma durch Triumph ersetzen. Also, dass man Traumata selbst inszenieren kann, wo man selbst der Herrscher ist, der Meister, der Herr von der Situation (ist) und sich sozusagen etwas zurücknehmen kann."

Personen können im gegenseitigen Einvernehmen mit ihren Spielpartner*innen BDSM-Szenerien so gestalten, dass sie darin bewusst Elemente aus individuell erlittenen traumatischen Situationen oder auch kollektive Traumata (wie zum Beispiel die Versklavung von Schwarzen Personen in Folge der Kolonialisierung Amerikas, vergl. Cruz 2016) aufgreifen. Die Spielpartner*innen gestalten die

Session so, dass Elemente aus der traumatischen Situation dabei symbolisiert, kommuniziert, bezeugt werden können. Durch ein Erleben von Kontrolle, Lust, Verbundenheit, Macht können mit dem Trauma assoziierte Selbstkonzepte und Körperwahrnehmungen umgewandelt und resilienzschaffende Prozesse angestoßen werden (Cascalheira, Ijebor, Salkowitz, Hitter & Boyce 2021, Haines 2019, Williams 2010). Damit kann der existenziellen Hilflosigkeit, die die ursprüngliche traumatische Situation kennzeichnet, ein Erleben von Selbstmächtigkeit/Empowerment gegenübergestellt werden. Grundlegende Voraussetzung für diese inneren Wandlungsprozesse ist, dass alle an der Session beteiligten Personen die Situation und die Beziehungskonstellation als sicher wahrnehmen. Diese gezielt gestalteten Szenerien werden innerhalb von kinky Communitys als *„trauma play"* bezeichnet (Thomas 2019).

Die entsprechenden Sessions werden sowohl hinsichtlich des Ablaufs als auch des Rahmens mit klarem Ein- und Ausstieg sowie Aftercare unter Regie der traumatisierten Person gestaltet. Dieser Gestaltungsprozess erfordert erhebliche Kompetenzen: zum einen sollte die Person ihre Geschichte in ihrer individuellen Bedeutung reflektieren können, sie sollte in der Lage sein, das *trauma play* verantwortlich skripten zu können, und sie muss ihre Projektionsneigungen soweit im Griff haben, dass sie die Täterpersonen zuverlässig von ihren Spielpartner*innen trennen kann. Zum anderen müssen sich ihre Spielpartner*innen sicher in ihrem Handeln fühlen, gut in Kontakt mit sich selbst und der traumabearbeitenden Person sein und wissen, worum es der Person geht. Die Beziehung zwischen den Beteiligten muss so vertrauensvoll und tragfähig sein, dass belastende Gefühle, die in der Szenerie auftreten, gehalten und anschließend offen besprochen werden können. Wenn ein *trauma play* gelingt, können die Beteiligten dies als empowernde, heilsame, bindungsvertiefende Erfahrung erleben. Das Körpererleben der Person, die an ihrem Trauma arbeitet, kann sich durch die Möglichkeiten, sich im *trauma play* als stark, in Kontrolle, machtvoll zu erleben, verändern. Personen, die trauma play erlebt haben, beschreiben dies als soziale Integrationserfahrung, als Zurückholen von etwas, was ihnen zuvor in der Gewaltsituation genommen wurde, als Überwindung von Dissoziation und Wiederaneignung ihrer Körperempfindungen. Das Symbolisieren des Traumas in einer vertrauensvollen und sicher gerahmten BDSM-Szenerie ermöglicht der traumabearbeitenden Person, mit der Erfahrung gesehen und anerkannt zu werden. Bei einem guten Verlauf der Szenerie können die Mitspielenden und Zuschauenden Zeug*innenschaft und Spiegelung schenken, die das Erleben der traumatischen Erfahrung weiter wandeln kann. So können auch Ausgänge aus der traumaspezifischen Isolation und Verschlossenheit gefunden werden, Verbindung geschaffen, Vertrauen in sich selbst, den eigenen Körper und ein Gegenüber wiederaufgerichtet werden (Cascalheira, Ijebor, Salkowitz, Hitter & Boyce 2021, Cruz 2016, Johnson 2008). Hypothetisch kann davon ausgegangen werden, dass im *trauma play* das ursprüngliche traumatische Erleben sowohl auf der kognitiven, als auch der emotionalen und somatischen Ebene mit einer Meisterungs- und Anerkennungserfahrung überschrieben wird. Teile der traumatischen

Geschichte und deren individuelle Bedeutung werden dabei dosiert und in einem sicheren Rahmen erlebbar gemacht (Cascalheira, Ijebor, Salkowitz, Hitter & Boyce 2021). Sie können anschließend verbalisiert und damit der weiteren Bearbeitung und Integration zugänglich gemacht werden (Hammers 2014, Lindemann 2011).

Trauma play ist *edge play. Trauma play*, bei dem es den Beteiligten nicht gelingt, durch sorgfältige Kommunikation den Kontakt zu sich selbst und zum Gegenüber zu halten, birgt das Risiko in sich, dass sich Elemente der Traumaerfahrungen so im Spiel wiederholen, dass dies die Bewältigungsmöglichkeiten der Beteiligten überfordert. Dies kann z.B. geschehen, wenn die Szenerie nicht gut vor- und nachbereitet wird, wenn die Beteiligten ihre eigenen oder die Grenzen ihres Gegenübers nicht beachten, wenn Projektionsprozesse auftreten oder auch, wenn im *trauma play* das gegenseitige Wohlwollen nicht gegeben ist und Entwertungsprozesse auftreten (Cruz 2016, Haines 2019). Mehrere meiner Interviewpartner*innen benannten als Risiken von *trauma play* das Erleben von Kontrollverlust über die Szenerie bei der Person, die an ihren Traumata arbeiten möchte. Möglichkeiten, hier risikobewusst und vorsichtig zu handeln, (RACK/ CCCC) liegen in einer Motivklärung aller Beteiligten („Warum und wozu mache ich das?" „Was ist mein Ziel?"), klarer Absprache, sorgfältiger Auswahl des Gegenübers für die Session („Fühle ich mich mit meinem Gegenüber wohl und kann ich vertrauen?"), dem Einbezug moderierender Vertrauenspersonen und dem Zurverfügungstellen von viel Zeit für den Ausklang der Session und eine ausführliche Nachbesprechung mit Anhören aller Beteiligten.

Trauma play ist keine geeignete Methode, psychische Störungen zu behandeln und zu überwinden. Darauf wird auch von Community-Aktivist*innen hingewiesen (zum Beispiel Harrington 2016, Warren & Warren 2008), so Molena Williams:

„Kink can be one way for people to air out childhood traumas, replay abuse scenarios, and turn them around, but this is an extremely treacherous path to tread. Kink can be therapeutic, but it isn't therapy." (Williams 2010, 44).

Leidet eine Person unter einer Traumafolgestörung, ist es empfehlenswert, zunächst eine leitlinienbasierte Traumapsychotherapie zu machen, bevor ein *trauma play* inszeniert wird, damit die traumatisierte Person ihre traumakompensatorischen Schemaverzerrungen und die assoziierten Gefühle kennt und steuern kann. Es kann im Anschluss an eine fokussierte Traumapsychotherapie Sinn ergeben, auch *trauma play* mit Therapie zu begleiten, um eine Person bei der Verbalisierung und Integration der über *trauma play* zugänglich gemachten Emotionen und Erinnerungen zusätzlich zu unterstützen (Cascalheira, Ijebor, Salkowitz, Hitter & Boyce 2021, Rivera 2012).

8.9 Grenzverletzungen, Konflikte und Gewalt in kinky Beziehungen und Communitys: Differenzierung, Diskurse und Dynamiken

In kinky Konstellationen wird prinzipiell sehr viel Wert auf das Einverständnis aller Beteiligten gelegt. Ein achtsamer Umgang mit Grenzen ist vielen Kinksters ausgesprochen wichtig. Gleichzeitig machen die Wünsche und Bereitschaften, gerade an den Grenzen zu spielen, Neues zu wagen und allen Beteiligten auch etwas zuzutrauen, mutig zu sein und sich zuzumuten, kinky Interaktionen auch riskant. BDSM-Sessions können schief gehen.

Grenzverletzungen und Konsensübertretungen geschehen in BDSM-Kontexten überwiegend aufgrund unzureichender und misslungener Kommunikation, Missverständnissen, Überforderung, Selbstüberschätzung, Wissens- und Erfahrungsmangel und durch intensive Emotionen verursachten vorübergehendem Verlust der Fähigkeiten zur Selbststeuerung, zur Grenzziehung und zum *safewording*[40]. Es kann auch zu Fehlern und Unfällen bei der Anwendung von BDSM-Praktiken kommen (Kink Clinical Practice Guidelines Project 2019). Die Aushandlung von Konsens ist an sich, wie wir gesehen haben, sehr anspruchsvoll. Je unklarer sich die Beteiligten über sich selbst sind, je weniger die Beteiligten einander ihre Wünsche, Erwartungen und Grenzen mitteilen, je risikoreicher die BDSM-Session ist, desto eher können Konsensbrüche und Verletzungen auftreten. Ganz überwiegend liegt dabei keine Schädigungsabsicht bei den beteiligten Personen vor.

Es gibt auch in der kinky Community bestimmte Orte, Szenen, Veranstaltungen, die als relativ konfliktreich und wenig konsensorientiert gelten. An solchen Orten passieren auch eher Grenzverletzungen. Hintergründe dieser Strukturen können ein egozentrisches, auf die eigene Überlegenheit ausgerichtetes Verhalten von Einzelpersonen sein, welches in der Community geduldet oder sogar kultiviert wird (z.B. Maskulinismus, Sexismus, Rassismus). Manchmal tragen auch Faktoren, die zu einer hohen Belastung von Communitymitgliedern führen (z.B. Marginalisierung, finanzielle und gesundheitliche Belastungen, schädlicher Substanzgebrauch) dazu bei, dass Communitymitglieder nicht gut für sich sorgen und auch nicht auf andere Rücksicht nehmen können.

Ein Konflikt besteht, wenn miteinander verbundene Personen Differenzen miteinander austragen. Ein Konflikt kann zwischen Einzelpersonen auftreten, oft sind aber auch Umstehende involviert. Jeder Konflikt findet in einem Kontext statt, der sich hilfreich für die Konfliktpartner*innen verhalten kann, oder auch konfliktfördernd. Ein Konfliktprozess kann dazu führen, dass die Beteiligten voneinander lernen, durch ein Anerkennen, Klären und Überbrücken der Differenzen wachsen und einander im Resultat auch besser verstehen können. Konfliktdynamiken können sich jedoch auch eskalierend bis

40 d.i: das zuvor vereinbarte **safeword** aussprechen

destruktiv entwickeln. Beratung und Therapie wird oft erst in einem solchen (eher späten) Stadium der Konfliktentwicklung in Anspruch genommen. Zu diesem Zeitpunkt sind zahlreiche Bewältigungsversuche der Beteiligten bereits gescheitert.

Eine Konflikteskalation kennzeichnet sich durch heftige Gefühle bei den Beteiligten, Erodieren von Empathie, Vertrauen und Wohlwollen, durch Störungen der Kommunikation bis hin zu einem Verlust des Bemühens um ein Verständnis des Gegenübers. Konflikteskalationen werden wahrscheinlicher, wenn die Beteiligten die Bindung zueinander als unsicher oder gefährdet wahrnehmen (Mikulincer & Shaver 2016). Im Eskalationsprozess werden manchmal Kontrolltechniken eingesetzt, die das Ziel verfolgen, durch das Erreichen einer überlegenen und „richtigen" Position den entgleitenden Prozess noch steuern zu können. Diese Kontrolltechniken umfassen das Einnehmen polarer Positionen und innere Rechtfertigungsstrategien. So kann sich ein Machtkampf entwickeln, in dem selektiv versucht wird, die eigene Position einseitig kognitiv und sozial zu stärken und die Position der anderen Seite zu diskreditieren. Damit wird einer realistischen Konfliktanalyse entgegengearbeitet und es werden Möglichkeiten der Klärung geschwacht (Schulman 2016). Im Rahmen von massiv eskalierten Konflikten können die Beteiligten einander schädigen und es kann auch zu Gewalt kommen.

Fallbeispiel:

Eine Frau mit einer starken submissiven Präferenz bindet sich an einen Mann, der dominantes Verhalten zeigt. Sie erhofft sich in der Beziehung ihre submissive Präferenz leben zu können. Die Szenarien, die die beiden zunächst in der Kennlernphase auf Playparties und später dann in der Wohnung des Mannes leben, erfüllen zunächst ihre Sehnsüchte. Im Prozess der Beziehung baut sie rasch Vertrauen auf. Ihre anfängliche Angst vor riskanten Praktiken reguliert sie darüber, dass sie ihrem Partner sehr viel Vertrauen entgegenbringt. Durch die intensiven Szenarien vertieft sich aus ihrer Sicht die Beziehung. Der Mann hingegen erlebt einen inneren Konflikt, den er seiner Partnerin gegenüber nicht zur Sprache bringt. Er erlebt die Szenerien nach einiger Zeit nicht mehr als lustvoll. Vielmehr empfindet er immer mehr Langeweile, Ablehnung sich selbst und besonders seiner Partnerin gegenüber. Er kann sich selbst in der Rolle, in die er sich in den gemeinsamen Szenerien begibt, nicht mehr annehmen.

Im Alltag des Paares kritisiert er sie zunehmend, er verhält sich abweisend, manchmal stößt er sie zurück. Als sie darüber sprechen möchte, fährt er sie an, sie solle ihn in Ruhe lassen, und gibt ihr eine Ohrfeige. Sie fühlt sich in der Interaktion mit ihm zunehmend unwohl, baut jedoch innerhalb der Szenerien, die die beiden nun immer seltener leben, wieder Vertrauen auf. Als er sie auf einer Playparty beschimpft in einer Art in Weise, der sie nicht zugestimmt hat, wagt sie es nicht, sich an die Umstehenden zu wenden. Von diesen haben zwar Einige ein ungutes Gefühl beim Zuschauen, denken jedoch, dass sie sich schon melden würde, wenn ihre Grenzen verletzt würden. Niemand wagt es, das scheinbare Spiel der beiden zu unterbrechen. Die Beziehungsdynamik eskaliert schließlich dahingehend, dass er sie zu Hause anschreit und an die Wand stößt, nachdem sie ihm erzählt hat, dass sie mit einem Freund über die Beziehungskonstellation mit ihm und ihre Sorgen darin gesprochen hat. Sie trennt sich. Er erzählt im Freundeskreis herum, dass sie psychisch krank sei und sexuelle Praktiken von ihm gefordert habe, die er eklig gefunden und „natürlich" abgelehnt habe. Sie reagiert darauf verwirrt und erschüttert. Rückblickend versucht sie zu begreifen, ab wann sie hätte erkennen können, dass sich die Beziehung in eine ungute Richtung entwickelt. Sie macht sich Vorwürfe, sich nicht gut geschützt zu haben, nicht rechtzeitig deutlich ihre Grenzen markiert zu haben und nicht rechtzeitig gegangen zu sein. Sie hat Angst, sich erneut mit ihrer submissiven Präferenz einer dominanten Person anzuvertrauen.

BDSM bietet gerade durch das Spiel mit Macht und Kontrolle leider auch Ansatzpunkte für Machtmissbrauch (Glickman 2011). Gewalt wird in einer BDSM-Beziehung nicht häufiger, aber eben auch nicht seltener ausgeübt als in einer Beziehung, in der die Partner*innen kein BDSM praktizieren (Kink Clinical Practice Guidelines Project 2019, Shahbaz & Chirinos 2017). So müssen wir in der therapeutischen Arbeit mit Kinksters auch darauf vorbereitet sein.

Innerhalb von BDSM-Kontexten wird seit vielen Jahren darüber diskutiert, wie Grenzverletzungen und Gewalt in den Communitys erkannt und eingeordnet werden können und wie damit umgegangen werden kann (Nichols 2006, Ridinger 2006, laufende Diskussionen unter: www.kinkabuse.com und auch hier: Lesbian Sex Mafia 2022). Bereits 1999 wurden auf der dritten *Leather Leadership Conference* Fragen formuliert, die kinky Personen bei der Differenzierung zwischen einer für alle Seiten wohltuenden von einer gewaltvollen BDSM-Beziehung helfen sollten, so u.a.:

- *„Werden Deine Bedürfnisse und Deine Grenzen respektiert?"*
- *„Basiert Deine Beziehung auf Ehrlichkeit, Vertrauen und Respekt?"*
- *„Kannst Du Gefühle von Schuld, Eifersucht und Unglücklichsein ausdrücken?"*
- *„Kannst Du Safer Sex Praktiken durchsetzen?"*
- *„Beeinträchtigt Deine Beziehung Deine Kontakte zu Familie und Freund*innen?"*
- *„Kannst Du Deine Beziehung verlassen ohne Angst haben zu müssen, dass Du verletzt wirst und auch ohne fürchten zu müssen, dass sich Deine ehemalige Beziehungspartner*in selbst schädigt?"*

- *„Kannst Du innerhalb der Beziehung über Dich selbst bestimmen im Hinblick auf Beruf, Geld und Entscheidungen, die Dein Leben wesentlich beeinflussen?"*
- *„Fühlst Du Dich frei, Deine Handlungen und Gefühle mit jeder Person, die Du dafür auswählen möchtest, zu besprechen?" (Übersetzung: G.W.)*

In kinky Communitys wird zudem immer wieder darauf hingewiesen, dass es einzelne Personen gibt, die BDSM-Kontexte gezielt nutzen, um dort unter Rückgriff auf angebliche BDSM-Gepflogenheiten übergriffig handeln zu können (Bauer 2016, Glickmann 2011, Nichols 2006, Schlagzeilen Nummer 175, 2020, Nummer 177, 2020 und Nummer 187, 2021). So beschrieb auch IP2 einen Communitydiskurs über eine typische Gewaltdynamik innerhalb einer kinky Konstellation:
„Menschen, vor allem Männer, die sich immer wieder unbedarfte, oft junge Subs aussuchen und bei ihnen unter dem Deckmantel von BDSM gegen die sexuelle Selbstbestimmung verstoßen, sei es als missbräuchlicher Partner oder als 'Szene-größe', werden sowohl in der deutschsprachigen als auch in der angelsächsischen Szene ‚predator' genannt."

Viele Personen suchen BDSM-Interaktionen auch online, oft ohne Anbindung an eine Community jenseits der Plattform, über die sie Spielpartner*innen suchen. Verabreden die Spielpartner*innen, sich ohne vorheriges persönliches Kennenlernen direkt zu Hause zu treffen, kann dies eine unsichere Situation sein. Kommt es hier zu Gewalt, kann niemand Außenstehendes intervenieren.

Fallbeispiel:

Eine submissive nichtbinäre Person kommt über eine site, über die sexuelle Kontakte vermittelt werden, in Kontakt mit einem cisgeschlechtlichen Mann. Dieser beschreibt sich als dominant und sucht eine Sessionpartner*in, die sich ihm „bedingungslos ausliefert". Die sexuellen Praktiken, die er sich wünscht, hat er in seinem Profil detailliert aufgelistet. Die beiden schreiben einen Tag lang hin und her. Er reagiert offen auf die Nichtbinarität, beschreibt einen großen Erfahrungsschatz bezogen auf BDSM und kündigt an, sein Gegenüber könne sich ihm mit allen Sehnsüchten „ohne viele Worte" anvertrauen. Er macht weiter deutlich, dass er beabsichtigt, die Regeln in der Interaktion zu bestimmen. Er teilt mit, dass er nicht möchte, dass andere von seiner Präferenz erfahren, weil er in beruflich verantwortlicher Stelle arbeitet. Er wünscht sich deshalb, dass die Session bei ihm zu Hause stattfindet.
Die nichtbinäre Person ist schon lange auf der Suche und fühlt sich von dem, was er schreibt, angesprochen. Sie fühlt sich auch in ihrer Identität anerkannt. Nachdem ihr Chatpartner eine Zeit und einen Ort zum Treffen vorgeschlagen hat, bespricht sie sich mit einer Freundin. Sie nennt dieser

den Ort und die Zeit des Treffens und die beiden vereinbaren, dass sich die nichtbinäre Person fünf Stunden nach der Session bei der Freundin wieder melden wird. Dann sagt sie das Treffen zu und fährt dorthin.

Der vereinbarte Ort ist jedoch draußen auf der Straße. Dort empfängt sie der dominante Partner und führt sie in seine nahegelegene Wohnung. Sie fühlt sich wohl mit ihm und ist auf eine freudige Art angespannt im Ausblick auf die Session. Er fragt sie auch, ob sie irgendwelche Limits hat, woraufhin sie sagt, dass sie nicht weiss, ob sie möchte, dass er in sie eindringt. In der Wohnung befiehlt er ihr, niederzuknien, fesselt sie und verbindet ihr die Augen. Sie gerät in einen Subspace und lässt zu, dass er sie an Stellen berührt und auf Arten schlägt, die sich für sie ambivalent anfühlen. Als er sie mit den Fingern penetriert, merkt sie, dass ihr das zu schnell geht. Sie sagt, er solle hier stoppen. Er hält sich nicht daran und macht weiter. Als sie versucht, sich aus eigener Kraft aus der Fesselung zu lösen, schreit er sie an, sie solle das lassen. Es gelingt ihr nicht, die Fesselung zu lösen. Auf ihre mehrfache Bitte, aufzuhören, reagiert er mit der Bemerkung, er wisse schon, was sie wolle. Sie hat Angst und hofft, irgendwann aus der Situation herauszukommen. Nach zwei Stunden entscheidet er, die Fesselung zu lösen. Er sagt, er habe keine Lust sich das „Gejammere" anzuhören. Er habe gedacht, sie sei submissiv. Wenn sie sich dauernd beschwere, könne das ja nicht stimmen. Er schmeißt sie raus.

Sie ist wie betäubt und fährt mit dem Bus nach Hause. Als die Freundin anruft, sagt die nichtbinäre Person, es ginge ihr nicht gut. Sie sei verwirrt und sehr erschöpft. Die Freundin kommt vorbei, aber die nichtbinäre Person schämt sich so sehr, dass sie nicht erzählen kann, was genau passiert ist. Sie sagt nur, dass die Session schief gegangen sei, sie das nächste Mal besser aufpassen wolle. Tage später hat sie immer noch Alpträume und auch tagsüber so starke Ängste und Schmerzen, dass sie sich nicht in der Lage fühlt, arbeiten zu gehen. Sie wendet sich an ihren Hausarzt, schildert ihre Beschwerden, aber nicht die erlittene Gewaltsituation. Sie erhält eine Krankschreibung, ein Schmerzmittel und den Rat, sich auszuruhen. Auch in den Monaten danach traut sie sich niemandem an. Sie löscht ihre Profile im Netz.

Das gesamtgesellschaftliche Vorurteil, BDSM sei per se gewalttätig, hat in Teilen der Community zu einem reaktiven Ausblenden von Machtmissbrauch und Übergriffen in BDSM-Kontexten geführt. Die Muster des Wegschauens sind hier die gleichen wie in der Gesamtgesellschaft. So werden missbräuchliche, manipulative und gewalttätige Verhaltensweisen in einer kinky Beziehung auch in kinky Communitys manches Mal als „Privatsache" abgetan. Mit dieser Etikettierung kann dann vermieden werden, sich mit der Gewalt zu beschäftigen und zu intervenieren (Kink Clinical Practice Guidelines Project 2019, Lazarus

2017-2019, Wetzstein, Steinmetz, Reis & Eckert 1993). Hinzu kommt, dass die Regel der Toleranz gegenüber den Kinks anderer innerhalb von BDSM-Communitys leider auch dazu führen kann, dass Personen bei Gewalt nicht eingreifen, weil sie sich unsicher sind, ob sie damit nicht ein einverständliches Szenario stören.

Maßgebliches Kriterium von Gewalt ist der Einsatz von Macht und Kontrolltaktiken, um sich selbst in eine überlegene Position zu bringen und das Gegenüber zu schwächen oder zu schädigen (National Center on Domestic and Sexual Violence 2019, Ohms 2008, Shabaz & Chirinos 2017, Weltgesundheitsorganisation 2003). Gewalt in Partner*innenschaften verläuft oftmals in einer sich steigernden zyklischen Dynamik, in der immer wieder Phasen der Gewalt auf Phasen folgen, in denen der Anschein erweckt wird, die Gewalt beenden zu wollen (*cycle of abuse*: dargestellt zum Beispiel in: Goerlich 2021, 143). Umstehende, die bei Gewalt nicht eingreifen, stärken die Position der gewaltausübenden Person. Gewaltvolle Interaktionen sind immer unkonsensuell.

Gewalt kann ausgeübt werden über:
- körperliche und sexuelle Gewalt,
- den Einsatz von Drohungen (zum Beispiel drohen, die BDSM-Präferenz der anderen Person zu outen, damit drohen, sich selbst zu töten, wenn die andere Person einen verlässt, oder Personen zu schaden, die der anderen Person etwas bedeuten),
- Aktionen, die die andere Person in Angst versetzen, zum Beispiel drohende Blicke, Gesten, Handlungen,
- Gefährden der Sicherheit: die Person daran hindern etwas zu erhalten, was sie für ihre Sicherheit oder ihre Gesundheit braucht, in einer BDSM-Session bewusst von den vereinbarten Praktiken abweichen, ein *safewording* nicht beachten, bewusst und unkonsensuell *unsafe* spielen, eine Spielpartner*in mit einer ernsthaften Verletzung nicht versorgen, eine Person unter Druck setzen, ihren Körper auf Arten zu verändern, die ihr seelisch oder körperlich schaden (z.B. von einer Partnerperson massive Gewichtszunahmen oder Gewichtsreduzierungen verlangen),
- die andere Person unkonsensuell beschimpfen, beschuldigen, entwertend kommentieren, anschweigen, beschämen, kontrollieren,
- Isolieren: die andere Person daran hindern, sich mit anderen zu verbinden, sich bei Freund*innen und im Gesundheitssystem Unterstützung zu holen, die eigene Eifersucht als Argument nutzen, um die andere Person zu begrenzen,
- *gaslighting*, d.h. Versuche, die Wahrnehmung der anderen Person diskreditieren oder verwirren, tatsächlich Geschehenes abstreiten, täuschen und lügen, das Gegenüber als psychisch krank oder hypersensibel bezeichnen, wenn es unter der zugefügten Gewalt leidet, die Gewalt und ihre Effekte auf die andere Person kleinreden, die Verantwortlichkeit für das eigene Handeln auf das Gegenüber verlagern, zum Beispiel behaupten, die andere Person habe die gegen sie gerichtete Gewalt selbst verursacht,

andere Personen und die eigenen Privilegien nutzen, um dem Gegenüber zu schaden, zum Beispiel gemeinsame Kinder benutzen, um der anderen Person weh zu tun, Freund*innen durch selektive oder falsche Informationen für sich so einnehmen, dass sie die andere Person negativ bewerten, Mobbing, eine machtvolle Position in der Community nutzen, um sich gewalttätig verhalten zu können, ökonomische Macht, gesellschaftlichen Status, Körperkraft und eigene Gesundheit nutzen, um die andere Person zu schwächen (Goerlich 2021, Harrington & Williams 2012, Hill-Meyer & Scarborough 2014, Mucha 2016, National Center on Domestic and Sexual Violence 2019, Pitagora 2015, Quintero 2020).

Gewalt in Beziehungen kann einseitig, d.h. ausschließlich von einer Person ausgehend, ausgeübt werden. Die andere*n Beziehungspartner*innen sind dann von der Gewalt betroffen, handeln aber selbst nicht gewalttätig (Wright 2006). Manchmal üben jedoch auch mehrere oder alle Beziehungspartner*innen wechselseitig Gewalt aus und sind so auch jeweils gewaltbetroffen. In einer BDSM-Konstellation kann sowohl aus der submissiven als auch aus der dominanten Position heraus die Entscheidung getroffen werden, gewalttätig zu handeln (Nichols 2006, Pitagora 2015).

Insbesondere psychische Gewalt ist nicht immer klar identifizierbar, da die Schädigungsabsichten einer Person manchmal nicht erkannt werden. Eine gewaltausübende Person kann eine Schädigungsabsicht verleugnen, weil sie davon ausgeht, dass andere sich gegen sie wenden würden, wenn ihre Absicht sichtbar würde. Eine gewaltbetroffene Person kann eine tatsächlich bestehende feindselige Intention des Gegenübers nicht unbedingt wahrnehmen oder manchmal auch nicht wahrnehmen wollen, weil sie die Bindung zum Gegenüber schützen möchte. Es kann aber auch passieren, dass eine Person nach einer Verletzung ihrem Gegenüber eine Schädigungsabsicht unterstellt, obwohl diese gar nicht vorliegt (Mikulincer & Shaver 2016).

Manchmal nutzen gewaltausübende Personen die spezifische Interaktionsgestaltung in BDSM-Beziehungen oder vermeintliche Normen in BDSM-Konstellationen, um es ihrem Gegenüber zu erschweren, die Gewalt als solche einzuordnen. So kann die Gewaltausübung einer dominanten Person gegenüber einer submissiven Person durch die Behauptung verschleiert werden, in der submissiven Rolle müsse die Person alles erdulden, sonst sei sie nicht wirklich submissiv (Harrington & Williams 2012). IP6 beschrieb auch einen Fall von Gewalt, in dem der Täter behauptet hatte, sein übergriffiges Verhalten werde von Autoritäten innerhalb seiner kinky Community gebilligt.

Es gibt auch Fälle, in denen durch projektive Prozesse die Verantwortlichkeit für Gewalt auf Personen verschoben wird, die gar nicht gewalttätig gehandelt haben (Harrington & Williams 2012, Shahbaz & Chirinos 2017, 66/67). So können Personen ungerechtfertigt der Gewalttätigkeit beschuldigt werden, um von der Gewalttätigkeit anderer abzulenken. Diese Anschuldigungen können die Beziehungen der beschuldigten Person zerstören und zum Ausschluss der Person aus der BDSM-Community führen. Dies kann für die betroffene Person eine soziale Katastrophe darstellen. IP3 beschrieb eine solche Situation: *„Ich hab auch manchmal Klienten, die innerhalb der Community als Grenzverletzer identifiziert geworden sind und die kommen dann in Therapie, um zu sagen, ich weiß nicht, wie ich jetzt weiter muss, ich hab meine Welt verloren, die sehen mich als Täter, das war gar nicht (...) Absicht."*

Die Person, die als „Täter*in" markiert wurde, hat oftmals kaum Möglichkeiten, sich zu verteidigen, weil ihr die Glaubwürdigkeit abgesprochen wird.

8.10 Psychotherapeutisches Arbeiten zu Konflikten und Gewalt in kinky Konstellationen

Wenden sich Kinksters mit einer sehr angespannten interpersonellen Dynamik an Behandler*innen, ist es manches Mal weder leicht noch schnell möglich, zutreffend zu klären, ob Gewalt vorliegt oder eine eskalierte Konfliktdynamik oder eine unzutreffende Beschuldigung. Hinzu kommt, dass bei allen Beteiligten die Tendenz bestehen kann, Teile des Geschehens aufgrund von Abwehrhaltungen, Angst, Scham und Schulderleben nicht wahrzunehmen und auch nicht zu benennen (Nichols 2006). Die Opferrolle/Rolle der angegriffenen Person ist für viele in einem eskalierten Konflikt sehr viel erträglicher als ein Anerkennen von Täter*innenanteilen, da die Opferrolle von Schuldgefühlen, Ausschlussängsten und Verantwortlichkeit entlastet (Pross 2009, Schulman 2016). Angesichts dieser Dynamiken braucht es gute Haltefähigkeiten bei Behandler*innen, um ausreichend Raum zur Klärung des Geschehens zu schaffen und mit raschen Einordnungen und Etikettierungen achtsam zu sein (Iantaffi 2017). Wird über abwesende Personen aus der Community gesprochen und diesen dabei Gewalttätigkeit zugeschrieben, sollten Behandler*innen mitbedenken, dass es aus der Sicht der abwesenden Person auch ganz anders gewesen sein kann (Schulman 2016). Weiter ist es wichtig, als Behandler*in sehr genau darauf zu achten, sich angesichts einer hoch konflikthaften Konstellation nicht in einen Opfer-Täter-Retter-Kreisel[41] hineinziehen zu lassen und auch keine der darin angebotenen Rollen selbst zu übernehmen. Gerade die Retter*innenrolle erweist sich für Behandler*innen als verführerisch, da diese Rolle die Illusion anbietet, moralisch „gut" zu sein und über die Kraft zu verfügen, aus einer schwer ertragbaren Situation wieder hinausführen zu können. Aus dieser überlegenen Position heraus vermeint man dann eine Situation rasch „richtig" zu erkennen, den gordischen Knoten zerschlagen und die Situation damit „lösen" zu können (Pross 2009, Wöller 2013). Tatsächlich involviert die Übernahme der Retter*innenrolle jedoch die therapeutische

41 Karpman (2019) hat die dynamische Zuschreibung von Täter*innen,-Opfer- und Retter*innenpositionen in eskalierten Konflikten als „Dramadreieck" konzeptualisiert und daran anknüpfend auch Interventionsmöglichkeiten zum Umgang mit der Dynamik entwickelt.

Person selbst in den Konfliktkreisel, schwächt ihre Haltefähigkeit, führt zu Fehleinschätzungen und manches Mal zu einer raschen Rotation der Positionen innerhalb des Dramadreiecks.

Im Prozess der Differenzierung zwischen Gewalt und einem eskalierten Konfliktgeschehen sollten nach Möglichkeit im therapeutischen Gespräch alle Beteiligten nach ihren Erfahrungen gefragt werden. Hierbei halte ich eine Perspektive für hilfreich, die davon ausgeht, dass gerade bei Konflikten in marginalisierten Communitys allen am Konflikt Beteiligten auch Unterstützung beim Verständnis und beim Umgang mit der Situation angeboten werden sollte. Hintergrund dieser Perspektive ist das Wissen, wie machtvoll sich bei marginalisierten Personen Ausgrenzungs- und Traumaerfahrungen in Konflikt- und Gewaltdynamiken zwischen Communityangehörigen manifestieren können, und wie leidvoll für die Betroffenen die Ausschlussprozesse sind, die oft aus eskalierten Konflikten innerhalb ihrer Community resultieren. Jede Person hat ein Recht auf Rückhalt, wenn sie verstehen möchte, was in einem Konflikt tatsächlich passiert ist, was ihre Rolle und Verantwortung dabei ist und welche Bedeutung Erlebnisse aus ihrer Biografie auf ihre Wahrnehmung und ihr Handeln in der Situation haben. Für kinkrespektvolle Behandler*innen bedeutet dies in der Konsequenz, auch einer potenziell gewaltausübenden Person Unterstützung zur Überwindung der Gewalt anzubieten. Behandler*innen können hier im Interesse einer tragfähigen Intervention im Team arbeiten. Ein Netzwerk an kinkerfahrenen Kolleg*innen ist gerade bei der therapeutischen Arbeit zu Gewalt und eskalierten Konfliktdynamiken sehr wertvoll, einmal, um hinreichend Weiterverweisungsmöglichkeiten anbieten zu können und zum anderen auch, um anhand der intervisorischen Rückmeldungen der Kolleg*innen eine mögliche eigene Involvierung ins Konfliktgeschehen erkennen und daraus aussteigen zu können.

Wenn eine Person den Vorwurf erhebt, ihr sei durch eine andere Gewalt angetan worden, sollte in der therapeutischen Arbeit genug Zeit zur Verfügung gestellt werden, um sorgfältig zu besprechen, was genau geschehen ist, auch wenn das Ergebnis komplex und unangenehm ist (Nichols 2006). Schulman (2016) hat hierzu Fragen vorgeschlagen, die gestellt werden können, um ein entsprechend differenziertes Verständnis erarbeiten zu können:

- *„Was fühlen Sie? Was ist Ihre Sichtweise?"*
- *„Wovor haben Sie genau Angst?"*
- *„Was ist geschehen, als/ bevor das „gewalttätige" Verhalten aufgetreten ist? Was war der Kontext? Was war das Ergebnis?"*
- *„Wie würden Sie Ihre*n Interaktionpartner*in beschreiben? Wer trifft die Entscheidungen? Was führt üblicherweise zu einem Kampf und wie endet dieser üblicherweise?"*
- *„Was haben Sie selbst getan? Was war die Absicht hinter Ihren Verhalten?"*

Die therapeutische Arbeit an eskalierten Konflikten beginnt mit dem Angebot und der Gestaltung eines respektvollen, gegenüber allen Beteiligten wohlwollenden und sicheren Raumes. Hierbei ist es wichtig darauf zu achten, dass der Raum tatsächlich für alle, die sich zur gemeinsamen Arbeit bereiterklärt haben, sicher ist. Im therapeutischen Raum sollen möglichst gute Bedingungen für ein gleichberechtigtes Zuwortkommen, für Emotionsregulation, Vertrauensaufbau und Selbstöffnung aller anwesenden Konfliktpartner*innen angeboten werden. Im Rahmen der Auftragsklärung wird darüber gesprochen, was sich jede der beteiligten Persone nfür die gemeinsame Arbeit wünscht und was dabei nicht passieren sollte. Insbesondere die Antworten auf die letztgenannte Frage geben Hinweise darauf, wo die Konfliktdynamik bereits zu Überforderungen und Verletzungen geführt hat.

Als Prozessziel kann das Erarbeiten einer respektvollen, einander verstehenden und fairen Kommunikation zwischen den Beteiligten vorgeschlagen werden. Dieses Prozessziel soll im Verlauf der gemeinsamen Arbeit immer wieder angestrebt werden. Die therapeutische Person drückt Wertschätzung für alle Beteiligten aus, unterstützt bei der Kommunikation und bietet entschleunigende, deeskalierende und klärende Interventionen an. Für die Gestaltung eines sicheren Rahmens kann es sinnvoll sein, explizit zu vereinbaren, dass die therapeutische Person eingreift, wenn Konfliktpartner*innen sich verletzend über einander äußern. Diese Intervention soll es den Konfliktpartner*innen erleichtern, einen Alarmmodus, der Reflexionen und Empathie blockt, zu verlassen. Mit den Interventionen soll ein Raum geschaffen werden, in dem die Konfliktpartner*innen einander besser verstehen, sich nicht mehr gegenseitig in ihren Verletzungen triggern und sich gemeinsam auf Lösungssuche begeben können. Die oftmals mühsame Aufgabe, den Konflikt zu überwinden und damit den Kontakt zueinander zu retten, liegt ausdrücklich bei allen Konfliktpartner*innen. Die Erarbeitung von guten Umgangsmöglichkeiten mit einem Konflikt verlangt grundsätzlich die Bereitschaft und das Bemühen aller Beteiligter, auch derjenigen, die sich zunächst in der Opferposition sehen. Dies bedeutet im umgekehrten Fall, dass Konfliktklärung und Konfliktlösung nicht gelingen, wenn nur ein Teil der Beteiligten sich dafür engagiert. Da Personen mit Marginalisierungserfahrungen manches Mal eine ausgeprägte kompensatorische Verantwortungsübernahmebereitschaft für alles, was nicht gelingt, aufweisen, kann es hier auch wichtig sein, rückzumelden, dass sie nicht alleinverantwortlich für das Misslingen einer Konfliktklärung sind, wenn nicht alle Beteiligten bereit waren, ihren Teil dazu beizutragen. Die Wertschätzung für die Person und die Fähigkeiten der Konfliktpartner*innen kann diese stärken, Verantwortung für ihr Konfliktverhalten zu übernehmen und sich zu entscheiden, welches Handeln in der konkreten Situation angemessen ist (Kink Clinical Practice Guidelines Project 2019).

Wenn Hinweise auf Gewalt bestehen, sollte dies in der Beratung oder Therapie als wichtiges Thema angesprochen und sorgfältig angeschaut werden. Die Gestaltung der therapeutischen Arbeit im Falle von Gewalt entscheidet sich anhand der Frage, ob die gewaltsamen Handlungen gestoppt werden können. Es liegt prinzipiell in der Entscheidung der gewaltausübenden

Person, ob sie die Gewalt beendet. Wenn ja, kann in einem Setting mit allen Beteiligten weitergearbeitet werden. Wenn nein, ist es sinnvoll, mit den Beteiligten getrennt zu arbeiten und gegebenenfalls auch an kinkrespektvoll arbeitende Antigewaltprojekte weiter zu verweisen.

In einer Therapie mit Klient*innen, die selbst Gewalt ausgeübt haben, schlagen Berg, Munns & Miner (2017) vor, das Setting so zu gestalten, dass der*die Klient*in in die Therapie eine Bezugsperson mitbringt, die den Therapieprozess begleitet. Dieses Konzept dient dem Ziel, dass Klient*innen, die sich in der Therapie zu einer Beendigung ihres gewalttätigen Verhaltens bereiterklärt haben, auch dabei unterstützt werden, dies in ihrem sozialen Lebensumfeld umzusetzen. Als Bezugspersonen von kinky Klient*innen, die im Communitykontext gewalttätig gehandelt haben, könnten zum Beispiel auch Aktivist*innen aus der BDSM-Community angesprochen werden, die die Person gut kennen und schätzen.

Es ist in der therapeutischen Arbeit mit Täter*innen wichtig mit zu bedenken, dass diese oft selbst in ihrer Geschichte Gewalt erlitten haben und so Gewalt auch als Möglichkeit kennengelernt haben, in einem Machtkampf die Oberhand zu gewinnen. Das Anhören auch dieser Teile der Biografie gewaltausübender Personen kann eine Brücke bilden zu einer Entscheidung, aus dem Gewaltzirkel auszusteigen. Aus der Basis der Biografiearbeit können dann auch die Spaltungen zwischen eigenen Täter*innen- und Opferanteilen aufgegriffen und thematisiert werden. Um Verantwortung für das eigene Handeln übernehmen, braucht es viel Kraft. Oftmals müssen soziale Kompetenzen aufgebaut werden, um das eigene Handeln und seine Konsequenzen anzuerkennen und sich dazu positionieren zu können.

In der therapeutischen Arbeit mit der gewaltbetroffenen Person kann es notwendig werden, Unterstützung bei der Lösung aus einer gewaltvollen Beziehung zu leisten. Auch hierbei ist es wichtig, trotz allen empfundenen Handlungsdrucks der gewaltbetroffenen Person aufmerksam zuzuhören und sie dabei zu begleiten, in ihrem Tempo ihre eigenen Entscheidungen zu treffen. Hierbei kann zum Beispiel angeboten werden, gemeinsam vorausschauend zu planen, wie die Beziehung sicher verlassen werden kann und beim Aufbau eines Unterstützungsnetzwerkes zu helfen. Manchmal geht es hier auch um Rückhalt bei der Klärung der Frage, inwieweit die gewalttätige Partnerperson über das Trennungsvorhaben informiert und in den Prozess eingebunden werden kann, oder ob es zum Selbstschutz besser ist, auf eine Ankündigung der Trennung in der Partnerschaft zu verzichten (Quintero 2020). Nach einer Trennung von einer gewalttätigen Beziehungsperson kann eine Person noch für eine längere Zeit emotional an die ehemalige Partnerperson gebunden sein und sehr ambivalente Empfindungen erleben. Diese Ambivalenzen können auch nochmal spezifisch geprägt sein, wenn die ehemaligen Partner*innen eine D/s-Verbindung gelebt haben. So kann sich beispielsweise ein dominanter Part sehr schämen, gewaltbetroffen zu sein. Beide Seiten können damit hadern, nicht rechtzeitig erkannt zu haben, dass sich eine Gewaltdynamik entwickelt hat. Das Vertrauen, welches aufgebaut werden musste, um eine D/s-Konstellation leben zu können, kann das Lösen einer dysfunktionalen Beziehung erschweren. Widersprüchliche Empfindungen nach einer Trennung einer gewaltvollen Beziehung treten auch deshalb auf, weil oftmals gleichzeitig Erinnerungen an gute und sehr berührende Erfahrungen in der Beziehung vorhanden sind. Diese guten Erfahrungen können nach einer einer D/s-Verbindung auch spezifisch emotional aufgeladen sein. Die gewalttätige Dynamik kann zudem das Bindungsverhalten im Rahmen eines *trauma-bond*-Prozesses[42] so sehr verstärkt haben, dass eine Trennung langwierige Arbeit bedeutet (National Coalition for Sexual Freedom 2019). Viele Personen, die in einer nahen Beziehung Gewalt erleben, sehen hinter der Gewalt auch gleichzeitig das Leiden der gewaltausübenden Person(-en). Ihr Bindungsverhalten wird dann auch dadurch geprägt, dass sie nach Möglichkeiten suchen, der gewalttätigen Person zu helfen (Wöller 2013). So sollten therapeutische Begleiter*innen darauf vorbereitet sein, dass eine gewaltbetroffene Person weiterhin liebevolle Gefühle auf die Person richten kann, die sie misshandelt hat, manchmal auch zu ihr zurückkehren möchte oder manchmal tatsächlich die Beziehung wieder aufnimmt (Belawski & Sojka 2014). In der Therapie sollte sehr darauf geachtet werden, dass diese Empfindungen und Handlungsschritte der behandlungssuchenden Person nicht verurteilt, sondern verstanden werden können, um dann transparent zu besprechen, wie die Person damit umgehen kann.

Personen, die der BDSM-Community angehören, können nach einer Gewalterfahrung, die sie in diesem Kontext gemacht haben, Communityorte vermeiden und Schwierigkeiten haben, sich Freund*innen aus der Community anzuvertrauen. Hier kann in der Therapie daran gearbeitet werden, wie und gegenüber wem eine Person sich mit ihrer Gewalterfahrung anvertrauen kann und wie und wo sie in der Community Unterstützung findet.

8.11 Accountable Communities

IP4: „Accountability beinhaltet Verantwortlichkeit und Konsequenzen ziehen, positiv und negativ, und legt die Aufmerksamkeit auf einen Prozess, nicht eine persönliche Eigenschaft. Accountability ist zugänglich und machbar für alle."

IP5: „Wenn Leute sich komisch bewegen, dann wird das von der Community aufgefangen. Dann macht man darauf aufmerksam."

Um mit Konflikten und auch Gewalt in Communitys umgehen zu können, wurde innerhalb der BPoC[43]-Bewegung das Konzept der *accountable communities* entwickelt, um eine communityinterne Kultur der gemeinsamen und transparenten Verantwortlichkeit für Gewalt und Konflikte zwischen Community-Angehörigen zu schaffen. Mit der Zeit bezogen sich Aktivist*innen aus anderen

42 **Traumabond**, siehe hierzu näher im Kapitel: „BDSM und Bindungsdynamiken"
43 Black People and People of Color

marginalisierten Communitys auf dieses Konzept und entwickelten Ideen, wie dieses in ihren jeweiligen Communitys angewendet werden kann. Die Konzeption von *accountable communities* sieht vor, dass allen Communityangehörigen Wissen darüber vermittelt wird, wie sich Konflikte und Gewalt in marginalisierten Gemeinschaften ausdrücken und wie diese vor dem Hintergrund gesellschaftlicher Ausgrenzung verstanden werden können. Gewalt und Konflikte innerhalb einer Community werden in von accountable communities nicht ausgeblendet und auch nicht als „Privatangelegenheit" etikettiert, sondern als relevant für alle angesehen, die der Community angehören. Im Konfliktfall wird versucht, offen und prinzipiell wohlwollend mit allen am Konflikt beteiligten Personen umzugehen. Es wird mit dem Ziel gehandelt, Gewalt zu verhindern oder zu stoppen und die Ausgrenzung von Personen aus den Communitys zu verhindern (Barker 2013, Pusey & mehrotra 2011). Den einer Konfliktdynamik innewohnenden Tendenzen zu spalten, zu vermeiden, nicht gut hinzuschauen, wird bewusst widerstanden. Es werden communityinterne Interventionsmöglichkeiten für Konflikte und Gewalt zwischen Communityangehörigen entwickelt und im Konfliktfall angeboten. Erfährt eine Person etwas Negatives über ein Communitymitglied, wird innerhalb einer *accountable community* dieses Communitymitglied nicht geschnitten, sondern angesprochen. Wenn jemand über erlittene Gewalt berichtet, nehmen andere Communitymitglieder die Person ernst, fragen nach und bieten Unterstützung an (Pusey & mehrotra 2011). Alle Personen, die der Community angehören, können so erwarten, dass Konflikte und Gewalt innerhalb ihrer Community gesehen, benannt und beantwortet werden und dass sie im Falle eigener Involviertheit in eine Konflikt- oder Gewaltdynamik innerhalb ihrer Community um Unterstützung bitten und diese auch erhalten können (Herzing & Ontiveros 2011).

Innerhalb von BDSM-Communitys in Deutschland sind die Diskussionen um *accountable communities* noch nicht breit etabliert. So kann das entsprechende Wissen auch vielerorts nicht vorausgesetzt werden. Viele Kinksters machen sich allerdings auch hierzulande Gedanken über Möglichkeiten und Probleme von Communityinterventionen bei Konflikten und Gewalt. So benannte IP2 vor dem Hintergrund seiner jahrelangen Erfahrungen aus der communitybezogenen Beratungspraxis in Deutschland als ein zu diskutierendes Problem beim Aufbau von *accountable communities*, dass sich gerade Personen, die anderen schaden, den Interventionen entziehen:

IP2: „1. Aus 20 Jahren Primärintervention habe ich eines mitgenommen: Diejenigen, die wiederholt nonkonsensuelle Gewalt ausüben oder immer wieder der missbrauchende Teil in ihren Beziehungen sind, meiden die Communitys in aller Regel wie der Teufel das Weihwasser. Sie verbinden sich mit ihren Opfern zumeist über diverse Dating- und Online-Plattformen. 2. In der Vergangenheit hat sich häufiger gezeigt, dass die Accountability für Communityleader oftmals nicht funktioniert. Manche scheinen 'über den Dingen' zu stehen und werden für Fehlverhalten nicht zur Rechenschaft gezogen, weil niemand es sich mit ihnen verderben will."

Ich halte es für wichtig, an das innerhalb der Communitys erarbeitete Wissen über *accountabiliy* anzuknüpfen und an den entsprechenden Strukturen weiterzubauen. Dies erscheint mir auch notwendig angesichts der Schwierigkeiten, innerhalb der Gesamtgesellschaft wirklich hilfreiche Unterstützung im Falle von Communitykonflikten zu erhalten.

An verschiedenen Stellen in den BDSM-Communitys in Deutschland gibt es Zusammenhänge, in denen an Konzepten zur communitybasierten Intervention bei Konflikten gearbeitet wird. Es wurden bereits wichtige Angebote geschaffen: zum Beispiel kinkspezifische Hotlines, Diskussionsforen im Internet und auf Veranstaltungen, Artikel zum Thema in den *Schlagzeilen*, Regelwerke für BDSM-Kurse, sowie geschulte Teams und Einzelpersonen, die auf kinky Veranstaltungen im Konfliktfall ansprechbar sind. Für Gesundheitsprofessionelle ist es sinnvoll, sich mit diesen Strukturen vertraut zu machen, um Klient*innen, die Konflikte und Gewalt innerhalb der BDSM-Community erlebt haben, zusätzlich zum therapeutischen Begleitungsangebot auch an Community-Ressourcen verweisen zu können.

Beispiel für eine Möglichkeit zur Gestaltung einer Communityintervention:

*C. und D. befinden sich seit vier Jahren in einer Beziehung. Sie leben BDSM-Szenarien miteinander, in denen C. die dominante und D. die submissive Position einnimmt. Nachdem D. mehrfach Praktiken einfordert, die C. zurückweist, weil er sich nicht in der Lage fühlt, diese auszuüben, zeigt sich D. frustriert. D. sucht jedoch nicht das Gespräch mit C. Vielmehr beschwert er sich innerhalb der Community über C., kritisiert C.s aus seiner Sicht fehlende Kompetenzen als Dom. Daraufhin sprechen einige Leute aus der Community C. auf die Kritik an und fragen ihn, was aus seiner Sicht passiert ist. Andere treffen sich mit D. und geben ihm Raum, seine Perspektive zu schildern. D. weist die Gesprächsangebote zunächst zurück. Die Gruppe bleibt jedoch dran und bietet nach ein paar Wochen erneut Gespräche an. Alle Gesprächspartner*innen von C. und D. achten darauf, der Versuchung zu widerstehen, Partei zu ergreifen, obwohl den meisten die Perspektive von C. anschlussfähiger erscheint und die meisten sich auch C. näher fühlen.*

D. erkennt durch das mehrfach an ihn herangetragene Gesprächsangebot, dass das Thema innerhalb der Community wichtig genommen wird. Er bemüht sich, in Folge innerhalb der Community respektvoller über C. zu sprechen. Er scheut jedoch die Auseinandersetzung und er schämt sich. Wegen seiner Scham ist es ihm sehr unangenehm, D. in der Community zu begegnen. Nach einigen Wochen geht C. von sich aus auf ein Communitymitglied zu und bittet, nun zwischen ihm und D. zu vermitteln.

8.12 Trennungen

Kinky Verbindungen erfordern von allen Seiten sehr viel Wohlwollen, Vertrauen, Engagement und Mut. Dies gilt insbesondere für emotional sehr intensive Verbindungen, zum Beispiel für Konstellationen, in denen edgy gespielt wird, D/S[44]- und 24/7-Verbindungen. Eine Trennung – sei sie durch unlösbare Konflikte, Auseinanderleben, Gewalt oder auch Tod – kann heftige Erschütterungen hervorrufen. Die Betroffenen können über eine längere Zeit Unterstützung brauchen, bis sie die Veränderung integrieren, sich in sich wieder sicher fühlen und sich erneut anvertrauen können (Davis, Shaver & Vernon 2003, Illouz 2018). Manchmal legt erst die Trennungssituation deutlich offen, wie bedeutsam die Beziehung für eine Person tatsächlich war. Durch Gespräche und Rituale können Möglichkeiten des Übergangs gestaltet werden. Die Community kann dabei eine wichtige Rolle einnehmen (Shahbaz & Chirinos 2017).

Fallbeispiel:

Ein queeres Paar, welches BDSM in einer D/S-Konstellation gelebt hat, kommt in die Beratung. Im Beratungsprozess stellt sich heraus, dass beide Partner*innen unterdessen inkompatible sexuelle Interessen haben und das Begehren füreinander verloren haben. Beide empfinden sehr viel Wertschätzung füreinander und Dankbarkeit für die geteilten Erfahrungen. In der Beratung kommen beide zu dem Schluss, dass sie, um ihre sexuellen Interessen in neuen Konstellationen leben zu können, sich voneinander als Paar trennen möchten. Sie möchten am Aufbau einer Freund*innenschaft arbeiten. Beide empfinden Trauer, weil ihnen ihre Beziehung wertvoll war, und beide haben auch Angst, den Kontakt zueinander zu verlieren. Sie nutzen die Beratung, um einander ihre Gefühle und Gedanken mitzuteilen und treffen die Entscheidung für die Trennung einverständlich. Sie vereinbaren ein Ritual, um sich von der Beziehung zu verabschieden. Die Gestaltung des Rituals wird in der Beratung besprochen. Die beiden führen dies dann an einem Ort in der Natur durch, den sie gemeinsam ausgewählt haben. Sie vereinbaren auch eine Kontaktpause von drei Monaten. Für diese Zeit handeln sie auch aus sie auch, wer von ihnen wann welche Community-Kontexte nutzen wird, und wie sie mit Freund*innen über die Trennung sprechen wollen. Sie einigen sich weiter auf ein Wiedersehen in drei Monaten. Nachdem diese Zeit vergangen ist, nutzen sie erneut die Beratung, um Möglichkeiten zu besprechen, wie sie einander in der Community begegnen möchten und um den Aufbau einer Freund*innenschaft auszuloten. Beide erhalten innerhalb ihres Freund*innenkreises viel Unterstützung und auch Respekt dafür, wie sie miteinander umgehen.

44 Dominanz/Submissions-Verbindung

Schluss

Die Auseinandersetzung mit dem Thema BDSM ist wie eine Reise, in deren Verlauf sich immer wieder der Blick auf die durchlaufene Landschaft ändert. BDSM als Praxis in der therapeutischen Arbeit zu affirmieren, bedeutet für Psychotherapeut*innen in der Regel ein Abstreifen des in der Ausbildung Gelernten, um gute kultursensible psychotherapeutische Versorgung für kinky Personen anbieten zu können. Als Therapeut*innen tun wir gut daran, uns hier zu bewegen. Unsere Bereitschaft, Irrtümer abzulegen und unsere Lernoffenheit sind unser Part der Arbeit in einer therapeutischen Allianz, in der wir kinky Klient*innen in Veränderungsprozessen begleiten möchten.

Peggy Kleinplatz (2006) hat ausgesprochen, dass die Psychotherapie viel aus der BDSM-Kultur lernen kann für einen respektvollen und offenen Umgang mit Sexualität: Kommunikation und Verhandlung, einen anerkennenden Blick auch auf diejenigen sexuellen Praktiken und Bedürfnisse, die nicht die eigenen sind, Wertschätzung für den Reichtum von Möglichkeiten zur Verwirklichung von sexuellen Fantasien und die Energie, mit der Menschen diesen Reichtum weitergeben und vermehren, die Anerkennung einer Vielfalt von Motivationen, aus denen heraus Menschen sexuelle Szenarien leben, ein aktives Gestalten von Sexualitäten und sexueller Kultur trotz vielfacher Stigmatisierung, das kreative Widerstehen gegen unterdrückende sexuelle Normen u. v. m.

Seitens der kinky Communitys gibt es eine große Bereitschaft, ihr Wissen mit Psychotherapeut*innen zu teilen und zur Diskussion zu stellen. Nehmen wir das Thema nicht in die psychotherapeutischen Weiterbildungen auf, kann sich unsere Profession noch weitere Jahre in der beengenden Illusion der therapeutischen Definitionsmacht über das „Perverse“ einigeln. Wir würden damit aber auf Schätze und Kompetenzen verzichten, die die therapeutische Arbeit zu Sexualitäten deutlich besser, kreativer, lustvoller und reichhaltiger machen könnten (Kolmes, Stock & Moser 2006). Ich hoffe, der Text hat Lust und Mut gemacht, die Tür zu öffnen.

Anhang

Interviewleitfaden zum Gespräch mit den Expert*innen aus kinky Communitys:

Kurze Einführung:
Vielen Dank, dass Du Dich für dieses Interview bereit erklärt hast. Deine Aussagen als Expert*in werden inhaltsanalytisch ausgewertet und gehen ein in einen Text zur Psychotherapie mit kinky Personen. Dieser Text soll in einem Herausgeber*innenwerk über marginalisierte Sexualitäten ca. 2023 publiziert werden. Das Buch wird von einem Kollektiv von Wissenschaftler*innen aus den Communitys geschrieben.

Ziel des Textes zur Psychotherapie mit kinky Personen ist es, für Kolleg*innen, Personen aus der BDSM-Community und andere Interessierte hilfreiche Informationen für eine gute psychotherapeutische Versorgung von kinky Personen bereitzustellen. Du bekommst den Text nach Fertigstellung nochmal zugesandt, mit der Möglichkeit, Feedback zu geben und zu ergänzen.

- Hast Du noch Fragen zu dem Projekt?
- Bist Du damit einverstanden, als Expert*in zum Thema gefragt zu werden und dass das Interview aufgezeichnet und hinterher ausgewertet wird?
- Du kannst zu den einzelnen Fragen gerne so viel erzählen, wie Du magst. Nimm Dir so viel Zeit, wie Du möchtest. Du musst Dich nicht kurzfassen.

Die Interviewfragen:

- Magst Du Dich gerne vorstellen?
- Wie ist Deine Verbindung zur BDSM-/kinky Community?

BDSM und psychische Gesundheit:

- BDSM und psychische Gesundheit – was fällt Dir dazu ein?
- Was sind nach Deiner Erfahrung Bedingungen dafür, um BDSM gesund leben zu können?
- Welche Ressourcen bietet die Community zur Verbesserung der psychischen Gesundheit von kinky Personen?
- Siehst Du spezifisch heilsame Aspekte in BDSM?
- Siehst Du spezifische Aspekte im BDSM, die ein Risiko für die psychische Gesundheit und Stabilität von kinky Personen mit sich bringen können?
- (Wenn hier minority-stress nicht spontan benannt wird, nachfragen, ob aus Sicht der interviewten Person spezifische Diskriminierungsrisiken gegen kinky-Personen vorliegen und ob die Person darin ein Gesundheitsrisiko sieht).

BDSM und psychotherapeutische Versorgung

- Wenn Du darüber sprechen möchtest: Was sind Deine persönlichen Erfahrungen mit Psychotherapie als kinky Person?
- Was ist nach Deiner Ansicht wichtig für eine gute psychotherapeutische Versorgung von kinky Personen?
- Gibt es spezifische Themen/ Spezifika, auf die Psychotherapeut*innen achten sollten, die kinky Personen versorgen?
- Wo siehst Du Schwierigkeiten in der psychotherapeutischen Versorgung von kinky Personen?
- Hast Du den Eindruck, dass die Psychotherapie-Angebote, die es gibt, den Versorgungsbedürfnissen von kinky Personen entsprechen?
- Wenn nein: wo sollte nachgebessert werden?
- Fallen Dir Beispiele für gelungene psychotherapeutische Versorgung von kinky Personen ein?
- Fallen Dir Beispiele für nicht gelungene psychotherapeutische Versorgung von kinky Personen ein?
- Welche Vorschläge hast Du, um die psychotherapeutische Versorgung von kinky Personen zu verbessern? Oder ist schon alles gut?
- Möchtest Du noch etwas zum Themenfeld ergänzen?

Abspann:

- Bist Du damit einverstanden, dass Deine Antworten für den Text ausgewertet und verwendet werden?

Vielen Dank für das Interview.

Literatur

A., M., Passig, K. & Jander, J. (2006): SM in Germany. In: P. J. Kleinplatz & C. Moser (Hrsg.): Sadomasochism: Powerful Pleasures. New York/ London (Routledge): 265-270.

Alutalica, J. (2021): Using BDSM as Trans Embodiment. In: Fielding, L. (2021): TransSex. Clinical Approaches to Trans Sexualities and Erotic Embodiments. New York, London (Routledge): 184-186.

Ambler, J. K., Lee, E. M., Klement, K. R., Loewald, T., Comber, E. M., Hanson, S. A., Cutler, B., Cutler, N. & Sagarin, B. J. (2016): Consensual BDSM facilitates role-specific altered states of consciousness: A preliminary study. Psychology of Consciousness: Theory, Research, and Practice. Advance online publication. DOI: http://dx.doi.org/10.1037/cns0000097

American Psychological Association (2015): Guidelines for Psychological Practice With Transgender and Gender Nonconforming People. American Psychologist, Dec. 2015. Verfügbar unter: www.apa.org/practice/guidelines/transgender.pdf [18.12. 2022].

American Psychological Association (2017): Multicultural Guidelines: An Ecological Approach to Context, Identity, and Intersectionality. Verfügbar unter: www.apa.org/about/policy/multicultural-guidelines.pdf [18.12.2022].

Balfer, M. (2021): Das Unbehagen in der Cisgeschlechtlichkeit. Familiendynamik, 46 (3): 188-196.

Barker, M., Iantaffi, A. & Gupta, C. (2007): Kinky clients, kinky counselling? The challenges and potentials of BDSM. In: L. Moon (Hrsg.): Feeling Queer or Queer Feelings: Radical Approaches to Counselling Sex, Sexualities and Genders. London, UK (Routledge): 106-124.

Barker, M. (2013): Gender and BDSM revisted: Reflections on a decade of researching kink Communitys. Verfügbar unter: https://dora.dmu.ac.uk/bitstream/handle/2086/9810/POWSR_15_2_web_(1).pdf20131120-25772-8sparf-libre-libre.pdf?sequence=1#page=22 [18.12.2022].

Bauer, R. (2015a): Queer BDSM Intimacies. Critical Consent and pushing boundaries. London, UK (Palgrave Macmillan).

Bauer, R. (2015b): Trans*Verkörperungen in queeren BDSM Praktiken. Zeitschrift für Sexualforschung, 28: 1-21.

Bauer, R. (2016): Vom liberalen zum kritischen Konsens. Ein empirischer Blick auf Praxen der Aushandlung von Konsens in queeren BDSM-Kontexten. In: A. Borkenhagen & E. Brähler (Hrsg.): Wer liebt, der straft?: SM- und BDSM-Erotik zwischen Pathologisierung und Anerkennung. Beiträge zur Sexualforschung. Gießen (Psychosozial-Verlag): 129-142.

Baumgart, A. & Kroschel, K. (2021): (Un)Sichtbar gemacht. Perspektiven auf Aromantik und Asexualität. Münster (edition assemblage).

Beauchamp, T. L. & Childress, J. F. (2009): Principles of Biomedical Ethics (6. Auflage). Oxford/New York (Oxford University Press).

Belawski, S. E. & Sojka, C. J. (2014): Intimate Relationships. In: L. Erickson-Schroth (Hrsg.): Trans Bodys, Trans Selfes. A Ressource for the Transgender Community. Oxford/New York (Oxford University Press): 335-354.

Berg, D., Munns, R. & Miner, M. H. (2017): Treating Sexual Offending. In: Z. D. Peterson (Hrsg.): The Wiley Handbook of Sex Therapy. Hoboken, New Jersey, US (John Wiley & Sons Ltd.): 129-142.

Böttcher, I. (2013): Verträge im SM-Bereich. In: M. T. J. Grimme (Hrsg.): Das SM-Handbuch. Spezial 1. Teil. Hamburg (CHARON-Verlag): 195-199.

Bogdanove, E. (2019a): Appendix D: Professional Ethics Statement: Policy on Dual relationships. In: D. M. Constantinides, S. L. Sennott & D. Chandler (Hrsg.): Sex Therapy with erotically marginalized clients. Nine principles of clinical support. New York/London (Routledge): 249-252.

Bogdanove, E. (2019b): The Case of Benny: Misogyny and the dissociated female selves. In: D. M. Constantinides, S. L. Sennott & D. Chandler (Hrsg.): Sex Therapy with erotically marginalized clients. Nine principles of clinical support. New York/London (Routledge): 202-212.

Brame, G. G., Brame, W. D. & Jacobs, J. (1993): Different loving. The world of sexual dominance & submission. New York (Villard).

Briken, P. (2013): Sexuelle Gesundheit und sexuelle Störung. In: P. Briken & M. Berner (Hrsg.): Praxisbuch Sexuelle Störungen. Sexuelle Gesundheit, Sexualmedizin, Psychotherapie sexueller Störungen. Stuttgart/New York (Thieme): 86-92.

Briken, P., von Franqué, F. & Berner, M. (2013): Paraphile und hypersexuelle Störungen. In: P. Briken & M. Berner (Hrsg.): Praxisbuch Sexuelle Störungen. Sexuelle Gesundheit, Sexualmedizin, Psychotherapie sexueller Störungen. Stuttgart/New York (Thieme): 239-256.

Brisch, K. H. (2015): Bindungsstörungen. Von der Bindungstheorie zur Therapie (13. Auflage). Stuttgart (Klett-Cotta).

Buehler, S. (2017): Treating sexual problems in clients with mental illness. In: Z. D. Peterson (Hrsg.): The Wiley Handbook of Sex Therapy. Hoboken, New Jersey, US (John Wiley & Sons Ltd.): 359-368.

Bundesgerichtshof (2004): Urteil vom 26. Mai 2004 (2 StR 505/03). Verfügbar unter: http://juris.bundesgerichtshof.de/cgi-bin/rechtsprechung/document.py?Gericht=bgh&Art=en&Datum=Aktuell&nr=29672&linked=urt&Blank=1&file=dokument.pdf [18.12.2022].

Bundesinstitut für Arzneimittel und Medizinprodukte (2022): 11. Revision der ICD der WHO (ICD-11). Verfügbar unter: https://www.bfarm.de/DE/Kodiersysteme/Klassifikationen/ICD/ICD-11/_node.html [18.12.2022].

Califia, P. (2012a): Butthole bliss: the ins and outs of anal fisting. In: T. Taormino (Hrsg): The Ultimate guide to kink. US (Cleis Press): 224-243.

Califia, P. (2012b): Enhancing Masocism: How to expand limits and increase desire. In: T. Taormino (Hrsg): The Ultimate guide to kink. US (Cleis Press): 309-332.

Cambridge Dictionary (2020): kinky. Verfügbar unter: https://dictionary.cambridge.org/dictionary/english/kinky [18.12.2022].

Cascalheira, C. J., Ijebor, E. E., Salkowitz, Y., Hitter, T. L. & Boyce, A. (2021): Curative kink: survivors of early abuse transform trauma through BDSM. Sexual and Relationship Therapy. DOI: https://doi.org/10.1080/14681994.2021.1937599

Chaos-Calender-Crew (2018): Hambacher Forst. Umweltdruckerei diskriminiert BDSMler*innen - Rücksichtslos kurzfristige Druck-Absage an queerfeministischen Erotik-Kalender. Verfügbar unter: https://de.indymedia.org/node/23286 [18.12.2022].

Clement, U. (2016): Systemische Sexualtherapie. Stuttgart (Klett-Cotta).

Clement, U. (2018): Dynamik des Begehrens. Systemische Sexualtherapie in der Praxis. Heidelberg (Carl-Auer).

Cohen, L. (2016): It seemed the better way (Text: Leonard Cohen, Musik: Patrick Leonard). Album: You want it darker. Sony Music (CD).

Connolly, P. H. (2006): Psychological functioning of bondage/domination/sadomasochism (BDSM) practioners. Journal of Psychology & Human Sexuality 18 (1): 79-120.
Constantinides, D. M., Sennott, S. L. & Chandler, D. (2019): Sex Therapy with erotically marginalized clients. Nine principles of clinical support. New York/London (Routledge).
Cross, P. A. & Matheson, K. (2006): Understanding Sadomasochism: An empirical Examination of four perspectives. In: P. J. Kleinplatz & C. Moser (Hrsg.): Sadomasochism: Powerful Pleasures. New York/London (Routledge): 133-166.
Cruz, A. (2016): The Color of Kink: Black Women, BDSM, and Pornography. New York (NYU Press).
Dancer, P. L., Kleinplatz, P. J. & Moser, D. (2006): 24/7 SM Slavery. In: P. J. Kleinplatz & C. Moser (Hrsg.): Sadomasochism: Powerful Pleasures. New York/London (Routledge): 81-101.
Davis, D., Shaver, P. R. & Vernon, M. L. (2003): Physical, Emotional, and Behavioral Reactions to Breaking Up: The Roles of Gender, Age, Emotional Involvement, and Attachment Style. Personality and Social Psychology Bulletin 29 (7): 871-884.
Diamond, D., Yeomans, F. E., Stern, B. L. & Kernberg, O. F. (2022): Treating Pathological Narcissm with Transference-Focused Psychotherapy. New York/London (The Guilford Press).
Dilling, H., Mombour, W., Schmidt, M.H. (Hrsg.) (2014): Internationale Klassifikation psychischer Störungen ICD-10 Kapitel V (F), Klinisch-diagnostische Leitlinien (9. Auflage). Bern (Hans Huber).
Eisenberger, N. I. & Lieberman, M. D. (2004): Why rejection hurts: A common neural alarm system for physical and social pain. Trends in Cognitive Science 8 (7), 294-300.
Erickson, J. M., Slayton, A. M., Petersen, J. G., Hyams, H. M., Howard, L. J., Sharp, S. & Sagarin, B. (2021): Challenge at the Intersection of Race and Kink: Racial Discrimination, Fetishization, and Inclusivity Within the BDSM (Bondage-Discipline, Dominance-Submission, and Sadism-Masochism) Community. Archives of Sexual Behavior 51(2), 1063-1074. DOI: http://dx.doi.org/10.1007/s10508-021-02102-9. Epub 2021.
Ermann, M. (2019): Identität und Begehren. Zur Psychodynamik der Sexualität. Stuttgart (Kohlhammer).
Eubanks, C. F., Muran, J. C. & Safran, J. D. (2019): Repairing Alliance Ruptures. In: J. C. Norcross & M. J. Lambert (Hrsg.): Psychotherapy Relationships That Work. Vol. 1: Evidence-Based Therapist Contributions. Third Edition. New York (Oxford University Press): 549-579.
Fanghanel, A. (2019): Asking for it: BDSM sexual practice and the trouble of consent. Sexualities 0 (0): 1-18. DOI: http://dx.doi.org/10.1177/1363460719828933
Fern, J. (2020): Polysecure. Attachment, Trauma and Consensual Nonmonogamy. Portland (Thorntree Press).
Fielding, L. (2021): TransSex. Clinical Approaches to Trans Sexualities and Erotic Embodiments. New York, London (Routledge).
Findlay, R. (2017): A Narrative Therapy Approach to Sex Therapy. In: Z. D. Peterson (Hrsg.): The Wiley Handbook of Sex Therapy. Hoboken, New Jersey, US (John Wiley & Sons Ltd.): 231-262.
Fischer, G. & Riedesser, P. (2009): Lehrbuch der Psychotraumatologie (4. Auflage). München/Basel (Reinhardt).
Fleck, C. (2022): Zündstoffe. Queere Positionen und Kritik. Siegessäule Juni 2022, 16.
Franke, G. H. (2000): SCL-90-R. Symptom-Checkliste von L. R. Derogatis – Deutsche Version – Manual (2., vollständig überarbeitete Auflage). Göttingen (Beltz Test GmbH).

Franqué, F. von, Berner, W. & Briken, P. (2013): Sexualdelinquenz und Therapie. In: P. Briken & M. Berner (Hrsg.): Praxisbuch Sexuelle Störungen. Sexuelle Gesundheit, Sexualmedizin, Psychotherapie sexueller Störungen. Stuttgart/New York (Thieme): 250-256.

Fruzetti, A. E. (2007): The high-conflict couple. Oakland (New Harbinger).

Gammon, C. (2007): Nur nicht S/M – I don't do SM (1988): In: G. Dennert, C. Leidinger & F. Rauchut (Hrsg.): In Bewegung bleiben. 100 Jahre Politik, Kultur und Geschichte von Lesben. Berlin (Querverlag): 198-199.

Geese, L.-A. (2016): Provozierende Gedanken zu einer provokanten Romanze. Eva Illouz über die neue Liebesordnung und Shades of Grey. In: A. Borkenhagen & E. Brähler (Hrsg.): Wer liebt, der straft?: SM- und BDSM-Erotik zwischen Pathologisierung und Anerkennung. Beiträge zur Sexualforschung. Gießen (Psychosozial-Verlag): 39-44.

Germer, C. & Neff, K. (2021): Achtsames Selbstmitgefühl unterrichten. Das Handbuch für die professionelle Arbeit. Freiburg i. Br. (Arbor Verlag).

Glickman, C. (2011): BDSM & rape: what now? Verfügbar unter: http://new.charlieglickman.com/bdsm-rape-what-now/ [18.12.2022].

Goerlich, S. (2021): The leather couch. Clinical Practice with Kinky Clients. New York, London (Routledge).

Goffman, E. (2010): Stigma. Über Techniken der Bewältigung beschädigter Identität. Berlin (Suhrkamp). [Originalausgabe: Goffman, E. (1963): Stigma. Notes on the Management of Spoiled Identity. Englewood Cliffs (Printice Hall).]

Göth, M., Kohn, R. (2014): Sexuelle Orientierung in Psychotherapie und Beratung. Heidelberg (Springer).

Gottwick, G. & Orbes, I. (2009): Intensive psychodynamische Kurzzeittherapie nach Davanloo. Heidelberg/Berlin (Springer).

Greenwood, G. L. & Gruskin, E. P. (2007): LGBT Tobacco and Alcohol Disparities. In: I. H. Meyer & M. E. Northridge (Hrsg.): The Health of Sexual Minorities. New York (Springer): 566-583.

Grierson, K. (2014): The pathologies and privileges of emotional attachment, viewed through the lens on consensual power-exchange relationships. In: S. Popp & R. Kaldera (2014): Unequal by design. Counseling Power Dynamic Relationships. Hubbardston, Massachusetts (Alfred Press): 56-79.

Grimme, M. (2006): Das SM-Handbuch (8. Auflage). Hamburg (CHARON-Verlag).

Günther, M., Teren, K. & Wolf, G. (2021): Psychotherapeutische Arbeit mit trans* Personen. Handbuch für die Gesundheitsversorgung. München (Reinhardt).

Haines, S. (2019): Ausatmen. Wege zu einer selbstbestimmten Sexualität für Frauen, die sexuelle Gewalt erfahren haben. Hamburg/Berlin (Orlanda Buchverlag).

Hamm, J. A. (2020): Trans* und Sex. Gelingende Sexualität zwischen Selbstannahme, Normüberwindung und Kongruenzerleben. Giessen (Psychosozial-Verlag).

Hammers, C. (2014): Corporeality, Sadomasochism and Sexual Trauma. Body & Society 20 (2), 68-90.

Haraway, D. (1988): Situated Knowledges: The Science Question in Feminism and the Privilege of Partial Perspective. Feminist Studies 14 (3), 575-599.

Harrington, L. (2016): Sacred Kink. The Eightfold Path of BDSM and Beyond. United States (Mystik Productions).

Harrington, L. & Williams, M. (2012): Playing well with others. United States, Gardena, CA (Greenery Press).

Hayes, J. A., Gelso, C. J., Kivlighan, D. M. & Goldberg, S. M. (2019): Managing Countertransference. . In: J. C. Norcross & M. J. Lambert (Hrsg.): Psychotherapy Relationships That Work. Vol. 1: Evidence-Based Therapist Contributions. Third Edition. New York (Oxford University Press): 522-548.

Herman, J. L. (1993): Die Narben der Gewalt. Traumatische Erfahrungen verstehen und überwinden. München (Kindler).

Herzing, R. & Oniveros, I. (2011): Making our stories matter. The Story Telling Organizing Project (STOP). In: C. I. Chen, J. Dulani & L. L. Piepzna-Samarasinha (Hrsg.): The Revolution starts at home. Confronting intimate violence within activist Communitys. CA, USA (AK Press, Chico): 206-215.

Herzog, D. (2005): Die Politisierung der Lust: Sexualität in der deutschen Geschichte des 20. Jahrhunderts. München (Siedler Verlag).

Hill, C. E., Knox, S. & Pinto-Coelho, K. G. (2019): Self-Disclosure and Immediacy. In: J. C. Norcross & M. J. Lambert (Hrsg.): Psychotherapy Relationships That Work. Vol. 1: Evidence-Based Therapist Contributions. Third Edition. New York (Oxford University Press): 379-420.

Hill-Meyer, T. & Scarborough, D. (2014): Sexuality. In: L. Erickson-Schroth (Hrsg.): Trans Bodys, Trans Selfes. A Ressource for the Transgender Community. Oxford/New York (Oxford University Press): 355- 389.

Hoff, G. & Sprott, R. A. (2009): Therapy Experiences of Clients with BDSM Sexualities: Listening to a Stigmatized Sexuality. Electronic Journal of Human Sexuality (12), o.S. Verfügbar unter: https://www.researchgate.net/publication/283327343_Therapy_experiences_of_clients_with_BDSM_sexualities_Listening_to_a_stigmatized_sexuality [18.12.2022].

Hughes, S. D. & Hammack, P. L. (2019): Afirmation, compartmentalization, and isolation: narratives of identity sentiment among kinky people. Psychology & Sexuality 10 (2), 149-168.

Hunter Jones, S. (2016): Sex Work and female Self-Empowerment. New York, London (Routledge Fokus).

Iantaffi, A. (2017): Future Directions. In: C. Richards, W. P. Bouman & M.-J. Barker, M.-J. (Hrsg.): Genderqueer and Non-Binary Genders. London (Palgrave Macmillian): 283-296.

Illouz, E. (2018): Warum Liebe endet. Berlin (Suhrkamp).

Jacobs, L. A. (2020): Hormones and Handcuffs: The Intersection of Transgender Identities, BDSM, and Polyamory. In: G. J. Jacobson, J. C. Niemira & K. J. Violeta (Hrsg.): Sex Sexuality and Transidentities. Clinical Guidance for Psychotherapists and Counselors. London (Jessica Kingsley Publishers): 91-108.

Johnson, S. (2008): Hold me tight. London (Piatkus).

Joyal, C. C., Cossette, A. & Lapierre, V. (2014): What exactly is an ununsual sexual fantasy? Journal of Sexual Medicine 12 (2), 328-340.

Kaak, A. (2016): Conversational Phases in BDSM Pre-Scene Negotiations. Journal of Positive Sexuality 2, 47-52.

Kaldera, R. (2014a): Foreword: Broken Toys. In: D. Tashlin & R. Kaldera (Hrsg.): Broken toys. Submissives with mental illness & neurological dysfunction. Hubbardston, Massachusetts (Alfred Press): i-vi.

Kaldera, R. (2014b): Into and Out of the Black Pit. In: D. Tashlin & R. Kaldera (Hrsg.): Broken Toys. Submissives with Mental Illness & Neurological Dysfunction. Hubbardston, Massachusetts (Alfred Press): 5-27.

Kaldera, R. (2014c): Walking on Barbed Wire. Childhood Abuse From the Dominant Perspective. In: D. Tashlin & R. Kaldera (Hrsg.): Mastering Mind. Dominants with mental illness & neurological Dysfunction. Hubbardston, Massachusetts (Alfred Press): 76-87.

Kahn, L. (2006): The Understanding and Treatment of Betrayal Trauma as a Traumatic Experience of Love. Journal of Trauma Practice 5 (3), 57-72.

Karpman, S. B. (2019): Script Drama Analysis II. International Journal of Transactional Analysis Research & Praxis 10 (1), 21-39.

Kauppi, M. (2020): Polyamory. A Clinical Toolkit for Therapists (and Their Clients). Lanham, Boulder, New York, London (Rowman & Littlefield).

Kay, M. (2007): Quälende Diskussionen um qualvollen Sex. SM. In: G. Dennert, C. Leidinger & F. Rauchut (Hrsg.): In Bewegung bleiben. 100 Jahre Politik, Kultur und Geschichte von Lesben. Berlin (Querverlag): 200-202.

Kehlet Lins, K. (2020a): Sprechen über Sex. Heidelberg (Carl-Auer).

Kehlet Lins, K. (2020b): Einführung in die systemische Sexualtherapie. Heidelberg (Carl-Auer).

Keith-Spiegel, P. (2014): Red Flags in Psychotherapy. Stories of Ethics Complaints and Resolutions. New York (Routledge).

Kelsey, K., Stiles, B. L., Spiller, L. & Diekhoff, G. M. (2013): Assessment of Therapists' Attitudes Towards BDSM. Psychology and Sexuality 4 (3), 255-267.

Khan, U. (2015): Sadomasochism in Sickness and in Health. Competing Claims from Science, Social Science, and Culture. Current Sexual Health Reports 7, 49-58.

Kiermeier, C. (2019): Kann BDSM zur Verbesserung der Situation von behinderten Menschen beitragen? Schlagzeilen 174 (Erscheinungstag: 16.12.2019), 12-14.

Kink Clinical Practice Guidelines Project (2019): Clinical Practice Guidelines for working with People with Kink Interests. Verfügbar unter: https://www.communitysolutionsva.org/files/Clinical_Practive_guidelines_for_dealing_with_people_with_kink_interests.pdf [18.12.2022].

Kleinplatz, P. & Moser, C. (2004): Toward Clinical Guidelines for Working with BDSM Clients. Contemporary Sexuality 38 (6), 1, 4.

Kleinplatz, P. (2006): Learning from Extraordinary Lovers: Lessons from the Edge. In: P. J. Kleinplatz & C. Moser (Hrsg.): Sadomasochism: Powerful Pleasures. New York/London (Routledge): 325-348.

Kleinplatz, P., Ménard, A. D., Paquet, M.-P., Paradis, N., Campbell, M., Zuccarino, D. & Mehak, L. (2009): The components of optimal sexuality: A portrait of "great sex". The Canadian Journal of Human Sexuality 18 (1-2), 1-13.

Kolmes, K., Stock, W. & Moser, C. (2006): Investigating Bias in Psychotherapy with BDSM Clients. In: P. J. Kleinplatz & C. Moser (Hrsg.): Sadomasochism: Powerful Pleasures. New York/London (Routledge): 301-324.

Kossat, J. (2018): Sexualität. München (Elsevier/Urban & Fischer).

Krafft-Ebing, R. von (1898): Psychopathia Sexualis. Mit besonderer Berücksichtigung der conträren Sexualempfindung. Eine klinisch-forensische Studie (10. Auflage). Stuttgart (Verlag Ferdinand Enke). Verfügbar unter: https://archive.org/details/psychopathiasexu00kraf/page/90/mode/2up [18.12.2022]. (Die Erstauflage der Psychopathia Sexualis erschien 1893 im Ferdinand Enke Verlag).

Krause, R. (2016): Emotion als Mittler zwischen Individuum und Umwelt. In: K. Köhle, W. Herzog, P. Joraschky, J. Kruse, W. Langewitz & W. Söllner (Hrsg.): Uexküll. Psychosomatische Medizin. Theoretische Modelle und Klinische Praxis (8. Aufl.). München (Elsevier): 135-143.

Krueger, R. B., Reed, G. M., First, M. B., Marais, A., Kismodi, E. & Briken, P. (2017): Proposals for Paraphilic Disorders in the International Classification of Diseases and Related Health Problems, Eleventh Revision (ICD-11). Archives of Sexual Behavior 46 (5), 1529–1545.

Kühner, C., Schricker, F. & Nayman, S. (2021). Depressive Störungen in der ICD-11: Was bleibt, was ist neu? Psychotherapeutenjournal 4, 330-338.

Lars (2013): Auf der Grenze. Positionsbestimmung. In: M. T. J. Grimme (Hrsg.): Das SM-Handbuch. Spezial 1. Teil. Hamburg (CHARON-Verlag): 200-202.

Langer, S. J. (2019): Theoretizing transgender identity for clinical practice. A new model for understanding gender. London (Jessica Kingsley Publisher).

LaSala, M. C. (2009): When Interviewing "Family". Maximizing the Insider Advantage in the Qualitative Study of Lesbians and Gay Men. In: W. Meezan & J. I. Martin (Hrsg.): Handbook of Research with Lesbian, Gay, Bisexual, and Transgender Populations. New York/London (Routledge): 208-222.

Lazarus, M. (2017-2019): Toxic Doms: Who are these assholes and how can you avoid them in the BDSM scene? Verfügbar unter: https://www.kinkoutloud.com/single-post/2018/08/28/Toxic-Doms-Who-Are-These-Assholes-and-How-Can-You-Avoid-Them-in-the-BDSM-Scene [26.04.2020].

Leather leadership Conference III (1999): Statement on abuse. Verfügbar unter: https://www.evilmonk.org/a/prognote.cfm [22.12.2022].

Lee, E. M., Klement, K. R. & Sagarin, B. J. (2015): Double Hanging During Consensual Sexual Aspyxia: A Response to Roma, Pompili, Girardi, and Ferracuti (2013). Archives of Sexual Behavior 44, 1751-1753.

Lesbian Sex Mafia (2022): The Difference between SM and Abuse. Verfügbar unter: https://lesbiansexmafia.org/bdsm/ [22.12.2022].

Levey, T. G. & Pinsky, D. (2015): A Constellation of Stigmas: Intersectional Stigma management and the professional Dominatrix. Deviant Behavior 00, 1-21.

Lindemann, D. (2011): BDSM as therapy? Sexualities 14(2), 151-172.

Lorde, A. (1988): Über Sadomasochismus. Susan Leigh Star im Interview mit Audre Lorde. In: A. Lorde: Lichtflut. Neue Texte. Berlin (Orlanda-Verlag): 22-28.

Mac, J. & Smith, M. (2018): Revolting Prostitutes. The Fight for Sex Workers Rights. London, New York (Verso).

MacAutrey, R. J. (2014): Expanding our perception of "Health": An examination of Consensual power dynamic relationships. In: S. Popp & R. Kaldera: Unequal by design. Counseling Power Dynamic Relationships. Hubbardston, Massachusetts (Alfred Press): 38-55.

Mannes, J. (2022): Hot Dogs. Siegessäule September 2022, 26-30.

Maresch, S. (2013): DS-Dominanz-Submission. In: M. T. J. Grimme (Hrsg.): Das SM-Handbuch. Spezial 1. Teil. Hamburg (CHARON-Verlag): 160-195.

Matthias (2021): Vorweg. Schlagzeilen 183, 2-3.

Meyer, I. H. (1995): Minority stress and mental health in gay men. Journal of Health Sciences and Social Behavior 36 (1), 38-56.

Midori (2012): Fortefemme: The art and philosophy of feminine dominance. In: T. Taormino (Hrsg): The Ultimate guide to kink. US (Cleis Press): 280-296.

Mikulincer, M. & Shaver, P. R. (2016): Attachment in Adulthood. Structure, Dynamics, and Change (second edition). New York, London (The Guilford Press).

Moser, C. & Kleinplatz, P. J. (2006): Introduction: The State of Our Knowledge on SM. Journal of Homosexuality 50 (2/3), 1-15.

Mucha, Z., Dvoskin, J. & MacYoung, M. (2016): Emotional Abuse: A manual for self-defense. Chicago (Tova House Press).

Morin, J. (1999): Erotische Intelligenz. Die Erschließung der inneren Quellen sexueller Leidenschaft. München (Goldmann).

Mrs. Janice (2014): Inquisition gegen BDSM, 2014 und immer noch Hysterie und Diskriminierung. Verfügbar unter: https://endzeit-glamour.de/aergernisse-und-unglaubliches/inquisition-gegen-bdsm-2014-und-diskriminierung/ [22.12.2022].

Nadal, K. L., Rivera, D. P. & Corpus, M. J.H. (2010): Sexual Orientation and Transgender Microaggressions in Everyday Life: Experiences of Lesbians, Gays, Bisexuals, and Transgender Individuals. In: D.W. Sue, D.W. (Hrsg.): Microaggressions and Marginality: Manifestations, Dynamics, and Impact. New York (Wiley & Sons): 217-240.

National Center on Domestic and Sexual Violence (2019): Power and Control Wheel. Verfügbar unter: http://www.ncdsv.org/images/PowerControlwheelNOSHADING.pdf [22.12.2022].

National Coalition for Sexual Freedom (2018): Got consent? Verfügbar unter: https://secureservercdn.net/198.71.233.68/9xj.1d5.myftpupload.com/wp-content/uploads/2019/12/Got_Consent_for_nonmonogamy.pdf [22.12.2022].

National Coalition for Sexual Freedom (2019): Traumapamphlet. Verfügbar unter: https://secureservercdn.net/198.71.233.68/9xj.1d5.myftpupload.com/wp-content/uploads/2019/12/Trauma-Pamphlet.pdf [22.12.2022].

National Coalition for Sexual Freedom (2020): Glossary. Verfügbar unter: https://secureservercdn.net/198.71.233.68/9xj.1d5.myftpupload.com/wp-content/uploads/2019/12/BDSM-Glossary.pdf [22.12.2022].

Neumann Mascis, A. (2019): The Case of Beth. In: D. M. Constantinides, S. L. Sennott & D. Chandler (Hrsg.): Sex Therapy with erotically marginalized clients. Nine principles of clinical support. New York/London (Routledge): 159-166.

Nichols, M. (2006): Psychotherapeutic Issues with "Kinky" Clients: Clinical Problems, Yours and Theirs. In: P. J. Kleinplatz & C. Moser (Hrsg.): Sadomasochism: Powerful Pleasures. New York/London (Routledge): 281-300.

Nichols M. (2014): Couples and Kinky Sexuality: The Need for a New Therapeutic Approach. In: T. Nelson, H. Winawer (Hrsg.): Critical Topics in Family Therapy. AFTA Springer Briefs in Family Therapy. Cham, Schweiz (Springer).

Nichols, M. (2021): The Modern Clinican`s Guide to Working with LGBTQ+ Clients. The Inclusive Psychotherapist. New York/London (Routledge).

Nichols, M. & Fedor, J. P. (2017): Treating Sexual Problems in Clients who Practice "Kink". In: Z. D. Peterson (Hrsg.): The Wiley Handbook of Sex Therapy. Hoboken, New Jersey, US (John Wiley & Sons Ltd.): 420-434.

Nordling, N., Sandnabba, N. K., Santtila, P. & Alison, L. (2006): Differences and Similarities Between Gay and Straight Individuals Involved in the Sadomasochistic Subculture. In: P. J. Kleinplatz & C. Moser (Hrsg.): Sadomasochism: Powerful Pleasures. New York/London (Routledge): 41-57.

Ohms, C. (2008): Das Fremde in mir. Gewaltdynamiken in Liebesbeziehungen zwischen Frauen. Soziologische Perspektiven auf ein Tabuthema. Bielefeld (transcript Verlag).

Olson (2012): Asking for it: Erotic Asphyxiation and the Limitations of Sexual Consent. Jindal Global Law review 4 (1), 171-200.

Pachankis, J. E., Clark, K. A., Burton, C. L., Hughto, J. M. W., Bränström, R., & Keene, D. E. (2020): Sex, status, competition, and exclusion: Intraminority stress from within the gay community and gay and bisexual men's mental health. Journal of Personality and Social Psychology, 119(3), 713–740.

pais (2014): PTSD strategies for Slaves. In: D. Tashlin & R. Kaldera (Hrsg.): Mastering Mind. Dominants with mental illness & neurological Dysfunction. Hubbardston, Massachusetts (Alfred Press): 79-94.

Pérez Foster, R. M. (1998): The Power of Language in the Clinical Process. Assessing and Treating the Bilingual Person. Northvale/New Jersey/London (Jason Aronson Inc.).

Pillai-Friedman, S., Pollitt, J. L. & Castaldo, A. (2014): Becoming kink-aware – a necessity for sexuality professionals. Sexual and relationship Therapy 30(2), 192-210.

Pinsky, D. & Levey, T. G. (2015): ‚A world turned upside down': Emotional labour and the professional dominatrix. Sexualities 18(4), 438-458.

Pitagora, D. (2013): Consent vs. Coercion: BDSM Interactions Highlight a Fine but Immutable Line. The New School Psychology Bulletin 10(1), 27- 36.

Pitagora, D. (2015): Intimate partner violence in sadomasochistic relationships. Sexual and Relationship Therapy 31(1), 1-14.

Pitagora, D. (2016): The kink-poly confluence: relationship intersectionality in marginalized Communities. Sexual and Relationship Therapy 31(3), 391-405.

Pitagora, D. (2017): No Pain, No Gain?: Therapeutic and Relational Benefits of Subspace in BDSM Contexts. Journal of Positive Sexuality 3(3), 44-54.

Pitagora, D. A. (2019): The Case of P: Internalized heterosexism and the submissive heterosexual cisgender male. In: D. M. Constantinides, S. L. Sennott & D. Chandler (Hrsg.): Sex Therapy with erotically marginalized clients. Nine principles of clinical support. New York/London (Routledge): 105-115.

Plante, R. F. (2006): Sexual Spanking, the Self, and the Construction of Deviance. In: P. J. Kleinplatz & C. Moser (Hrsg.): Sadomasochism: Powerful Pleasures. New York/ London (Routledge): 59-80.

Popp, S. & Kaldera, R. (2014): Unequal by design. Counseling Power Dynamic Relationships. Hubbardston, Massachusetts (Alfred Press).

Price, D. (2022): Unmasking Autism. Discovering the New faces of Neurodiversity. New York (Harmony Books).

Pross, C. (2009): Verletzte Helfer. Umgang mit dem Trauma: Risiken und Möglichkeiten, sich zu schützen. Stuttgart (Klett-Cotta).

Pusey, O. & mehrotra, g. (2011): Movement building starts with healthy relationships. Transforming Silence Into Action (TSIA) in Asian Pacific Islander LBQT Communitys. In: C. I. Chen, J. Dulani & L. L. Piepzna-Samarasinha (Hrsg.): The Revolution starts at home. Confronting intimate violence within activist Communitys. CA, USA (AK Press, Chico): 236-263.

Quintero, N. (2020): In the Aftermath: A guide for survivors of sexual assault and intimate partner violence. Verfügbar unter: https://secureservercdn.net/198.71.233.68/9xj.1d5.myftpupload.com/wp-content/uploads/2020/04/In-the-Aftermath.pdf [22.12.2022].

Racker, H. (1970): Übertragung und Gegenübertragung. München (Reinhardt).

Rastokaar (2019): BDSM und Strafrecht. Verfügbar unter: https://www.deviante-pfade.de/bdsm-und-strafrecht/ [22.12.2022].

Reed, G. M., Drescher,J., Krueger, R. B., Atalla, E., Cochran, S. D., First, M. B., Cohen-Kettenis, P. T., Arango-de Montis, I., Parish, S. J., Cottler, S., Briken, P. & & Saxena, S. (2016): Disorders related to sexuality and gender identity in the ICD-11: revising the ICD-10 classification based on current scientific evidence, best clinical practices, and human rights considerations. World Psychiatry 15(3), 205–221.

Rehor, J. E. (2015): Sensual, Erotic, and Sexual Behaviors of Women from the "Kink" Community. Archives of Sexual Behavior 44, 825-836.

Reiersøl, O. & Skeid, S. (2006): The ICD Diagnoses of Fetishism and Sadomasocism. In: P. J. Kleinplatz & C. Moser (Hrsg.): Sadomasochism: Powerful Pleasures. New York/ London (Routledge): 243-262.

Richters, J., de Visser, R. O., Rissel, C. E., Grulich, A. E. & Smith, A. M. A. (2008): Demographic and psychosocial features of participants in bondage and discipline, "sadomasochism" or dominance and submission (BDSM): Data from a national survey. Journal of Sexual Medicine 5(8), 1660–1668.

Ridinger, R. B. (2006): Negotiating Limits: The legal status of SM in the United States. In: P. J. Kleinplatz & C. Moser (Hrsg.): Sadomasochism: Powerful Pleasures. New York/ London (Routledge): 189-216.

Riggs, S. A. (2017): Der Zyklus des emotionalen Missbrauchs im Bindungsnetzwerk. In: K. H. Brisch (Hrsg.): Bindung und emotionale Gewalt. Stuttgart (Klett-Cotta): 59-97.

Rivera, I. (2012): Age Role Play. In: T. Taormino (Hrsg): The Ultimate guide to kink. US (Cleis Press): 352-365.

Rodemaker, D. (2014): Understanding therapy issues outside Egalitarian relationships. In: S. Popp & R. Kaldera (2014): Unequal by design. Counseling Power Dynamic Relationships. Hubbardston, Massachusetts (Alfred Press): 24-37.

Rossmöller, M. & Wolf, G. F. (2023 i.pr): Raumsuche, Raumerweiterung und Zusammenschlüsse: Nichtbinäre Personen in der Psychotherapeutischen Versorgung. (vorgesehen für die VPP – Zeitschrift Verhaltenstherapie & psychosoziale Praxis, Herbst 2023).

Safran, J. D., Muran, C. & Rothman, M. (2006): The Therapeutic Alliance: Cultivating and Negotiating the Therapeutic Relationship. In: W. O'Donohue, N. A. Cummings & J. L. Cummings (Hrsg.): Practical Resources for the Mental Health Professional. Clinical Strategies for Becoming a Master Psychotherapist. New York (Academic Press): 37-54.

Sagarin, B. J., Cutler, B., Cutler, N., Lawler-Sagarin, K. A. & Matuszewich, L. (2009): Hormonal Changes and Couple Bonding in Consensual Sadomasochistic Activity. Archives of Sexual Behavior 38, 186-200.

Sandnabba, N. K., Santilla, P., Alison, L. & Nordling, N. (2002): Demografics, sexual behavior, family background and abuse experiences of practioners of sadomasochistic sex: a review of recent research. Sexual and Relationship Therapy 17, 39-55.

Schigl, B. (2021). Doing Gender im therapeutischen Prozess – Genderkompetenz in der Praxis (Teil 2). Psychotherapeutenjournal 4, 323-329.

Schmidt, H. & Berner, M. (2013): Sexuelle Störungen bei psychiatrischen Erkrankungen. In: P. Briken, & M. Berner (Hrsg.): Praxisbuch Sexuelle Störungen. Sexuelle Gesundheit, Sexualmedizin, Psychotherapie sexueller Störungen. Stuttgart/New York (Thieme): 158-174.

Schnarch, D. (2016): Die Psychologie sexueller Leidenschaft. Stuttgart (Klett-Cotta).

Schon, M. (2017): Eine radikalfeministische Perspektive auf BDSM. Verfügbar unter: https://manuela-schon.de/2017/02/19/eine-radikalfeministische-perspektive-auf-bdsm/ [22.12.2022].

Schulman, S. (2016): Conflict is not abuse. Overstating harm, community responsibility, and the duty of repair. Vancouver (Arsenal Pulp Press).

Schwarzer, A. (2012): Wie masochistisch sind Frauen? Verfügbar unter: https://www.aliceschwarzer.de/artikel/wie-masochistisch-sind-frauen-154421 [22.12.2022].

Serano, J. (2013): Excluded. Making Feminist and Queer Movements more inclusive. California (Seal Press).

Shabaz, C. & Chirinos, P. (2017): Becoming a kink aware therapist. New York/London (Routledge).

Sheff, E. & Hammers, C. (2011): The privilege of perversities: race, class and education among polyamorists and kinksters. Psychology & Sexuality 2(3), 198-223.

Simon, W. & Gagnon, J. H. (1984): Sexual scripts. In: R. Parker & P. Aggleton (Hrsg.): Culture, Society and Sexuality. A reader (Second edition). London/New York (Routledge): 31- 40.

Skinner, J. (1997): Warme Brüder. Kesse Väter. Lexikon mit Ausdrücken für Lesben, Schwule und Homosexualität. Essen (Verlag Die Blaue Eule).

Sloane, S. (2012): Whole hand sex: vaginal fisting and BDSM. In: T. Taormino (Hrsg): The Ultimate guide to kink. US (Cleis Press): 69-86.

Smith, J. G. & Luykx, A. (2017): Race play in BDSM porn: the eroticization of oppression. PORN STUDIES, 1-14.

Sprott, R. A., Randall, A., Davison, K., Cannon, N. & Witherspoon, R.G. (2017): Alternative or nontraditional sexualities and therapy: A case report. Journal of Clinical Psychology 73(8), 929-937.

Steering Committee (2002): Empirically Supported Therapy relationships: Conclusions and Recommendations of the Division 29 Task Force. In: Norcross, J. C. (Hrsg.): Psychotherapy Relationships That Work. Therapist Contributions and Responsiveness to Patients. New York (Oxford University Press), 441-443.

Taormino, T. (2008): Opening up. A guide to creating and sustaining open relationships. San Francisco (Cleis Press).

Taormino, T. (2012a): "S is for ...": The Terms, principles, and pleasures of kink. In: T. Taormino (Hrsg): The Ultimate guide to kink. US (Cleis Press): 3-32.

Taormino, T. (2012b): Introduction: Playing on the Erotic Edge. In: T. Taormino (Hrsg): The Ultimate guide to kink. US (Cleis Press): X-XVI.

Tashlin, D. (2014): Introduction: Stuck in the Middle. In: D. Tashlin & R. Kaldera (2014): Broken Toys. Submissives with mental illness & neurological dysfunction. Hubbardston, Massachusetts (Alfred Press): vii-xi.

Tashlin, D. & Kaldera, R. (Hrsg.) (2014a): Mastering Mind. Dominants with mental illness & neurological Dysfunction. Hubbardston, Massachusetts (Alfred Press).

Tashlin, D. & Kaldera, R. (2014b): Broken Toys. Submissives with mental illness & neurological dysfunction. Hubbardston, Massachusetts (Alfred Press).

Tedeschi, G. & Calhoun, L. (2004): Posttraumatic Growth: A New Perspective on Psychotraumatology. Verfügbar unter: https://www.bu.edu/wheelock/files/2018/05/Article-Tedeschi-and-Lawrence-Calhoun-Posttraumatic-Growth-2014.pdf [22.12.2022].

The Chrysalis Collective (2011): Beautiful, Difficult, Powerful. Ending Sexual Assault Through Transformative Justice. In: C. I. Chen, J. Dulani & L. L. Piepzna-Samarasinha (Hrsg.): The

Revolution starts at home. Confronting intimate violence within activist Communitys. CA, USA (AK Press, Chico): 188-205.

Thomas, J. N. (2019): BDSM as trauma play: An autoethnografic investigation. Sexualities 0(0), 1-17.

Tress, W., Henry, W. P., Junkert-Tress, B., Hildenbrand, G., Hartkamp, N., Scheibe, G. (1996): Das Modell des Zyklisch-Maladaptiven Beziehungsmusters und der Strukturalen Analyse Sozialen Verhaltens (CMP/SASB). Psychotherapeut 41(4), 215-224.

Tsaros, A. (2016): Consensual non-consent. Ein Vergleich zwischen E.L. James' Shades of Grey – Geheimes Verlangen und Pauline Réages Geschichte der O. In: A. Borkenhagen & E. Brähler (Hrsg.): Wer liebt, der straft? SM- und BDSM-Erotik zwischen Pathologisierung und Anerkennung (Beiträge zur Sexualforschung). Gießen (Psychosozial-Verlag): 63-82.

Violeta, K. J., Niemira, J. C. & Jacobson, G. J. (2020): Introduction. In: G. J. Jacobson, J. C. Niemira & K. J. Violeta (Hrsg.): Sex Sexuality and Transidentities. Clinical Guidance for Psychotherapists and Counselors. London (Jessica Kingsley Publishers): 21-36.

Wagner, E. (2014): Grenzbewusster Sadomasochismus. SM-Sexualität zwischen Normbruch und Normbestätigung. Bielefeld (transcript Verlag).

Wagner, E. (2016): SM-Praktiken im Konflikt mit Normalitätsvorstellungen. In: A. Borkenhagen & E. Brähler (Hrsg.): Wer liebt, der straft? SM- und BDSM-Erotik zwischen Pathologisierung und Anerkennung (Beiträge zur Sexualforschung). Gießen (Psychosozial-Verlag): 45-62.

Warren, J. & Warren, L. (2008): The loving dominant. Gardena, CA (Greenery Press).

Watts-Jones, T. D. (2010): Location of self: opening the door to dialogue on intersectionality in the therapy process. Family Process 49(3), 405-420.

Weerts-Eden, M. (2010): Das Zwiegespräch – die kleinste Selbsthilfegruppe der Welt. Verfügbar unter: https://www.dag-shg.de/data/Fachpublikationen/2010/DAGSHG-Jahrbuch-10-Weerts-Eden.pdf [22.12.2022].

Weigert, E. (1970). The Courage to Love. Selected Papers of Edith Weigert, M. D. New Haven/ London (Yale University Press).

Weinberg, T. S. (2006): Sadomasochism and the Social Sciences: A Review of the Sociological and Social Psychological Literatur. In: P. J. Kleinplatz & C. Moser (Hrsg.): Sadomasochism: Powerful Pleasures. New York/ London (Routledge): 17-40.

Weinmann, S. (2019): Die Vermessung der Psychiatrie. Täuschung und Selbsttäuschung eines Fachgebiets. Köln (Psychiatrie Verlag).

Weiss, M. D. (2006): Mainstreaming Kink: The Politics of BDSM Representation in U.S. Popular Media. In: P. J. Kleinplatz & C. Moser (Hrsg.): Sadomasochism: Powerful Pleasures. New York/ London (Routledge): 103-132.

Weiss, M. (2011): Techniques of Pleasure: BDSM and the circuits of Sexuality. Durham USA (Duke University Press).

Weltgesundheitsorganisation (2003): Weltbericht Gesundheit und Gewalt. Zusammenfassung. Verfügbar unter: https://www.gewaltinfo.at/uploads/pdf/WHO_summary_ge.pdf [22.12.2022].

Wetzstein, T., Steinmetz, L., Reis, C. & Eckert, R. (1993): Sadomasochismus. Szenen und Rituale. Reinbek bei Hamburg (Rowohlt Taschenbuch Verlag).

White, C. (2006): The Spanner Trials and the Changing Law on Sadomasochism in the UK. In: P. J. Kleinplatz & C. Moser (Hrsg.): Sadomasochism: Powerful Pleasures. New York/ London (Routledge): 167-187.

Wiggins, T. B. D. (2020): The Pervert on Your Couch. In: G. J. Jacobson, J. C. Niemira & Violeta, K. J. (Hrsg.): Sex Sexuality and Transidentities. Clinical Guidance for Psychotherapists and Counselors. London (Jessica Kingsley Publishers): 155-181.

Williams, D. J., Thomas, J. N., Prior, E. E. & Christensen, M. C. (2014): From "SSC" and "RACK" to the "4Cs": Introducing a new Framework for Negotiating BDSM Participation. Electronic Journal of Human Sexuality 17, 1-10.

Williams, M. (2010): Playing with taboo. Greenery press (Oregon).

Williams, M. (2012): Digging in the dirt: The lure of taboo role play. In: T. Taormino (Hrsg): The Ultimate guide to kink. US (Cleis Press): 366-387.

Wismeijer, A. A. J. & van Assen, M. A. L. M. (2013): Psychological Characteristics of BDSM Practioneers. The Journal of Sexual Medicine 10(8), 1943-1952.

Witte, E. H., Poser, B. & Strohmeier, C. (2007): Konsensueller Sadomasochismus. Eine empirische Prüfung von Bindungsstil und Sozialisationseinfluss. (Hamburger Forschungsbericht zur Sozialpsychologie Nr. 76). Hamburg (Universität Hamburg, Arbeitsbereich Sozialpsychologie). Verfügbar unter: https://www.ssoar.info/ssoar/bitstream/handle/document/39376/ssoar-2007-witte_et_al-Konsensueller_Sadomasochismus__eine_empirische.pdf?sequence=1&isAllowed=y&lnkname=ssoar-2007-witte_et_al-Konsensueller_Sadomasochismus__eine_empirische.pdf [22.12.2022].

Wöller, W. (2013): Trauma und Persönlichkeitsstörungen. Stuttgart (Schattauer).

Wöller, W. & Kruse, J. (2016): Trauma und Resilienz. In: K. Köhle, W. Herzog, P. Joraschky, J. Kruse, W. Langewitz & W. Söllner Hrsg.): Uexküll. Psychosomatische Medizin. Theoretische Modelle und Klinische Praxis (8. Aufl.). München (Elsevier): 181-189.

Wolf, G. (2004): Erfahrungen und gesundheitliche Entwicklungen lesbischer Frauen im Coming-out-Prozess. Pfaffenweiler (Centaurus).

Wolf, G., Fünfgeld, M., Oehler, R. & Andrae, S. (2015): Empfehlungen zur Psychotherapie und Beratung mit lesbischen, schwulen und bisexuellen Klient_innen. Verhaltenstherapie & Psychosoziale Praxis 1, 21-48.

Wolf, Gisela (2017): Substanzgebrauch bei Queers. Dauerthema und Tabu. Göttingen (Wallstein-Verlag).

World Health Organization (1992): The ICD-10 classification of mental and behavioural disorders : clinical descriptions and diagnostic guidelines. Switzerland (WHO): 5. Verfügbar unter: https://cdn.who.int/media/docs/default-source/classification/other-classifications/9241544228_eng.pdf?sfvrsn=933a13d3_1&download=true [22.12.2022].

Wright, S. (2006): Discrimination of SM-Identified Individuals In: P. J. Kleinplatz & C. Moser (Hrsg.): Sadomasochism: Powerful Pleasures. New York/ London (Routledge): 217-231.

Wright, S. (2018): De-Pathologization of Consensual BDSM. The Journal of Sexual Medicine 15(5), 622-624.

Wurmser, L. (2015): Das Rätsel des Masochismus. Psychoanalytische Untersuchungen von Gewissenszwang und Leidenssucht 2. Neuausgabe der 2., korrigierten Auflage von 1998). Gießen (Psychosozial-Verlag).

Yeomans, F. E., Clarkin, J. F. & Kernberg, O. F. (2017): Übertragungsfokussierte Psychotherapie für Borderline-Patienten. Stuttgart (Schattauer).

Index

Symbole

A

B

C

D

E

F

Motivation, Vision und Dank

Wenn wir Menschen besondere Anstrengungen unternehmen, um eine Vision zu verwirklichen, gibt es dafür eine Vielzahl an Beweggründen. Sie haben nun die deutschsprachige Ausgabe dieses Buches vor sich. Dahinter liegt eine Vision, die vor sechs Jahren in mir entstand. Sie wurde geprüft, erschüttert und schließlich doch verwirklicht.

Der Inhalt dieses Buches zu dem sensiblen Themenbereich Gesundheit, Krankheit, Heilung und Gottes Gedanken dazu hat mich sehr ermutigt. Ich ließ mich nicht nur persönlich herausfordern, sondern investierte viel Kraft und Zeit und suchte nach Wegen, diese deutschsprachige Ausgabe zu verwirklichen. Herzlichen Dank an jeden Einzelnen, der mir mit Rat und Tat zur Seite stand, mit gebetet, mit geglaubt und mich ermutigt hat!

Der Mensch wird hier ganzheitlich betrachtet und nicht nur Geist, Seele oder Körper unabhängig voneinander. Gottes Wunsch für uns Menschen ist Wohlergehen, Gesundheit und Beziehung, nicht nur punktuell oder partiell, sondern umfassend. Deshalb hat Er Sein Kostbarstes und Liebstes, Seinen Sohn, für uns aus Liebe gegeben, um uns mit sich wieder in Beziehung bringen zu können. Sie basiert nicht auf Zwang, sondern beruht auf Freiwilligkeit und schließt die Verantwortung des Menschen mit ein.

Die Beziehung zu Gott, zu uns selbst und zu Mitmenschen ist aber immer wieder Störeinflüssen ausgesetzt. Im Johannesevangelium der Bibel, Kapitel 10 Vers 10 (SLB) sagt Jesus Christus selbst sehr nachhaltige Worte, die in Bezug auf ganzheitliche Gesundheit praktisch und real sichtbar sind: *„Der Dieb kommt nur, um zu stehlen und zu töten und zu verderben; ich bin gekommen, damit sie Leben haben und es im Überfluss haben."* Jesu Aussage impliziert Gesundheit an Geist, Seele und Körper. Die gegensätzlichen Absichten des „Diebes" und von Jesus sind überaus prägnant. Wir Menschen sind an dem, was geschieht, maßgeblich beteiligt – und keineswegs sind wir nur ein Spielball der Geschehnisse.

Aufgrund meines beruflichen, christlichen und persönlichen Hintergrundes war und ist das Thema Gesundheit, Krankheit, Heilung und die Frage nach den Zusammenhängen sehr präsent. Durch die Inhalte dieses Buches wurden viele meiner Fragen zu dieser Thematik beantwortet und Zusammenhänge wurden deutlich. Dazu erlebe ich in mir eine anhaltende, begründete Hoffnung und ein gestärktes Vertrauen in Gott selbst.

Ich wünsche mir von Herzen, dass Sie sich auf ganzheitliche Gesundheit und auf gesunde Beziehungen in allen drei Bereichen einlassen und nicht lediglich an Methoden hängen bleiben – oder gar Inhalte dieses Buches anderen gegenüber verletzend einsetzen. Gottes Liebe steht fest! Die im Johannesevangelium beschriebene geistliche Auseinandersetzung zu erkennen und persönlich Verantwortung zu übernehmen, ist ein Schlüssel, um aus einer gesunden Beziehung zu Gott, zu sich selbst und zu Mitmenschen heraus zu leben. Gesundheit an Geist, Seele und Körper ist Gottes Absicht für Sie und für mich.

Gerhard Stockinger, Herausgeber der deutschsprachigen Ausgabe
Master of Cardiovascular Technology
Hamburg, im April 2015

Stimmen zum Buch

In mehr als 20 Jahren praktischer Erfahrung als Zahnarzt konnte ich in vielen Fällen einen direkten Zusammenhang zwischen der Vergangenheit einer Person und ihrem generellen Gesundheitszustand erkennen. Sofern jemand nicht eine außergewöhnlich starke geistliche Persönlichkeit ist, werden Menschen umso „kränklicher", desto mehr Traumata sie erlebt haben. Henry Wright ist nicht einfach ein „Heiler", sondern ein Mann des Glaubens, der moderne wissenschaftliche Methoden angewandt hat, um die tatsächlichen geistlichen Ursachen bestimmter Krankheiten zu erforschen und zu dokumentieren. Wenn die entsprechenden geistlichen Wurzeln angegangen werden, heilt der Körper sich selbst.
Robert G. Wiese, Zahnarzt, kosmetische und Laserzahnbehandlung

Es ist mir eine Ehre, meine Empfehlung für dieses lebensverändernde Buch auszusprechen. Seit mehr als 20 Jahren bin ich praktizierender Arzt, und als ich das erste Mal von diesem Buch hörte, überwogen bei mir Skepsis und Vorbehalte. Ich habe nicht nur veränderte Leben und körperliche Heilungen gesehen, sondern habe auch eine persönliche Veränderung in meinem Leben und dem meiner Familie erlebt. Endlich habe ich das Gefühl, dass ich für so viele Bedürfnisse meiner Patienten eine Antwort habe. Ich bete, dass jeder, der dieses Buch erstmals liest, zulässt, dass das Wort Gottes seine lebensverändernde Kraft, die es von Anbeginn haben sollte, entfalten kann.
Robert Wayne Inzer, Facharzt für Frauenheilkunde und Geburtshilfe

Ich finde dieses Buch sehr informativ, sowohl aus geistlicher als auch aus natürlicher Sicht. Sie werden überrascht sein, wenn Sie erkennen, wie unser menschlicher Geist und unser geistlicher Zustand unsere körperliche Gesundheit beeinflussen. Dieses Buch ist großartig, und ich empfehle es jedem, der an einer Krankheit leidet oder einfach nur seine gute körperliche Gesundheit aufrechterhalten möchte. Vollgepackt mit Erklärungen, vollgepackt mit Verbesserungsvorschlägen, vollgepackt mit Ermutigungen für die verletze Seele. Ein echtes Aha-Erlebnis!
Shirley Johnson, Leitende Buchkritikerin, Midwest Book Review

Henry Wright gewährt zusammen mit medizinischen Details, die auf geistliche Wurzeln und Ursachen von Krankheiten hinweisen, einen einzigartigen biblischen Einblick in den Heilungsdienst. Jeder Pastor, Evangelist, Lehrer und einfacher Christ sollte dieses Handbuch als Unterstützung für den Heilungsdienst haben. Die Prinzipien dieses Buches haben mir Klarheit und Verständnis in Zeiten persönlicher Not gegeben.
Jimmie McDonald, Autor und Ältester

Es ist mir eine große Ehre, eine Empfehlung für dieses großartige Buch von Henry Wright schreiben zu dürfen. Über 20 Jahre habe ich in niederländischen Gesundheitsorganisationen gearbeitet. Es ist ein Schlüssel zum Reich Gottes, es ist das, wonach ich seit vielen Jahren gesucht habe. Die Anerkennung der Tatsache, dass es eine geistliche Welt gibt, und die Auseinandersetzung mit den Prinzipien des Geistes, der Seele und des Körpers ermöglichen die Entwicklung neuer Behandlungsmethoden. Darüber freue ich mich sehr!
Frans Izeboud, Geschäftsführer psychiatrischer Kliniken

Geleitwort zur deutschsprachigen Ausgabe

Seit mehr als 24 Jahren bin ich als Arzt tätig. Ich habe in Südafrika Medizin studiert und praktiziert und darüber hinaus einen Masterstudiengang der Luft-und Raumfahrtmedizin an der Duke University absolviert. Ich kann dieses Buch all denen sehr empfehlen, die Gottes Sichtweise zum Thema Krankheit und Gesundheit verstehen möchten, aber auch denen, für die die Medizin außer chronischer und schädigender Medikamenteneinnahme nichts zu bieten hat. Aus medizinischer Sicht stimmen die in *Der herausragende Weg* identifizierten geistlichen Wurzeln voll und ganz mit den wissenschaftlichen Erkenntnissen der modernen Mind-Body-Medizin, der sogenannten Psycho-Neuro-Immuno-Endokrinologie, überein. Die Zusammenhänge zwischen Stress, Angst und Sorge und bestimmten Krankheiten sind inzwischen weithin bekannt. Das Wesentliche an diesem Buch und was es auch von anderen unterscheidet, besteht darin, dass Angst, Schuld und Scham und ihre verschiedenen Ausprägungsformen als Sünde beschrieben werden, was sie in der Tat auch sind. Es ist eine nachweisbare wissenschaftliche Tatsache, dass sie sich in spezifischer Weise auf bestimmte Bereiche des Körpers auswirken: Angst beeinträchtigt direkt das Hautgewebe, das Nervensystem und die elektrischen Impulse des Herzens und Herz-Kreislauf-Systems; Schuldgefühle, Wut und Bitterkeit beeinträchtigen den Bewegungsapparat; und Schamgefühle wirken sich auf den Darm und das Hormonsystem aus. Die spezifischen medizinischen Zusammenhänge, die hier aufgezeigt werden, sind also begründet und gehen zudem noch weit mehr ins Detail, als es die Medizin bisher nachweisen konnte. Mit Hilfe dieses Buchs wird der gläubige Leser in die Lage versetzt, diese Probleme zu erkennen, sie als Sünde zu bekennen und sein Denken im Spiegel von Gottes Wahrheit zu erneuern.

Ich fand diese Wahrheiten in meinem eigenen Leben bestätigt. So litt ich an Bluthochdruck, weil ich Angst vor der Zukunft hatte, an Arthritis, weil ich mir selbst gegenüber aufgrund schlechter Entscheidungen in meinem Leben bitter geworden war, und an hohen Blutfettwerten, die auf Zorn und Wut über verschiedene Dinge zurückzuführen waren. Als der Heilige Geist mich dieser hartnäckigen Sünden überführen konnte, die im Gegensatz zu dem stehen, was Gott in Seinem Wort sagt, tat ich Buße und wurde von all dem geheilt, ohne dass jemand anderer für mich beten musste! Gehorsam gegenüber Gottes Wort brachte mir den Segen der Gesundheit. Daher möchte ich die Leser ermutigen, sich auf die Seite ihres Schöpfers zu stellen und Wiederherstellung zu erleben. Christus selbst zog an mehreren Stellen in den Evangelien eine klare Verbindung zwischen Sünde und Krankheit. Paulus und auch Jakobus verweisen darauf, dass es Krankheiten gibt, die zum Tod sind, und bei denen es angezeigt erscheint, Buße zu tun anstatt zu beten. In einer Welt, in der die Gläubigen in einem Maße krank sind und sterben, dass es keinen Unterschied zur Welt der Ungläubigen zu geben scheint, und in der die Medizin trotz ständig steigender Kosten immer weniger zu bieten hat, müssen wir daher unsere theologischen Ansätze überdenken. Dieses Buch ist ein erster wichtiger Schritt in diese Richtung. Es ermutigt uns, Christus-zentriert *aber auch* Christus ähnlich zu sein.

Frans J. Cronje
Facharzt für Tauch- und Überdruckmedizin
Master of Science in Luft- und Raumfahrtmedizin
Kapstadt, Südafrika

INHALTSVERZEICHNIS

Widmung

Ich widme dieses Buch meiner Mutter, Norma Anne Wilson Wright, die am amerikanischen Erntedankfest 1977 zum Herrn heimging. Als meine Mutter mit mir schwanger war, lag sie mit einem schnell wachsenden und tödlichen Fibrosarkom im Sterben. Dieser Krebs hatte ihre Halsvene [Vena jugularis] umwickelt und sich über weite Teile ihres Halses bis an den unteren Gehirnbereich ausgebreitet. Gelähmt, dahinsiechend und sterbend nahm sie zwei Monate nach meiner Geburt an einem Gottesdienst in Hatfield Point, New Brunswick, Kanada, teil. In diesem Gottesdienst berührte Gott meine Mutter, und sie wurde sofort geheilt. Ihre Ärzte konnten keine Spur der riesigen, zuvor festgestellten Krebsmassen mehr finden. Der Krebs war weg. Sie war keiner medizinischen Heilbehandlung unterzogen worden. Sie lebte weitere 33 Jahre und war während meines Heranwachsens wahrscheinlich der einzige Ort des Friedens für mich. Ihr Glaube und das Zeugnis ihres Lebens waren für mich stets ein Vorbild. Durch ihren unerschütterlichen Glauben an Gott kann ich heute im Leben anderer wirken. Ihre Heilung hat mich einen klaren Stand in meinem Leben gegenüber dem Feind einnehmen lassen. Gott ist wahrlich ohne Ansehen der Person, und was er für einen Menschen getan hat, wird er auch für einen anderen tun.

Danksagung

Mein Dank geht an Bob Reed für seine redaktionelle Unterstützung und Gestaltung in der Anfangsphase dieses Buches. Auch möchte ich Art Mathias und Linda Follett für die Transkription des Seminars danken, die dieses Buch erst möglich gemacht hat. Mein Dank gilt auch dem Herausgeberteam, wie folgt: Anita Hill für ihre gewissenhaften Nachforschungen zu den medizinischen Daten; Marcia Fisher für ihre sorgfältigen Beiträge zu den medizinischen Nachforschungen und ihre sachdienlichen Beobachtungen; Karen Kelly, Pat Koralewski und Marcia Fisher, die jedes Wort beim Editieren laut vorgelesen haben; Lu Malcolm für die Erstellung des Registers; Nellie Lower für das Korrekturlesen der Bibelstellen und deren Inhalt; Tom Kelly und Ed Kelly für die gewissenhafte Überprüfung der Richtigkeit aller Bibelstellen; Beverly McLaughlin für ihre Mitarbeit bezüglich des Gesamtzusammenhangs des Buches; Pat Koralewski und Karen Kelly für ihr Grammatik- und Satzbauwissen; Leigh Barnard für das Korrekturlesen der Erstfassung; Dianne Kelly für ihre exzellente Arbeit der Formatierung, des Entwurfs und der Erstellung des Buches; und meiner Frau, Donna, die mich Ihnen, dem Leser, ausgeliehen hat, und auch für ihre wohlüberlegten Beiträge zum „Geist" dieses Buches. Die Geduld dieser wertvollen Menschen hat das Verfassen dieses Buches zu einer wahren Freude gemacht.

The Heritage Registry of

Who's Who

(Das Erbschaftsregister
berühmter Persönlichkeiten)

2004-2009

Das Heritage Registry
of
Who's Who
heißt

Henry W. Wright

willkommen
und wird somit durch seinen
Eintrag erweitert.

New York, Juli 2004:
Es ist den Direktoren von Heritage Registry of Who's Who eine Ehre, die Aufnahme von **Henry W. Wright, BE IN HEALTH™ Inc.,** in die Ausgaben 2004–2009 bekanntzugeben. Die außerordentlichen Errungenschaften, die Henry Wright auf dem Gebiet der Religion und Gesundheit, Heilung und Krankheitsprävention erzielt hat, waren Anlass für die Aufnahme in das Heritage Registry of Who's Who.

Heritage Registry of Who's Who ist ein aus New York stammendes Nachschlagewerk mit Biografien ausgewählter und bedeutender Persönlichkeiten aus ganz Nordamerika, die einen erkennbaren Erfolg in ihrem Tätigkeitsfeld erreicht und dadurch zum Wachstum ihrer Branche beigetragen haben.

Haftungsausschluss

BE IN HEALTH™, Inc. beabsichtigt nicht, mit medizinischen oder psychiatrischen Behandlungsmethoden oder aber mit Kirchen und deren religiösen Lehrmeinungen, Glaubensausrichtungen oder Praktiken in Konflikt zu stehen. Wir verstehen uns nicht als Teil der Medizin oder Psychologie, doch möchten wir mit unserer Arbeit ihre Effektivität verbessern und nicht gegen sie arbeiten. Wir glauben, dass viele menschliche Probleme grundsätzlich geistlicher Natur sind und damit verbundene körperliche und psychologische Erscheinungsformen haben.

Der Inhalt dieses Buches dient der Erweiterung Ihres Allgemeinwissens. Die dargebotenen Informationen sollen Erkenntnisse über Krankheiten, deren Probleme und mögliche Lösungen im Bereich der Krankheitsprävention und/oder –beseitigung vermitteln. Das Buch ersetzt weder ärztlichen Rat noch eine Behandlung bei einer bestimmten Erkrankung oder medizinischen Störung. Wir diagnostizieren oder behandeln keine Krankheiten. Sie sollten für bestimmte Gesundheitsprobleme unverzüglich medizinische Hilfe suchen. Behandlungsmethoden für Ihre spezifischen Gesundheitsprobleme sind zwischen Ihnen und Ihrem Arzt abzustimmen.

Wir sind weder für die Krankheit noch die Heilung einer Person verantwortlich. Wir können Sie lediglich an unseren Erkenntnissen über ein bestimmtes Problem teilhaben lassen.

Wir sind kein Fachpersonal und keine Heiler. Wir wenden die Bibel an und das, was sie zu diesem Thema zu sagen hat, zusammen mit Erkenntnissen aus Medizin und Wissenschaft, die oftmals mit den von uns gewonnenen Erkenntnissen übereinstimmen.

Es gibt für die Heilung einer Person oder die Prävention einer Krankheit keine Garantie. Die Lehrinhalte in diesem Buch werden nur im Rahmen einer Beziehung zwischen der Person und Gott Früchte tragen, die auf den dargelegten und angewandten Erkenntnissen beruht. Unser Dienst orientiert sich am Muster folgender Bibelstellen: 2. Korinther 5,18–20; 1. Korinther 12; Epheser 4 und Markus 16,15–20.

> **18Dieses neue Leben kommt allein von Gott, der uns durch das, was Christus getan hat, zu sich zurückgeholt hat. Und Gott hat uns zur Aufgabe gemacht, Menschen mit ihm zu versöhnen. 19Denn Gott war in Christus und versöhnte so die Welt mit sich selbst und rechnete den Menschen ihre Sünden nicht mehr an. Das ist die herrliche Botschaft der Versöhnung, die er uns anvertraut hat, damit wir sie anderen verkünden. 20So sind wir Botschafter Christi, und Gott gebraucht uns, um durch uns zu sprechen. Wir bitten inständig, so, als würde Christus es persönlich tun: »Lasst euch mit Gott versöhnen!« 2. Korinther 5, 18-20 (NLB)**

Geleitwort

Wenn wir zum Arzt gehen, erwarten wir, etwas verschrieben zu bekommen, das unserem körperlichen Problem entgegenwirkt. Haben wir z. B. zu hohen Blutdruck, bekommen wir ein chemisches Mittel (ein Medikament), das blutdrucksenkend wirkt. Arzneimittel versetzen die Chemie des Körpers wieder in einen „normaleren“ Zustand, lindern die Beschwerden und verlangsamen in manchen Fällen die krankheitsbedingte Zerstörung des Körpers. Dennoch verschlimmern sich viele chronische Krankheiten wie Diabetes mellitus, Herzerkrankungen und Arthritis trotz ansteigender Medikamenteneinnahme weiter. Die medizinische Versorgung scheint der leidenden Person im besten Fall dahingehend zu helfen, mit ihrer Krankheit angenehmer und vielleicht etwas länger zu leben, als es sonst der Fall wäre.

In diesem Buch wird ein einfacher Ansatz zur Vorbeugung und Beseitigung chronischer Krankheiten beschrieben. Der Ansatz besteht nicht darin, ein besseres Leben mit einer chronischen Krankheit zu führen, sondern frei von dieser Krankheit zu leben. Das englische Wort für Krankheit heißt „disease“ und bedeutete ursprünglich „lack of ease“ oder „LACK OF PEACE“, was so viel heißt wie „Mangel an Frieden“. Wenn eine Person keinen Frieden hat, ist das kein medizinisches, sondern ein geistliches Problem, das aus vielen Facetten besteht. Gott hat für jede einzelne dieser Facetten eine besondere, individuelle Lösung. Dieses Buch hat nicht für alles eine Antwort, doch kann es den aufmerksamen Leser auf eine lebensverändernde Entdeckungsreise führen, bei der die Grundursachen von Krankheit angegangen und beseitigt werden können. Jesus sagte: „Frieden lasse ich euch, meinen Frieden gebe ich euch; nicht wie die Welt gibt, gebe ich euch. Euer Herz werde nicht bestürzt, sei auch nicht furchtsam.“ (Johannes 14,27). Dieses Buch ist nicht gegen die Medizin gerichtet, sondern geht über das, was die medizinische Versorgung bieten kann, hinaus, da es auf die Verbindung zwischen dem menschlichen Geist und der menschlichen Chemie, auf die sich ein Arzt versteht, eingeht. Lieber Leser, Sie sind wunderbar gemacht. Manche Menschen wurden aber durch geistliche Mächte zerstört, die ihnen den Frieden geraubt haben. Es ist nicht zu spät, doch bleiben Sie bitte in ärztlicher Behandlung. Nehmen Sie Gottes Hand und lassen Sie sich beim Lesen dieses Buches von Ihm führen – dann wird möglicherweise die Zeit kommen, in der Ihr Arzt zu Ihnen sagen wird: „Wir können das Medikament absetzen, Sie brauchen es nicht mehr.“

William Gottlob Berlinger
Facharzt für Innere Medizin und Geriatrie
Philadelphia, USA

Vorwort

Mit diesem Buch möchte ich Samen der Erkenntnis bezüglich einer großen Problematik in Ihr Herz säen. Die Problematik ist: geistliche, psychische und biologisch/körperliche Krankheit. Wir wollen uns mit der Frage beschäftigen, was wir gegen sie tun können und welche Rolle Gott heute dabei spielt.

Beim Lesen bitte ich Sie um Nachsicht, denn diese Lehrinhalte haben nicht den Anspruch einer theologischen Dissertation. Vielmehr sollen sie Einsicht in eine Problematik und deren Lösung gewähren: Krankheitsprävention und –beseitigung. Sie werden sehen, dass das Material biblisch akkurat ist und medizinischen sowie wissenschaftlichen Beobachtungen entspricht.

Ich befinde mich und arbeite an dieser Problematik und deren Lösung an vorderster Front. Ich habe nicht auf alles eine Antwort und lerne täglich hinzu. Ich behalte mir das Recht vor, Inhalte zu überarbeiten, wenn Gott mir tieferes Verstehen und weiterführende Erkenntnis gibt.

Mein Wunsch ist es, den Leib Christi besser für die Bekämpfung geistiger, psychologischer und biologischer Krankheiten zu rüsten. Ein weiteres Ziel besteht darin, das Rätsel um Krankheit zu entschlüsseln und aus Gottes Perspektive aufzuzeigen, warum Menschen krank werden.

Über Jahre hinweg hat Gott mir viele Einblicke gewährt, warum die Menschheit an Krankheit leidet. Der Grund dafür ist nicht, dass Gott nicht heilen kann oder nicht heilen möchte. Das Problem liegt darin, dass der Mensch Krankheit nicht versteht. Wir sind in Gefangenschaft gegangen und kommen um, weil wir mangelnde oder gar keine Erkenntnis haben. Meine jahrelangen Nachforschungen in der Bibel und meine langjährigen praktischen Erfahrungen haben viele geistliche Wurzeln und Blockaden für Heilung freigelegt. Die grundlegenden Prinzipien, die Gottes Hand bewegen zu heilen, wenn sie angewandt werden, sind die gleichen, die auch der Krankheitsprävention dienen.

Gottes vollkommener Wille ist nicht, Sie zu heilen. Sein vollkommener Wille ist, dass Sie gar nicht erst krank werden. Unsere Gemeinde bzw. unser Dienst und ich setzen uns zu 100% für die Beseitigung und Prävention von Krankheit ein und nicht für ein ordentliches Krankheitsmanagement, sofern so etwas überhaupt möglich ist. Dies beschreibt unser langfristiges und eben dauerhaftes Ziel.

Ich möchte nicht, dass dieses Buch zu einer Methode, Wissenschaft, Formel oder schnellen Lösung wird und die Beziehung mit Gott ersetzt. Eines der Hauptthemen dieses Buches ist der Zusammenhang zwischen Sünde und Krankheit. Ein weiteres Thema sind die Folgen der Trennung von Gott, Seinem Wort und Seiner Liebe sowie die Trennung von uns selbst und von anderen.

Es bekümmert mich, dass manche, die dieses Buch benutzen, um anderen zu helfen, es in eine Wissenschaft verwandeln oder schlimmstenfalls benutzen könnten, um andere auf eine gesetzliche Art und Weise zu verurteilen. Mitgefühl ist der Schlüssel zum Dienst. Diese Ausgabe beinhaltet zusätzlich noch Erfahrungsberichte und Anleitungen, um im Dienst *den herausragenden Weg* zu gehen.

Diesem Buch liegt im Englischen die Bibelübersetzung der autorisierten King James Version zu Grunde. Für die deutsche Ausgabe wurden drei Bibelübersetzungen verwendet, um möglichst genau den ursprünglichen Bibeltext wiederzugeben. Bitte behalten Sie die ursprüngliche biblische Grundlage bei, um die Integrität der Lehrinhalte zu gewährleisten.

1. Korinther 12,31

Und einen Weg
noch weit darüber hinaus
zeige ich euch.

Der herausragende Weg

Kapitel 1
Meine Absicht und Erkenntnis

Einleitung

Mein Dienst begann Anfang der 1980er-Jahre. Damals gehörte ich zu einer Gemeinde, die daran glaubte, dass Gott im Leben der Menschen wirkt und dass zwischen unserer Bekehrung und der Ankunft im Himmel etwas geschieht. Jede Woche kamen 1 500 Menschen zum Gottesdienst. Wenn jemand krank war, salbten ihn die Ältesten mit Öl und sprachen das Gebet des Glaubens. Sie fasteten, beteten und vertrauten dem Wort Gottes. Trotzdem wurden die Menschen nicht von sogenannten unheilbaren Krankheiten geheilt.

Auf meinen Reisen durch Amerika beobachtete ich, dass weniger als 5 Prozent des Volkes Gottes (ganz zu schweigen von den übrigen Menschen) körperlich geheilt wurden, ungeachtet der Konfessions- oder Gemeindezugehörigkeit. Inzwischen sind es sogar noch weniger. Ich weiß nicht, ob Sie auch schon wegen einer Krankheit für sich beten ließen und trotzdem nicht gesund wurden. Wenn Sie im Glauben vor Gott getreten sind, in dem Glauben, dass Er Sie liebt und Sie heilen würde, und dennoch nichts geschehen ist, war das ein schwerer Angriff auf Ihren Glauben und Ihr Vertrauen auf den lebendigen Gott.

Die Bibel berichtet uns, dass Gott uns liebt und dass Er in Jesus Christus kam und für uns starb. Jesus heilte die Menschen von ihren Krankheiten und trieb ihre bösen Geister aus. Sowohl die zwölf als auch die siebzig Jünger taten dies, ebenso die ersten christlichen Gemeinden. Dann kamen wir in das dunkle Zeitalter, von dem wir uns meines Erachtens noch nicht erholt haben.

Als ich meinen Dienst begann, wollte ich wissen, warum Gott sagt, dass Er nicht nur all unsere Schuld vergibt, sondern auch all unsere Krankheit heilt.

> **Der da vergibt alle deine Sünde, der da heilt alle deine Krankheiten. Psalm 103,3**

Schon im Alten Testament wurden Menschen vom Tode auferweckt, Menschen wurden geheilt, und viele andere Wunder geschahen. Im Neuen Testament finden wir einen neuen und besseren Bund. Im 3. Johannesbrief steht:

> **Geliebter, ich wünsche, dass es dir in allem wohlgeht und du gesund bist, wie es deiner Seele wohlgeht. 3. Johannes 2**

Im 1. Thessalonicherbrief bittet Paulus, dass der Gott des Friedens sie durch und durch – im **Geist**, in der **Seele** und im **Körper** – heiligen möge.

> **Der Gott des Friedens heilige euch durch und durch. Er schütze euern Geist, eure Seele und euern Körper, damit sie unversehrt sind, wenn Jesus, unser Herr, wiederkommt. 1. Thessalonicher 5,23 (NLB)**

Nun, ich habe nicht viel Heiligung des Körpers gesehen. Ich habe nicht viel Heiligung der Seele gesehen und bin der Meinung, wir brauchen unbedingt Heiligung im Volk Gottes. Ich habe festgestellt, dass Gottes Leute ebenfalls mit den Dingen des Lebens zu kämpfen haben. Auch Paulus hatte seine Kämpfe, wie wir im Römerbrief nachlesen können.

> **14Denn wir wissen, dass das Gesetz geistlich ist, ich aber bin fleischlich, unter die Sünde verkauft; 15denn was ich vollbringe, erkenne ich nicht; denn nicht, was ich will, das tue ich, sondern was ich hasse, das übe ich aus. 16Wenn ich aber das, was ich nicht will, ausübe, so stimme ich dem Gesetz bei, dass *es* gut *ist*. 17Nun aber vollbringe nicht mehr ich es, sondern die in mir wohnende Sünde. Römer 7,14-17**

Paulus hatte sehr mit seiner eigenen Geistlichkeit zu kämpfen. Er sagte sogar, **in ihm wohne die Sünde.**

Als ich anfing, mich mit dem Leben anderer Menschen zu beschäftigen, betete ich für sie und glaubte, dass Gott sie heilen würde, aber weniger als 5 Prozent von ihnen wurden geheilt. Ich predigte das Evangelium, half Menschen, gerettet zu werden und in den Himmel zu kommen, ließ sie dann aber in ihrer Not, in einer Kluft zwischen ihrer Bekehrung und dem Himmel zurück. War dies das Evangelium, das ich predigen sollte? Sollte ich mir eine neue Lehre ausdenken, um dies zu rechtfertigen? Man könnte es sich leicht machen und sagen: „Tut mir leid, für Sie gibt es eben keine Hilfe, keine Hoffnung." Aber in meinem Herzen und in der Bibel, die ich las, schien etwas anderes zu stehen.

Eines Tages ging ich vor Gott und sagte: „Es wäre gut, Du würdest zu mir sprechen, Boss. Wenn Du mich berufen hast, um Dich vor Deinem Volk und den noch Unerretteten zu vertreten, dann wäre es gut, wenn Du mir etwas mehr Frucht schenken würdest. Wenn nichts geschieht, sag' mir wenigstens, warum. Ansonsten gehe ich wieder in den Verkauf und das Marketing zurück. Ich werde zur Kirche gehen, ich werde Dich lieben, ich werde ein guter Christ sein, vielleicht werde ich sogar Diakon, aber predigen werde ich nicht mehr. Vergiss es! Wenn Du meine Worte nicht bestätigst, halte ich den Mund, sonst wäre es doch Betrug."

In der Bibel steht, dass, wenn es jemanden an Weisheit mangelt, er Gott bitten soll und Er ihm gerne geben und es ihm nicht vorwerfen wird, dass er es wagte, Gott um ein paar Informationen zu bitten!

> **Wenn aber jemand von euch Weisheit mangelt, so bitte er Gott, der allen willig gibt und keine Vorwürfe macht, und sie wird ihm gegeben werden. Jakobus 1,5**

Das war Anfang der 1980er-Jahre. Dann begann Gott, mir Seine Wahrheit über Krankheit von der Bibel her zu zeigen. Es war ja nicht so, dass Er *nicht* heilen *könnte*. Es war vielmehr so, dass wir in gewissen Bereichen unseres Lebens zuerst geheiligt werden sollten, bevor Er uns *tatsächlich* heilen *würde*.

Krankheiten können in unserem Leben auftreten,
wenn wir in Teilbereichen unseres Lebens
von Gott und Seinem Wort getrennt sind.

Gott müsste zweierlei Sinnes sein, Er müsste selbst böse werden, um Böses zu dulden und uns in unseren Sünden zu segnen. Es gibt Ausnahmen – manchmal erbarmt sich Gott einfach, wessen Er sich erbarmen will, ohne es zu begründen. Doch in der Regel ist Krankheit ein Thema, das mit der Beschneidung des Herzens zu tun hat.

Er antwortete: Ich werde all meine Güte an deinem Angesicht vorübergehen lassen und den Namen Jahwe vor dir ausrufen: Ich werde gnädig sein, wem ich gnädig bin, und mich erbarmen, über wen ich mich erbarme. 2. Mose 33,19

Denn er sagt zu Mose: "Ich werde mich erbarmen, wessen ich mich erbarme, und werde Mitleid haben, mit wem ich Mitleid habe." Römer 9,15

Viele Menschen haben mit den vermeintlichen „Lücken“ zwischen den Evangelien und der Apostelgeschichte einerseits und den Briefen andererseits zu kämpfen. Nach der Apostelgeschichte werden Heilung und Befreiung nur noch sehr wenig thematisiert. Daher sagen manche: „Naja, Heilung hat aufgehört, weil man es nicht findet.“ oder „Heilen war nur etwas für Jesus oder Seine Jünger, aber nicht für uns.“ Ehrlich gesagt: Auch ich hatte damit zu kämpfen.

Aber eines Tages wurden meine Augen geöffnet und mir wurde etwas bewusst. Von da an habe ich nie mehr zurückgeschaut, sondern habe den Dienst getan, den Gott mir aufgetragen hat.

Der Herr kam auf die Erde und zeigte die Liebe Gottes und Seine Macht über den Teufel und Krankheit trotz Sünde – dies ist aufgezeigt bei Matthäus, Markus, Lukas und Johannes. Seine Jünger und auch die erste christliche Gemeinde der Apostelgeschichte lebten und handelten danach. Und dann kommen die Briefe von Römer bis Judas; hier lehrt die Heilige Schrift über Heiligung.

Wir können nicht Matthäus, Markus, Lukas, Johannes und die Apostelgeschichte für uns in Anspruch nehmen, ohne die Briefe des Neuen Testaments von Römer bis Judas zu beachten. Genauso können wir Gottes Segen nicht erwarten, wenn wir in einem Bereich von Ihm getrennt leben, den es aber zu bereinigen gilt.

Wir wurden so viel über Gottes Verheißungen gelehrt und so wenig über Seinen Geist der Unterscheidung und die Konsequenzen von Sünde.

Wenn Menschen mit einer einfachen Arthritis zu mir kamen und mich baten, für sie zu beten, erwiderte ich: „Nein, das mache ich nicht."

Wenn sie dann sagten: „Aber das Wort sagt, geht zu euren Ältesten und sie sollen euch mit Öl salben und für euch beten", antwortete ich: „Nein, ich war dabei, das haben wir schon getan."

Wissen Sie, wie oft ich schon für Menschen mit Arthritis gebetet hatte? Keiner von ihnen wurde geheilt. Ich hörte auf, für sie zu beten; es war nur Zeitverschwendung. Aber eines Tages öffnete Gott mir das Herz. 1985 leitete ich einen Gottesdienst. Fünf Frauen kamen auf mich zu, und jede hatte Arthritis. Zwei von ihnen waren schlimm entstellt. Ich sagte zu ihnen: „Wissen Sie, manchmal müssen wir Gott gegenüber unseren Teil dazu tun, um geheilt zu werden."

Ich möchte Ihnen sagen, dass Heilung und andere Dinge, die Sie von Gott erhalten, in gewissem Maß von Ihrem Gehorsam abhängen. Ich bin nicht gesetzlich. Ich bin überzeugt von Gottes Gnade und Erbarmen. **Aber ich möchte Ihnen sagen, dass mit Freiheit ein gewisses Maß an Verantwortung einhergeht.**

Wenn Sie diese Lehre studieren, wird sie Ihnen unter die Haut gehen und Ihr Innerstes anrühren. Und wenn Ihnen Ihr Leben und das Ihrer Familie am Herzen liegt, werden Sie mir Aufmerksamkeit schenken. Ich werde einen Samen säen. So wie der Regen fällt und die Pflanzen wässert und zu den Wolken zurückkehrt, sagt die Bibel, so wird das Wort Gottes nicht leer zurückkehren.

> **… [11]so wird mein Wort sein, das aus meinem Mund hervorgeht. Es wird nicht leer zu mir zurückkehren, sondern es wird bewirken, was mir gefällt, und ausführen, *wozu* ich es gesandt habe. Jesaja 55,11**

Ich werde **Erkenntnis** in Ihr Leben säen (pflanzen).

Das Wissen, über das ich verfüge, ist nicht nur biblisch korrekt, sondern entspricht auch den medizinischen Erkenntnissen unserer Zeit. Ich diene kranken Menschen in ganz Amerika. Sogar Ärzte haben für sich persönlich bei mir Hilfe gesucht. Ärzte rufen mich an und diskutieren mit mir die Hintergründe der Krankheiten ihrer Patienten. Ich kenne Ärzte, die mich ihren Patienten weiterempfehlen, um die geistlichen Wurzeln von Krankheiten zu erörtern.

Konfessionen und Denominationen spielen dabei keine Rolle mehr. Unser Dienst ist überkonfessionell. Was ist ein überkonfessioneller Dienst? Ein Dienst, der von dem Glauben getragen wird, dass Gott auf dem Thron sitzt, ungeachtet der

Denominationen; dass Jesus das fleischgewordene Wort ist und der Heilige Geist noch heute auf der Erde ist – *ein* Glaube, *ein* Herr und *eine* Taufe –, bis wir die Einheit des Glaubens erreichen.

Ein Herr, ein Glaube, eine Taufe ... Epheser 4,5

... [13]bis wir alle hingelangen zur Einheit des Glaubens und der Erkenntnis des Sohnes Gottes, zur vollen Mannesreife, zum Maß der vollen Reife Christi. Epheser 4,13

Wenn Sie nun mit Ihrer Theologie hieran Anstoß nehmen, tut es mir leid. Das möchte ich nicht, nicht einmal unbeabsichtigt. Bitte, hören Sie mir trotzdem aufmerksam zu. Sie werden sehen: Was ich zu sagen habe, könnte sich bestätigen und viele Ihrer Fragen beantworten.

Ich sagte den fünf Frauen mit Arthritis, *für ihre Heilung gebe es eine Bedingung*. Ich bat sie, an Menschen zu denken, die sie durch Worte oder Taten verletzt hatten – Menschen, die sie schlecht behandelt, schikaniert, Lügen über sie verbreitet oder sie misshandelt hatten, sei es emotional, körperlich, verbal oder vielleicht sogar sexuell.

Ich fragte sie: „Wenn Sie an diese Namen oder Gesichter denken, egal ob diese Menschen schon tot sind oder noch leben, was fühlen Sie dabei? Gehen dann bei Ihnen innerlich die Alarmglocken an?"

Alle antworteten: „Ja, da gibt es jemanden, mit dem ich mich noch nicht versöhnt habe." Sie waren verbittert und hatten nicht vergeben. Ich sagte ihnen, dies müssten sie jetzt vor Gott bereinigen, um Heilung zu empfangen; alles andere wäre Zeitverschwendung. Sie müssten dieser Person vergeben. Die Schrift sagt:

... [15]wenn ihr aber den Menschen nicht vergebt, so wird euer Vater eure Vergehungen auch nicht vergeben. Matthäus 6,15

Haben Sie diese Bibelstelle schon einmal gelesen? Glauben Sie, dies steht nur zum Spaß da? Oder denken Sie, es sei eben eine situationsbezogene Bibelstelle, die nur für manche gelte, aber nicht für alle – jedenfalls nicht für Sie?

Manchmal werde ich gefragt: „Vergibt Gott jede Art von Sünde?" Ja und nein. Er möchte es; das liegt in Seiner Natur. Er hat gesagt, dass Er vergibt:

Wenn wir unsere Sünden bekennen, ist er treu und gerecht, dass er *uns* die Sünden vergibt und uns reinigt von jeder Ungerechtigkeit. 1. Johannes 1,9

Aber nach der Bekehrung ist es absolut erforderlich und wir sind dafür verantwortlich, anderen zu vergeben. Wie bringt man die Bibelstelle in 1. Johannes mit der Stelle in Matthäus in Einklang, in der steht: „Wenn ihr eurem Bruder nicht von Herzen seine Übertretung verzeiht, wird euer Vater im Himmel nicht die euren vergeben“?

> **[14]Denn wenn ihr den Menschen ihre Vergehungen vergebt, so wird euer himmlischer Vater auch euch vergeben; [15]wenn ihr aber den Menschen nicht vergebt, so wird euer Vater eure Vergehungen auch nicht vergeben. Matthäus 6,14-15**

Wenn wir diese Bibelstellen genau betrachten, können wir entdecken, dass man mit Sünde in den Himmel kommen kann; wir sind gerettet aufgrund des Glaubens und nicht aufgrund von Werken:

> **[8]Denn aus Gnade seid ihr gerettet durch Glauben, und das nicht aus euch, Gottes Gabe ist es; [9]nicht aus Werken, damit niemand sich rühme. Epheser 2,8-9**

Aber die Folgen des Nichtvergebens können Sie an eine Krankheit fesseln, die aus dieser Sünde der Bitterkeit und des Nichtvergebens entsteht. Die meisten Christen glauben, dass wir durch die Gnade und den Glauben gerettet sind. Aber nur weil Sie wiedergeboren sind und Ihr Geist in Gott lebendig wurde, heißt das noch lange nicht, dass die Konsequenzen der Sünde in Ihrem Leben beseitigt worden wären. Sonst würden wir keine Heiligung brauchen, nicht wahr?

Ich sagte den fünf Frauen, ihr Gehorsam würde eine Veränderung in Gang setzen: „Wenn Sie dieser Person ihre Vergehungen von Herzen und aufrichtig vergeben, egal ob Sie sich gerade danach fühlen oder nicht, dann werde ich Gott bitten, Sie zu heilen. Wenn Sie es aber nur tun, um endlich geheilt zu werden, wenn dies für Sie wie ein Mechanismus, eine Methode oder ein Mantra ist, dann verschwenden wir immer noch unsere Zeit.“

Die Bibel sagt: „Wenn ihr von Herzen vergebt …“

> **So wird auch mein himmlischer Vater euch tun, wenn ihr nicht ein jeder seinem Bruder von Herzen vergebt. Matthäus 18,35**

Ihr Verstand mag sich noch querstellen, weil das erlittene Unrecht in Ihrer Erinnerung verankert ist. Doch die Bibel sagt:

> **Denn so viele durch den Geist Gottes geleitet werden, die sind Söhne Gottes. Römer 8,14**

Lassen Sie sich von Ihrer Psyche (Seele) leiten oder leitet Sie der Geist Gottes? Wer lebt in Ihrem menschlichen Geist und macht Sie zu Söhnen und Töchtern Gottes? Lassen Sie sie sich durch den Geist Gottes leiten oder durch Ihren Intellekt und andere Gedanken? Das ist eine wichtige Frage.

Ich führte diese fünf Damen also in ein Gebet der Buße und der Vergebung. Anschließend fragte ich sie: „Wie geht's mit der Arthritis?“ Alle stellten sie plötzlich fest: Sie hatten keine Schmerzen mehr. Die Finger waren gerade. Der

Schmerz war weg. Alle fünf Frauen standen da, völlig befreit von der lähmenden Arthritis und ihren Schmerzen. *Ich hatte noch nie zuvor durch meinen Dienst auch nur eine Heilung erlebt.*

Als sie die Bedingungen *Gottes* erfüllten, war Er da, um zu heilen. Bei Heilungsgottesdiensten wird manchmal nicht berücksichtigt, dass eine Krankheit auch von nicht bereinigter Sünde herrühren kann. Um es vorsichtig auszudrücken, solche Veranstaltungen beeindrucken mich nicht.

Ich weiß nicht, ob Sie sich dessen bewusst sind, aber **Angst ist eine Sünde**. Angst ist Sünde. Angst ist die größte Plage Amerikas und der ganzen Welt – Angst vor dem nächsten Tag, Angst vor dem Tod, Angst vor Menschen, Angst zu sterben, Angst vor Krankheit, Angst vor der Schwiegermutter, Angst vor dem Nachbarn und Angst vor sich selbst.

Wir sind Gottes Volk, aber wir sind noch gebunden. Wir zahlen einen unglaublich hohen Preis. Wir verweisen hilfesuchende Gläubige an die Welt, obwohl wir im Wort Gottes die freimachende Antwort haben. Mir reicht es nicht nur zu wissen, dass Sie in den Himmel kommen. Es ist mir wichtig, dass Sie schon hier ein besseres Leben haben.

Im Vaterunser beten wir:

> **9...Unser Vater, der du bist in den Himmeln, geheiligt werde dein Name; dein Reich komme; dein Wille geschehe, *wie im Himmel, so auch auf Erden*! Matthäus 6,9-10**

Als ich 3. Johannes 2 las, war es um mich geschehen.

> **Geliebter, ich wünsche, dass es dir in allem wohlgeht und du gesund bist, wie es deiner Seele wohl geht. 3. Johannes 2**

Gottes vollkommener Wille ist nicht, Sie zu heilen.
Gottes vollkommener Wille in Seinem Wort ist,
dass Sie gar nicht krank werden.

In 2. Mose 15 und 5. Mose 28 hat Gott verheißen, wenn wir Ihm gehorchten, würde uns keine der Krankheiten Ägyptens befallen:

> **... 26und er sprach: Wenn du willig auf die Stimme des HERRN, deines Gottes, hörst und tust, was in seinen Augen recht ist, seinen Geboten gehorchst und all seine Ordnungen hältst, dann werde ich dir keine der Krankheiten auferlegen, die ich den Ägyptern auferlegt habe; denn ich bin der HERR, der dich heilt. 2. Mose 15,26**

> **Und es wird geschehen, wenn du der Stimme des HERRN, deines Gottes, genau gehorchst, dass du darauf achtest, all seine Gebote zu tun, die ich dir heute befehle, dann wird der HERR, dein Gott, dich als höchste über alle Nationen der Erde stellen. 5. Mose 28,1**

In 5. Mose 28 werden auch die Krankheiten Ägyptens erwähnt, die uns im Falle unseres Ungehorsams erwarten:

> **Und er wird alle Seuchen Ägyptens gegen dich wenden, vor denen du dich fürchtest, und sie werden an dir haften bleiben. 5. Mose 28,60**

1990 erschien im Nachrichtenmagazin *Newsweek* der Artikel „The Power to Heal“ [Die Kraft zu heilen]. Darin war zu lesen: „Das Schicksal der Seele und des Geistes wird religiösen Spezialisten anvertraut, die wenig über das physische Wohlergehen ihrer Anhänger wissen.“

Viele Pastoren im heutigen Amerika verstehen nicht die Zusammenhänge von Krankheiten und von psychologischen Problemen. Sie wissen, wie sie jemandem helfen können, errettet und wiedergeboren zu werden. Sie wissen mit Finanzen umzugehen. Sie wissen, was man bei Krankenbesuchen tut, wie man Paare traut und Tote bestattet, aber sie wissen nicht, was sie mit Krankheiten machen sollen. Also schicken sie Kranke wieder weg mit dem Rat, einen unbekehrten, ungläubigen Spezialisten aufzusuchen – den sie womöglich noch als Diener Gottes bezeichnen.

Wenn jemand im Alten Testament Lepra hatte und dann behauptete, er sei wieder gesund – zu wem wurde er geschickt, um die Heilung festzustellen? Zum Priester! Was sagt das Neue Testament, was zu tun sei, falls jemand krank ist? Man solle die Ältesten der Gemeinde rufen.

> **Ist jemand krank unter euch? Er rufe die Ältesten der Gemeinde zu sich, und sie mögen über ihm beten und ihn mit Öl salben im Namen des Herrn. Jakobus 5,14**

Wenn ich in meinem Leben irgendetwas bewirken kann, dann das: Ich möchte den Dienst des Pastors dorthin zurückzubringen, wo Gott ihn von Anfang an haben wollte.

Dies geschieht, wenn Pastoren die Menschen lehren, das Wort Gottes auf ihr eigenes Leben anzuwenden; dann wird Gott sich dazu stellen und Krankheiten heilen.

1996 lehrte ich in einer Gemeinde in Texas, und ein Mitglied wurde von Multipler Chemischer Sensibilität / umweltbedingter Unverträglichkeit (MCS/EI) [Anm. d. Übers.: MCS steht für Multiple Chemical Sensitivity; EI steht für Environmental Illness] geheilt. Diese Frau hatte seit über 20 Jahren nicht mehr den Gottesdienst besuchen können. Sie war isoliert. Sie konnte nur zwei bis vier Nahrungsmittel zu sich nehmen, litt an elektromagnetischer Hypersensibilität, chronischem Erschöpfungssyndrom sowie mehreren Allergien. Gott heilte sie vollständig, einschließlich aller Folgeerkrankungen von MCS/EI.

So kam jede Menge Schwung in diese Gemeinde, da die Geheilte nun wieder jeden Sonntag im Chor mitsingt. Die Gemeinde bat mich, zu kommen und über die Wurzeln von Krankheit zu lehren; das tat ich auch. Ich kam am Abend wieder und lehrte weitere zweieinhalb Stunden über die geistlichen Wurzeln von Krankheit und die Konsequenzen von Sünde.

Am nächsten Morgen brachten sie eine Frau zu mir, die Lungen- und Knochenkrebs hatte. Sie war schon bei allen Ärzten gewesen und hatte jede Menge Szintigramme der Knochen und Röntgenbilder machen lassen. Sie war Mutter von zwei Kindern.

Da ich die geistliche Wurzel ihrer Krankheit kannte, klärte ich sie über ihre Krankheit auf und darüber, welche Zusammenhänge ich sah. Nach nur etwa drei Sekunden begann sie bitterlich zu weinen. Ich hatte ihren Schmerz berührt. Ich hatte ihr geistliches Inneres berührt. Gott gab ihr Einsicht, und ich legte den Finger genau in die Wunde, die seit Jahren vor sich hin eiterte. Schließlich hatte diese Wunde die Zerstörung der beiden vor Krebs schützenden Wächter ihres Immunsystems (die sogenannten Antionkogene) verursacht. Wenn diese Enzyme in unserem Körper ausfallen, werden die Zellen beeinträchtigt und die Vermehrung der Krebszellen kann jederzeit beginnen.

Ich sagte ihr: „Ich weiß nicht, was Gott tun wird, aber ich weiß, dass sie in diesem Bereich Ihres Lebens mit Gott ins Reine kommen müssen."

Sie sagte: „Das habe ich schon die ganze Zeit gewusst, aber ich habe es einfach nicht geschafft. Ich konnte einfach nicht darüber hinwegkommen."

Ich sagte: „*Möchten* Sie es denn schaffen und darüber hinwegkommen?"

Sie bejahte. So ging ich mit ihr vor den Herrn und vor den Vater und leitete sie in einer Zeit der Gewissensprüfung, der Buße und der Lebensbereinigung vor Gott. Dann nahm ich Autorität über den Geist des Todes und des Krebses.

Dreißig Tage später bekam ich einen Anruf. Sie war wieder beim Arzt gewesen, und der hatte eine neue Knochenszintigraphie und Röntgenbilder gemacht. Es gab keinen Hinweis mehr auf Lungen- oder Knochenkrebs. Ihr Pastor hat mir bereits zwei Briefe geschrieben und mich gebeten, seine Diakone und sein Team auszubilden. Er und die Mitglieder seiner Gemeinde wollten jetzt gerne mehr über ***den herausragenden Weg*** lernen. Er sagte: „Danke, dass Sie gekommen sind und es zugelassen haben, dass Gott durch Sie über den Zusammenhang zwischen Sünde und Krankheit spricht."

Wenn wir an Sünde denken, denken wir an einen Banküberfall oder vielleicht an Prostitution, Lügen und Stehlen. Halten Sie Angst für Sünde? Ist Bitterkeit für Sie Sünde? Betrachten Sie Selbsthass als Sünde? Würden Sie diese Dinge als

Sünde betrachten? Das Wort Gottes bejaht dies. Ich glaube, bestimmte Sünden sind heute gesellschaftlich akzeptiert. Und in Form von Krankheit bezahlen wir einen hohen Preis für diese unerkannten Sünden.

Ungefähr 30 % aller Krebserkrankungen haben eine geistlich verwurzelte Komponente. Ich habe mich in gewisser Weise auf Krebs spezialisiert, aber ich habe nicht auf alles eine Antwort. Meine Mitarbeiter und ich sind einigermaßen vertraut mit Gebärmutter-, Eierstock-, Brust- und Prostatakrebs. Wir wissen, wie diese Krebserkrankungen entstehen. Im Abschnitt über geistliche Wurzeln von Krankheiten werde ich diesbezüglich noch weiter ins Detail gehen.

Ungefähr 80 % aller Krankheiten haben geistliche Wurzeln mit verschiedenen psychologischen und biologischen Erscheinungsformen. Ich bin kein Arzt oder Psychologe. Ich vermische meinen Dienst nicht mit Psychologie. Ich bin ein Diener des Vaters und des Herrn Jesus Christus. Kein Mensch hat mich gelehrt; Er hat mich gelehrt.

Mein Ziel ist Krankheitsprävention, nicht Krankheitsmanagement

Meine Eltern waren Pastoren. Ich bin ein geistlicher Leiter in dritter Generation. Meine Mutter wurde durch ein Wunder geheilt, und deshalb bin ich mit dem Wissen aufgewachsen, dass Gott heilt.

Meine Mutter lag im Sterben mit einem schnell wachsenden und bösartigen Fibrosarkom, das ihre Halsvene [Vena jugularis] umwickelt hatte, und dies nur zwei Monate nach meiner Geburt. Sie war gelähmt. Ein großes Krebsgebilde war um ihre Vena jugularis gewachsen und hatte die Basis ihres Gehirns erreicht – der ganze Halsbereich war betroffen. Sie tat Buße für ihre Bitterkeit und versprach, ähnlich wie Hanna: Wenn Gott sie heilen würde, würde sie mich, Henry, im Sinne Gottes erziehen.

In diesem persönlichen Moment des Gebets, während andere für sie beteten, heilte Gott sie augenblicklich. Als die Ärzte sie untersuchten, waren sie erstaunt: Von Krebs war keine Spur mehr. Obwohl keine medizinische Behandlung erfolgt war, war das große Krebsgebilde einfach weg, wie in Luft aufgelöst. Noch bemerkenswerter ist jedoch: *Ihre Heilung durchbrach ein Muster*, einen genetischen Fluch aus ihrer Vergangenheit. Dazu muss man wissen, dass ihre Mutter zwei Monate nach der Geburt meiner Mutter an Krebs gestorben war. Nachdem dieser Fluch besiegt war, lebte meine Mutter noch weitere 33 Jahre.

In meinen späteren Jahren – und ich spreche ganz bewusst von den „späteren Jahren“ – widmete ich mein Leben Gott und dem Studium der Heiligen Schrift.

Die Bibel sagt, man soll dem Kind den Weg zeigen, den es gehen soll; wenn es dann älter ist, wird es diesen Weg nicht verlassen.

> **Lehre dein Kind, den richtigen Weg zu wählen, und wenn es älter ist, wird es auf diesem Weg bleiben. Sprüche 22,6 (NLB)**

Die Bibel scheint anzudeuten, dass der Herr uns von *allen* unseren Krankheiten heilen möchte.

> **Der da vergibt alle deine Sünde, der da heilt alle deine Krankheiten. Psalm 103,3**

Jedoch habe ich beobachtet, dass nur ein kleiner Prozentsatz der Menschen sogenannte unheilbare Krankheiten besiegt hat, einschließlich derer, die in christlichen Gemeinden Heilung suchten.

Ich verstehe Carl Jungs Frustration. Sein Vater war Pfarrer, aber dieser predigte ein Evangelium, das für die Krankheiten der Seele und des Leibes keine Lösungen anbot. Zum Teil ist die heutige Psychologie eine Folge dieser Frustration; sie versucht, die Krankheiten der Seele mit Therapien und Medikamenten in den Griff zu bekommen.

Ich habe beobachtet, wie die Kirche, Religionen, die alternative Medizin, spirituelle Gruppen, die Schulmedizin, die Chiropraktik und östliche Mystik versuchen, mit mancherlei Methoden die Auswirkungen von Krankheiten zu verringern. **Letztlich habe ich aber nur eines darin gesehen: Krankheitsmanagement.**

Ich möchte Ihnen etwas sagen: Das Beste, was das Gesundheitswesen Ihnen bieten kann, ist eine gute Krankenversicherung. Die Versicherungsbranche hat festgestellt, dass immer mehr Krankheiten aufkommen, also wird die Versicherung zum Wohle der Anteilseigner ihre Kosten und ihr Risiko senken und die Versicherten werden den Preis dafür bezahlen. Die Versicherungen werden lediglich so viel bezahlen, wie sie für Ihre medizinische Versorgung zahlen wollen und keinen Cent mehr. Ich schlage ***einen herausragenden Weg*** vor.

Ich hielt einmal ein Seminar in New York City in einem Off-Broadway-Theater, das uns zwei Tage kostenlos zur Verfügung gestellt worden war. Unter den Zuhörern war ein Mediziner aus New York. Am Ende der zwei Tage kam er zu mir und sagte:

> „Ich bin hier in New York City im Gesundheitswesen tätig. Ich habe Ihnen jetzt zwei Tage lang zugehört. Als Sie sagten, Krankheitsmanagement sei das Beste, was die Medizin zu bieten habe, waren Sie unserer Branche gegenüber sehr wohlgesonnen. *Denn Krankheitsmanagement ist eigentlich das Beste, was wir zu erreichen hoffen.* Es wäre gut, wenn wir dies schaffen würden."

Die neuesten nationalen Statistiken zeigen, dass trotz all der Methoden zur Krebsbehandlung, einschließlich Chirurgie, Chemotherapie, Vitaminbehandlungen, Nahrungsergänzungen und all der verschiedenen Therapiemöglichkeiten, das Leben von Krebspatienten durchschnittlich nur um ein Jahr verlängert werden konnte. Dieses eine zusätzliche Lebensjahr brachte furchtbare Schmerzen und Leiden sowie hohe Kosten mit sich.

In Psalm 103,3 steht: Der Herr vergibt uns nicht nur alle unsere Sünden, sondern heilt auch alle unsere Krankheiten. Es heißt nicht: „Er hilft uns, mit allen Krankheiten zurechtzukommen."

Der da vergibt alle deine Sünde, der da heilt alle deine Krankheiten. Psalm 103,3

Ich möchte hier etwas klarstellen: Ich könnte nicht einmal eine Fliege von ihren Zahnschmerzen heilen. Ich habe keine besonderen Kräfte. Ich bin nur ein Schafhirte. Ich bin kein Heiler. Ich bin nur ein normaler Mensch. Ich kenne Gott, und ich kenne Sein Wort. Als Pastor kann ich kein Evangelium predigen, das an Gottes *Allmacht* Abstriche macht – das muss ich betonen. Ich muss auch hervorheben, dass Gott *allwissend* ist. Er kennt alles: Vergangenheit, Gegenwart und Zukunft. Und ich will herausstellen, dass Gott *allgegenwärtig* ist: Er ist weltweit, jederzeit und überall erreichbar.

Den vierten Aspekt, den ich herausstellen muss, haben Sie wahrscheinlich noch nicht allzu oft gehört: **Gott ist auch *allwirkend***, alles erschaffend, jederzeit in der Lage, in Ordnung zu bringen, was auch immer in Ordnung gebracht werden muss. *Allwirkend zu sein, macht Ihn herrlich* – Er ist König der Könige und Herr der Herren. Er ist Gott über alle Götter. Er ist der Schöpfer allen Fleisches. Er ist der Bewahrer und Erhalter der Menschheit. Er ist verliebt in Sie, und ich bin verliebt in Ihn. Ich hoffe, Sie sind es auch!

Über die Jahre hat Gott mir viel Erkenntnis darüber gegeben, warum die Menschheit mit Krankheit behaftet ist.

Es liegt nicht daran,
dass Gott Sie nicht heilen könnte oder wollte.
Das Problem ist, dass der Mensch Krankheit nicht versteht.

Wir haben uns in Gefangenschaft begeben und kommen um, entweder aus einem Mangel an Erkenntnis oder weil wir gar keine Erkenntnis haben.

Gott sagte zum Propheten Jesaja: „Mein Volk ist in Gefangenschaft gezogen, weil es keine Erkenntnis hat…." Das Totenreich sperrt seinen Schlund weit auf und verschlingt das Volk und all seinen Ruhm in den Tiefen der Hölle.

[13]Darum wird mein Volk gefangen wegziehen aus Mangel an Erkenntnis. Seine Vornehmen sind Hungerleider, und seine lärmende Menge ist ausgedörrt vor Durst. [14]Darum sperrt der Scheol seinen Schlund weit auf und hat seinen Rachen auf ohne Maß. Und hinab fährt seine Pracht und sein Getümmel und sein Lärm und wer darin frohlockt. Jesaja 5,13-14

Gott redet hier nicht von den unerlösten Heiden; Er spricht von S*einem Volk,* das mit Seinem Namen genannt ist, das Er durch Seinen Bund ausgesondert hat: Mein Volk auf dieser Erde zieht in Gefangenschaft, weil es keine Erkenntnis hat.

Hosea sagt, das Volk Gottes sterbe aus Mangel an Erkenntnis.

Mein Volk kommt um aus Mangel an Erkenntnis. Weil du die Erkenntnis verworfen hast, so verwerfe ich dich, dass du mir nicht mehr als Priester dienst. Du hast das Gesetz deines Gottes vergessen, so vergesse auch ich deine Kinder. Hosea 4,6

Es macht keinen Unterschied, ob zu wenig Erkenntnis da ist oder überhaupt keine.

**Wir alle gingen in die Irre wie Schafe. Jeder ging seinen eigenen Weg. …
Jesaja 53,6 (NLB)**

Doch dies kann sich ändern! Und dazu möchte ich meinen Beitrag leisten.

Ich habe jahrelang in der Schrift geforscht, meinen gesunden Menschenverstand gebraucht sowie wissenschaftliche und medizinische Aussagen gesichtet und dabei viele geistliche Wurzeln und Blockaden für Heilung identifiziert.

***Tatsächlich sind es dieselben Grundprinzipien,
die, wenn wir sie befolgen und anwenden,
Gottes Hand zur Heilung bewegen
und Krankheit verhindern.***

Die gleichen Prinzipien, die Sie in Ihrem Leben anwenden können, um die Hand Gottes zu bewegen, dass Er Sie erhält, heilt und befreit, können – wenn Sie jetzt anfangen, sie in Ihrem Leben umzusetzen – auch wenn Sie nicht krank sind, verhindern, dass Sie überhaupt krank werden.

In 5. Mose 28 und auch in 2. Mose 15 lesen wir: Wenn wir Gott und Seinem Wort gehorchen und in der Bundesgemeinschaft mit Ihm bleiben, wird Er uns keine der Krankheiten Ägyptens auferlegen.

Und er sprach: Wenn du willig auf die Stimme des HERRN, deines Gottes, hörst und tust, was in seinen Augen recht ist, seinen Geboten gehorchst und all seine Ordnungen hältst, dann werde ich dir keine der Krankheiten auferlegen, die ich den Ägyptern auferlegt habe; denn ich bin der HERR, der dich heilt. 2. Mose 15,26

Dieses Versprechen ist auch heute noch gültig. Jetzt haben wir die Wahl: Entweder wir leben weiterhin unter dieser Verheißung oder wir lehren Gebundenheit.

Gottes vollkommener Wille ist nicht, Sie zu heilen.
Gottes vollkommener Wille ist,
dass Sie gar nicht krank werden.

Heute will ich von Krankheitsmanagement nichts mehr wissen. Mir geht es zu einhundert Prozent darum, kontinuierlich Krankheit vorzubeugen und sie möglichst auszumerzen.

> **14Kehrt um, ihr abtrünnigen Kinder! spricht der HERR. Denn ich bin euer Herr! Und ich werde euch nehmen, einen aus einer Stadt und zwei aus einem Geschlecht, und euch nach Zion bringen. 15Und ich werde euch Hirten geben nach meinem Herzen, und sie werden euch weiden mit Erkenntnis und Verstand. Jeremia 3,14–15**

Ich bete darum, dass Sie dies annehmen können und wollen. Das betrachte ich als meinen Dienst und als ein Geschenk an Sie. Mein Wunsch ist es, Sie mit Erkenntnis und Verständnis zu versorgen. Paulus wies Timotheus an:

> **24Ein Knecht des Herrn aber soll nicht streiten, sondern gegen alle milde sein, lehrfähig, duldsam, 25und die Widersacher in Sanftmut zurechtweisen und hoffen, ob ihnen Gott nicht etwa Buße gebe zur Erkenntnis der Wahrheit 26und sie wieder aus dem Fallstrick des Teufels heraus nüchtern werden, nachdem sie von ihm gefangen worden sind für seinen Willen. 2. Timotheus 2,24-26**

Wenn Sie meinen Lehrinhalten folgen, kann ich Ihnen genügend Informationen und Erkenntnis vermitteln, damit Sie zu Gott kommen können und das Werk der Heiligung, Heilung und Befreiung an Ihnen und Ihren Lieben, an Ihren Freunden und Angehörigen beginnen kann. *Erinnern Sie sich an meine Absicht, einen Samen zu säen,* eine Grundlage für Gott zu hinterlassen, durch Seinen Geist, gemäß dem Wort Gottes und gemäß den verfügbaren Erkenntnissen aus Wissenschaft, Medizin und der Bibel. Ich möchte Sie dahin bringen, dass Sie sich aus der Schlinge des Teufels befreien können.

Eines Tages sagte jemand zu mir: „Ich glaube, dass Gott mir meine Krankheit gegeben hat. Sie hat mich Ihm nähergebracht."

Jemand anderes sagte: „Ich glaube einfach, dass meine Krankheit von Gott ist – sie lehrt mich demütig zu sein. Sie ist der Dorn in meinem Fleisch, aber Seine Gnade genügt mir."

Das könnte schon sein, aber ich fragte ihn, ob er zu einem Arzt gehen würde.

Er antwortete: „Oh ja."

Daraufhin fragte ich ihn: „Warum gehen Sie zum Arzt?“

Seine Antwort war: „Damit ich wieder gesund werde.“

Ich sagte: „Sie Scheinheiliger! Wie können Sie es wagen, zum Arzt zu gehen und sich damit dem Willen Gottes zu widersetzen?“

Vor vielen Jahren diente ich in einer Gemeinde im Süden von Maine. Nach dem Gottesdienst kam der leitende Diakon zu mir. Der Gottesdienst hatte dreieinhalb Stunden gedauert, wir wollten einfach nicht aufhören, so gewaltig erlebten wir Gottes Wirken. Dieser Diakon hatte sich verletzt. Er jammerte, stöhnte und beschwerte sich über seine Schmerzen. So fragte ich ihn: „Darf ich für Sie beten? Vielleicht befreit Gott Sie von diesen Schmerzen.“ Er erwiderte: „Oh nein, Bruder, ich möchte kein Gebet; diese Schmerzen erinnern mich an das Leiden Christi und was Er am Kreuz für mich getan hat. Sie sind eine ständige Erinnerung an Seine Tat für mich.“

Ich sah ihn an und sagte: „Leide weiter, Bruder!“

Mir scheint, manchmal machen wir aus unserem Mangel an Erkenntnis unsere eigenen Theologien.

Jede Heilung von geistlich verwurzelten Krankheiten beginnt damit, dass wir mit Gott Frieden schließen und ein für alle Mal Seine Liebe annehmen sowie uns selbst und andere Menschen akzeptieren.

In 5. Mose 6,5 steht, dass wir den Herrn, unseren Gott, von ganzem Herzen und mit ganzer Seele und mit ganzer Kraft lieben sollen.

Und du sollst den HERRN, deinen Gott, lieben mit deinem ganzen Herzen und mit deiner ganzen Seele und mit deiner ganzen Kraft. 5. Mose 6,5

Im 3. Buch Mose heißt es: Du sollst Deinen Nächsten lieben wie Dich selbst, Ich bin der Herr.

Du sollst dich nicht rächen und den Kindern deines Volkes nichts nachtragen und sollst deinen Nächsten lieben wie dich selbst. Ich bin der HERR. 3. Mose 19,18

Jesus greift das auf in Matthäus 22,37-40:

37 Er aber sprach zu ihm: "Du sollst den Herrn, deinen Gott, lieben mit deinem ganzen Herzen und mit deiner ganzen Seele und mit deinem ganzen Verstand." 38 Dies ist das größte und erste Gebot. 39 Das zweite aber ist ihm gleich: "Du sollst deinen Nächsten lieben wie dich selbst." 40 An diesen zwei Geboten hängt das ganze Gesetz und die Propheten. Matthäus 37,40

Wenn Sie sich selbst nicht lieben,
können Sie Ihren Nächsten nicht lieben.
Sie können vielleicht so tun als ob.
Wenn Sie sich selbst nicht lieben,
können Sie Ihren Nächsten nicht lieben,
weil Sie unfähig sind, dessen Liebe anzunehmen.

Es ist tragisch, wie wenig wir heute fähig sind, Liebe zu geben und anzunehmen. Wenn jemand zu Ihnen käme, Sie umarmen und Ihnen eine Million Euro geben würde mit der Begründung, Sie seien das Beste seit der Erfindung der Erdnussbutter – könnten Sie das annehmen? Könnten Sie das annehmen, ohne sich dabei schuldig zu fühlen?

Schon als Kind wurden viele innerhalb der Familie derart schikaniert, dass es erstaunlich ist, dass sie noch leben. **Das Versagen bei allen Familienproblemen beginnt mit dem Mann.** Die Errettung der ganzen Familie sollte mit der Errettung des Vaters und Ehemannes beginnen. Gott schuf nicht die Frau zum geistlichen Leiter der Familie, sondern den Mann. Die Bibel sagt, das Haupt der Frau sei der Mann. Das Haupt des Mannes ist Christus, und das Haupt Christi ist der Vater.

> **22Ihr Ehefrauen sollt euch euren Männern unterordnen, so wie ihr euch dem Herrn unterordnet. 23Denn der Mann ist das Haupt seiner Frau, wie Christus das Haupt seines Leibes - der Gemeinde - ist, für die er sein Leben gab, um sie zu retten. 24so wie die Gemeinde sich Christus unterordnet, sollt ihr Ehefrauen euch auch euren Männern in allem unterordnen. Epheser 5,21-24 (NLB)**

So viele Frauen unserer Tage haben große Probleme; 85 bis 90 % der Menschen, denen wir in Amerika dienen, sind Frauen. Gott hat mich gebraucht, um mehr Frauen zu heilen, als Sie sich vorstellen können. Gott dient zuerst den Waisen und Witwen, nicht denen, die am meisten in der Bibel lesen (obwohl es wichtig ist, das Wort Gottes zu kennen und seinen eigenen Glauben aufzubauen). Jakobus sagt:

> **Ein reiner und unbefleckter Gottesdienst vor Gott und dem Vater ist dieser: Waisen und Witwen in ihrer Bedrängnis zu besuchen, sich selbst von der Welt unbefleckt zu erhalten. Jakobus 1,27**

Das ist Heiligung. Es ist ein reiner Gottesdienst, wenn man anfängt, sich um Waisen und Witwen zu kümmern, und sich selbst dabei von der Welt unbefleckt hält.

Ich habe mit vielen Menschen zu tun, deren Väter noch leben, die aber doch vaterlos sind. Ich habe mit vielen Frauen zu tun, deren Ehemänner und Ex-Ehemänner noch leben, die aber doch geistliche Witwen sind. Dieser Ausfall und die aufkommenden Krankheiten aufgrund dieser Sünden sind von gewaltigem Ausmaß.

Ich denke, dass die Welt eher zu einer gesunden christlichen Gemeinde kommen wird als zu einer kranken. Bei der Errettung geht es um mehr als nur darum, vor der Hölle gerettet zu werden. Das Evangelium beinhaltet auch Segnungen im Alltag. Ich glaube, es ist Gottes Wille, Menschen zu segnen.

Glaube und Angst im Vergleich

Viele Menschen haben mit Glauben zu kämpfen. Vielleicht sind Sie krank und Ihnen wurde gesagt, Sie hätten nicht genug Glauben. Vielleicht haben Sie auf Leute gehört, die lehren, man müsse etwas dafür tun, um mehr Glauben zu bekommen.

In der Bibel steht, dass jedem Mann und jeder Frau ein Maß an Glauben gegeben wurde.

> **Denn ich sage durch die Gnade, die mir gegeben wurde, jedem, der unter euch ist, … sondern darauf bedacht zu sein, dass er besonnen sei, wie Gott einem jeden das Maß des Glaubens zugeteilt hat. Römer 12,3**

Sie haben genug Glauben. Vielleicht beten Sie ständig: „Herr, lass meinen Glauben wachsen", aber Sie haben genügend Glauben, Sie müssen es nur glauben. Sie müssen erkennen, ob Sie Gott mit ihrem Kopf oder ihrem Herzen nachfolgen, denn hier liegt ein Unterschied.

Wenn wir Gott mit dem Kopf nachfolgen, ist es schlecht um uns bestellt. Mein Kopf stellt sich leider oft quer. Wenn ich das Wort Gottes nicht in meinem Geist hätte, verbunden mit dem in mir wohnenden Glauben durch den Heiligen Geist, wäre mein Leben eine Einöde. Mein Kopf sträubt sich eben immer wieder gegen das Wort Gottes.

Wir müssen ständig erneuert werden durch die Reinigung mit dem Wasser des Wortes Gottes.

> **… 26um sie zu heiligen, sie reinigend durch das Wasserbad im Wort. Epheser 5,26**

> **… 23dagegen erneuert werdet in dem Geist eurer Gesinnung. Epheser 4,23**

> **Deshalb ermatten wir nicht, sondern wenn auch unser äußerer Mensch aufgerieben wird, so wird doch der innere Tag für Tag erneuert. 2. Korinther 4,16**

> **… 10und den neuen angezogen habt, der erneuert wird zur Erkenntnis nach dem Bild dessen, der ihn erschaffen hat! Kolosser 3,10**

Der Römerbrief erklärt, dass Glauben durch das Hören kommt, und zwar durch das Hören des Wortes Gottes:

> **Also *ist* der Glaube aus der Verkündigung, die Verkündigung aber durch das Wort Christi. Römer 10,17**

Im Hebräerbrief wird uns gesagt, der Glaube sei die Substanz dessen, was man hofft, die Überzeugung von Dingen, die man noch nicht sieht:

> **Was ist nun der Glaube? Er ist das Vertrauen darauf, dass das, was wir hoffen, sich erfüllen wird, und die Überzeugung, dass das, was man nicht sieht, existiert. [Anm. d. Übers.: Im Englischen heißt es statt „Vertrauen" „Substanz".] Hebräer 11,1 (NLB)**

Haben Sie Hoffnung, oder haben Sie die Hoffnung verloren? Brennt etwas in Ihnen, das Ihnen zeigt, dass Sie Hoffnung haben? Hoffnung auf etwas in Ihrem eigenen Leben, für sie selbst oder für einen anderen Menschen? Ja? Dann glauben Sie, da Glaube der Inhaltsstoff dessen ist, was man hofft, das Beweismaterial von Dingen, die man noch nicht sieht. Wenn es schon geschehen ist, braucht man dann noch Hoffnung? Braucht man dann noch Glaube?

Heute Morgen war ich hungrig. Jetzt bin ich nicht mehr hungrig. Ich habe gegessen. Ich brauche weder Hoffnung noch Glaube in Bezug auf mein Mittagessen. Aber ich träume vom Abendessen.

Angst ist die Substanz dessen, was man *nicht* hofft, die Überzeugung von Dingen, die man *nicht* sieht. Wissen Sie, wie viele Leute in Gottes Volk im „Angstglauben" leben und nicht im echten Glauben? Man kann im Angstglauben leben und es für echten Glauben halten; aber stünde man im echten Glauben, hätte man dieses Problem nicht, es sei denn, man versteht nicht, warum man das Problem hat. Ich setze mich mit Ängsten wie z.B. Phobien, Paranoia, Wahnvorstellungen, Projektionen, Angst und Sorge, Panik, Panikattacken, phobischen Realitäten, Agoraphobie, Klaustrophobie und Schwiegermutterphobie auseinander.

Angst ist in die Zukunft gerichtet. Ist es nicht so, dass Glaube ebenfalls in die Zukunft gerichtet ist? Angst beinhaltet erstens Vorstellungskraft und zweitens Verdrängung, d.h. Vermeidung. Gott hat Sie in Seinem Wort vom Alten Testament bis hin zum Neuen Testament gelehrt, *nicht* vor dem Feind fortzulaufen. Wenn wir uns die Waffenrüstung in Epheser 6,11-20 anschauen, wird nichts erwähnt, mit dem wir uns von hinten schützen sollen.

Man läuft im Leben nicht vor dem Feind davon, und man versteckt sich auch nicht vor der Schwiegermutter. Man versteckt sich nicht vor dem Feind. Man versteckt sich nicht vor der Angst vor Krankheit. Man versteckt sich nicht vor seiner Krankheit. Man zieht sich nicht in sich zurück.

Rennen Sie nicht vor einem Feind in Ihrem Leben weg, und rennen Sie nicht vor Ihrer Schwiegermutter weg! Verstecken Sie sich nicht vor Ihrem Feind! Verstecken Sie sich nicht vor der Angst, krank zu werden! Verstecken Sie sich nicht vor Ihrer Krankheit! Laufen Sie nicht weg, um in die Tiefen Ihrer selbst abzutauchen!

Es ist für Sie an der Zeit, ein für alle Mal hervorzukommen und Ihren Platz im Land der Lebendigen einzunehmen. Was ist das Schlimmste, das Ihnen passieren könnte? Sie könnten sterben und in den Himmel kommen, wo ist also das Problem? Wovor haben Sie Angst?

In den Gemeinden greifen wir uns manchmal gegenseitig an. Das ist eine Autoimmunkrankheit! Auf dem Schild am Haupteingang Ihrer Gemeinde steht: „Halleluja, liebt einander." Ihr werdet Sie an ihrer Liebe zu einander erkennen.

Deshalb, an ihren Früchten werdet ihr sie erkennen. Matthäus 7,20

[34]Ein neues Gebot gebe ich euch, dass ihr einander liebt, damit, wie ich euch geliebt habe, auch ihr einander liebt. [35]Daran werden alle erkennen, dass ihr meine Jünger seid, wenn ihr Liebe untereinander habt. Johannes 13,34-35

In Jesaja 58 steht, dass das Volk Gottes sagte: „Halleluja, Herr, wir lieben dich. Du bist unser Vater und hast uns aus Ägypten befreit." Dennoch vernichteten sie sich gegenseitig, und Gott wollte sie weder beschützen noch anhören.

[1]Rufe aus voller Kehle, halte nicht zurück! Erhebe deine Stimme wie ein Horn und verkünde meinem Volk sein Vergehen und dem Haus Jakob seine Sünden! [2]Zwar befragen sie mich Tag für Tag, und es gefällt ihnen, meine Wege zu kennen. Wie eine Nation, die Gerechtigkeit übt und das Recht ihres Gottes nicht verlassen hat, fordern sie von mir gerechte Entscheidungen, haben Gefallen daran, Gott zu nahen. – [3]"Warum fasten wir, und du siehst es nicht, demütigen wir uns, und du merkst es nicht?" – Siehe, am Tag eures Fastens geht ihr euren Geschäften nach und drängt alle eure Arbeiter. [4]Siehe, zu Streit und Zank fastet ihr, und um mit gottloser Faust zu schlagen. Zur Zeit fastet ihr nicht so, dass ihr eure Stimme in der Höhe zu Gehör brächtet. Jesaja 58,1–4

Ja, wir kommen und loben dich mit den Liedern Davids, wir kommen vor dich und ja, du bist unser Herr, unser Gott, und wir kommen liebend gern zu dir, wir lieben es zu beten, wir lieben es zu fasten, wir lieben die Gesetze, wir lieben, lieben, lieben – aber warum hast du uns nicht geheilt?

Das fragt das Volk Gottes in Jesaja 58. Wissen Sie, was Gott geantwortet hat? „Ja, ich habe gesehen, wie ihr fastet und betet, aber ihr betet für Streit und fresst euch bei lebendigem Leibe. Deshalb will ich euch nicht mehr hören."

Was will Jesaja uns damit sagen? Gott sagt: „Ihr wollt meinen Segen, aber meine Freunde wollt ihr nicht sein; meine Söhne und Töchter wollt ihr nicht sein."

Neulich sprach ich mit jemandem, der sich über jemand anderen beschwerte, d.h. eigentlich über ihn lästerte. Ich schaute ihn an und sagte: „Wie können Sie es wagen, so über einen Freund von Jesus zu sprechen? Sind Sie sich der Tatsache bewusst, dass diese Person ein Freund von Jesus ist? Wie glauben Sie, denkt Jesus darüber, dass Sie in dieser Art über Seinen Freund sprechen?“

Glauben Sie, dass Jesus unser Freund ist? Glauben Sie, dass ich eine Bibelstelle habe, die das belegt? Er sagt: „Ich nenne euch nicht mehr Sklaven, ich nenne euch Freunde.“ (Johannes 15,15 – eine von vielen anderen Bibelstellen).

> **Ich nenne euch nicht mehr Sklaven, denn der Sklave weiß nicht, was sein Herr tut; euch aber habe ich Freunde genannt, weil ich alles, was ich von meinem Vater gehört, euch kundgetan habe. Johannes 15,15**

Freunde reden nicht über einander. Freunde bauen sich gegenseitig auf. Freunde bedecken einander mit Liebe – und vollkommene Liebe bedeckt eine Menge von Sünden.

> **Vor allen Dingen aber habt untereinander eine anhaltende Liebe! Denn die Liebe bedeckt eine Menge von Sünden. 1. Petrus 4,8**

In Galater 6 wird uns gesagt, dass, wenn ein Bruder von einem Fehltritt übereilt wird, diejenigen, die sich als geistlich betrachten, einen solchen wieder zurechtbringen und ihn nicht bei Sonnenuntergang steinigen sollen. Bringt einen solchen im Geist der Sanftmut wieder zurecht und gib auf dich selbst Acht, dass du auch nicht genauso versucht wirst und nicht der gleichen Gefangenschaft verfällst. Dann werden wir angehalten, des anderen Lasten zu tragen und so das Gesetz Christi zu erfüllen.

> **[1]Brüder, wenn auch ein Mensch von einem Fehltritt übereilt wird, so bringt ihr, die Geistlichen, einen solchen im Geist der Sanftmut wieder zurecht. Und dabei gib auf dich selbst acht, dass nicht auch du versucht wirst! [2]Einer trage des anderen Lasten, und so werdet ihr das Gesetz des Christus erfüllen. Galater 6,1–2**

Mir geht es darum, einen Samen in Ihr Herz zu säen. Ob Gott ihn wachsen lässt oder nicht, weiß ich nicht. Ich kenne Sie nicht. Ich lebe nicht in Ihrem Körper; Sie leben darin. Ich weiß nicht, ob Sie in der Wüste zwischen Ägypten und dem gelobten Land verloren gehen oder nicht. Ich werde Ihnen sicherlich einige Dinge weitergeben, Ihnen einige Einsichten und Erkenntnisse vermitteln.

Ich versichere Ihnen, die Frucht, die man in ganz Amerika sieht, belegt, dass Gott diese Lehre gewürdigt hat. Ich kenne viele Krankheiten. Oftmals weiß ich, was sich geistlich hinter einer Krankheit verbirgt, auch wenn ich die Personen und die Umstände nicht kenne. Gestern Abend konnte ich einer Person geheime Bereiche ihres Herzens aufzeigen. Wozu? Damit sie wieder den richtigen Stand vor Gott erlangt und geheilt wird. Das ist die Frucht meines Dienstes.

Wenn Menschen in der Gefangenschaft des Teufels leben, wissen sie es nicht. Sie verstehen es nicht. Warum? Niemand hat es ihnen gesagt. Lesen Sie 2. Timotheus 2,23 bis zum Ende des Kapitels:

[23]Aber die törichten und ungereimten Streitfragen weise ab, da du weißt, dass sie Streitigkeiten erzeugen! [24] Ein Knecht des Herrn aber soll nicht streiten, sondern gegen alle milde sein, lehrfähig, duldsam, [25] und die Widersacher in Sanftmut zurechtweisen und hoffen, ob ihnen Gott nicht etwa Buße gebe zur Erkenntnis der Wahrheit [26] und sie wieder aus dem Fallstrick des Teufels heraus nüchtern werden, nachdem sie von ihm gefangen worden sind für seinen Willen. 2. Timotheus 2,23-26

Verheißung ohne Einsicht ist noch immer Gefangenschaft

Jeremia sagt:

[14]Kehrt um, ihr abtrünnigen Kinder! spricht der HERR. Denn ich bin euer Herr. Und ich werde euch nehmen, einen aus einer Stadt und zwei aus einem Geschlecht, und euch nach Zion bringen. [15]Und ich werde euch Hirten geben nach meinem Herzen, und sie werden euch weiden mit Erkenntnis und Verstand. Jeremiah 3,14–15

Er gab ihnen Hirten nach Seinem Herz, um sie Erkenntnis und Verstand zu lehren. Was mache ich mit Ihnen? Ich gebe Ihnen Erkenntnis, Einsicht und Urteilsvermögen. Sprechen Sie diesen Satz mit mir:

„Eine Verheißung ohne Urteilsvermögen ist noch immer Gefangenschaft.“

Im letzten Vers von Hebräer 5 steht, dass einer, der feste Speise verträgt, jemand ist, der in Folge der Übung seiner Sinne *zwischen Gut und Böse unterscheiden* kann.

… [14]die feste Speise aber ist für Erwachsene, die infolge der Gewöhnung geübte Sinne haben zur Unterscheidung des Guten wie auch des Bösen. Hebräer 5,14

Ich glaube, wir sind so auf Gott fixiert, dass wir das Urteilsvermögen in Bezug auf das Böse außer Acht gelassen haben. Es ist ein Zeichen der Reife, nicht nur das Gute zu kennen, sondern auch das Böse, damit man unterscheiden kann, was von Gott ist und was nicht. Das ist ein Zeichen von Reife.

Ich bin nicht dafür, den Menschen ein Sündenbewusstsein aufzuerlegen. Das erzeugt nur Verdammnis. Aber ich bin für Überführung, und dazu braucht es Urteilsvermögen. *Verdammnis kommt vom Teufel, Überführung von Gott.* Sie sagen beide das Gleiche, aber hinter einem steckt ein falscher Geist und hinter dem anderen der richtige. Wenn man verdammt wird, versucht man, sich vor dem Problem zu verstecken. Wenn man überführt wird, setzt man sich mit dem Problem auseinander. Waren Sie schon einmal in dieser Lage? Haben Sie das schon cinmal gemacht?

Abendmahl

1. Korinther 11,29–31 ist ein Beispiel für eine Blockade bei Autoimmunkrankheiten, nicht eine Wurzel, sondern eine Blockade für Heilung:

> **[29]Denn wer isst und trinkt, isst und trinkt sich selbst Gericht, wenn er den Leib des Herrn nicht richtig beurteilt. [30]Deshalb sind viele unter euch schwach und krank, und ein gut Teil sind entschlafen. [31]Wenn wir uns aber selbst beurteilten, so würden wir nicht gerichtet. 1. Korinther 11,29–31**

Viele Menschen im Volk Gottes waren schwach. Könnte es sich hier um so etwas wie das chronische Erschöpfungssyndrom handeln? Abgespanntheit?

Wenn wir in einem späteren Kapitel Angst, Sorge und Stress behandeln, werde ich Ihnen zeigen, woher Erschöpfung im menschlichen Körper kommt, außer natürlich von einem harten Arbeitstag. Wir werden uns mit Kaliummangel, Erkenntnissen der Medizin zu Erschöpfung im Zusammenhang mit Multipler Chemischer Sensibilität / umweltbedingter Unverträglichkeit (MCS/EI) und auch mit dem chronischen Erschöpfungssyndrom befassen. [Anm. d. Übers.: „EI" steht für „environmental illness".]

Manche Leute sind krank; manche sind kränklich. Bedeutet das Wort „kränklich" „krank" für Sie? Wie steht es mit „und viele sind entschlafen"? Das heißt nicht, sie schlafen im Gottesdienst. Es bedeutet, dass sie einen vorzeitigen Tod sterben. Warum? Weil sie den Leib des Herrn nicht richtig beurteilen.

Es gibt zwei Realitäten des Abendmahls oder der Kommunion. Menschen sind krank und schwach und sterben einen vorzeitigen Tod, weil wir eine Hälfte des Abendmahls eliminiert haben. Vielleicht kollidiert das teilweise mit Ihrer Theologie, aber wenn dem so ist, versichere ich Ihnen, dass ich Sie liebe und hoffe, dass Sie mich auch lieben!

Dieses Thema polarisiert – die einen glauben, dass Gott heute noch heilt, und die anderen glauben das nicht. Es ist eine Frage der Heilszeiten.

Das Abendmahl oder die Kommunion steht für zwei Realitäten: das vergossene Blut, welches der Kelch ist, und das Brot, das für Seinen Leib steht, der für uns hingegeben wurde. *Christi Leib steht nicht für die Vergebung der Sünde.* In der Bibel heißt es, ohne Blutvergießen gibt es keine Sündenvergebung.

> **… [22]und fast alle Dinge werden mit Blut gereinigt nach dem Gesetz, und ohne Blutvergießen gibt es keine Vergebung. Hebräer 9,22**

Denn das Leben des Fleisches ist im Blut, und ich habe es euch auf den Altar gegeben, um Sühnung zu erwirken für eure Seelen. Denn das Blut ist es, das Sühnung erwirkt für die Seele. 3. Mose 17,11 (SLB)

Durch Sein vergossenes Blut können wir also die Vergebung unserer Sünde bekommen, weil Er das geopferte Lamm war, das es uns ermöglicht, Vergebung von Gott, unserem Vater, in Anspruch zu nehmen. Durch Sein vergossenes Blut wurde die Strafe für unsere Sünde bezahlt.

Viele Menschen nehmen das Blut für den Fluch in Anspruch. Jedoch hat Jesus die Strafe für den Fluch mit Seinem Körper bezahlt, den er für uns hingegeben hat, damit das Gesetz erfüllt wird, das besagt, verflucht sei jeder, der am Holz hängt.

... [23]dann darf seine Leiche nicht über Nacht an dem Holz bleiben, sondern du sollst ihn unbedingt am selben Tag begraben. Denn ein Aufgehängter ist ein Fluch Gottes. So sollst du dein Land nicht unrein machen, das der HERR, dein Gott, dir *als* Erbteil gibt. 5. Mose 21,23

Christus hat uns losgekauft von dem Fluch des Gesetzes, indem er ein Fluch für uns geworden ist – denn es steht geschrieben: "Verflucht ist jeder, der am Holz hängt!" -, Galater 3,13

Durch Seine Striemen sind wir geheilt worden, und das nehmen wir heute für unser Leben in Anspruch.

Doch er war durchbohrt um unserer Vergehen willen, zerschlagen um unserer Sünden willen. Die Strafe lag auf ihm zu unserm Frieden, und durch seine Striemen ist uns Heilung geworden. Jesaja 53,5

... [24]der unsere Sünden an seinem Leib selbst an das Holz hinaufgetragen hat, damit wir, den Sünden abgestorben, der Gerechtigkeit leben; durch dessen Striemen ihr geheilt worden seid. 1. Petrus 2,24

Wenn wir zu einem Abendmahlsgottesdienst kommen und den Kelch und das Brot zu uns nehmen, aber Heilung und Befreiung als Teil des Erlösungswerks ablehnen, machen wir die Vorkehrungen zunichte, die Gott für unser Leben als Menschen zusätzlich zur Errettung und dem ewigen Leben getroffen hat. Weil wir den für uns geopferten Leib des Herrn ausschließen, ihn aber feiern und doch nicht daran glauben, können wir nicht teilhaben. Viele von uns sind heute körperlich und geistig krank, weil sie in ihrem Herzen gesagt haben, dass Heilung vor zweitausend Jahren aufgehört hat. Doch sie nehmen trotzdem am Abendmahl teil, das für die Realität der Erlösung im Heute steht. Wenn Sie nicht daran glauben, müssen Sie auch nicht befürchten, dass es passiert. Aber Vorsicht – Unwissenheit und Ignoranz sind auch eine Form von Wissen, und das Gleiche gilt für Unglaube.

Wenn Sie nicht glauben, dass Gott heute heilt, machen Sie sich keine Sorgen; dann wird Er es auch nicht tun. Wenn Sie nicht glauben, dass Gott heute heilt, dann wird Er es nicht tun. Euch geschehe nach eurem Glauben!

> **Dann rührte er ihre Augen an und sprach: Euch geschehe nach eurem Glauben! Matthäus 9,29**

Jeder aber sei in seinem eigenen Sinn völlig überzeugt.

> **Der eine hält einen Tag vor dem anderen, der andere aber hält jeden Tag gleich. Jeder aber sei in seinem eigenen Sinn völlig überzeugt! Römer 14,5**

Ich vertrete die folgende Position: Oft gibt es Krankheiten im Volk Gottes, *weil wir eine Hälfte der im Abendmahl enthaltenen Vorkehrungen und eine Hälfte des Sakraments des Abendmahls an sich ausgeklammert haben.*

Des Weiteren befasst sich 1. Korinther 11,29–31 damit, dass wir uns bei lebendigem Leib fressen, was bedeutet, dass wir den Leib des Herrn nicht richtig beurteilen. Wer war doch gleich der Leib des Herrn, abgesehen von dem Leib, der gekreuzigt wurde? Es ist der Leib des Herrn, der heute noch in der Welt ist: die Gemeinde Jesu. Wir sind der Leib Christi. In Jesaja lesen wir:

> **Rufe aus voller Kehle, halte nicht zurück! Erhebe deine Stimme wie ein Horn und verkünde meinem Volk sein Vergehen und dem Haus Jakob seine Sünden! Jesaja 58,1**

Dies richtet sich an das Volk Gottes, die Gemeinde des Alten Testaments. Er spricht nicht über die Heiden; er spricht auch nicht über die Nichtjuden. Er spricht über das Volk Gottes, und Gottes Volk vermasselt es und sündigt. Ständig mangelt es uns in einigen Lebensbereichen an der Herrlichkeit Gottes. Im Hebräerbrief heißt es:

> **… 15und achtet darauf, dass nicht jemand an der Gnade Gottes Mangel leide, dass nicht irgendeine Wurzel der Bitterkeit aufsprosse und euch zur Last werde und durch sie viele verunreinigt werden; Hebräer 12,15**

Wenn Sie mit jemandem zusammen sind, dem es an der Herrlichkeit Gottes mangelt, bedeutet es, dass dieser geistlich gesehen Müll über Ihnen abgeladen hat. Er hat Sie beschmutzt, verletzt und Teil seiner alten Natur gezeigt.

Was machen Sie damit? Auge um Auge, Zahn um Zahn? Das ist veraltet! Jesus hat Auge um Auge, Zahn um Zahn abgeschafft, als Er sagte: „Liebt sie.“

> **38Ihr habt gehört, dass gesagt ist: Auge um Auge und Zahn um Zahn. 39Ich aber sage euch: Widersteht nicht dem Bösen, sondern wenn jemand dich auf deine rechte Backe schlagen wird, dem biete auch die andere dar; … 44Ich aber sage euch: Liebt eure Feinde, und betet für die, die euch verfolgen, Matthäus 5,38–44**

Wenn wir Bitterkeit, Ablehnung, einen Geist der Lieblosigkeit und Hass haben, ist es wie bei einem Pingpongspiel: Der Ball geht hin und her, bis man schließlich einen Volltreffer landen kann, nicht wahr? Unser Leben ist oft wie ein großes Pingpongspiel: Ich kriege dich, bevor du mich kriegst. Diese Wurzel der Bitterkeit wird Sie von Gottes Segnungen abhalten.

Durch den Propheten Jesaja hat Gott gesagt:

2Zwar befragen sie mich Tag für Tag, und es gefällt ihnen, meine Wege zu kennen. Wie eine Nation, die Gerechtigkeit übt und das Recht ihres Gottes nicht verlassen hat, fordern sie von mir gerechte Entscheidungen, haben Gefallen daran, Gott zu nahen. – 3"Warum fasten wir, und du siehst es nicht, demütigen wir uns, und du merkst es nicht?" – Siehe, am Tag eures Fastens geht ihr euren Geschäften nach und drängt alle eure Arbeiter. Jesaja 58,2–3

Dies ist eine Unterhaltung zwischen dem Volk Gottes und Ihm selbst: „Wir haben gefastet und gebetet. Wir brauchen Hilfe! Hilf uns, Gott! Es scheint so, als wäre der Himmel leer. Du hörst nicht zu; du beantwortest unsere Gebete nicht. Wir haben gefastet und unsere Seele kasteit, und du *schenkst uns keinerlei Beachtung*. Du bemerkst uns ja nicht einmal.“

Siehe, zu Streit und Zank fastet ihr, und um mit gottloser Faust zu schlagen. Zur Zeit fastet ihr nicht so, dass ihr eure Stimme in der Höhe zu Gehör brächtet. Jesaja 58,4

Gott fährt fort und spricht über das Fasten, zu dem Er uns aufgerufen hat – es ist nicht die Abstinenz von Essen und Wasser. Viele Leute zitieren zusammenhanglos Vers 6 und versuchen zu beweisen, dass Fasten und Beten Gott veranlassen werden, uns zu heilen und zu befreien.

Ist nicht vielmehr das ein Fasten, an dem ich Gefallen habe: Ungerechte Fesseln zu lösen, die Knoten des Joches zu öffnen, gewalttätig Behandelte als Freie zu entlassen und dass ihr jedes Joch zerbrecht? Jesaja 58,6

Ich finde das nicht in der Bibel. Ich finde vielmehr eher das Gegenteil. In Wirklichkeit ruft Gott uns in Jesaja 58,7–12 zu einem Fasten auf, das darin besteht, anderen in Liebe zu dienen.

Könnte es sein, dass wir *Gemeinschaft* mit dem Vorbringen von *Forderungen* verwechselt haben? Könnten wir etwas falsch verstanden haben, dass Gott eben nicht nur daran interessiert ist, unser Versorger zu sein, sondern unser Vater sein möchte? Der Herr ist daran interessiert, unser Retter und für immer unser geistlicher Ehemann zu sein. Deshalb werden wir auch Christi Braut genannt. Es gibt ein Hochzeitsmahl; lehren Sie das in Ihren Gemeinden?

Einblicke in die Behandlung mit Medikamenten

Ich habe ein Arzneimittelverzeichnis. In jedem Seminar, in dem ich über das Thema Krankheit spreche, nimmt fast jeder Teilnehmer eine Vielzahl an Medikamenten. Das ist, was die Welt von heute zu bieten hat. Und jedes Medikament, das Sie einnehmen, bringt noch eine weitere Komponente mit sich, die wir „Nebenwirkungen" nennen.

Bevor ich jemandem diene, lasse ich mein Team eine allgemeine Aufnahme und eine medizinische Aufnahme durchführen. Bei der medizinischen Aufnahme erkundigen wir uns nach allen Arzneimitteln und Medikamenten, die eingenommen werden. Jedes dieser Medikamente hat Nebenwirkungen. Möglicherweise leiden Sie an etwas, das wie eine Krankheit aussieht, tatsächlich ist es aber die Nebenwirkung eines Medikaments.

Ich kann bei Nebenwirkungen nicht helfen. Ich habe es vor Jahren versucht und festgestellt, dass es eine Zeitverschwendung ist. Wir prüfen sehr vorsichtig, welche Probleme eine Person in ihrem Leben hat, wo das eigentliche Grundproblem der Krankheit liegt und was nur Nebenwirkungen des verabreichten Medikaments sind. Wissen Sie, wie viele Pastoren versuchen, Menschen von Krankheiten zu befreien, die eigentlich bloß Nebenwirkungen sind, und sich dann fragen, warum Gott das Problem nicht heilt? Für Nebenwirkungen von Medikamenten gibt es keine Heilung.

Die Ausgabe der Tageszeitung *USA Today* vom 24. April 1988 enthielt einen Artikel über tödliche Medikamente: „Warum töten so viele Medikamente so viele Patienten?" „Nebenwirkungen auf rezeptpflichtige Medikamente sind die viertgrößte Todesursache in Amerika." Es ist wie eine Büchse der Pandora aus der Hölle. Wir werden Sie an späterer Stelle über das griechische Wort *pharmakeia* und Zauberei aufklären.

Wenn Sie rezeptpflichtige Medikamente nehmen, möchte ich sie nicht verurteilen. Wenn Sie an diesem Punkt stehen, dann stehen Sie eben an diesem Punkt.

Depressionen, Angstattacken und der Einsatz von Prozac® und anderen Medikamenten

Die Nebenwirkungen dieser Medikamente sind unglaublich. Sie sind Serotoninverstärker. Wenn Serotonin an den Dendritenden im Körper freigesetzt wird, hemmen die Medikamente die Wiederaufnahme und verlängern damit seine Wirksamkeit. Es befindet sich länger im menschlichen Körper, und die Person fühlt sich gut.

Das Grundproblem, das wir betrachten müssen, ist: Warum haben wir einen Serotoninmangel?

Ein Serotoninmangel führt zu Depressionen. Gemäß klinischer Definition resultiert eine *Depression* aus einem chemischen Ungleichgewicht im Körper, verursacht durch die Einnahme von Medikamenten, körperfunktionssteigernden und -senkenden Substanzen oder durch die Über- oder Unterproduktion (Hyper-/Hypoproduktion) der normalen vom Köper hergestellten Neurotransmitter.

In meinem Dienst befasse ich mich auch mit der Über- (Hyper-) oder Unter- (Hypo-)Sekretion von Neurotransmittern. Eine *manische Depression* kann z. B. mit einer Serotoninunterproduktion zusammenhängen, die durch einen genetischen Defekt verursacht wird und viele Höhen und Tiefen von manisch bis depressiv auslöst. Migränen, Binge Eating (Essstörung, bei der es zu Fressanfällen kommt), Gewichtsprobleme oder Zwangsstörungen können auch ein Hinweis auf eine Serotoninuntersekretion sein. Diese ist nicht genetisch und ist auch nicht das Gleiche wie eine Angststörung.

Prozac® (Fluoxetin) [Psychopharmakon] und andere Medikamente zur Behandlung von Depressionen sollen das Selbstwertgefühl verbessern. *Mangelndes Selbstwertgefühl ist das Grundproblem.*

Mangelndes Selbstwertgefühl, Selbstablehnung, Selbsthass und Schuldgefühle schaden der menschlichen Seele sehr und werden oft vom Vater, manchmal auch von der Mutter verursacht. Irgendwo haben die Betroffenen in der Kindheit nicht genügend Fürsorge erfahren. Dies kann auch erblich sein, da der Fürsorgemangel von Generation zu Generation weitergereicht wurde.

Prozac® ist heute das Medikament schlechthin. Ärzte verschreiben es, ohne über die Folgen nachzudenken oder sich darüber bewusst zu sein, was es mit sich bringt. Das Problem mit *Prozac* ist Folgendes: Prozac wird manchmal Personen verabreicht, die Angstzustände haben. Jedoch gehören Angstzustände zu den primären Nebenwirkungen von *Prozac* und reduzierte Libido zu den sekundären. Dadurch entsteht ein doppeltes Problem. Frauen, die *Prozac*® einnehmen, können ihre Libido verlieren, was sich negativ auf die sexuelle Beziehung zu ihren Ehemännern auswirkt. Wissen Sie, was der Verlust der Libido bedeutet? Der Verlust des Sexualtriebs. Männer können den Sexualtrieb zu ihren Frauen verlieren. Ein solcher Mann ist depressiv und angespannt. Seine Frau fragt sich dann, warum er das Interesse an ihr verloren hat. Dadurch entsteht ein weiteres Problem: mehr Angstzustände, mehr Schuldgefühle, mehr Ablehnung und mehr Konflikte. Dies kann eine weitere Abnahme des Serotoninspiegels bewirken, und das führt zu einem größeren Problem: eine tiefere Depression. Galater 5,20 nennt dies Zauberei. (Wir werden an späterer Stelle besprechen, was Paulus zu diesem Thema zu sagen hat.) Die einzige Möglichkeit, dieses Problem zu lösen, ist einen Blick auf das zu werfen, was diesen Serotoninmangel verursacht, und das ist ein *geistliches Problem.*

Sind Sie an einem herausragenden Weg interessiert?

Durch diesen Dienst leben heute in Amerika viele Menschen ein normales Leben ohne Medikamente. Denken Sie, dass dies eine brauchbare Option für Ihr Leben sein könnte? Wir sind auf dem aktuellen Stand der Medizin in Amerika, und es ist phantastisch, als Pastor daran teilzuhaben. Ist es für einen Pastor nicht etwas außergewöhnlich, sich mit dem aktuellen Stand der Medizin zu beschäftigen?

Der Artikel in der *USA Today* vom 24. April 1998 über tödliche Medikamente geht weiter: Die Haupttodesursache in Amerika sind Herzkrankheiten. An zweiter Stelle kommt Krebs, an dritter Schlaganfälle, an vierter Nebenwirkungen rezeptpflichtiger Medikamente, an fünfter Lungenkrankheiten und an sechster Unfälle jeglicher Art. Ist das nicht eine ernüchternde Statistik?

Eine aktualisierte Statistik in der *USA Today* vom 30. November 1999 nennt den Arztberuf als achte Todesursache. An dritter Stelle wurde nun der Tod durch ordnungsgemäß verschriebene, kontrollierte und von der amerikanischen Arzneimittelbehörde zugelassene Medikamente mit Nebenwirkungen genannt.

Ein bekannter Moderator einer Talkshow äußerte sich aus Sorge über die rasant ansteigende Sterblichkeitsrate bei zugelassenen Medikamenten wie folgt: „Die Zahl der Menschen, die an ordnungsgemäß verschriebenen, zugelassenen Medikamenten sterben, ist so hoch, als würde eine 747 abstürzen und alle Insassen ums Leben kommen … und das an jedem einzelnen Tag des Jahres. So viele Menschen sterben daran jeden Tag. Darin eingeschlossen sind noch nicht einmal die zwei Millionen Menschen, die durch medizinisch verordnete Medikamente geschädigt werden."

In Amerika sind Todesfälle aufgrund von illegalem Drogenkonsum nicht einmal unter den zehn wichtigsten Todesursachen. Todesfälle durch ordnungsgemäß verschriebene Medikamente und ärztliche Fehler werden in der *USA Today* und dem *Time Magazine* (27. April 1998) unter den zehn häufigsten Todesursachen genannt. Ich denke, es ist an der Zeit, innezuhalten und zu überdenken, was in aller Welt wir tun und warum wir es tun. Könnte es sein, dass wir so große Angst vor dem Tod und der Krankheit haben, dass wir unseren gesunden Menschenverstand verloren haben? Ich bin erstaunt darüber, wie viele Christen die gleichen Probleme haben wie Kirchenferne. Es muss doch ***einen herausragenden Weg*** geben.

Ich arbeite mit verschiedenen Gaben des Heiligen Geistes. Ich mache daraus keine große Sache. Sie sind da, wenn sie da sein müssen. Ich weiß nicht, ob Sie an die in 1. Korinther 12 beschriebenen Gaben des Heiligen Geistes glauben oder nicht. Es gibt sie, und das aus einem Grund. Wenn ich nicht an sie glauben würde, würde ich nicht über geistliche Heilung lehren. Ich würde nicht über Krankheit lehren. Ich hätte keine Basis, dies zu tun. Über Krankheit und Heilung zu lehren, ohne jemanden zu heilen – das wäre lächerlich.

Das erinnert mich an folgende Bibelstellen: Du sagst, du hast Glauben; ich werde dir meinen Glauben aus meinen Werken zeigen (Jakobus 2,18). Glaube ohne Werke ist tot (Jakobus 2,17). Eine andere Bibelstelle bringt dies noch drastischer zum Ausdruck. Sie besagt, dass man sich von denen, die „Ja, Herr" sagen, aber Seine Kraft verleugnen, weg wenden soll (2. Timotheus 3,5). Wenn der Herr kommt, wird Er Glauben auf der Erde finden? (Lukas 18,8).

Es wird aber jemand sagen: Du hast Glauben, und ich habe Werke. Zeige mir deinen Glauben ohne Werke, und ich werde dir aus meinen Werken den Glauben zeigen! Jakobus 2,18

So ist auch der Glaube, wenn er keine Werke hat, in sich selbst tot. Jakobus 2,17

… [5]die eine Form der Gottseligkeit haben, deren Kraft aber verleugnen. Und von diesen wende dich weg! 2. Timotheus 3,5

Ich sage euch, dass er ihr Recht ohne Verzug ausführen wird. Doch wird wohl der Sohn des Menschen, wenn er kommt, den Glauben finden auf der Erde? Lukas 18,8

In Hebräer 4 erfahren wir, dass das Volk Israel nicht in das versprochene Land einzog, weil sie nicht Glauben mit der guten Botschaft verbanden, die sie gehört und empfangen hatten.

[19]Und wir sehen, dass sie wegen des Unglaubens nicht hineingehen konnten. [4,1]Fürchten wir uns nun, dass nicht etwa – da die Verheißung, in seine Ruhe einzugehen, noch aussteht – jemand von euch als zurückgeblieben erscheint. [2]Denn auch uns ist eine gute Botschaft verkündigt worden, wie auch jenen; aber das gehörte Wort nützte jenen nicht, weil es bei denen, die es hörten, sich nicht mit dem Glauben verband. Hebräer 3,19–4,2

Das war der erste Grund. Der zweite war, dass sie sich nicht ausruhten (so wie Gott nach der Schöpfung am siebten Tag ruhte), sondern mit ihren eigenen Werken fortfuhren.

[9]Also bleibt noch eine Sabbatruhe dem Volk Gottes übrig. [10]Denn wer in seine Ruhe eingegangen ist, der ist auch zur Ruhe gelangt von seinen Werken wie Gott von seinen eigenen. Hebräer 4,9–10

Wenn Sie anfangen, Gott wirklich zu glauben, dann hören Sie auf, so zu tun, als wären Sie Gott. Es gibt so viele Menschen, die so sehr versuchen, ihr eigener Gott zu sein, *dass sie wirklich Anfänger und Vollender ihres eigenen Lebens sind.*

Wissen Sie, wie viele Menschen zu mir kommen und vom Erfolg getrieben sind, nur damit sie ihren Kindern ein beachtliches Vermögen hinterlassen können, obwohl sie sich bewusst sind, dass ihre Kinder es verplempern werden?

18Und ich hasste all mein Mühen, mit dem ich mich abmühte unter der Sonne. Ich muss es ja doch dem Menschen hinterlassen, der nach mir sein wird. 19Und wer weiß, ob der weise oder töricht sein wird? Und doch wird er Macht haben über all mein Mühen, mit dem ich mich abgemüht habe und worin ich weise gewesen bin unter der Sonne. Auch das ist Nichtigkeit. Prediger 2, 18–19

Kann man dies Nichtigkeit nennen? Wissen Sie, wie viele Menschen getrieben sind?

Kennen Sie den Vers im „Buch Soundso", demnach so viele, die vom Geist Gottes *getrieben* werden, Söhne Gottes sind? Steht das da? Ja, im „Buch Soundso" schon. Aber das steht nicht im Wort Gottes, oder doch? Was sagt die Bibel darüber? Denn so viele, die durch den Geist Gottes *geleitet* werden, die sind Söhne Gottes.

Denn so viele durch den Geist Gottes geleitet werden, die sind Söhne Gottes. Römer 8,14

Der Teufel treibt, und Gott leitet. Deshalb nennt man den Herrn auch den guten Hirten, der uns zu grünen Auen führt.

1Ein Psalm. Von David. Der HERR ist mein Hirte, mir wird nichts mangeln. 2Er lagert mich auf grünen Auen, er führt mich zu stillen Wassern. Psalm 23,1–2

Wir können die Strafe für Sünde in unserem Leben nicht umgehen

Ich schätze, dass wahrscheinlich 70 bis 80 % aller Krankheiten in Amerika und in der Welt, die den Zusatz *Syndrom* haben oder als *unheilbar* bezeichnet werden, eine geistliche Ursache haben.

Ich bin nicht gegen Ernährungsberater. Wir haben sogar zwei Ernährungsberater in unserem Dienst. Ich glaube an eine ausgewogene Ernährung. Ich denke, man muss den Tempel pflegen. Wenn man genügend Schlaf bekommt, ausreichend trinkt, Gesundes isst usw., wird man auf dieser Grundlage im Allgemeinen eine gute Gesundheit haben. *Jedoch vermögen gesunde Ernährung, Ruhe und Wasser nicht die Gebrechen zu heilen, die durch die Trennung von Gott und Seinem Wort kommen, oder mit Heiligung und Sünde und den daraus folgenden Krankheiten zu tun haben.*

Ich möchte Ihnen Folgendes sagen. Ernährung ersetzt nicht die Buße. Es erinnert mich an den Herrn, als Er diente. Er hatte gerade jemanden geheilt, als Er diese unglaubliche Aussage machte: Gehe deinen Weg und sündige nicht mehr, damit dir nichts Schlimmeres widerfahre.

Danach findet Jesus ihn im Tempel, und er sprach zu ihm: Siehe, du bist gesund geworden. Sündige nicht mehr, damit dir nichts Ärgeres widerfahre! Johannes 5,14

Warum hat Er das gesagt? Weil der Herr selbst, Ihr Retter, mein Retter und mein Boss, mangelnde Heiligung und Krankheit direkt miteinander verknüpft hat.

Viele Menschen versuchen heute, die Strafe, die aufgrund des Fluchs des Ungehorsams auf ihnen liegt, auf verschiedene Art und Weise zu umgehen, aber sie erreichen nichts. Die Schulmedizin hat ihren Sinn. Wir brauchen Ärzte. Wir brauchen Menschen, die den menschlichen Körper und die menschliche Seele verstehen, aber für den menschlichen Geist gibt es nicht viele Ärzte. Das ist unser nächstes Thema.

Gott möchte uns heilen

In meinen Studien und meiner Beschäftigung mit dem Leben anderer Menschen habe ich die Erfahrung gemacht, dass Gott heilen möchte. Er hat gesagt, dass Er uns alle unsere Sünden vergibt und uns von allen unseren Krankheiten heilt.

Der da vergibt alle deine Sünde, der da heilt alle deine Krankheiten. Psalm 103,3

Ich habe dies auch in 3. Johannes 2 gefunden: Geliebter, ich wünsche, dass es dir in allem wohl geht und du gesund bist, wie es deiner Seele wohl geht.

Geliebter, ich wünsche, dass es dir in allem wohlgeht und du gesund bist, wie es deiner Seele wohlgeht. 3. Johannes 2

Im 1. Thessalonicher 5,23 lese ich: Der Gott des Friedens heilige euch **völlig** an Geist, Seele und Leib.

Er selbst aber, der Gott des Friedens, heilige euch völlig; und vollständig möge euer Geist und Seele und Leib untadelig bewahrt werden bei der Ankunft unseres Herrn Jesus Christus! 1. Thessalonicher 5,23

Ich glaube, Gott möchte an uns arbeiten. Ich glaube, Er ist ein liebender Vater. Des Weiteren glaube ich, dass wir uns in unserem Verständnis von Krankheit von Gott entfernt haben. Wir wollen versuchen, das zu korrigieren.

Wenn wir Krankheit verstehen wollen – geistlich, psychologisch und biologisch –, werden wir feststellen, dass die Bibel viel zu diesem Thema zu sagen hat. Ich habe das Vorrecht, aufgrund dieses biblischen Verständnisses von Krankheit auf dem neuesten Stand der Medizin in Amerika zu sein. Ärzte, Therapeuten, Psychologen, Pastoren und Privatpersonen aus ganz Amerika fragen mich um Rat. Es ist interessant, auf dem neuesten Stand der Medizin zu dienen. Für Mediziner ist es ein Rätsel. Ein Arzt sagte: „Warum beschäftigt sich ein Pastor aus Georgia mit Krankheit?“ Ich beschäftige mich damit, weil mein Boss der beste Arzt ist. Ich gebe mich damit ab, weil unser aller Schöpfer derjenige ist, der weiß, was uns fehlt. Ich beschäftige mich damit, weil Gott es so will. Ich werde Ihnen anhand von Bibelstellen zeigen, dass ein Pastor für alle Angelegenheiten des Volkes Gottes verantwortlich ist.

Ich denke, und ich sage dies sehr vorsichtig, Gott ist verärgert darüber, dass Psychologen die Pastoren Amerikas sind. Wenn Sie Psychologe sind und dies lesen, will ich Ihnen sagen, dass ich Sie liebe. Aber ich glaube, Sie haben den Pastoren etwas weggenommen, mit dem diese sich rechtmäßig hätten befassen sollen. Wenn jemand nach dem Gesetz des Alten Testaments Lepra hatte, wem zeigte er sich, um als geheilt zu gelten? Dem Priester. Im Neuen Testament geht das noch weiter. Jakobus sagt:

> **[14]Ist jemand krank unter euch? Er rufe die Ältesten der Gemeinde zu sich, und sie mögen über ihm beten und ihn mit Öl salben im Namen des Herrn. [15]Und das Gebet des Glaubens wird den Kranken retten, und der Herr wird ihn aufrichten, und wenn er Sünden begangen hat, wird ihm vergeben werden. Jakobus 5,14–15**

In diesen Versen sehen wir mangelnde Heiligung im Leben eines Gläubigen und die Konsequenz; dies zeigt uns den Zusammenhang zwischen Sünde und Krankheit.

Als ich meinen Dienst für Gott begann, glaubte ich, dass Gott heilen kann. Ich sah es in Seinem Wort und ich erlebte es. Wie schon erwähnt, betete ich für Menschen, aber weniger als 5 % wurden wieder gesund. Das Gleiche geschah in unserer Gemeinde und auch in anderen Gemeinden in Amerika. In meiner Gebetszeit ging ich zu Gott und konfrontierte Ihn mit diesem Dilemma. Ich sah genauso viele Christen in Arztpraxen wie Nichtgläubige. Ich sah genauso viele Heilige wie Sünder beim Psychiater. Beide hatten psychologische und biologische Probleme. Ich erkannte keinen Unterschied zwischen Heiligen und Sündern in Bezug auf andere menschliche Symptomatiken: Drogen, Scheidung, Alkohol usw.

Ich sagte: „Gott, ich heiße Henry. Ich fühle Deine Berufung auf meinem Leben, und wenn du möchtest, dass ich der Menschheit helfe, dann solltest du das Dilemma lösen, dass zwischen der Errettung und der Ankunft im Himmel nichts geschieht.“ Ich begann, die Bibel zu durchsuchen und übergab Gott mein Herz. Die Bibel sagt: Wenn es aber jemand von euch an Weisheit mangelt, so bitte er Gott, der allen willig gibt und keine Vorwürfe macht [weil er es wagte, Gott um etwas zu bitten], und sie wird ihm gegeben werden (Jakobus 1,5).

> **Wenn aber jemand von euch Weisheit mangelt, so bitte er Gott, der allen willig gibt und keine Vorwürfe macht, und sie wird ihm gegeben werden. Jakobus 1,5**

Dann bin ich auf eine weitere Bibelstelle gestoßen: Ihr habt nichts, weil ihr nicht bittet.

Ihr begehrt und habt nichts; ihr tötet und neidet und könnt nichts erlangen; ihr streitet und führt Krieg. Ihr habt nichts, weil ihr nicht bittet; Jakobus 4,2

Und wenn wir wissen, dass er uns hört, was wir auch bitten, so wissen wir, dass wir das Erbetene haben, das wir von ihm erbeten haben. 1. Johannes 5,15

Ich dachte, ich bitte einfach mal. Und langsam aber sicher fing ich an zu verstehen.

Es ist nicht, dass Gott nicht heilen könnte.
Er könnte es nicht, ohne Seine eigene Heiligkeit zu verleugnen
und uns ein „durchsetztes“ Evangelium zu geben,
in welchem wir unsere Sünden behalten
und zugleich Seinen Segen empfangen könnten.

Die Lehre Bileams

Ich stieß auf die heutige Bedeutung der Lehre Bileams (4. Mose 22–24, 31; 2. Petrus 2,15; Judas 11; Offenbarung 2,14). Ich glaube wirklich, dass die Lehre Bileams noch heute in den Gemeinden vertreten ist. Das ist keine Anklage, sondern eine Beobachtung. Was ist die Lehre Bileams? Wissen Sie, wer Bileam und Balak waren? Bileam war ein Seher, Balak ein heidnischer König. Balak wollte das Volk Israel zerstören. Er mochte sie nicht, denn sie waren in seinem Land und er wollte sie loswerden. Aber sie waren gesegnet.

Er ließ den Seher Bileam kommen, um einen Weg zu finden, das Volk Gottes zu verfluchen. Zuerst einmal hätte Bileam zu Hause bleiben sollen. Das tat er aber nicht. Die Bibel sagt, dass Bileam Balak lehrte, wie er das Volk Gottes verfluchen konnte. Die Abmachung war wie folgt: Balak kam zu Bileam und sagte: „Ich möchte sie verfluchen.“

Bileam sagte: „Das kann ich nicht machen. Sie sind ein gesegnetes Volk. Gott ist ihr Vater. Er befreite sie aus Ägypten. Sie haben ein Bündnis. Sie haben das Gesetz. Ich kann sie nicht verfluchen, weil sie gesegnet sind.“

Balak hatte diesen unglaublichen Gedanken: Was wäre, wenn ich sie dazu bringen würde, dass sie sündigen? Seine Idee war, die Mädchen Israels mit den Jungen aus seinem Land zu verführen und die Jungen Israels mit den Mädchen aus seinem Land. Er verführte sie auch, heidnische Götzen anzubeten. Und sofort fing Israel an zu sündigen. Was geschah dann? *Der Fluch kam, es gab keinen Schutz mehr und 24 000 Israeliten starben an der Plage, die durch ihre Sünde verursacht worden war.*

Meiner Meinung nach hat die Kirche einen Punkt erreicht, an dem sie Gottes Gnade und Erbarmen überstrapaziert hat und sagt: „Weil wir einen Bund haben, können wir auf Teufel komm raus sündigen und es wird keine Konsequenzen haben." Da bin ich anderer Meinung.

Ich werde Ihnen sagen, warum ich damit nicht einverstanden bin. Auch ich musste geheiligt werden und stehe noch jeden Tag unter dem Druck des Heiligen Geistes. Früher war ich so ängstlich, dass ich wie Espenlaub zitterte, wenn jemand an meine Tür kam. Wenn ich mit jemandem redete, konnte ich dieser Person nicht in die Augen schauen. Ich schaute immer auf ihre Nase, ihre Zehen oder an die Decke. Jetzt hoffen die Menschen, ich würde aufhören, ihnen in die Augen zu schauen.

Früher war ich ein wandelnder Hypochonder. Sechs Monate im Jahr verbrachte ich in Arztpraxen. Vier- bis fünfmal im Jahr hatte ich eine Halsentzündung durch Streptokokken und fehlte zwei bis drei Monate bei der Arbeit aufgrund heftiger Infekte. Gott hat mich von all dem geheilt. Mein Immunsystem wurde geheilt. Wie und warum wurde ich geheilt? Ich musste die Sünden in meinem Leben bekennen. Ich musste geheiligt werden. Heute arbeite ich jeden Tag mit Furcht und Zittern an meiner eigenen Errettung. Mir macht es nichts aus, vor Gott Buße zu tun.

Ich hörte einmal, wie jemand lehrte: „Man muss nie wieder Buße tun, wenn man einmal errettet ist." Da bin ich anderer Meinung! Wenn ich etwas verbocke und gegen jemanden sündige, werde ich vor ihm Buße tun. Wenn ich gegen jemanden sündige, ihn wissentlich oder unwissentlich verletze und werde mir dessen bewusst, tue ich vor ihm Buße und bitte ihn um Vergebung. Das mache ich mit jedem, den ich kenne oder jemals noch kennenlernen werde.

In der Bibel steht, wenn man irgendetwas gegen seinen Bruder hat, soll man alleine zu seinem Bruder gehen.

> **22Ich aber sage euch, dass jeder, der seinem Bruder zürnt, dem Gericht verfallen sein wird; wer aber zu seinem Bruder sagt: Raka!, dem Hohen Rat verfallen sein wird; wer aber sagt: Du Narr!, der Hölle des Feuers verfallen sein wird. 23Wenn du nun deine Gabe darbringst zu dem Altar und dich dort erinnerst, dass dein Bruder etwas gegen dich hat, 24so lass deine Gabe dort vor dem Altar und geh vorher hin, versöhne dich mit deinem Bruder, und dann komm und bring deine Gabe dar!**
> **Matthäus 5,22–24**

Wenn diese Bedingung zwischen uns und einer anderen Person gilt, *wie viel mehr sollte sie zwischen uns und unserem himmlischen Vater gelten?* Wenn wir aber im Licht wandeln, wie Er im Licht ist, haben wir Gemeinschaft miteinander.

> **Doch wenn wir wie Christus im Licht Gottes leben, dann haben wir Gemeinschaft miteinander, 1. Johannes 1,7a (NLB)**

Und wenn wir das nicht tun, reinigt uns das Blut Jesu von aller Ungerechtigkeit.

**… und das Blut von Jesus, seinem Sohn, reinigt uns von jeder Schuld.
1. Joh. 1,7b (NLB)**

Der Bibel zufolge *müssen wir* um Vergebung *bitten.*

**9Wenn wir unsere Sünden bekennen, ist er treu und gerecht, dass er uns die Sünden vergibt und uns reinigt von jeder Ungerechtigkeit. 10Wenn wir sagen, dass wir nicht gesündigt haben, machen wir ihn zum Lügner, und sein Wort ist nicht in uns.
1. Johannes 1,9–10**

Diese Bibelstellen richten sich an die Gemeinden, nicht an die Kirchenfernen!

Im zweiten Korintherbrief steht: Geliebte, so wollen wir uns reinigen von jeder Befleckung des Fleisches und des Geistes.

Da wir nun diese Verheißungen haben, Geliebte, so wollen wir uns reinigen von jeder Befleckung des Fleisches und des Geistes und die Heiligkeit vollenden in der Furcht Gottes. 2. Korinther 7,1

Er spricht zu den Heiligen, nicht zu den Heiden!

Ich möchte Ihnen etwas sagen: Die Prinzipien, die Sie in Ihrem Leben anwenden, um Gottes Hand gemäß Ihrem Bund mit Gott zur Heilung zu bewegen, sind die gleichen Prinzipien, die Krankheit in Ihrem Leben vorbeugen werden, wenn Sie diese in Ihrem Leben anwenden.

Der Geist der Furcht

In 2. Timotheus 1,7 (NLB) steht: „Denn Gott hat uns nicht einen Geist der Furcht gegeben, sondern einen Geist der Kraft, der Liebe und der Besonnenheit." [Anm. d. Übers.: Im Englischen steht statt „der Besonnenheit" „des gesunden Verstandes".]

Alle drei Personen Gottes sind in dieser Bibelstelle erwähnt:

- Kraft – Wer ist die Kraft Gottes? Gott, der Heilige Geist.
- Liebe – Wer ist der Liebesfaktor? Gott, der Vater.

Johannes 3,16 lautet:

Denn so hat Gott die Welt geliebt, dass er seinen eingeborenen Sohn gab, damit jeder, der an ihn glaubt, nicht verloren geht, sondern ewiges Leben hat. Johannes 3,16

In 1. Johannes 4 steht, dass Gott Liebe ist.

… denn Gott ist Liebe. 1. Johannes 4,8

In Bezug auf den Vater heißt es in Psalm 68,20–21, dass Er (der Vater) täglich für uns die Last trägt. Er ist Elohim, unsere Rettung, damit ist Jesus gemeint. Der Vater ist Liebe und auch unser Versorger.

20Gepriesen sei der Herr! Tag für Tag trägt er unsere Last, Gott ist unser Heil! (Sela.)
21Gott ist für uns ein Gott der Rettung, und Gott, der Herr, hat Auswege aus dem Tod. Psalm 68,20–21 (SLB)

Der letzte Vers in Hesekiel 18 lautet: „Adonai Jehovah" (der Vater) – es ist nicht des Vaters Wille, dass jemand umkommen soll, sondern dass alle gerettet werden.

Denn ich habe kein Gefallen am Tod dessen, der sterben muss, spricht der Herr, HERR. So kehrt um, damit ihr lebt! Hesekiel 18,32

So lautet es im Alten Testament auf Hebräisch. Im Neuen Testament bringt das Griechische das Gleiche zum Ausdruck. Die Absicht des Vaters besteht darin, aus Liebe zu retten und zu erhalten.

- Besonnenheit – Wer ist das Wort? Jesus ist das Wort.

Wie bekommen wir Besonnenheit bzw. einen gesunden Verstand? Unser Geist wird durch das Waschen mit dem Wasser des Wortes erneuert. In Johannes 1,1 steht:

Im Anfang war das Wort, und das Wort war bei Gott, und das Wort war Gott. Johannes 1,1

In Vers 14 erfahren wir, dass das Wort Fleisch geworden ist.

Und das Wort wurde Fleisch und wohnte unter uns, und wir haben seine Herrlichkeit angeschaut, eine Herrlichkeit als eines Eingeborenen vom Vater, voller Gnade und Wahrheit. Johannes 1,14

In Offenbarung 19,11–14 heißt es, dass jemand auf einem weißen Pferd kommt und die Heiligen mit Ihm und Er heißt: Das Wort Gottes. Jesus Christus ist das lebendige Wort.

11Und ich sah den Himmel geöffnet, und siehe, ein weißes Pferd, und der darauf saß,
heißt Treu und Wahrhaftig, und er richtet und führt Krieg in Gerechtigkeit. 12Seine
Augen aber sind eine Feuerflamme, und auf seinem Haupt sind viele Diademe, und er
trägt einen Namen geschrieben, den niemand kennt als nur er selbst; 13und er ist beklei-
det mit einem in Blut getauchten Gewand, und sein Name heißt: Das Wort Gottes.
14Und die Truppen, die im Himmel sind, folgten ihm auf weißen Pferden, bekleidet mit
weißer, reiner Leinwand. Offenbarung 19,11-14

Was ist das Mittel gegen Furcht? Eine Beziehung mit allen drei Personen Gottes: Gemeinschaft mit dem Vater, Gemeinschaft mit Jesus, der das Wort ist, und Gemeinschaft mit dem Heiligen Geist, der in uns wohnt. Dann haben wir keine Furcht mehr. Wir sind dann mit Gott unterwegs.

Dem Volk, das unter Mose aus Ägypten auszog, erfüllte sich die Verheißung nicht, weil sie erstens *nicht glaubten* und zweitens *nicht zur Ruhe gelangten von ihren Werken.*

> **19Und wir sehen, dass sie wegen des Unglaubens nicht hineingehen konnten. 4,1Fürchten wir uns nun, dass nicht etwa – da die Verheißung, in seine Ruhe einzugehen, noch aussteht – jemand von euch als zurückgeblieben erscheint. 2Denn auch uns ist eine gute Botschaft verkündigt worden, wie auch jenen; aber das gehörte Wort nützte jenen nicht, weil es bei denen, die es hörten, sich nicht mit dem Glauben verband. 9Also bleibt noch eine Sabbatruhe dem Volk Gottes übrig. 10Denn wer in seine Ruhe eingegangen ist, der ist auch zur Ruhe gelangt von seinen Werken wie Gott von seinen eigenen. 11Lasst uns nun eifrig sein, in jene Ruhe einzugehen, damit nicht jemand nach demselben Beispiel des Ungehorsams falle! Hebräer 3,19–4,2, 9–11**

Wissen Sie, dass der Mensch versucht, sich selbst zu heilen? Wie viel Geld haben Sie schon ausgegeben, bei dem Versuch sich selbst zu heilen, und wie viel haben Sie schon für Ärzte ausgegeben? Ich kenne eine Person mit MCS / EI, die bei dem Versuch, gesund zu werden, über 350.000,- Euro ausgegeben hat.

Der Herr und ich verlangten nicht einen Cent von ihr! Der Vater einer anderen von MCS / EI geheilten Person hatte fast 300.000,- Euro ausgegeben. Heute geht es ihr gut, und es hat sie nicht einen Cent gekostet.

DENKEN SIE NICHT, DAS IST DER HERAUSRAGENDE WEG?

Er ist umsonst – ein kostenloses Geschenk. So wie die Errettung ein kostenloses Geschenk ist, sind Gottes Liebe, Seine Erkenntnis und Sein Verständnis kostenlose Geschenke. In Sprüche 25,2 steht: Gottes Ehre ist es, eine Sache zu verbergen, die Ehre der Könige aber, eine Sache zu erforschen.

> **Gottes Ehre ist es, eine Sache zu verbergen, die Ehre der Könige aber, eine Sache zu erforschen. Sprüche 25,2**

Wenn wir jemandem dienen und diese Person wird nicht geheilt, was sollten wir Ihrer Meinung nach tun? Eine Theologie erfinden, die besagt, dass Gott heute nicht mehr heilt? Eine Theologie erfinden, die besagt, dass jemand nicht genug Glauben hat? Was meinen Sie, sollten wir tun?

Ich sage Ihnen, was Ich tue: Ich fange an zu arbeiten. Ich gehe zurück zu Gott und sage: „Warum nicht? Rede zu mir, Herr. Warum wurde die Person nicht geheilt?“ Und wissen Sie was? Oft *gibt es einen Grund*, warum Heilung nicht stattfand.

Paulus sagte zu Timotheus:

> **[24]Ein Knecht des Herrn aber soll nicht streiten, sondern gegen alle milde sein, lehrfähig, duldsam, [25]und die Widersacher in Sanftmut zurechtweisen und hoffen, ob ihnen Gott nicht etwa Buße gebe zur Erkenntnis der Wahrheit [26]und sie wieder aus dem Fallstrick des Teufels heraus nüchtern werden, nachdem sie von ihm gefangen worden sind für seinen Willen. 2. Timotheus 2,24–26**

Was machen wir, wenn wir Gott für die Krankheit ehren, es aber von Anfang an der Teufel war, der sie uns auferlegte? Ich habe das neulich jemandem gesagt, und sie antwortete: „Ich glaube, dass Gott mir diese Krankheit gegeben hat. Sie kommt von Ihm. Sie ist mein Dorn im Fleisch, und Seine Gnade genügt mir. Ich glaube, durch diese Krankheit arbeitet Gott an mir. Es ist Seine Züchtigung.“

Für mich ist es erstaunlich zu hören, dass Menschen Gott für eine Krankheit ehren, dann aber zu einem Arzt gehen, um gesund zu werden. Wenn das der Fall ist, wenn Krankheit von Gott ist, dann war Jesus Christus von Nazareth der größte Rebell gegen Seinen Vater, den ich je gesehen habe. Die Bibel sagt, dass Er jeden heilte, der zu Ihm kam und ihre bösen Geister austrieb. Und nicht einmal sagte Er: „Diese Krankheit kommt von Gott, also viel Spaß damit.“

> **Jesus von Nazareth, wie Gott ihn mit Heiligem Geist und mit Kraft gesalbt hat, der umherging und wohltat und alle heilte, die von dem Teufel überwältigt waren, denn Gott war mit ihm. Apostelgeschichte 10,38**

> **... Hierzu ist der Sohn Gottes offenbart worden, damit er die Werke des Teufels vernichte. 1. Johannes 3,8**

Ich weiß nicht, welchem Herrn Sie nachfolgen, aber so sehe ich den Herrn, meinen Boss. Dies ist das Evangelium, das ich predige. Wenn jemand nicht geheilt wird, gibt es eine geistliche Wurzel und eine Blockade, mit der man sich auseinandersetzen muss. Es gibt eine Grundursache, die dem Teufel ein Anrecht auf Ihr Leben gibt. Gehen Sie zu Gott, und breiten Sie es einfach vor Ihm aus. Wenn Sie die Wurzel erkannt haben, werden wir prüfen, ob Blockaden für Heilung vorhanden sind.

Ich habe über 30 Blockaden aus der Bibel zusammengetragen, die Gott abhalten zu heilen. Das ist der Grund, warum Menschen so desillusioniert werden, wenn sie an Heilungsseminaren teilnehmen, Fernsehevangelisten zuhören oder zu Heilungsgottesdiensten gehen. Sie bitten Gott aufrichtig, sie zu heilen. Was passiert, wenn sie nicht geheilt werden? Was tun sie dann?

Ich sage Ihnen, was ich tue: Ich finde heraus, warum sie nicht geheilt werden. Das tun wir jeden Tag.

Glauben sie, dass Furcht Sünde ist? Ich habe mit einfachen und multiplen Allergien zu tun. Menschen mit Allergien sage ich Folgendes: „Als die Spione in das gelobte Land kamen, womit war es gefüllt? Mit Milchprodukten, Zucker und Weizen."

Und sie erzählten ihm und sagten: Wir sind in das Land gekommen, wohin du uns gesandt hast; und wirklich, es fließt von Milch und Honig über, und das ist seine Frucht. 4. Mose 13,27

Es ist an der Zeit, Milchprodukte, Zucker und Weizen (Getreide) zurückzugewinnen. Das Wort Gottes lehrt uns, dass es nichts gibt, das an sich böse ist (einschließlich Essen), sondern dass alle Dinge, wenn sie mit Danksagung genommen werden, durch Gottes Wort und Gebet geheiligt werden. Es gibt nichts, das an sich böse ist.

1Der Geist aber sagt ausdrücklich, dass in späteren Zeiten manche vom Glauben abfallen werden, indem sie auf betrügerische Geister und Lehren von Dämonen achten, 2durch die Heuchelei von Lügenrednern, die in ihrem eigenen Gewissen gebrandmarkt sind, 3die verbieten, zu heiraten, und gebieten, sich von Speisen zu enthalten, die Gott geschaffen hat zur Annahme mit Danksagung für die, welche glauben und die Wahrheit erkennen. 4Denn jedes Geschöpf Gottes ist gut und nichts verwerflich, wenn es mit Danksagung genommen wird; 5denn es wird geheiligt durch Gottes Wort und durch Gebet. 1. Timotheus 4,1–5

Ich weiß und bin überzeugt in dem Herrn Jesus, dass nichts an sich unrein ist; nur dem, der etwas als gemein ansieht, dem ist es unrein. Römer 14,14

Wenn ich in 1. Mose 1,31 lese, heißt es, Gott hat alles erschaffen. Er sagte nicht, Seine Schöpfung war „gut". Er sagte sie war „sehr gut".

Und Gott sah alles, was er gemacht hatte, und siehe, es war sehr gut. ... 1. Mose 1,31

Glauben Sie, dass ich meinem Vater im Himmel und dem Herrn Jesus sagen werde, dass das, was sie als Nahrung erschaffen haben, schlecht ist?

Viele Menschen, die auf Nahrungsmittel allergisch waren, essen heute wieder normal, ohne jegliche Reaktion oder Probleme, und leben wieder ein ganz normales Leben. **Wäre das *ein herausragender Weg?***

In den Sprüchen steht:

Ein fröhliches Herz ist die beste Medizin, ... Sprüche 17,22 (NLB)

Unsere gegenwärtige Erfolgsrate bei MCS/EI in Amerika ist nach vielen Jahren des Dienens in dieser Krankheit phänomenal. Unsere Erfolgsrate beim chronischen Erschöpfungssyndrom ist genauso unglaublich. Für gewisse Krankheiten ist unsere Erfolgsrate so phänomenal, dass sie die Vorstellung übersteigt. Ich bekomme Anrufe und Briefe von Menschen, die meine Kassetten gehört haben. Ihnen sind Lichter aufgegangen. Denken Sie an 2. Timotheus 2: Gott begegnet ihnen und heilt sie. Sie treten den Weg aus den Krankheiten an.

Wenn wir keine Heilung bekommen, was machen wir dann? Werden wir ungläubig, zweifeln, erfinden eine neue Lehre, schreiben die Bibel neu, verstecken uns und werden Atheisten? Nein! Wir gehen zu Gott zurück und fragen Ihn, warum der Teufel uns immer noch nach Belieben gefangen hält. Der zweite Timotheusbrief scheint dies anzudeuten. Wir müssen die Festungen in unserem Leben ausfindig machen, die uns davon abhalten, die Heilung Gottes zu empfangen.

Jesaja sagt:

> **Dennoch, es ist ein beraubtes, geplündertes Volk! Sie sind alle in Gefängnissen gefangen und in Kerkern eingeschlossen. Sie wurden geraubt und zu Diebesgut und es war kein Retter da, niemand sagte: »Gib es zurück!« Jesaja 42,22 (NLB)**

Ich sage, gib es zurück!

Ich stehe mutig vor Gott und allen Menschen und sage, gebt diejenigen wieder her, die im Kerker und die Beute der Tiere auf dem Feld sind. Ich beziehe Stellung; ich spreche ein Machtwort und sage: Lasst uns ausziehen, um zu siegen.

Gott sitzt immer noch auf dem Thron. Er erhört immer noch Gebete. Er redet immer noch mit Seinem Volk, gibt ihm Wissen und Verständnis und erweist sich selbst als stark. Seine Augen durchlaufen immer noch die ganze Erde. Er hat immer noch offene Ohren für ihre Schreie und hält Ausschau nach Menschen, die Ihn suchen, damit Er ihnen beistehen kann.

> **Denn des HERRN Augen durchlaufen die ganze Erde, um denen treu beizustehen, deren Herz ungeteilt auf ihn gerichtet ist. … 2. Chronik 16,9**

Das glaube ich!

Jeremia sagte, dass die Priester nicht fragten: „Wo ist der Herr?“

> **Die Priester sagten nicht: Wo ist der HERR? Und die das Gesetz handhabten, kannten mich nicht, und die Hirten haben mit mir gebrochen. Die Propheten weissagten im Namen des Baal und sind denen nachgelaufen, die nichts nützen. Jeremia 2,8**

Wenn es Krankheiten im Volk Gottes in der christlichen Gemeinde gibt, fragen heute nicht viele Pastoren: „Wo ist der Herr?“

An früherer Stelle haben wir aus 1. Korinther 11 über das Abendmahl gelehrt. In der Schrift heißt es, dass viele krank und schwach sind und einen frühzeitigen Tod sterben. Sie haben den Leib Christi nicht richtig beurteilt. Glauben Sie, dies ist eine Anklage, oder halten Sie es für eine herausfordernde Aussage mit Urteilsvermögen?

In Jeremia 2,8 steht ganz klar, dass die Priester nicht fragten: „Wo ist der Herr?" Die Gesetzeslehrer kannten Gott nicht, die Pastoren sündigten ebenfalls gegen Gott und die Propheten weissagten im Namen des Baal und liefen Dingen nach, die keinen rechten Gewinn brachten.

Betrachten wir Jeremia 6,13–14 im Hinblick auf den geistlichen Zustand der alttestamentlichen Gemeinde und ihrer Leiterschaft:

> **13Denn von ihrem Kleinsten bis zu ihrem Größten machen sie alle unrechten Gewinn. Und vom Propheten bis zum Priester üben alle Falschheit, 14und sie heilen den Bruch der Tochter meines Volkes oberflächlich und sagen: Friede, Friede! – und da ist doch kein Friede. Jeremia 6,13–14**

Heutzutage gibt es viele Predigten darüber, dass Gott unser Friede ist und Jesus unser Friede wurde. Aber der Beweis dafür fehlt. Es gibt nur wenig Frieden. Genauso viele Gläubige wie Ungläubige nehmen Prozac®. Prozac® ist ein billiger Ersatz für den Heiligen Geist, den der Herr den Tröster nennt.

In Kapitel 8 greift Jeremia das Thema noch einmal auf und wiederholt alles noch einmal. Jeremia sagt: Kehrt um, ihr abtrünnigen Kinder, spricht der HERR. Denn ich bin mit euch verheiratet.

> **14Kehrt um, ihr abtrünnigen Kinder! spricht der HERR. Denn ich bin euer Herr. Und ich werde euch nehmen, einen aus einer Stadt und zwei aus einem Geschlecht, und euch nach Zion bringen. 15Und ich werde euch Hirten geben nach meinem Herzen, und sie werden euch weiden mit Erkenntnis und Verstand. [Anm. d. Übers.: Im Englischen steht statt „ich bin euer Herr" „ich bin mit euch verheiratet".] Jeremia 3,14–15**

> **… 5denn dein Schöpfer ist dein Ehemann. Sein Name ist HERR, der Allmächtige! Er, der Heilige Israels, ist dein Erlöser, er wird der Gott der ganzen Erde genannt.
> Jesaja 54,5 (NLB)**

Der Herr ist Ihr *geistlicher* Ehemann. Ihr Männer habt auch einen Ehemann, nicht aus körperlich-menschlicher Sicht, sondern aus der für uns geheimnisvollen Perspektive heraus, dass Er für immer unser Herr sein wird. Der Herr ist mein Ehemann, und ich möchte gerne ein guter Gehilfe sein. Wir werden ein Hochzeitsmahl des Lammes feiern.

> **Lasst uns fröhlich sein und jubeln und ihn ehren. Denn die Zeit für das Hochzeitsmahl des Lammes ist gekommen, und seine Braut hat sich vorbereitet.
> Offenbarung 19,7 (NLB)**

Und der Geist und die Braut sagen: Komm! Und wer es hört, spreche: Komm! Und wen dürstet, der komme! Wer da will, nehme das Wasser des Lebens umsonst! Offenbarung 22,17

Wir sind berufen, Christi Braut zu sein. Glauben Sie das? Ich glaube es. Wo auch immer das Lamm hingeht, gehe ich mit. Wo Er hingegangen ist, werde ich hingehen. Was Er getan hat, möchte ich tun. Was Er gesagt hat, möchte ich sagen, denn Er sagte: „Ich tue und sage nur die Dinge, die ich meinen Vater habe sagen hören“ (Johannes 14,9–10; 5,19; 8,28).

9Jesus spricht zu ihm: So lange Zeit bin ich bei euch, und du hast mich nicht erkannt, Philippus? Wer mich gesehen hat, hat den Vater gesehen. Und wie sagst du: Zeige uns den Vater? 10Glaubst du nicht, dass ich in dem Vater bin und der Vater in mir ist? Die Worte, die ich zu euch rede, rede ich nicht von mir selbst; der Vater aber, der in mir bleibt, tut seine Werke. Johannes 14,9–10

Wenn es Jesus gefiel, die Dinge zu tun und zu sagen, die der Vater gesagt hat, dann sollte ich gehorsam sein und Ihm und meinem Vater folgen und die gleichen Dinge sagen, denken und tun. Dann wären wir eine bessere Gemeinde.

Es gibt immer Leute, die behaupten, sie hätten eine neue besondere Offenbarung, und Anhänger suchen. Wenn Sie alles vom ersten Buch Mose bis zur Offenbarung gemeistert haben, werden wir über neue Offenbarungen sprechen. „Kehrt um, ihr abtrünnigen Kinder! spricht der HERR. Denn ich bin euer Herr.“ *[Anm. d. Übers.: Im Englischen steht statt „ich bin euer Herr“ „ich bin mit euch verheiratet“.]* (Jeremia 3,14). Wenn Sie mit Identitätsproblemen zu kämpfen haben, sollten Sie diese Bibelstelle dem Feind entgegenhalten und sagen: „Mein Ehemann ist der Herr; ich bin mit Ihm verheiratet.“

Nehmen Sie ihr mangelndes Selbstwertgefühl, den Selbsthass, die Schuld und verabschieden Sie sich davon! „Ich gehöre dem Herrn, und Er liebt mich. Er hat mich gerufen, und der Vater hat mich dem Herrn für immer gegeben.“

In Gottes Herzen sind Sie kein Zufall. „Ich werde euch nehmen, einen aus jeder Stadt und zwei aus jeder Familie, und euch nach Zion bringen. Und ich will euch Hirten nach meinem Herzen geben, und sie werden euch weiden mit Erkenntnis und Einsicht.“

14Kehrt um, ihr abtrünnigen Kinder! spricht der HERR. Denn ich bin euer Herr! Und ich werde euch nehmen, einen aus einer Stadt und zwei aus einem Geschlecht, und euch nach Zion bringen. 15Und ich werde euch Hirten geben nach meinem Herzen, die sollen euch weiden mit Erkenntnis und Verstand. [Anm. d. Übers. siehe oben] Jeremia 3,14–15

Ich werde weder „Friede, Friede“ sagen, wenn es keinen gibt. Noch werde ich Sie Prozac® übergeben. Wir werden vor Gott treten, herausfinden, wo Sie gefangen sind, wo die Wurzeln sind, wo die Blockaden sind, und das vor Gott bereinigen, damit die Schrift erfüllt werden kann.

Christus sagte, Frieden lasse ich euch, meinen Frieden gebe ich euch; nicht wie die Welt gibt, gebe ich euch.

> **Frieden lasse ich euch, meinen Frieden gebe ich euch; nicht wie die Welt gibt, gebe ich euch. Euer Herz werde nicht bestürzt, sei auch nicht furchtsam. Johannes 14,27**

Sind Sie vielleicht an diesem Frieden interessiert, dem Frieden, der all unser Denken übersteigt? Glauben Sie, dass es sich dabei um Mangelware handelt oder dass er zurückgewonnen werden kann? Ich möchte Ihnen sagen, dass wir ihn mit Gottes Hilfe überall auf der Welt zurückgewinnen. Jesus sagte auch: Kommt her zu mir, alle ihr Mühseligen und Beladenen! Und ich werde euch Ruhe geben.

> **Kommt her zu mir, alle ihr Mühseligen und Beladenen! Und ich werde euch Ruhe geben. Matthäus 11,28**

Ich wurde gebeten, mich mit den Leitern einer großen Glaubensgemeinschaft im Rahmen eines geistlichen Ideenworkshops zusammenzusetzen. Sie staunten über die Offenbarungen, die ich lehrte. Menschen in ihren Gemeinden im ganzen Land werden jetzt geheilt. Ihre Herzen sind jetzt offen für ***einen herausragenden Weg*** mit dem Segen und der Gnade des Herrn. Sie befassen sich mit Heiligung, und Heilung kommt in ihre Gemeinden. Ich wurde gebeten, Ideen zu präsentieren, die diese Konfession in einen Lebensstil der Heilung und Befreiung führen soll. Und ich denke, es ist höchste Zeit.

Seien es Lutheraner, Baptisten, Nazarener, Episkopale, Methodisten, Pfingstler, ganz gleich welche Konfession oder Denomination, egal an welchem Ort, die Wahrheit von Gottes Wort gilt für alle.

> **… 20indem ihr dies zuerst wisst, dass keine Weissagung der Schrift aus eigener Deutung geschieht. 2. Petrus 1,20**

Ich hatte noch eine wunderbare Gelegenheit, mich mit dem Leiter einer christlichen Konfession in Amerika zusammenzusetzen. Viele ihrer Pastoren und Mitglieder haben Kontakt zu unserem Dienst und ihre Herzen sind offen für ***den herausragenden Weg***. Ich erzählte dem Leiter, das Schlimmste, was ihnen passieren könnte, sei, eine weitere tote Gemeinde zu werden. Lasst das nicht geschehen! Lasst euch herausfordern, und schüttet nicht gleich das Kind mit dem Bade aus. Liebt die Menschen, hasst die Sünde, aber trennt die Menschen von der Sünde, damit sie die Liebe Gottes durch euch empfangen können, ungeachtet der Konfession oder theologischen Meinung.

> **13Darum wird mein Volk gefangen wegziehen aus Mangel an Erkenntnis. Seine Vornehmen sind Hungerleider, und seine lärmende Menge ist ausgedörrt vor Durst. 14Darum sperrt der Scheol seinen Schlund weit auf und reißt seinen Rachen auf ohne Maß. Und hinab fährt seine Pracht und sein Getümmel und sein Lärm und wer darin jauchzt. Jesaja 5,13–14**

Mein Volk kommt um aus Mangel an Erkenntnis. Weil du die Erkenntnis verworfen hast, so verwerfe ich dich, dass du mir nicht mehr als Priester dienst. Du hast das Gesetz deines Gottes vergessen, so vergesse auch ich deine Kinder. Hosea 4,6

Unwissenheit und Ignoranz sind auch eine Form des Wissens, können aber unserer Gesundheit sehr gefährlich werden.

Gott liebt die Menschen, auch wenn sie falsch liegen. Lagen Sie schon einmal falsch? Waren Sie schon einmal unwissend? Waren Sie schon einmal in Ihrer Sünde verloren? Mussten Sie schon einmal Ihre Theologie ändern? Ich musste meine ändern. Glauben Sie, es ist möglich, dass Sie Ihr Denken verändern? Gott sagt, ich werde euch Pastoren geben nach meinem Herzen.

Und ich will euch Hirten geben nach meinem Herzen, sie werden euch weiden mit Erkenntnis und Verstand. Jeremia 3,15

Schlagen Sie Jeremia 32,17–18 auf:

17Ach, Herr, HERR! Siehe, du hast den Himmel und die Erde gemacht durch deine große Kraft und durch deinen ausgestreckten Arm, kein Ding ist dir unmöglich; 18der du Gnade übst an Tausenden und die Schuld der Väter vergiltst in den Schoß ihrer Kinder nach ihnen; du großer, mächtiger Gott, dessen Name Jahwe der Heerscharen ist, Jeremia 32,17–18

Warum werden manche nicht geheilt?

Manchmal haben zwei Leute die gleiche Sünde und genau die gleiche Krankheit, dennoch **wird einer geheilt und der andere nicht. Warum?** Gott richtet Menschen nicht unbedingt sofort in ihrer Sünde. Er richtet einen Menschen nach seiner Herzenseinstellung zu dieser Sünde. Wenn man das lehrt, muss man sehr vorsichtig sein, denn es passiert sehr schnell, dass die Sünde dann wieder überhandnimmt.

König David war ein Mann nach Gottes Herzen. Doch ließ David einen Mann töten, beging Ehebruch usw. Was unterschied David von Saul, seinem Vorgänger? Saul tat nie Buße. In Psalm 51 heißt es, dass David Buße tat. Der Unterschied liegt in der Haltung gegenüber der Sünde. Ihre Herzenshaltung Gott gegenüber im Hinblick auf Sünde ist es, die Ihn bewegt. Jesaja sagt:

Denn so spricht der Hohe und Erhabene, der in Ewigkeit wohnt, der, dessen Name der Heilige ist: Ich wohne an der hohen, heilige Stätte und bei denen, die einen zerschlagenen und gedemütigten Sinn haben, um die Gedemütigten neu zu beleben, und die zerschlagenen Herzen wieder aufleben zu lassen. Jesaja 57,15 (NLB)

Wodurch bewegen wir Gottes Hand? Dadurch dass wir ohne Sünde sind oder durch unsere Herzenshaltung gegenüber Sünde? Ganz ehrlich: Aus geschichtlicher und biblischer Sicht scheint es, dass Gott uns – selbst wenn wir noch in

Sünde leben, aber die Sünde hassen – nach der Rechtschaffenheit unseres Herzens Ihm gegenüber richtet. Der absolute Hass gegen Sünde ist für Gott der Ausgangspunkt, an uns zu handeln, damit wir der Sünde besser widerstehen können und dadurch die Qualen und den Kampf loswerden und schließlich von der Sünde frei werden.

Es gibt andere Menschen, die, wenn sie mit Sünde konfrontiert werden, ihr Herz verhärten und nicht überführt werden. Sie hassen Sünde nicht wirklich. Entweder sie dulden sie stillschweigend, oder sie ignorieren sie. Gott wird Sie in erster Linie nach den Absichten Ihres Herzens richten, nicht nach dem Grad Ihrer Heiligung. In Römer 7 sehen wir, dass der Apostel Paulus auch mit dem Problem der Sünde in seinem Leben zu kämpfen hatte.

Vor einigen Jahren lehrte ich über das, was ich die 7 Schritte zur Sünde nenne (Jakobus 1,12–16) (siehe Kapitel 4 im Abschnitt „7 Schritte zur Sünde“). Versuchung ist keine Sünde. Böse Gedanken zu haben, ist keine Sünde. Wenn dies der Fall wäre, würden wir tief in der Sünde stecken. Gedanken kommen und gehen. Das Reich des Bösen ist stets präsent, um uns zu versuchen. Versuchung ist keine Sünde. Genau wie wir wurde Jesus in allen Punkten versucht, und dennoch war Er ohne Sünde.

> **Denn wir haben nicht einen Hohenpriester, der nicht Mitleid haben könnte mit unseren Schwachheiten, sondern der in allem in gleicher Weise wie wir versucht worden ist, doch ohne Sünde. Hebräer 4,15**

Viele Menschen haben das Gefühl, gesündigt zu haben, weil sie versucht wurden. Man hat nur gesündigt, wenn die Sünde ausgeführt wurde. Dann ist es unsere Sünde. Ich weiß, was das Wort über einen Mann sagt, der eine Frau in seinem Herzen begehrt.

> **Ich aber sage euch, dass jeder, der eine Frau ansieht, sie zu begehren, schon Ehebruch mit ihr begangen hat in seinem Herzen. Matthäus 5,28**

Es gibt einen Unterschied zwischen der Versuchung im Hinblick auf Frauen und Fantasievorstellungen. Fantasievorstellungen sind eine Sünde, da man die Tat in seinem Kopf begeht und nicht einfach durch sie versucht wird. Vielen Männern und Frauen wird es zum Verhängnis, dass sie auf dieser Ebene unwissend sind. Sie sagen sich: „Naja, ich kann das jetzt einfach machen, weil ich schon darüber nachgedacht habe.“ *Das ist die Falle des Teufels: Er will Sie davon überzeugen, dass Versuchung und Handlung das Gleiche sind.*

Die sieben Schritte zur Sünde finden wir in Jakobus 1,12–16:

[12]Glückselig der Mann, der die Versuchung erduldet! Denn nachdem er bewährt ist, wird er den Siegeskranz des Lebens empfangen, den der Herr denen verheißen hat, die ihn lieben. [13]Niemand sage, wenn er versucht wird: Ich werde von Gott versucht. Denn Gott kann nicht versucht werden vom Bösen, er selbst aber versucht niemand. [14]Ein jeder aber wird versucht, wenn er von seiner eigenen Begierde fortgezogen und gelockt wird. [15]Danach, wenn die Begierde empfangen hat, bringt sie Sünde hervor; die Sünde aber, wenn sie vollendet ist, gebiert den Tod. [16]Irret euch nicht, meine geliebten Brüder! Jakobus 1,12–16

Versuchung ist keine Sünde.

Wie korrigieren wir einen Fehler, wenn die Person bereits tot ist?

Viele Menschen sind aufgrund von ungelösten Problemen mit Menschen, die schon gestorben sind, an eine Krankheit gebunden. Wissen Sie, wie viele Menschen Verstorbenen gegenüber verbittert sind? Wie kann man sich mit einer toten Person versöhnen? Man kann es nicht. Das Gleiche gilt, wenn man nicht weiß, wo die Person ist.

Ich sage Ihnen, wie Gott es beurteilt. *Er richtet nach Ihrem Herzen.* Wenn Sie etwas in Ihrer Vergangenheit haben und es nicht möglich ist, dies mit der Person zu klären, dann bereinigen Sie es mit Gott, und es ist erledigt. Sie müssen die Schuld nicht länger mit sich herumtragen.

Wenn jemand Ihnen gegenüber sündigt, ist es sein Problem und nicht Ihres. Die betreffende Person muss die Sache mit Gott in Ordnung bringen, genau wie Sie. Ob sie es tut oder nicht, hat nichts mit Ihnen zu tun, weil Sie alleine mit reinem Herzen vor Gott stehen.

Sie müssen in der Freiheit bleiben, nicht in der Schuld. Vielleicht hat es in Ihrem Leben einen Bruch mit jemandem gegeben, der nun nicht einmal mehr mit Ihnen spricht, und diese Person will keinen Frieden mit Ihnen schließen. Um sich von solch einer Situation zu befreien, müssen Sie dies nicht persönlich mit dieser Person klären. Sie können vor Gott treten. Er wird an Ihrem Herzen arbeiten, aber Sie brauchen es nicht mit jemandem zu klären, um frei zu sein. Sie müssen es vor Gott klären. Ihr Herz muss in dieser Angelegenheit einen Sinneswandel durchleben.

Konfliktlösung

Lassen Sie mich Ihnen etwas mit großem Nachdruck sagen: *Sie müssen ein Problem nicht mit jemandem klären, der Sie schikaniert hat, damit Gott Sie heilt,* solange Sie dieses Problem in Bezug auf diese Person zwischen sich und Gott geklärt haben.

Wenn Sie darauf warten, dass sich das Problem zwischen der anderen Person und Ihnen klärt, damit Sie gesund werden, dann sind Sie auf die größte Lüge Ihres Lebens hereingefallen. Denn dann wären Sie an diese Tragödie, diese Schikanierung oder diesen Zusammenbruch gefesselt.

Wir stehen alleine vor Gott und sind für uns alleine errettet, geheilt und befreit. Wir werden alleine von Gott beurteilt. Jeder von uns wird eines Tages vor Gott stehen, und dann können wir nicht einen Haufen Leute mitbringen und sagen: „Sie sind schuld. Sie haben mich dazu gezwungen." Wir werden alleine vor Gott stehen.

Denken Sie daran, Gott hat uns nicht einen Geist der Furcht gegeben, sondern einen Geist der Kraft und der Liebe und des gesunden Verstandes.

Denn Gott hat uns nicht einen Geist der Furcht gegeben, sondern einen Geist der Kraft, der Liebe und der Besonnenheit. [Anm. d. Übers. Im Englischen steht statt „der Besonnenheit" „des gesunden Verstandes".] 2. Timotheus 1,7 (NLB)

Das Mittel gegen Furcht ist Gott selbst. Die Furcht verschwindet, wenn wir Gott vertrauen. Alle drei Personen des ewigen Gottes sind in der eben genannten Bibelstelle wie folgt enthalten: Die Kraft ist der Heilige Geist; die Liebe ist Gott, der Vater, und ein gesunder Verstand [Anm. d. Übers.: vgl. oben, Besonnenheit] ist Gott, das Wort. Johannes sagt: Denn so hat Gott die Welt geliebt, dass Er Seinen eingeborenen Sohn gab. Wer hat seinen eingeborenen Sohn gegeben? Der Vater.

**Denn so hat Gott die Welt geliebt, dass er seinen eingeborenen Sohn gab, …
Johannes 3,16**

Jesus sagte, ihr habt mich gesehen, also habt ihr den Vater gesehen. Ich tue nur die Dinge, die ich meinen Vater habe tun sehen, ich sage nur die Dinge, die ich meinen Vater habe sagen hören.

Jesus spricht zu ihm: So lange Zeit bin ich bei euch, und du hast mich nicht erkannt, Philippus? Wer mich gesehen hat, hat den Vater gesehen. Und wie sagst du: Zeige uns den Vater? Johannes 14,9

Da antwortete Jesus und sprach zu ihnen: Wahrlich, wahrlich, ich sage euch: Der Sohn kann nichts von sich selbst tun, außer was er den Vater tun sieht; denn was der tut, das tut ebenso auch der Sohn. Johannes 5,19

Da sprach Jesus zu ihnen: Wenn ihr den Sohn des Menschen erhöht haben werdet, dann werdet ihr erkennen, dass ich es bin und dass ich nichts von mir selbst tue, sondern wie der Vater mich gelehrt hat, das rede ich. Johannes 8,28

Ich rede, was ich bei dem Vater gesehen habe; auch ihr nun tut, was ihr von eurem Vater gehört habt. Johannes 8,38

Ich kann nichts von mir selbst tun; so wie ich höre, richte ich, und mein Gericht ist gerecht, denn ich suche nicht meinen Willen, sondern den Willen dessen, der mich gesandt hat. Johannes 5,30

Der Vater ist die Liebe, aber die Besonnenheit kommt von welcher anderen Person Gottes? *Von Jesus, Er ist das Wort Gottes.*

Es gibt Gott, den Vater, Gott, das Wort, das Fleisch wurde, und Gott, den Heiligen Geist. Der ewige Gott. Gott in drei Personen. In 5. Mose 6,4 steht: „Höre, Israel: Der HERR ist unser Gott, der HERR allein!“ Das Wort „allein“ ist das hebräische Wort *echad*, was übersetzt bedeutet „mehrfache Einheit“. In der Thora (5. Mose) kann man Gott als „mehrfache Einheit“ finden. Man kann sie auch an anderen Stellen finden, wie z. B. in 1. Mose 1,26 und Jesaja 48,16–17.

Und Gott sprach: Lasst uns Menschen machen in unserm Bild, uns ähnlich! Sie sollen herrschen über die Fische des Meeres und über die Vögel des Himmels und über das Vieh und über die ganze Erde und über alle kriechenden Tiere, die auf der Erde kriechen! 1. Mose 1,26

16 Tretet her zu mir, hört dies! Ich habe von Anfang an nicht im Verborgenen geredet; von der Zeit an, da es geschah, bin ich da. – Und nun hat der Herr, HERR, mich gesandt und seinen Geist verliehen. 17 So spricht der HERR, dein Erlöser, der Heilige Israels: Ich bin der HERR, dein Gott, der dich lehrt zu deinem Nutzen, der dich leitet auf dem Weg, den du gehen sollst. Jesaja 48,16–17

Von diesem Standpunkt aus ist das Gegenmittel zur Furcht Gemeinschaft mit Gott. Ich sage Ihnen, was ich denke: Wenn ich einen 1 Mio.-Euro-Schein hinauswerfen würde, würden Sie versuchen ihn zu ergattern, weil er dann Ihnen gehören würde. Ich glaube, wir haben unsere erste Liebe verloren. *Ich denke, es ist an der Zeit, dass wir wieder heiß für Gott werden.* Ich denke, es ist an der Zeit, sich wieder in das zu verlieben, wer Er ist, vor allem anderen.

Schikanierung, ungerechte Behandlung

Wie ehrt man seine Eltern, seinen Ehemann oder seine Ehefrau oder auch seine Kinder, wenn sie einem ständig auf irgendeine Art und Weise „einen Schlag versetzen“? Viele Menschen fühlen sich durch die Schrift verurteilt, denn dort heißt es, dass man seine Mutter und seinen Vater ehren soll.

… 19 ehre den Vater und die Mutter; … Matthäus 19,19

Man muss seine Mutter, seinen Vater oder sonst irgendjemanden nur insoweit ehren, wie sie Gott ehren. Sind Mutter oder Vater in Gottes Augen böse, muss man sie nicht für das Böse, das sie tun, ehren. Aber man kann sie auch nicht anrühren. Man muss ihnen nicht zustimmen oder es ihrer Sünde gleichtun. Manche Menschen sagen mir: „Ich möchte einfach nicht darüber reden, was meine Mutter oder mein Vater mir angetan hat, weil ich sie damit nicht ehre.“

Nein, hier geht es nicht darum, sie zu ehren, sondern das Böse zu benennen. Man muss das Böse in den Eltern nicht ehren. Wir können es uns nicht leisten, ein Evangelium zu predigen, das eine Koabhängigkeit vom Bösen hervorbringt. Mit Koabhängigkeit meine ich, dass man das Böse im Namen der Liebe gutheißt.

Zuerst einmal müssen wir dazu in der Lage sein, sie von ihrer Sünde zu trennen. Wir müssen das Böse wirklich hassen.

Die ihr den HERRN liebt, hasst das Böse! … Psalm 97,10

Der Bibel nach sollen wir das Böse absolut hassen, aber die Person lieben. Das ist schwer.

Was geschieht mit uns, wenn uns Menschen etwas Böses antun? Wir glauben, dass sie böse sind. Gott schaute vom Himmel herab, als ich böse war. Er trennte mich in Seinem Geist und Herzen von meinen Sünden und bösen Taten und liebte mich. Er schaute über meine Sünden hinweg und liebte mich trotzdem.

Es ist ein reiner und unbefleckter Gottesdienst, die Waisen zu besuchen und für die Witwen in ihrer Bedrängnis zu sorgen und sich selbst von der Welt rein zu halten.

Ein reiner und unbefleckter Gottesdienst vor Gott und dem Vater ist dieser: Waisen und Witwen in ihrer Bedrängnis zu besuchen, sich selbst von der Welt unbefleckt zu erhalten. Jakobus 1,27

Wenn man Mutter und Vater, Bruder und Schwester, Häuser und Ländereien für das Evangelium und um der Sache Gottes wegen verlässt, wird Gott es einem in diesem Leben hundertfach zurückgeben – Mütter und Väter, Brüder und Schwestern, Häuser und Ländereien, und in der kommenden Welt ewiges Leben.

29 Jesus sprach: Wahrlich, ich sage euch: Da ist niemand, der Haus oder Brüder oder Schwestern oder Mutter oder Vater oder Kinder oder Äcker verlassen hat um meinetwillen und um des Evangeliums willen, 30 der nicht hundertfach empfängt, jetzt in dieser Zeit Häuser und Brüder und Schwestern und Mütter und Kinder und Äcker unter Verfolgungen – und in dem kommenden Zeitalter ewiges Leben. Markus 10,29–30

Ich möchte Ihnen folgende Möglichkeit anbieten: Wenn Sie nicht von einigen gläubigen Menschen umgeben sind, unter denen einige gute Väter und Mütter im Herrn sind, bete ich, dass Gott Ihnen schnell welche gibt. Diese können Ihnen dann die Liebe, die Sie brauchen, geben. Sie müssen nicht länger seelisch verletzt zu sein, unter einem Fluch oder voll Schuld.

Sie können Ihre Eltern immer noch lieben, aber Sie brauchen sich nicht mehr durch deren Sünden schikanieren zu lassen. Gott hat nirgendwo von jemandem aus irgendeinem Grund verlangt, sich ungerecht behandeln zu lassen. Trennen

Sie sich von der Person, und entfernen Sie sich, wenn nötig. Im Falle einer Situation, in denen eine Person, sei es Kind, Ehemann oder Ehefrau, zum Opfer wird, empfehle ich eine sofortige Trennung. Ich würde nie eine Ehefrau zu ihrem Ehemann zurückschicken, wenn er sie misshandelt. Gott hat uns aufgerufen, in Frieden zu leben und, wenn es möglich ist, mit anderen in Frieden leben.

Wenn möglich, soviel an euch ist, lebt mit allen Menschen in Frieden! Römer 12,18

Ich werde keinerlei ungerechte Behandlung tolerieren, egal auf welcher Ebene. Die Zeit ist abgelaufen, es ist Zeit für eine Trennung, Zeit zu erklären, wo der eigene Schatz liegt und ihn in Rechtschaffenheit zurückzuholen. Gott duldet ungerechte Behandlung auf keinen Fall, egal in welchem Namen sie geschieht, und egal welchen Titel jemand hat. Er hat uns zum Frieden aufgerufen. Der Evangelist Markus schrieb sogar, dass man, wenn man auszieht und seinen Frieden nicht in einem Haus zurücklassen kann, den Staub von seinen Füßen abschütteln soll und einen anderen Ort aufsuchen soll, der den Frieden annimmt.

10Und er sprach zu ihnen: Wo ihr in ein Haus eintretet, dort bleibt, bis ihr von dort
weggeht! 11Und welcher Ort euch nicht aufnehmen und wo man euch nicht anhören wird, von dort geht hinaus und schüttelt den Staub ab, der unter euren Füßen ist, ihnen zum Zeugnis! Markus 6,10–11

Ich weiß, dass sich diese Bibelstelle auf Evangelisation bezieht, aber das Prinzip gilt trotzdem. Gott hat uns gerufen, dass wir Frieden haben, nicht Qualen. Dies hat nichts mit „liebe deine Eltern" zu tun; es geht darum, Gott zu folgen. Man kann jemanden lieben, der böse ist, aber man braucht sich nicht zum Opfer zu machen.

Sich aus Situationen der Misshandlung zu lösen, ist in Gottes Sinn; es ist nicht gegen Ihn. Es mag eine Zeit kommen, in der man geheiligt und gestärkt wieder in die Situation zurückkehren kann und alles wieder in Ordnung kommt. Dies braucht man aber nicht zu tun, bevor man nicht geheilt ist, und möglicherweise wird Gott es nie von einem verlangen. Ich weiß es nicht. Doch weiß ich, dass es nicht richtig ist, zu früh in eine Situation zurückzukehren, in der man durch irgendeine Art von Misshandlung oder Schikane geschwächt wurde. Zuerst muss man wieder zu Kräften kommen und selbst geheilt werden. Personen, die einem Unrecht getan haben, muss man dem Herrn übergeben und sie nicht selbst verbessern wollen.

Wenn ich Kindern diene, die Unterdrückung ausgesetzt waren, wäre das Schlimmste, was ich tun könnte, sie wieder zu ihren Eltern zurückzuschicken, die sie misshandelt haben. Ich bin der Meinung, dass alle Opfer *sofort* aus der Situation herausgenommen werden müssen, *bis klar geworden ist, wo ihr Schatz ist.*

Denn wo euer Schatz ist, da wird auch euer Herz sein. Lukas 12,34

Dies gilt ungeachtet der Tatsache, ob das Opfer der Ehemann, die Ehefrau oder das Kind ist. Wir spielen keine Spielchen mit Unterdrückung. In einer solch tragischen Situation steht einfach zu viel auf dem Spiel. *Hätten wir hier schon viel früher gegen Unterdrückung Stellung bezogen, hätten wir heute nicht die Tragödien, die dadurch verursacht wurden.* Man kann nicht im Namen der Liebe in eine Situation der Unterdrückung zurückgehen. Dies führt zu **Koabhängigkeit**, und das ist eine weitere Unterdrückung. Dahinter verbirgt sich versteckte Schuld, mit der man keinen Frieden finden wird. Niemand ist geistlich stark genug, sich in einer Opferrolle wie ein Fußabtreter behandeln zu lassen und dabei lange zu überleben. Erinnern Sie sich an meine Definition von Koabhängigkeit? Böses im Name der Liebe gut zu heißen.

Wenn Gott uns so gemacht hätte, dass wir mit dem Bösen klarkommen, dann wäre es uns eine Freude. Wir würden uns freuen an Mord, Streit und Eifersucht. Der Grund, warum böse Verhaltensweisen und Situationen so wehtun, ist, dass Er uns nicht dazu erschaffen hat, schikaniert zu werden. Es war nicht Gottes Absicht, dass dies zu unserem Leben gehört. Deshalb befremdet es uns und tut so weh.

Wenn ich es mit Misshandlung in der Ehe zu tun habe, sage ich dem Paar, dass sie sich entweder zusammenraufen oder es beenden sollen, denn alles andere wäre Betrug und Sünde. Heiß oder kalt, aber man sollte nicht in einer Beziehung bleiben, wenn man lauwarm ist. Der Herr redete über Seine Gemeinde und die Beziehung zu ihr wie über Seine Ehefrau:

15Ich kenne deine Werke, dass du weder kalt noch heiß bist. Ach, dass du kalt oder heiß wärest! 16Also, weil du lau bist und weder heiß noch kalt, werde ich dich ausspeien aus meinem Munde. Offenbarung 3,15–16

Dieses Konzept bringt jeden an einen Punkt der Entscheidung, und jede Partei muss auf die Frage antworten: „Wo ist dein Schatz?“ Ist die Ehefrau der Schatz eines Mannes? Wenn ich ihm sage, er soll sich zusammenraufen oder die Sache beenden, dann muss er sich entscheiden. In der Bibel steht: Denn wie ein Mensch in seinem Herzen denkt, so ist er.

Denn wie ein Mensch in seinem Herzen denkt, so ist er. [Anm. d. Übers.: Ist aus dem Englischen direkt übersetzt] Sprüche 23,7

Das Gleiche gilt für die Ehefrau: Entweder „rauf dich zusammen“ oder „beende es“. Ich heiße Scheidung nicht gut. Ich heiße aber auch Betrug nicht gut. Ich bin gegen Betrug. Die Ehe ist ein heiliger Bund. Alles andere ist Betrug. Gott hat uns zur Wahrheit gerufen, nicht zu einer unaufrichtigen Beziehung.

Viele Ehen wurden gerettet, weil ich diesen Standpunkt eingenommen habe. Im Nachhinein kamen dann manchmal Leute zu mir und sagten: „Danke, dass du so klar Stellung bezogen hast, wir hätten das sonst nicht überlebt.“ Stellt Gott uns nicht vor diese Entscheidung? Er sagte: „Wähle, was du heute haben wirst: Segen oder Fluch, Leben oder Tod.“

> **Ich rufe heute den Himmel und die Erde als Zeugen gegen euch auf: Das Leben und den Tod habe ich dir vorgelegt, den Segen und den Fluch! So wähle das Leben, damit du lebst, du und deine Nachkommen, 5. Mose 30,19**

Ich lehre die **Zehn Gebote erfolgreicher Beziehungen**. Ihre Beziehung zu Gott und anderen sollte wie folgt aussehen:

1.	Kommuniziere	6.	Kommuniziere
2.	Kommuniziere	7.	Kommuniziere
3.	Kommuniziere	8.	Kommuniziere
4.	Kommuniziere	9.	Kommuniziere
5.	Tue Buße	10.	Tue Buße

Wenn wir das mit Gott und mit einander beherzigen würden, könnten wir die Welt auf den Kopf stellen, angefangen in unserem eigenen Leben, dann in unseren Familien, Gemeinden, Regierungen, Gesellschaften und der ganzen Welt.

Ich habe schon mit vielen Menschen zu tun gehabt und ihnen in ihrem Leben geholfen, und dabei kam ich zu einer erstaunlichen Offenbarung. In meinem ganzen Studium des Wortes und anderer Dinge hatte ich noch nie zuvor eine erstaunlichere Offenbarung als diese. Sie wurde zum Maßstab, wenn ich anderen helfe, und auch in meinem eigenen Leben.

Ich habe letztlich **das Grundproblem von Missverständnissen** entdeckt. Würden Sie gerne wissen, was es ist? Das hier ist phantastisch!

Das Grundproblem aller Missverständnisse besteht darin, dass jemand einfach nicht verstanden hat.

Es erscheint sehr einfach. Wenn wir uns direkt auf diese Ebene begeben könnten, würden wir alle Missverständnisse ausräumen. Wenn wir versuchen herauszufinden, wer etwas missverstanden hat, enden wir in einem Konflikt über das Missverständnis. Alles, was man tun muss, ist, zurückzugehen und zu kommunizieren. Dann, wenn nötig, tun wir Buße, und das Missverständnis ist gelöst. Das Wort ist hier klar: Hast du ein Problem mit deinem Bruder? Gehe direkt zu deinem Bruder und kommuniziere. Wenn es nötig ist, über Taten in der Vergangenheit Buße zu tun, tu das und schließe dann Frieden mit deinem Bruder. Das ist das Wort. Das gefällt mir, und Ihnen?

[22]Ich aber sage euch, dass jeder, der seinem Bruder zürnt, dem Gericht verfallen sein wird; wer aber zu seinem Bruder sagt: Raka! dem Hohen Rat verfallen sein wird; wer aber sagt: Du Narr! der Hölle des Feuers verfallen sein wird. [23]Wenn du nun deine Gabe darbringst zu dem Altar und dich dort erinnerst, dass dein Bruder etwas gegen dich hat, [24]so lass deine Gabe dort vor dem Altar und geh vorher hin, versöhne dich mit deinem Bruder, und dann komm und bring deine Gabe dar! Matthäus 5,22–24

Mit Freiheit kommt große Verantwortung

Das Wort sagt, wir sehen undeutlich, wie durch einen Spiegel.

Denn wir sehen jetzt mittels eines Spiegels undeutlich, dann aber von Angesicht zu Angesicht. Jetzt erkenne ich stückweise, dann aber werde ich erkennen, wie auch ich erkannt worden bin. 1. Korinther 13,12

Deshalb würde ich gerne ein Licht in der Dunkelheit anzünden. Ich möchte, dass Sie ein besseres und ein glücklicheres Leben haben, ein Leben mit mehr geistiger und körperlicher Gesundheit, da dies das Wort Ihnen verspricht.

Aber es gibt Bedingungen. *Mit der Freiheit kommt eine große Verantwortung.* Freiheit hat einen hohen Preis; sie verlangt, dass man etwas tut. In der Bibel steht:

Unterwerft euch nun Gott! Widersteht aber dem Teufel! Und er wird von euch fliehen. Jakobus 4,7

Was bringt Widerstehen mit sich? Anstrengung! Ich weiß, dass Gott die Arbeit in uns tut, aber Er braucht unsere Beteiligung. Dazu müssen wir uns anstrengen. Warum verlangt Gott von uns Urteilsvermögen und Anstrengung, um Freiheit zu bekommen? In Hesekiel und 2. Petrus können wir nachlesen, warum:

Denn ich habe kein Gefallen am Tod dessen, der sterben muss, spricht der Herr, HERR. So kehrt um, damit ihr lebt! Hesekiel 18,32

Der Herr verzögert nicht die Verheißung, wie es einige für eine Verzögerung halten, sondern er ist langmütig euch gegenüber, da er nicht will, dass irgendwelche verloren gehen, sondern dass alle zur Buße kommen. 2. Petrus 3,9

In Hesekiel 18 verteidigt sich Gott gegenüber den Anschuldigungen des Volkes Israels, nicht gerecht zu sein. Im zweiten Korintherbrief wird uns gesagt, dass wir uns von jeder Befleckung des Fleisches und des Geistes reinigen müssen.

Weil wir diese Zusagen haben, liebe Freunde, wollen wir uns von allem reinigen, was unserem Körper oder Geist schaden könnte. Denn wir fürchten Gott; deshalb streben wir nach einem geheiligten Leben. 2. Korinther 7,1 (NLB)

In jedem dieser Verse wird eine Handlung unsererseits verlangt.

Verdammnis ist vom Teufel. In der Offenbarung steht, dass der Verkläger der Brüder hinabgeworfen wurde, der sie Tag und Nacht vor Gott verklagte.

> **Und ich hörte eine laute Stimme im Himmel sagen: Nun ist das Heil und die Kraft und das Reich unseres Gottes und die Macht seines Christus gekommen; denn hinabgeworfen ist der Verkläger unserer Brüder, der sie Tag und Nacht vor unserem Gott verklagte. Offenbarung 12,10**

Haben Sie schon einmal eine Stimme in Ihrem Kopf gehört, die Ihnen sagte, wie schlecht und was für ein Versager Sie seien und dass sich das nie ändern würde? Verdammnis ist vom Teufel.

Überführung geschieht durch Gottes Liebe zu uns. Vor 2000 Jahren wurde der Heilige Geist auf die Erde gesandt, um in jedem einzelnen Gläubigen zu wohnen, unseren Geist für immer mit Gott zu verbinden, uns in die Wahrheit zu führen, unser Tröster zu sein, uns zu leiten und am jüngsten Tag zu entrücken (siehe Johannes 14). Ist das nicht phantastisch?

Ich hoffe, dass Sie durch meine Lehre genährt werden. Ich hoffe, dass Sie erbaut werden. Ich hoffe, dass Sie ermutigt werden. Ich hoffe, dass ich Ihnen ein besseres Leben zeigen kann, damit 3. Johannes 2 erfüllt werden kann: Mein Geliebter, ich wünsche, dass es dir in allem wohl geht und du gesund bist, wie es deiner Seele wohlgeht.

> **Geliebter, ich wünsche, dass es dir in allem wohlgeht und du gesund bist, wie es deiner Seele wohlgeht. 3. Johannes 2**

Ich halte nicht viel vom Wort-des-Glaubens-Denken. Ich möchte nicht anmaßend sein. Ich glaube nur nicht, dass Gott ein Automat ist, in den man eine Münze einwirft und etwas rausbekommt. Das ist nicht, was die Bibel lehrt.

Gott ist treu, und Er will Sie segnen. Sie müssen Ihn nicht erst in die richtige Stimmung bringen. Er ist schon in Stimmung. Er kam und starb für Sie. Er hat Sein Leben gegeben, starb für uns und möchte Sie segnen. Er möchte noch mehr tun, als Sie zu segnen. Er möchte, dass Sie wie Er sind. Von Herrlichkeit zu Herrlichkeit werden wir in Sein Bild verwandelt.

> **Wir alle aber schauen mit aufgedecktem Angesicht die Herrlichkeit des Herrn an und werden so verwandelt in dasselbe Bild von Herrlichkeit zu Herrlichkeit, wie es vom Herrn, dem Geist, geschieht. 2. Korinther 3,18**

Gott, *Elohim*, sagte:

> **Und Gott sprach: Lasst uns Menschen machen in unserm Bild, uns ähnlich! Sie sollen herrschen über die Fische des Meeres und über die Vögel des Himmels und über das Vieh und über die ganze Erde und über alle kriechenden Tiere, die auf der Erde kriechen! 1. Mose 1,26**

Die Arbeit Gottes heute auf der Erde ist *Heiligung*. Oft empfangen wir keine Heilung und Befreiung von Gott, weil wir uns Ihm noch nicht unterworfen haben. Warum nennen wir Ihn „Herr“?

Die Antwort steht in Römer 14,11: Jedes Knie soll sich beugen, jede Zunge bekennen, dass Er (Jesus) der Herr ist.

> **Denn es steht geschrieben: "So wahr ich lebe, spricht der Herr, mir wird sich jedes Knie beugen, und jede Zunge wird Gott bekennen." Römer 14,11**

> **Ich habe bei mir selbst geschworen, aus meinem Mund ist Gerechtigkeit hervorgegangen, ein Wort, das nicht zurückkehrt: Ja, jedes Knie wird sich vor mir beugen, jede Zunge mir schwören ... Jesaja 45,23**

Ich kenne noch eine weitere Bibelstelle, in der es darum geht, sich vor Gott zu demütigen, damit Er uns zur rechten Zeit erhöht.

> **Demütigt euch nun unter die mächtige Hand Gottes, damit er euch erhöhe zur rechten Zeit, 1. Petrus 5,6**

Auch in Matthäus 6,33 steht: Trachtet zuerst nach dem Reich Gottes und nach Seiner Gerechtigkeit! Und dies alles wird euch hinzugefügt werden.

> **Trachtet aber zuerst nach dem Reich Gottes und nach seiner Gerechtigkeit! Und dies alles wird euch hinzugefügt werden. Matthäus 6,33**

Was ist die Bedingung? Was kommt zuerst? Trachte nach Gott und Seiner Gerechtigkeit, dann wird euch alles hinzugefügt werden (Matthäus 6,33). Naht euch Gott, und Er wird sich euch nahen. Demütigt euch vor dem Herrn, und Er wird euch erhöhen.

> **8 Naht euch Gott! Und er wird sich euch nahen. Säubert die Hände, ihr Sünder, und reinigt die Herzen, ihr Wankelmütigen! 9 Fühlt euer Elend und trauert und weint; euer Lachen verwandle sich in Traurigkeit und eure Freude in Niedergeschlagenheit! 10 Demütigt euch vor dem Herrn! Und er wird euch erhöhen. Jakobus 4,8–10**

In 1. Petrus 5,6–9 heißt es:

> **Demütigt euch nun unter die mächtige Hand Gottes, damit er euch erhöhe zur rechten Zeit, 7 indem ihr alle eure Sorge auf ihn werft! Denn er ist besorgt für euch. 8 Seid nüchtern, wacht! Euer Widersacher, der Teufel, geht umher wie ein brüllender Löwe und sucht, wen er verschlingen kann. 9 Dem widersteht standhaft durch den Glauben, da ihr wisst, dass dieselben Leiden sich an eurer Bruderschaft in der Welt vollziehen! 1. Petrus 5,6–9**

Wow!

Ich möchte Sie daran erinnern, dass Matthäus, Markus, Lukas, Johannes und die Apostelgeschichte eine Demonstration der Liebe Gottes durch Jesus, den Herrn, und die Apostel der frühen Gemeinden sind. Dann ab den Briefen, von Römer bis Judas, beschäftigt sich Gott mit unserer **Heiligung**.

Ohne Heiligung werden Matthäus, Markus, Lukas, Johannes und die Apostelgeschichte in Ihrem Leben nicht sichtbar werden. Heute wird nur sehr wenig Heiligung gelehrt, und deshalb sehen wir nicht viele Heilungen und Befreiungen. Der Grund ist nicht, dass Gott Wunder, Heilungen und Befreiungen abgeschafft hätte; der Grund dafür ist, dass Er sie langfristig nicht tun kann, wenn sich die Gemeinde Ihm nicht in Heiligkeit unterwirft. Diese Lehre wurde uns in den Lehrbriefen von Paulus überbracht.

Jung'sche Psychologie

Hebräer 4,12 lehrt uns, dass die Seele und der Geist unverwechselbar voneinander getrennt sind.

> **Denn das Wort Gottes ist lebendig und wirksam und schärfer als jedes zweischneidige Schwert und durchdringend *bis zur Scheidung von Seele und Geist*, sowohl der Gelenke als auch des Markes, und ein Richter der Gedanken und Gesinnungen des Herzens; Hebräer 4,12**

Folgendes sagt die Bibelstelle aus: „es kann Geist und Seele trennen“. Eine der großen Tragödien der Psychologie ist, dass die Jung'sche Psychologie den Geist vollständig verneint und stattdessen die dualistischen Ebenen der Seele eingeführt hat.

In der Jung'schen und der heutigen Psychologie gibt es so etwas wie den Geist eines Menschen nicht. Es gibt die dualistischen Ebenen der Seele, die man „das Bewusste“ und „das kollektive Unbewusste“ nennt. In der Lehre der Jung'schen Psychologie findet man innerhalb des kollektiven Unbewussten Archetypen und dunkle Schatten. Die Jung'sche Psychologie identifiziert diese dunklen Schatten als die Archetypen unserer Vorfahren, die das Finstere und Böse transportieren, mit dem wir in Kontakt kommen und uns identifizieren müssen, damit wir mit dem Bösen aus unserer Ahnenreihe in unserer jeweiligen Generation verbunden sein können. Das ist die klassische Jung'sche Psychotherapie.

Diese Konzepte finde ich nirgendwo in der Bibel. Was ich aber finden kann, sind die Archetypen und die dunklen Schatten, die tatsächlich böse Geister, Gewalten, Mächte und Weltherrscher der Dunkelheit sind.

> **Denn unser Kampf ist nicht gegen Fleisch und Blut, sondern gegen die Gewalten, gegen die Mächte, gegen die Weltbeherrscher dieser Finsternis, gegen die geistigen Mächte der Bosheit in der Himmelswelt. Epheser 6,12**

Ich besitze ein Buch über Carl Jung, das von einem säkularen Psychotherapeuten in Connecticut geschrieben wurde, der über Carl Jung recherchierte. Schon frühzeitig, als Carl Jung Untersuchungen zum Spiritualismus (Spiritismus) und zur östlichen Mystik anstellte, wurde er zum Medium für unsichtbare Wesen. Dies steht in seinen Schriften. Hauptsächlich vermittelte er Botschaften für *ein Geistwesen namens Philemon*. Er vermittelte auch für zwei niedrigere Geistwesen, Anima und Animus genannt, die zur Grundlage der männlichen und weiblichen Prinzipien in der Jung'schen Psychologie wurden. Diese männlichen/weiblichen Prinzipien von Anima und Animus findet man auch in christlichen Diensten/Seelsorgekreisen als therapeutisches Modell. Carl Jung vermittelte oder „channelte" die unsichtbaren geistlichen Wesen durch eine automatische Schrift (auch bekannt als „Journaling"), und sie schrieben das meiste unserer modernen Jung'schen Psychologie durch ihn. Das bedeutet, dass ein großer Teil der modernen Jung'schen Psychologie durch unsichtbare Geistwesen geschrieben wurde. Wenn Sie mir nicht glauben, können Sie in eine öffentliche Bibliothek gehen und selbst über Carl Jung recherchieren. Über die Jahre hinweg habe ich seine Schriften vielfach studiert, um das eben Gesagte zu belegen.

In seinen frühen Untersuchungen zu Spiritualismus (Spiritismus) und Mystik begegnete Carl Jung bösen unsichtbaren Geistern, die er in seinen frühen Schriften auch „böse Geister" nannte. Als er seine Lehre entwickelte, sagte er, dass er, da es das Christentum nicht geschafft habe, mit den Problemen der Psyche bzw. der Seele des Menschen und den Problemen des Körpers bzw. den Krankheiten der Menschen fertig zu werden, *eine Alternative zum Christentum schaffen würde*. Er betrachtete das Christentum als eine tote Religion. Wohlgemerkt war Carl Jung der Sohn eines deutschen protestantischen Pfarrers und bekam mit, wie sein Vater ein Evangelium predigte, das keine Lösung für die Krankheiten der Seele und des Körpers zu haben schien. Er glaubte, dass den Menschen geholfen werden müsse, solange sie noch auf der Erde leben.

Die moderne Psychologie beinhaltet viele Jung'sche Prinzipien und ist eine Folge des Versagens der christlichen Kirche.

Die Psychologie ist zu einer Religion geworden, und Psychologen sind die „Pastoren" der christlichen Kirche in seelischen Angelegenheiten. Oft schreiben sogar christliche Psychologen alles dem dualistischen Konzept der Seele zu und schließen den *menschlichen Geist* aus.

Jung war der Auffassung, dass der moderne Mensch die Grundkonzepte der Bibel aufgrund seines wissenschaftlichen Denkens nicht akzeptieren würde. Er nahm den Begriff „böse Geister", änderte das Konzept und nannte sie „Archetypen" und „dunkle Schatten", um einem wissenschaftlicheren Ansatz zu entsprechen. Damit *führte er die Menschheit, einschließlich die christliche Kirche, und letztendlich sich selbst hinters Licht.*

Ich bin kein Psychologe. Ich bin ein Schüler Gottes und Seines Wortes. Ich bin ein Sohn Gottes durch den Glauben und ein Hirte des höchsten Gottes durch Seine Erlaubnis.

In Hebräer 4,12 lesen wir, dass das Wort Gottes in der Lage ist, die Seele vom Geist zu trennen.

> **Denn das Wort Gottes ist lebendig und wirksam und schärfer als jedes zweischneidige Schwert und durchdringend bis zur Scheidung von Seele und Geist, sowohl der Gelenke als auch des Markes, und ein Richter der Gedanken und Gesinnungen des Herzens; Hebräer 4,12**

Durch diese Bibelstelle werden die dualistischen Ebenen der Seele, die durch die Jung'sche Psychologie gelehrt werden, zur Häresie. Wissen Sie, was Häresie ist? Es ist eine Aussage, die beansprucht, wahr zu sein, aber nicht wahr ist. Sie stimmt nicht mit dem Wort überein.

Ich glaube nicht an innere Heilung, wie sie von einigen gelehrt wird. Ich gehe weit darüber hinaus. *Ich glaube an die Heiligung des menschlichen Geistes*. Ich ***beginne*** mit der Heiligung des menschlichen Geistes. Wenn schließlich im Geist Sämtliches in Ordnung ist, fängt unser Körper an, dem Wort und dem Leben des lebendigen Gottes zu entsprechen. Es resultiert aus Gehorsam (2. Korinther 10,6), denn die Bibel lehrt uns, dass wir bereit sein sollen, allen Ungehorsam zu strafen.

> **… 6und sind bereit, allen Ungehorsam zu strafen, wenn euer Gehorsam erfüllt sein wird. 2. Korinther 10,6**

Die Unterscheidung wird in Hebräer 4,12 auf den Punkt gebracht. In diesem Vers erfahren wir, dass das Wort Gottes in der Lage ist, die Seele vom Geist zu trennen.

Werfen wir einmal einen Blick auf Hebräer 4,13, der selten in Verbindung mit Vers 12 zitiert wird.

> **… 13und kein Geschöpf ist vor ihm verborgen, sondern es ist alles bloß und aufgedeckt vor den Augen Gottes, dem wir Rechenschaft geben müssen. Hebräer 4,13**

Was ist bloß vor Ihm? Welche Geschöpfe sind Ihm nicht verborgen? Ich sage Ihnen, wer die Geschöpfe sind, auf die sich dieser Vers bezieht: Gemeint sind Satan und sein Reich, die versuchen, die Menschheit zu beherrschen. Satan wird der Gott dieser Welt genannt, der Beherrscher des menschlichen Geistes und des menschlichen Verstandes. Es sind die Herrschaften, Gewalten und die geistlichen Mächte der Bosheit und die Weltbeherrscher der Finsternis dieser Welt. Diese Geschöpfe sind die Beherrscher des menschlichen Geistes und des menschlichen Verstandes. Diese Geschöpfe sind die Archetypen und dunklen

Schatten der Jung'schen Psychologie, die sich nicht auf der Ebene des kollektiven Unbewussten der menschlichen Seele befinden, sondern im menschlichen Geist, denn sie sind Geist; wir müssen Gleiches mit Gleichem vergleichen. In 2. Timotheus 1,7 steht z. B.:

Denn Gott hat uns nicht einen Geist der Furcht gegeben, sondern einen Geist der Kraft, der Liebe und der Besonnenheit. [Anm. d. Übers. Im Englischen steht statt „der Besonnenheit“ „des gesunden Verstandes“.] 2. Timotheus 1,7 (NLB)

Angst ist ein Geist und kann unsere Gedanken kontrollieren, sowohl im Geist als auch in der Seele.

Aber wir wurden aus dieser Dunkelheit herausgerufen. Wir wurden aus dem Okkultismus herausgerufen. Wir wurden von dort heraus in die Wiedergeburt hineingerufen. Wir sind durch das vergossene Blut unseres Herrn, Jesus Christus, erlöst worden. Sind wir den ganzen Weg aus der Dunkelheit herausgekommen, ohne dass Gott uns offenbart, wer unsere Feinde sind? Denn unsere Feinde sind nicht aus Fleisch und Blut, es sind auch nicht die Russen und Chinesen. Gott liebt die Russen und Chinesen. Unsere Feinde sind Satan und seine gefallenen Anhänger: die Herrschaften, Gewalten, geistlichen Mächte der Bosheit und Weltbeherrscher der Finsternis dieser Welt.

In 2. Timotheus 1,7 steht, dass Gott uns keinen Geist der Furchtsamkeit gegeben hat. Es gibt eine normale, von Gott gegebene Furcht, damit wir nicht auf der Straße spielen oder von einer Klippe springen, und denken, wir könnten fliegen. Es gibt ein normales *Fight-or-Flight*-Verhalten [Kampf oder Flucht], das Gott in uns hineingelegt hat.

Es gibt aber auch ein Reich da draußen, das Teil unseres Lebens sein möchte. Die Gemeinden sind diesem Feind gegenüber unglaublich ignorant. *„Aus den Augen, aus dem Sinn“ scheint eine Abwehrhaltung der christlichen Kirche zu sein. Aber ich sage Ihnen, „aus den Augen, aus dem Sinn“ ist kein geistliches Prinzip*. Manche Konferenzen über geistliche Kriegsführung sind nichts als Schattenboxerei. Ich bin hier, um Ihnen zu sagen, dass wir den Teufel besiegen und ihn und sein Reich erkennen werden. Amen?

Der Teufel ist *nicht* allgegenwärtig. Das wissen wir von Hiob. Die Söhne Gottes kamen, um sich vor dem Herrn einzufinden und Satan kam mit ihnen. Der Herr sprach: „Was hast du denn in letzter Zeit so gemacht, Junge?“ Satan sagte: „Ich bin auf der Erde umhergewandert.“ (Hiob 1,7)

Und der HERR sprach zum Satan: Woher kommst du? Und der Satan antwortete dem HERRN und sagte: Vom Durchstreifen der Erde und vom Umherwandern auf ihr. Hiob 1,7

Wenn er allgegenwärtig wäre, müsste er nicht auf der Erde umherwandern. Er ist nicht allgegenwärtig. Er überwacht eine Bürokratie, diese ist unsichtbar und kann auch der zweite Himmel genannt werden. Sie leben auf dieser Erde mit dem ersten Himmel, und der dritte Himmel ist da, wo Gott ist.

Paulus sagte, dass er in den dritten Himmel entrückt worden sei. (2. Korinther 12,2)

> **2Ich weiß von einem Menschen in Christus, dass er vor vierzehn Jahren – ob im Leib, weiß ich nicht, oder außer dem Leib, weiß ich nicht; Gott weiß es –, dass dieser bis in den dritten Himmel entrückt wurde. 3Und ich weiß von dem betreffenden Menschen – ob im Leib oder außer dem Leib, weiß ich nicht; Gott weiß es –, 4dass er in das Paradies entrückt wurde und unaussprechliche Worte hörte, die auszusprechen einem Menschen nicht zusteht. 2. Korinther 12,2–4**

Wenn es einen ersten und dritten Himmel gibt, was kommt dann dazwischen? Der zweite Himmel.
Satan wird der Fürst der Macht der Luft genannt.

> **… 2in denen ihr einst wandeltet gemäß dem Zeitlauf dieser Welt, gemäß dem Fürsten der Macht der Luft, des Geistes, der jetzt in den Söhnen des Ungehorsams wirkt. Epheser 2,2**

> **… 4den Ungläubigen, bei denen der Gott dieser Welt den Sinn verblendet hat, damit sie den Lichtglanz des Evangeliums von der Herrlichkeit des Christus, der Gottes Bild ist, nicht sehen. 2. Korinther 4,4**

Er wird der Gott der Menschheit genannt.

Sie müssen aufwachen! Kein Schattenboxen mehr. Werde ich dem Teufel heute *widerstehen*? Nein. Ich werde den Teufel in meinem Leben *besiegen*. Das ist mein Feind. Ich werde die Angst in meinem Leben besiegen, weil das mein Feind ist. Ich werde religiöse Borniertheit in meinem Leben besiegen, weil das mein Feind ist. Ich werde den Selbsthass in meinem Leben besiegen, weil das mein Feind ist. Ich werde die Wut in meinem Leben besiegen, weil das mein Feind ist. Das sind die Mächte, die auf Satan hören und ihm dienen.

Wenn ich mit Leuten zu tun habe, die gewaltbereit sind, wissen Sie, was ich dann tue? Ich sage ihnen nicht, dass sie aufhören sollen, gewalttätig zu sein. Sie könnten damit nicht aufhören, selbst wenn sie es versuchten. Wenn ich mit solchen Leuten zu tun habe, versuche ich herauszufinden, was geschehen war. Wo ist die Wurzel? Ich suche die Ursache, davon muss ich die Personen trennen. Wenn ich jemanden helfen kann, es geistlich in Ordnung zu bringen, dann zieht auch der Verstand nach.

Ich studiere die menschliche Psyche, aber nicht aus einer Jung'schen Perspektive, sondern aus einer biblischen. Wir dienen vielen Menschen. Wenn wir sie zu einer geistlichen Veränderung geführt und all das „Ungeziefer“ entfernt haben, dann müssen wir zurückgehen und ihnen helfen, ihr Denken zu erneuern.

Erinnerungen

Wir denken auf zwei Ebenen. Wussten Sie, dass Sie ein Geist sind? Ihr menschlicher Geist denkt, und ihr Intellekt denkt unabhängig von ihrem menschlichen Geist. Deswegen heißt es in Hebräer 4,12, dass das Wort Gottes die Seele vom Geist scheidet. Warum? Damit Gottes Wort Zugang zu Ihrem menschlichen Geist bekommt, um Ihr Denken durch die Reinigung mit dem Wasser des Wortes zu erneuern, indem Sie es kontinuierlich anwenden. Als Ihr Verstand und Ihr Geist im Hinblick auf das Denken eins waren, richteten Sie sich nach dem Denken Satans und folgten Satan.

Durch das Wirken des Heiligen Geistes, der Sie in die ganze Wahrheit führen soll, werden Ihr Geist und Ihre Seele gemeinsam mit Gottes Art zu denken in Einklang gebracht werden und Ihm folgen. Aber in diesem Prozess gibt es noch eine große Lücke zu schließen. Es werden Dinge hochkommen, die Ihnen zusetzen werden. Dinge, die sich der Veränderung Ihres Denkens in den Weg stellen werden. Bei der Veränderung unseres Denkens kann uns wirklich mulmig zumute werden, da sich der Verstand querstellen wird.

Lassen Sie mich erklären, wie das funktioniert.

Wenn wir Menschen gedient haben, die irgendeine Art von Tragödie oder Missbrauch erlebt haben und dadurch in ihrer Seele verletzt wurden, erinnern sie sich immer noch an die Tragödie. Wir können ihnen die Erinnerung nicht nehmen, weil sie ein Teil ihrer Seele ist. Die Bibel sagt, dass die Seele gerettet wird. Wie wird Ihre Seele gerettet? Ihre Gehirnzellen sind Teil Ihrer Seele. Wenn Sie sterben, sterben Ihre Gehirnzellen mit Ihnen, aber das Spiegelbild der Gedanken Ihrer Seele verbleibt in Ihrem Geist, der zu Gott zurückkehrt, um die Wiederauferstehung zu erwarten. Die Bibel sagt, dass Sie an jenem Tag (Wiederauferstehung) erkennen werden, wie Sie erkannt worden sind.

> **Denn wir sehen jetzt mittels eines Spiegels undeutlich, dann aber von Angesicht zu Angesicht. Jetzt erkenne ich stückweise, dann aber werde ich erkennen, wie auch ich erkannt worden bin. 1. Korinther 13,12**

> **Ich bin der gute Hirte; und ich kenne die *Meinen*, und die Meinen kennen mich, Johannes 10,14**

> **Wir aber sind nicht von denen, die zurückweichen zum Verderben, sondern von denen, die glauben zur Gewinnung des Lebens. Hebräer 10,39**

… [20]so wisst, dass der, welcher einen Sünder von der Verirrung seines Weges zurückführt, dessen Seele vom Tode retten und eine Menge von Sünden bedecken wird. Jakobus 5,20

So funktioniert es. Wir haben ein Kurzzeit- und ein Langzeitgedächtnis. Das Kurzzeit- und Langzeitgedächtnis besteht aus Gedankeneinheiten, die man „Meme" nennt. Wir haben individuelle Meme, Massenmeme und kulturelle Meme (vererbt oder erlernt).

George Otis jr. ist ein weltbekannter christlicher Leiter, ich weiß nicht, ob Sie ihn kennen. Er erstellt soziologische und geistliche Karten der Erde im Hinblick auf geistliche Gebundenheiten, dabei berücksichtigt er auch Massenmeme und kulturelle Meme.

Es gibt Gewalten, die Nationen beherrschen. Das wissen wir von Daniel. Der Fürst von Persien und der Fürst von Griechenland waren unsichtbare Gewalten, die im Auftrag Satans vom Himmel aus über Nationen herrschten (Daniel 10). Eine weitere unsichtbare Gewalt, die über Nationen herrscht, ist Gog, beschrieben in Hesekiel 38–39. Meiner Meinung nach dient diese unsichtbare Gewalt Satan heute als unsichtbarer Herrscher des Islam.

Wieso ist Satan der Gott dieser Welt? Er kontrolliert den menschlichen Verstand mit einem Evangelium, das nicht das Evangelium unseres Herrn ist und herrscht durch Religiosität, Ethnizität, Soziologie und die Götter dieser Welt. Er kontrolliert Gedanken, er und sein Reich sind eine unsichtbare Geist-Form.

Wie viele von Ihnen haben schon einmal ihre Theologie geändert?

Wie viele von Ihnen haben in Ihrem Leben schon einmal üble Gedanken gehabt? Waren Sie stolz darauf? Wer von Ihnen hat schon einmal seine Meinung geändert? Es ist zwar ein Vorurteil von Frauen, aber es fällt Männern etwas schwerer. So sind eben die Frauen! Ich mache nur Spaß!

Wie viele können sich an fehlerhaftes Denken in der Vergangenheit erinnern? Ich frage nicht, damit Sie darüber nachdenken. Wie viele würden sich an Fehler in ihrem Leben erinnern? Sie wurden von neuem geboren, Ihr Herz hat sich Gott geöffnet und Sie haben ein neues Leben. Durch das Wort Gottes kamen Gottes Gedanken und Wille in Ihr Leben. Also, können Sie sich noch an die atheistischen Zeiten in Ihrem Leben erinnern? Wir verlieren diese Erinnerung nicht. Wir tun dies nicht, weil sie Teil unserer Seele ist.

Wenn eine Person ein gebrochenes Herz und einen verletzten Geist hat, entfernen wir den Schmerz in ihrem Herzen, indem wir ihr dienen. Sie hat dann immer noch die Erinnerung in ihrem Gedächtnis, aber der Schmerz in ihrem Herzen ist nicht mehr da. Wie kann es sein, dass jemand an einem Tag die Erinnerung und den Schmerz noch hat und dann, nachdem der Herr geheilt hat, die Erinnerung zwar noch da ist, aber nicht mehr der Schmerz? Das „Geschöpf" in dieser Person, das die Verletzung und die Gedanken immer wieder verstärkt hat, wurde geistlich entfernt (Hebräer 12,13).

Ein Mem ist eine Gedankeneinheit. Massenmeme können Massenhysterie hervorrufen. Ein anderes Massenmem ist Tratsch. Ich möchte Ihnen helfen, darüber nachzudenken, da manche in ihrem Langzeitgedächtnis durch ihren Feind programmiert wurden und er möchte, dass Sie seinem Denken bis ins Grab folgen. Dann kann er die Krankheiten, die ein Resultat *üblen Denkens* sind, in ihnen aufrechterhalten. Hinter geistlich verwurzelten Krankheiten stecken immer Gefühle, Emotionen und Gedanken. Ihr Feind stellt sich auf die Tatsache, dass ihm Ihr Verstand und Ihr Herz gehören. Er braucht Sie, weil ohne Sie sein Reich auf dieser Erde nicht bestehen kann (1. Mose 3).

Wussten Sie, dass der Feind Sie benutzen möchte, um sich durch Sie auszudrücken? Macht Ihnen das Angst? Wussten Sie, dass viele Menschen Mittelsmänner des Teufels sind und es gar nicht wissen? Wenn Sie Ihren Bruder hassen, sind Sie ein Mittelsmann des Teufels. Wenn Sie Ihrem Bruder übel nachreden, sind Sie ein Orakel des Teufels. Das wird nicht immer gelehrt, oder? Deshalb muss Ihr Denken erneuert und durch das Wasser des Wortes gereinigt werden.

… 23dagegen erneuert werdet in dem Geist eurer Gesinnung … Epheser 4,23

… 26um sie zu heiligen, sie reinigend durch das Wasserbad im Wort, Epheser 5,26

Unser Kurzzeitgedächtnis macht ein „Foto" – das ist dann ein Mem. Eine Gedächtniseinheit ist ein elektrochemischer Vorgang, der im Gehirn stattfindet. Im Kurzzeitgedächtnis bleibt eine solche Einheit nicht erhalten. Jedoch passiert im Langzeitgedächtnis etwas mehr, der elektrochemische Vorgang wird durch Nachsinnen, wiederholtes Erleben sowie bewusstes Wahrnehmen verstärkt.

Hinzu kommt ein genetischer Faktor und bezieht die RNS [Ribonukleinsäure; engl.: RNA] mit ein. Es erfolgt eine sogenannte Proteinsynthese, und die Erinnerung wird biologisch betrachtet ein Teil der Gehirnzellen, nicht nur als Funke oder Bild im Kurzzeitgedächtnis. Jetzt ist sie ein biologischer Teil von Ihnen. So wird Ihre Seele erhalten. Das Spiegelbild wird wie ein Negativ aufgenommen. Der menschliche Geist greift es auf und macht sich geistlich und psychologisch gesehen eins damit.

In den Sprüchen heißt es:

Denn wie ein Mensch in seinem Herzen denkt, so ist er. [Anm. d. Übers.: Ist aus dem Englischen direkt übersetzt] Sprüche 23,7

Ich habe vor kurzem mein Herz geändert, und mein armer Kopf kommt nur langsam hinterher. Ich folge Gott nach, nicht nur weil mein Verstand dem zustimmt. Ich folge Gott nach, weil mein Herz, das sich mit meinem Glauben verbunden hat, aufgrund des Wortes Gottes dem zustimmt. Die Bereiche Ihres Denkens, die nicht mit Gottes Erkenntnis übereinstimmen, müssen einem höheren Denken unterstellt werden: Gottes Denken. Werden Sie sich immer an ihr übles Denken, ihre Fehler oder ihre Unwissenheit erinnern? Ja, aber durch das Wirken des Heiligen Geistes ist diese alte Denkweise, auch wenn Sie sich noch daran erinnern, jetzt untergeordnet. So wird die Wahrheit aufgerichtet, und falsche Gedanken werden vertrieben.

Ihr Feind möchte Sie durch Ihr Langzeitgedächtnis kontrollieren. Wissen Sie, wer Sie noch durch ihr Langzeitgedächtnis beeinflussen möchte? Seien Sie jetzt nicht beleidigt: Gott! Möchten Sie lieber Gott oder dem Teufel gehören? Möchten Sie lieber den Verstand Satans oder den Verstand Christi haben?

Wir brauchen den Verstand Christi.

> **Denn "wer hat den Sinn des Herrn erkannt, dass er ihn unterweisen könnte?" Wir aber haben Christi Sinn. 1. Korinther 2,16**

Wie, glauben Sie, funktioniert das? Wir gehen mal schnell zu Gott, nehmen seine Gehirnzellen und stecken sie in unseren Kopf? Nein, es bedeutet, dass wir den Willen des Vaters und das Wort Gottes kennen müssen. Dann können wir Seinem Wesen und Seinem Ebenbild gleich sein. Wenn wir denken, ist es, als würde Er denken; wenn wir sprechen, ist es, als würde Er sprechen; wenn wir handeln, ist es, als würde Er handeln. So werden wir völlig wiederhergestellt als Männer und Frauen Gottes.

So sehe ich die vollständige Wiederherstellung von Männern und Frauen Gottes im Wort Gottes: ein vollkommener Ausdruck der Erneuerung und Wiederherstellung von den Werken der Finsternis zu den Werken des Lebens. So sieht mich Gott in meiner Generation – mein Wille sollte mit dem Willen des Vaters übereinstimmen, meine Worte mit dem Wort Gottes, und mein Handeln mit dem Wirken des Heiligen Geistes, damit der Wille, die Worte und die Taten Gottes durch mein Leben geschehen. Ich bin ein verlängerter Arm des Wortes, des Willens und des Wirkens Gottes.

Ist es nicht erstaunlich, dass wir nach Gottes Ebenbild erschaffen sind? An dieser Stelle möchte ich mit einigen Memen der Vergangenheit brechen, ist das für Sie in Ordnung? Manche von Ihnen haben sich den Gedanken Satans angepasst, den Gedanken des Todes, den Gedanken des Antichristen und Dingen, die im völligen Gegensatz zu dem stehen, was Gott sagt. Ihnen wurde nicht der Geist der Furcht gegeben (2. Timotheus 1,7). Sie sollen nicht eine Wurzel der Bitterkeit aufsprossen und Ihnen zur Last werden lassen (Hebräer 12,15). Wir müssen achthaben auf das, was Teil unseres Langzeitgedächtnisses wird.

Was ist in 2. Korinther 10 mit dem Gefangennehmen der Gedanken gemeint? So wie wir geschaffen sind, ist es da nicht erstaunlich, dass wir normalerweise zuerst nachdenken, bevor wir etwas tun? Wenn Sie einen Styroporbecher für Wasser, also einen Wasserbehälter, entwerfen würden, woher würde da der erste Teil des Konzepts kommen? Aus Ihrem Verstand. Dann würden Sie zu einem Freund gehen und sagen: „Ich habe gerade einen Becher erfunden." Was würden Sie dann wiedergeben? Das Konzept, das Ihrem Verstand entsprungen ist. Und wenn Sie es dann in schriftliche oder mündliche Form gebracht haben, was wäre dann der letzte Schritt? Die Ausführung, die Herstellung.

Genau das ist Gottes Natur: Er dachte, sprach aus, was Er dachte, und tat es. Die drei Personen des ewigen Gottes waren in perfekter Übereinstimmung. *Der Vater wollte es, das Wort hat es ausgesprochen und der Heilige Geist hat es ausgeführt.* Wenn Sie eine Beziehung zu Gott haben und mit Ihm Gemeinschaft durch Sein Wort haben, dann sollte ihr Leben ein Ausdruck Seines Willens, Seines Wortes und Seiner Macht sein. Wenn die Menschen Sie sehen, sollten sie Sie stets als verlängerten Arm Gottes sehen. Ist das ein idealistischer Ansatz, über den man mal nachdenken könnte, oder denken Sie, dass es biblisch ist?

Wir haben noch einen langen Weg vor uns, bevor wir die Rätsel hinter Krankheiten lösen können. Wir müssen Dinge abwägen. Ich möchte, dass Sie jeden Gedanken gefangen nehmen. Ich möchte, dass Sie Ihre Gedanken, Emotionen und Einzelteile Ihres Seins durchleuchten. Wenn Sie Angst haben, sich dorthin zu begeben, fassen Sie Mut. *Sie werden sowieso bereits davon gequält.* Gott möchte in Ihrem Inneren wirken, also schließen Sie Ihn nicht aus. Er möchte, dass es Ihnen gut geht, dass Sie bei klarem Verstand sind, körperlich und geistig gesund sind und 1. Thessalonicher 5,23 erfüllen.

> **Er selbst aber, der Gott des Friedens, heilige euch völlig; und vollständig möge euer Geist und Seele und Leib untadelig bewahrt werden bei der Ankunft unseres Herrn Jesus Christus! 1. Thessalonicher 5,23**

Es gibt das Wort der Heiligung, das Wort der Beschneidung, das Wort des brennenden Feuers des Heiligen Geistes und das Wort der Überführung. So werden Sie ganzheitlich wiederhergestellt. Gott möchte Sie vollständig in Geist, Seele und Körper heiligen. Gott will nicht, dass Sie nur in einer Dimension wiederhergestellt werden. Er möchte Sie in jeder Dimension Ihrer Schöpfung wiederherstellen. Es beginnt ganz tief im Inneren – denn wie ein Mensch in seinem Herzen denkt, so ist er.

> **Denn wie ein Mensch in seinem Herzen denkt, so ist er. [Anm. d. Übers.: Ist aus dem Englischen direkt übersetzt] Sprüche 23,7**

Der biblische Maßstab für Heilung – unser Fokus

Ich möchte, dass Sie klarsehen. Als erstes haben wir den biblischen Maßstab für Heilung festgelegt. Gott möchte in Ihr Leben eingreifen. Zweitens haben wir festgestellt, dass die Kirche in Bezug auf Krankheiten schrecklich versagt hat. Beim Lesen von Hesekiel 34 haben wir drittens festgestellt, dass Gott, der Vater, durch den Geist Gottes (der durch den Propheten Hesekiel sprach) offenbarte, dass Er darüber verärgert war und einiges gegen die geistlichen Leiter vorzubringen hatte. Sie heilten die Kranken nicht. Sie kümmerten sich nicht um sie. Sie suchten nicht nach denen, die für immer verloren gegangen waren.

Sowohl im Alten als auch im Neuen Testament fanden wir Belege dafür, dass es Gottes Wille ist, dass es uns an Geist, Seele und Körper gut geht. Wir haben Ihnen Einblicke in die Realität von geistlichen Wurzeln vermittelt. Wir haben ein Fundament für unser Denken über Geist und Seele gelegt und uns damit beschäftigt, wie es unsere physiologische Existenz berührt. Jetzt kommen wir an einen Punkt, wo wir uns verschiedene Krankheiten anschauen werden.

Ich fülle die Lücke zwischen Schulmedizin und gar keiner Hilfe. Ich befasse mich mit Krankheiten – Krankheiten, die eine geistliche Wurzel haben mit verschiedenen psychologischen und physiologischen Auswirkungen. Ich beschäftige mich mit der Lehre von den Ursachen Hunderter verschiedener, so genannter unheilbarer Krankheiten in Amerika und der ganzen Welt.

Gott und ich haben das Wort *unheilbar* genommen und Folgendes damit gemacht: *Wenn Sie unheilbar sagen, dann haben Sie den Teufel über Gott erhoben.* Ich kann mich nicht dazu bringen, das zu sagen. Ich glaube, dass alles möglich ist. *Ich glaube, dass die Menschheit unter Krankheiten leidet, weil wir von Gott und Seinem Wort getrennt wurden und Ihm gegenüber ungehorsam geworden sind.*

Ich betrachte alle Heilung von geistlich verwurzelter Krankheit als eine Auswirkung von Heiligung. Ich glaube, dass jede Krankheit eine geistliche Wurzel hat, die das Ergebnis mangelnder Heiligung in unserem Leben als Männer und Frauen Gottes ist. Ich glaube, dass die Heilung und/oder Vorbeugung von Krankheit generell ein Prozess erneuter Heiligung ist. Erinnern Sie sich an 1. Thessalonicher 5,23: „Möge der Gott des Friedens euch vollständig in Geist, Seele und Körper heiligen." Des Weiteren glaube ich, dass Gott nicht heilen kann und nicht heilen wird, wenn wir Seinem Standard an Heiligkeit nicht entsprechen. Ich denke nicht, dass Er das muss. Ich glaube nur nicht, dass Gott uns segnen und uns weiter sündigen lassen wird. Ich bin nicht gesetzlich. Mir kommt es auch nicht auf Werke der Gerechtigkeit an. Was ich möchte, ist eine Veränderung des Herzens – die Beschneidung des menschlichen Herzens, die Unterwerfung unter den lebendigen Gott, weil wir uns unterwerfen *möchten*, nicht weil wir es müssen.

Ich glaube, es besteht ein Zusammenhang zwischen Sünde und Krankheit, weil es so in 5. Mose 28 steht. Ungehorsam Gott und Seinem Wort gegenüber und das Verlassen des Bundes mit Gott wird dem Fluch die Tür öffnen. Im 5. Mose 28 finden wir im Abschnitt über Flüche alle möglichen Krankheiten. Wenn Menschen gegenüber Gott und Seinem Wort gehorsam wurden, im Bund mit Ihm als Seine Kinder, finden wir Segen und nicht eine einzige Krankheit. *Ich betrachte jede Krankheit als einen Fluch und nicht als Segen. Ich betrachte die Abwesenheit von Krankheit als Segen.* Wählen Sie heute, was Sie haben werden, Segen oder Fluch, Leben oder Tod:

> **19 Ich rufe heute den Himmel und die Erde als Zeugen gegen euch auf: Das Leben und den Tod habe ich dir vorgelegt, den Segen und den Fluch! So wähle das Leben, damit du lebst, du und deine Nachkommen, 20 indem du den HERRN, deinen Gott, liebst und seiner Stimme gehorchst und ihm anhängst! Denn das ist dein Leben und die Dauer deiner Tage, dass du in dem Land wohnst, das der HERR deinen Vätern, Abraham, Isaak und Jakob, geschworen hat, ihnen zu geben. 5. Mose 30,19–20**

Hinsichtlich der Vergebung von Sünden und der Heilung von Krankheiten heißt es in Psalm 103,3, dass der Herr uns alle unsere Sünden vergibt und alle unsere Krankheiten heilt.

> **Der da vergibt alle deine Sünde, der da heilt alle deine Krankheiten. Psalm 103,3**

Die Vergebung von Sünden und die Heilung von Krankheiten werden zusammen in einem Vers genannt. Im Neuen Testament, in Jakobus 5,14–15, wird uns über die Kranken in den Gemeinden gesagt:

> **14 Ist jemand krank unter euch? Er rufe die Ältesten der Gemeinde zu sich, und sie mögen über ihm beten und ihn mit Öl salben im Namen des Herrn. 15 Und das Gebet des Glaubens wird den Kranken retten, und der Herr wird ihn aufrichten, und wenn er Sünden begangen hat, wird ihm vergeben werden. Jakobus 5,14–15**

Hier haben wir den Zusammenhang zwischen Sünde und Heilung. Als Jesus gerade jemanden geheilt hatte, sagte Er:

> **Danach findet Jesus ihn im Tempel, und er sprach zu ihm: Siehe, du bist gesund geworden. Sündige nicht mehr, damit dir nichts Ärgeres widerfahre! Johannes 5,14**

Allein durch die Übereinstimmung dieser drei Bibelstellen sehe ich einen direkten Zusammenhang zwischen mangelnder Heiligung, Krankheit und Sünde.

Vor kurzem las ich 2. Chronik 29 und 30. Es war wirklich interessant zu sehen, wie in den Tagen König Hiskias das Wort Gottes wieder zu Seinem Volk zurückgebracht wurde. Die Leviten hatten nicht mehr geopfert; die Priester hatten kein Blut zum Erlass der Sünden mehr vergossen. Die Menschen dienten heidnischen Göttern, und König Hiskia kam, um die Gerechtigkeit Gottes in Gottes Volk wiederaufzurichten. Es war sehr interessant, weil er die Leviten zusammenbrachte. Er brachte die Sänger und Priester zusammen, und als sie für die Sünde opferten, stieg der Lobpreis zu Gott auf. Es war ein spontaner Lobpreis mit Danksagung, bei dem die Beziehung und Gemeinschaft mit Gott wiederhergestellt und auch das Opfern von Blut für die Sünden wieder aufgenommen wurden.

Der Herr schaute herab und hörte:

> **Und der HERR erhörte Hiskia und heilte das Volk. … 2. Chronik 30,20**

Der Herr erhörte und heilte, aber die Heiligung musste zuerst stattfinden. Damit Sie an einen Punkt kommen, wo Sie Heilung empfangen können, müssen Sie eine Beziehung zu Gott haben. In dieser Beziehung haben Sie Kontakt zu allen drei Personen Gottes. Sie haben eine Beziehung zum Vater, zum Sohn und zum Heiligen Geist durch die Gemeinschaft des Heiligen Geistes:

> **Die Gnade des Herrn Jesus Christus und die Liebe Gottes und die Gemeinschaft des Heiligen Geistes sei mit euch allen! 2. Korinther 13,13**

Viele der Gemeinden heutzutage versuchen von Gott Heilung zu empfangen durch Gebete und Bitten, aber sie haben keine Beziehung; sie sind nicht gehorsam.

Jesus sagte, Ihn zu lieben, bedeute auch, Ihm zu gehorchen:

> **Wenn ihr mich liebt, so werdet ihr meine Gebote halten; Johannes 14,15**

Eine Beziehung zu Gott schließt Gehorsam ein, nicht aus „Pharisäertum“ oder Gesetzlichkeit, sondern aus einem Herzen, das Gott kennen und eine Beziehung aus Glauben zu Ihm haben möchte. Gemeinschaft mit dem Vater, Gemeinschaft mit dem Wort, das der Sohn ist, und Gemeinschaft mit dem Heiligen Geist: Das ist es, was Gott sich wünscht.

Aus der Beziehung heraus entsteht Lobpreis. Wir preisen nicht den Heiligen Geist allein. Wir preisen den Vater und den Sohn, Jesus. Das Werk des Heiligen Geistes besteht darin, den Willen des Vaters und das Wort Gottes zu bestätigen und auszuführen. Der Heilige Geist spricht nicht aus sich selbst (Johannes 16,13). Er verherrlicht Jesus und den Vater (Johannes 16,14).

> **13 Wenn aber jener, der Geist der Wahrheit, gekommen ist, wird er euch in die ganze Wahrheit leiten; denn er wird nicht aus sich selbst reden, sondern was er hören wird, wird er reden, und das Kommende wird er euch verkündigen. 14 Er wird mich verherrlichen, denn von dem Meinen wird er nehmen und euch verkündigen. 15 Alles, was der Va-**

> **ter hat, ist mein; darum sagte ich, dass er von dem Meinen nimmt und euch verkündigen wird. Johannes 16,13–15**

Alle guten Dinge kommen vom Vater, im Namen Jesus und als Werk des Heiligen Geistes.

> **Jede gute Gabe und jedes vollkommene Geschenk kommt von oben herab, von dem Vater der Lichter, bei dem keine Veränderung ist noch eines Wechsels Schatten. Jakobus 1,17**

Deshalb gehen wir auch zum Vater, im Namen Jesu, und der Heilige Geist führt es aus. Wenn wir um etwas bitten, sollen wir uns nur an eine Person Gottes wenden. Jesus sagte, an jenem Tage würden wir Ihn nichts fragen, sondern wir würden den Vater in Seinem Namen bitten, und Er würde uns das Erbetene geben.

> **23Und an jenem Tag werdet ihr mich nichts fragen. Wahrlich, wahrlich, ich sage euch: Was ihr den Vater bitten werdet in meinem Namen, wird er euch geben. 24Bis jetzt habt ihr nichts gebeten in meinem Namen. Bittet, und ihr werdet empfangen, damit eure Freude völlig sei! Johannes 16,23–24**

Jesus sagte: „Bis jetzt habt ihr nicht gebeten in meinem Namen. Bittet und ihr werdet empfangen, damit eure Freude völlig sei! Und denkt nicht, dass ich den Vater für euch bitten werde." Dann baten Ihn die Jünger, sie das Beten zu lehren, und Jesus sagte: „Jungs, sagt es folgendermaßen …!"

> **… Unser Vater, der du bist in den Himmeln, … Matthäus 6,9**

Wir richten die Bitten an den Vater, im Namen des Herrn Jesus Christus.

Jedoch scheint Jesu Kirche nicht viele Antworten zu bekommen. Genau das ist das Problem. Ich sehe keine gesunde Kirche, die versucht, eine kranke Welt zu retten. Ich sehe eine kranke Kirche, die versucht, sich selbst zu retten. Und es sollte eine gesunde Kirche sein, die versucht, eine kranke Welt zu retten. Das ist, was ich in der Bibel sehe.

Stellen Sie Ihre Beziehung zu Gott wieder her, und Sie werden Ihn preisen. Wenn eine Beziehung und Lobpreis vorhanden sind, dann werden Sie, wenn Sie im Namen des Herrn vor Gott kommen, Seine Aufmerksamkeit haben. Es wird Sie nichts kosten.

Manche Menschen, die das hier hören, werden nie wieder dieselben sein. Bei manchen von Ihnen gibt es Probleme im Leben. Wenn Sie die Prinzipien, die ich Ihnen vorgelegt habe, anwenden und zu Gott und zu Seinem Wort gehen, werden Sie bestimmten Krankheiten den Rücken kehren, als hätten Sie sie nie gehabt. Das geschieht nicht bei jedem, da manche von uns noch an der Lösung ihrer Probleme arbeiten. Wir arbeiten immer noch an ihrer Lösung, denken über sie nach, führen die Beschneidung des Herzens durch, tun Buße, kommen vor Gott, kommen wieder zurück in die Beziehung, erreichen den Punkt, wo wir mit Gott bezüglich des Problems ehrlich sind. Wir erreichen einen Punkt, an dem wir bereit sind, vor Ihn zu kommen, damit Er sich des Kernproblems annimmt.

Die Bibel lehrt mich in Johannes 8,36: „Wenn nun der Sohn euch frei machen wird, so werdet ihr wirklich frei sein." Selbsthilfegruppen verstärken oft das, was in unserem Leben vor sich geht, ohne einen Ausweg zu bieten. Obwohl wir angehalten sind, die Lasten des anderen zu tragen, sollten Selbsthilfegruppen letztendlich so konzipiert sein, dass sie ein Freiwerden ermöglichen. Selbsthilfegruppen sollten also beide Dimensionen erfassen: Lasten tragen und einen Weg in die Freiheit bieten.

Gottes Wort kennen

Wenn wir in bestimmte Schwierigkeiten geraten, stellen wir fest, dass an einer bestimmten Stelle in unserem Stammbaum oder in unserem eigenen Leben unser Verstand und unser Geist dem anderen Reich geöffnet wurden. Wir haben auf diese Stimmen gehört und sind Denkweisen und Prinzipien gefolgt, die das genaue Gegenteil von dem sind, was Gott in Seinem Wort sagt. *Das größte Problem, das ich heute in christlichen Gemeinden finde, ist, dass Christen so oft nicht das Wort Gottes kennen.*

Ein Arbeiter, der sich nicht schämt, das Wort der Wahrheit in gerader Richtung zu schneiden:

> **Strebe danach, dich Gott bewährt zur Verfügung zu stellen als einen Arbeiter, der sich nicht zu schämen hat, der das Wort der Wahrheit in gerader Richtung schneidet!**
> **2. Timotheus 2,15**

Das geschieht, wenn man sich mit dem Wort hinsetzt und Gott zu sich sprechen lässt. Studieren Sie die Bibel selbst. Lassen Sie sich nicht von aufkommenden neuen Lehren und Launen beeinflussen – studieren Sie selbst!

Als ich das erste Mal wieder zu Gott zurückgekehrt war, setzte ich mich anfangs jeden Morgen von 6 Uhr bis 7.30 Uhr hin, bevor ich meiner Arbeit nachging. Woche für Woche, Monat für Monat, arbeitete ich mich für 1½ Stunden durch die Bibel. Nach Monaten des Studiums explodierte die Bibel förmlich für mich. Hier fängt man an. Das ist Gottes Wille. Das ist Gottes Wort, und wenn man es mit seinem Glauben verbindet und in sein Herzen aufnimmt, wird man nie wieder derselbe sein. Sie werden Ihr Leben, das Leben Ihrer Familie, Ihre Stadt, Ihre Gemeinde und Ihre Welt verändern.

Im *Okkultismus* wird die Wahrheit verborgen und Falsches präsentiert sich als wahr. Die meisten Geisteskrankheiten, die heute bekannt sind, resultieren aus einer Trennung von Gottes Wort, welches die Gedanken und den Willen Gottes zu allen Dingen wiedergibt. Den offenbarten Willen Gottes und das lebendige Wort, dem die Menschheit folgen soll, finden wir in der Schrift. Folgen wir anderen Denkweisen, anderen Göttern und geistlichen Leitern, die sich nicht auf Gott gründen, nicht von Ihm bestimmt sind, nicht im Bund mit Ihm stehen, nicht von Ihm gesalbt oder eingesetzt wurden, dann haben wir unseren Geist Mächten geöffnet, die uns unseren Glauben stehlen und uns Qualen zufügen wollen.

ANGST KOMMT GRUNDSÄTZLICH DAVON, DASS WIR GOTT UND SEINEM WORT NICHT VERTRAUEN.

Im Wort heißt es:

> **Seid um nichts besorgt, sondern in allem sollen durch Gebet und Flehen mit Danksagung eure Anliegen vor Gott kundwerden; Philipper 4,6**

> **Sagt in allem Dank! Denn dies ist der Wille Gottes in Christus Jesus für euch. 1. Thessalonicher 5,18**

> **So seid nun nicht besorgt um den morgigen Tag! Denn der morgige Tag wird für sich selbst sorgen. Jeder Tag hat an seinem Übel genug. Matthäus 6,34**

Wir sind so damit beschäftigt, unsere Vergangenheit mit uns herumzutragen und sie in die Zukunft zu projizieren, dass wir vergessen haben, im Heute zu leben.

Wenn unser Verstand, unser Geist und unsere Seele mit Angst und Verwirrung gefüllt sind, wenn wir Dinge projizieren und zu vermeiden versuchen, haben wir heute keinen irdischen Nutzen. Wir sind so damit beschäftigt, diesen Schrott mit uns herumzutragen und in die Zukunft zu projizieren. Deshalb brauchen wir Prozac®, Valium und Schlaftabletten. Deshalb haben wir Geschwüre.

Vergessen Sie die Vergangenheit, vergessen Sie die Zukunft!

LASSEN SIE HEUTE GOTT IN IHREM LEBEN GOTT SEIN!

Jeder Tag hat seines Übels genug.

> **So seid nun nicht besorgt um den morgigen Tag! Denn der morgige Tag wird für sich selbst sorgen. Jeder Tag hat an seinem Übel genug. Matthäus 6,34**

Ihr Leben hängt davon ab.

Stellen Sie sicher, dass Sie jederzeit im richtigen Reich sind.

Kapitel 2
Geistlich verwurzelte Krankheit

Geistlich verwurzelte Krankheit ist das Ergebnis einer Trennung auf drei Ebenen:

1. Trennung von Gott, Seinem Wort und Seiner Liebe
2. Trennung von sich selbst
3. Trennung von anderen

1. Trennung von Gott, Seinem Wort und Seiner Liebe

Die Menschheit ist primär deshalb krank, weil sie nicht mit Gott, Seinem Wort, Seiner Wahrheit und Seiner Liebe verbunden ist – und das trifft auch für Menschen im Leib Christi, in Seiner Kirche, zu. Wissen Sie, wie viele von den wundervollen, gläubigen Christen, zu denen ich spreche, sich nicht sicher sind, dass Gott sie liebt? Sie hatten irdische Väter, die Gott, den Vater, mit ihrem Leben nicht widerspiegelten. Da nun zwischen beiden eine Verbindung hergestellt wird, erscheint ihnen Gott, der Vater, als der Schuldige. Er ist in ihren Augen ein gemeiner, böser Kerl.

Religion lehrt uns, dass Gott, der Vater, Blitze von Seinem Thron herabfahren lässt und nur darauf wartet, uns zu erschlagen, wenn wir böse sind. In der Bibel lese ich aber etwas anderes. Unser Gott ist ein liebender Gott. Gott ist Liebe (1. Johannes 4,8).

Und wir haben erkannt und geglaubt die Liebe, die Gott zu uns hat. Gott ist Liebe, und wer in der Liebe bleibt, bleibt in Gott und Gott bleibt in ihm. 1. Johannes 4,16

Denn so sehr hat Gott die Welt geliebt, dass Er Seinen eingeborenen Sohn gab…

Denn so hat Gott die Welt geliebt, dass er seinen eingeborenen Sohn gab, damit jeder, der an ihn glaubt, nicht verloren geht, sondern ewiges Leben hat. Johannes 3,16

Jesus sagte: „Wenn ihr mich gesehen habt, habt ihr den Vater gesehen.“

Da antwortete Jesus und sprach zu ihnen: Wahrlich, wahrlich, ich sage euch: Der Sohn kann nichts von sich selbst tun, außer was er den Vater tun sieht; denn was der tut, das tut ebenso auch der Sohn. Johannes 5,19

Da sprach Jesus zu ihnen: Wenn ihr den Sohn des Menschen erhöht haben werdet, dann werdet ihr erkennen, dass ich es bin und dass ich nichts von mir selbst tue, sondern wie der Vater mich gelehrt hat, das rede ich. Johannes 8,28

Jesus spricht zu ihm: So lange Zeit bin ich bei euch, und du hast mich nicht erkannt, Philippus? Wer mich gesehen hat, hat den Vater gesehen. Und wie sagst du: Zeige uns den Vater? Johannes 14,9

Ich treibe gerne meinen Spaß mit der Religion. Ich liebe Beziehungen, aber für mich ist Religion ein Beziehungskiller. Ich versuche, Menschen an einen Punkt zu bringen, an dem sie geheilt werden, an dem sie empfangen können. Letztendlich kommt Heilung aber nicht von Jesus, sie kommt vom Vater. Jesus sagte: "Ich tue nur die Dinge, die ich meinen Vater tun sehe. Ich sage nur die Dinge, die ich meinen Vater sagen höre."

Ich rede, was ich bei dem Vater gesehen habe; auch ihr nun tut, was ihr von eurem Vater gehört habt. Johannes 8,38

Ich kann nichts von mir selbst tun; so wie ich höre, richte ich, und mein Gericht ist gerecht, denn ich suche nicht meinen Willen, sondern den Willen dessen, der mich gesandt hat. Johannes 5,30

Laut Jakobus 1,17 kommen alle guten Dinge von oben herab vom Vater der Lichter, bei dem keine Veränderung ist.

Jede gute Gabe und jedes vollkommene Geschenk kommt von oben herab, von dem Vater der Lichter, bei dem keine Veränderung ist noch eines Wechsels Schatten. Jakobus 1,17

In Psalm 68,20 heißt es: „Gepriesen sei der Herr, der unsere Last trägt!"

Gepriesen sei der Herr Tag für Tag! Er trägt für uns Last, Gott ist unsere Rettung. Psalm 68,20

Ich finde diese „Jesus ist Herr"-Schilder an Kirchen bemerkenswert. Ich frage mich, was mit dem Vater passiert ist. Ist Er nicht der Herr? Im Vaterunser verweist Jesus selbst auf den Vater:

9Unser Vater im Himmel, dein Name werde geehrt. 10Dein Reich komme bald. Dein Wille erfülle sich hier auf der Erde genauso wie im Himmel. 11Schenk uns heute unser tägliches Brot 12und vergib uns unsere Schuld, wie auch wir denen vergeben haben, die an uns schuldig geworden sind. 13Lass nicht zu, dass wir der Versuchung nachgeben, sondern erlöse uns von dem Bösen. Matthäus 6,9–13 (NLB)

In Johannes 16,23 sagte Jesus: „An jenem Tag werdet ihr mich nichts fragen, was ihr aber den Vater in meinem Namen bitten werdet, wird Er euch geben."

Und an jenem Tag werdet ihr mich nichts fragen. Wahrlich, wahrlich, ich sage euch: Was ihr den Vater bitten werdet in meinem Namen, wird er euch geben. Johannes 16,23

Ich sehe diese „Jesus ist Herr"-Schilder gerne, aber ich würde gerne „Der Vater ist der Herr" darüber stehen sehen. Jesus sagte: „Der Vater und ich sind eins … aber Er ist größer als ich."

Ich und der Vater sind eins. Johannes 10,30

Ihr habt gehört, dass ich euch gesagt habe: Ich gehe hin, und ich komme zu euch. Wenn ihr mich liebtet, so würdet ihr euch freuen, dass ich zum Vater gehe, denn der Vater ist größer als ich. Johannes 14,28

Die Ordnung der Herrschaft Gottes ist wie folgt gegliedert: Zuerst kommt der Vater, dann Jesus, das fleischgewordene Wort, und als drittes der Heilige Geist.

2. Trennung von sich selbst

Wissen Sie, wie viele Menschen sich selbst nicht mögen? Wissen Sie, wie viele Menschen mit Selbsthass, fehlendem Selbstwertgefühl und Schuld zu kämpfen haben? Es ist eine riesige Plage. Wie kann man sich selbst nicht lieben, wenn Gott einen liebt? Er ist größer als Sie. Gott, der Vater, der Größte und Heiligste von allen, sagt, dass Er Sie liebt. Welches Evangelium gibt uns die Dreistigkeit, uns selbst nicht zu lieben? Damit stellen wir uns in Widerspruch zu Gott. Wir machen uns zu unserem eigenen Gott. Wir lehnen Seine Liebeserklärung ab und öffnen uns für den Feind, der uns beipflichtet. Statt Gott zuzuhören, der uns durch Sein Wort und den Heiligen Geist sagt, dass wir geliebt und okay sind, hören wir auf diese Stimme in unserem Kopf, die uns sagt, wie niederträchtig, dumm oder wertlos wir sind.

In meinem Dienst habe ich viel mit Autoimmunerkrankungen zu tun: Lupus, Morbus Crohn, Diabetes mellitus (Typ 1), rheumatoide Arthritis und MS, um nur ein paar zu nennen. Alle Autoimmunerkrankungen haben ihre geistliche Wurzel in Selbsthass, Bitterkeit gegen sich selbst und Schuld. Diabetes kann besiegt werden. Lupus und rheumatoide Arthritis können besiegt werden. Alle Autoimmunerkrankungen können besiegt werden, oder man kann ihnen vorbeugen.

Wissen Sie, was mich wirklich ärgert? Wenn jemand sagt: „Das ist unheilbar, sie oder er wird sowieso sterben." Wissen Sie, was das in meinem Geist auslöst? Einen tiefen Schmerz. Denn das bedeutet, dass diese Person glaubt, dass Satan und der Tod größer sind als Gott, Jesus und Sein Wort. Dem stimme ich nicht zu.

Glauben Sie, dass Gott eine Krankheit braucht, um Sie in den Himmel zu bringen? Glauben Sie, dass Gott Sie quälen muss, damit Sie die große Kluft zwischen Ihm und Ihnen überwinden können? Warum haben wir uns so daran gewöhnt zu denken, dass wir durch eine Krankheit sterben und in Gottes Herrlichkeit kommen? Ich denke, wir haben uns täuschen lassen! Ich denke, wir haben uns verführen lassen! Ich denke, wir folgen einem anderen Evangelium! Wo kommt eigentlich Euthanasie her?

In Psalm 90 prophezeit Gott durch Mose, dass unser Lebensalter 70 bis 80 Jahre betragen soll. Alles, was unter diesem Alter liegt, ist ein Fluch.

10Die Tage unserer Jahre sind siebzig Jahre, und, wenn in Kraft, achtzig Jahre, und ihr Stolz ist Mühe und Nichtigkeit, denn schnell eilt es vorüber, und wir fliegen dahin.
11Wer erkennt die Stärke deines Zorns und deines Grimms, wie es der Furcht vor dir entspricht? 12So lehre uns denn zählen unsere Tage, damit wir ein weises Herz erlangen!
Psalm 90,10–12

Woher stammt eigentlich der Begriff „Rente“? Mose war 80 Jahre alt, bevor er seinen Dienst überhaupt erst begann.

3. Trennung von anderen

Trennung öffnet geistlich verwurzelten Krankheiten die Tür. Unversöhnlichkeit oder Bitterkeit anderen gegenüber trägt zur Trennung bei.

Wenn Sie an jemanden denken, der Ihnen Unrecht getan hat, spüren Sie dann etwas in Ihrer Magengrube? Wir müssen anfangen, auf diese Alarmsignale zu achten. Sie werden sich immer an diese Person und was sie Ihnen angetan hat, erinnern, aber Sie müssen diese Gedanken des Hasses und der Bitterkeit nicht mit sich herumtragen. Wenn Sie dieser Person aufrichtig und von ganzem Herzen vergeben haben, werden diese Gedanken verschwinden. Sie werden sich immer noch daran erinnern, aber Gott wird den Schmerz heilen, damit Sie den Sieg über diese Situation haben. Ihr Leben muss dadurch nicht ruiniert werden.

Wir möchten nicht nur heilen,
sondern Krankheit vorbeugen.

Würden Sie gerne bestimmte Krankheiten in Ihrem Leben vermeiden? In der Zeitschrift *Newsweek* (24. September 1990) war zu lesen: „Die Zukunft der Medizin liegt nicht in der Heilung von Krankheiten, sondern in der Prävention.“

Familienstammbäume sind sehr wichtige Hilfsmittel in der Diagnostik. Verhaltens- und Gesundheitsprobleme neigen dazu, sich zu wiederholen. Wir sehen, wie sich bestimmte Muster von Müttern und Vätern bei ihren Kindern wiederholen. Dies gilt sowohl für biologische als auch geistige Krankheiten. 2. Mose 20 lehrt uns, dass sich die Sünden des Vaters bis in die dritte und vierte Generation auswirken. Auch Psychologen haben beobachtet, dass sich Persönlichkeitsmerkmale und Verhaltensweisen, wie Zorn, Wut und Missbrauch, auf die nächste(n) Generation(en) übertragen können.

Du sollst dich vor ihnen nicht niederwerfen und ihnen nicht dienen. Denn ich, der HERR, dein Gott, bin ein eifersüchtiger Gott, der die Schuld der Väter heimsucht an den Kindern, an der dritten und vierten Generation von denen, die mich hassen, 2. Mose 20,5

Du sollst dich vor ihnen nicht niederwerfen und ihnen nicht dienen. Denn ich, der HERR, dein Gott, bin ein eifersüchtiger Gott, der die Schuld der Väter heimsucht an

den Kindern und an der dritten und vierten Generation von denen, die mich hassen, 5. Mose 5,9

Würden Sie gerne bei Ihren Kindern Krankheiten verhindern? Glauben Sie, dass das möglich ist? Das wäre ***ein herausragender Weg***.

Wenn ich es mit Leuten zu tun habe, die kurz vor ihrer Hochzeit stehen, schaue ich mir beide Stammbäume an, um zu sehen, was sie dem Familienpaket beisteuern werden. Werden die Geschehnisse in der Familiengeschichte und die Dinge im eigenen Leben nicht bereinigt, dann werden die Kinder die Flüche erben.

Wenn wir also etwas für unsere Kinder tun möchten, dann sollten wir vor Gott treten und unser Leben in Ordnung bringen, damit wir die Macht der Sünde brechen können und genetisch vererbte Krankheiten ein Ende finden. Wir haben im Rahmen unseres Dienstes weltweit Fälle veränderter genetischer Codes dokumentiert. In diesen Fällen war eine Krankheit zunächst durch eine genetische Untersuchung bei einem Onkologen diagnostiziert worden, und nachdem der betreffenden Person gedient und sie geheilt worden war, hatte sich das genetische Muster verändert und die Krankheit konnte bei dieser Person nicht wieder auftreten. Glauben Sie, dass das möglich ist?

Werden wir uns diesem Risiko von Generation zu Generation aufs Neue aussetzen und tatenlos zusehen? Schauen Sie sich Ihre Familie an, und Sie werden erkennen, dass sich einige Krankheiten, Wesenszüge und Beziehungsmerkmale wiederholen: Mütter und Töchter kommen nicht miteinander aus, Väter und Söhne streiten sich usw. Zerbrochene Beziehungen werden solange weitergereicht, bis jemand sagt: „Es ist genug!“ und den Kreislauf durchbricht.

In einem Artikel der Tageszeitung *USA Today* wurden Frauen gefragt, wo sie hingingen, wenn Sie krank sind, und mit wem sie sprechen würden. Über die Hälfte aller Frauen sagte, dass ihr Hausarzt die wichtigste Quelle für Gesundheitsinformationen sei. Die andere Hälfte gab Folgendes zur Antwort:

- 24 % beziehen Informationen über ihre Probleme und deren Lösungen aus Zeitschriften und Zeitungen
- 7 % aus Funk und Fernsehen
- 5 % von einem Verwandten oder Freund
- 5 % aus Ratgeberbüchern
- 4 % aus Kursen
- 2 % vom Apotheker

Nicht einmal ein Bruchteil von einem Prozent nannte Pastor, Gemeinde, die Bibel oder Gott als Antwort. Aber Gott ist doch der Schöpfer. Er ist unser Retter. Er ist unser Heiler und Befreier. Wenn Er uns erschaffen hat, dann weiß Er, was uns fehlt! Wagen wir es, zu Ihm zu gehen und Ihn zu bitten, es uns als Seinen

Kindern zu offenbaren? Ich habe es getan. Ich bin einfach so dumm (oder klug genug) anzunehmen, dass Er antworten wird.

Ich bin nicht gegen Ärzte, aber ich glaube, dass wir in unserer Unwissenheit und unserem Getrenntsein von Gott die Medizin um etwas gebeten haben, wozu sie nicht qualifiziert ist – nämlich die Aufgabe eines Pastors auszufüllen und geistliche Probleme zu lösen. Ich finde es nirgendwo in der Bibel, auch nicht in Epheser 4, dass Ärzte oder Psychologen als uns vom Herrn gegebene Leiter zu betrachten sind.

Darum heißt es: "Hinaufgestiegen in die Höhe, hat er Gefangene gefangen geführt und den Menschen Gaben gegeben." Epheser 4,8

Und er hat die einen als Apostel gegeben und andere als Propheten, andere als Evangelisten, andere als Hirten und Lehrer, Epheser 4,11

Ich habe den fünffältigen Dienst, zu dem Apostel, Propheten, Evangelisten, Hirten und Lehrer gehören, als Dienstgaben für den Körper gefunden, Ärzte und Psychologen jedoch nicht.

27Ihr aber seid Christi Leib und, einzeln genommen, Glieder. 28Und die einen hat Gott in der Gemeinde eingesetzt erstens als Apostel, zweitens andere als Propheten, drittens als Lehrer, sodann Wunderkräfte, sodann Gnadengaben der Heilungen, Hilfeleistungen, Leitungen, Arten von Sprachen. 1. Korinther 12,27–28

Diese beiden Berufszweige sind oftmals die Folge davon, dass die christliche Kirche und ihre Leiterschaft ihrem biblischen Auftrag in der pastoralen Fürsorge nicht nachgekommen ist.

Psychologen sind die Pastoren Amerikas geworden, aber Gott hat sie dazu nicht ordiniert. Wir verlangen von den Medizinern, dass sie unsere geistlich verwurzelten Krankheiten heilen, aber dazu sind sie nicht qualifiziert. Deswegen versagt die Schulmedizin. 80 % der Krankheitsursachen sind der Medizin unbekannt. Wenn die Ursache unbekannt ist, wie kann die Medizin dann eine Krankheit heilen? Sie kann es nicht. Das einzige, was sie tun kann, ist ein bisschen Krankheitsmanagement anzubieten und das oft mit Medikamenten, die schreckliche Nebenwirkungen haben.

Da die Kirche auf diesen Gebiet versagt hat, wenden sich die Menschen alternativen und New Age-Methoden des Krankheitsmanagements zu. Auch diese versagen, weil sie wieder nur ein „Krankheitsmanagement“ bieten. Die Leute wenden sich nun wieder hilfesuchend der Kirche zu, und die Kirche sollte die Antworten parat haben.

... 10damit jetzt den Gewalten und Mächten in der Himmelswelt durch die Gemeinde die mannigfaltige Weisheit Gottes zu erkennen gegeben werde, Epheser 3,10

Aus ganz Amerika und aller Welt kommen die Menschen und suchen Hilfe. 45 % von ihnen sind weder Kirchgänger noch gerettet. Sie kommen zur Hintertür herein und fragen: „Können Sie mir helfen?“ Die Welt kriegt die Kurve und wendet sich wieder zu Gott hin, aber die Gemeinden wenden sich ab von Gott. *Ich denke, es ist an der Zeit, mit Einsicht und Erkenntnis Gott in unserer Mitte Gott sein zu lassen.*

In der Informationsbroschüre über unseren Dienst gibt es eine Aussage, die ich hier erwähnen möchte:

Die wahre Ursache vieler Krankheiten offenbart eine oft übersehene geistliche Dimension. Sehr oft wird diese Dimension von den Erkrankten, dem Gesundheitssystem und auch ihren geistlichen Leitern nicht berücksichtigt.

Würden Sie die Verantwortung für eine geistliche Wurzel übernehmen, wenn Sie im Gegenzug dafür Heilung bekämen? Würde es sich lohnen? Würden Sie es wagen zu glauben, dass es geschehen könnte? Es steht in Gottes Wort, dass Er über Seinem Wort wacht, es auszuführen.

> **Und der HERR sprach zu mir: Du hast recht gesehen; denn ich werde über meinem Wort wachen, es auszuführen. Jeremia 1,12**

> **Ich habe geschworen und halte es aufrecht, die Bestimmungen deiner Gerechtigkeit zu bewahren. Psalm 119,106**

Im Neuen Testament steht bei Markus, dass die Jünger überallhin auszogen, das Evangelium zu predigen, und der Herr im Himmel mitwirkte und das Wort durch die darauf folgenden Zeichen und Wunder bestätigte.

> **Und er sprach zu ihnen: Geht hin in die ganze Welt und predigt das Evangelium der ganzen Schöpfung! Markus 16,15**

> **Jene aber zogen aus und predigten überall, während der Herr mitwirkte und das Wort durch die darauf folgenden Zeichen bestätigte. Markus 16,20**

Ich laufe Zeichen und Wundern nicht nach, aber ich habe festgestellt, dass Zeichen und Wunder denjenigen folgen, die glauben. Wenn Sie nicht glauben, seien Sie unbesorgt, es werden dann keine Zeichen und Wunder geschehen, aber lassen Sie uns, die wir glauben, in Ruhe.

Das Eine weiß ich über Gott: Er hat uns mit einem freien Willen geschaffen, und Er wird uns nicht zwingen, zu Ihm zu kommen. Er wird Sie nicht zwingen, von neuem geboren zu werden. Er wird Sie nicht zwingen, in den Himmel zu kommen. Er wird sich Ihnen zuwenden, aber Sie müssen darauf reagieren.

Wussten Sie, dass Menschen nicht von neuem geboren werden, wenn sie nicht wollen? Wir sind wie störrische Esel. Man kann uns nicht zu etwas zwingen, selbst wenn man es versucht. Ich kann Sie zu nichts zwingen, wenn es gegen Ihren Willen ist. Sie würden sich mir widersetzen und sich das nicht bieten lassen. Gott kann Sie auch nicht dazu zwingen.

Wenn ich einen Samen in Ihr Leben säen könnte und Gott könnte ihn irgendwann einmal benutzen, um Ihnen ein besseres Leben zu geben, würde sich das lohnen? An späterer Stelle in meinem Buch werde ich Krankheiten analysieren und Ihnen sagen, warum Menschen an diesen Krankheiten leiden. Ich werde Ihnen auch zeigen, was nötig ist, um Gottes Hand zu bewegen und geheilt zu werden.

Eine jüdische Frau aus New Jersey wurde geheilt, bevor sie errettet wurde. Glauben Sie, dass Gott Menschen heilen kann, die nicht von neuem geboren sind? Müssen Sie wiedergeboren werden, bevor Er Sie heilt? Ich habe festgestellt, dass Gott Menschen heilt, die nicht wiedergeboren sind. Aber wenn sie dann geheilt sind, bekehren sie sich sehr schnell!

Eine andere jüdische Frau, ebenfalls aus New Jersey, kam zu mir. Sie litt an chronischem Erschöpfungssyndrom, elektromagnetischer Hypersensibilität und umweltbedingter Unverträglichkeit. Sie konnte noch nicht einmal in ihrem Haus leben. Sie reagierte allergisch auf Hitze und Elektrizität, konnte keine Bücher lesen und auch keine Glühbirnen brennen lassen. Dann erfuhr sie, dass jemand geheilt worden war. Sie rief mich an und sagte: „Ich möchte nach Georgia kommen und von Ihnen geheilt werden."

Ich sagte: „Ich heile niemanden, Gott heilt."

Das brachte uns auf ein anderes Thema. Sie fragte: „Müssen wir über Jesus sprechen, wenn ich nach Georgia runterkomme?"

Ich antwortete: „Nein, wir müssen nicht über Jesus sprechen."

Sie sagte: „Sie sind doch Christ."

Ich sagte: „Sie sind jüdisch, also werde ich über den Gott Abrahams, Isaaks und Jakobs sprechen. Wäre das in Ordnung?"

Sie antwortete: „Selbstverständlich!"

Ich sagte: „Wissen Sie, Er ist der gleiche Gott. Ich werde über den Gott Abrahams, Isaaks und Jakobs sprechen und im Namen des Gottes Abrahams, Isaaks und Jakobs für Sie beten. Kann ich im Namen des Herrn für Sie beten? Kommen Sie damit klar?"

Sie sagte: „Das hört sich nicht schlecht an, aber muss ich diesen Jesus annehmen? Sie sagten, dass Sie selbst niemanden heilen. Wenn ich aber geheilt werde und es ist dieser Jesus, der mich geheilt hat, muss ich Ihn annehmen, wenn Er mich heilt?“

Ich antwortete: „Nein, aber es wäre überlegenswert, denn Er ist es, der es tun wird.“

In den folgenden vier Monaten haben wir nie über ihre Krankheit geredet. Sie war richtig sauer auf mich. Sie kam in mein Büro und fragte: „Worüber werden wir heute sprechen?“

Ich sagte: „Über den Gott Abrahams, Isaaks und Jakobs. Werfen wir einen Blick in die Thora, sehen wir uns Jesaja an, schlagen wir einmal Jeremia auf.“

Während dieser vier Monate offenbarte ich ihr die Identität des Gottes der Nation Israels und den verheißenen Messias, der fleischgeworden war, um für sie zu sterben. Sie erzählte das, was ich sagte, ihrem Mann und ihrem Rabbi, und sie versuchten, mich zu widerlegen. Sie konnten es nicht. Ich zeigte ihnen den Gott in der alttestamentlichen Thora, in Jesaja und in den Psalmen – die plurale Einheit Gottes, der *echad* im 5. Buch Mose, der Eine, die Mehrfach-Einheit.

Hört, ihr Israeliten! Der HERR, unser Gott, ist der einzige HERR. 5. Mose 6,4 (NLB)

Sie konnten nicht beweisen, dass ich falsch lag.

Nach diesen vier Monaten kam sie eines Tages zu mir zurück und sagte: „Ich bin nur zu 90 % überzeugt, dass Jesus der verheißene Messias ist, aber ich bin zu 100 % überzeugt, dass Er der fleischgewordene Gott ist. Ich bin bereit, Ihn als meinen Retter und Herrn anzunehmen.“ Ich führte sie dann durch das Übergabegebet. Wir hatten eine gute Zeit. Sie ist eine wundervolle Frau, und innerhalb von 60 Tagen war sie gesund. Nachdem sie sich sechs Monate lang in unserem Zentrum hatte dienen lassen, ging sie nach Hause. Heute geht es ihr gut, sie wurde auf wundersame Weise durch ihren Schöpfer, Retter, Gott und Vater geheilt, der Jesus sandte und sie von Anbeginn der Welt an unendlich liebte.

Es gab noch eine weitere jüdische Frau in New Jersey. Sie war 60 Jahre alt und litt an fortgeschrittener Osteoporose. Sie kontaktierte uns über unseren Telefondienst. Es gibt eine Osteoporose aufgrund eines Östrogenmangels, der durch die Menopause verursacht wird, und eine, die nicht durch die Menopause verursacht wird, sondern auf eine geistliche Wurzel zurückgeht. Wissen sie, was der Bibel zufolge die geistliche Wurzel einer nicht durch die Menopause verursachten Osteoporose ist? Ich werde es Ihnen sagen – Neid und Eifersucht sind die Ursache für Knochenschwund:

Ein gelassenes Herz ist des Leibes Leben, aber Wurmfraß in den Knochen ist die Eifersucht. Sprüche 14,30

Glauben Sie, dass es da einen Zusammenhang und eine geistliche Wurzel gibt?

Als wir bei der umweltbedingten Unverträglichkeit 1990 den Durchbruch erzielten, gab mir Gott durch sieben Wörter in der Bibel, die schon seit 3.000 Jahren dort gewesen waren, die Erkenntnis, die nötig war, um diese bizarre Krankheit zu enträtseln. Heute ist unser Dienst international dafür bekannt, MCS/EI zu heilen, weil ich Gott bei Seinem Wort nahm. Unser Erfolg bei der Heilung dieser Krankheit ist in ganz Amerika und der Welt unübertroffen. Ich möchte nicht überheblich sein. Nein, ich möchte Sie nur wissen lassen, wie unser wundervoller Gott das getan hat.

Ich saß im Flugzeug und flog quer durch Amerika, um eine Person mit MCS/EI zu besuchen. Zu dieser Zeit wusste ich noch nichts über diese Krankheit. Diese Person erzählte mir, dass Pestizide ihr Immunsystem zerstört und sich dann Allergien entwickelt hätten. Ich wusste nichts darüber und dachte mir, dass es vielleicht stimmen könnte. Ich saß in einem Flugzeug, las meine Bibel und redete mit Gott.

Ich sagte: „Gott, sprich zu mir. Ich fliege quer durch ganz Amerika, um jemanden zu besuchen, der mich nicht kennt. Ich kenne diese Person auch nicht, und sie erwartet von Dir, dass Du sie von einer Krankheit heilst, die ich nicht kenne." Ich hatte dieser Person gesagt: „Ich gebe Ihnen zehn Tage meines Lebens, um zu sehen, was Gott tun wird. Ich werde alles stehen und liegen lassen und quer durch Amerika fliegen." Als ich durch meine Bibel blätterte, fand ich im Buch der Sprüche die Antwort Gottes zur Heilung von MCS/EI.

Ein fröhliches Herz bringt gute Besserung, aber ein niedergeschlagener Geist dörrt das Gebein aus. Sprüche 17,22

Wussten Sie, dass Lachen das Immunsystem stärken kann? Das ist bewiesen. Lachen regt im Körper die T-Zellen- und Killerzellenproduktion an.

„Ein fröhliches Herz bringt gute Besserung, aber ein niedergeschlagener Geist dörrt das Gebein aus." Ich starrte auf diesen Vers in Sprüche 17,22, und auf einmal ging mir ein Licht auf. Ich dachte: „Moment mal; ein niedergeschlagener Geist dörrt das Gebein aus!" Gebein, Gebein, was ist denn im Gebein? Es konnte sich nicht um Osteoporose handeln. Diese Person war zu jung, und eine solche Diagnose war nicht gestellt worden. Gebein, verdorrtes Gebein. Das Immunsystem. Es machte langsam Sinn!

(Während meines Vorbereitungsstudiums für Medizin belegte ich Biologie als Hauptfach und Psychologie als Nebenfach, also hatte ich ein wenig medizinisches Hintergrundwissen.) Einen Augenblick mal – das Immunsystem. Diese Person erzählte mir, dass ihr Immunsystem durch Pestizide beeinträchtigt wurde, aber nach diesem Vers in der Bibel waren es nicht Pestizide, die das Immunsystem zerstörten. Es war vielmehr ein niedergeschlagener Geist, der das Gebein ausdörrte bzw. das Immunsystem zerstörte.

Als ich bei dieser Person zu Hause ankam, fragte sie: „Hat Gott Ihnen irgendetwas über meine Krankheit gezeigt?" Ich sagte: „Ich bin mir nicht sicher, aber ich muss Ihnen eine Frage stellen. Ich frage mich, wer Ihnen das Herz gebrochen hat und wer Sie innerlich so verletzt hat, dass dies nun Ihr Immunsystem beeinträchtigt. Ich habe das Gefühl, dass die Pestizide und die Allergien nur ein Nebenprodukt sind."

Heute wissen wir, dass das wahr ist. Es sind nicht Chemikalien oder Gerüche, die MCS/EI verursachen. *Das Immunsystem wird durch Angst und Sorge beeinträchtigt, die von einem gebrochenen Herzen kommen.* Wenn das Immunsystem beeinträchtigt wurde, hat man automatisch Allergien.

Die Frau mit Osteoporose in New Jersey kannte Gott nicht. Sie hatte keine Verbindung zu Gott, obwohl sie eine Jüdin war. Nachdem wir uns mit ihrem Leben beschäftigt hatten, wussten wir, dass sie neidisch, eifersüchtig und verbittert war, was durch tragische Umstände in ihrem Leben hervorgerufen wurde.

Mein Team behandelte sie telefonisch. Weder ich noch mein Team haben sie jemals getroffen. Sie ist nur ein Beispiel dafür, wie nun schon seit geraumer Zeit viele Menschen in Amerika durch unseren Telefondienst oder dadurch, dass sie die Prinzipien unseres Lehrmaterials anwandten, gesund geworden sind.

Wussten Sie, dass es im Geist keine Entfernungen gibt? In der Geschichte vom Hauptmann sagte Jesus: „Ich will kommen und deinen Diener heilen."

Er sagte: „Nein, nein, ich bin ein Mann der Befehlsgewalt. Ich sage zu meinem Diener: Gehe dorthin, mach das, mach dies. Ich merke, dass du ein Mann der Befehlsgewalt bist. Sprich nur ein Wort und mein Diener wird gesund werden."

Als der Hauptmann wieder nach Hause kam, fragte er nach seinem Diener und er war gesund. Zu welcher Zeit war er gesund geworden? Zur selben Zeit, als Jesus gesprochen hatte.

**[5]Als er aber nach Kapernaum hineinkam, trat ein Hauptmann zu ihm, der ihn bat [6]und
sprach: Herr, mein Diener liegt zu Hause gelähmt und wird schrecklich gequält. [7]Und
Jesus spricht zu ihm: Ich will kommen und ihn heilen. [8]Der Hauptmann aber antwortete
und sprach: Herr, ich bin nicht würdig, dass du unter mein Dach trittst; aber sprich
nur ein Wort, und mein Diener wird gesund werden. [9]Denn auch ich bin ein Mensch unter
Befehlsgewalt und habe Soldaten unter mir; und ich sage zu diesem: Geh hin!, und
er geht; und zu einem anderen: Komm!, und er kommt; und zu meinem Knecht: Tu**

dies!, und er tut es. 10Als aber Jesus es hörte, wunderte er sich und sprach zu denen, die nachfolgten: Wahrlich, ich sage euch, bei keinem in Israel habe ich so großen Glauben gefunden. 11Ich sage euch aber, dass viele von Osten und Westen kommen und mit Abraham und Isaak und Jakob zu Tisch liegen werden in dem Reich der Himmel, 12aber die Söhne des Reiches werden hinausgeworfen werden in die äußere Finsternis; da wird das Weinen und das Zähneknirschen sein. 13Und Jesus sprach zu dem Hauptmann: Geh hin, dir geschehe, wie du geglaubt hast! Und der Diener wurde gesund in jener Stunde. Matthäus 8,5–13

Was zeigte mir das im Laufe meines geistlichen Wachstums? Im Geist gibt es keine Entfernung. Ich kann Menschen übers Telefon meistens genauso gut dienen, wie wenn ich persönlich anwesend wäre, aber nicht immer. Ist das nicht erstaunlich?

Dieser Erfahrungsbericht ist umso bedeutsamer, weil sie Prednison® [Immunsuppressivum] einnahm. Man kann Osteoporose unter Einnahme von Prednison nicht besiegen, da es als Nebenwirkung den Knochendichtezuwachs verhindert. Sie nahm das Medikament noch immer, als sie zur jährlichen Untersuchung wieder ihren Arzt aufsuchte. Ich habe die Dokumentation ihres Arztes über diese Heilung in meinen Akten. Dies ist eine von Medizinern dokumentierte Heilung.

Sie war 60 Jahre alt und hatte eine fortschreitende Osteoporose. Die Krankheit hatte in ihren Dreißigern begonnen, und mit Anfang vierzig hatte sie das fortgeschrittene Stadium der Osteoporose erreicht. Man führte Skelettszintigramme und die üblichen Tests durch. Als sie ihre Ergebnisse abholte, sagte ihr Arzt Folgendes: „Ich weiß nicht, was mit Ihnen passiert ist. Ich übe diesen Beruf schon seit Jahren aus. Ich bin schon seit langer Zeit ihr Arzt, und die Osteoporose wurde gestoppt. Nicht nur gestoppt, sondern sämtliche Bereiche ihrer Knochenszintigraphie weisen einen durchschnittlichen Knochendichtezuwachs von 15 bis 18 % auf. *Sie haben die Knochen einer 30-Jährigen.*“ In den Psalmen steht, dass Er unsere Jugend erneuern wird wie bei einem Adler.

… Deine Jugend erneuert sich wie bei einem Adler. Psalm 103,5

Das ist an ihr passiert!

Das hat Gott an ihr getan, als sie sich auf diese Prinzipien einließ. Man kann keine starken Knochen haben, ohne sich mit der geistlichen Wurzel auseinanderzusetzen. Ich habe Ihnen die Stelle in Jeremia gezeigt. Wenn wir Gott und Seinen Prinzipien entgegengesetzt handeln, dann holen wir uns das Gegenteil von Gottes Segen. Und das Gegenteil von Segen ist Fluch.

Segen und Fluch

In 5. Mose 28 (lesen Sie das ganze Kapitel) gibt es einen ganzen Abschnitt über Segnungen und Flüche. Gott sagte: **Wenn** ihr dies tut, **dann** tue ich das, **aber** wenn ihr das nicht tut, werden alle diese Flüche auf euch kommen.

> **… [26]und er sprach: Wenn du willig auf die Stimme des HERRN, deines Gottes, hörst und tust, was in seinen Augen recht ist, seinen Geboten gehorchst und all seine Ordnungen hältst, dann werde ich dir keine der Krankheiten auferlegen, die ich den Ägyptern auferlegt habe; denn ich bin der HERR, der dich heilt. 2. Mose 15,26**

Es ist wichtig, zur Kenntnis zu nehmen, dass Flüche nicht von Gott kommen. Sie kommen von Satan.

> **Niemand sage, wenn er versucht wird: Ich werde von Gott versucht. Denn Gott kann nicht versucht werden vom Bösen, er selbst aber versucht niemand. Jakobus 1,13**

Bei den Flüchen sind allerlei Krankheiten dabei (5. Mose 28,15–68). Über die Segnungen wird Folgendes gesagt:

> **[1]Und es wird geschehen, wenn du der Stimme des HERRN, deines Gottes, genau gehorchst, dass du darauf achtest, all seine Gebote zu tun, die ich dir heute befehle, dann wird der HERR, dein Gott, dich als höchste über alle Nationen der Erde stellen. [2]Und alle diese Segnungen werden über dich kommen und werden dich erreichen, wenn du der Stimme des HERRN, deines Gottes, gehorchst. 5. Mose 28,1–2**

Es gibt Bedingungen für Heilung. Sie werden nicht einfach geheilt, weil Sie kommen und Forderungen stellen. Die Bedingung ist Gehorsam gegenüber Gott. Gehorsam ist besser als Opfer.

> **[22]Samuel aber sprach: Hat der HERR so viel Lust an Brandopfern und Schlachtopfern wie daran, dass man der Stimme des HERRN gehorcht? Siehe, Gehorchen ist besser als Schlachtopfer, Aufmerken besser als das Fett der Widder. [23]Denn Widerspenstigkeit ist eine Sünde wie Wahrsagerei, und Widerstreben ist wie Abgötterei und Götzendienst. Weil du das Wort des HERRN verworfen hast, so hat er dich auch verworfen, dass du nicht mehr König sein sollst. 1. Samuel 15,22–23**

Mir geht es nicht um Gesetzlichkeit. Mir geht es um etwas, das viel tiefer geht als Gesetzlichkeit. Mir geht es um eine „Veränderung des Herzens“.

Ich möchte Ihnen etwas sagen. Ich diene Gott nicht, weil ich muss. Ich diene Gott, weil ich möchte. Ich liebe Gott nicht, weil ich muss. Ich liebe Gott, weil ich Ihn einfach liebe. Ich gehorche Gott nicht, weil ich Angst vor der Hölle habe. Ich diene Gott, weil ich ein gehorsamer Sohn sein möchte. Ich habe schon zu lange rebelliert. Ich bin ein durch die Gnade Gottes geretteter Sünder. Ich habe den Tod verdient, aber Gott hat anders entschieden. Ich bin ein dankbarer Verlorener und ein dankbarer Sohn. Ich weiß, wovor ich gerettet wurde. Ich werde nicht zurückgehen. Sie können zurückgehen, wenn Sie möchten, aber ich gehe da nicht mit. Ich bin gerade erst von dort gekommen. Ich weiß, wie es dort ist. Ich gehe nicht zu den Flüchen zurück. Ich gehe dem Segen entgegen.

Wählen Sie heute, was Sie bekommen werden: Segen oder Fluch, Leben oder Tod.

> **19Ich rufe heute den Himmel und die Erde als Zeugen gegen euch auf: Das Leben und den Tod habe ich dir vorgelegt, den Segen und den Fluch! So wähle das Leben, damit du lebst, du und deine Nachkommen, 20indem du den HERRN, deinen Gott, liebst und seiner Stimme gehorchst und ihm anhängst! Denn das ist dein Leben und die Dauer deiner Tage, dass du in dem Land wohnst, das der HERR deinen Vätern, Abraham, Isaak und Jakob, geschworen hat, ihnen zu geben. 5. Mose 30,19–20**

Sie haben die Wahl. In 5. Mose 28 werden Sie die drei Schlüsselworte finden: Sie heißen „**WENN**", „**DANN**" und „**ABER**". Irgendwann einmal werde ich eine Predigt mit dem Titel „Wenn, dann und aber" halten.

Freiheit fordert Verantwortung.

Wir müssen handeln, wenn wir Gottes Segen bekommen wollen. Wir können nicht an unserer Sünde festhalten und gleichzeitig gesegnet werden (Lehre des Bileam).

Ich möchte Sie etwas lehren, wenn Sie Ohren haben zu hören. Als das Volk Gottes den Jordan überquert hatte, ließ Josua der Bibel zufolge das Volk an zwei Bergen aufstellen, dem **Berg Garizim** und dem **Berg Ebal**. Der Berg Garizim war der Berg des Segens, und der Berg Ebal der des Fluchs. In 5. Mose 11,26–29 heißt es:

> **26Siehe, ich lege euch heute Segen und Fluch vor: 27den Segen, wenn ihr den Geboten des HERRN, eures Gottes, gehorcht, die ich euch heute gebiete, 28und den Fluch, wenn ihr den Geboten des HERRN, eures Gottes, nicht gehorcht und von dem Weg, den ich euch heute gebiete, abweicht, um andern Göttern nachzulaufen, die ihr nicht kennt. 29Und es soll geschehen, wenn der HERR, dein Gott, dich in das Land bringt, in das du kommst, um es in Besitz zu nehmen, dann sollst du den Segen auf dem Berg Garizim erteilen und den Fluch auf dem Berg Ebal. 5. Mose 11,26–29**

Gleich nachdem sich die Verheißung für das Volk Gottes erfüllt hatte, kamen sie an einen Punkt, an dem ihr *Urteilsvermögen* gefragt war. Wofür brauchten sie das Urteilsvermögen? Für eine *Entscheidung*! Sie werden sich entscheiden müssen, was Sie glauben wollen. Sie werden sich entscheiden müssen, welchem Weg Sie folgen wollen.

Gott offenbarte Seinem Volk eine machtvolle Wahrheit – wenn ihr mir und meinen Geboten gehorsam seid, was das Beste für euch ist, ist der Segen sichtbar und nah. Wenn ihr jedoch ungehorsam seid, wird der Fluch sicher kommen. Gott spricht hier von einem Bild, einem Schatten: Tatsache ist, dass Er in Seiner Gnade und Barmherzigkeit in unserem Leben Zeiten des Nachsinnens, Zeiten der Überführung und Zeiten der Umsetzung von Lösungen gibt. Daher fülle ich heute Ihr Bewusstsein mit Prinzipien, Konzepten und der Theologie Gottes, um Sie an einen Punkt zu bringen, an dem sie klarsehen und sich von den Schlingen des Teufels befreien können, nicht nur um von Krankheit geheilt zu werden, sondern auch um diese zu verhindern.

In 5. Mose 28 werden viele Segnungen und auch viele Flüche genannt. *Unter den Flüchen sind allerlei Krankheiten aufgeführt.* Dann heißt es: Und andere Krankheiten, die nicht hier beschrieben sind, sollen auf dich kommen.

> **Auch alle Krankheiten und alle Plagen, die nicht in dem Buch dieses Gesetzes geschrieben sind, – der HERR wird sie über dich kommen lassen, bis du vernichtet bist. 5. Mose 28,61**

Für jede Krankheit, die die Schulmedizin als geheilt betrachtet, tauchen fünf neue auf. Sind Sie sich dessen bewusst?

Man verliert allmählich den Überblick. Das *Merck Handbuch*[1] wird von Jahr zu Jahr dicker, weil immer mehr Krankheiten entdeckt werden. ***Der Lehrteil über Krankheit ist dicker als meine Bibel.*** Das Buch „*Pathophysiology: The Biologic Basis for Disease in Children and Adults*“[2] [Pathophysiologie: Biologische Grundlagen für Krankheiten bei Kindern und Erwachsenen] ist dicker als meine Bibel. Das Nachschlagewerk *PDR (Physician's Desk Reference)*[3] über Medikamente und ihre Nebenwirkungen ist dicker als meine Bibel. [Anm. d. Übers.: Die 'Rote Liste' ist das dt. Pendant zum amerik. PDR.] Das sollte uns hellhörig werden lassen.

Bei den Segnungen in 5. Mose 28 wird nicht ***eine*** *Krankheit erwähnt.* Betrachten Sie Krankheit als Segen oder als Fluch? Ich betrachte Krankheit als einen Fluch. Warum? Weil es so in der Bibel steht. *Es heißt, wo Segen ist, gibt es keine Krankheit (und wo Fluch ist, allerlei Krankheiten).*

Sie sagen: „Ich dachte, dass wir am Kreuz von der Macht der Sünde und des Todes befreit wurden. Ich dachte, Christus hat gesagt: „Es ist vollbracht!“

Wenn es vollbracht ist und die Strafe des Fluchs bezahlt wurde und Sie sich als Christ bezeichnen, aber trotzdem krank sind, sind Sie dann vielleicht nicht wie-

---

[1] *Merck Manual*. Rahway, NJ: Merck&Co., 16. Auflage 1992.

[2] McCance, Kathryn L. and Sue E. Huether. Pathophysiology: *The Biologic Basis for Disease in Adults and Children*. St. Louis, MO: Mosby, 5. Auflage 2005.

[3] *Physician's Desk Reference*. Medical Economics Company, 55. Auflage 2001.

dergeboren? Gegenwärtig kenne ich in Amerika keinen Christen, der nicht in irgendeiner Weise Krankheit in seinem Leben hätte. Wenn es vollbracht ist, warum haben wir dann noch Krankheit?

Ich lehre, auch wenn es nicht Ihrer Meinung entsprechen mag, dass wir uns das, was am Kreuz geschah, *aneignen* müssen. Nur das allein macht Sinn. Wir bezeichnen dies also als Aneignung. Diese Möglichkeit wurde uns gewährt, als Christus am Kreuz starb. Er starb für alle Sünden der Welt, richtig? Hat Er für alle Sünden ein für alle Mal bezahlt? Ist jeder errettet? (Nein.) Aber es ist vollbracht. Doch wenn es vollbracht ist, warum ist nicht jeder errettet? *Weil wir es uns durch den Glauben zu Eigen machen müssen.*

Genauso ist es mit Heilung. Wenn es heißt, dass wir durch Seine Striemen geheilt sind und Er die Strafe des Fluchs trug, bedeutet das nicht, dass unsere Sünde bleiben darf und wir gleichzeitig Freiheit haben.

Doch er war durchbohrt um unserer Vergehen willen, zerschlagen um unserer Sünden willen. Die Strafe lag auf ihm zu unserm Frieden, und durch seine Striemen ist uns Heilung geworden. Jesaja 53,5

Wenn wir bei der Bekehrung vollständig befreit worden wären, warum müssten wir dann noch geheiligt werden? Warum würde Paulus uns dann über die Beschneidung des Herzens schreiben? *Würde Paulus uns dann ermahnen, uns von jeder Befleckung des Fleisches und des Geistes zu reinigen?*

Da wir nun diese Verheißungen haben, Geliebte, so wollen wir uns reinigen von jeder Befleckung des Fleisches und des Geistes und die Heiligkeit vollenden in der Furcht Gottes. 2. Korinther 7,1

Ich frage einfach nur. Ich weiß nicht, wie Ihr Weg mit Gott aussieht, aber ich habe gelernt, dass ich jeden Tag mit Furcht und Zittern an meiner Errettung arbeite.

Daher, meine Geliebten - wie ihr allezeit gehorsam gewesen seid, nicht nur in meiner Gegenwart, sondern jetzt noch viel mehr in meiner Abwesenheit -, bewirkt euer Heil mit Furcht und Zittern! Philipper 2,12

Gepriesen sei der Herr Tag für Tag! Er trägt für uns Last, Gott ist unsere Rettung. Psalm 68,20

Ich eigne mir die Gnade und Barmherzigkeit in Seinem Wort durch die Beschneidung meines Herzens an. Das ist ein fortwährender Prozess. Gott beschneidet mich ständig, und zwar den Teil von mir und mein Wesen, den bzw. das Er nicht von Anfang an geschaffen hat.

In 5. Mose 28 ist die Rede von Unfruchtbarkeit, Scheidung, Verlust von Kühen und Ziegen, und im Vers 58 steht: „Wenn du nicht darauf achtest, alle Worte dieses Gesetzes zu tun, die in diesem Buch geschrieben sind, …“ Woran erkennen wir, dass wir nach dem Gesetz leben? Glauben Sie, dass Gottes Wesen sich jemals geändert hat? Sagt Er nicht: „Ich verändere mich nicht“?

Nein, ich, der HERR, ich habe mich nicht geändert;… Maleachi 3,6

Ist Christus gekommen und hat bestimmte Aspekte des Gesetzes verändert? Ja, das hat Er. Er hat bestimmte Aspekte des Gesetzes in Bezug auf Lebensmittelvorschriften, den Sabbat und das Prinzip „Auge um Auge, Zahn um Zahn“ geändert. Aber die Prinzipien der Gerechtigkeit haben sich niemals geändert!

[58]Wenn du nicht darauf achtest, alle Worte dieses Gesetzes zu tun, die in diesem Buch geschrieben sind, dass du diesen herrlichen und furchtbaren Namen, den HERRN, deinen Gott, fürchtest, [59]dann wird der HERR deine Plagen und die Plagen deiner Nachkommen außergewöhnlich machen: große und andauernde Plagen und böse und andauernde Krankheiten. [60]Und er wird alle Seuchen Ägyptens gegen dich wenden, vor denen du dich fürchtest, und sie werden an dir haften bleiben. [61]Auch alle Krankheiten und alle Plagen, die nicht in dem Buch dieses Gesetzes geschrieben sind, - der HERR wird sie über dich kommen lassen, bis du vernichtet bist. [62]Als ein geringes Häuflein werdet ihr übrig bleiben, statt dass ihr wie die Sterne des Himmels an Menge geworden wärt, weil du der Stimme des HERRN, deines Gottes, nicht gehorcht hast. - [63]Und es wird geschehen: Wie der HERR sich über euch freute, euch Gutes zu tun und euch zahlreich werden zu lassen, so wird der HERR sich über euch freuen, euch zugrunde zu richten und euch zu vernichten. Und ihr werdet aus dem Land herausgerissen werden, wohin du kommst, um es in Besitz zu nehmen. 5. Mose 28,58–63

[66]Und dein Leben wird in Gefahr schweben, du wirst dich Nacht und Tag fürchten und deines Lebens nicht sicher sein. [67]Am Morgen wirst du sagen: Wäre es doch Abend!, und am Abend wirst du sagen: Wäre es doch Morgen! - wegen des Zitterns deines Herzens, mit dem du zitterst, und wegen des Anblicks dessen, was deine Augen erblicken müssen. 5. Mose 28,66–67

Ein Täter des Wortes zu sein, ist sowohl ein alttestamentliches als auch ein neutestamentliches Prinzip!

Geistlich verwurzelte Krankheit ist das Ergebnis einer Trennung auf drei Ebenen

Was denken Sie, ist die Lösung? Die Aufhebung der Trennung! Die drei „**Grundursachen von Krankheit**“ sind:

1. Trennung von Gott und Seinem Wort, Seiner Person und Seiner Liebe.
2. Trennung von sich selbst – sich selbst nicht annehmen, sich selbst nicht lieben und sich schuldig und unter Verdammnis fühlen.
3. Trennung von anderen – zerbrochene Beziehungen, Hass, Bitterkeit, Neid, Eifersucht, Konkurrenzkampf, Leistungsdenken, Getriebensein, mangelnde Fürsorge, mangelnde Liebe usw. Die Liste ist endlos.

Ich habe herausgefunden, dass sich alle geistlich verwurzelten Krankheiten in diese drei Ebenen aufgliedern lassen.

Die Macht der Zunge

Die Bibel lehrt, dass es einem Mord gleichkommt, wenn man über seinen Nächsten lästert oder ihm übel nachredet. Wussten Sie, dass ein Mord mit der Zunge genauso viel Schaden anrichtet, wie wenn man jemanden mit einer Pistole erschießt?

Es gibt einen Spruch, der lautet: „Steine und Stecken können mir die Knochen brechen, aber Worte tun mir nicht weh!“ Wer auch immer das geschrieben hat, erlag einer Täuschung. Er hat die Augen vor der Wahrheit verschlossen.

In der Bibel steht, dass Worte tief in den menschlichen Geist eindringen können.

> **Die Worte des Verleumders sind wie Leckerbissen, sie gleiten hinab in die Kammern des Leibes. Sprüche 18,8**

Sie sind Pfeile der Zerstörung. Sie sind Worte des Todes oder Worte des Lebens. Der Bibel zufolge sind Tod und Leben in der Gewalt der Zunge.

> **Tod und Leben sind in der Gewalt der Zunge, und wer sie liebt, wird ihre Frucht essen. Sprüche 18,21**

Ich segne oder verfluche jemanden mit dem, was ich sage. Entweder baue ich jemanden auf, oder ich nehme ihn auseinander. Hat Sie jeder stets auferbaut? Ich dachte, dass wir uns gegenseitig ein Geschenk sein sollen. Ich übe, Ihnen ein Geschenk zu sein, indem ich übe, meiner Frau und meinen Kindern ein Geschenk zu sein. Nachdem ich mit meiner Familie geübt habe, komme ich und übe mit Ihnen.

Generationensegen und –flüche

Generationssünden und genetisch vererbte Krankheit

In 2. Mose 20 heißt es, dass die Sünden der Väter an die dritte und vierte Generation derer, die den Herrn hassen, weitergereicht werden.

> **Du sollst dich vor ihnen nicht niederwerfen und ihnen nicht dienen. Denn ich, der HERR, dein Gott, bin ein eifersüchtiger Gott, der die Schuld der Väter heimsucht an den Kindern, an der dritten und vierten Generation von denen, die mich hassen, 2. Mose 20,5**

Diese Bibelstelle wird zur geistlichen Grundlage für alle geistlich, biologisch und genetisch vererbten Krankheiten. In Nehemia 9,2 wird uns über die Kinder der Gefangenschaft berichtet – diejenigen, dic zur Zeit Nehemias und Esras aus

Babylon kamen. Der Priester Esra legte dem Volk das Gesetz und das Wort Gottes vor, und sie standen da. Laut Nehemia 8,1–8 waren es Mamas, Papas und Kinder, und Esra der Schriftgelehrte erklärte ihnen das Wort Gottes und gab ihnen Verständnis.

> **… [1]da versammelte sich das ganze Volk wie ein Mann auf dem Platz, der vor dem Wassertor war. Und sie sagten zu Esra, dem Schriftgelehrten, er solle das Buch mit dem Gesetz des Mose herbeibringen, das der HERR dem Volk Israel geboten hatte. [2]So brachte am ersten Tag des siebten Monats der Priester Esra das Gesetz vor die Versammlung, vor Männer und Frauen, und vor jeden, der zu hören verstand. [3]Und er las daraus vor auf dem Platz, der vor dem Wassertor war, vom ersten Tageslicht bis zum Mittag in Gegenwart der Männer und Frauen und aller, die es verstehen konnten. Und die Ohren des ganzen Volkes waren auf das Buch des Gesetzes gerichtet. Nehemia 8,1–3**

> **… Dabei *stand* das Volk an seiner Stelle. [8]Und sie lasen aus dem Buch, aus dem Gesetz Gottes, abschnittsweise vor und gaben den Sinn an, so dass man das Vorgelesene verstehen konnte. Nehemia 8,7–8**

> **[2]Und alle, die israelitischer Abstammung waren, sonderten sich ab von allen Söhnen der Fremde. Und sie traten hin und bekannten ihre Sünden und die Verfehlungen ihrer Väter. [3]Und sie standen auf an ihrer Stelle, und man las aus dem Buch des Gesetzes des HERRN, ihres Gottes, vor, ein Viertel des Tages. Und ein anderes Viertel des Tages bekannten sie ihre Verfehlungen und warfen sich nieder vor dem HERRN, ihrem Gott. Nehemia 9,2–3**

Sie erkannten, warum Mama und Papa sowie Oma und Opa in Gefangenschaft gewesen waren. Sie waren dem Wort Gottes gegenüber ungehorsam gewesen. In Nehemia 9,2 traten die Kinder der Gefangenschaft hin und bekannten ihre Sünden und die ihrer Väter.

> **Und alle, die israelitischer Abstammung waren, sonderten sich ab von allen Söhnen der Fremde. Und sie traten hin und bekannten ihre Sünden und die Verfehlungen ihrer Väter. Nehemia 9,2**

Warum bekannten sie die Sünden ihrer Väter? Sie bekannten sie, weil sie das Produkt des Ungehorsams ihrer Eltern waren.

Abrahams Stammbaum

Ich möchte Ihnen jetzt die Geschichte eines Stammbaums darlegen. Sie werden bestürzt sein, denn ich komme auf den Gründungsvater unseres Glaubens. Der Gründungsvater des jüdischen Glaubens ist Abraham. Das können Sie selbst in 1. Mose nachlesen. Abram wurde aufgefordert, Ur in Chaldäa zu verlassen. Gott erschien ihm und Abram nahm Sarai, seine Halbschwester und Frau, und Lot, den Sohn Harans, mit nach Haran (ein Gebiet in der Türkei). Dort blieben sie eine Zeit lang, dann zogen sie nach Süden ins gelobte Land. Dort aber herrschte eine Hungersnot, also konnten sie nicht bleiben. Sie gingen dann nach Ägypten in das Land des Pharao (1. Mose 12).

Abrams Name wurde später in 1. Mose 19 in Abraham geändert und Sarais Name in Sara. Abram sagte zu Sarai, seiner Frau: „Du bist die schönste Frau auf der ganzen Welt. Ich möchte, dass du dem Pharao erzählst, du seist meine Schwester, und ich werde dem Pharao sagen, du seist meine Schwester. Wenn ich ihm sagen würde, dass du meine Frau bist, würde er mich für dich töten, weil du so schön bist." Abram überredete seine Frau, zu lügen, und er belog auch den Pharao. Das Grundproblem von Menschen, die lügen, ist *Angst vor Menschen, Angst vor Ablehnung und Angst vor Versagen; vor allem aber die Angst vor Menschen.*

Wenn man Kinder hat, die lügen, ist es, weil sie Angst vor dem Urteil haben. Die Wurzel bei allen Lügnern ist *Angst vor Menschen, Angst vor Ablehnung und Angst vor Verurteilung*. Abraham hatte ein geistliches Problem. *Er hatte Angst, und er war ein Lügner*. Das ist ein guter Ausgangspunkt. Gott kam und sprach diese Angelegenheit an, und Abram musste Buße tun. Aber Abram hatte noch nicht verstanden.

Er verließ Ägypten und wanderte nach Norden ins Land der Philister, wo Abimelech König war (1. Mose 20). Er kam also ins Land der Philister und sagte wieder zu Sara, dass sie immer noch wunderschön sei und er Angst habe, sie zu verlieren. Er sagte: „Abimelech ist ein heidnischer König, lass uns ihm also sagen, du seist meine Schwester." Er erzählte Abimelech die gleiche Lüge, die er schon dem Pharao erzählt hatte. Er geriet wieder in Schwierigkeiten und musste noch einmal Buße tun. Abraham war also in einer doppelten Lüge gefangen. Er hatte seine Lektion weder beim ersten noch beim zweiten Mal gelernt. Wir stellen fest, dass Abraham immer noch *Angst vor Menschen* hatte und *einen Geist der Lüge*.

Das war nur der Anfang. Später hatte Abraham einen Sohn, Isaak, der Rebekka heiratete. Im 1. Buch Mose erfahren wir, dass Rebekka und Isaak einen kleinen Urlaub machten und ins Land der Philister gingen, wo Abimelech vierzig Jahre später noch immer König war (1. Mose 26).

Vierzig Jahre nachdem Abraham vor Abimelech, dem König der Philister, gestanden hatte, standen jetzt Isaak und Rebekka vor ihm. Isaak sagte zu Rebekka: „Du bist eine Schönheit, eine richtige Sahneschnitte, und wenn ich sage, dass du meine Frau bist, fürchte ich, dass Abimelech mich töten wird und dich haben möchte. Sag ihm, dass du meine Schwester bist." *Wenn man es in 1. Mose liest, wiederholt Isaak Wort für Wort, was sein Vater Abraham vierzig Jahre zuvor gesagt hatte* (1. Mose 26). Jetzt haben wir die zweite Generation von Angst und Lügen. Doch damit nicht genug. Wir werden sehen, wie sich diese Geschichte fortsetzt.

Isaak hatte zwei Söhne, Esau und Jakob. Dann kam Rebekka; sie und ihr Mann Isaak hatten schon bei der Begegnung mit König Abimelech gelogen. Sie fing an mit Jakob über das Geburtsrecht zu diskutieren, und zusammen betrogen sie Isaak und logen ihn an (1. Mose 27). Jetzt haben wir eine weitere Generation von Lügnern, Abraham, Isaak und Jakob. Und auch da hörte es nicht auf.

Jakob hatte zwölf Söhne. Zehn davon waren auf Josef eifersüchtig, töteten ein Tier, entführten Josef, tauchten sein buntes Gewand in Blut, brachten es zurück zu ihrem Vater und sagten: „Papa, ein Tier hat Josef gerade getötet." (1. Mose 37). Sie belogen Jakob. Wenn sich Juda nicht für ihn eingesetzt hätte, sodass Josef als Sklave verkauft wurde, hätten sie ihn umgebracht.

Jetzt haben wir vier Generationen von Lügnern. Nicht nur das, Jakobs Frau Rahel belog ihren Vater, Laban, wegen den Götterfiguren (1. Mose 31,35). Jetzt logen die Männer, die Frauen und die Kinder.

Hier kommt also unser Glaube her – von einem Haufen von angsterfüllten, lügenden Heiligen. Ob Sie es glauben oder nicht, Abraham wurde ein Freund Gottes genannt (Jesaja 41,8; Jakobus 2,23). Es gibt noch Hoffnung für Sie und mich, nicht wahr? Amen!

Diese biblischen Geschichten bilden die Grundlage für das Verständnis vererbter geistlicher Dynamiken. Sie helfen uns, zu verstehen, und veranschaulichen uns, warum Gott in 2 Mose 20,5 gesagt hat, dass die Sünden der Väter auf die dritte und vierte Generation übergehen werden.

> **Du sollst dich vor ihnen nicht niederwerfen und ihnen nicht dienen. Denn ich, der HERR, dein Gott, bin ein eifersüchtiger Gott, der die Schuld der Väter heimsucht an den Kindern, an der dritten und vierten Generation von denen, die mich hassen, 2. Mose 20,5**

Segnungen und Flüche in der Familie liegen in der Hand der Väter. Was ist mit den Frauen? Sie haben doch auch Väter.

Im 4. Buch Mose heißt es, dass, wenn ein Mann hört, wie seine Frau ein Gelübde auf ihre Seele nimmt, und er schweigt und lässt zu, dass die Worte gelten, sie ihre Seele an einen Fluch gebunden hat. Wenn ein Mann dagegen hört, wie seine Frau ein Gelübde auf ihre Seele nimmt, und die Worte verbietet, befreit er sie vom Fluch.

Wenn ein Mann hört, wie seine Tochter mit ihren Worten ein Gelübde auf ihre Seele nimmt, und er schweigt und verbietet die Worte seiner Tochter nicht, hat sie ihre Seele an die Strafen des Fluchs gebunden. Wenn er hört, wie seine Tochter ein Gelübde auf ihre Seele nimmt, und er verbietet es und sagt: „Das ist nicht in Ordnung!", und sie stimmt ihm zu, dann hat er seine Tochter vor den Strafen des Fluchs gerettet. *Es gibt keine solchen Bestimmungen für Jungen.*

[4]Und wenn eine Frau dem HERRN ein Gelübde ablegt oder ein Enthaltungsgelübde auf sich nimmt im Haus ihres Vaters, in ihrer Jugend, [5]und ihr Vater hört ihr Gelübde oder ihr Enthaltungsgelübde, das sie auf ihre Seele genommen hat, und ihr Vater schweigt ihr gegenüber, dann sollen alle ihre Gelübde gelten, und jedes Enthaltungsgelübde, das sie auf ihre Seele genommen hat, soll gelten. [6]Wenn aber ihr Vater ihr gewehrt hat an dem Tag, als er es hörte, so sollen alle ihre Gelübde und alle ihre Enthaltungsgelübde, die sie auf ihre Seele genommen hat, nicht gelten; und der HERR wird ihr vergeben, weil ihr Vater ihr gewehrt hat. [7]Und wenn sie etwa die Frau eines Mannes wird und ihre Gelübde auf ihr sind oder ein unbedachter Ausspruch ihrer Lippen, mit dem sie ihre Seele gebunden hat, [8]und ihr Mann hört es und schweigt ihr gegenüber an dem Tag, da er es hört; dann sollen ihre Gelübde gelten, und ihre Enthaltungsgelübde, die sie auf ihre Seele genommen hat, sollen gelten. [9]Wenn aber ihr Mann an dem Tag, da er es hört, ihr wehrt, dann hebt er ihr Gelübde auf, das auf ihr ist, und den unbedachten Ausspruch ihrer Lippen, wozu sie ihre Seele gebunden hat; und der HERR wird ihr vergeben. 4. Mose 30,4–9

Der Anfang aller Heilung hier auf Erden ist die Rettung aller Männer.

Wenn Ihr Männer eine Wende herbeiführen möchtet, bringt alles mit Gott in Ordnung und sagt jedem anderen Mann, er soll das Gleiche tun. Kommt mit Gott ins Reine, denn der Fluch liegt auf uns wegen unseres Versagens.

Adam hatte ein ähnliches Problem wie Abraham. Als es an der Zeit war, sich zwischen Gott und seiner Frau zu entscheiden, entschied er sich für seine Frau und nicht für Gott. Er verbot ihr die Worte in Bezug auf das Essen der Frucht und die Handlung nicht. Ich bin der festen Überzeugung, Adam hätte das Schicksal der Menschheit ändern und uns Gehorsam anstatt Ungehorsam lehren können.

Der Bibel zufolge ist das Haupt der Frau der Mann (geistlicher Schutz), das Haupt des Mannes ist Christus und das Haupt Christi Gott, der Vater.

Ich will aber, dass ihr wisst, dass der Christus das Haupt eines jeden Mannes ist, das Haupt der Frau aber der Mann, des Christus Haupt aber Gott. 1. Korinther 11,3

Ich für meinen Teil musste mit Gott ins Reine kommen und arbeite immer noch daran. Wir haben Generationen der Gefangenschaft und der Ausweglosigkeit hinter uns. Der Mann sollte Gott, den Vater, seiner ganzen Familie gegenüber repräsentieren, und er sollte in allen Angelegenheiten für seine Frau das sein, was Christus für die Gemeinde ist. Es ist erstaunlich, dass wir mit Jesus sprechen können, aber nicht mit unseren Ehemännern. Es ist erstaunlich, dass wir in der Gemeinde „unser Vater“ sagen, aber wenn wir zu unseren irdischen Vätern gehen, dann sagen sie uns, wir sollen uns hinsetzen, den Mund halten und still sein. Ich glaube, wir haben uns verirrt.

Jeder von Ihnen sollte seinen eigenen Stammbaum erstellen. Waren die Familienmitglieder der vergangenen Generationen Christen? Waren sie gerecht oder ungerecht? Was für Persönlichkeiten waren sie? Waren sie erfüllt von Angst, Hass, Neid, Zwietracht, Bitterkeit usw.? Womit haben sie ihren Lebensunterhalt verdient? Hatten sie mit Alkohol, Drogen und Pornographie zu tun? Waren Dinge in ihrem Leben, von denen wir hier gerade erfahren, dass sie Wurzeln von Krankheit sind? Gehen Sie so viele Generationen zurück, wie Sie können. Dadurch bekommen Sie eine Vorstellung davon, was in Ihrer Familie ist.

Jedes Mal, wenn Sie den Bund übertreten, setzen sie sich dem Gesetz und den Strafen des Gesetzes aus. Das Gute an der Wiedergeburt in Christus und Seiner Gnade und Barmherzigkeit ist, dass wir bei Sonnenuntergang noch leben. Wir haben diese Zeit, um Vergebung zu empfangen und unsere Beziehung mit Gott zu pflegen, indem wir uns heiligen.

Alle Menschen in Ihrem Stammbaum tragen Gutes und Böses, Segen und Fluch zum Gesamtbild bei. Und das weiß ich, weil viele Christen genetisch vererbte Krankheiten haben. Woher haben Sie diese genetisch vererbte Krankheit? Von wem haben Sie diese bekommen? Von Ihren Eltern. Und wenn sie nicht vor den Herrn gebracht wird, werden Sie die Krankheit an Ihre Nachkommen weiterreichen. *Würden Sie gerne bei Ihren Kindern Krankheiten vorbeugen? Wäre das nicht* ***ein herausragender Weg****?*

Es geht mir um Prävention,
nicht nur um Heilung von Krankheit.

Glauben Sie, dass es möglich ist, genetisch vererbten Krankheiten vorzubeugen, wenn die Eltern vor der Empfängnis alles mit Gott bereinigt haben? Ich schon! Glauben Sie, die ungeborene Generation kann durch gläubige Eltern geheiligt werden, die ehrlich und demütig vor Gott kommen und genau wissen, womit sie es zu tun haben und warum? Oder schließen wir einfach die Augen davor, bekommen Kinder und hoffen, dass Gott es schon richten wird?

Ich sage ihnen, was das Wort sagt: Das Herz eines Kindes ist voller Dummheiten.

> **Das Herz eines jungen Menschen ist voller Dummheiten, aber durch Bestrafung werden sie ausgetrieben. Sprüche 22,15 (NLB)**

Was hat das zu bedeuten? Es bedeutet, dass ein Kind böse geboren wird. Ich weiß, dass die Mamas und Papas darüber nicht gerne nachdenken, aber wenn die Kinder drei Jahre alt sind, weiß man, dass sie es sind. Dummheit und Rebellion gehen nicht einfach weg. Es wird sogar noch schlimmer, wenn sie erst 15 sind.

König David sagte, seine Mutter habe ihn in Sünde empfangen.

Siehe, in Schuld bin ich geboren, und in Sünde hat mich meine Mutter empfangen. Psalm 51,7

Haben Sie darüber schon einmal nachgedacht? König David war ein Mann nach dem Herzen Gottes. Er ließ einen Mann umbringen, begehrte und stahl dessen Frau und führte Israel in Versuchung, aber dennoch wurde er ein Mann nach Gottes Herzen genannt. Versuchen Sie das einmal zu verstehen. Davids Familie war eine Tragödie. Der eine Sohn vergewaltigte eine Tochter, und der andere wuchs in Aufruhr und Anarchie gegen ihn auf. Ein Sohn starb bei der Geburt, auf Grund der Sünden seines Vaters David.

In der *männlichen Linie* wird die Abstammung über den Vater, dessen Vater und dessen Vorvater zurückverfolgt. Was haben sie mit Ihnen gemeinsam, das als Sünde betrachtet werden könnte? Wie viele von Ihnen hatten Eltern, die Gott nicht kannten? Sie sind ein Wunder, wenn Ihre Eltern Sie nichts über Gott gelehrt haben. Wissen Sie irgendetwas über Ihren Stammbaum, das nicht in Ordnung ist? Haben Sie jemals Gerüchte gehört?

In der *weiblichen Linie* wird die Abstammung über den Vater der Frau und über das, was er mit einbrachte, und dann über alle seine männlichen Vorfahren zurückverfolgt. Ihre Mutter hatte einen Vater, und diese Linie setzt sich über den Mann fort. Bei jeder männlichen Person im Stammbaum stellt man fest, dass sich der Fluch über die weiblichen Personen fortsetzt.

Daher kann man auch Dinge von der Mutter erben, auch wenn sie aus dem Stammbaum ihres Vaters sind. Warum ist das so? Wenn es zu irgendeiner Zeit einen Mann Gottes in dieser Familie gegeben hätte, hätte er jeden Schritt unternommen, seine Frau und Kinder zu heiligen. Gott macht die Männer für alle Angelegenheiten der Familie, des Heims und alle anderen Dinge verantwortlich.

Haben Sie Ihren Stammbaum schriftlich? Wir möchten, dass Sie sich die vererbten Dinge Ihres Stammbaumes ansehen können. Fangen Sie an, über die Trostlosigkeit in den Generationen Ihrer Familie nachzudenken. Schreiben Sie sich Merkmale auf: Schmuggler, Pirat, Hexenmeister, Frauenschläger, Kinderschänder, Ehebrecher, Wüstling oder Mörder – das gibt es alles. Verleumder und Spalter. Glauben Sie, dass Gott das erschaffen hat? Glauben Sie, dass Gott diesen Schlamassel erschaffen hat, den wir entwirren müssen? NEIN!

Vielleicht macht Ihnen einiges in Ihrem Leben zu schaffen, das Sie geerbt haben. Sie sagen: „Das ist nicht fair.“ Nun, das ist es auch nicht. Aber es ist der Preis, den wir dafür bezahlen müssen, dass wir uns von Gott getrennt, uns dem Teufel geöffnet und ihm erlaubt haben, unser Vater, Führer und unsere Wahrheit zu sein.

Ihr seid aus dem Vater, dem Teufel, und die Begierden eures Vaters wollt ihr tun. Jener war ein Menschenmörder von Anfang an und stand nicht in der Wahrheit, weil keine Wahrheit in ihm ist. Wenn er die Lüge redet, so redet er aus seinem Eigenen, denn er ist ein Lügner und der Vater derselben. Johannes 8,44

Das ist der Preis, den wir bezahlen.

In Sprüche 26,2 heißt es, wie der Sperling hin und her flattert und die Schwalbe fliegt, so wird ein unverdienter Fluch nicht eintreffen.

Wie der Sperling hin und her flattert, wie die Schwalbe wegfliegt, so ein unverdienter Fluch: er trifft nicht ein. Sprüche 26,2

Bei geistlich verwurzelten Krankheiten gibt es immer geistliche Schwachstellen.

Geistliche Schwachstellen sind Bereiche,
in denen es an Heiligung fehlt.

Generationssünden und Kinder

Angst kann vererbt werden. Allergien können erblich bedingt sein. Viele Dinge, mit denen wir zu tun haben, können sich entweder im Laufe unseres Lebens entwickeln oder können aus unserem Stammbaum vererbt sein. Bei Kindern kann ich zum Vater und zur Mutter, zum Großvater und zur Großmutter auf beiden Seiten zurückgehen und finde dort vielleicht irgendeine Art von Missbrauch. Ich finde ungerechte Behandlung, Schikane und Ablehnung. Ich stoße auf jemanden, der nicht genügend Fürsorge erfahren hat. Das kann nicht nur aus genetischer Sicht, sondern auch aus geistlicher Sicht vererbt werden. Die Bibel lehrt uns in Hesekiel 18,19, dass Kinder nicht für die Sünden der Väter sterben müssen. In 2. Mose 20,5 steht, dass der durch Ungerechtigkeit verursachte Fluch auf die dritte und vierte Generation übergehen wird.

Wir haben einen speziellen Dienst für Kinder, in dem wir Kindern dienen. Wir treten vor den Herrn und bitten Ihn, das Kind zu heilen. Aber wir haben noch etwas anderes, sehr Machtvolles entdeckt. Wenn wir sehen, dass das Kind eine Krankheit oder ein Problem hat, die bzw. das direkt auf die Eltern zurückzuführen ist, können wir die Eltern dazu bringen, vor Gott zu treten und ihre Sünden zu bereinigen. Wir haben schon erlebt, dass Kinder sofort geheilt wurden, ohne dass ein Gebet für sie gesprochen wurde. Wenn der Fluch auf dieser Ebene gebrochen wird, ist es erstaunlich zu sehen, wie Gott für die Kinder sorgt, die noch nicht alt genug sind, um es zu verstehen. Es ist erstaunlich. In der Bibel steht, dass die Kinder durch ihre gläubigen Eltern geheiligt werden.

Denn der ungläubige Mann ist durch die Frau geheiligt, und die ungläubige Frau ist durch den Bruder geheiligt; sonst wären ja eure Kinder unrein, nun aber sind sie heilig. 1. Korinther 7,14

Ja, sie können geheilt werden (siehe die Geschichte der Syro-Phönizierin und ihre Fürbitte bei Jesus für ihre Tochter in Markus 7).

Geistlich verwurzelte Krankheiten heilen

Jede Heilung geistlich verwurzelter Krankheiten beginnt mit Folgendem:

1. Ins Reine kommen mit Gott, Seinem Wort, Seiner Person, Seinem Wesen, Seinen Prinzipien und dem, was Er von Anfang an für Sie auf dieser Erde geplant hat. Die Lösung ist Wiederherstellung.
2. SICH SELBST in der Beziehung zu Gott annehmen, sich lösen von Selbsthass, Bitterkeit gegen sich selbst und Schuld und wieder zu der Person werden, die Sie im Vater durch Jesus Christus sind.
3. Frieden schließen mit dem Bruder, der Schwester und allen anderen, sofern möglich.

Der Anfang aller Heilung ist also Wiederherstellung.

Die Bibel lehrt uns in Matthäus 22,37–40 über Beziehungen Folgendes: „Du sollst den Herrn, deinen Gott, lieben mit deinem ganzen Herzen, mit deiner ganzen Seele und mit deinem ganzen Verstand, und du sollst deinen Nächsten lieben wie dich selbst."

[37]Er aber sprach zu ihm: "Du sollst den Herrn, deinen Gott, lieben mit deinem ganzen Herzen und mit deiner ganzen Seele und mit deinem ganzen Verstand." [38]Dies ist das größte und erste Gebot. [39]Das zweite aber ist ihm gleich: "Du sollst deinen Nächsten lieben wie dich selbst." [40]An diesen zwei Geboten hängt das ganze Gesetz und die Propheten. Matthäus 22,37–40

Sie können Ihren Nächsten nicht lieben, wenn Sie sich selbst nicht lieben. Das ist nicht möglich. Wenn Sie sagen, Sie tun es doch, dann machen Sie sich selbst etwas vor. Es ist nicht möglich. Zuerst bringen Sie die Kraft Gottes in Ihr eigenes Leben, und dann bringen Sie die Kraft Gottes in das Leben anderer, das ist die Reihenfolge.

Wird diese Reihenfolge über einen längeren Zeitraum nicht eingehalten, führt das zu sehr vielen Krankheiten. Warum? Weil Gott befohlen hat, dass wir unseren Nächsten lieben sollen wie uns selbst.

Als ich anfing, mich mit Krankheit zu befassen, stellte ich fest, dass Krankheit in erster Linie das Ergebnis einer Trennung von Gott ist. Es stand gleich dort in 5. Mose 28. Ich sagte zu Gott: „Na gut, du sagst mir gerade etwas. Wir haben

Flüche und Segnungen, was bedeutet das also für mich? Flüche und Segnungen … also haben wir die Sache vergeigt oder wir haben sie nicht vergeigt.“ Gott führte mich in meinen Gedanken zu Sprüche 26,2, wo Er sagt, dass ein unverdienter Fluch nicht eintrifft.

Wie der Sperling hin und her flattert, wie die Schwalbe wegfliegt, so ein unverdienter Fluch: er trifft nicht ein. Sprüche 26,2

Ich dachte: „Hm, was versuchst du mir zu sagen, Gott?“ In meinem Verstand spürte ich, dass Er Folgendes sagte: *„Wenn du, Herr Henry Wright, irgendeine Krankheit siehst, siehst du einen Fluch, und wenn du einen Fluch siehst, gibt es einen Grund dafür.* Verstehst du jetzt, was ich meine, mein Sohn?“

Ursache und Wirkung. *„Wenn, dann und aber.“* „Gott, willst du mir etwa sagen, dass eine Krankheit, die ich sehe, wie ein Sperling oder eine Schwalbe ist, die gelandet ist, weil sie dazu berechtigt war?“ Er erwiderte: „Das habe ich doch schon in 2. Timotheus 2,24–26 gesagt.“

24Ein Knecht des Herrn aber soll nicht streiten, sondern gegen alle milde sein, lehrfähig, duldsam, 25und die Widersacher in Sanftmut zurechtweisen und hoffen, ob ihnen Gott nicht etwa Buße gebe zur Erkenntnis der Wahrheit 26und sie wieder aus dem Fallstrick des Teufels heraus nüchtern werden, nachdem sie von ihm gefangen worden sind für seinen Willen. 2. Timotheus 2,24–26

Um Krankheit zu beseitigen, muss ich die Ursache beseitigen; oder mit anderen Worten: geheiligt werden. Gott sagte: „Hierzu habe ich mein Volk berufen – ein geheiligtes Volk zu sein, ohne Flecken und Tadel.“

… 26um sie zu heiligen, sie reinigend durch das Wasserbad im Wort, 27damit er die Gemeinde sich selbst verherrlicht darstellte, die nicht Flecken oder Runzel oder etwas dergleichen habe, sondern dass sie heilig und tadellos sei. Epheser 5,26–27

7Lasst uns fröhlich sein und jubeln und ihm die Ehre geben; denn die Hochzeit des Lammes ist gekommen, und seine Frau hat sich bereitgemacht. 8Und ihr wurde gegeben, dass sie sich kleide in feine Leinwand, glänzend, rein; denn die feine Leinwand sind die gerechten Taten der Heiligen. 9Und er spricht zu mir: Schreibe: Glückselig, die eingeladen sind zum Hochzeitsmahl des Lammes! Und er spricht zu mir: Dies sind die wahrhaftigen Worte Gottes. 10Und ich fiel zu seinen Füßen nieder, ihn anzubeten. Und er spricht zu mir: Siehe zu, tu es nicht! Ich bin dein Mitknecht 10und der deiner Brüder, die das Zeugnis Jesu haben. Bete Gott an! Denn das Zeugnis Jesu ist der Geist der Weissagung. 11Und ich sah den Himmel geöffnet, und siehe, ein weißes Pferd, und der darauf saß, heißt Treu und Wahrhaftig, und er richtet und führt Krieg in Gerechtigkeit. 12Seine Augen aber sind eine Feuerflamme, und auf seinem Haupt sind viele Diademe, und er trägt einen Namen geschrieben, den niemand kennt als nur er selbst; 13und er ist bekleidet mit einem in Blut getauchten Gewand, und sein Name heißt: Das Wort Gottes. 14Und die Truppen, die im Himmel sind, folgten ihm auf weißen Pferden, bekleidet mit weißer, reiner Leinwand. 15Und aus seinem Mund geht ein scharfes Schwert hervor, damit er mit ihm die Nationen schlage; und er wird sie hüten mit eisernem Stab, und er tritt die Kelter des Weines des Grimmes des Zornes Gottes, des Allmächtigen. 16Und er

trägt auf seinem Gewand und an seiner Hüfte einen Namen geschrieben: König der Könige und Herr der Herren. [17]Und ich sah einen Engel in der Sonne stehen, und er rief mit lauter Stimme und sprach zu allen Vögeln, die hoch oben am Himmel fliegen: Kommt her, versammelt euch zum großen Mahl Gottes, [18]damit ihr Fleisch von Königen fresst und Fleisch von Obersten und Fleisch von Mächtigen und Fleisch von Pferden und von denen, die darauf sitzen, und Fleisch von allen, sowohl von Freien als auch Sklaven, sowohl von Kleinen als auch Großen! [19] Und ich sah das Tier und die Könige der Erde und ihre Truppen versammelt, um mit dem, der auf dem Pferd saß, und mit seinen Truppen Krieg zu führen. Offenbarung 19,7–19

Ich habe sie zur Heiligkeit berufen.

Denn Gott hat uns nicht zur Unreinheit berufen, sondern in Heiligung. 1. Thessalonicher 4,7

Ich habe sie dazu berufen, vor mir zu gehen, weil ich ihr Gott bin.

Und du, wenn du vor mir gehst, ebenso wie dein Vater David gegangen ist, indem du nach allem handelst, was ich dir geboten habe, und wenn du meine Ordnungen und meine Rechtsbestimmungen einhältst, 2. Chronik 7,17

Und ich habe sie dazu berufen, sich zu reinigen.

Da wir nun diese Verheißungen haben, Geliebte, so wollen wir uns reinigen von jeder Befleckung des Fleisches und des Geistes und die Heiligkeit vollenden in der Furcht Gottes. 2. Korinther 7,1

Der unverdiente Fluch trifft nicht ein (Sprüche 26,2).

Wenn ich heute Hinweise auf eine Krankheit finde, wonach suche ich dann? *Nach der Ursache.* Ich suche nach ihr im Wort, und ich frage auch die Mediziner, um zu sehen, was sie wissen. In Amerika lehre ich: „Pastoren, ihr braucht mehr als nur Konkordanzen und eine Bibel. Anstatt euch 14 verschiedene Übersetzungen zu besorgen, kauft euch lieber medizinische, pathologische, anatomische und physiologische Lehrbücher und eignet euch ein Grundwissen über Krankheiten an."

Nehmen wir z.B. Fibromyalgie: Interessiert sich jemand dafür?

Ich möchte Ihnen etwas zeigen: *Fibromyalgie* nennen Mediziner Schmerzen in den Fasern, in den Muskeln, Sehnen, Bändern und sonstigem Bindegewebe. Möchten Sie wissen, woher sie kommen? Ich sage Ihnen woher. Ihr Frauen habt keine Fürsorge erfahren. Ihr zahlt einen hohen Preis für eure Unsicherheiten und Ängste. Lassen Sie mich etwas vorlesen: „Das primäre Fibromyalgie-Syndrom (PFS) kommt meist bei Frauen vor … und tritt mit besonders hoher Wahrscheinlichkeit bei gesunden, jungen Frauen auf, die zu Stress, Anspannung, Depressionen, Ängstlichkeit und Strebsamkeit neigen …" (Merck Manual, 16. Auflage, S. 1369–1370).

Wie lange habe ich wohl gebraucht, bis ich diese Krankheit bekämpfen konnte? So lange, wie ich gebraucht habe, das zu lesen, was ich gerade eben vorgelesen habe! Ich erkannte sofort die Ursache. Fibromyalgie ist also das Ergebnis von Angst, Sorge und Stress, von ungelösten Konflikten und Stresssituationen, und Sie wissen, dass das wahr ist. Wenn die Ängste und Unsicherheiten beseitigt sind, geht die Fibromyalgie meistens weg. Ebenso schwindet die Arthritis, wenn ich Bitterkeit ausräume. Wenn ich Selbsthass und Schuld ausräume, verschwinden in vielen Fällen Lupus oder andere Autoimmunerkrankungen. Wenn ich gebrochene Herzen und die dadurch verursachten Wunden behandle, weichen oftmals die Allergien.

Ich möchte dieses Kapitel mit einem Auftrag beenden. Der Auftrag kommt aus Hesekiel 34, worin eine Aussage des Vaters über die Hirten Israels enthalten ist:

> **1Und das Wort des HERRN geschah zu mir so: 2Menschensohn, weissage über die Hirten Israels, weissage und sprich zu ihnen, den Hirten: So spricht der Herr, HERR: … Hesekiel 34,1–2**

Wer sind diese Hirten? Pastoren. Was bin ich? Ich bin ein Hirtenjunge. Ich passe auf Schafe auf. Ich salbe ihre Wunden. Ich stürze mich in den Abgrund und ziehe sie wieder nach oben, um ihnen das Leben zu retten.

Überall in Amerika finde ich Schafe, die von den Gemeinden, ihren Leitern und ihren Familien verlassen sind. Früher konnte ich durch ganz Amerika fliegen und mehr als nur einmal helfen, eine Person vor dem Tod zu retten. Wir wollten unseren Dienst vor kurzem sogar in „Over the Cliff Ministries“ [Dienst über dem Abgrund] umbenennen. Wenn jemand im Sterben liegt und von Gott getrennt ist, dann befinde ich mich mit ihm „über dem Abgrund“. Deswegen habe ich das Programm FOR MY LIFE™ [FÜR MEIN LEBEN] ins Leben gerufen.

Erinnern Sie sich, was der Herr über die 99 Schafe in der Herde und dem einen, das in den Abgrund gestürzt war, gesagt hat?

> **11Denn ich sage euch, dass ihre Engel in den Himmeln allezeit das Angesicht meines Vaters schauen, der in den Himmeln ist. 12Was meint ihr? Wenn ein Mensch hundert Schafe hätte und eins von ihnen sich verirrte, lässt er nicht die neunundneunzig auf den Bergen und geht hin und sucht das irrende? 13Und wenn es geschieht, dass er es findet, wahrlich, ich sage euch, er freut sich mehr über dieses als über die neunundneunzig, die nicht verirrt sind. 14So ist es nicht der Wille eures Vaters, der in den Himmeln ist, dass eines dieser Kleinen verloren gehe. Matthäus 18,11–14**

Er legt großen Wert auf die Einsamen, die im Sterben Liegenden. Und es ist mein Auftrag, diese wieder zur Herde zurückzubringen. Mein Auftrag ist es, sie davor zu bewahren, erst gar nicht in den Abgrund zu stürzen, und das sollte auch Ihr Auftrag an der Menschheit sein.

Das ist der herausragende Weg: Heilung und Prävention von Krankheit.

In Hesekiel 34 heißt es (*Kursiv*hervorhebung hinzugefügt):

2Menschensohn, weissage über die Hirten Israels, weissage und sprich zu ihnen, den Hirten: So spricht der Herr, HERR: *Wehe den Hirten Israels*, die sich selbst weiden! Sollen die Hirten nicht die Herde weiden? 3Die Milch genießt ihr, und mit der Wolle kleidet ihr euch, das fette Vieh schlachtet ihr - *die Herde weidet ihr nicht.* 4*Die Schwachen habt ihr nicht gestärkt und das Kranke nicht geheilt und das Gebrochene nicht verbunden und das Versprengte nicht zurückgebracht und das Verlorene nicht gesucht,* sondern mit Härte habt ihr über sie geherrscht und mit Gewalt.

5Und sie zerstreuten sich, weil sie ohne Hirten waren, und wurden allen Tieren des Feldes zum Fraß. So zerstreuten sich 6und irrten umher meine Schafe. Auf allen Bergen und auf jedem hohen Hügel und über das ganze Land hin sind meine Schafe zerstreut worden, und da ist niemand, der nach ihnen fragt, und niemand, der sie sucht. 7Darum, ihr Hirten, hört das Wort des HERRN! 8So wahr ich lebe, spricht der Herr, HERR: Fürwahr, weil meine Schafe zum Raub und meine Schafe allen Tieren des Feldes zum Fraß geworden sind, weil kein Hirte da war und meine Hirten nicht nach meinen Schafen fragten und die Hirten sich selbst weideten, nicht aber meine Schafe weideten,

9darum, ihr Hirten, hört das Wort des HERRN! 10So spricht der Herr, HERR: Siehe, ich will an die Hirten, und ich werde meine Schafe von ihrer Hand fordern und will ihnen ein Ende machen, dass sie nicht länger meine Schafe weiden. Und die Hirten sollen nicht mehr sich selbst weiden; und ich werde meine Schafe aus ihrem Rachen retten, dass sie ihnen nicht mehr zum Fraß seien.

11Denn so spricht der Herr, HERR: Siehe, ich bin es, und ich will nach meinen Schafen fragen und mich ihrer annehmen. 12Wie ein Hirte sich seiner Herde annimmt am Tag, da er unter seinen zerstreuten Schafen ist, so werde ich mich meiner Schafe annehmen und werde sie retten aus allen Orten, wohin sie zerstreut worden sind am Tag des Gewölks und des Wolkendunkels. 15Ich selbst will meine Schafe weiden, und ich selbst will sie lagern, spricht der Herr, HERR. 16*Das Verlorene will ich suchen und das Versprengte zurückbringen, und das Gebrochene will ich verbinden, und das Kranke will ich stärken; das Fette aber und das Starke werde ich austilgen; mit meinem Recht werde ich sie weiden.* Hesekiel 34,2–12,15–16

Jesaja offenbart das Mitleid des Herrn mit denen, die gebrochenen Herzens sind:

Der Geist des Herrn, HERRN, ist auf mir; denn der HERR hat mich gesalbt. Er hat mich gesandt, den Elenden frohe Botschaft zu bringen, zu verbinden, die gebrochenen Herzens sind, Freilassung auszurufen den Gefangenen und Öffnung des Kerkers den Gebundenen, Jesaja 61,1

Eine Heilung von MCS/EI ist die Heilung eines gebrochenen Herzens.

Ein fröhliches Herz bringt gute Besserung, aber ein niedergeschlagener Geist dörrt das Gebein aus. Sprüche 17,22

Wir verbringen mehr Zeit damit, gebrochene Herzen in Amerika zu heilen, als Sie sich vorstellen können.

85 bis 90 % der Hilfesuchenden sind weiblich. Gott hat mich benutzt, viele Frauen, die von ihren Vätern und Ehemännern verlassen worden waren, zu heilen und mit ihrem himmlischen Vater und Herrn, der sie erwählt und erkauft hat, ins Reine zu bringen. Inzwischen kommen immer mehr Männer mit demselben Problem.

Sie können dem Herrn für meine Hartnäckigkeit danken, denn ich bin ein Kämpfer. Ich möchte die Werke des Teufels zerstören, Gottes kostbare Herde aus den Händen Satans befreien, und Sie wieder dazu bringen, Gott in Seiner Herrlichkeit hier und jetzt, nicht erst im Himmel, zu preisen. Und wenn Sie dann in den Himmel kommen, können Sie Ihm dafür danken. Amen!

Jesaja fährt fort, über die Heilung und Wiederherstellung zu sprechen, die Gott für uns vorgesehen hat.

> **1Der Geist des Herrn, HERRN, ist auf mir; denn der HERR hat mich gesalbt. Er hat mich gesandt, den Elenden frohe Botschaft zu bringen, zu verbinden, die gebrochenen Herzens sind, Freilassung auszurufen den Gefangenen und Öffnung des Kerkers den Gebundenen, 2auszurufen das Gnadenjahr des HERRN und den Tag der Rache für unsern Gott, zu trösten alle Trauernden, 3den Trauernden Zions Frieden, ihnen Kopfschmuck statt Asche zu geben, Freudenöl statt Trauer, ein Ruhmesgewand statt eines verzagten Geistes, damit sie Terebinthen der Gerechtigkeit genannt werden, eine Pflanzung des HERRN, dass er sich durch sie verherrlicht. Jesaja 61,1–3**

Jesaja 61,4 handelt von den Generationen und ihrer Heilung. Hier werden genetisch vererbte Flüche gebrochen. Hier werden die vererbten Geister, die innerhalb Ihrer Familie wirken konnten, aus Ihrem Stammbaum vertrieben. Die Übertragung von geistlich, psychologisch und biologisch vererbten Krankheiten wird beendet.

> **Sie werden die uralten Trümmerstätten aufbauen, das früher Verödete wieder aufrichten. Und sie werden die verwüsteten Städte erneuern, was verödet lag von Generation zu Generation. Jesaja 61,4**

Ich sage Ihnen, es kommt eine Erweckung auf diese Erde zu. Es kommt eine Erweckung auf diese Nation, aber es wird nicht die Art von Erweckung sein, die Sie sich vorstellen.

Die Erweckung, die kommen wird, ist eine der *Heiligung und Reinigung*. Ich sage das mit der ganzen Autorität meines Herzens. Ich weiß, dass die Erweckung nur so eingeleitet werden kann, wie sie das erste Mal eingeleitet wurde: durch den Herrn, als Er kam. Durch die Heilung von Krankheiten, die Austreibung böser Geister und die Wirksamkeit Seiner Gnade und Barmherzigkeit – Sie können das von Römer bis Judas in der Bibel nachlesen.

Viele Menschen haben mit dem folgenden Problem zu kämpfen und fragen sich: Warum sehen wir keine Heilung von Krankheiten und keine große Lehre über die Heilung von Krankheiten und das Austreiben böser Geister nach der Apostelgeschichte? Der Grund ist folgender: Matthäus, Markus, Lukas und Johannes haben dokumentiert, wie der Herr uns Gottes Liebe trotz Sünde gezeigt hat. Johannes demonstrierte Gottes Macht durch Christus über das Böse trotz Sünde – nur um uns zu zeigen, wie Gott uns liebt.

In der Apostelgeschichte demonstriert die Bibel die Macht der frühen Gemeinden über das Böse trotz der Sünde.

Nachdem all das demonstriert worden war, wurde Heiligung gelehrt, wie wir sie von Römer bis Judas in der Bibel finden. Ohne Heiligung passieren die Dinge aus Matthäus, Markus, Lukas, Johannes und der Apostelgeschichte nicht. Es wird nicht passieren.

Wenn Sie das, was in Römer bis Judas steht, in Ihrem Leben anwenden, wird der Segen kommen; dann werden die Segnungen auf Sie herabregnen. Dann wird die Erkenntnis Gottes fließen, *denn Gott wird ungehorsame Kinder langfristig nicht segnen.*

Ich musste das auf die harte Tour lernen. Wäre es ein fairer Tausch, Krankheit gegen Gehorsam einzutauschen? Wäre es ein fairer Tausch, Krankheit gegen Heiligung einzutauschen? Wäre es ein fairer Tausch, eine Geisteskrankheit gegen Gehorsam einzutauschen? Wäre es ein fairer Tausch, Angst und Besorgnis gegen Gottvertrauen einzutauschen? Wäre es ein fairer Tausch, einen lieblosen, unreinen Geist des Selbsthasses loszuwerden und stattdessen an die Liebe Gottes zu glauben und sie zu empfangen? Wäre es ein fairer Tausch, dem Bruder zu vergeben und im Gegenzug von Krebs geheilt zu werden? Wäre es ein fairer Tausch, Angst und Wut auszuräumen und im Gegenzug keinen Herzinfarkt zu bekommen?

Das ist *ein herausragender Weg*!

Wissen Sie, was das Wort über Angst und Herzinfarkte sagt?

> **… 26während die Menschen verschmachten vor Furcht und Erwartung der Dinge, die über den Erdkreis kommen, denn die Kräfte der Himmel werden erschüttert werden. [Anm. d. Übers.: Im Engl. steht statt „die Menschen verschmachten" „das Herz der Menschen versagt"] Lukas 21,26**

So steht es da.

Einer Veröffentlichung aus der Pathophysiologie kann ich entnehmen, dass *Angst und Sorge* zu den Grundursachen für die meisten Herzinfarkte gehören. Wie ist es bei *Aneurysmen, Schlaganfällen, Hämorrhoiden und Krampfadern*? Wissen Sie, was die Ursache dafür ist? *Wut und Zorn.*

Möchten Sie in Ihrem Leben *Aneurysmen* und *Schlaganfällen* vorbeugen? Dann werden Sie Wut und Zorn so schnell wie möglich los. Man muss sich also mit Zorn, Wut, Feindseligkeit und einer tiefen Wurzel von Bitterkeit auseinandersetzen, weil man sonst früher oder später „explodiert“. *Wenn Sie geistlich „explodieren“, wird Ihr Körper im Laufe Ihres Lebens darauf reagieren.*

Manche Leute lehren, dass es in der Schrift bestimmte geistliche Angriffe gibt, die Gott zulässt, wie zum Beispiel bei Hiob oder der Dorn im Fleisch bei Paulus. Das Buch der Sprüche lehrt uns, dass es dafür einen Grund gibt (Sprüche 26,2). Schauen wir es uns einmal an.

Hiob hatte geistliche Probleme. Hiobs erstes geistliches Problem war seine Angst:

> **Denn ich fürchtete einen Schrecken, und er traf mich, und wovor mir bangte, das kam über mich. Hiob 3,25**

Das Zweite, was Hiob fürchtete, wird an seiner Sorge um die geistliche Sicherheit seiner Kinder deutlich.

> **4 Nun pflegten seine Söhne hinzugehen und Gastmahl zu halten - der Reihe nach im Haus eines jeden. Dazu sandten sie hin und luden ihre drei Schwestern ein, mit ihnen zu essen und zu trinken. 5 Und es geschah, wenn die Tage des Gastmahls reihum gegangen waren, da sandte Hiob hin und heiligte sie: Früh am Morgen stand er auf und opferte Brandopfer nach ihrer aller Zahl. Denn Hiob sagte sich: Vielleicht haben meine Söhne gesündigt und in ihrem Herzen Gott geflucht. So machte es Hiob all die Tage nach den Gastmählern. Hiob 1,4–5**

Das war für die Angst eine offene Tür. Wenn wir in Hiob 40 und 41 die Eigenschaften von Behemot und Leviatan betrachten, stellen wir fest, dass Hiob stolz und geistlich arrogant (Behemot) war.

> **Er *ist* der Anfang der Wege Gottes. Der ihn gemacht, hat ihm sein Schwert beschafft. Hiob 40,19**

> **Auf *alles*, was groß ist, sieht es herunter, es ist der König über alle stolzen Tiere. Hiob 41,26 (NLB)**

In dem großen Diskurs mit Gott über seine eigene Gerechtigkeit, hat Gott, so wie Hiob es sieht, ihn zurechtgestutzt (Hiob 40,1–14). Nachdem Hiob für seine Freunde gebetet hatte, befreite Gott Hiob von der Macht Satans und gab ihm zweimal so viel, wie er zuvor besessen hatte (Hiob 42,7–17).

Im Falle des Dorns im Fleisch bei Paulus ist nicht klar, ob es sich um eine Krankheit handelte. Das griechische Wort „Fleisch“, welches in Römer 7 verwendet wird, bezieht sich auch auf unsere geistliche Natur. Allerdings könnte auch der menschliche Körper gemeint sein. Griechisch ist im Vergleich zum Hebräischen eine sehr begrenzte Sprache. So können Wörter im Griechischen mehrere Bedeutungen haben.

Im Alten Testament werden fast 9.000 verschiedene hebräische Wörter verwendet. Beim Verfassen des Neuen Testaments wurden in den griechischen Schriften etwas mehr als 5.500 Wörter verwendet. Der Grund dafür ist, dass die Juden im Hebräischen für nahezu jede Bedeutung ein Wort haben. Das ist bei den Griechen nicht der Fall. Auch in der englischen Sprache kommt es manchmal vor, dass ein Wort mehr als eine Bedeutung hat.

Paulus’ Lehre über das *Fleisch* bezieht sich auf die fleischliche Natur, also auf den nicht erneuerten Teil in uns, der als „das Fleisch“ bezeichnet wird. Mit dem Wort *Fleisch* kann aber auch Ihr menschlicher Körper gemeint sein. Paulus’ Dorn im Fleisch muss also nicht unbedingt eine biologische Krankheit gewesen sein.

In Römer 7,15 berichtet Paulus über einen geistlichen Kampf, welchen er hat oder hatte. Das Gute, das ich tun möchte, tue ich nicht und das Böse, das ich nicht tun möchte, tue ich. An dem Tag, an dem ich also Gutes tun möchte, tue ich es nicht, und das Böse, von dem ich wünschte, dass ich es nicht tue, tue ich. An dem Tag, an dem ich das Böse tue, bin nicht mehr ich es, der das Böse tut, sondern die in mir wohnende Sünde (tut es).

> **… 15 denn was ich vollbringe, erkenne ich nicht; denn nicht, was ich will, das tue ich, sondern was ich hasse, das übe ich aus. 16Wenn ich aber das, was ich nicht will, ausübe, so stimme ich dem Gesetz bei, dass es gut ist. 17 Nun aber vollbringe nicht mehr ich es, sondern die in mir wohnende Sünde. 18Denn ich weiß, dass in mir, das ist in meinem Fleisch, nichts Gutes wohnt; denn das Wollen ist bei mir vorhanden, aber das Vollbringen des Guten nicht. 19Denn das Gute, das ich will, übe ich nicht aus, sondern das Böse, das ich nicht will, das tue ich. 20Wenn ich aber das, was ich nicht will, ausübe, so vollbringe nicht mehr ich es, sondern die in mir wohnende Sünde. 21Ich finde also das Gesetz, dass bei mir, der ich das Gute tun will, nur das Böse vorhanden ist. 22Denn ich habe nach dem inneren Menschen Wohlgefallen am Gesetz Gottes. 23Aber ich sehe ein anderes Gesetz in meinen Gliedern, das dem Gesetz meines Sinnes widerstreitet und mich in Gefangenschaft bringt unter das Gesetz der Sünde, das in meinen Gliedern ist.**
> **Römer 7,15–23**

Wir haben hier einen Apostel mit mehr als 20 Jahren Erfahrung als Apostel, und er sagt, dass die Sünde in ihm wohnt. Später im Kapitel sagt er sogar, dass ein Kampf in ihm stattfindet, dass eine Macht in ihm wirkt und gegen Gottes Gesetz streitet und ihn (als gläubigen Menschen) in Gefangenschaft unter das Gesetz der Sünde bringt.

Wenn wir Paulus' Überlegungen in Römer 7 betrachten, scheint es, als ob der Dorn in seinem Fleisch keine biologische Krankheit war; mit dem Dorn könnte ein Bereich seiner fleischlichen Natur gemeint sein, den er einfach nicht in den Griff bekommen hat.

Er sagte, der Dorn sei ein „Engel Satans", und dieser wurde ihm nicht genommen. Im Wort steht, warum er nicht weggenommen wurde: Paulus wäre möglicherweise zu stolz geworden, weil er ein Pharisäer war. Er war ein „Sohn von Pharisäern", und die Wahrscheinlichkeit, dass Paulus geistlich stolz werden würde, war sehr hoch. Ich habe keine bessere Antwort darauf. Wir wissen jedoch, dass der Dorn ein Engel Satans war.

> **... [7]auch wegen des Außerordentlichen der Offenbarungen. Darum, damit ich mich nicht überhebe, wurde mir ein Dorn für das Fleisch gegeben, ein Engel Satans, dass er mich mit Fäusten schlage, damit ich mich nicht überhebe. 2. Korinther 12,7**

Wir wissen, dass Paulus Gott gebeten hatte, den Dorn zu entfernen, und dass Gottes Antwort war, dass er nicht entfernt werden würde. Aber das ist nur eine mögliche Auslegung. Betrachten wir Paulus' Überlegungen in Römer 7, zeigen diese jedoch, dass er geistliche Kämpfe hatte und Sünde in ihm wohnte.

Petrus' Problem war etwas anders gelagert. Jesus sagte zu Petrus, dass Satan begehre, sie wie Weizen zu sichten, und dass er seine Brüder stärken solle, wenn er sich wieder erholt hätte.

> **[31]Der Herr aber sprach: Simon, Simon! Siehe, der Satan hat euer begehrt, euch zu sichten wie den Weizen. [32]Ich aber habe für dich gebetet, dass dein Glaube nicht aufhöre. Und wenn du einst zurückgekehrt bist, so stärke deine Brüder! Lukas 22,31–32**

Jesus tat nichts, um das „Durchsieben" des Petrus durch Satan zu verhindern. Warum? Weil Petrus geistliche Probleme hatte.

Die Züchtigung des Herrn

Meine Meinung zur Züchtigung des Herrn ist Folgende: Ich lese in der Bibel, dass uns Gott, wenn wir unseren Feinden folgen, die Segnungen unserer Feinde gibt, welches Flüche sind (5. Mose 28,15). Wenn es uns dann reicht, besser gesagt, als die Heiligen des Alten Testaments genug vom Segen ihrer Feinde hatten (der tatsächlich aus Unterdrückung und Gefangenschaft bestand), riefen sie zu Gott. Sie taten Buße; Er beendete ihre Gefangenschaft und segnete sie. Er befreite sie, als sie Buße taten und sich Ihm wieder zuwandten.

Vergessen Sie nicht: Der Herr gibt uns nichts Böses, aber Er übergibt uns den Gedanken unseres Herzens, bis wir davon genug haben. Wenn wir durch die Überführung des Heiligen Geists die geistlichen Schwachstellen unseres Lebens erkennen und der Reinigung durch das Wort Gottes aussetzen, werden diese bereinigt. Manche nennen diese Reinigungsarbeit „die Feuertaufe“, die Heiligung durch den Heiligen Geist.

Gott hat uns die geistlichen Schwachstellen nicht gegeben. Wie könnte Er Sünde in unser Leben bringen? Das würde Seinem heiligen Wesen widersprechen.

> **Niemand sage, wenn er versucht wird: Ich werde von Gott versucht. Denn Gott kann nicht versucht werden vom Bösen, er selbst aber versucht niemand. Jakobus 1,13**

Er möchte uns davon befreien.

> **Wer die Sünde tut, ist aus dem Teufel, denn der Teufel sündigt von Anfang an. Hierzu ist der Sohn Gottes offenbart worden, damit er die Werke des Teufels vernichte. 1. Johannes 3,8**

In der Apostelgeschichte steht:

> **Jesus von Nazareth, wie Gott ihn mit Heiligem Geist und mit Kraft gesalbt hat, der umherging und wohltat und alle heilte, die von dem Teufel überwältigt waren, denn Gott war mit ihm. Apostelgeschichte 10,38**

Es ist also klar, dass Gott die Werke des Teufels zerstören und alle die heilen möchte, die vom Teufel unterdrückt werden.

Kapitel 3
Bitterkeit

Bitterkeit ist eine Herrschaft des Feindes. In Epheser 6,12 steht, dass unser Kampf nicht gegen Fleisch und Blut ist, sondern gegen Herrschaften, Gewalten und die geistlichen Mächte der Bosheit in den himmlischen Regionen und gegen die Weltbeherrscher der Finsternis.

> **…[12]denn unser Kampf richtet sich nicht gegen Fleisch und Blut, sondern gegen die Herrschaften, gegen die Gewalten, gegen die Weltbeherrscher der Finsternis dieser Weltzeit, gegen die geistlichen [Mächte] der Bosheit in den himmlischen [Regionen]. Epheser 6,12 (SLB)**

Wenn wir einen Konflikt miteinander haben, bin nicht ich Ihr Feind und Sie sind nicht der meine. Wissen Sie, welches Problem wir haben? *Wir sind nicht in der Lage, die Person von ihrer Sünde zu trennen. Die Sünde der Person ist unser Feind – **NICHT DIE PERSON SELBST**!*

Wenn uns jemand verletzt, halten wir ihn – zusammen mit dem Bösen, das er getan hat – für böse. *Doch Sie müssen in der Lage sein, Menschen von ihrer Sünde zu trennen.* Gott hat Sie am Anfang der Schöpfung der Welt nicht als Sünder erschaffen. Er hat Sie als Heilige vor Ihm und auf ewig als Seine Söhne und Töchter erschaffen. Aufgrund der Sünde wurden wir von Ihm getrennt. Auch nach der Bekehrung gibt es viele Dinge, an denen wir arbeiten müssen. Ich möchte Ihnen helfen, heute damit anzufangen.

Bitterkeit ist eine Herrschaft; ihr unterstellt sind sieben Geister, die Bitterkeit verstärken.

1. Unversöhnlichkeit

Wenn eine Wurzel der Bitterkeit, wie im Hebräerbrief beschrieben, Fuß fasst, ist das erste, was dann passiert, ein Auflisten und Speichern der Fehler und Verfehlungen einer Person.

> **… [15]und achtet darauf, dass nicht jemand an der Gnade Gottes Mangel leide, dass nicht irgendeine Wurzel der Bitterkeit aufsprosse und euch zur Last werde und durch sie viele verunreinigt werden; Hebräer 12,15**

Wer von Ihnen blickt noch immer auf Dinge zurück, die ihm angetan wurden? Wenn ich den Namen Ihrer Tante Emma erwähne, können Sie mir wahrscheinlich 15 Gründe nennen, warum Sie sie nicht mögen. Das ist Unversöhnlichkeit. Nachdem Unversöhnlichkeit Fuß gefasst hat und sämtliche Verfehlungen gespeichert wurden, wird diese geistliche Dynamik durch eine weitere Komponente ergänzt. Ich spreche von Groll.

2. Groll

Wenn jemand Groll hegt, dann kommt zu diesem Auflisten und Abspeichern von Verfehlungen das Gefühl hinzu, daran festhalten, darüber nachdenken und darüber brüten zu müssen. Für mich ist es erstaunlich, dass wir, wenn wir Gefühle von Groll hegen, zwar in unserem Kopf an Tante Emma denken, sie aber in unserem Herzen fühlen. Warum ist das so? Das liegt daran, dass Ihr Verstand dort ist, wo sich Ihre Seele befindet, und Ihr Geist dort, wo Ihr Herz ist. Sie sind ein geistliches Wesen, Sie haben eine Seele und Sie leben in Ihrem Körper.

Groll ist ein geistliches Problem und kein psychologisches. Bitterkeit, Unversöhnlichkeit und Groll sind geistliche Probleme und keine psychologischen. Das ist ein Schlüssel, den Sie in jedem geistlichen Konflikt Ihres Lebens anwenden können. Diese Dinge treffen uns tief in unserem Herzen. Sie trennen uns von anderen und schaffen eine Grundlage für Angst, die möglicherweise später hinzukommt: Angst vor Menschen, Angst vor Ablehnung, Angst vor Versagen, Angst vor dem Verlassenwerden. Wir verstecken uns!

3. Vergeltung

Nachdem Groll Fuß gefasst hat, kommt die Vergeltung. Ich habe vor kurzem einen Aufkleber auf einem Auto gesehen, auf dem stand: „ICH VERGEBE NICHT, ICH RÄCHE MICH NUR." Vielleicht haben Sie den auch schon einmal gesehen. Wenn Groll beginnt in uns zu brodeln, finden wir Wege, es demjenigen heimzuzahlen, der ihn verursacht hat. Vergeltung ist darauf ausgerichtet, es dem anderen heimzuzahlen. Es ist an der Zeit, sich zu rächen!

4. Zorn

Nachdem die Vergeltung Fuß gefasst hat, kommt der Zorn. Unversöhnlichkeit, Groll und Vergeltung haben immer mehr zugenommen, und nun kommt ein starkes Gefühl des Zorns auf.

Waren Sie schon einmal zornig auf jemand anderen? Waren all die anderen Dinge auch dabei?

5. Hass

Nachdem der Zorn angefangen hat, kommt der Hass. Der Hass sagt: „Weil ich nicht vergessen habe, was du mir angetan hast, weil ich die ganze Zeit daran denke und richtig Groll in mir hege, werde ich mich rächen. Ich komme jetzt richtig auf Touren und gebe dem Ganzen Zündstoff, und jetzt gibt es keinen Grund mehr, warum du existieren solltest, schon gar nicht in meiner Gegenwart." Der Hass sagt: „Diese Welt ist für uns beide zu klein." Der Hass sagt: „Du und ich, wir können nicht im gleichen Raum zusammen sein."

Der Hass lässt Gedanken darüber entstehen, wie der andere beseitigt werden könnte.

6. Gewalt

Auf den Hass folgt die Gewalt. Sie sagt Folgendes: „Bevor ich dich vernichte, wirst du meinen Schmerz fühlen. Du wirst meine Stimme hören. Du wirst meinen Hass kennenlernen. Du wirst all das erleben.“

7. Mord

Wenn einmal Gewalt ausgebrochen ist, kommt die letzte Frucht der Bitterkeit: Mord.

Das kann physischer Mord im tatsächlichen Sinn des Wortes sein oder Mord mit der Zunge, das heißt Rufmord oder verbale Misshandlung. Wenn ich auf eines dieser Dinge im Leben einer Person treffe, dann ist alles von Kopf bis Herz davon betroffen. Ich weiß, wenn wir uns nicht damit auseinandersetzen, wird es sich im Herzen einnisten. Worauf kommt es also an? Auf Einsicht und Urteilsvermögen.

Wenn es Hass, Gewalt und Mord im Leben einer Person gibt, denkt sie, sie sei im Recht und alle anderen müssten den Preis dafür bezahlen. Sind Sie dem schon einmal zum Opfer gefallen? Hat Sie schon einmal jemand in Ihrer Würde verletzt? Haben Sie vielleicht schon einmal jemand anderen auf dieser Grundlage zum Opfer gemacht?

Mir ist aufgefallen, dass, wenn einer dieser sieben der Bitterkeit zugeordneten Bereiche vorhanden ist, auch alle vorgeordneten Bereiche vorhanden sind. Und wenn dagegen nichts unternommen wird, werden mit ziemlicher Sicherheit auch die restlichen noch dazukommen. Wenn Sie z. B. Hass bei einer Person antreffen, gehen diesem immer Unversöhnlichkeit, Groll, Vergeltung und Wut voraus. Jeder dieser sieben Bereiche ist auch immer etwas schlimmer als der vorhergehende. So ist Gewalt ein ernstzunehmenderes Problem als Groll.

Vergebung: Was Gott von uns erwartet – 70x7

Was erwartet Gott von uns, wenn wir einem anderen vergeben?

Petrus und Jesus hatten eine interessante Unterhaltung. Jesus lehrte gerade, als Petrus den Herrn fragte, wie oft er seinem Bruder vergeben solle. Bis zu siebenmal? Jesus antwortete: „Nein, nicht bis zu siebenmal, sondern siebzigmal siebenmal.“

Jesus antwortete ihm: Ich sage dir, nicht bis siebenmal, sondern bis siebzigmalsiebenmal! Matthäus 18,22 (SLB)

In meiner Gebetszeit fragte ich den Herrn einmal: „Was hast du damit gemeint?“ Und Folgendes kam mir in mein Herz und meinen Verstand: Unsere Tage haben 24 Stunden, 8 Stunden zum Arbeiten, 8 Stunden für die Familie und 8 Stunden zum Schlafen. 8-8-8. Nimmt man also 8 Stunden des Tages, egal ob für die Arbeit, die Familie oder sich selbst, hat man alles, was die menschliche Existenz ausmacht: die anderen, man selbst usw. Wie viele Minuten hat eine Stunde? Sechzig. Nimmt man also diese 8 Stunden, kommt man auf 480 Minuten. Wie viel ergibt 70x7? 490.

Ich glaube, der Herr meint Folgendes: „Wenn Dein Bruder jede Minute deines Tages in derselben Sache versagt – Minute für Minute, Stunde um Stunde, Tag für Tag – lass ihn los.“ Aber Sie antworten: „Was ist, Herr, wenn er das Gleiche wieder tut?“ Wissen Sie, wie viele Leute zu mir kommen und sagen: „Ich bin zu der Person gegangen, sie hat Buße getan, und dann hat sie das Gleiche noch einmal gemacht?“

„Wie oft, Herr, wird von mir erwartet, dass ich meinem Bruder vergebe, sollte er gegen mich sündigen und Buße tun?“ Minute für Minute, Stunde um Stunde, Tag für Tag. Wenn Sie ihn loslassen, befreien Sie sich selbst. Wenn wir andere Bibelstellen betrachten, stellen wir schnell fest, dass der Herr der Richter ist und nicht wir selbst.

Richtet nicht, damit ihr nicht gerichtet werdet! Matthäus 7,1 (SLB)

Du aber, was richtest du deinen Bruder? Oder du, was verachtest du deinen Bruder? Wir werden ja alle vor dem Richterstuhl des Christus erscheinen; Römer 14,10 (SLB)

Sie vergeben anderen, weil Gott Ihnen vergeben hat. Er hat Ihnen aufgetragen zu vergeben, und Sie sind Sein gehorsames Kind. Wenn Sie Ihrem Bruder seine Sünden vergeben, dann wird Gott Sie freimachen, da Sie Ihren Bruder von seinen Übertretungen befreit haben.

Sie sind jetzt vom Geist der Bitterkeit befreit, und dieses überwältigende, alarmierende Gefühl der Feindseligkeit im Inneren verschwindet. Wenn der Heilige Geist Seine Arbeit abgeschlossen hat, und Sie dann an Ihre Tante Emma und ihre Sünden denken, werden Sie es nicht mehr in der Magengegend spüren. Sie werden dieses überwältigende, alarmierende Gefühl nicht mehr haben. Sie werden das Böse, das Ihnen angetan wurde, nicht vergessen, aber Sie müssen es nicht mehr als Sünde mit sich herumtragen.

Sie müssen die Sünde anderer nicht in sich tragen. Sie ist deren Sünde. Gott wird ihr Richter sein. Es ist Ihre Aufgabe, sie loszulassen, wieder vor Gott zu kommen, Ihr Herz vor Gott zu reinigen und dann weiterzugehen. *Ihre Freiheit hängt nicht davon ab, ob die andere Person loslässt – sie hängt davon ab, dass Sie loslassen.*

Wenn Sie anderen vergeben, lassen Sie diese nicht vom Haken, sondern Sie übergeben sie, immer noch *am* Haken zappelnd, an Gott. *Sie* sind jetzt vom Haken.

Wenn Sie jemandem vergeben, hassen Sie immer noch dessen Sünde, aber Ihnen wurde aufgetragen, diese Person zu lieben. **Um zu vergeben, müssen Sie nicht über deren Sünde hinwegsehen.**

Ist das befreiend? Für mich war es das! Gott sagte mir: „Henry, mein Sohn, als ich dir vergab, habe ich nicht über deine Sünde hinweggesehen, sondern ich habe sie getragen. Ich nahm sie auf mich." Ich antwortete: „Danke, Herr."

Sie sind nicht der Richter. Wenn Sie sich selbst zum Richter machen, sagen Sie Gott damit, dass Er weggehen, sich hinsetzen und den Mund halten soll. Ich denke, das ist nicht unsere Absicht. Vielleicht möchte Gott jemanden retten, und dabei wollen Sie Ihm nicht im Weg stehen.

In der Bibel findet man nur zwei zukünftige Gerichte: Den Richterstuhl Christi und das Gericht des Vaters, der auf einem weißen Thron sitzt.

> **Warum verurteilst du einen anderen? Warum siehst du auf einen Bruder herab? Wir alle werden einmal vor dem Richterstuhl Gottes stehen. Römer 14,10 (NLB)**

> **Und ich sah einen großen weißen Thron und den, der darauf saß, vor dessen Angesicht die Erde entfloh und der Himmel, und keine Stätte wurde für sie gefunden. Offenbarung 20,11**

In der Bibel steht, dass wir Engel richten werden.

> **Wisst ihr nicht, dass wir Engel richten werden, wie viel mehr über Alltägliches? 1. Korinther 6,3**

Das einzige, was wir der Bibel zufolge richten dürfen, sind wir selbst, damit wir nicht von Gott gerichtet werden.

> **Wenn wir uns aber selbst beurteilten, so würden wir nicht gerichtet. 1. Korinther 11,31**

Somit ist das Richten anderer ausgeschlossen. Wir werden uns selbst und Engel richten. Der Herr wird die Heiligen richten. Der Vater wird die Ungerechten richten, und das war´s! Es ist nicht vorgesehen, dass Sie irgendjemanden richten. Paulus sagte, dass kein Mensch, sondern Gott, der Vater, ihn beurteilt habe.

Denn ich bin mir keiner Schuld bewusst, aber dadurch bin ich nicht gerechtfertigt. Der mich aber beurteilt, ist der Herr. 1. Korinther 4,4

Warum richten wir andere überhaupt? Weil wir Vergeltung wollen! Am Anfang dieses Kapitels lehrte ich über die sieben Faktoren der Bitterkeit. Der dritte war Vergeltung, die „Ich-werde-mich-rächen"-Mentalität.

Ob jemand auf Ihre Vergebung reagiert oder nicht, ist sein Problem und seine Sünde. Wenden Sie sich ab, bewahren Sie sich ein reines Herz, beten Sie und bitten Sie Gott um Versöhnung. Tragen Sie das, was Ihnen möglich ist, zur Versöhnung bei, aber wenn Sie keinen Frieden finden können, gehen Sie weiter.

Kapitel 4
Erkenntnisse über Heilung und Prävention von Krankheit

Gedankenwelt

Zusammenhänge unseres Seins

Um Sie unterstützen zu können, geben wir Ihnen die notwendigen Werkzeuge an die Hand, und wir müssen uns zunächst mit den Zusammenhängen unseres Menschseins beschäftigen. Das wird Ihnen helfen zu verstehen, wie eine unsichtbare Macht Sie in Versuchung führen, zu Ihnen sprechen und versuchen kann, Sie zu kontrollieren, indem sie ihre Persönlichkeit zu einem Teil der Ihren werden lässt. Wenn es dieser Macht gelingt, Teil Ihrer Persönlichkeit zu werden, wird es Ihnen als normal erscheinen, und Sie werden ihr keinen Widerstand leisten. Diese Macht lässt etwas Anormales als normal erscheinen.

Sie sind ein dreieiniges Wesen, denn Sie sind ein Geist, haben eine Seele und Ihr Körper ist Ihr mobiles Zuhause. Aber Ihr Körper ist nicht Ihr wirkliches Ich. Wenn Sie ein gläubiger Christ sind, dann ist Ihr Körper der Tempel des Heiligen Geistes. Mit Ihrem Körper bewegen Sie sich in der physischen Welt, aber Sie sind ein Geist. Sie können Ihren Geist nicht mit Ihren Augen sehen, aber er wohnt in Ihnen. Wenn Ihr Geist Ihren Körper verlässt, sind Sie tot.

Diejenigen, die schon einmal eine außerkörperliche Erfahrung oder eine Astralreise gemacht haben, sagen, dass sie ihren Körper verlassen haben. Das haben sie nicht. Sie hatten einen bösen Geist in sich, der Zugang zu ihrem menschlichen Geist hatte. Der böse Geist konnte Bilder in die Seele projizieren, so dass die Person *dachte*, sie hätte ihren Körper verlassen, doch in Wirklichkeit ist sie nirgendwohin gegangen. Der böse Geist benutzt die Theta-Gehirnwellenaktivität und erstellt Bilder und Abbilder, um die Erfahrung zu verstärken. In der geistlichen Welt gibt es keine zeitliche Dimension, so wie wir sie kennen.

Als Jesus starb, verließ Sein Geist Seinen Körper. Als Jesus „Seinen Geist aufgab“, verließ Sein Geist Seinen Körper. Als Sein Geist Ihn verlassen hatte, hing Sein Köper leblos am Kreuz. Sie nahmen Seinen Körper vom Kreuz, hüllten Ihn in Leinen, bedeckten Sein Gesicht und trugen Ihn zum Grab. Für drei Tage und Nächte lag Sein Körper im Grab. Aber „Er“ war nicht in Seinem Körper. Sein Geist hatte Ihn verlassen.

> **18 Denn auch Christus hat einmal für Sünden gelitten, der Gerechte für die Ungerechten, damit er uns zu Gott führte; und er wurde getötet nach dem Fleisch, aber lebendig gemacht durch den Geist, 19 in welchem er auch hinging und den Geistern im Gefängnis verkündigte, 1. Petrus 3,18–19 (SLB)**

In dieser Bibelstelle sehen wir, dass Jesus in die Hölle ging und zu den Geistern predigte, die zur Zeit Noahs ungehorsam gewesen waren – also zu allen, die in der Flut gestorben waren. Als Sein Geist wieder in Seinen Körper zurückkehrte, ließ Gott Ihn von den Toten auferstehen. Er wurde von bis zu 500 Leuten zur gleichen Zeit gesehen. Vierzig Tage lang war Er auf den Straßen Israels unterwegs und demonstrierte durch unfehlbare Beweise, dass Er der auferstandene Christus war.

Ich erwähnte bereits, dass ein böser Geist Zugang zum menschlichen Geist bekommen kann. Wie ist das möglich? Sie verschaffen sich über unsere Gehirnwellen Zugang zu unseren Gedanken. Es gibt vier verschiedene Arten von Gehirnwellen: Alpha-, Beta-, Theta- und Deltawellen. Auf Deltawellen werden wir nicht weiter eingehen, da wir hier nicht den Bereich der Traumphasen behandeln. Die unten aufgeführten Gehirnwellen wirken im Bereich unseres physiologischen Gehirns. Jede dieser Gehirnwellen benötigen wir zum Begreifen unserer Gedankenabläufe. Diese drei Gehirnwellen unterstützen Bilder und Gedanken und helfen uns als Lebewesen, diese zu verarbeiten. Sie ermöglichen uns schlussfolgerndes Denken, geben uns eine Persönlichkeit und verbinden unsere Daseinsbestandteile.

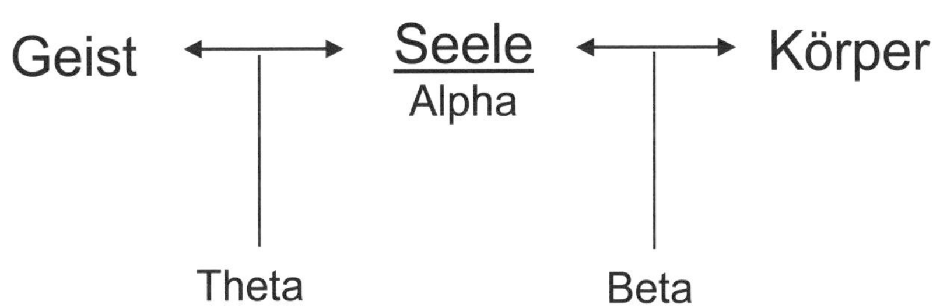

Ihre Seele ist die Brücke zwischen der geistlichen Welt und der physischen Welt. Durch zwei ihrer fünf physischen Sinne erfassen Sie, was ich sage: Sehen und Hören. Während Sie mir gerade zuhören, werden Ihre Beta-Gehirnwellen aktiviert. Sie ermöglichen Ihrem Gehirn, Bilder und Geräusche durch einen elektrochemischen Prozess aufzunehmen. Gerade jetzt machen Sie Schnappschüsse und Fotos, die dann in ihrem Kurzzeitgedächtnis gespeichert werden. Ihr Gehirn zeichnet die Erlebnisse, die Sie in der physischen Welt machen, auf. Dieser Prozess prägt Ihre Seele.

Ihre Seele umfasst: Ihren *Intellekt,* Ihren Verstand; Ihre *Emotionen* mitsamt den „Aufzeichnungen“ von guten und schlechten Erfahrungen Ihres Lebens; und Ihren *Willen*, der Sie befähigt, Entscheidungen zu treffen.

Wenn wir Ihnen dienen, können wir uns mit der geistlichen Welt und ihren Einflüssen auf Ihren Verstand und Ihre Emotionen auseinandersetzen. Unsichtbare Mächte haben Ihnen möglicherweise etwas beigebracht, das im Gegensatz zu Gottes Willen für Ihr Leben steht.

> **Denn Gott hat uns nicht einen Geist der Furcht gegeben, sondern einen Geist der Kraft, der Liebe und der Besonnenheit. [Anm. d. Übers.: Im Englischen steht statt „der Besonnenheit" „des gesunden Verstandes".] 2. Timotheus 1,7 (NLB)**

Wenn Sie diese Mächte z.B. aufgrund von Erfahrungen in Ihrem Leben Angst gelehrt haben, wird Angst Ihre Gedanken, Gefühle und Entscheidungen bestimmen. Das ist nicht Gottes Wille für Sie. Durch diesen Dienst können wir den Einfluss des Geistes der Angst, der Druck auf Sie ausübt, beseitigen. Dieser Geist der Angst ist dann beseitigt, aber Ihr Langzeitgedächtnis erinnert sich immer noch an all das, was die Angst Sie gelehrt hatte. Es muss eine Erneuerung des Denkens stattfinden.

> **...laßt euch [in eurem Wesen] verwandeln durch die Erneuerung eures Sinnes, ...**
> **Römer 12,2 (SLB)**

Wie wird Ihr Denken erneuert? Ihr Denken wird durch das „Waschen" mit dem Wasser des Wortes Gottes erneuert bzw. gereinigt. Das bedeutet, dass Sie anfangen, über Gottes Wort Tag und Nacht nachzudenken, dass Sie Ihre Gedanken prüfen und mit dem vergleichen, was Gott denkt.

Gottes Wort lehrt Sie, wie Sie denken sollen. Diese neue Art zu denken fordert nun die schlechten Denkmuster heraus. Wenn Sie Störungen aufgrund von Angst/Sorge/Stress haben, müssen Sie sich diesem Prozess stellen, um frei zu werden. Damit beginnt unsere Veränderung zu reifen, geistlichen Menschen, in unserem Denken, Sprechen und Handeln. Es ist der Weg der Heiligung. Wir nennen es den Walk-out bzw. den Weg des Verlassens. Sie können lernen, dass Sie denken, und in Ihrem Leben anwenden, was Gott möchte. Ich bitte Gott, unseren Vater, Sie auf Ihrem Weg zu begleiten, damit Sie in Sein Bild verwandelt werden können.

Der Prozess der Proteinsynthese

Während Sie immer und immer wieder über eine Sache nachdenken, findet Proteinsynthese statt. Daran sind die RNS und DNS [engl.: RNA bzw. DNA] beteiligt, insbesondere jedoch die RNS. Ein Gedanke, der wieder und wieder gedacht wird, wird zu einem festen biologischen Bestandteil. Gott möchte Sie trainieren, damit Sein Gesetz nicht nur in Ihrem Geist verankert ist, sondern Teil Ihrer Persönlichkeit als Mensch wird.

Allerdings möchte der Feind Ihnen auch etwas beibringen, und er benutzt denselben Pfad. Er möchte, dass das Gesetz der Sünde und nicht das Gesetz Gottes Teil Ihrer Persönlichkeit wird. Gemäß der Bibel findet ein Kampf zwischen diesen beiden Gesetzen in unserem Körper [in unseren Gliedern] statt.

Sogar uns Christen steckt das Gesetz der Sünde in den Gliedern. Erleben Sie z. B. Streit in Ihrer Familie? Kommen nie unnütze Worte aus Ihrem Mund? Sind die Worte, die aus Ihrem Mund kommen, Worte des Lebens oder Worte des Todes?

Das Gesetz der Sünde wird durch ein Wesen (das aufgrund seiner gefallenen Natur sündig ist) oder aufgrund der Nicht-Erneuerung Ihres Denkens verstärkt. Alles, was man von außen wahrnimmt, wird im Langzeitgedächtnis gespeichert und wird Teil der eigenen Biologie.

Viele Christen dienen der Sünde. Das bedeutet nicht, dass sie besessen sind. Es bedeutet, dass sie vom Gesetz der Sünde beeinflusst werden und ihm folgen, als wäre es die Wahrheit.

Theta-Gehirnwellen

Theta-Gehirnwellen transportieren Eindrücke, Gedanken und Bilder und ermöglichen Ihrem Gehirn, sich mit Ihrem Geist zu verbinden. Theta-Gehirnwellen haben in etwa viereinhalb Schläge pro Sekunde. Das ist der Rhythmus, den Schamanen zum Trommeln verwenden. Schamanen wissen, dass der Trommelrhythmus die Verbindung zwischen Seele und Geist aktivieren wird und sie damit den bösen Geistern durch Gedanken den Zugang zur menschlichen Seele verschaffen können, sofern sie ihre Anhänger dazu bringen können, ihnen ihren Verstand zu überlassen.

Ohne Theta-Gehirnwellen hätten Sie kein Gewissen, das zu Ihnen sprechen würde. Sie würden niemals die Stimme des Heiligen Geistes hören, der Ihnen die Wahrheit bezeugt, Sie würden nie von etwas überführt werden, und Sie könnten auch nicht vom Teufel und seinen Mächten versucht werden. Satan benutzte die Schlange, weil er einen physischen Körper und Stimmbänder zum Sprechen brauchte.

Mentale Telepathie ist eine spirituelle Betätigung. Dabei geben zwei böse Geister zwei Menschen in einer Weise Informationen, als ob sie direkt zwischen ihnen ausgetauscht werden würden. Es ist sehr einfach für Geister der Wahrsagerei und des Okkultismus, durch den menschlichen Geist zu arbeiten. Ein böser Geist kann zu Ihrem Geist sprechen. Seine Gedanken nehmen Sie durch die Theta-Gehirnwellenaktivität auf der Ebene der Seele wahr. Aufgrund der Thetawellen weiß Ihr Geist alles, was Ihre Seele tut, und Ihre Seele weiß alles, was Ihr Geist tut.

Wenn Sie heute sterben würden, würde Ihr Körper wieder zu Staub werden. Wo würde aber Ihre Seele hingehen? Ihre Seele würde auch zu Staub werden, da sie aus Gehirnzellen besteht.

Wie wird also Ihre Seele gerettet? Ihre Seele wird dadurch gerettet, dass in Ihrem Geist ein neues Bewusstsein Ihrer Identität entsteht. Bei der ersten Auferstehung formt der Heilige Geist einen völlig neuen Körper um Ihren Geist. Dazu gehört eine neue, herrlich gemachte Seele. Deshalb entsteht sofort ein Bewusstsein, als hätten Sie schon immer einen Körper gehabt. Auf diese Weise können Sie dann weiterhin sowohl in der geistlichen Welt als auch in der physischen Welt agieren, so wie Jesus es in Seinem verherrlichten Körper tat.

Vielen von Ihnen wurde ein *übles Denken* beigebracht. Sie haben die Denk-Art anderer erlebt, wurden davon beeinflusst, wie andere denken, oder wurden zu Opfern von anderen.

Vielen Menschen ist nicht klar, dass Versuchung in Form von Emotionen und Gefühlen kommen kann. Versuchung ist nicht einfach nur ein Gedanke, der einem kommt, wie z. B. *Bring jemanden um, Begeh' Ehebruch* oder *Raub eine Bank aus*. Das ist in unseren Augen Versuchung. Wir verstehen nicht, dass Satan und sein Reich durch verschiedene Formen des menschlichen Versagens zu uns kommt und versucht, aus uns eine Versager-Persönlichkeit zu machen.

So funktioniert *übles Denken*: Adam und Eva waren im Garten. Sie waren immun gegen Satans Macht. Eva aß von der Frucht und nichts passierte. Sie gab ihrem Mann von der Frucht und sagte: „Wenn du von dieser Frucht isst, werden wir weise." Adam aß von der Frucht und etwas passierte. Sie lernten die Lektion der Erkenntnis der Sünde, das Gesetz der Sünde.

Menschen wissen nur das, was ihnen beigebracht wurde. Wir sind keine Instinktwesen. Von Geburt an wissen wir nur das, was wir gelernt haben. Aber wie lernen wir? Wir lernen von externen und internen Quellen. Dazu benötigen wir eine Menge an Einsicht und Urteilsvermögen, um jeden Gedanken „gefangen nehmen" zu können.

Vor dem Sündenfall gab es eine Grenze zwischen Adam und Eva und dem Reich Satans. Seine Mächte hatten keinen Zugang zu ihnen, es sei denn, sie erteilten die Erlaubnis dazu. Adam erteilte diesen Mächten die Erlaubnis, als er Gottes Gebot missachtete. Als Adam von der Frucht aß, wurden ihnen die Augen geöffnet – ihre geistlichen Augen. Sie bekamen ein geistliches Verständnis und erkannten Gut und Böse. Sie sahen, dass sie nackt waren. Sie schämten sich ihrer

Nacktheit. Als der Herr zu ihnen kam, um in der Kühle des Abends mit ihnen spazieren zu gehen, versteckten sie sich. Sie schämten sich. Sie fühlten sich schuldig und hatten Angst.

Der Herr kam und konnte sie nicht finden. Er sagte: „Adam, wo bist du?“ „Ich hörte deine Stimme und fürchtete mich, weil ich nackt bin“, antwortete Adam. Der Herr sagte: „*Wer hat dir gesagt*, dass du nackt bist?“

Haben Sie bemerkt, dass der Herr nicht sagte: „Adam, du hast eine Psychose entwickelt.“ „Adam, du hast ein chemisches Ungleichgewicht.“ „Adam, wo hast du diese negativen Emotionen her?“ Der Herr hat nie angedeutet, dass die Quelle für Adams und Evas Gedanken ihre eigene Psyche war. Der Herr sagte: „*Wer* hat dir gesagt, dass du nackt bist?“

Auf die gleiche Art und Weise haben auch Sie gelernt. *Wer* hat Ihnen gesagt …?

Seit fast 6.000 Jahren wird in unseren Familien ein Denken gelehrt, das im Widerspruch zu Gott steht. Sie wurden gelehrt, unangemessen miteinander umzugehen, ein Opfer zu *sein*, andere zum Opfer zu *machen*, Angst zu haben, abgelehnt zu werden, verbittert zu sein und unangebrachte Gefühle zu haben. Wenn Sie dann zu einem Seelenklempner gehen, sagt er Ihnen noch, dass es Ihre Schuld ist.

Gott hat nicht gefragt: „Wer hat dir gesagt, du sollst dich fürchten?“ oder „Wer hat dir gesagt, du sollst depressiv sein?“ Gott fragte Adam: „*Wer* hat dir gesagt, dass du nackt bist?“ Er hätte fragen können: „*Wer* hat dir gesagt, du sollst dich fürchten?“ „*Wer* hat dir gesagt, du sollst depressiv sein?“ Sie sind nicht das Problem. Sie haben im Gesetz der Sünde gelernt. Adams und Evas Gedanken waren nicht ihre eigenen. Sind Ihre Gedanken Ihre eigenen?

Gott möchte die Dinge, die nicht von Ihm sind, entfernen. Dadurch wird Ihr Verstand erneuert werden. Sie werden anfangen, Christi Sinn zu haben und Denkweisen, die über dem Gesetz der Sünde stehen.

Gott möchte Sie lehren. Der Heilige Geist möchte die Wahrheit bezeugen. Wenn Sie in der Bibel lesen, werden Sie durch Alpha-Gehirnwellen befähigt, kognitiv und schlussfolgernd zu denken. Die Alphawellen speichern alles, was Sie extern und intern wahrgenommen haben, und schließen die Möglichkeit zum schlussfolgernden Denken mit ein. So werden die individuellen Komponenten Ihrer Persönlichkeit und Seele gebildet.

Ganzheit

Sind Sie in der Lage, ohne Angst eine geistliche Bestandsaufnahme Ihrer Persönlichkeit vorzunehmen? Ich möchte Ihnen einige Hilfsmittel an die Hand geben, mit denen Sie übles Denken überwinden können. Ich möchte, dass Sie anfangen, sich als ein dreieiniges Wesen zu sehen.

Er selbst aber, der Gott des Friedens, heilige euch durch und durch, und euer ganzes [Wesen], der Geist, die Seele und der Leib, möge untadelig bewahrt werden bei der Wiederkunft unseres Herrn Jesus Christus! 1. Thessalonicher 5,23 (SLB)

Der Gott des Friedens heilige euch *völlig*, das ist wichtig. Wir wissen, dass Heiligung 'Heiligkeit' und das Wort heiligen 'heilig machen' bedeutet. Aber es heißt, Er selbst, der Gott des Friedens, heilige euch durch und durch – euer ganzes Wesen – damit wir ganz sein können. Wir sprechen hier von Ganzheit – Geist, Seele und Körper.

Wir wissen, dass 80 % aller Krankheiten ihren Ursprung auf der geistlichen Ebene haben. Auf dieser Ebene lösen falsche Denkweisen im Körper eine Krankheitsreaktion aus.

In der Tat muss Ihr Feind lediglich die Aktivität Ihres Hypothalamus über die Seele-Körper-Verbindung kontrollieren, um über 100 schwere Syndrome und Krankheiten zu erzeugen.

Nehmen wir an, ich wäre Ihr Feind und will Ihnen einen hohen Blutdruck geben. Das ist einfach, wenn der Feind in der Lage ist, den Bereich Ihrer Gedanken zu erobern und seine spirituellen Wesenszüge zu einem Teil Ihrer geistlichen Wesenszüge machen kann. Nehmen wir also an, ein Geist der Angst beginnt, zu Ihnen zu sprechen. Ein Geist der Angst weiß, dass er Ihnen keine Krankheit auferlegen kann, außer Sie sind gegen Gottes Wort ungehorsam. Er kann Sie nicht antasten, außer Sie stimmen Satans Denkweise zu, genau wie Satan Adam und Eva bis dahin nicht antasten konnte. Adam und Eva waren Gottes Wort gegenüber ungehorsam und öffneten dadurch Satan eine geistliche Tür, in ihrem Leben zu wirken.

Wie kann Ihnen also ein Geist der Angst einen hohen Blutdruck auferlegen? Er wird dazu Ihre Zustimmung brauchen. Wie kann er Ihre Zustimmung bekommen? Als erstes fängt er an, Ihnen Gedanken zu geben. Er wird zu Ihnen sprechen, von Geist zu Geist, aus der geistlichen Welt heraus, da er ein Geist ist. Das ist die Versuchung. Versuchung ist aber noch keine Sünde. Viele von uns erkennen nicht, dass Gefühle und Gedanken eine Versuchung darstellen können.

Daher steht in 2. Korinther 10,5, dass wir nicht nur jeden Gedanken gefangen nehmen sollen, sondern auch alle Gedankengebäude. Diese stehen für Ihre Gefühle, Befürchtungen, Emotionen, Vorahnungen und Unruhe. Sie werden gelockt zu glauben, dass sie wahr sind. Der Geist der Angst will Sie das Gesetz der Sünde lehren, damit er Ihrem Körper eine Krankheit auferlegen kann. Ihnen wurde beigebracht, dass es eine negative Emotion oder ein psychologisches Problem ist, wenn Sie bestimmte Gefühle haben. Ihnen wurde jedoch nicht beigebracht, dass es eine Macht gibt, die auf Sie angesetzt wurde und möchte, dass Sie gegenüber Gottes Wort ungehorsam sind.

Hoher Blutdruck wird durch Ungehorsam gegenüber Gottes Wort verursacht. Der Medizin zufolge ist Bluthochdruck ein Stresssyndrom. Wenn Sie mit Hypertonie [Bluthochdruck] zum Arzt gehen, steht für ihn ohne Diskussion fest, dass Sie ein Stresssyndrom [Belastungsstörung] haben. Er wird Ihnen ein Medikament verschreiben. Interessieren ihn Ihre Gedankengänge, die diese Krankheit verursacht haben? Glauben Sie, das Medikament hat Sie geheiligt? Lassen Sie mich das erklären, damit Ihr Urteilsvermögen geschärft wird.

> **12Denn obgleich ihr der Zeit nach Lehrer sein solltet, habt ihr es wieder nötig, dass man euch lehrt, was die Anfangsgründe der Aussprüche Gottes sind; und ihr seid solche geworden, die Milch nötig haben und nicht feste Speise. 13Wer nämlich noch Milch genießt, der ist unerfahren im Wort der Gerechtigkeit; denn er ist ein Unmündiger. 14Die feste Speise aber ist für die Gereiften, deren Sinne durch Übung geschult sind zur Unterscheidung des Guten und des Bösen. Hebräer 5,12–14 (SLB)**

In dieser Bibelstelle steht, dass jeder, der noch „Milch genießt“, unerfahren im Wort der Gerechtigkeit ist. Aber derjenige, der gereift ist, kann feste Speise vertragen und hat geübte Sinne, um Gutes und Böses zu unterscheiden.

Sind Ihre Gefühle und Gedanken gut oder böse? Sie sagen vielleicht: „So ist eben unsere menschliche Natur.“ Doch die menschliche Natur ist nicht böse. Es ist etwas zur menschlichen Natur hinzugekommen, so dass sie Gottes ursprünglicher Absicht nicht mehr ganz entspricht.

Wenn wir das entfernen können, was nicht von Gott ist, haben wir eine menschliche Natur, die geheiligt wurde, um die in 1. Thessalonicher 5,23 erwähnte Ganzheit hervorzubringen. Gott möchte Sie völlig heiligen und Ihnen Ganzheit an Geist, Seele und Körper schenken. Gott möchte Ihren Geist heiligen. Es beginnt mit der Bekehrung des menschlichen Geistes. Dann wird Ihr Verstand durch das Wasserbad im Wort erneuert. Früher waren Ihr Geist und Ihre Seele eins mit dem Gesetz der Sünde. Jetzt aber sind Sie eins mit dem Gesetz Gottes, daraus folgend werden sich Ihr Geist, Ihre Seele und Ihr Körper der Gesundheit anpassen und nicht der Krankheit.

Ich möchte, dass Sie verstehen, dass Ihre Gefühle nicht immer Sie selbst sind. Gelegentlich sind Sie mit etwas eins geworden, als ob es ein Teil von Ihnen wäre. Ein Geist der Angst kann Sie über die Verbindung von Geist, Seele (Verstand) und Körper so sehr ängstigen, dass Ihr Körper zittert. Ihr Körper kann sogar anaphylaktisch reagieren oder katatonisch werden, Sie können sogar hyperventilieren, Ausschläge, Nesselsucht, Herzrasen oder Schweißausbrüche bekommen, und dabei können Sie überzeugt sein, dass das alles normal ist. Es erscheint nur deshalb „normal“ und real, weil Sie das Gesetz der Sünde als Denkweise erworben haben.

Ich habe schon hohen Blutdruck erwähnt. Wie kann der Feind Ihnen diese Krankheit auferlegen? Er wird Ihnen sorgenvolle Gedanken geben, Bilder über Dinge, die in der Zukunft schief gehen können. Er wird Sie dazu bringen, sich über die Wirtschaftslage, die Finanzen, über die Schwiegermutter, die bei Ihnen einziehen möchte, zu sorgen, und obendrein werden Sie die Acht-Uhr-Nachrichten sicherlich auch wieder beunruhigen.

Im Ergebnis hat der Feind Sie in Ihrem Langzeitgedächtnis darauf trainiert, Sorgen zu einem Teil Ihrer Persönlichkeit werden zu lassen.

Aber die Bibel lehrt uns in Matthäus 6,34:

> **So seid nun nicht besorgt um den morgigen Tag! Denn der morgige Tag wird für sich selbst sorgen. Jeder Tag hat an seinem Übel genug. Matthäus 6,34**

All die Sorgen sollten Sie dazu bringen, dass Sie dieser Bibelstelle zuwider handeln. Sie machen sich Sorgen, sind besorgt um den nächsten Tag, und der Feind lehrt Sie, Angst zu haben. Er wird Ihnen nicht nur Gedanken und Gefühle geben, er wird es auch so aussehen lassen, als kämen diese tatsächlich von Ihnen. Nach einer gewissen Zeit wird dieser Gedanke durch die Proteinsynthese zu einem festen Bestandteil ihrer Biologie. Jetzt werden Sie nicht nur versucht, sondern das Gesetz der Sünde wirkt als Teil Ihrer Existenz in Ihnen.

Wir möchten nicht nur, dass Sie geheilt werden, sondern wir wollen Ihnen auch die Werkzeuge an die Hand geben, mit denen Sie gesund bleiben und anderen beim Gesundwerden helfen können. Wir dürfen uns dabei nicht nur um uns selbst drehen. Wir müssen Gesundheit und Heilung in der Welt neu definieren, da es hier an Vielem fehlt.

Bei Bluthochdruck geschieht also Folgendes: Wenn Sie mit der Sorge eins werden, setzt die Verbindung zwischen Seele und Körper durch das limbische System die Dinge in Bewegung. Der Hypothalamus schließt die Möglichkeit zu verschiedenen neurologischen „Fehlzündungen“ mit ein. Betroffen sein können das zentrale Nervensystem, das Hormonsystem und die Homöostase, bis dahin, dass Menschen schließlich einer im Wirbelsturm flatternden Vogelscheuche gleichen können. All das kann ablaufen, weil Sie denken, dass Sie nun einmal so sind, und die physiologischen Erscheinungsformen es Ihnen beweisen.

Es kommt zu einem Ungleichgewicht des sympathischen Nervensystems. Dadurch verengen sich die Gefäßwände des Herz-Kreislauf-Systems. Die Öffnung des Gefäßes ist nicht mehr groß genug, um das Blutvolumen zu fassen, und der Blutdruck wird erhöht. Dann werden Betablocker eingenommen, die Blutgefäße erweitern sich, und die Gefahr scheint gebannt.

Aber machen Sie sich immer noch Sorgen? Haben Sie immer noch Angst? Wurden Sie geheiligt? Sind Sie ein Täter des Wortes? Im Grunde genommen werden Sie von der gleichen Macht versorgt, die Ihnen die Krankheit gegeben hat.

In Galater 5 bezeichnet Paulus *Pharmakeia* als Zauberei, als ein Werk des Fleisches, weil sie sich selbst als Heilung präsentiert. Es handelt sich aber nicht um Heilung. Es handelt sich um Krankheitsmanagement, und das bedeutet, dass Sie nicht geheilt sind. Sie sind vielleicht außer Gefahr, aber Sie sind nicht geheilt. Gott möchte nicht, dass Ihre Krankheiten verwaltet werden. Er möchte, dass Sie frei von Krankheit sind.

Sie können hohem Blutdruck vorbeugen und diesen besiegen, wenn Sie verstehen, wie diese Macht zu Ihnen spricht. Sind Sie in der Lage, Ihnen selbst gegenüber ehrlich zu sein? Selbstanklage und Schuld werden Ihnen dabei schwer zusetzen. Dann werden Sie alles leugnen, weil Sie sich dem Kampf nicht stellen wollen. Aber *Aus den Augen, aus dem Sinn* ist kein geistliches Prinzip.

Der Vogel Strauß steckt den Kopf in den Sand, weil er denkt, dass er nicht gesehen werden kann, wenn er selber nichts sieht. Das ist Verleugnung. Er bemerkt dabei aber nicht, dass sein großer puscheliger Schwanz nach oben ragt und er dadurch seinem Feind ein noch größeres Ziel ist. Durch Leugnung setzen wir uns dem Feind aus.

Gott möchte, dass Sie wach und aufmerksam sind. Er hat Sie dazu berufen, jeden Gedanken gefangen zu nehmen. Er hat Sie dazu berufen, jede Facette Ihrer Persönlichkeit anzuschauen und neu zu definieren. Kommt jener Teil Ihrer Persönlichkeit wirklich von Gott? Haben Sie ihn geerbt? Verstehen Sie, um was es hier geht? Das sind die Fragen, die ich Ihnen stelle. Erkennen und unterscheiden wir wirklich den Ursprung unserer Gedanken?

Das Missverständnis in Bezug auf Besessenheit

Es wird viel darüber diskutiert, ob Christen einen bösen Geist haben können oder nicht. Das Missverständnis liegt in der Unterscheidung von Besessenheit und der Knechtschaft der Sünde. Der böse Geist könnte innen sein, außen sein oder auf dem Planet Pluto sitzen, mit einem Megaphon in der Hand. Der springende Punkt jedoch ist, ob wir ihm zuhören. Die Tatsache, dass wir wiedergeboren sind, macht uns nicht immun gegen böse Geister.

Ihre Seele bekommt ausschließlich über die Theta- oder Beta-Gehirnwellenaktivität etwas mit. Die unsichtbare Welt Satans weiß das. Diese unsichtbare Welt kann allerdings nur durch Versuchung Zugang zu Ihrem Denken bekommen oder dieses beeinflussen. Sie muss entweder in der physischen Welt in Erscheinung treten, wo wir sie über Betawellen mit den fünf Sinnen wahrnehmen können, oder sie muss direkt zu Ihrem Geist sprechen. Wir hören es und nehmen es durch Gedanken, Eindrücke und Gefühle über die Theta-Gehirnwellenaktivität wahr. Ihre Seele ist die Brücke. Zu ihr gibt es keinen Zugang außer durch diese beiden Gehirnwellenarten.

Wenn wir daher behaupten, zu uns spreche kein böser Geist, haben wir Versuchung nicht verstanden. Versuchung ist nicht, sich selbst zu versuchen. Jesus sagte zu Petrus, dass Satan ihn gerne wie Weizen durchsieben wollte.

> **31Simon, Simon, Satan hat euch alle haben wollen. Er wollte euch durchsieben wie Weizen. 32Doch ich habe für dich gebetet, dass dein Glaube nicht aufhöre. Wenn du also später umgekehrt und zu mir zurückgekommen bist, dann stärke deine Brüder.**
> **Lukas 22,31–32 (NLB)**

Jesus wusste, dass die Gedanken in Petrus' Kopf nicht seine eigenen waren. Der böse Geist hinter dem Gedanken, der Petrus dazu gebracht hatte, zu sprechen und den Herrn zu tadeln, kam ursprünglich nicht aus Petrus' Psyche oder Seele. Jesus wusste, dass Satan diesen Gedanken von Geist zu Geist an Petrus übertragen hatte. Er wusste, dass Petrus ihn auf der Ebene der Seele durch Theta-Gehirnwellen aufgenommen, dann den Mund geöffnet und ihn ausgesprochen hatte. Daher sprach Jesus den *Ursprung* des Gedankens an.

Erwachsen werden

Können Sie sich mit der Herkunft Ihrer Gedanken auseinandersetzen? Sie müssen sich fragen: „Bin ich das wirklich? Denke ich wirklich so? Ist das Gottes Wesen in mir? Oder ist es die Art eines anderen, die mich beeinflusst hat?“

Gemäß Hebräer 5,14 sollen wir zwischen Gut und Böse unterscheiden.

> **… 14die feste Speise aber ist für Erwachsene, die infolge der Gewöhnung geübte Sinne haben zur Unterscheidung des Guten wie auch des Bösen. Hebräer 5,14**

Paulus sagte, das Gesetz der Sünde wohne in seinen Gliedern – in seinem Geist, seiner Seele und seinem Körper.

> **22Denn ich habe nach dem inneren Menschen Wohlgefallen am Gesetz Gottes. 23Aber ich sehe ein anderes Gesetz in meinen Gliedern, das dem Gesetz meiner Vernunft widerstreitet und mich in Gefangenschaft bringt unter das Gesetz der Sünde, das in meinen Gliedern ist. Römer 7,22–23**

Er sagte, er sehe zwei Gesetze in sich: Das Gesetz Gottes und das Gesetz der Sünde. Er sagte, dass er mit der Vernunft dem Gesetz Gottes diene, aber mit dem Fleisch dem Gesetz der Sünde. Ich möchte Ihnen helfen, aus der Verleugnungshaltung herauszukommen und keine Angst mehr zu haben. Ich weiß, es ist viel verlangt, Sie zu bitten, sich die Dinge anzuschauen, die Sie im Innern unglücklich machen. Ich weiß, dass es keine Freude bereitet, die Dinge anzuschauen, durch die wir uns unattraktiv fühlen, die uns Angst bereiten, uns quälen und uns anklagen. Ich weiß, dass es keinen Spaß macht, aber ich möchte, dass Sie Folgendes verstehen: Es sind nicht Sie.

Sie müssen sich entscheiden. Sie halten Gottes Gesetz in der einen Hand und das Gesetz der Sünde in der anderen. Wenn sich Ihnen nun jemand in den Weg stellt, müssen Sie sich entscheiden. Sie vergelten entweder Böses mit Bösem oder Böses mit Gutem.

In Sprüche 15,1 steht, dass eine sanfte Antwort Grimm abwendet. Gottes Gesetz sagt, vergeben Sie ihnen – kümmern Sie sich nicht um das Böse, das Ihnen angetan wurde. Das ist sehr schwer, nicht wahr? Warum? Weil Sie vom Gesetz der Sünde gelernt haben, und das schreit in Ihnen und will Sie dazu verleiten, Böses mit Bösem zu vergelten.

Es ist nicht einfach, sich vom Geist Gottes leiten zu lassen, wenn so viele andere Dinge tief in uns verwurzelt sind und unsere Aufmerksamkeit fordern. Wenn Ihnen danach zumute ist, verbittert zu sein, sich selbst zu hassen, anderen gegenüber verbittert zu sein, oder wenn Sie Ablehnung, Angst, Minderwertigkeit, Neid und Eifersucht verspüren, dann ist das Versuchung. Wenn es Teil Ihrer Persönlichkeit geworden ist, dienen Sie der Sünde. Das sollten Sie erkennen und dafür vor Gott Buße tun und frei werden. Dann kann Ihr Denken erneuert werden. Andernfalls werden Sie die Sünde und die damit einhergehenden Qualen nicht los.

Gott wird nicht einfach von Ihnen Besitz ergreifen. Sie werden auf Ihrer Reise mit Gott zusammenarbeiten müssen. Können Sie das? Können Sie Ihr Urteilsvermögen trainieren? Können Sie Vergebung in der einen Hand und Unversöhnlichkeit in der anderen halten? Können Sie sich dazu entscheiden, Personen zu vergeben, nicht weil Ihnen danach ist, sondern weil es Gottes Wille ist? Vergebung ist besser als Unversöhnlichkeit. Liebe ist besser als Hass. Es ist besser, ein Friedenstifter als ein Unruhestifter zu sein. Gnade walten zu lassen ist besser, als keine Gnade zu kennen. Geduld ist besser als Ungeduld. Aber die Entscheidung liegt bei Ihnen.

Möchten Sie sich wirklich verändern? Wenn ja, wird Gott Ihnen bei der Veränderung durch das Erneuern Ihres Denkens helfen. Er wird durch Ihre Art zu denken an Ihnen arbeiten.

Erkenntnisse über Krankheit

Die Bibel sagt uns, wo Krankheit herkommt. Viele Menschen sagen, sie kommt von Gott. Warum sollte Gott zerstören, was Er erschaffen hat? Nachdem Gott mit der Schöpfung fertig war, sagte Er nicht, es sei gut. Er sagte, es sei sehr gut.

Das englische Wort für Krankheit heißt „disease" und kann in „dis-ease" aufgeteilt werden. „Dis-ease" bedeutet im Englischen „not at ease" oder „not at peace", was so viel heißt wie beunruhigt oder nicht im Frieden. Und das ist nicht Gottes Absicht für unser Leben.

In Johannes 14,27 sagt Jesus:

> **Frieden lasse ich euch, meinen Frieden gebe ich euch; ... Johannes 14,27**

In Jakobus 1,17 steht:

> **Jede gute Gabe und jedes vollkommene Geschenk kommt von oben herab, von dem Vater der Lichter, ... Jakobus 1,17**

Der Psalmist sagt in Psalm 68,20, dass uns unser Vater täglich mit Gutem „belädt".

> **Gepriesen sei der Herr! Tag für Tag trägt er unsere Last, Gott ist unser Heil. (Sela.) [Anm. d. Übers.: Im Englischen steht statt „trägt er unsere Last" „belädt er uns mit Gutem".] Psalm 68,20 (SLB)**

Das erste Gute, das uns der Vater, *Adonay Yhovih (ad-o-noy' yeh-ho-vee')*, gab, ist Jesus, *Yhovah Elohiym (yeh-ho-vaw' el-o-heem')*, der der Gott unserer Rettung ist.

Ein früher Tod ist nicht Gottes Plan. Glauben Sie, dass Gott einen Bruder im Herrn im Alter von 48 Jahren zu sich nehmen und eine Frau mit vier Kindern zurücklassen wollen würde? Nein. Aber manche Christen rechtfertigen das, indem sie sagen: „Wir werden die vollkommene Heilung im Himmel erfahren,... also ist es nicht schlimm, wenn wir sterben." Das ist eine schlechte Theologie. Wenn Sie heute als Christ sterben, kommen Sie in den Himmel – körperlos.

Wo bleibt der Körper, wenn wir sterben? Er wird zu Staub. Wo geht der Geist hin? Zurück zu Gott, der ihn gegeben hat.

In 2. Korinther 5,8 sagt Paulus, er würde ...

> **... unseren jetzigen Körper gern verlassen, weil wir dann daheim beim Herrn wären. 2. Korinther 5,8 (NLB)**

Der menschliche Geist kehrt zu Gott zurück. Wenn eine Krankheit Sie aus dieser Welt reißt, wie können Sie dann eine vollkommene Heilung im Himmel erfahren, wenn Ihr Körper gar nicht mitkommt? Denn Ihren verherrlichten Körper bekommen Sie erst bei der Wiederauferstehung.

Gottes vollkommener Wille ist nicht, Sie zu heilen. Sein vollkommener Wille ist, dass Sie nicht krank werden. Die Schrift lehrt uns Wege der Krankheit und Wege der Gesundheit. Von Gott gegebene Gesundheit ist ein biblisches Prinzip. Wir wurden so sehr darin geschult, Krankheit zu erwarten, dass es schon fast eine Überraschung ist, wenn man gesund bleibt. Das ist es nicht, was uns Gottes Wort lehrt.

Wir sollten daran interessiert sein, was Gott gesagt hat, und nicht was Menschen gesagt haben. Da sich Gott nur Seinem Wort verpflichtet hat, sollte uns auch nur das wichtig sein, was Er gesagt hat. Alles Denken und jeder Glaube, das bzw. der nicht mit dem übereinstimmt, was Gott gesagt hat oder wie Er denkt, kommt einer Form der Irrsinnigkeit gleich; es ist kein gesundes Denken.

Angst ist eine Form der Irrsinnigkeit, da sie nicht Gottes gesundem Verstand entspricht. Gott sagt, dass Er uns nicht einen Geist der Angst gegeben hat, sondern der Kraft, der Liebe und des gesunden Verstandes.

> **Denn Gott hat uns nicht einen Geist der Furcht gegeben, sondern einen Geist der Kraft, der Liebe und der Besonnenheit. [Anm. d. Übers.: Im Englischen steht statt „der Besonnenheit“ „des gesunden Verstandes“.] 2. Timotheus 1,7 (NLB)**

Im Leib Christi werden heutzutage falsche Inhalte gelehrt. Manche lehren, dass Heilung vor 2000 Jahren aufhörte. Für diejenigen, die das lehren, hat sie auch aufgehört. Wenn Sie behaupten, dass Sie nicht glauben, dass Gott heilt, dann wird Er Sie auch nicht heilen.

Wir glauben, dass aus der Bibel ersichtlich ist, dass Gott heute noch heilt. Manche lehren, dass es keine Verbindung zwischen dem menschlichen Geist und dem physischen Körper gibt.

In Sprüche 17,22 steht jedoch:

> **Ein fröhliches Herz bringt gute Besserung, aber ein niedergeschlagener Geist dörrt das Gebein aus. Sprüche 17,22**

Diese Bibelstelle zeigt, dass zwischen der Gesundheit des menschlichen Geistes und der Gesundheit des Knochenmarks eine Verbindung besteht. Wie Sie sich vielleicht erinnern können, zeigte Gott mir durch diese acht Worte „aber ein niedergeschlagener Geist dörrt das Gebein aus“ die Wurzel der umweltbedingten Unverträglichkeit. Diese acht Worte lösten das Rätsel hinter der absonderlichsten Krankheit, die die Menschheit kennt. BE IN HEALTH™ ist international für ihr

Fachwissen auf dem Gebiet der Heilung und Prävention umweltbedingter Unverträglichkeit angesehen.

Dieser Vers in Sprüche offenbart auch, wie es zu einer Beeinträchtigung des Immunsystems kommt, die dann Allergien hervorruft.

Was verursacht Allergien? Sie kommen nicht einfach aus dem Nichts. Es gibt einen Verlauf. Allergien sind ein Nebenprodukt ihres geistlichen Lebens. Zuerst reagiert man allergisch auf Milchprodukte und Zucker, dann auf Weizen.

Gott gestattet uns, alle Speisen zu essen – wenn sie mit Danksagung genommen werden. In der Bibel steht bezüglich des Essens Folgendes:

> **… 3die verbieten, … , und gebieten, sich von Speisen zu enthalten, die Gott geschaffen hat zur Annahme mit Danksagung für die, welche glauben und die Wahrheit erkennen. 4Denn jedes Geschöpf Gottes ist gut und nichts verwerflich, wenn es mit Danksagung genommen wird; 1. Timotheus 4,3–4**

Ist das nicht erstaunlich? Als die Spione in das von Gott verheißene, für das Volk Israel vorgesehene Land kamen, stellten sie fest, dass darin Milch und Honig flossen. Das sind genau die beiden Produkte, auf die man zuerst allergisch reagiert: Milch und Honig.

Die Bibel sagt, dass Gottes Volk in die Gefangenschaft gegangen ist.

> **13Darum wird mein Volk gefangen wegziehen aus Mangel an Erkenntnis. Seine Vornehmen sind Hungerleider, und seine lärmende Menge ist ausgedörrt vor Durst. 14Darum sperrt der Scheol seinen Schlund weit auf und reißt seinen Rachen auf ohne Maß. Und hinab fährt seine Pracht und sein Getümmel und sein Lärm und wer darin jauchzt. Jesaja 5,13–14**

Warum gingen die Menschen in die Gefangenschaft? Weil sie keine Erkenntnis hatten und die Hölle ihren Schlund weit aufriss. Dachten Sie, dass Gottes Volk immun gegen die Hölle wäre? Die Bibel sagt, die Hölle hat ihren Schlund weit geöffnet. Heißt das, dass sie ihr Heil verloren hatten? Ich weiß es nicht … das steht da nicht. Die Stelle zeigt uns jedoch, dass die Gefangenschaft, für die die Hölle steht, Teil ihres Lebens ist.

Glauben Sie, es sei Gottes Absicht, dass Sie als Christ von den Dingen, für die die Hölle steht, gequält und zerstört werden? Glauben Sie, das ist wirklich das, worum es im Evangelium geht? Ich glaube das nicht.

Doch Ungehorsam hat Konsequenzen. Manche behaupten, weil wir dem Neuen Testament nach Heilige sind, habe die Hölle keine Macht über uns, auch wenn wir ungehorsam sind. Das ist nicht wahr. Ungehorsam gegen Gottes Wege hat Konsequenzen, egal ob man Christ ist oder nicht. Deswegen hat ein Sünder die gleichen Krankheiten wie Sie, und Sie haben die gleichen wie ein Sünder. Sie begehen die gleichen Sünden! Jemand sagte einmal: „Wieso ist dieser Sünder gesünder als ich?“ Weil er rechtschaffener ist als Sie. Er verübt rechtschaffenere Taten aus seinem Gewissen heraus als Sie aufgrund der Wahrheit.

Das Buch Hosea zeigt, wie wichtig Erkenntnis ist. Jesaja erzählt vom Volk Gottes, das in die Gefangenschaft ging, weil es keine Erkenntnis hatte.

> **Mein Volk kommt um aus Mangel an Erkenntnis. Weil du die Erkenntnis verworfen hast, so verwerfe ich dich, dass du mir nicht mehr als Priester dienst. Du hast das Gesetz deines Gottes vergessen, so vergesse auch ich deine Kinder. Hosea 4,6**

Gott sagt: „*mein* Volk kommt um … weil *du* die Erkenntnis verworfen hast“. Er sagt auch: „… du sollst mir nicht mehr als Priester dienen“. Wir sollen die Priesterschaft der Gläubigen sein. Sie fragen: „Kann mich Gott ablehnen?“ Gott hat Sie nicht abgelehnt, *Sie* haben Gott abgelehnt. Wenn Sie der Ablehnung Gehör schenken, zwingen Sie Ihn, sich zurückzuziehen, bis Sie müde geworden sind, einem anderen Gott zu folgen. Erinnern Sie sich an Ihren wahren Vater und was Er sagte, und kehren Sie zu Ihm zurück. In diesem Vers steht auch: „… so vergesse ich auch deine Kinder“. Das ist die Grundlage für Krankheit, die über Generationen hinweg vererbt wird – der Segensverlust, der von Generation zu Generation weitergereicht wird.

Es gibt einen Zusammenhang zwischen Sünde und Krankheit. Wenn Gott sagt, du sollst deinem Bruder vergeben, ist das ein Gebot oder ein Vorschlag? Es ist ein Gebot.

Was ist, wenn Sie nicht vergeben möchten? Hat das Konsequenzen? Ja. Denn wenn Sie nicht vergeben, sind Sie kein Täter des Wortes. Sie sind dann ein Täter irgendeines anderen Wortes.

> **Auch alle Krankheiten und alle Plagen, die nicht in dem Buch dieses Gesetzes geschrieben sind, – der HERR wird sie über dich kommen lassen, bis du vernichtet bist. 5. Mose 28,61**

In 5. Mose 28,15–68 werden allerlei der Menschheit bekannte Krankheiten beschrieben, und es heißt, dass es weitere gibt, die nicht in diesem Buch geschrieben sind.

Die in 5. Mose 28 aufgeführten Beispielkrankheiten und friedlosen Zustände [dis-eases] sind der Menschheit heute bekannt und umfassen alles von Unfruchtbarkeit bis zur Fehlgeburt, von Schuppenflechte bis Juckreiz, vom Verlust von 'Haus und Hof' bis hin zur Zwangsversteigerung sowie dem Verlust der Ehefrau an einen anderen Mann, Panikattacken, Phobien, Hungersnöte und alle Arten von Krankheiten, von Histaminausschüttung über Krebs bis hin zu Hämorrhoiden.

Das erste Kapitel von Jesaja handelt vom Zusammenhang zwischen Sünde und Krankheit. Die Verse 2 und 3 zeigen uns, dass wir sündigende Heilige haben …

> **2Höre, du Himmel, und horch auf, du Erde! Denn der HERR hat geredet: Ich habe Kinder großgezogen und auferzogen, sie aber haben mit mir gebrochen. 3Ein Rind kennt seinen Besitzer und ein Esel die Krippe seines Herrn. Israel aber hat keine Erkenntnis, mein Volk hat keine Einsicht. Jesaja 1,2–3**

Verse 4–6 zeigen uns, dass diese sündigenden Heiligen wegen Sünde krank sind…

> **4Wehe, sündige Nation, schuldbeladenes Volk, Geschlecht von Übeltätern, Verderben bringende Kinder! Sie haben den HERRN verlassen, haben den Heiligen Israels verworfen, sie haben sich nach hinten abgewandt. 5Wohin wollt ihr noch geschlagen werden, die ihr eure Widerspenstigkeit nur vermehrt? Das ganze Haupt ist krank, und das ganze Herz ist siech. 6Von der Fußsohle bis zum Haupt ist keine heile Stelle an ihm: Wunden und Striemen und frische Schläge; sie sind nicht ausgedrückt und nicht verbunden, noch mit Öl gelindert. Jesaja 1,4–6**

In diesen Versen werden alle Arten von Krankheiten abgedeckt, psychologische und physische Krankheiten. Es werden sogar Arzneimittel (Öle) erwähnt, aber nichts hat das Volk Gottes wiederhergestellt.

> **16Wascht euch, reinigt euch! Schafft mir eure bösen Taten aus den Augen, hört auf, Böses zu tun! 17Lernt Gutes tun, fragt nach dem Recht, weist den Unterdrücker zurecht! Schafft Recht der Waise, führt den Rechtsstreit der Witwe! 18Kommt denn und lasst uns miteinander rechten!, spricht der HERR. Wenn eure Sünden rot wie Karmesin sind, wie Schnee sollen sie weiß werden. Wenn sie rot sind wie Purpur, wie Wolle sollen sie werden. Jesaja 1,16–18**

Sie müssen etwas unternehmen! Sie müssen sich selbst reinigen.

Jede Krankheit ist ein Fluch

Ist Krankheit ein Fluch? Ja. Wenn Sie eine Krankheit haben, an der auch Ihre Kinder erkrankt sind, haben Sie eine ererbte Krankheit aus Ihrer Generation weitergereicht. Das ist ein Fluch von Generation zu Generation. Sie sind nicht nur aufgrund mangelnder Erkenntnis in Gefangenschaft gegangen, sondern sterben auch vor Ihrer Zeit aufgrund von Unkenntnis.

In 5. Mose 28 bringt Gottes Wort eindeutig zum Ausdruck, dass jede Krankheit ein Fluch ist. Wenn wir uns entscheiden, nicht zu glauben, dass vererbte Krankheiten ein Fluch sind, glauben wir nicht der Bibel.

Wir haben herausgefunden, dass 80 % aller unheilbaren Krankheiten eine geistliche Wurzel haben. Diese geistliche Wurzel hat entsprechende psychologische und biologische Erscheinungsformen. Also geht es hier nicht nur um körperliche Heilung.

Weil die Kirche sich nicht mit geistlichen Wurzeln auseinandersetzt, liegt die Heilungsrate bei unter 5 %. Manche Pastoren werden dieser Statistik zustimmen, aber sie wollen nicht darüber reden. Vielleicht haben sie nicht die Erkenntnis.

Wer wird dadurch entmutigt? Die Menschen, die genauso krank gehen, wie sie gekommen sind, und der Pastor, der versucht, dem Wort Gottes zu gehorchen.

Was wäre, wenn Gott Sie von einer Krankheit heilen würde, hinter der ein geistliches Problem steckt, ohne von Ihnen zu verlangen, diese Sünde einzugestehen? Er würde durch Sie das Böse in der Welt etablieren, indem Er im Namen der Liebe über Ihre Sünde hinwegsieht. Wenn Er Sie von einer Krankheit mit einer bekannten geistlichen Wurzel heilen würde, würden Sie nicht gesund bleiben. Ihr Körper würde wegen des geistlichen Problems wieder zusammenbrechen. Die Krankheit würde wieder zurückkommen, und die Schuld für die verlorene Heilung würde Gott zugeschrieben werden.

Was geschah mit König Saul? Er ist nicht wahnsinnig geworden, weil er einen organischen Mangel hatte. Der Geist Gottes verließ ihn, und ein Geist des Wahnsinns kam. Nach 1. Samuel 16,23 wurde sein Wahnsinn von einem bösen Geist ausgelöst. Wenn der gesalbte Mann Gottes mit seiner Musik kam, verließ der böse Geist König Saul, und er kam wieder zu Verstand. Als die Musik aufhörte, kam der böse Geist zurück. König Saul hatte keinen gesunden Verstand. Schließlich beging er Selbstmord auf dem Schlachtfeld.

Wir bekommen einen gesunden Verstand, wenn wir Erkenntnis aus der Bibel gewinnen. Es ist wichtig, die Bibel im Zusammenhang zu lesen.

> **Ist jemand krank unter euch? Er rufe die Ältesten der Gemeinde zu sich, und sie mögen über ihm beten und ihn mit Öl salben im Namen des Herrn. Jakobus 5,14**

So steht es in dieser Bibelstelle, aber oft wird der Rest nicht zitiert. Wir müssen sicherstellen, dass wir alles vor und nach einem bestimmten Vers lesen, damit wir erkennen und verstehen können, was Gott für uns bereithält. Im nächsten Vers steht:

> **Und das Gebet des Glaubens wird den Kranken retten, und der Herr wird ihn aufrichten, und wenn er Sünden begangen hat, wird ihm vergeben werden. Jakobus 5,15**

In Johannes 5,14 heilte Jesus einen Mann und wies ihn dann an: „Gehe deinen Weg und sündige nicht mehr, damit dir nichts Schlimmeres widerfahre."

> **Der da vergibt alle deine Sünde, der da heilt alle deine Krankheiten. Psalm 103,3**

Was geht der Heilung von Krankheit voraus? Die Vergebung der Sünden. Vergebung … und dann Heilung.

Segen und Flüche

Gibt es Bedingungen für Segen und Flüche? Ja.

> **[1]Und es wird geschehen, wenn du der Stimme des HERRN, deines Gottes, genau gehorchst, dass du darauf achtest, all seine Gebote zu tun, die ich dir heute befehle, dann wird der HERR, dein Gott, dich als höchste über alle Nationen der Erde stellen. [2]Und alle diese Segnungen werden über dich kommen und werden dich erreichen, wenn du der Stimme des HERRN, deines Gottes, gehorchst. 5. Mose 28,1–2**

Segen wird durch ein Wort bedingt: WENN. *Wenn* heißt auf Hebräisch „*im*" (i-m). Es ist das Konditional. Sind Segnungen an Bedingungen gebunden? JA. An wie viele? An ALLE. Manche Leute sagen, das gehöre zum Alten Testament, aber es steht auch im Neuen Testament:

> **Seid aber Täter des Wortes und nicht allein Hörer, die sich selbst betrügen! Jakobus 1,22**

Wenn Sie ein Täter des Wortes sind, können Sie den Segen in Ihrem Leben nicht abhalten. Wenn Sie ein Täter des Wortes werden, denken Sie nicht über Segen nach – Sie sind einfach gesegnet! Die Segnungen werden in 5. Mose 28,1–14 aufgezählt. Nicht ein Fluch und nicht eine Krankheit wird für die Täter des Wortes aufgelistet.

Heilungszeugnis

Eine Frau besuchte unser FOR MY LIFE™-Programm. Sie vergab sich selbst ihren Selbsthass und wurde zum Täter des Wortes, indem sie anfing, sich selbst zu lieben. In der Bibel steht *Liebe deinen Nächsten wie dich selbst*, nicht wahr? Sie fing an, sich selbst zu lieben, und tat Buße vor Gott für dieses tote Werk des Selbsthasses. Am selben Tag fiel der Krebs von ihrem Gesicht auf den Fußboden. Sie hatte keinen Gesichtskrebs mehr. Niemand hatte für sie gebetet!

Als sie ein Täter des Wortes wurde, kam der Segen über sie und erfüllte sie. Gott nahm ihr den Tod und die Krankheit, der Krebs fiel zu Boden, und sie gab Gott die Ehre.

Diese Heilung wurde dokumentiert. Sie ist eine von Hunderten, die im Archiv von BE IN HEALTH™ aufbewahrt werden.

Es gibt auch Bedingungen für Flüche.

> **Wie der Sperling hin und her flattert, wie die Schwalbe wegfliegt, so ein unverdienter Fluch: er trifft nicht ein. Sprüche 26,2**

Wenn Sie NICHT ein Täter des Wortes sind, was kommt dann? Die Flüche sind in 5. Mose 28,15–68 aufgeführt.

Es wird aber geschehen, wenn du der Stimme des HERRN, deines Gottes, nicht gehorchst, so dass du nicht darauf achtest, all seine Gebote und seine Ordnungen zu tun, die ich dir heute gebiete, dann werden all diese Flüche über dich kommen und dich erreichen. 5. Mose 28,15

Wer hat den Flüchen das Recht gegeben? Wir und unsere Vorfahren haben es getan … und nun haben die Flüche ein Recht, auf uns zu kommen. Das ist wichtig, weil die Menschen gerne wissen möchten, *warum* sie krank sind.

In der *Strong's Concordance* [Anm. d. Übers.: erstmals von Prof. J. Strong verfasste Konkordanz] finden wir unter der Nummer 1288 die Definition für *Segen*. Im Hebräischen bedeutet *Segen* Gutes von Gott. Ein Segen ist das Gegenteil von einem Fluch! Manche Menschen behaupten, sie seien frei vom Fluch. Aber wenn Sie frei vom Fluch sind, warum haben sie dann noch Hämorrhoiden?

In der *Strong's Concordance* steht unter der Nummer 7045 die Definition für *Fluch*. Die erste Definition lautet: Schmähung [engl. *vilification*]. Was bedeutet Schmähung? Es bedeutet, Minderung oder Schwächung des Guten. Fluch bedeutet daher die Minderung oder Schwächung des Guten. Studiert man dieses Wort, stellt man fest, dass darin das englische Wort *villian* [Bösewicht] steckt, also jemand, der das Gute herabwürdigt. In der Bibel steht, wer dieser Bösewicht ist: Es ist der Teufel.

Der Dieb kommt nur, um zu stehlen und zu schlachten und zu verderben. Ich bin gekommen, damit sie Leben haben und es in Überfluss haben. Johannes 10,10

Wer hat dem Bösewicht das Recht gegeben, Sie herabzuwürdigen? Sie und Ihre Vorfahren haben es getan. Warum wollen wir die Vergebung für die Sünden unserer Vorfahren? Weil sie der Heilung vorausgeht.

Sie und ich sind zwischen zwei Mächten gefangen. Die eine Macht bringt Segen hervor und die andere Flüche. Wenn Sie Buße tun und ein Täter des Wortes werden, wird Segen über Sie kommen und Sie ereilen. Jesu hingegebener Leib wird für Sie wirksam, und Sie können von all Ihren Krankheiten geheilt werden.

Wenn Sie keine Buße dafür tun, dass Sie an der Sünde teilhatten, dann sind Sie KEIN Täter des Wortes, und alle diese Flüche werden kommen und Sie einholen.

Den Zusammenhang zwischen Krankheit und Sünde finden wir in Psalm 103.

Der da vergibt alle deine Sünde, der da heilt alle deine Krankheiten. Psalm 103,3

Christen versuchen, geheilt zu werden, ohne gehorsam zu sein. Sie begreifen nicht, dass man Vergebung, Heilung und Befreiung durch Glauben erhält, der Gehorsam erfordert!

Heilung ist für heute

Die Bibel lässt keinen Zweifel darüber, dass Heilung für die heutige Zeit ist. Wir bekommen die Gabe der Heilung zum Nutzen anderer.

> **Jedem von uns wird eine geistliche Gabe zum Nutzen der ganzen Gemeinde gegeben. 1. Korinther 12,7 (NLB)**

Heilung ist immer noch das Brot der Kinder. Uns als Gläubigen steht sie zuerst zu, damit wir andere das lehren können, was wir empfangen haben!

> **Und er sprach zu ihr: Lass zuerst die Kinder satt werden, denn es ist nicht schön, das Brot der Kinder zu nehmen und den Hunden hinzuwerfen. Markus 7,27**

Manche Menschen behaupten, dass Heilung vor 2000 Jahren mit den Jüngern aufgehört habe. Das ist nicht wahr, da derjenige, der über Heilung lehrte, nicht einer der 12 Jünger war. Es war Paulus! So wird dies für diejenigen zu einer Blockade für Heilung, die behaupten, dass es keine Heilung mehr gibt.

Zu wem sollen wir gehen, um geheilt zu werden? Wir sollen die Ältesten der Gemeinde rufen. Wir sollen uns gegenseitig die Sünden (unsere toten Werke) bekennen, um geheilt zu werden.

> **14Ist jemand krank unter euch? Er rufe die Ältesten der Gemeinde zu sich, und sie mögen über ihm beten und ihn mit Öl salben im Namen des Herrn. 15Und das Gebet des Glaubens wird den Kranken retten, und der Herr wird ihn aufrichten, und wenn er Sünden begangen hat, wird ihm vergeben werden. 16Bekennt nun einander die Sünden und betet füreinander, damit ihr geheilt werdet! Viel vermag eines Gerechten Gebet in seiner Wirkung. Jakobus 5,14–16**

Wir können also hieran erkennen, dass es ein Problem der Sünde sein könnte.

Was kann der Gesundheit und Heilung im Weg stehen oder sogar zu Krankheit beitragen?

Wenn wir keine Täter des Wortes sind, indem wir an Sünde teilhaben. In **Der herausragende Weg** finden Sie 33 Blockaden für Heilung im Zusammenhang mit möglichen geistlichen Wurzeln aufgeführt.

In Jesaja 58,4 waren die Menschen krank, weil sie Streit, Zank und Konflikte untereinander hatten. Das sind Blockaden für Heilung.

> **Siehe, ihr fastet, um zu zanken und zu streiten und dreinzuschlagen mit gottloser Faust; ihr fastet gegenwärtig nicht so, daß euer Schreien in der Höhe Erhörung finden könnte. Jesaja 58,4 (SLB)**

In der Geschichte mit dem blind geborenen Sohn wurde Jesus gefragt, wer gesündigt habe, Vater oder Mutter.

1Und als er vorüberging, sah er einen Menschen, blind von Geburt. 2Und seine Jünger fragten ihn und sagten: Rabbi, wer hat gesündigt, dieser oder seine Eltern, dass er blind geboren wurde? 3Jesus antwortete: Weder dieser hat gesündigt noch seine Eltern, sondern damit die Werke Gottes an ihm offenbart würden. Johannes 9,1–3

Sie stellten eine theologisch korrekte Frage, da sie wussten, dass Sünde und Krankheit miteinander verbunden sind. Zur Zeit des Alten Testaments war dieser Zusammenhang bekannt. Jesus wusste, dass nicht alle Krankheit auf Sünde beruht und sagte ihnen, dass der Junge zur Ehre Gottes blind geboren wurde. Hiermit wird nicht gesagt, dass Krankheit zur Ehre Gottes ist, sondern dass die *Heilung der Krankheit* zur Ehre Gottes war.

Nicht jede Krankheit hat eine geistliche Wurzel

Krankheit muss nicht zwingend eine geistliche Wurzel haben. In vielen Fällen wissen wir, ob es sich um eine geistlich verwurzelte Krankheit handelt oder nicht. Unsere Untersuchungen haben ergeben, dass heute in den christlichen Kirchen weniger als 5 % der unheilbaren Krankheiten geheilt werden.

Wir lehren nicht, dass *jede* Krankheit eine Angelegenheit von Sünde ist. Der Medizin zufolge haben nur 80 % der sogenannten unheilbaren Krankheiten eine geistliche Wurzel. Diese nennen wir tote Werke mit entsprechender psychologischer und biologischer Erscheinungsform. Oft sind „körperliche Schwächen" für uns bekannte Angelegenheiten, die immer wieder beim Menschen vorkommen, wie z. B. Schnupfen (es sei denn, er ist chronisch – dann ist es ein anderer Sachverhalt).

Es folgt ein Zitat von Dr. McLaughlin vom Women's Medical College in Philadelphia aus dem Buch *The Unshakeable Kingdom and the Unchanging Person* [Das unerschütterliche Reich und die unveränderliche Person], geschrieben von E. Stanley Jones:

> Dr. McLaughlin vom Women's Medical College in Philadelphia sagt, dass fünfundsechzig (65) bis fünfundachtzig (85) % aller Krankheiten seelisch und geistlich verwurzelt sind, neunundneunzig (99) % bei Kopfschmerzen, fünfundsiebzig (75) % bei Magenproblemen, fünfundsiebzig (75) % bei Asthma und fünfundsiebzig (75) % bei Hautkrankheiten.

Das wurde vor fast 35 Jahren geschrieben. Meine Erfahrung hat gezeigt, dass ungefähr 80 % aller unheilbaren Krankheiten aufgrund geistlicher Wurzeln auftreten und entsprechende psychologische und biologische Erscheinungsformen haben.

Im oben erwähnten Buch erzählt ein Chirurg dem Autor Folgendes:

> Mit der Religion, die Sie verkünden, hätten Sie 85 % der Fälle, die zu mir für eine OP kommen, verhindern können. Es fängt mit Funktionsstörungen an, die durch falsche seeli-

sche und geistliche Haltungen und Handlungen verursacht werden. Dann erfassen die Funktionsstörungen den Organismus, und dann landen die Patienten bei uns in der Chirurgie.

Bei BE IN HEALTH™ verstehen wir die Mechanismen von Krankheit. Wir verstehen, wie der Feind Krankheit verursacht. Wir verstehen die Molekularteile unseres Körpers, unseres Denkens und unserer Seele, Hormonstörungen, Neurotransmitterstörungen, die Aktivität der Nerven, Viren und die Veränderung der Zellen während der Mitose bei Krebs.

Wir möchten, dass Sie wissen, wie Sie frei werden und frei bleiben können, damit Sie anderen helfen können, das Evangelium zu verstehen. Das bringt in Ihrem Leben echte Frucht hervor und nicht nur geistliche Theorien. Wir bieten Ihnen das an, was in der Bibel und in den Forschungen der Wissenschaft bereits erkannt wurde. Das Wort Gottes geben wir dabei in einem anwendbaren und praktischen Bezug weiter.

Wir sind bereit, Gott durch uns in schöpferischen Wundern wirken zu lassen. Es gibt neun Gaben des Heiligen Geistes. Eine davon ist die Gabe der Heilung. Eine ist die Gabe der Wunderwirkungen. Sie werden beide missverstanden. Ist ein Organ erkrankt, würden wir unsere Zeit verschwenden, wenn wir Ihnen mit der Gabe der Heilung dienen würden. Dafür braucht es ein schöpferisches Wunder.

Wissen Sie, was ein schöpferisches Wunder ist? Gott schreitet ein und erschafft etwas in Ihrem Körper, das vorher noch nicht da war. Es kann sein, dass sich Körperteile neu bilden. Manche Teile ihres Körpers heilen nicht. Organe gesunden nicht völlig. Gehirnzellen heilen nicht. Nervenzellen heilen gewöhnlich nicht. Sie können neue Nervenenden im Namen Jesu in Existenz rufen. Alles, was dann passiert, ist jedoch ein Werk des Heiligen Geistes. Es gibt Körperteile, die heilen. Dafür müssen wir die Gabe der Heilung anwenden.

Manche Menschen sind krank aufgrund der Sünden ihrer Vorfahren. Wir alle tragen die biologischen und geistlichen Folgen unserer Vorfahren, die durch die Zugeständnisse an den Feind entstanden sind.

> **… Denn ich, der HERR, dein Gott, bin ein eifersüchtiger Gott, der die Schuld der Väter heimsucht an den Kindern, an der dritten und vierten Generation von denen, die mich hassen, 2. Mose 20,5**

Seit Generationen haben unsere Vorfahren ganz bestimmte psychologische und biologische Krankheiten. Diesem Sachverhalt müssen wir uns stellen und uns damit auseinandersetzen. Wenn sich unsere Vorfahren nicht damit auseinandergesetzt haben, haben sie diese an Sie weitergereicht. **BE IN HEALTH™** kann nachweisen, dass genetische Codes verändert wurden, nachdem Menschen gedient wurde. In einem solchen Fall wurde eine Person nicht nur von der ererbten

Krankheit geheilt, sondern das dafür verantwortliche Gen wurde wiederhergestellt und somit „normal“. Damit ist diese Person nicht länger ein Träger der Krankheit, und ihre Kinder werden diesen genetischen Defekt nicht mehr erben.

Gott möchte, dass es uns wohlgeht und wir gesund sind.

> **Geliebter, ich wünsche, dass es dir in allem wohlgeht und du gesund bist, wie es deiner Seele wohlgeht. 3. Johannes 2**

Wenn Sie Gott gegenüber gehorsam sind, haben Sie psychologische und biologische Gesundheit. Die Frucht des Gehorsams ist Gesundheit. Die Frucht des Ungehorsams ist Krankheit. Welchem Evangelium möchten Sie folgen? Wenn Gott sagt, vergib deinem Bruder, glauben Sie, dass diese Vergebung dann von Nutzen ist? Ja, das ist sie. Eine Vielzahl von Krankheiten wird erst gar nicht auf Sie zukommen. Glauben Sie, dass es Konsequenzen hat, wenn Sie Ihrem Bruder nicht vergeben? Ja, hat es. Krankheiten werden entsprechend Ihrer Unversöhnlichkeit auf Sie zukommen. Das lehrt die Bibel.

Hat Gott Sie krank gemacht? Nein. Es war Satan mit seinen Mächten, der Ihnen die Krankheit gegeben hat. Sie werden entweder die Frucht des einen oder die des anderen Reiches ernten. Wenn Sie dem Denken Satans und seinem Reich folgen, wird er Sie mit der Frucht des Ungehorsams segnen, und das ist Krankheit. Gottes Gesetz bringt Frucht hervor und Satans Gesetz bringt Frucht hervor. Gottes Gesetz bringt Gesundheit hervor, Satans Gesetz Krankheit. Wenn Sie Satan in einem bestimmten Bereich Ihres Lebens zum Herrn machen, zwingen Sie Gott, sich aus diesem Bereich zurückzuziehen. Sie haben die Wahl.

Das Evangelium beinhaltet mehr als die Wiedergeburt. Das Evangelium ist voller Bibelstellen, die aufzeigen, dass Gottes Wille auf der Erde geschehen soll. Im Vaterunser heißt es: „Dein Wille geschehe, wie im Himmel so auf Erden.“ Die Gaben des Heiligen Geistes sind nicht für den Himmel bestimmt. Sie sind für das Hier und Jetzt. Heilung ist immer noch das Brot der Kinder.

Dem Zerbruch von Beziehung folgt Krankheit. Ein Beziehungsbruch bringt eine Trennung auf drei Ebenen mit sich. 1) Trennung von Gott. Viele Menschen haben keinen Frieden mit Gott, dem Vater. 2) Trennung von sich selbst. Viele Menschen mögen sich selbst nicht. Erinnern Sie sich an die Frau mit dem Gesichtskrebs? Nachdem sie ihren Selbsthass ausgeräumt hatte, wurde der Fluch gebrochen, und sie wurde geheilt. 3) Trennung von anderen. Dies kann aufgrund von Bitterkeit, Neid, Eifersucht, Wut oder Angst vor anderen geschehen.

Heilung fängt mit Aussöhnung an. Wenn bei 80 % der Krankheiten eine Trennung mit im Spiel ist, dann beginnen 80 % der Heilungen mit einer Aussöhnung mit Gott, dem Vater, dem Sohn und dem Heiligen Geist, mit sich selbst und mit anderen.

Er aber antwortete und sprach: "Du sollst den Herrn, deinen Gott, lieben aus deinem ganzen Herzen und mit deiner ganzen Seele und mit deiner ganzen Kraft und mit deinem ganzen Verstand und deinen Nächsten wie dich selbst." Lukas 10,27

An diesen zwei Geboten hängt das ganze Gesetz und die Propheten. Matthäus 22,40

Das Fundament des gesamten Wortes Gottes im Alten und Neuen Testament beruht auf Beziehungen. Satan benutzt diese drei Bereiche, um den Frieden der Menschheit zu zerstören. Unfriede bringt Unruhe, und das führt zu Krankheit.

Woher kommt Friede?

Woher kommt Friede?

Er selbst aber, der Gott des Friedens, heilige euch durch und durch, und euer ganzes [Wesen], der Geist, die Seele und der Leib, möge untadelig bewahrt werden bei der Wiederkunft unseres Herrn Jesus Christus! 1. Thessalonicher 5,23 (SLB)

Wahrer Friede kommt von Gott.

Nicht von Yoga, transzendentaler Meditation oder Prozac®.

Frieden lasse ich euch, meinen Frieden gebe ich euch; nicht wie die Welt gibt, gebe ich euch. Euer Herz werde nicht bestürzt, sei auch nicht furchtsam. Johannes 14,27

Die mit einem festen Sinn umgibst du mit Frieden, weil sie ihr Vertrauen auf dich setzen! Jesaja 26,3 (NLB)

Mit „dich" ist der Herr – das Wort Gottes – gemeint. Viele Christen benutzen den Namen Jesu, wissen aber nicht, was Er lehrte. Man kann über den Namen Jesu nicht nachsinnen. Man muss darüber nachdenken, was Er gesagt hat. Denn was Er gesagt hat, ist für Sie bestimmt. Es geht um Ihren Frieden. Jesus wird nicht kommen und Ihr Leben für Sie leben. Wir können nicht sagen: „Wenn Gott mich liebt, muss Er mich wieder in Ordnung bringen." Gott sucht nach Beziehung und Zusammenarbeit.

Was bedeutet „durch und durch"? G-A-N-Z geheiligt? Heiligung bedeutet Heiligkeit. In 1. Thessalonicher 5,23 heißt es: „Der Gott des Friedens *heilige* euch durch und durch, damit ihr untadelig werdet." Keine Heiligkeit – keine Ganzheit. Mangelnde Heiligkeit führt zu mangelnder Ganzheit. „Damit ihr untadelig werdet" schließt Geist, Seele und Körper ein.

Wir werben nicht für innere Heilung oder körperliche Heilung. Wir bieten Ihnen Ganzheit an: Die Heiligung des menschlichen Geistes (Geist), die Erneuerung des menschlichen Verstands (Seele) und die Heilung des mobilen Zuhauses

(Körper), das uns überall hinträgt, wo wir hin müssen. Das ist ein ganzheitlicher Ansatz.

Jesus war unser Vorbild. Als der Teufel in der Stunde der Versuchung zu Jesus kam, fand er nichts in Ihm, womit er sich verbinden konnte, um Ihn zur Sünde zu verführen. In unserem Leben gibt es Dinge, mit denen sich der Feind schon verbunden hat. Das betrifft alle drei Dimensionen – Geist, Seele und Körper. Das Werk des Heiligen Geistes ist es, die Dinge zu entfernen, die dem Feind ein Anrecht auf unser Leben geben, damit wir bei der Wiederkunft unseres Herrn Jesus Christus an Geist, Seele und Körper untadelig bewahrt sind.

Ist der Herr Jesus Christus schon für uns zurückgekehrt? Nein. Dann muss dieses Werk des Ganzwerdens in drei Dimensionen hier und jetzt in dieser Generation getan werden. Wir werden Ihnen dabei helfen, die Dinge anzugehen, die Sie verleugnet haben oder denen Sie aus Unwissenheit aus dem Weg gegangen sind. Ihre Krankheiten sind die Frucht davon, dass Sie diesen Dingen ausgewichen sind. Also werden wir über die Reinigung des Geistes, der Seele und des Körpers sprechen.

Damit Sie das besser verstehen können, möchte ich es Ihnen anhand von Bluthochdruck veranschaulichen. Wenn Sie hohen Blutdruck haben, kooperieren Sie mit einem Geist der Angst. Die Mediziner sagen, dass zu hoher Blutdruck oder Hypertonie durch Stress verursacht wird. Was ist Stress? Eine Art von Angst. Im *Time Magazine* vom 2. April 2001 steht eine Liste, die mehr als 4000 Ängste aufführt. Bluthochdruck ist das Ergebnis von Angst. Diese Angst steht jedoch im Widerspruch zu einer Bibelstelle:

> **So seid nun nicht besorgt um den morgigen Tag! Denn der morgige Tag wird für sich selbst sorgen. Jeder Tag hat an seinem Übel genug. Matthäus 6,34**

Menschen mit hohem Blutdruck blicken in die Zukunft und stellen sich vor, was alles schief gehen könnte. Wird mein Geld reichen? Werde ich ein Haus besitzen? Wie wird es hiermit stehen, wie damit? Der hohe Blutdruck bringt sie durcheinander und wirkt erdrückend. Sie fragen sich, warum sie hohen Blutdruck haben. Dann gehen sie zum Arzt und er verordnet ihnen Medikamente … damit sie keinen Schlaganfall bekommen und sterben. Er sagt ihnen, dass sie diese den Rest ihres Lebens einnehmen müssen. Und dann haben sie wirklich Angst!

Lassen Sie uns das ein für alle Mal klarstellen.

> **1Und es wird geschehen, … 2Und alle diese Segnungen werden über dich kommen und werden dich erreichen, … 5. Mose 28,1–2**

„Und es wird geschehen…“ Das bedeutet, dass etwas passieren wird. *Wenn* du der Stimme des Herrn gehorchst … werden alle diese Segnungen über dich kommen.

Die Bibel lehrt uns, dass wir Täter des Wortes sein sollen. Wenn Sie daher Täter dessen werden, was Gott gesagt hat, werden Sie alle diese Segnungen erreichen. In 5. Mose 28,1–14 wird nicht eine Krankheit genannt. Also ist es ein Segen, keine Krankheit zu haben.

Ab Vers 15 steht dann: „Es wird aber geschehen, wenn du der Stimme des HERRN, deines Gottes, nicht gehorchst, dann werden all diese Flüche über dich kommen und dich erreichen.“ Dort wird alles Mögliche als Folge davon aufgeführt, wenn wir keine Täter des Wortes sind: von biologischen und psychologischen Krankheiten, bis zum Verlust des Hauses, Zwangsversteigerung, Scheidung, bis hin zu Hämorrhoiden. Also besteht die geistliche Schlussfolgerung darin, dass Krankheit ein Fluch ist.

Gott gibt uns keine Krankheit. Ungehorsam bringt den Fluch, Krankheit, hervor. Manche Menschen behaupten und sie glauben, Gott habe ihnen ihre Krankheiten auferlegt. Und dennoch gehen sie zum Arzt, um gesund zu werden. Warum? Ist das nicht scheinheilig?

Wenn Gott uns etwas gegeben hat, warum sollten wir dann versuchen, es loszuwerden? Krankheit ist ein Fluch. Am Kreuz hat Christus die Strafe für den Fluch bezahlt. Manche sagen: „Ich bin ein Heiliger des neuen Bundes, und Jesus hat für mich die Strafe am Kreuz bezahlt, daher bin ich vom Fluch befreit.“

Hat Jesus die Strafe für alle Sünde am Kreuz bezahlt? Ja. Ist jeder gerettet? Nein. Warum nicht? Wir müssen es uns zu Eigen machen. Durch Seine Striemen sind wir geheilt. Wird jeder von Krankheiten geheilt? Nein. Warum nicht? Wir müssen es uns zu Eigen machen. Aber war es denn vollbracht? Ja, es war vollbracht, aber es steht in unserer Verantwortung, es uns zu Eigen zu machen.

Paulus lehrte noch etwas im Hebräerbrief. Wenn wir absichtlich weiter sündigen, nachdem wir die Wahrheit erkannt haben, kreuzigen wir Christus erneut. Wir stellen Ihn öffentlich zur Schau und bringen Ihn wieder ans Kreuz zurück. Was Er für uns in Seinem Gehorsam tat, setzen wir mit unserem Ungehorsam außer Kraft. Erst wenn wir aufrichtig Buße tun, bekommen wir Zugang zu dem, was Er am Kreuz für uns tat. Wenn wir auf das, was Er am Kreuz für uns tat, eingehen, kann die folgende Bibelstelle erfüllt werden:

> **Wenn wir unsere Sünden bekennen, ist er treu und gerecht, dass er uns die Sünden vergibt und uns reinigt von jeder Ungerechtigkeit. 1. Johannes 1,9**

Aber manche Christen versuchen das, was Christus tat, in Anspruch zu nehmen, während sie gegen Sein Wort rebellieren, und das funktioniert nicht. Gott sucht Gehorsam. Das ist keine Gesetzlichkeit. Gesetzlichkeit versucht, die Person gerecht zu machen. Aber Jesus sagte: „Wenn ihr mich liebt, werdet ihr meine Gebote halten." Wir wollen, dass sich Ihre Liebe zu Jesus und dem Vater verstärkt. Wir möchten Ihnen Erkenntnis vermitteln, damit Sie Ihn – in Gehorsam – mehr lieben können.

Es ist Gottes Wille, dass wir geheilt sind. Wir werden nicht grundlos krank.

> **Wie ein Sperling davonflattert und eine Schwalbe wegfliegt, so ein unverdienter Fluch: er trifft nicht ein. Sprüche 26,2 (SLB)**

Der Fluch – Krankheit – wird nicht eintreffen, es sei denn, etwas hat ihn hervorgerufen.

Erinnern Sie sich an Hiob? Was er am meisten fürchtete, hat ihn getroffen. Angst ist wie eine offene Tür, eine Pforte. Ererbte und persönliche Sünde gibt Satan das Recht, uns aufgrund unseres Ungehorsams mit Krankheit zu „segnen".

Vielleicht sündigen Ihre Vorfahren schon seit Generationen. Nach dieser Auffassung ist Krankheit also die Frucht des Verharrens in der Sünde. Heilung ist die Frucht der Buße. Ganzheit ist die Frucht der Heiligung.

Wenn Sie krank sind, wollen wir Sie an einen Punkt bringen, an dem Sie erkennen können, warum Sie gebunden sind, was die Krankheit verursacht hat und wo die offene Tür ist, und Ihnen auf diese Weise helfen, sich mit den geistlichen Wurzeln auseinanderzusetzen, damit Ihre Heilung beginnen kann.

Medizin heiligt uns nicht. Medizin kann uns in Zeiten der Not helfen. Wenn sie aber zu unserem „Elixier" wird, sind wir durch eine weitere Sünde gebunden – die Zauberei. Wenn Sie aufgrund einer Krankheit ein Medikament einnehmen, setzen Sie es nicht ohne ärztliche Kontrolle ab.

Das von Ihnen eingenommene Medikament wird das Problem der Angst, das hinter Ihrem Bluthochdruck steckt, nicht lösen. Sie lassen sich von einem Medikament am Leben erhalten, anstatt sich durch Gottes Frieden heiligen zu lassen. Gott möchte, dass Sie von Zukunftsängsten befreit sind. Dann hätten Sie keinen hohen Blutdruck und müssten nicht die Medikamente einnehmen. Das wäre zu Seiner Ehre! Das ist die Frucht des Evangeliums!

Erkenntnisse über Krankheitsprävention

Ich möchte, dass Sie begreifen: **Es ist nicht Gottes vollkommener Wille, Sie zu heilen; Sein vollkommener Wille ist es, dass Sie nicht krank werden.**

Ist es möglich, Krankheit vorzubeugen?

Wir haben bereits an früherer Stelle einen *Newsweek*-Artikel vom 24. September 1990 mit dem Titel „Greater Expectations“ [Größere Erwartungen] besprochen, in dem stand: „Die Zukunft der Medizin liegt nicht in der Behandlung, sondern in der Prävention von Krankheit.“ Es geht nicht um Heilung und Krankheitsmanagement, sondern um Krankheitsprävention. Der Artikel fährt fort:

„Im 20. Jahrhundert erzielte die Medizin vor allem auf dem Gebiet der kurativen Versorgung [heilenden Behandlung] Fortschritte .... Jedoch hat die kurative Versorgung ihre Grenzen ....“

„Neben der Weiterentwicklung von Techniken zur Prävention und Behandlung von Krankheiten ist die Psychoimmunologie, die Wissenschaft über die Rolle des Verstandes bei der Unterstützung des Immunsystems in der Krankheitsbekämpfung, ein äußerst wichtiger klinischer Bereich – vielleicht sogar der wichtigste des 21. Jahrhunderts ....“

„Ein gesundes Denken könnte zu einem wesentlichen Aspekt bei der Behandlung sämtlicher Krankheiten von Allergien bis hin zu Lebertransplantationen werden.“

In einem weiteren Artikel von *Newsweek* vom 24. September 1990 mit dem Titel „The Power to Heal“ [Die Kraft zu heilen] heißt es: „Das Schicksal des menschlichen Geistes wird religiösen Spezialisten überlassen, die nur wenig über das körperliche Wohlbefinden ihrer Anhänger wissen. In den meisten Gesellschaften der Welt sind Priester und Arzt nach wie vor dieselbe Person. Der Zustand des Körpers ist untrennbar mit der Verfassung des Geistes verbunden. Krankheit ist eine Störung, ein Ungleichgewicht, eine Manifestation bösartiger Kräfte im Fleisch.“

„Die westliche Medizin neigt dazu, die grundlegenden Gedanken traditioneller Heilung abzulehnen – Gedanken über die geistliche Welt, über die Interaktionen von Verstand und Körper, über das Zusammenspiel von Menschsein, Umgebung und Kosmos – da sie sich nicht so leicht in ihr wissenschaftliches Modell integrieren lassen. Dennoch wächst die Anerkennung, dass das Geheimnis um Gesundheit und Heilung nicht von dem gesamten Menschen und seiner Erfahrungswelt losgelöst werden kann.“

Wie können wir Krankheiten von uns fernhalten?

Wenn wir es schaffen, die toten Werke aus unserem Leben zu beseitigen, werden uns die Krankheiten, die auf unserem Weg daherkommen, nicht treffen.

In 5. Mose 7,15 steht, dass der Herr jede Krankheit von uns abwenden wird. Dies ist jedoch an eine Bedingung in 5. Mose 7,12 geknüpft: „Dafür, dass …“

> **12Und es wird geschehen: Dafür, dass ihr diesen Rechtsbestimmungen gehorcht, sie bewahrt und sie tut, wird der HERR, dein Gott, dir den Bund und die Güte bewahren, die er deinen Vätern geschworen hat. 13Und er wird dich lieben und dich segnen und dich zahlreich werden lassen. Er wird die Frucht deines Leibes segnen und die Frucht deines Landes, dein Getreide, deinen Most und dein Öl, den Wurf deiner Rinder und den Zuwachs deiner Schafe, in dem Land, das er deinen Vätern geschworen hat, dir zu geben. 14Gesegnet wirst du sein vor allen Völkern. Kein Unfruchtbarer und keine Unfruchtbare wird bei dir sein noch bei deinem Vieh. 15Und der HERR wird jede Krankheit von dir abwenden. Und keine der bösen Seuchen Ägyptens, die du kennst, wird er auf dich legen, sondern er wird sie auf alle deine Hasser bringen. 5. Mose 7,12–15**

Krankheiten sind böse, NICHT Gott. In Vers 15 werden Krankheiten als böse bezeichnet: „…keine der bösen Seuchen …“ Gott hat Sie nicht krank gemacht. Gott ist nicht böse, Er ist gut. Er ist der Urheber des Guten, und alle guten Dinge kommen von oben vom Vater herab.

> **Jede gute Gabe und jedes vollkommene Geschenk kommt von oben herab, von dem Vater der Lichter, bei dem keine Veränderung ist noch eines Wechsels Schatten.**
> **Jakobus 1,17**

Manche Menschen begründen mit Jesaja 45,7, dass Gott das Böse geschaffen hat:

> **7der das Licht bildet und die Finsternis schafft, der Frieden wirkt und das Unheil schafft. Ich, der HERR, bin es, der das alles wirkt. Jesaja 45,7**

In der *Strong's Concordance* lautet das hebräische Wort für *schaffen* unter Nr. 1254 *bara*. Es ist dasselbe Wort, das benutzt wurde, als Gott die Welt erschuf. Aber die zweite Bedeutung im Hebräischen lautet: „niederreißen, abreißen, wie Holz fällen.“

Lassen Sie uns jetzt noch einmal die Bibelstelle mit der Definition aus der Konkordanz lesen:

> **… der das Licht bildet und die Finsternis *abreißt und zerstört*, der Frieden wirkt und das Unheil *abreißt und alles wie Holz fällt, das böse ist*. Ich bin der Urheber der Zerstörung des Bösen.**

Gott hat das Böse nicht erschaffen.

Sie müssen sich entscheiden, den Herrn, Ihren Gott, zu lieben … dass Sie Seiner Stimme gehorchen und dass Sie an Ihm festhalten. Er ist Ihr Leben und die Länge Ihrer Tage. Aber jeder von uns muss sich entscheiden!

Ich rufe heute den Himmel und die Erde als Zeugen gegen euch auf: Das Leben und den Tod habe ich dir vorgelegt, den Segen und den Fluch! So wähle das Leben, damit du lebst, du und deine Nachkommen, 5. Mose 30,19

In Hesekiel 18,31–32 steht:

31Werft von euch alle eure Vergehen, mit denen ihr euch vergangen habt, und schafft euch ein neues Herz und einen neuen Geist! Ja, wozu wollt ihr sterben, Haus Israel?
32Denn ich habe kein Gefallen am Tod dessen, der sterben muss, spricht der Herr, HERR. So kehrt um, damit ihr lebt! Hesekiel 18,31–32

Die Prinzipien, die Gottes Hand zur Heilung bewegen werden, sind die gleichen, die auch vielen Krankheiten vorbeugen werden.

Wie sieht es mit der Krankheitsprävention aus?

11So sollst du das Gebot und die Ordnungen und die Rechtsbestimmungen halten, die zu tun ich dir heute befehle. 12Und es wird geschehen: Dafür, dass ihr diesen Rechtsbestimmungen gehorcht, sie bewahrt und sie tut, wird der HERR, dein Gott, dir den Bund und die Güte bewahren, die er deinen Vätern geschworen hat. 5. Mose 7,11–12

Vers 11 bedeutet, dass wir ein Täter des Wortes sein müssen und nicht nur ein Hörer. Vers 12 bedeutet, dass etwas geschehen wird, *wenn* wir diesen Rechtsbestimmungen gehorchen, sie bewahren und danach leben. Wenn Sie also ein Täter des Wortes sind und nicht nur ein Hörer, wird der Herr Seinen Bund mit Ihnen halten. Sie werden vor allen anderen Völkern der Erde gesegnet sein.

Und der HERR wird jede Krankheit von dir abwenden. Und keine der bösen Seuchen Ägyptens, die du kennst, wird er auf dich legen, sondern er wird sie auf alle deine Hasser bringen. 5. Mose 7,15

Wie viele Krankheiten wird Er abwenden? Alle! Glauben Sie, dass es Gottes Wille ist, alle Ihre Krankheiten zu heilen? Ja. So steht es in Psalm 103,3, in 3. Johannes 2 und in 1. Thessalonicher 5,23. „Der Herr wird *jede Krankheit von dir abwenden...*“ – das bedeutet, dass sie auf einen zukommen – „und keine der bösen Seuchen Ägyptens auf dich legen, die du kennst…“

Sind Krankheiten gut oder böse? Sie sind böse. Woher kommen sie? Aus Ägypten. Was bedeutet Ägypten? Es ist ein Bild und ein Schatten der Welt und der Herrschaft Satans in der Welt, genauer gesagt, der Welt, die nicht unter Gottes Herrschaft ist. Gott sagt: „Ich werde die Krankheiten abwenden. Und keine der bösen Seuchen Ägyptens, die du kennst, wird Er auf dich legen, sondern Er wird sie auf alle deine Hasser bringen.“ 5. Mose 7 ist eine von Gott gegebene Gesundheitsvorsorge.

Gott sagt: „Ich verändere mich nicht." Gottes Charakter, Sein Wesen und Seine Denkweise haben sich noch nie verändert. Es wurde uns ein bestimmtes Maß an Zeit gegeben, um mit Gott ins Reine zu kommen.

> **[26]Siehe, ich lege euch heute Segen und Fluch vor: [27]den Segen, wenn ihr den Geboten des HERRN, eures Gottes, gehorcht, die ich euch heute gebiete, [28]und den Fluch, wenn ihr den Geboten des HERRN, eures Gottes, nicht gehorcht und von dem Weg, den ich euch heute gebiete, abweicht, um andern Göttern nachzulaufen, die ihr nicht kennt. 5. Mose 11,26–28**

Ihre Krankheit offenbart sich gemäß den Entscheidungen, die Sie treffen. Sie können tatsächlich über Ihre Gesundheit entscheiden, und Gott wird mit Ihnen kooperieren. Sie können sich ein neues Herz und einen neuen Geist schaffen, wie wir in Hesekiel 18 gesehen haben.

In Sprüche 25,28 steht:

> **Wie eine Stadt mit niedergerissenen Mauern, so ist ein Mann, der seinen Geist nicht beherrschen kann. Sprüche 25,28 (SLB)**

Sie müssen über ihren eigenen Geist herrschen. Sie entscheiden sich für das Leben oder den Tod. Sie haben die Wahl. In 5. Mose 30,19 steht:

> **… Das Leben und den Tod habe ich dir vorgelegt, den Segen und den Fluch! So wähle das Leben, damit du lebst, du und deine Nachkommen, 5. Mose 30,19**

Es ist *Ihre* Entscheidung.

Sie empfangen Segen, wenn Sie den Geboten gehorchen. Sie bekommen Segen, wenn Sie ein Täter und nicht nur Hörer des Wortes sind. Und Sie empfangen Fluch, wenn Sie nicht gehorchen oder kein Täter des Wortes sind.

Im Hebräischen gibt es zwei Bedeutungen für das Wort „wenn" in 5. Mose 11,27–28. In Vers 27 heißt das Wort für „wenn" im Hebräischen „*asher*"; es steht in der *Strong's Concordance* unter Nr. 834. Es bedeutet, dass der Segen *schnell kommt*. In Vers 28 lautet das Wort für „wenn" im Hebräischen „*im*" und steht in der *Strong's Concordance* unter Nr. 518. Es bedeutet, dass der Fluch *nicht schnell kommen wird*, aber dass er *bestimmt* kommen wird.

Wir können weder Gott noch dem Teufel die Schuld geben. Gott hat Sie nicht dazu berufen, dass Sie mit Sünde durchsetzt sind. Er hat Sie zur Reinheit berufen. Er hat Sie dazu berufen, Sein Reich zu bauen.

Hier ist der umformulierte Vers:

Siehe, ich lege euch heute Segen und Fluch vor: Wenn ihr den Geboten eures Gottes gehorcht, wird der Segen kommen und er wird schnell kommen. Das meint *asher*.

In Vers 28 steht, wenn ihr den Geboten eures Gottes nicht gehorcht, wird der Fluch nicht schnell kommen, aber er wird bestimmt kommen. Das meint *im*.

Sie halten die Schlüssel für beide Reiche in der Hand. Sie entscheiden, welches Reich in Ihrem Leben zum Zug kommen soll. Sie entscheiden, ob das „andere" Reich, das nicht da sein sollte, aus Ihrem Leben verschwindet oder nicht. Sie tun es, und Gott kooperiert mit Ihnen.

Alles in allem kommen 80 % der unheilbaren Krankheiten aus Ungehorsam gegen Gott. Im Ungehorsam ist Heilung nicht die Ihre, wenngleich wir es schon erlebt haben, dass Gott Menschen heilte, die eigentlich nicht die Bedingungen dafür erfüllten, denn Er hat gesagt:

> **Ich werde mich erbarmen, wessen ich mich erbarme, und werde Mitleid haben, mit wem ich Mitleid habe. Römer 9,15**

Wenn Er so etwas tut, macht es manche ärgerlich.

Unsere Theologie schließt Heilung und Prävention von Krankheit ein. Heilung wurde durch das Kreuz für Sie bereitgestellt. Gesundheit von Gott ist ein biblisches Prinzip.

Die Prinzipien, die uns Heilung bringen, sind dieselben Prinzipien, die unsere von Gott gegebene Gesundheit bewahren.

Wege zur geistlichen Ganzheit

Viele Menschen haben einfach beim Lesen dieses Buches Heilung empfangen. Die Wahrheit allein hat sie zur Ehre Gottes frei gemacht. Dieser Abschnitt wird Ihnen helfen, diese Wahrheiten in Ihrem Leben anzuwenden, damit auch Sie in dieser gleichen Freiheit unterwegs sein können.

> **Petrus aber tat den Mund auf und sprach: In Wahrheit begreife ich, dass Gott die Person nicht ansieht, Apostelgeschichte 10,34**

Wie kommen wir dorthin? Wie sieht der Weg aus?

Für welchen Weg werden Sie sich entscheiden? Für den mit Licht gefluteten Weg oder für den in Dunkelheit gehüllten Weg? Den Weg, der Ganzheit verspricht, oder den Weg, der nur Krankheit, Leid und Trennung bringt? Jeder weitere Schritt wird eine Entscheidung sein. Sie werden jedoch nicht ohne Wegbeschreibung alleine gelassen. Die Karte für die vor Ihnen liegende Reise ist Gottes Wort.

Damit wir in Freiheit, Sieg und Gesundheit wandeln können, müssen wir als erstes in der Lage sein, zwischen Gut und Böse zu unterscheiden. Unsere Definition von Gut und Böse – was Sünde ist und was nicht – muss allerdings noch erweitert werden. Wer hätte vorher gedacht, dass Angst eine Sünde ist? Wer wusste zuvor, dass manche unserer bekannten Heilungsmethoden nicht von Gott sind? Jetzt haben wir, Gott sei Dank, das Werkzeug der Erkenntnis und des Urteilsvermögens.

> **Die feste Speise aber ist für die Gereiften, deren Sinne durch Übung geschult sind zur Unterscheidung des Guten und des Bösen. Hebräer 5,14 (SLB)**

Wenn wir unerwünschte Dinge in uns erkannt haben, müssen wir sie vor Gott eingestehen und die entsprechenden Schritte unternehmen, um sie aus unserem Leben zu beseitigen. Möglicherweise steht dann ein großer Hausputz an. Es verlangt eine bewusste Änderung des Lebensstils – einschließlich unserer Gedanken, unserer Beziehungen und der Beweggründe, wofür wir leben.

Dieser Prozess wird Heiligung genannt.

Heiligung bedeutet, sich aktiv zu entscheiden, in Christus am Reich Gottes teilzuhaben und das Böse aus dem eigenen Leben zu entfernen.

Sie können jetzt damit anfangen, die alten Wege und Muster der Finsternis und Krankheit zu verlassen und den Weg zu beschreiten, der mit Gesundheit gesegnet ist, wie es uns Gottes Wort zugesagt hat.

> **Geliebter, ich wünsche, dass es dir in allem wohlgeht und du gesund bist, wie es deiner Seele wohlgeht. 3. Johannes 2**

Alles, was den Plan Gottes für unser Leben nicht erfüllt, ist ein Kompromiss. Denken Sie daran, dass es einen Grund dafür gibt, wenn Krankheit und Elend uns befallen.

> **Wie der Sperling hin und her flattert, wie die Schwalbe wegfliegt, so ein unverdienter Fluch: er trifft nicht ein. Sprüche 26,2**

Was ist Krankheit?

Krankheit wird durch eine Trennung auf drei Ebenen verursacht:

- Trennung von Gott, Seinem Wort, Seiner Person und Seiner Liebe

- Trennung von sich selbst durch fehlende Selbstannahme, Schuld und Scham

- Trennung von anderen durch zerbrochene Beziehungen

Krankheit ist offensichtlich ein Fluch. In 5. Mose 28 steht eindeutig, dass die Krankheiten Ägyptens als ein Fluch auf uns kommen werden, wenn wir uns entscheiden, Gottes Geboten nicht zu gehorchen. Daher muss hinter dem Fluch der Krankheit eine gewisse geistliche Ursache stecken. Wir nennen diese Ursache „Wurzel". Die schlechte Frucht ist die Krankheit. Die Wurzel (die Sündenangelegenheit) ist die Ursache. Warum sollte man beten, dass die Frucht verschwindet, wenn man sie ein für alle Mal an der Wurzel packen kann? Wir sind dafür verantwortlich, die geistliche Wurzel für die Krankheit zu finden und sie mit Gott zu beseitigen.

Was blockiert unseren Weg?

Denken Sie daran: Unser Feind ist ein Meister der Verschleierung. Die Bibel sagt, dass wir uns über seine Absichten und Täuschungen im Klaren sein sollen.

> **11damit wir nicht vom Satan übervorteilt werden; seine Absichten sind uns nämlich nicht unbekannt. 2. Korinther 2,11 (SLB)**

> **Zieht die ganze Waffenrüstung Gottes an, damit ihr standhalten könnt gegenüber den listigen Kunstgriffen des Teufels; Epheser 6,11 (SLB)**

Satan kann schlechte Frucht in uns ernten, weil er vor langer Zeit schlechte Wurzeln wie z. B. gottlose Glaubenssysteme, negative Grundeinstellung, *übles Denken* und fehlendes Urteilsvermögen in uns gepflanzt hat. Durch all diese Täuschungen hat er es geschafft, uns von einer gesunden Beziehung zu Gott, uns selbst und anderen zu trennen.

Der erste Schritt in die Freiheit besteht darin, dass wir lernen, wie wir diese Wurzeln erkennen können (siehe Kapitel 5 über die 8 Schritte in die Freiheit). Der Heiligungsprozess wird uns näher zu Gott, uns selbst und anderen bringen. Wenn Satans Plan (Absichten) bekannt ist, seine Waffen (Täuschungen) offengelegt sind und das Schlachtfeld (unsere Gedanken) klar abgesteckt ist, sind wir auf der Siegesstraße.

Welche Schritte liegen auf dem Weg?

- Erkennen

- Buße tun

- Verlassen / Walk-out!

Die entscheidenden Wurzeln hinter Krankheit sind folgende: Bitterkeit, Anklage, Okkultismus, Neid und Eifersucht, Ablehnung, Geister der Lieblosigkeit, Sucht und Angst.

Bitterkeit

> **Achtet aufeinander, damit niemand die Gnade Gottes versäumt. Seht zu, dass keine bittere Wurzel unter euch Fuß fassen kann, denn sonst wird sie *euch* zur Last werden und viele durch ihr Gift verderben. Hebräer 12,15 (NLB)**

Bitterkeit wirkt wie eine ätzende Säure, die an der Seele nagt. Sie vergiftet zuerst den Verstand und dann den Körper. Sie ist oft von Zynismus und Abneigung gegenüber anderen gekennzeichnet. Bitterkeit ist wie ein starker Mann, der von seinen „Untergebenen" in Position gehalten wird. Jeder „Untergebene" bekommt jeweils durch den vorangehenden „Untergebenen" Zutritt zu unserem Leben. Der Grad an Bösartigkeit nimmt durch jeden weiteren „Untergebenen" immer weiter zu.

Die **Unversöhnlichkeit** sagt: „Ich bin nicht bereit, die Vergehen gegen mich zu verzeihen. Ich werde nicht vergessen, was mir angetan wurde." Diese Unversöhnlichkeit lädt tatsächlich Bitterkeit ein, Teil unseres Lebens zu werden, und bittet zugleich die folgenden sechs Geister mitzukommen:

Groll ist ein Gefühl des Übelwollens. Wer grollt, sagt: „Ich mag ihn nicht. Ich werde ihm das, was er mir angetan hat, niemals verzeihen." Groll hält die Unversöhnlichkeit aufrecht.

Vergeltung folgt und trägt ihren Teil dazu bei: „Es ist Zeit, sich zu rächen. Er muss für das, was er getan hat, bezahlen … Ich werde mich an ihm rächen."

Wut und Zorn warten darauf, dass sich der Wille zur Vergeltung festigt, und dann brechen sie aus. Wut kann beides, gesehen und gefühlt werden.

Hass kommt mit dem Gedanken der Vernichtung auf und hört sich wie folgt an: „Er verdient es nicht, zu leben. Er verdient es nicht, auf diesem Planeten zu sein."

Gewalt ist Wut und Hass in Aktion. Sie kann verschiedene Formen annehmen: Schlagen, mit Dingen um sich werfen, Schreien sowie körperliche, sexuelle und emotionale Misshandlung.

Mord kann tatsächlicher Mord sein, ein im Herzen geplanter Mord oder ein Mord mit der Zunge, wie z. B. Klatsch und Tratsch.

Was macht die Bitterkeit zur Sünde?

Wenn wir an der Bitterkeit festhalten, sagen wir Gott, dass Er in dieser Situation nicht benötigt wird. Wir haben den Platz Gottes eingenommen, indem wir jemanden für das richten, was er uns oder einer anderen Person, die uns nahesteht, angetan hat. Das Herz sagt: „Gott, ich werde hier dein Urteil ausführen." Aber die Bibel sagt uns eindeutig, dass Rache dem Herrn gehört (Römer 12,19).

Im Wort Gottes steht, dass Gott uns unsere Sünden nur vergibt, wenn wir anderen ihre Übertretungen gegen uns vergeben (Matthäus 6,15, Markus 11,26). Deshalb muss die Bitterkeit (die in Unversöhnlichkeit verwurzelt ist) zuerst beseitigt werden.

Anklagende Geister

> **Nun ist das Heil und die Kraft und das Reich unseres Gottes und die Macht seines Christus gekommen; denn hinabgeworfen ist der Verkläger unserer Brüder, der sie Tag und Nacht vor unserem Gott verklagte. Offenbarung 12,10**

Wir haben alle schon einmal die zerstörerische Kraft von Anklage erlebt. Wir werden vor uns selbst, vor anderen und vor Gott angeklagt. Die Anschuldigungen durch anklagende Geister geschehen unterschwellig. Vergessen Sie nicht, dass 90 % Wahrheit vermischt mit nur 10 % Lüge trotzdem einen Irrtum darstellen. Das ist eine tödliche Mischung, da sie dazu führen kann, dass Christen sich verdammt und verurteilt fühlen, anstatt überführt zu werden.

Es ist wichtig, zwischen Überführung und Verdammnis zu unterscheiden. Überführung ist konkret und bestätigt den Wert, den wir in Gott haben. Verdammnis hingegen tendiert dazu, sich nicht näher bestimmen zu lassen, und vermittelt ein Gefühl der Wertlosigkeit. Überführung bringt uns an den Punkt, wo wir Gott näher sein und auf Sein Wort hören wollen, während Verdammnis uns von Gott wegtreibt und das Gefühl gibt, aufgeben zu wollen.

Einige Merkmale von Anklage: Fehlerlisten führen, Mord mit der Zunge (Klatsch und Tratsch), Manipulation des Denkens, wirre Gedanken, chaotisches Denken, ungeordnete Denkmuster, Missverständnisse, projizierte Angst, anderen die eigenen Sünden vorwerfen, Lasten tragen und koabhängig von Sünden anderer werden, indem man versucht, deren Heiliger Geist zu sein.

Was macht Anklage zur Sünde?

Indem wir jemand anderen anklagen, geben wir Gott zu verstehen, dass Er in einer bestimmten Situation nicht benötigt wird. Wir nehmen dann den Platz Gottes ein, indem wir selbst entscheiden, was für einen anderen richtig oder falsch ist. Das Herz sagt: „Gott, ich werde hier entscheiden, was gut und was böse ist."

Dann finden wir Gefallen daran, unsere „wertvolle" Meinung mit allen anderen zu teilen.

Die Erkenntnis bläht auf, die Liebe aber erbaut. 1. Korinther 8,1b

Okkultismus

Und das ist nicht verwunderlich, denn der Satan selbst verkleidet sich als ein Engel des Lichts. 2. Korinther 11,14 (SLB)

Satans Fälschungen liegen andere Denkweisen zugrunde, als wir sie in der Bibel offenbart finden. Sie zeigen einen anderen Jesus und ein anderes Reich. Nach außen hin mögen sie gut erscheinen, aber seien Sie gewarnt, der Feind gibt sich als ein Engel des Lichts aus.

Was macht Okkultismus zur Sünde?

Im Okkultismus wird die echte Wahrheit verschleiert, etwas oder jemand soll dabei Gottes Platz einnehmen. Sie beten dann einen *Teil* der Schöpfung an (entweder Gottes Schöpfung selbst oder etwas, das der Mensch geschaffen hat) in der Annahme, Sie würden Gott anbeten. Ob dies nun offensichtlich oder unterschwellig geschieht – es ist Götzendienst. Das Herz sagt: „Ich vertraue nun hierauf, Gott. Ich brauche dich nicht mehr."

Was macht Alternativmedizin zur Sünde?

Alternativmedizin bietet eine Antwort ohne Gott. Das heißt nicht, dass diese Methoden keine Kraft besitzen. Doch woher kommt die Kraft? Wenn wir die ganze Hoffnung auf Heilung in solche Praktiken setzen, gibt es für Gott keinen Platz mehr. Wir entscheiden uns dann, unser ganzes Vertrauen in einen Heilpraktiker mit seinen Mitteln und Fähigkeiten zu setzen und nicht in Gott. Das ist wieder eine unterschwellige Form des Götzendienstes.

Geliebte, glaubt nicht jedem Geist, sondern prüft die Geister, ob sie aus Gott sind! Denn viele falsche Propheten sind in die Welt hinausgegangen. 1. Johannes 4,1

… 7wo es doch kein anderes gibt; einige verwirren euch nur und wollen das Evangelium des Christus umkehren. 8Wenn aber auch wir oder ein Engel aus dem Himmel euch etwas als Evangelium entgegen dem verkündigten, was wir euch als Evangelium verkündigt haben: Er sei verflucht! 9Wie wir früher gesagt haben, so sage ich auch jetzt wieder: Wenn jemand euch etwas als Evangelium verkündigt entgegen dem, was ihr empfangen habt: Er sei verflucht! Galater 1,7–9

Neid und Eifersucht

Ein gelassenes Herz ist des Leibes Leben, aber Wurmfraß in den Knochen ist die Eifersucht. Sprüche 14,30

Denn der Ärger bringt den Narren um und den Unverständigen tötet sein Aufbegehren. Hiob 5,2 (NLB)

Er sprach aber zu ihnen: Seht zu und hütet euch vor aller Habsucht! Denn auch wenn jemand Überfluss hat, besteht sein Leben nicht aus seiner Habe. Lukas 12,15

Neid, Eifersucht und Habsucht lenken unseren Blick von Gott weg und richten ihn auf eine Person, einen Ort oder eine Sache. Aus der Person oder dem Objekt ziehen wir dann unseren Wert und unsere Erfüllung. Das ist Götzendienst! Gott will uns nicht mit falschen Göttern oder Götzen teilen. Was auch immer Sie anbeten, es ist Ihr Gott. Daher überlässt Sie Gott in Seiner Eifersucht und ohne Seinen Schutz Ihren eigenen Machenschaften. Wenn Geld Ihr Gott ist, dann muss Geld Sie auch beschützen.

Neid bringt Streit hervor. Wenn wir dem Neid kein Gehör schenken, entsteht Frieden. Denken Sie daran, Satans Ziel ist es, den Leib Christi zu spalten, Beziehungen zu zerstören, Ehen zu zerbrechen, Familien auseinanderzureißen und Feindseligkeit zwischen Nachbarn zu säen.

Was macht Neid und Eifersucht zur Sünde?

Wenn wir Neid und Eifersucht mit uns herumtragen, vergleichen wir uns mit anderen. Das erzeugt Unzufriedenheit, da wir Gott dann vorwerfen, Er würde die Person ansehen. Das Herz sagt: „Gott, ich kenne meine Bedürfnisse besser als du. Warum stillst du sie nicht?“

Neid und Eifersucht sind eine subtile Form von Unglauben und Zweifel. Wir vertrauen Gott nicht wirklich, dass Er für uns sorgen wird.

**Der Wandel sei ohne Geldliebe; begnügt euch mit dem, was vorhanden ist! Denn er hat gesagt: "Ich will dich nicht aufgeben und
dich nicht verlassen", Hebräer 13,5**

Freundliche Worte sind Honig, Süßes für die Seele und Heilung für das Gebein. Sprüche 16,24

Ablehnung

Der menschliche Geist kann mit einem kranken Körper leben, aber wer kann weiterleben, wenn der Geist entmutigt ist? Sprüche 18,14 (NLB)

Das Wort Gottes sagt uns, dass wir geliebt, angenommen und akzeptiert sind. Doch Ablehnung hat das Ziel, uns dieser Wahrheiten zu berauben. Wir kennen alle den tiefen Stachel der Ablehnung, weil wir alle mit dem angeborenen Verlangen nach Liebe und Annahme auf die Welt gekommen sind. Der Ablehnung zuzustimmen, kann verheerende körperliche und psychische Auswirkungen haben.

Was macht Ablehnung zur Sünde?

Ablehnung (ob echt oder eingebildet) steht im Widerspruch zu dem, was Gott über uns sagt. Wenn wir der Ablehnung glauben, ist uns die Annahme bei Menschen wichtiger als die bei Gott. Das Herz sagt: „Gott, du hast gelogen, als du sagtest, dass ich wertvoll bin. Ich glaube lieber das, was andere Leute von mir denken."

Ablehnung treibt uns in eine verzweifelte Suche nach einer Liebe, die uns vervollständigen soll. Diese Liebe kann nicht bei Menschen, an bestimmten Orten oder in Dingen gefunden werden, sondern nur bei Gott!

> **4Schon vor Erschaffung der Welt hat Gott uns aus Liebe dazu bestimmt, vor ihm heilig zu sein und befreit von Schuld. 5Von Anfang an war es sein unveränderlicher Plan, uns durch Jesus Christus als seine Kinder aufzunehmen, und an diesem Beschluss hatte er viel Freude. Epheser 1,4–5 (NLB)**

Geister der Lieblosigkeit

> **37Er aber sprach zu ihm: "Du sollst den Herrn, deinen Gott, lieben mit deinem ganzen Herzen und mit deiner ganzen Seele und mit deinem ganzen Verstand." 38Dies ist das größte und erste Gebot. 39Das zweite aber ist ihm gleich: "Du sollst deinen Nächsten lieben wie dich selbst." Matthäus 22,37–39**

Der Geist der Lieblosigkeit lehnt alles ab, was Gott in Seinem Wort über uns gesagt hat (dass wir z.B. erstaunlich und wunderbar gemacht sind usw.) und ersetzt Gottes Wort durch die offenkundigen Lügen Satans. Diese Täuschungen werden uns davon abhalten, Gott zu lieben, uns selbst und auch andere zu lieben. Sie werden uns daran hindern, Liebe sowohl zu empfangen als auch zu geben.

Viele von uns sind nicht in einem gottgefälligen und liebevollen Umfeld aufgewachsen. Dadurch wurden wir von Kindesalter an daran gehindert, die Liebe zu empfangen, nach der wir uns so sehr sehnen.

Was macht einen Geist der Lieblosigkeit zur Sünde?

Wenn wir einen Geist der Lieblosigkeit haben, glauben wir nur uns selbst. Das kann auf zweierlei Weise geschehen. Entweder wir glauben, dass wir der Liebe Gottes und Seiner Anerkennung nicht würdig sind. Oder wir glauben, dass wir besser sind als alle anderen, das Gottesgeschenk an die Menschheit. Das ist Selbstverherrlichung und das Herz sagt: „Geh auf die Seite, Gott. Ich habe hier das Sagen."

> **Niemand hat Gott jemals gesehen. Wenn wir einander lieben, bleibt Gott in uns, und seine Liebe ist in uns vollendet. 1. Johannes 4,12**

Sucht

Offenbar sind aber die Werke des Fleisches, welche sind: Ehebruch, Unzucht, Unreinheit, Zügellosigkeit; Galater 5,19 (SLB)

Denken Sie daran, fast alles, was uns von dem Gefühl, nicht geliebt zu sein, ablenkt, kann zur Sucht werden: Drogen, Alkohol, Sex, Essen, Einkaufen oder sonst irgendetwas.

Jeder Mensch wurde dazu erschaffen, Gottes vollkommene Liebe zu erkennen und zu empfangen. Wenn Menschen nicht wahre, bedingungslose Liebe als Fundament ihres Lebens empfangen haben, sind sie ständig auf der Suche, ein Bedürfnis zu stillen. Das Bedürfnis nach Gottes Liebe kann uns dazu bringen, Liebe an den falschen Orten zu suchen. Dieses Bedürfnis macht uns anfällig für die Täuschungen Satans, der uns verleitet zu glauben, dass uns die Welt einen besseren Ersatz bietet.

Was macht Sucht zur Sünde?

Durch unsere Handlungen drücken wir aus, dass Gott nicht in der Lage ist, unsere Bedürfnisse zu stillen. Das Herz sagt: „Gott, ich brauche ein gutes Gefühl, das du nicht geben kannst. Ich werde mich selbst darum kümmern." Unser Trost muss in Gott sein, nicht bei Menschen, Orten oder Dingen.

Frieden hinterlasse ich euch; meinen Frieden gebe ich euch. Nicht wie die Welt gibt, gebe ich euch; euer Herz erschrecke nicht und verzage nicht! Johannes 14,27 (SLB)

Angst

Denn Gott hat uns nicht einen Geist der Furcht gegeben, sondern einen Geist der Kraft, der Liebe und der Besonnenheit. 2. Timotheus 1,7 (NLB)

Angst bedeutet, sich zu fürchten, verängstigt, besorgt, ängstlich und beunruhigt zu sein, dass etwas Schlimmes passieren wird. Sie ist in die Zukunft gerichtet. Angst ist demnach das Gegenteil von Glauben. Angst und Glauben ähneln sich. Sie sind beide in die Zukunft gerichtet, und beide haben den Anspruch auf Erfüllung. Das Entscheidende ist aber: Auf wen wollen Sie hören?

Was macht Angst zur Sünde?

Mehr als 365 Mal wird uns in Gottes Wort gesagt: „Fürchte dich nicht."

Hegen und pflegen wir einen Geist der Angst, so drücken wir mit unseren Handlungen aus, dass man Gott nicht vertrauen kann und dass man selbst die Kontrolle für sein Leben übernehmen muss. Das Herz sagt: „Gott, ich vertraue dir einfach nicht. Du kannst als Beschützer meine Bedürfnisse nicht erfüllen."

Er sprach aber zu seinen Jüngern: Deshalb sage ich euch: Seid nicht besorgt für das Leben, was ihr essen, noch für den Leib, was ihr anziehen sollt! Lukas 12,22

Traumata und Türöffner

Gott hat uns Menschen bestimmte Schutzparameter gegen den Teufel gegeben. Doch es gibt Wege, wie Satan einen Fuß in die Tür bekommen kann. Wir sprechen dann von Türöffnern. Traumata und Türöffner sind Ereignisse und Vorfälle im Leben, durch die diese bösen Wurzeln Fuß fassen können. Diese Eintrittspunkte können im eigenen Leben oder im Leben Ihrer familiären Vorfahren liegen.

Verschiedene Phasen oder Ereignisse des Lebens bringen ihre eigenen Traumata mit sich. Ein Türöffner beispielsweise bei der Geburt und in der frühen Kindheit könnte ein Gefühl des Verlassenseins aufgrund einer ungewollten Schwangerschaft sein. Dies erlaubt einem Geist der Ablehnung Zugang zu einem ungeborenen Kind. Wenn sich Eltern scheiden lassen, zweifelt das Kind an seinem eigenen Wert, und das kann einem Geist der Lieblosigkeit Zutritt verschaffen. Aufgrund von Krankheit suchen wir vielleicht Hilfe bei alternativen Therapien und verschaffen dadurch okkulten Geistern Zutritt.

Umkehr

Nachdem wir nun die Wurzeln der Sünde erkannt haben, müssen wir unsere Verbindung mit ihnen und unsere Zustimmung dazu brechen. Das erfordert Buße und Entsagung. (Siehe Kapitel 5 über die 8 Schritte in die Freiheit).

Die Befreiung von diesen Wurzeln ist kein Ritual. Obwohl wir nachfolgend ein Beispiel für ein Gebet aufgeführt haben, muss Buße zuerst von Herzen kommen. David sprach in seinen Psalmen von der Demut, die Gott ehrt. Leere Worte sind für Gott bedeutungslos. Er sucht nach Beziehung.

Nahe ist der HERR denen, die zerbrochenen Herzens sind, und die zerschlagenen Geistes sind, rettet er. Psalm 34,19

Ein gebrochener Geist ruft: „Gott, Ich brauche dich. Ich kann das alleine nicht schaffen."

Leitlinien für die Kommunikation mit Gott (Gebet):

In der Bibel wird deutlich, dass wir unsere Bitten an Gott, den Vater, und nicht an Jesus richten sollen. Dennoch bitten wir im Namen Jesus. (Weitere Ausführungen dazu finden Sie in Kapitel 9, Blockade Nr. 3: *Keine Beziehung mit Gott entsprechend der Erkenntnis*.)

Und an jenem Tag werdet ihr mich nichts fragen. Wahrlich, wahrlich, ich sage euch: Was ihr den Vater bitten werdet in meinem Namen, wird er euch geben. Johannes 16,23

Daher sollte Ihr Gespräch mit Gott die folgenden Elemente beinhalten:

- Bekenntnis der eigenen Beteiligung an Sünde
- Befreiung von der Gebundenheit an Sünde
- Danksagung für die Vergebung der Sünde und die Befreiung vom damit verbundenen Fluch

So könnte ein solches Gespräch mit Gott beispielsweise aussehen:

Gott Vater,

ich komme zu Dir im Namen Jesu, und ich habe erkannt, dass Sünde in meinem Leben und auch in meinem Familienstammbaum ist. Ich bekenne meine eigenen Sünden und die Missetaten meiner Vorväter. Ich übernehme die Verantwortung in meinem Leben für ____________ und entsage diesem. Ich tue Buße für die Sünden in meinem Leben.

Ich bekenne, dass ich der Bitterkeit in meinem Leben Raum gegeben habe. Ich entscheide mich, gegenüber ____________ nicht mehr an Bitterkeit festzuhalten. Ich lasse jegliche Bitterkeit gegen mich oder gar gegen Dich los.

Ich bitte Dich, mir zu vergeben, dass ich mich auf diese Sünde eingelassen habe.

Ich lege dieses Verhalten und diese Lebensweise ab. Ich werde der Bitterkeit in meinem Leben keinen Raum mehr geben. Ich bitte darum, dass der Fluch ____________ (die Krankheit), der die Frucht der Bitterkeit in meinem Leben ist, aufgehoben wird.

Im Namen Jesu Christi von Nazareth muss mich jetzt jegliche Bitterkeit verlassen.

Vater, ich danke dir für die Vergebung meiner Sünde und für die Wiederherstellung meines Körpers in Jesu Namen. Amen.

Heilung und Wunder

Es könnte auch angebracht sein, Ihrem Körper Heilung zuzusprechen. Wenn Sie Heilung im Bereich von Gewebe benötigen, wie z. B. ein Nachwachsen von Haut oder das Heilen von Knochenbrüchen, dann sprechen Sie Ihrem Körper im Namen Jesu Heilung zu. Bei nicht regenerativen Gewebearten, z. B. bei Organen und Nervengeweben, sollten Sie diesem Gewebe ein schöpferisches Wunder im Namen Jesu zusprechen.

Denken Sie daran, dass uns als Gläubigen die Vollmacht gegeben wurde, Dinge in Jesu Namen in Existenz zu rufen!

Jesus aber antwortete und sprach zu ihnen: Wahrlich, ich sage euch: Wenn ihr Glauben habt und nicht zweifelt, so werdet ihr nicht allein das mit dem Feigenbaum Geschehene tun, sondern wenn ihr auch zu diesem Berg sagen werdet: Hebe dich empor und wirf dich ins Meer!, so wird es geschehen. Matthäus 21,21

„Was ist, wenn ich nicht geheilt werde?" Das ist eine berechtigte Frage.

Wenn wir von diesen Wurzeln der Sünde befreit sind, ist es unsere Verantwortung, unseren Verstand zu erneuern und die alten, gottlosen Denkmuster zu ändern. Wir nennen diesen Prozess den Weg des Verlassens bzw. Walk-out.

Sie sind dafür verantwortlich, was Sie denken. Nehmen Sie Gedanken gefangen, oder lassen Sie zu, dass diese wieder und wieder in Ihrem Kopf ablaufen? Sind Sie vom Wort Gottes erfüllt oder von den verbitterten, verletzenden Worten Ihres irdischen Vaters? Ihr Walk-out, der Weg des Verlassens, ist eine tägliche Übung. Lassen Sie sich nicht entmutigen – es wird mit der Zeit einfacher.

Während wir unsere gottlosen Denkmuster verlassen und ***den herausragenden Weg*** ins Leben beschreiten, lassen Sie uns auch an unsere Brüder und Schwestern denken, die in einem ähnlichen Prozess sind. Bitte seien Sie ihnen genauso gnädig, wie Sie es von ihnen erwarten würden.

Brüder, wenn auch ein Mensch von einem Fehltritt übereilt wird, so bringt ihr, die Geistlichen, einen solchen im Geist der Sanftmut wieder zurecht. Und dabei gib auf dich selbst acht, dass nicht auch du versucht wirst! Galater 6,1

Trennung (Römer 7)

In Römer 7 finden wir das Beispiel eines Gläubigen und Führers namens Paulus. Möchten Sie über Urteilsvermögen hinaus auch Freiheit erlangen? Paulus ist unser Vorbild.

In Römer 7,15 spricht Paulus über sich selbst. Paulus ist Christ. Er ist nicht nur Christ, er ist seit mindestens 20 Jahren Apostel. Er spricht über sein Leben und seine Herausforderungen, ein Leben als Christ zu führen.

14Denn wir wissen, dass das Gesetz geistlich ist, ich aber bin fleischlich, unter die Sünde verkauft; 15denn was ich vollbringe, erkenne ich nicht; denn nicht, was ich will, das tue ich, sondern was ich hasse, das übe ich aus. Römer 7, 14–15

Kommt Ihnen das bekannt vor? Die Dinge, die ich tun möchte, die tue ich nicht. Die Dinge, die ich hasse, tue ich.

Glauben Sie, dass Paulus ohne Sünde war? Denken Sie, dass ich ihm gegenüber respektlos bin? Es gibt nur einen Menschen, der frei von Sünde war – der Mensch Jesus Christus. Der Rest von uns ist ein Haufen Sünder, die durch Gnade errettet sind und täglich mit Furcht und Zittern ihre Errettung herausarbeiten.

> **Denn er ist unser Gott, und wir sind das Volk seiner Weide und die Herde seiner Hand. Heute, wenn ihr seine Stimme hört, Psalm 95,7**

> **Denn er spricht: "Zur willkommenen Zeit habe ich dich erhört, und am Tage des Heils habe ich dir geholfen." Siehe, jetzt ist die hochwillkommene Zeit, siehe, jetzt ist der Tag des Heils. 2. Korinther 6,2**

> **Er sprach aber zu allen: Wenn jemand mir nachkommen will, verleugne er sich selbst und nehme sein Kreuz auf täglich und folge mir nach! Lukas 9,23**

> **Darum, meine Geliebten, wie ihr allezeit gehorsam gewesen seid, nicht allein in meiner Gegenwart, sondern jetzt noch viel mehr in meiner Abwesenheit, verwirklicht euere Rettung mit Furcht und Zittern; Philipper 2,12 (SLB)**

Paulus geht dann in Römer 7,16 weiter und sagt, wenn er diese Dinge tue, welche er aber nicht tun möchte, so stimme er dem Gesetz zu, dass es gut sei.

> **Wenn ich aber das, was ich nicht will, ausübe, so stimme ich dem Gesetz bei, dass es gut ist. Römer 7,16**

Lassen Sie es mich auf den Punkt bringen. Paulus sagt, wenn ich Böses tue, sage ich dem Gesetz oder der Bibel, dass dieses neue Gesetz, dem ich folge (das für das Böse steht), gut ist und Gottes Wort böse. Wenn ich die Dinge tue, die ich nicht will, gebe ich der Bibel gegenüber zu, dass dieses neue Gesetz, dem ich folge, das passende Gesetz ist.

Folgen wir manchmal einem „anderen Gesetz" in unserem Leben als dem Gesetz Gottes? Wenn es in der Bibel heißt „Vergib deinem Bruder!", und wir tun es nicht, folgen wir dann einem anderen Gesetz, einem anderen Evangelium und einer anderen Denkweise? Sehen Sie manchmal Christen, die anderen nicht vergeben? Hörten Sie schon einmal einen Christen lästern? Haben Sie schon einmal einen Christen gesehen, der einem anderen Christen aus dem Weg geht? Haben Sie schon einmal einen Christen Böses tun sehen?

Mit anderen Worten sagt Paulus, dass er, wenn er Böses tut, von dem er wünscht, er täte es nicht, er Gottes Gesetz gegenüber zugibt, dass diese Sache, die er nicht tun sollte, gut ist, und das gibt automatisch einer anderen Botschaft Macht über ihn. Verstehen Sie, was ich damit sagen möchte? Wenn wir unseren Bruder hassen, bestärken wir eine neue Botschaft, die Gottes Evangelium verdrängt. Das

Evangelium Gottes sagt: „Vergib deinem Bruder!" Wenn wir jedoch unserem Bruder gegenüber an der Unversöhnlichkeit und Bitterkeit festhalten, folgen wir einem anderen Gesetz, einem „anderen Evangelium" und einer anderen Denkweise, und nicht Gottes. Kennen Sie Christen, die lästern oder Bitterkeit und Unversöhnlichkeit gegeneinander hegen?

Es ist sehr wichtig zu verstehen, dass Sünde wie ein Umsturz der Herrschaft, der Grundsätze und der Gebote Gottes wirkt. Indem wir sündigen, begründen wir ein „anderes Evangelium" für die Menschen in der Welt, das ihnen zur Zerstörung und nicht zum Nutzen gereicht. Die heutige Kirche betont diese Dimension der Sünde nicht genug. Das Thema Sünde ist schon gar nicht mehr „salonfähig", da wir uns nicht gerne damit befassen, dass wir als Christen in unserem Leben Sünde haben. Es tut mir leid, aber so steht es in der Bibel. Ich versuche, es Ihnen so beizubringen, dass Sie sich damit nicht überrumpelt fühlen. Ich hoffe, dass Sie sich von der Wahrheit nicht erdrückt fühlen. Wenn ja, entschuldige ich mich dafür. Dann muss ich jetzt wohl die nächsten Jahre Ihr Unkraut jäten.

Ich möchte, dass Sie Folgendes verstehen: Wenn wir der Angst erlauben unser Leben zu beherrschen, bekräftigen wir das „Evangelium" der Angst. Angst zerstört den Glauben, der von Gott kommt. Wenn wir zulassen, dass Schuld unser Leben regiert, bekräftigen wir das „Evangelium" der Schuld und zerstören damit die Vergebung Gottes. Es ist wichtig zu verstehen, dass wir entweder das eine oder das andere Evangelium hochhalten. Wir errichten entweder das Gesetz des Reiches Gottes oder das des Reiches Satans. Man kann nicht auf zwei Hochzeiten gleichzeitig tanzen! Man kann nicht Diener zweier Herren sein. Man wird den einen lieben und den anderen hassen. Das muss man bei diesem Thema verstehen. Man muss es auch im Hinblick auf bestimmte Krankheiten verstanden haben, bevor Heilung eintreten kann. Man kann von *Lupus* nicht geheilt werden, solange man am Selbsthass festhält. Es wird einfach nicht geschehen.

> **Niemand kann zwei Herren dienen; denn entweder wird er den einen hassen und den anderen lieben, oder er wird einem anhängen und den anderen verachten. Ihr könnt nicht Gott dienen und dem Mammon. Matthäus 6,24**

Wie glauben Sie, dass das möglich ist? Johannes sagt, dass jeder, der aus Gott geboren ist, nicht sündigen kann.

> **Jeder, der aus Gott geboren ist, tut nicht Sünde, denn sein Same bleibt in ihm; und er kann nicht sündigen, weil er aus Gott geboren ist. 1. Johannes 3,9**

Sind wir also nicht wiedergeboren? „Jeder, der aus Gott geboren ist, kann nicht sündigen und derjenige, der sündigt, ist vom Teufel." Wie können wir das mit den übrigen Grundprinzipien der Bibel von Gnade und Barmherzigkeit in Einklang bringen?

Dies bringt uns dahin, dass wir täglich durch den Glauben in Gnade und Barmherzigkeit unsere Rettung herausarbeiten. Vor dem lebendigen Gott können wir unsere Flecken und unseren Schmutz beseitigen, indem wir an unserer *Heiligung* arbeiten. Gott hat sich für uns die Absolutheit Seiner Position zu Nutze gemacht und uns wieder unter das Blut, die Gnade und die Barmherzigkeit gestellt.

Wir befinden uns in einer Art Autowaschanlage, die *Heiligung* genannt wird. Paulus beschreibt sich in dieser Waschanlage, und er war noch nicht gereinigt. Auch Sie nicht. Wenn Sie mir sagen, Sie seien sündlos, sage ich Ihnen, Sie sind ein Lügner. In der Bibel heißt es, dass jeder, der sagt, er habe nicht gesündigt, ein Lügner ist.

> **5Und dies ist die Botschaft, die wir von ihm gehört haben und euch verkündigen: dass Gott Licht ist, und gar keine Finsternis in ihm ist. 6Wenn wir sagen, dass wir Gemeinschaft mit ihm haben, und wandeln in der Finsternis, lügen wir und tun nicht die Wahrheit. 7Wenn wir aber im Licht wandeln, wie er im Licht ist, haben wir Gemeinschaft miteinander, und das Blut Jesu, seines Sohnes, reinigt uns von jeder Sünde. 8Wenn wir sagen, dass wir keine Sünde haben, betrügen wir uns selbst, und die Wahrheit ist nicht in uns. 9Wenn wir unsere Sünden bekennen, ist er treu und gerecht, dass er uns die Sünden vergibt und uns reinigt von jeder Ungerechtigkeit. 10Wenn wir sagen, dass wir nicht gesündigt haben, machen wir ihn zum Lügner, und sein Wort ist nicht in uns. 1. Johannes 1,5–10**

Diese Bibelstelle ist nicht an Nichtchristen adressiert, sondern an Christen, die nach ihrer Bekehrung sündigen. Ich habe vor kurzem jemanden sagen hören, dass man nie gerettet wurde, wenn man nach seiner Bekehrung sündigt. Dann gibt es heute wohl keine Christen mehr auf der Welt. Wir alle bleiben jeden Tag unterhalb der Herrlichkeit Gottes.

> **…23denn alle haben gesündigt und erlangen nicht die Herrlichkeit Gottes… Römer 3,23**

Viele behaupten, dass dieser Vers nur für Nichtchristen gilt, doch erkenne ich viele Sünden bei Christen, die ich auch bei Nichtchristen gefunden habe. *In beiden Fällen erlangen die Erretteten und die Unerretteten nicht die Herrlichkeit Gottes, und beide müssen Buße tun.* Ich möchte Sie etwas fragen: Warum würde Gott von Unerretteten verlangen, für eine Sünde Buße zu tun, nicht aber von den Erretteten für die gleiche Sünde? Dann wäre Gott ja ungerecht und würde um der Errettung willen über das Böse hinwegsehen. Aber die Bibel widerlegt diese Ansicht.

> **1Was sollen wir nun sagen? Sollten wir in der Sünde verharren, damit die Gnade zunehme? 2Auf keinen Fall! Wir, die wir der Sünde gestorben sind, wie werden wir noch in ihr leben? Römer 6,1–2**

Haben Sie schon einmal mit Unsicherheit und Ängsten zu kämpfen gehabt? Haben Sie manchmal Zweifel, Argwohn oder sogar Zweifel an Ihrer Errettung? Kommen Sie manchmal in die Situation, in der Sie sich fragen, ob Ihre Ehefrau

Sie noch liebt? Sind Sie schon einmal in die Situation gekommen, dass Sie dachten, Ihr Ehemann liebt Sie nicht mehr? Waren Sie schon einmal so weit zu denken, Gott sei eine Million Kilometer weit weg? Sind Sie schon einmal durch das Tal des Todes gegangen? Waren Sie schon einmal an diesen Orten der Wüste?

Ich hatte eine Comiczeichnung, auf dieser fuhr ein Mann auf der Autobahn entlang. Hinter ihm schien die Sonne, doch der Abschnitt auf dem Bild, in den er hineinfuhr, war schattig und dunkel. Dann war zu lesen: „Dunkelheit für die nächsten 1460 Meilen.“ Sind Sie auf der Fahrt durch Ihr Leben schon einmal in einen solchen dunklen Bereich hineingefahren? Und das einzige, was Sie am Leben erhielt, war dieses Schild, auf dem stand: „Eines Tages wird es aufhören.“

Paulus sagte, dass, wenn er Dinge tut, die nicht richtig sind, es nicht länger er selbst ist, der dies (das Böse) tut, sondern die in ihm wohnende Sünde.

Nun aber vollbringe nicht mehr ich es, sondern die in mir wohnende Sünde. Römer 7,17

Lassen Sie uns darüber nachdenken. Paulus war ein Apostel, er war wiedergeboren, mit dem Geist Gottes erfüllt und lehrte Gerechtigkeit, und *er* sagte, dass *er* eine in ihm wohnende Sünde habe. *Paulus brauchte Hilfe.*

Wenn Paulus schon Hilfe benötigte, was brauchen dann wir? Diese Gedanken und Makel, diese „yucky-puckies“, dieses „Ungeziefer“, diese Dinge, die uns zu schaffen machen und Krankheiten hervorbringen, haben alle mit dem Thema Heiligung zu tun. Hier benötigen wir dann Personen, die geistlich dienen und uns helfen, uns damit auseinanderzusetzen. In diesem Bereich des Dienens bekennen wir einander die Sünden, damit wir geheilt werden können.

Bekennt nun einander die Sünden und betet füreinander, damit ihr geheilt werdet! Viel vermag eines Gerechten Gebet in seiner Wirkung. Jakobus 5,16

Wir müssen zwischen uns und der in uns sowie in unserem Nächsten wohnenden Sünde unterscheiden. Wir müssen in der Lage sein, unseren Nächsten und seine Sünde zu trennen, damit unser christlicher Wandel vor Gott gesund und stabil wird.

Wenn wir Sünde in unserem Nächsten sehen, setzen wir ihn mit der Sünde gleich. Er ist nicht die Sünde, und wenn er Christ ist, dann ist er ein Erlöster Gottes. Er mag gesündigt haben, aber er ist nicht Sünde. Er ist derjenige, den Gott vor Erschaffung der Welt gesehen hat. Geist Gottes wohnt in ihm, er wurde erlöst und Gott liebt ihn, aber irgendwo schleppt er noch Sünde mit sich herum, die eben zu gehen hat. Die Sünde muss gehen. Sie mischt sich in seine Gotteskindschaft, stört seine Heiligung und überlagert seine Stellung vor Gott. Damit müssen wir uns auseinandersetzen.

Urteilsvermögen, das uns in Freiheit führt, erfordert die Unterscheidung – Sünde so zu sehen, wie sie ist. Was ich Ihnen hier an dieser Stelle beibringen werde, ist die Grundlage für Ihre Freiheit – es ist Urteils- und Unterscheidungsvermögen. Sie müssen zwischen sich und der in Ihnen wohnenden Sünde unterscheiden können. Sie müssen zwischen der in anderen wohnenden Sünde und der jeweiligen Person unterscheiden können. Der Tag, an dem ich durch Paulus Ausführungen in Römer 7 erkannte, dass ich zwischen mir und meinem Herzen und der in mir wohnenden Sünde unterscheiden muss, war der Tag, an dem *Heiligung* in meinem Leben begann: Ich war auf meinem Weg in die Freiheit. Wir kämpfen nicht gegen Fleisch und Blut, sondern gegen Mächte eines anderen Reiches.

> **Denn unser Kampf ist nicht gegen Fleisch und Blut, sondern gegen die Gewalten, gegen die Mächte, gegen die Weltbeherrscher dieser Finsternis, gegen die geistigen Mächte der Bosheit in der Himmelswelt. Epheser 6,12**

> **[12]Denn das Wort Gottes ist lebendig und wirksam und schärfer als jedes zweischneidige Schwert, und es dringt durch, bis es scheidet sowohl Seele als auch Geist, sowohl Mark als auch Bein, und es ist ein Richter der Gedanken und Gesinnungen des Herzens. [13]Und kein Geschöpf ist vor ihm verborgen, sondern alles ist enthüllt und aufgedeckt vor den Augen dessen, dem wir Rechenschaft zu geben haben. Hebräer 4,12–13 (SLB)**

Vers 12 aus Hebräer 4 wird oft zitiert, aber nur selten in Zusammenhang mit Vers 13. In diesem Vers spricht die Bibel über die Geschöpfe, die in uns sind. Diese „yucky-puckies", das „Ungeziefer" über das Paulus in Römer 7 spricht. Das sind die Dinge, mit denen ich zu tun habe, die Krankheit hervorbringen. Der Prozess der Heiligung besteht darin, sich mit diesen Dingen auseinanderzusetzen, damit wir geheilt und von diesen „yucky-puckies", diesem Ungeziefer in uns, befreit werden. Das schaffen weder Ärzte noch Psychologen. Es geht hier um den Bereich des Geistes, Pastoren und die Gemeinde Jesu müssen sich mit Hilfe des Wortes Gottes mit dem Geist des Menschen befassen.

Ich kann meinem Bruder nicht vergeben, bis ich differenziere. Ich kann mir selbst nicht vergeben, bis ich unterscheide. Ohne Unterscheidung bin ich mit der Sünde eins geworden, aber das ist nicht mein wahres Ich. Ich bin nicht eins mit der Sünde. *Ich bin nicht die Sünde*. Ich bin Henry! Ich behalte mir das Recht vor, mich mit der Sünde auseinanderzusetzen, sie aus meinem Leben zu entfernen und eben ohne sie weiter Henry zu sein. Wenn mich jemand schikaniert, kann ich das Böse in ihm, von dem er benützt wird oder das ihn kontrolliert und mich zum Opfer macht, sehen, und ich erkenne, dass es nicht diese Person ist. Es ist die in ihm wohnende Sünde. Daher kann ich mit Gottes Erkenntnis die Bitterkeit gegen Mitgefühl tauschen. Wir müssen aufhören uns selbst, unsere Brüder, unsere Kinder oder unseren Nachbarn mit diesen Gedanken und Makeln, diesen „yucky-puckies", diesem „Ungeziefer" und der ganzen Sünde, die in unserem Herz zutage tritt, zu verbinden.

Nun erkennen Sie in Ihrem eigenen Leben die in Ihnen wohnende Sünde und wissen, dass sie die Frucht des Selbsthasses, der Bitterkeit, des Unglaubens, des Zweifels, der Angst, der Eifersucht, des Neids, des Konkurrenzdenkens und des Streites hervorbringt. Wussten Sie, dass Streit in den gleichen Versen wie Mord, Ehebruch und Unzucht genannt wird?

In Römer 1,28–31, Markus 7 und Galater 5 werden viele Sünden aufgelistet, die auf der einen oder anderen Ebene bei allen Christen anzutreffen sind.

28Und wie sie es nicht für gut fanden, Gott in der Erkenntnis festzuhalten, hat Gott sie dahingegeben in einen verworfenen Sinn, zu tun, was sich nicht ziemt: 29erfüllt mit aller Ungerechtigkeit, Bosheit, Habsucht, Schlechtigkeit, voll von Neid, Mord, Streit, List, Tücke; Verbreiter übler Nachrede, 30Verleumder, Gotteshasser, Gewalttäter, Hochmütige, Prahler, Erfinder böser Dinge, den Eltern Ungehorsame, 31Unverständige, Treulose, ohne natürliche Liebe, Unbarmherzige. Römer 1,28–31

15Da ist nichts, was von außerhalb des Menschen in ihn hineingeht, das ihn verunreinigen kann, sondern was aus dem Menschen herausgeht, das ist es, was den Menschen verunreinigt 20Er sagte aber: Was aus dem Menschen herauskommt, das verunreinigt den Menschen. 21Denn von innen aus dem Herzen der Menschen kommen die bösen Gedanken hervor: Unzucht, Dieberei, Mord, 22Ehebruch, Habsucht, Bosheit, Arglist, Ausschweifung, Neid, Lästerung, Hochmut, Torheit; 23alle diese bösen Dinge kommen von innen heraus und verunreinigen den Menschen. Markus 7,15, 20–23

19Offenbar sind aber die Werke des Fleisches, welche sind: Ehebruch, Unzucht, Unreinheit, Zügellosigkeit; 20Götzendienst, Zauberei, Feindschaft, Streit, Eifersucht, Zorn, Selbstsucht, Zwietracht, Parteiungen; 21Neid, Mord, Trunkenheit, Gelage und dergleichen, wovon ich euch voraussage, wie ich schon zuvor gesagt habe, daß die, welche solche Dinge tun, das Reich Gottes nicht erben werden. Galater 5,19–21 (SLB)

Warum ist das so? Weil wir nicht geheiligt sind. Dadurch werden unsere biologischen, geistlichen und psychischen Krankheiten verursacht. Und damit befassen wir uns gerade hier. Paulus fasst sich hier an die eigene Nase.

Wenn ich in den Himmel komme, werde ich Bruder Paulus suchen, und wenn ich ihn dann zu fassen bekomme, werde ich ihn umarmen und sagen: „Paulus, das Kapitel 7 im Römerbrief hat mir das Leben gerettet.“ Ich konnte nicht zwischen mir und meiner Sünde unterscheiden und fühlte mich die Woche über schmuddelig, wie mit „Ungeziefer“ beladen. Dann stellte ich fest, dass ich einen Feind habe. Mein Herz schlug zwar für Gott, doch ich hatte einen Feind, der gehen musste. *Der Tag, an dem ich feststellte, dass ich zwischen mir und meinem Herzen und meiner Sünde unterscheiden muss, war der Tag, an dem die Heiligung in meinem Leben begann.*

17Nun aber vollbringe nicht mehr ich es, sondern die in mir wohnende Sünde. 18Denn ich weiß, dass in mir, das ist in meinem Fleisch, nichts Gutes wohnt; denn das Wollen ist bei mir vorhanden, aber das Vollbringen des Guten nicht. Römer 7,17–18

Das ist in meinem Fleisch. Hier meint das Wort „Fleisch“ nicht den menschlichen Körper. Gemeint ist etwas im alten Menschen, im alten Wesen, im nicht erneuerten Teil von ihm. Etwas in ihm war nicht von Gott. Das Wort „Fleisch“ hat mit der fleischlichen Natur zu tun. Paulus spricht nicht über sein menschliches Fleisch.

In Vers 18 fährt Paulus fort: „... denn ich weiß, dass in mir, das ist in meinem Fleisch, nichts Gutes wohnt; denn das Wollen ist bei mir vorhanden, aber das Vollbringen des Guten nicht“.

Waren Sie schon einmal in dieser Situation? Wollten Sie schon einmal Gott mit ganzem Herzen dienen und je mehr Sie sich anstrengten, desto mehr fielen Sie zurück? Hatten Sie auf Ihrem Weg als Christ damit zu kämpfen, dass nicht alles so schnell geschehen ist, wie Sie es wollten?

Sie sehen den Prototypen. Sie schauen in den Spiegel, das vollkommene Gesetz der Freiheit, und wenn Sie weggehen, sehen Sie die Sünde, nicht wahr? Vergessen Sie nicht, was Sie im vollkommenen Gesetz der Freiheit gesehen haben, aber auf der anderen Seite steht Ihr wahres Ich. Das ist, was Paulus betrachtet. Er betrachtet die Sünde mit einem ehrlichen Auge.

In Römer 7,19 sagt Paulus: „Denn das Gute, das ich gerne tun würde, tue ich nicht und das Böse, das ich nicht tun will, das tue ich.“

Denn das Gute, das ich will, übe ich nicht aus, sondern das Böse, das ich nicht will, das tue ich. Römer 7,19

In Römer 7,20 wiederholt er, was er in Vers 17 sagte: „Da ich diese Dinge tue, die ich nicht tun will, bin nicht ich es, der dies tut, sondern die in mir wohnende Sünde (tut es).“

Wenn ich aber das, was ich nicht will, ausübe, so vollbringe nicht mehr ich es, sondern die in mir wohnende Sünde. Römer 7,20

Er spricht über sein fleischliches Wesen, den nicht erneuerten Teil von ihm, der nicht mit der Natur Gottes in ihm übereinstimmte. Ihm wurde bewusst, dass es nicht er selbst war, da er wusste, dass sein Herz vor Gott Gutes tun wollte. Daraus folgerte er, dass etwas anderes in ihm war, das dies vollbrachte. Und das war die Sünde. Die Schlussfolgerung ist jedoch, dass Sünde in ihm wohnte, die diese Handlung durch Paulus auslöste, und es dadurch seine Sünde wurde.

In dieser Abhandlung in Römer 7, die von persönlicher Transparenz gekennzeichnet ist, sagte Paulus mehrmals, er sei zu dem Schluss gekommen, dass das Böse, das er in seinem Leben als Christ und Apostel tut, *nicht von ihm komme. Er habe festgestellt, dass es das Böse/die Sünde ist, die in ihm wohnt und es durch ihn vollbringt*. Erkannte er, dass er Befreiung brauchte? Ich glaube schon. Er betrachtete sich selbst mit einem ehrlichen Auge.

Waren Sie schon einmal in derselben Lage? Sie wussten, dass Sie Gott von Herzen dienen wollten, und wollten, dass ihr Wesen Gottes Wesen gleicht. Aber je mehr Sie sich anstrengten, desto mehr fielen Sie zurück. Verstehen beginnt mit der Fähigkeit, zwischen Ihnen und der in Ihnen wohnenden Sünde zu unterscheiden, die ihr Wesen durch Sie äußert. Demgemäß erschließt sich uns auch die volle Bedeutung von Hebräer 4,12–13:

> **12Denn das Wort Gottes ist lebendig und wirksam und schärfer als jedes zweischneidige Schwert und durchdringend bis zur Scheidung von Seele und Geist, sowohl der Gelenke als auch des Markes, und ein Richter der Gedanken und Gesinnungen des Herzens;**
> **13und kein Geschöpf ist vor ihm unsichtbar, sondern alles bloß und aufgedeckt vor den Augen dessen, mit dem wir es zu tun haben. Hebräer 4,12–13**

Hier beginnt die Heilung von Krankheit.

Diese in Paulus wohnende Sünde wird in Hebräer 4,13 als das Geschöpf bezeichnet, das vor Ihm, mit dem wir es zu tun haben, bloß gestellt und aufgedeckt werden muss.

> **21Ich finde also das Gesetz, dass bei mir, der ich das Gute tun will, nur das Böse vorhanden ist. 22Denn ich habe nach dem inneren Menschen Wohlgefallen am Gesetz Gottes. 23Aber ich sehe ein anderes Gesetz in meinen Gliedern, das dem Gesetz meines Sinnes widerstreitet und mich in Gefangenschaft bringt unter das Gesetz der Sünde, das in meinen Gliedern ist. 24Ich elender Mensch! Wer wird mich retten von diesem Leibe des Todes? Römer 7,21–24**

Paulus brachte klar zum Ausdruck, dass Böses in ihm war und dass ein Gesetz (Sünde/Böses) in seinen Gliedern steckte, das gegen das Gesetz seines Verstandes stritt und ihn in Gefangenschaft unter das *Gesetz der Sünde* brachte, das *in* seinen Gliedern war. Er bat auch sogleich um Befreiung und lieferte die Lösung in Vers 25:

> **Ich danke Gott durch Jesus Christus, unseren Herrn! Also diene ich nun selbst mit dem Sinn dem Gesetz Gottes, mit dem Fleisch aber dem Gesetz der Sünde. Römer 7,25**

Römer 8 ist die Fortsetzung von Kapitel 7, eigentlich sollte hier kein neues Kapitel beginnen. Bevor wir jedoch zu Kapitel 8 kommen, möchte ich Ihnen eine Geschichte erzählen, die sich vor ungefähr 10 Jahren ereignete.

Ein Christ, der Geschäftsmann war und gehört hatte, dass ich Menschen half, ihr Leben wieder in Ordnung zu bringen, rief mich an. Er hatte verschiedene Probleme mit seinem Geschäft, in seinem Leben und in seiner Ehe. Er rief mich an und ich hörte ihm eine Zeit lang zu. Dann sagte ich: „Bruder, du hast Sünde in deinem Leben."

Er sagte: „Bruder, du irrst dich.“ Ich antwortete: „Warum irre ich mich?“

Er fragte: „Hast du nicht das Wort Gottes gehört?“ Ich sagte: „Doch. Worauf willst du hinaus?“

Er antwortete: „In Römer 8,1 steht, dass es für die, die in Christus Jesus sind, keine Verdammnis gibt. Also bin ich ein freier Mann und frei von Sünde und deren Folgen.“ Ich sagte: „Warum liest du nicht den Rest des Verses?“

Er sagte: „Es gibt keinen Rest.“

Er hatte den Text in der englischen Bibel *New International Version* (NIV) gelesen. In der NIV heißt es: „Also gibt es jetzt keine Verdammnis für die, die in Christus Jesus sind.“ Aber in der King James Version steht es etwas anders. [Anm. d. Übers.: In deutschen Bibelübersetzungen gibt es diese Differenz ebenfalls.]

Dort steht in Römer 8,1: „Also gibt es jetzt keine Verdammnis für die, die in Christus Jesus sind und nicht dem Fleisch, sondern dem Geist folgen.“

> **So gibt es jetzt keine Verdammnis mehr für die, welche in Christus Jesus sind, die nicht gemäß dem Fleisch wandeln, sondern gemäß dem Geist. Römer 8,1 (SLB)**

Ich sagte: „Bruder, du hast es vermasselt. Du stehst auf der falschen Straßenseite. Ich möchte, dass du weißt, dass es heißt, es gibt Verdammnis für die, die dem Fleisch folgen, und ja, es gibt keine Verdammnis für die, die dem Geist folgen. Du folgst deinem alten Wesen, dem alten Menschen. In deinem Leben, deinem Geschäft und deiner Familie folgst du der Lust des Fleisches. Hieraus folgt Verdammnis, weil du nur von der Verdammnis des Gesetzes frei bist, wenn du gemäß dem Geist Gottes wandelst.“

Wenn Sie sich nicht an diese Vorgaben halten, stehen Sie wieder unter dem Gesetz und dafür gibt es Folgen. Ihre Freiheit ist direkt mit Ihrem Gehorsam verbunden. Sünde und Ungehorsam gegen Gottes Wort haben Folgen (5. Mose 28). Das ist keine Gesetzlichkeit, es ist einfach, was Jesus meinte, als Er sagte: “Wenn ihr mich liebt, so werdet ihr meine Gebote halten.“

> **Wenn ihr mich liebt, so werdet ihr meine Gebote halten; Johannes 14,15**

Gottes Gebote zu halten ist nicht Gesetzlichkeit. Gottes Gebote zu nehmen und sie jemandem aufzuzwängen, das ist Gesetzlichkeit.

Der Buchstabe des Gesetzes tötet, aber der Geist des Gesetzes macht lebendig.

> **… [6]der uns auch tüchtig gemacht hat zu Dienern des neuen Bundes, nicht des Buchstabens, sondern des Geistes. Denn der Buchstabe tötet, der Geist aber macht lebendig. 2. Korinther 3,6**

Nehmen wir an, ich könnte Ihnen den Geist des Gesetzes geben und Gott, der Heilige Geist, würde Sie in Ihrem Herzen überführen und befreien, und Sie dürften Ihre Sünden behalten. Wäre das in Ordnung? *Nein*, das wäre nicht in Ordnung.

Paulus hat mit etwas zu kämpfen. Er sagt, er selbst diene dem Gesetz Gottes, habe aber ein Problem. Er hat ein Problem in seinem Leben. Er hat eine in Ihm wohnende Sünde. Hat er uns nur etwas vorgemacht, oder hat er das ernst gemeint?

Angst ist Sünde. Unversöhnlichkeit ist Sünde. Streit ist Sünde. Selbsthass ist Sünde. Dinge zu behaupten, die nicht mit dem Wort Gottes übereinstimmen, ist noch immer Sünde. Ehebruch ist noch immer Sünde. Lüsternheit ist noch immer Sünde. Verleumdung ist noch immer Sünde. Spaltungen in der Gemeinde zu verursachen, ist noch immer Sünde. Eifersucht und Neid sind noch immer Sünden.

Die Jünger machten einen schweren Fehler. Sie wuschen ihre Hände vor dem Essen nicht, und die Pharisäer bemerkten es. Jesus griff diese Diskussion in Markus 7,15 auf: Da ist nichts, was von außerhalb des Menschen in ihn hineingeht, das ihn verunreinigen kann, sondern was aus dem Menschen herausgeht, ist das, was den Menschen verunreinigt.

> **Nichts, was außerhalb des Menschen ist und in ihn hineinkommt, kann ihn verunreinigen; sondern was aus ihm herauskommt, das ist es, was den Menschen verunreinigt. Markus 7,15 (SLB)**

Nicht was in den Mund hineingeht, verunreinigt uns, *sondern was von unserem Inneren aus unserem Mund herauskommt.*

In Markus 7,16–23 (SLB) heißt es weiter: „Wenn jemand Ohren hat zu hören, der höre! Und als Er von der Menge weg nach Hause gegangen war, fragten Ihn Seine Jünger über das Gleichnis. Und Er sprach zu ihnen: Seid auch ihr so unverständig? Begreift ihr nicht, dass alles, was von außen in den Menschen hineinkommt, ihn nicht verunreinigen kann? Denn es kommt nicht in sein Herz, sondern in den Bauch und wird auf dem natürlichen Weg, der alle Speisen reinigt, ausgeschieden. Er sprach aber: *Was aus dem Menschen herauskommt, das verunreinigt den Menschen. Denn von innen, aus dem Herzen des Menschen,* kommen die bösen Gedanken hervor, Ehebruch, Unzucht, Mord, Diebstahl, Geiz, Bosheit, Betrug, Zügellosigkeit, Neid, Lästerung, Hochmut, Unvernunft. *All dieses Böse kommt von innen heraus und verunreinigt den Menschen.*“

[20]Er sprach aber: Was aus dem Menschen herauskommt, das verunreinigt den Menschen. [21]Denn von innen, aus dem Herzen des Menschen, kommen die bösen Gedanken hervor, Ehebruch, Unzucht, Mord, [22]Diebstahl, Geiz, Bosheit, Betrug, Zügellosigkeit, Neid, Lästerung, Hochmut, Unvernunft. [23]All dieses Böse kommt von innen heraus und verunreinigt den Menschen. Markus 7,20–23 (SLB)

Jesus beschrieb damit die „yucky-puckies", das Ungeziefer, im menschlichen Geist, die den Menschen verunreinigen. Paulus erkennt dies in Römer 7 an, und wir finden es dann von ihm in 2. Korinther 7,1 zu einem geistlichen Prinzip der Heiligung für die *Gemeinde* weiterentwickelt.

Paulus sprach über geistliche Schwachstellen im Bereich des menschlichen Geistes.

Im 2. Korintherbrief heißt es, da wir diese Verheißung haben, sollten wir uns von jeder Befleckung des Fleisches und des Geistes befreien und die Heiligkeit in der Furcht Gottes vollenden.

Da wir nun diese Verheißungen haben, Geliebte, so wollen wir uns reinigen von jeder Befleckung des Fleisches und des Geistes und die Heiligkeit vollenden in der Furcht Gottes. 2. Korinther 7,1

Paulus redete hier zu Christen, nicht zu den Nichtchristen. Sehr deutlich bereitete Paulus den Weg für die sogenannte Heiligung vor, die der Errettung folgt. In 1. Thessalonicher 5,23 betonte Paulus nochmals, dass Heiligung ein sehr wichtiger erster Schritt auf dem Weg zur Ganzheit ist.

Er selbst aber, der Gott des Friedens, heilige euch völlig; und vollständig möge euer Geist und Seele und Leib untadelig bewahrt werden bei der Ankunft unseres Herrn Jesus Christus! 1. Thessalonicher 5,23

Jesus sprach über die Dinge, die im Herzen des Menschen sind und die angegangen werden müssen. Paulus griff dieses Thema in 2. Korinther, in 1. Thessalonicher und Römer 7 ebenfalls auf und sagte, dass dies nicht nur ihn selbst beträfe, sondern jeden von uns.

Durch Gnade und Barmherzigkeit arbeite ich täglich meine Errettung heraus, indem ich der Liebe des Vaters, dem Wort Gottes und dem Werk des Heiligen Geistes Raum gebe, damit mein Herz, mein geistlicher Mensch, von allem Bösen gereinigt werden kann. Mein armer Kopf begreift es schließlich auch, und ich werde geistlich (Geist) und psychisch (Seele) in meinen Gedanken *eins*, so kann ich tun, was die Schrift erfüllt. Ich bin dabei, den Sinn Christi zu übernehmen. Von Herrlichkeit zu Herrlichkeit werde ich in Sein Bild verwandelt.

Wir alle aber, indem wir mit unverhülltem Angesicht die Herrlichkeit des Herrn anschauen wie in einem Spiegel, werden verwandelt in dasselbe Bild von Herrlichkeit zu Herrlichkeit, nämlich vom Geist des Herrn. 2. Korinther 3,18 (SLB)

Das ist der Prozess der *Heiligung:* Zunehmend werden geistliche, biologische und psychologische Krankheiten – seien sie familiär oder persönlich bedingt – aus dem Leben beseitigt. Wenn wir vor Gott kommen und uns mit ehrlichem Blick betrachten, wenn wir unsere vergangenen Generationen anschauen und uns mit der Sünde auseinandersetzen, die wir finden, dann kommen wir vor Gott, damit Er uns „überarbeiten" kann.

Der Herr sagt heute zu Ihnen: „Siehe, ich klopfe an. Öffnest du mir dein Herz? Lässt du mich mit dem Heiligen Geist ein, um dich zu reinigen, dich zu heiligen und die Dinge zu entfernen, die mich von dir trennen? Darf ich dich heilen, dich befreien und dir mein Herz für dich bestätigen? Willst du diese Art von Bund mit mir schließen? Darf ich dir ein Gott sein? Darf ich dir ein Retter sein? Darf ich dir ein Heiler sein? Darf ich dir ein Erlöser sein? Darf ich dir ein Ehemann sein? Möchtest du Gemeinschaft mit mir haben?"

> **[19]Ich überführe und züchtige alle, die ich liebe. Sei nun eifrig und tu Buße! [20]Siehe, ich stehe an der Tür und klopfe an; wenn jemand meine Stimme hört und die Tür öffnet, zu dem werde ich hineingehen und mit ihm essen und er mit mir. Offenbarung 3,19 20**

Diese Bibelstelle in der Offenbarung ist nicht an Ungläubige gerichtet. Sie richtet sich an die Gemeinde Laodizea im Neuen Testament. Der Herr war nicht in ihren Herzen, obwohl sie dachten, Er wäre es. Doch in Wirklichkeit war Er draußen. Ich finde, das zeichnet ein tragisches Bild von der heutigen Gemeinde. Ich möchte nicht zu Ihm sagen: „Ja, Herr." Und Er antwortet mir: „Weiche von mir, ich habe dich nie gekannt."

> **[20]Deshalb, an ihren Früchten werdet ihr sie erkennen. [21]Nicht jeder, der zu mir sagt: Herr, Herr!, wird in das Reich der Himmel hineinkommen, sondern wer den Willen meines Vaters tut, der in den Himmeln ist. [22]Viele werden an jenem Tage zu mir sagen: Herr, Herr! Haben wir nicht durch deinen Namen geweissagt und durch deinen Namen Dämonen ausgetrieben und durch deinen Namen viele Wunderwerke getan? [23]Und dann werde ich ihnen bekennen: Ich habe euch niemals gekannt. Weicht von mir, ihr Übeltäter! Matthäus 7,20–23**

In Römer 6,6 steht in der King James Version aus dem Englischen übersetzt: „Da wir dies erkennen, dass unser alter Mensch mitgekreuzigt ist, …"

„*Ist*" drückt unseren Stand in der Gegenwart aus. Jeder hält dies für ein geschichtliches Ereignis, doch dieses geschichtliche Ereignis ist eigentlich eine Anwendung für die Gegenwart, bei der wir täglich mit Furcht und Zittern an unserem Heil arbeiten.

> **Darum, meine Geliebten, wie ihr allezeit gehorsam gewesen seid, nicht allein in meiner Gegenwart, sondern jetzt noch viel mehr in meiner Abwesenheit, verwirklicht euere Rettung mit Furcht und Zittern; Philipper 2,12 (SLB)**

Aufgrund dessen, was Jesus für uns am Kreuz getan hat, ist es nach Römer 6,6 nun möglich, dass die Macht der Sünde heute in Ihrem Leben zerstört werden kann. Aufgrund unseres Gehorsams und unseres Standes, in dem wir uns jetzt befinden, sollten wir nicht mehr der Sünde dienen, obwohl dies viele tun. Und das betrifft nicht die Vergangenheit, sondern die Gegenwart.

Wurde die Macht der Sünde in Ihrem Leben zerstört, oder dienen Sie heute noch immer der Sünde?

Lasst nicht die Sünde euer Leben beherrschen; gebt ihrem Drängen nicht nach. Römer 6,12 (NLB)

Es heißt nicht, dass Sünde heute **nicht** in unserem Körper herrscht. Es heißt, wir sollen die Sünde **nicht** herrschen **lassen** und ihrem Drängen nicht nachgeben.

> **Lasst keinen Teil eures Körpers zu einem Werkzeug für das Böse werden, um mit ihm zu sündigen. Stellt euch stattdessen ganz Gott zur Verfügung, denn es ist euch ein neues Leben geschenkt worden. Euer Körper soll ein Werkzeug zur Ehre Gottes sein, so dass ihr tut, was gerecht ist! Römer 6,13 (NLB)**

Es heißt nicht, dass wir unsere Glieder **nicht** der Sünde als Werkzeuge der Ungerechtigkeit zur Verfügung stellen **könnten**. Paulus sagt, **„Lasst es nicht zu …“**. Wir sollen uns und unsere Glieder Gott als Werkzeuge der Gerechtigkeit zur Verfügung stellen.

Sind wir Gottes Wort gehorsam und wenden es an, ist es durch die Gnade möglich, die Macht des Gesetzes zu brechen. Die Sünde wird nicht über uns herrschen, aber in vielen Bereichen und Lehren ist Gnade zu einer Genehmigung zum Sündigen geworden.

In Vers 15 stellt Paulus die Frage: „Wie nun? Sollen wir sündigen, weil wir nicht unter dem Gesetz, sondern unter der Gnade sind? Das sei ferne!“

> **14Denn die Sünde wird nicht herrschen über euch, weil ihr nicht unter dem Gesetz seid, sondern unter der Gnade. 15Wie nun? Sollen wir sündigen, weil wir nicht unter dem Gesetz, sondern unter der Gnade sind? Das sei ferne! Römer 6,14–15 (SLB)**

Zum Schluss stellt er dann die große Frage: „Wer ist euer Herr und wem seid ihr ein Sklave? Entweder Sklaven der Sünde zum Tod oder Sklaven des Gehorsams zur Gerechtigkeit?“ Wenn Sie sich entscheiden, der Sünde zu dienen, dann wird die Sünde Ihr Herr und Sie zu ihrem Sklaven.

> **Wisst ihr nicht, dass, wem ihr euch zur Verfügung stellt als Sklaven zum Gehorsam, ihr dessen Sklaven seid, dem ihr gehorcht? Entweder Sklaven der Sünde zum Tod oder Sklaven des Gehorsams zur Gerechtigkeit? Römer 6,16**

Römer 8,1

Einer der größten Fehler bei Bibelübersetzungen wurde bei der Streichung der einen Hälfte von Römer 8,1 begangen. Durch die Streichung des zweiten Teils von Römer 8,1 wurden die Bedingungen, unter denen wir in Christus Jesus keine Verdammnis erfahren, gestrichen. In vielen Übersetzungen heißt es jetzt nur noch: „Also gibt es jetzt keine Verdammnis für die, die in Christus Jesus sind." Aber Paulus hatte diese Freiheit auf diejenigen beschränkt, die dem Geist folgen. Diejenigen, die weiterhin dem Fleisch folgen, bringen sich wieder unter Verdammnis, und Satan bekommt ein Anrecht in ihrem Leben, bis sie Buße tun.

> **So gibt es jetzt keine Verdammnis mehr für die, welche in Christus Jesus sind, die nicht gemäß dem Fleisch wandeln, sondern gemäß dem Geist. Römer 8,1 (SLB)**

Paulus erkannte etwas in sich und nannte es Sünde. Vielleicht ist es an der Zeit festzustellen, dass dies nicht nur in ihm war. In jedem von uns kann Sünde sein, und die Frucht, wenn wir der Sünde dienen, ist geistige, psychologische und biologische Krankheit.

7 Schritte zur Sünde

Es gibt einen Ort der Ruhe für das Volk Gottes. Aber das Volk Gottes bleibt nicht in dieser Ruhe, weil es nicht glaubt oder weil es versucht, Gott zuvorzukommen und seine Feinde selbst zu bekämpfen. Es gibt eine Zeit, den Feind zu besiegen, und es gibt eine Zeit der Vorbereitung, bevor man den Feind angreift.

Bevor Sie die Sünde besiegen können,
müssen Sie verstehen, was in Ihnen vorgeht.

> **20Er sagte aber: Was aus dem Menschen herauskommt, das verunreinigt den Menschen.**
> **21Denn von innen aus dem Herzen der Menschen kommen die bösen Gedanken hervor:**
> **… Markus 7,20–21**

Wann haben wir Sünde begangen und wann nicht? Das Folgende soll Sie freisetzen.

Es sind sieben Schritte, bis eine Sünde vollzogen ist.

1. VERSUCHUNG

Der erste Schritt zur Sünde ist Versuchung.

Versuchung ist ein Gedanke des Bösen.

Versuchung kommt in Form von Gedanken – ohne Ausnahme! Egal, um welche Sünde es sich handelt, sie beginnt als Teil des Denkprozesses. Sie kann so stark sein, dass es sich anfühlt, als wäre es schon geschehen. Viele Menschen sündigen, weil ihnen ein Gedanke der Sünde gekommen ist. Sie dachten deshalb, sie hätten schon gesündigt, so gehen sie dann weiter und sündigen tatsächlich.

Versuchung ist keine Sünde.

Sie müssen nicht sündigen, nur weil Ihnen danach ist.

Bei der Versuchung ist immer etwas in uns, das nichts mit irgendjemand anderem zu tun hat. Es kann sein, dass die Versuchung oder das Böse in einer anderen Person sich mit der Versuchung oder dem Bösen in einem selbst verbindet, und diese zwei fangen dann an, gegeneinander zu arbeiten und bringen beide Menschen zu Fall. Besonders in Beziehungen zwischen Eheleuten und in Gemeinden geschieht es, dass sich die Versuchung oder das Böse in uns mit dem Bösen oder der Versuchung im anderen verbindet. Dann fangen diese zwei an, gegeneinander zu arbeiten und bringen beide Menschen durch Wut, Bitterkeit oder Streit zu Fall.

Begierde ist nicht nur eine sexuelle Angelegenheit.

Auch wenn sich Versuchung nur in einer kleinen Streitigkeit zwischen zwei Christen ausdrückt, wirkt der Mechanismus der Begierde. Begierde umfasst alles. Es gibt viele Beispiele für uns im Alten Testament. In 1. Korinther 10,6 steht:

> **Diese Dinge aber sind als Vorbilder für uns geschehen, damit wir nicht nach Bösem gierig sind, wie jene gierig waren. 1. Korinther 10,6**

Zur Begierde gehört, dass wir uns in einem Bereich unseres Lebens über jemand anderen erheben, sei es durch Eifersucht, Neid, Bitterkeit, Hass oder sonst etwas. Selbsterhebung und Selbstverwirklichung sind Götzendienst. Wir selbst sind dann König und Mittelpunkt von allem.

Satan will Ihren Glauben stehlen,
denn alles, was nicht Glaube ist, ist Sünde.

> **Ohne Glauben aber ist es unmöglich, ihm wohlzugefallen; ... Hebräer 11,6**

Jedes Problem und jede Versuchung existiert bereits in unserer geistlichen Veranlagung. Satan kommt mit seinen Mächten, um unsere Schwäche auszunutzen. Man kann tausendmal versucht werden, aber es ist die eine Versuchung, bei der man dann doch klein beigibt. Satan arbeitet immer am schwächsten Glied. Die meisten Ihrer Prüfungen, Anfechtungen und Versuchungen sind ohnehin schon geistliche Probleme in Ihrem Leben.

Hiob war in vielerlei Hinsicht vollkommen, doch hatte er auch Schwächen. Er war von Stolz und Angst erfüllt. Er versuchte, Gott für seine Familie zu sein und brachte Opfer für seine Kinder. Was er am meisten fürchtete, kam über ihn.

Denn Hiob sagte sich: Vielleicht haben meine Söhne gesündigt und in ihrem Herzen Gott geflucht. So machte es Hiob all die Tage nach den Gastmählern. Hiob 1,5b

Denn ich fürchtete einen Schrecken, und er traf mich, und wovor mir bangte, das kam über mich. Hiob 3,25

Es gibt eine falsche Lehre, die besagt, dass Versuchung Gottes Art und Weise ist, uns etwas beizubringen.

Niemand sage, wenn er versucht wird: Ich werde von Gott versucht. Denn Gott kann nicht versucht werden vom Bösen, er selbst aber versucht niemand. Jakobus 1,13

Alles, was für Sie eine Versuchung darstellt, ist etwas, das in der „Welt" verbreitet ist.

Keine Versuchung hat euch ergriffen als nur eine menschliche; Gott aber ist treu, der nicht zulassen wird, dass ihr über euer Vermögen versucht werdet, sondern mit der Versuchung auch den Ausgang schaffen wird, so dass ihr sie ertragen könnt. 1. Korinther 10,13

Sie können aufhören zu beten, dass Gott die Versuchung wegnimmt. Er möchte, dass Sie sie besiegen. Er hat Vorkehrungen für Sie getroffen, damit Sie die Versuchung bezwingen können. Sie müssen sich mit ihr auseinandersetzen, weil sie von innen heraus kommt und schon da ist. Sie ist jetzt schon ein Problem.

Der Unterschied zwischen „besiegen" und „widerstehen" ist, dass „besiegen" dauerhaft ist und „widerstehen" andeutet, dass der Kampf noch andauert.

… 7damit die Bewährung eures Glaubens (der viel kostbarer ist als das vergängliche Gold, das doch durchs Feuer erprobt wird) Lob, Ehre und Herrlichkeit zur Folge habe bei der Offenbarung Jesu Christi. 1. Petrus 1,7 (SLB)

Gott möchte, dass Sie die Versuchung besiegen, weil sie an dem Tag, an dem Sie sie nicht besiegen, zur Sünde wird und Sie dann mit Dämonen Gemeinschaft haben.

Nein, sondern dass das, was sie opfern, sie den Dämonen opfern und nicht Gott. Ich will aber nicht, dass ihr Gemeinschaft habt mit den Dämonen. 1. Korinther 10,20

Alles Böse der Menschheit kommt aus dem Herzen eines Mannes, einer Frau oder eines Kindes hervor.

[20]Er sagte aber: Was aus dem Menschen herauskommt, das verunreinigt den Menschen. [21]Denn von innen aus dem Herzen der Menschen kommen die bösen Gedanken hervor: ... Markus 7,20–21

Jesus wurde wie wir in allen Bereichen versucht.

Denn wir haben nicht einen Hohenpriester, der nicht Mitleid haben könnte mit unseren Schwachheiten, sondern der in allem in gleicher Weise wie wir versucht worden ist, doch ohne Sünde. Hebräer 4,15

Sämtliche Dämonen der Hölle haben versucht, Ihn zum Stolpern zu bringen, damit sie das Recht gehabt hätten, in Seinen Geist zu kommen und Ihn zur Sünde zu bewegen. Satan selbst versuchte Jesus auf der höchstmöglichen Ebene – der des geistlichen Intellektualismus und des Stolzes.

Es gibt einen Segen inmitten von Versuchung.

Glückselig der Mann, der die Versuchung erduldet! Denn nachdem er bewährt ist, wird er den Siegeskranz des Lebens empfangen, den der Herr denen verheißen hat, die ihn lieben. Jakobus 1,12

Jede Versuchung, der wir begegnen, ist eine offene Tür zum Segen Gottes. Jede Prüfung kann ein Meilenstein zum Erfolg sein.

2. FORTGEZOGEN WERDEN

Der zweite Schritt zur Sünde besteht darin, von einem Gedanken bestimmt zu werden. Fortgezogen zu werden bedeutet, dass die Versuchung einen starken Eindruck hinterlässt und wir anfangen, sie zu betrachten und zuzulassen, dass die Gedanken immer wieder dorthin gelenkt werden. In dieser Phase beginnt die Sünde, eine Realität in uns zu werden. Die Versuchung ist nicht mehr nur ein hohler Gedanke, sondern fängt an, Gestalt zu gewinnen.

Fortgezogen zu werden ist noch immer keine Sünde.

3. PERSÖNLICHE BEGIERDE

Im dritten Schritt nimmt die Sünde Gestalt an.

... wenn er von seiner eigenen Begierde fortgezogen und gelockt wird. Jakobus 1,14b

Wir haben eine feste Vorstellung und finden Gefallen an der Betrachtung dessen, was wir in unserem Verstand und unseren Gedanken sehen. Es ist nicht länger nur ein hohler Gedanke. Zuerst hatten wir den Gedanken, und dann bekamen wir eine feste Vorstellung davon. Als nächstes lehnen wir uns zurück und schalten den Fernseher im Kopf ein und finden Gefallen daran, unsere Gedanken anzuschauen. Das ist noch immer nicht Sünde. Es hat sich ein böser Geist eingeschlichen, und wir fangen an, schwächer zu werden und zuzustimmen, einfach weil wir diese Gedanken gepflegt haben.

Ein böser Geist ist wie ein Projektor. Er projiziert aufgrund seines Wesens Bilder in Sie hinein und möchte, dass sich sein Wesen durchsetzt und Sie in diesem Bereich zum Sünder werden. Sie haben den Eindruck, das seien Sie selbst, weil Sie diesem Gedanken zugestimmt und angefangen haben, eins mit ihm zu werden. Dies ist der Prozess der **Vorbereitung zu sündigen**.

4. VERLOCKUNG

Der vierte Schritt zur Sünde ist Verlockung. Verlockung ist die Schwächung des Willens. Wir können alle denkbaren Gefühle und scheinbare Vergnügen in jedem Bereich unseres Lebens als begehrende Gedanken haben. Das Ziel ist die Schwächung unseres Willens, da es Satans Absicht ist, dass wir den Gedanken ausführen.

Seine List besteht darin, uns zu schwächen,
damit unser Wille der Versuchung nachgibt.

Wenn Satan unseren Willen brechen kann, so dass wir ihm nicht länger widerstehen, dann hat er uns in Bewegung gesetzt, zu sündigen.

Widersteht aber dem Teufel! Und er wird von euch fliehen. Jakobus 4,7b

5. EMPFANGENDE BEGIERDE

Der fünfte Schritt zur Sünde ist „empfangende Begierde“. Wir können keine Sünde haben, bis wir unserer Begierde nachgegeben haben. Die empfangende Begierde ist die Geburt von etwas, das noch nicht da ist. Es erfolgt die vollkommene Schwächung unseres Willens, und wir sind dabei, der Sünde zuzustimmen, sodass sie in uns geboren werden kann. Es ist auch eine Art des Nachgebens.

Empfangende Begierde ist
der Zutritt des Geistlichen zum Physischen.

In dieser Phase ist es sehr schwer, nicht zu sündigen, weil der gesamte Wille der Versuchung bereits zugestimmt hat.

6. DIE EIGENTLICHE SÜNDE

Der sechste Schritt zur Sünde ist die tatsächliche Sünde.

Es gibt viele Menschen, die etwas mit ihrem Herzen sagen, aber
nicht mit ihrem Mund. Dennoch haben sie in ihrem Herzen die

Sünde begangen, weil sie mit ihr eins wurden und ihr ganz zustimmten.

Es ist Ihre Entscheidung, ob Sie einen Gedanken ablehnen oder ihm nachgehen.

Ich aber sage euch, dass jeder, der eine Frau ansieht, sie zu begehren, schon Ehebruch mit ihr begangen hat in seinem Herzen. Matthäus 5,28

Jede Person, die einem Gedanken in Ihrem Herzen zustimmt, wird diesen Gedanken schlussendlich auch ausführen.

7. DIE FOLGEN DER SÜNDE

Der siebte Schritt zur Sünde ist die eigentliche Folge der Sünde.

Das Ergebnis der Sünde ist Tod.

… die Sünde aber, wenn sie vollendet ist, gebiert den Tod. Jakobus 1,15b

Sünde, für die nicht Buße getan wird, bringt geistlichen Tod. Sie öffnet auch die Tür von Flüchen zu Ihrem Geist, Ihrer Seele und Ihrem physischen Körper. Sie öffnet die Tür dafür, dass Sünde Sie bestimmen, zerstören und beherrschen kann. Wenn Sie für Sünde keine Buße tun, sich nicht mit ihr auseinandersetzen und sie nicht vertreiben, wird sie Sie immer wieder versuchen.

Wenn jemand gefastet, gebetet, Gott angefleht und alles Erdenkliche getan hat, um die Sünde loszuwerden, aber sie immer noch tut, dann braucht er Befreiung, weil es sich nicht länger um Versuchung handelt, sondern um einen bösen Geist.

Wenn Versuchung kommt, können Sie den Prozess erkennen. Wir können uns selbst in den sieben Schritten wiederfinden und erkennen, dass Versuchung keine Sünde ist. Gemäß dieser Erkenntnis können Sie jetzt anfangen, sich mit Satan und Ihren Gegnern auseinanderzusetzen.

Gebet: Vater, ich danke Dir für Dein Wort. Gott, ich hoffe, dass diese Lehre viele in Deinem Volk freisetzt, Sünde zu überwinden. Gott, ich vertraue darauf, dass diese Worte ihnen eine Grundlage dafür bieten, im Überwinden der Sünde weiter zu reifen. Gott, ich erbitte nicht, dass Du sie trotz des Bösen befreist. Ich bitte dich, dass Du sie inmitten des Bösen befreist, damit sie siegreich sein können und Du verherrlicht wirst. Amen.

Kapitel 5
8 Schritte in die Freiheit

Der Weg zu Ganzheit und Freiheit

1. **Erkennen**

Sie müssen erkennen, um was es sich handelt.

2. **Verantwortung übernehmen**

Sie müssen für das, was Sie erkannt haben, Verantwortung übernehmen.

3. **Buße tun**

Sie müssen vor Gott Buße dafür tun, dass sie teilhatten an dem, was Sie erkannt haben.

4. **Entsagen**

Sie müssen das, was Sie erkannt haben, zu Ihrem Feind machen und sich davon abkehren.

5. **Entfernen**

Sie müssen sich ein für alle Mal davon trennen.

6. **Widerstehen**

Wenn es versucht zurückzukommen, müssen Sie widerstehen.

7. **Sich freuen**

Danken Sie Gott, dass Er Sie befreit hat.

8. **Wiederherstellen**

Helfen Sie jemand anderem, frei zu werden.

1. Erkennen

Sie müssen erkennen, um was es sich handelt.

Erkennen Sie das Problem – benutzen Sie ihr Urteilsvermögen. In Jesaja 5,13 sagt Gott, dass Sein Volk in Gefangenschaft wegzieht, weil es keine Erkenntnis hat. Es hatte kein Urteilsvermögen. In Hosea 4,6 sagt Gott, dass Sein Volk umkommt aus Mangel an Erkenntnis. Es hatte kein Urteilsvermögen. In Hebräer 5,14 heißt es, dass die feste Speise aber für Erwachsene ist, die infolge der Gewöhnung geübte Sinne zur *Unterscheidung* des Guten wie auch des Bösen haben. Nicht nur das Gute, sondern auch das Böse müssen Sie unterscheiden können.

> **Darum wandert mein Volk in die Gefangenschaft aus Mangel an Erkenntnis; seine Edlen leiden an Hunger, und seine Volksmenge verschmachtet vor Durst.**
> **Jesaja 5,13 (SLB)**

> **Mein Volk kommt um aus Mangel an Erkenntnis. Weil du die Erkenntnis verworfen hast, so verwerfe ich dich, dass du mir nicht mehr als Priester dienst. Du hast das Gesetz deines Gottes vergessen, so vergesse auch ich deine Kinder. Hosea 4,6**

> **… 14die feste Speise aber ist für Erwachsene, die infolge der Gewöhnung geübte Sinne haben zur Unterscheidung des Guten wie auch des Bösen. Hebräer 5,14**

Sie sagen: „Ich habe Angst vor dem Bösen." Schämen Sie sich. Wo haben Sie das her? Haben Sie sich zu viele Horrorfilme angesehen? Warum sollten Sie vor dem Bösen Angst haben? Wollen Sie mir erzählen, dass Satan größer ist als Gott? „Es könnte mir ja etwas Schlimmes passieren." Ja, es könnte. Na und? Warum haben wir vor dem Bösen Angst?

Wenn ich Ihnen sagen würde, dass Sie eine bestimmte Krankheit haben, weil Sie jemandem gegenüber verbittert sind und dies nicht gelöst haben, was würde es Ihnen bringen? **Einsicht und Urteilsvermögen**.

Wenn ich Ihnen sagen würde, dass Sie Ihren Brustkrebs wegen des Hasses auf Ihre Mutter haben, was würde es Ihnen bringen? **Einsicht und Urteilsvermögen**.

Was geschieht, wenn Sie Ihre Tante Emma hassen? Die geistliche Macht, die Hass ins Spiel bringt, heißt Bitterkeit. Hass ist eine Frucht der Bitterkeit.

Wenn jemand wütend und feindselig ist, was können wir dieser Person sagen? „Sie haben eine Wurzel der Bitterkeit." Wenn jemand Groll hegt, was können wir dieser Person sagen? „Sie haben eine Wurzel der Bitterkeit." Wenn wir Bitterkeit bei jemandem sehen, können wir dieser Person sagen: „*Wenn Sie das in*

Ihrem Leben nicht in den Griff bekommen, stehen die Chancen gut, dass Sie sehr wahrscheinlich noch zu Lebzeiten Krankheit als faule Frucht ernten werden."

Was bringt es dann dieser Person? **Weisheit**. In die Tat umgesetzte Erkenntnis.

Der 1. Korintherbrief nennt uns in Kapitel 12 zwei Gaben des Heiligen Geistes. Eine ist die Gabe der Weisheit, und die andere ist die Gabe der Erkenntnis. Was gebe ich Ihnen gerade? Im Moment wirke ich in Ihrem Leben durch die Gabe der Erkenntnis und die Gabe der Weisheit. Bei anderen Gelegenheiten diene ich auch in der Gabe des Glaubens, der Geisterunterscheidung, der Erkenntnis, der Weisheit und, wenn nötig, auch in der Gabe der Krankenheilung und der Wunderwirkungen.

Jeder Christ sollte in gewissem Maße in diesem Bereich mitwirken. In 1. Korinther 12 heißt es, *dass die Gemeinde die Gemeinde heilen soll*. Nach Epheser 4 soll der Pastor uns ausrüsten und in die Lage versetzen, das tun zu können (dass der Leib Christi sich selbst heilt). Zunächst muss ich in der Lage sein, es zu veranschaulichen.

Erkenntnis verbindet die Vergangenheit mit der Gegenwart, aber Weisheit nimmt die Gegenwart und bringt sie in die Zukunft.

Wir nehmen Ihre Vergangenheit und bringen sie in die Gegenwart, damit Sie erkennen können, was gegenwärtig mit Ihnen los ist. Dann kann Gott Sie mit Weisheit in die Zukunft bringen, damit Ihre Lebensumstände verändert werden. Der Rest erfordert Glauben und das Werk des Heiligen Geistes. Zuerst aber müssen wir in der Lage sein zu lehren, denn Glaube kommt durch das Hören des Wortes Gottes (Römer 10,17).

> **Und doch kommt der Glaube durch das Hören dieser Botschaft, die Botschaft aber kommt von Christus. Römer 10,17 (NLB)**

Denken Sie daran, in Jeremia 3 sagt Gott, Er werde uns Hirten geben nach Seinem Herzen, die uns dann lehren, leiten und Verständnis geben würden.

> **Und ich werde euch Hirten geben nach meinem Herzen, und sie werden euch weiden mit Erkenntnis und Verstand. Jeremia 3,15**

Ich bin Pastor; Sie sind ein Schaf auf Gottes Weide, und ich bin ein Schäfer, der dem obersten Hirten dient und dem Sie genauso am Herzen liegen wie Ihm. Ich möchte Ihren Kopf nicht mit einem Haufen Wissen vollstopfen. Ich möchte die Macht des Teufels in Ihrem Leben brechen und Sie befreien. Vor 2000 Jahren wurde für Ihre Freiheit am Kreuz bezahlt, und die Macht Gottes wurde in Ihrem Leben freigesetzt, damit Sie nun weiterleben können. Er möchte, dass Sie frei sind.

Ich habe entdeckt, dass viele Menschen gerne krank sind, weil sie dadurch zum ersten Mal in Ihrem Leben Aufmerksamkeit bekommen. Wollen Sie gesund sein? Wollen Sie bei gesundem Verstand sein? In Ordnung! Wenn ich komme und herausfinde, was Sie krank macht – die Kreaturen aus Hebräer 4,13 –, was werden Sie dann mit ihnen machen?

Vielleicht sagen Sie dann: "War eine schöne Zeit. Bis später.", gehen zur Tür hinaus und nehmen das ganze Ungeziefer wieder mit. So ein Zoo kann ganz schön viel Mist machen!

Nichts in der ganzen Schöpfung ist vor ihm verborgen. Alles ist nackt und bloß vor den Augen Gottes, dem wir für alles Rechenschaft ablegen müssen. Hebräer 4,13 (NLB)

2. Verantwortung übernehmen

Sie müssen für das, was Sie erkannt haben, Verantwortung übernehmen.

Nachdem Sie erkannt haben, kommt der Heilige Geist, gibt Ihnen Urteilsvermögen und überführt Sie. Der zweite Schritt besteht darin, Verantwortung zu übernehmen. Nicht jeder will Verantwortung übernehmen, nachdem ihm Urteilsvermögen zuteil wurde. Es ärgert mich, wenn jemand, nachdem er Urteilsvermögen bekommen hat, sagt: „Gepriesen sei der Herr, aber so bin ich nun einmal." Was ist mit der Bibelstelle geschehen, in der es heißt, von Herrlichkeit zu Herrlichkeit werden wir verwandelt?

Wir alle aber schauen mit aufgedecktem Angesicht die Herrlichkeit des Herrn an und werden so verwandelt in dasselbe Bild von Herrlichkeit zu Herrlichkeit, wie es vom Herrn, dem Geist, geschieht. 2. Korinther 3,18

„Damit ist jemand anderes gemeint. Wenn Gott mich ändern möchte, wird Er es schon selbst tun müssen."

Gott könnte es nicht, auch wenn Er es versuchen würde, weil Sie Ihn nicht lassen.

„Du lieber Himmel, ich bin nun einmal zornig. Ich war schon immer zornig. Ich werde immer zornig sein, und wenn dir das nicht gefällt, dann fresse ich dich mit Haut und Haaren."

Wollen Sie sich selbst im Weg stehen, indem Sie sagen: „Ich vergebe ihnen erst, wenn sie mir vergeben!"? Was werden Sie tun?

5Denn ich erkenne meine Vergehen, und meine Sünde ist stets vor mir. 6Gegen dich, gegen dich allein habe ich gesündigt und getan, was böse ist in deinen Augen; damit du im Recht bist mit deinem Reden, rein erfunden in deinem Richten. Psalm 51,5–6

Einer muss den Anfang machen und geistlich werden. Muss zuerst der andere, oder müssen Sie zuerst geistlich werden? *Übernehmen Sie Verantwortung*.

3. Buße tun

Tun Sie vor Gott Buße dafür, dass Sie teilhatten an dem, was Sie erkannt haben.

Buße tun ist der dritte Schritt, den Sie gehen müssen, um frei zu werden. In der Apostelgeschichte 3,19 heißt es:

> **[19]So tut nun Buße und bekehrt euch, dass eure Sünden ausgetilgt werden, [20]damit Zeiten der Erquickung kommen vom Angesicht des Herrn … Apostelgeschichte 3,19–20**

Möchten Sie, dass Zeiten der Erquickung vom Angesicht des Herrn in Ihrem Leben kommen? Sind Sie müde von der glühenden Hitze der Krankheit? Sind Sie bereit für eine Oase? Sie werden sie nicht erreichen, es sei denn, Sie *tun Buße*.

> **Darum werde ich euch richten, Haus Israel, jeden nach seinen Wegen, spricht der Herr, HERR. Kehrt um und wendet euch ab von allen euren Vergehen, dass es euch nicht ein Anstoß zur Schuld wird! Hesekiel 18,30**

> **Wenn wir unsere Sünden bekennen, ist er treu und gerecht, dass er uns die Sünden vergibt und uns reinigt von jeder Ungerechtigkeit. 1. Johannes 1,9**

> **Und alle, die israelitischer Abstammung waren, sonderten sich ab von allen Söhnen der Fremde. Und sie traten hin und bekannten ihre Sünden und die Verfehlungen ihrer Väter. Nehemia 9,2**

„Denke nun daran, wovon du gefallen bist und tue Buße und tue die ersten Werke! Wenn aber nicht, so komme ich schnell zu dir …“

> **Denke nun daran, wovon du gefallen bist, und tue Buße und tue die ersten Werke! Wenn aber nicht, so komme ich zu dir und werde deinen Leuchter von seiner Stelle wegrücken, wenn du nicht Buße tust. Offenbarung 2,5**

„Tue Buße oder ich komme schnell zu dir …“

> **Tu nun Buße! Wenn aber nicht, so komme ich zu dir schnell und werde Krieg mit ihnen führen mit dem Schwert meines Mundes. Offenbarung 2,16**

„Und ich gab ihr Zeit, damit sie Buße tue, und sie will nicht Buße tun von ihrer Unzucht.“

> **[21]Und ich gab ihr Zeit, damit sie Buße tue, und sie will nicht Buße tun von ihrer Unzucht. [22]Siehe, ich werfe sie aufs Bett und die, welche Ehebruch mit ihr treiben, in große Bedrängnis, wenn sie nicht Buße tun von ihren Werken. Offenbarung 2,21–22**

„Denke daran, bewahre es und tue Buße!“

Denke nun daran, wie du empfangen und gehört hast, und bewahre es und tue Buße! Wenn du nun nicht wachst, werde ich kommen wie ein Dieb, und du wirst nicht wissen, zu welcher Stunde ich über dich kommen werde. Offenbarung 3,3

„Ich überführe und züchtige alle, die ich liebe. Sei nun eifrig und tu Buße!“

Ich überführe und züchtige alle, die ich liebe. Sei nun eifrig und tu Buße! Offenbarung 3,19

4. Entsagen

Sie müssen das, was Sie erkannt haben, zu Ihrem Feind machen und sich davon abkehren.

Nachdem Sie Buße getan haben, was bedeutet, dass Sie nach dem Erkennen und dem Erlangen von Urteilsvermögen Verantwortung übernommen haben, ist der nächste Schritt das Entsagen. Viele Menschen tun Buße, meinen es aber nicht. Viele Menschen empfinden Reue, ändern sich aber im Herzen nicht. Eigentlich bedeutet Buße tun „umkehren von etwas“, wörtlich „sich abwenden von etwas“. Es gibt viele Bibelstellen, in denen Gott uns sagt, wir sollen uns vom Götzendienst und von heidnischen Bräuchen abwenden, weil sie unser Verderben sein werden.

21 Ihr könnt nicht des Herrn Kelch trinken und der Dämonen Kelch; ihr könnt nicht am Tisch des Herrn teilnehmen und am Tisch der Dämonen. 22 Oder wollen wir den Herrn zur Eifersucht reizen? Sind wir etwa stärker als er? 1. Korinther 10,21–22

Wenden Sie sich ab vom Bösen – *kehren* Sie sich so schnell wie möglich davon *ab*. Entwickeln Sie in Ihrem Leben einen absoluten Hass auf das Böse. Sondern Sie sich vom Bösen ab. Lieben Sie sich selbst, aber hassen Sie das Böse. Lieben Sie Ihren Nächsten, aber hassen Sie das Böse, das er tut. Lernen Sie, zwischen sich selbst sowie zwischen anderen und der Sünde zu unterscheiden.

5. Entfernen

Entfernen Sie die Sünde – trennen Sie sich ein für alle Mal davon.

Der fünfte Schritt in die Freiheit besteht darin, die Dinge aus Ihrem Leben zu *entfernen*, denen Sie entsagt haben. Ich kann Sie an einen Punkt bringen, an dem Sie (durch Urteilsvermögen) erkannt, Verantwortung übernommen, Buße getan und dem Bösen in Ihrem Leben offen entsagt haben, aber haben Sie sich dann davon getrennt? Sich von Sünde zu trennen sieht so aus: Ich habe dir nicht nur entsagt, sondern du und ich, wir können nicht länger zur selben Zeit am selben Ort sein. Ich trenne mich von dir. Du musst gehen.

In Hesekiel 18 beschwerte sich das Volk Gottes, dass es ungerecht sei, dass Gott die Sünder, die Buße tun, segnet und ihnen vergibt, aber den Auserwählten nicht. Schließlich waren sie doch die Kinder des Bundes. Sie lebten aber auch weiterhin in ihrer Sünde und fragten sich, warum Gott sie nicht segnete. Gottes Antwort war eindeutig:

> **Trennt euch von euren Verfehlungen, die ihr begangen habt, und erneuert eure Herzen und euren Geist! Denn warum wollt ihr sterben, Volk der Israeliten?**
> **Hesekiel 18,31 (NLB)**

Trennen Sie sich also von der Sünde. Schaffen Sie sie sich aus den Augen, und schaffen Sie sich ein neues Herz und einen neuen Geist.

6. Widerstehen

Wenn es versucht zurückzukommen,
müssen Sie widerstehen.

Der sechste Schritt in die Freiheit besteht darin, zu *widerstehen*. In Jakobus 4,7 heißt es, dass wir uns Gott unterwerfen müssen, dann dem Teufel widerstehen müssen, und dass er dann von uns fliehen wird.

> **Unterwerft euch nun Gott! Widersteht aber dem Teufel! Und er wird von euch fliehen.**
> **Jakobus 4,7**

Was kommt zuerst? Dem Teufel widerstehen und er wird fliehen, oder sich Gott unterwerfen? Zuerst kommt die Unterwerfung, dann erst haben wir Macht über unsere Feinde und nicht vorher.

An früherer Stelle habe ich 2. Korinther 10,6 zitiert: „…und sind bereit, allen Ungehorsam zu strafen, wenn euer Gehorsam erfüllt sein wird." Erinnern Sie sich, was Samuel Saul erzählte? In 1. Samuel 15,22–23 steht: „Siehe, Gehorchen ist besser als Schlachtopfer, denn Widerspenstigkeit ist eine Sünde wie Wahrsagerei, und Widerstreben ist wie Götzendienst." (Eigensinn, Selbsterhebung, Wahrsagerei und Götzendienst.) Das ist eine harte Bibelstelle, nicht wahr? „Gehorsam ist besser als Schlachtopfer."

Die Dinge, die Sie ausgeräumt haben, werden versuchen zurückzukommen. Deshalb brauchen wir Gott und einander.

> **Wenn der unreine Geist von dem Menschen ausgefahren ist, so durchwandert er dürre Orte und sucht Ruhe; und da er sie nicht findet, spricht er: Ich will in mein Haus zurückkehren, von wo ich ausgegangen bin. Lukas 11,24**

7. Sich freuen

Freuen Sie sich, und danken Sie Gott,
dass Er Sie befreit hat.

Der nächste Schritt ist, sich zu freuen. Geben Sie Gott die Ehre für Ihre Freiheit. Danken Sie Gott, dass ein Staubkörnchen wie Sie Gnade und Barmherzigkeit vom lebendigen und liebenden Gott erfahren durfte. Er ist es wert, dass Sie Ihn preisen. Das großartigste Anbetungslied über Seine Macht und Majestät steht in Jesaja 35,1–10.

[1]Freuen werden sich die Wüste und das dürre Land, jauchzen wird die Steppe und aufblühen wie eine Narzisse. [2]Sie wird in voller Blüte stehen und jauchzen, ja, jauchzend und jubelnd. Die Herrlichkeit des Libanon ist ihr gegeben, die Pracht von Karmel und Scharon: Sehen werden sie die Herrlichkeit des HERRN, die Pracht unseres Gottes. [3]Stärkt die schlaffen Hände und festigt die wankenden Knie! [4]Sagt zu denen, die ein ängstliches Herz haben: Seid stark, fürchtet euch nicht! Siehe, da ist euer Gott, Rache kommt, die Vergeltung Gottes! Er selbst kommt und wird euch retten. [5]Dann werden die Augen der Blinden aufgetan und die Ohren der Tauben geöffnet. [6]Dann wird der Lahme springen wie ein Hirsch, und jauchzen wird die Zunge des Stummen. Denn in der Wüste bricht Wasser hervor und Bäche in der Steppe. [7]Und die Wüstenglut wird zum Teich und das dürre Land zu Wasserquellen. An der Stelle, wo die Schakale lagerten, wird Gras sowie Rohr und Schilf sein. [8]Und dort wird eine Straße sein und ein Weg, und er wird der heilige Weg genannt werden. Kein Unreiner wird darüber hinziehen, sondern er wird für sie sein. Wer auf dem Weg geht - selbst Einfältige werden nicht irregehen. [9]Kein Löwe wird dort sein, und kein reißendes Tier wird auf ihm hinaufgehen noch dort gefunden werden, sondern die Erlösten werden darauf gehen. [10]Und die Befreiten des HERRN werden zurückkehren und nach Zion kommen mit Jubel, und ewige Freude wird über ihrem Haupt sein. Sie werden Wonne und Freude erlangen, und Kummer und Seufzen werden entfliehen. Jesaja 35,1–10

Danken Sie Ihm, dass Staubkörner wie wir zu Seiner Ehre erlöst werden können.

8. Wiederherstellen

Stellen Sie andere wieder her –
Helfen Sie jemand anderem, frei zu werden.

Jesaja 42 handelt davon, andere wiederherzustellen. Nachdem Sie den Segen Gottes empfangen haben, besteht der achte Schritt darin, die Frucht des Evangeliums hervorzubringen, indem Sie anderen helfen und sie wiederherstellen.

Doch ist es jetzt noch ein beraubtes und ausgeplündertes Volk. Sie sind allesamt in Löchern gefesselt, und in Kerkern werden sie versteckt gehalten. Sie sind zur Beute geworden, und da ist kein Erretter, zur Plünderung, und niemand sagt: Gib wieder her! Jesaja 42,22

Ein Teil der Wiederherstellung besteht darin, denen das Evangelium zu bringen, die Sie lieben, und Sünder, die keine Erquickung vom Herrn empfangen können, weil sie von Ihm getrennt sind, zu unterweisen und zu Jüngern zu machen.

12Erschaffe mir, Gott, ein reines Herz, und erneuere in mir einen festen Geist! 13Verwirf mich nicht von deinem Angesicht, und den Geist deiner Heiligkeit nimm nicht von mir! Psalm 51,12–13

In Jesaja 58 werden wir herausgefordert:

1Rufe aus voller Kehle, halte nicht zurück! Erhebe deine Stimme wie ein Horn und verkünde meinem Volk sein Vergehen und dem Haus Jakob seine Sünden!

2Zwar befragen sie mich Tag für Tag, und es gefällt ihnen, meine Wege zu kennen. Wie eine Nation, die Gerechtigkeit übt und das Recht ihres Gottes nicht verlassen hat, fordern sie von mir gerechte Entscheidungen, haben Gefallen daran, Gott zu nahen.

3"Warum fasten wir, und du siehst es nicht, demütigen wir uns, und du merkst es nicht?" - Siehe, am Tag eures Fastens geht ihr euren Geschäften nach und drängt alle eure Arbeiter.

4Siehe, zu Streit und Zank fastet ihr, und um mit gottloser Faust zu schlagen. Zur Zeit fastet ihr nicht so, dass ihr eure Stimme in der Höhe zu Gehör brächtet.

Wir sind zum Fasten aufgerufen:

5Ist ein Fasten, an dem ich Gefallen habe, etwa wie dies: Ein Tag, an dem der Mensch sich demütigt? Seinen Kopf zu beugen wie eine Binse und sich in Sacktuch und Asche zu betten? Nennst du das ein Fasten und einen dem HERRN wohlgefälligen Tag?

Gehen Sie auf Fremde zu. Bewegen Sie etwas in ihrer Familie.

6Ist nicht vielmehr das ein Fasten, an dem ich Gefallen habe: Ungerechte Fesseln zu lösen, die Knoten des Joches zu öffnen, gewalttätig Behandelte als Freie zu entlassen und dass ihr jedes Joch zerbrecht?

7Besteht es nicht darin, dein Brot dem Hungrigen zu brechen und dass du heimatlose Elende ins Haus führst? Wenn du einen Nackten siehst, dass du ihn bedeckst und dass du dich deinem Nächsten nicht entziehst?

Auch wir haben einen Nutzen, wenn wir andere wiederherstellen:

8Dann wird dein Licht hervorbrechen wie die Morgenröte, und deine Heilung wird schnell sprossen. Deine Gerechtigkeit wird vor dir herziehen, die Herrlichkeit des HERRN wird deine Nachhut sein.

9Dann wirst du rufen, und der HERR wird antworten. Du wirst um Hilfe schreien, und er wird sagen: Hier bin ich! Wenn du aus deiner Mitte fortschaffst das Joch, das Fingerausstrecken und böses Reden

[10]und wenn du dem Hungrigen dein Brot darreichst und die gebeugte Seele sättigst, dann wird dein Licht aufgehen in der Finsternis, und dein Dunkel wird sein wie der Mittag.

[11]Und beständig wird der HERR dich leiten, und er wird deine Seele sättigen an Orten der Dürre und deine Gebeine stärken. Dann wirst du sein wie ein bewässerter Garten und wie ein Wasserquell, dessen Wasser nicht versiegt.

[12]Und die von dir kommen, werden die uralten Trümmerstätten aufbauen; die Grundmauern vergangener Generationen wirst du aufrichten. Und du wirst genannt werden: Vermaurer von Breschen, Wiederhersteller von Straßen zum Wohnen. Jesaja 58,1–12

Tragt gegenseitig eure Lasten:

[1]Brüder, wenn auch ein Mensch von einem Fehltritt übereilt wird, so bringt ihr, die Geistlichen, einen solchen im Geist der Sanftmut wieder zurecht. Und dabei gib auf dich selbst acht, dass nicht auch du versucht wirst! [2]Einer trage des anderen Lasten, und so werdet ihr das Gesetz des Christus erfüllen. [3]Denn wenn jemand meint, etwas zu sein, während er doch nichts ist, so betrügt er sich selbst. Galater 6,1–3

Die Glieder sollen füreinander sorgen:

…[25]damit keine Spaltung im Leib sei, sondern die Glieder dieselbe Sorge füreinander hätten. [26]Und wenn ein Glied leidet, so leiden alle Glieder mit; oder wenn ein Glied verherrlicht wird, so freuen sich alle Glieder mit. 1. Korinther 12,25–26

Kapitel 6
Die Gaben des Geistes

Erkennen, Verantwortung übernehmen, Buße tun, Entsagen und Widerstehen mag in manchen Fällen nicht ausreichen, um frei zu werden. Was hilft Ihnen dann weiter? Vielleicht sollten Sie sich von anderen dienen lassen. Ich bin auf der Suche nach Teams, die lehren können. Wir brauchen Teams, die den Gemeinden beibringen, wie man Kranke heilt und Dämonen austreibt. Manchmal brauchen die Leute nur ein bisschen Unterstützung. In den meisten Gemeinden gibt es heute außer solchen, die einfach nur beten, keine Teams, die Krankheiten heilen, psychologische Probleme lösen und Dämonen austreiben. Tatsächlich ist es sogar so, dass viele Gemeinden sich lehrmäßig dagegen aussprechen. Sie lehren, diese Dinge hätten vor zweitausend Jahren aufgehört. Ich möchte nicht diskutieren oder Ihre Theologie angreifen. Doch ich möchte Ihnen Folgendes sagen: Gott hat durch meine Hände und die Hände meiner Mitarbeiter viele Heilungen, Wunder und Befreiungen bewirkt. Die Menschen stellen plötzlich allerorts fest, dass wir irregeleitet wurden. Gott kann Menschen heute noch befreien und heilen, und Er tut es auch. Die Beweise, dass das wahr ist, sind überwältigend.

Der fünffältige Dienst

In Epheser 4,11–12 lehrt uns Gott über den fünffältigen Dienst, dem ich angehöre und der durch Jesus Christus gegeben wurde, um die Heiligen für den Dienst auszurüsten.

> **[8]Darum heißt es: "Hinaufgestiegen in die Höhe, hat er Gefangene gefangen geführt und den Menschen Gaben gegeben." [11]Und er hat die einen als Apostel gegeben und andere als Propheten, andere als Evangelisten, andere als Hirten und Lehrer, [12]zur Ausrüstung der Heiligen für das Werk des Dienstes, für die Erbauung des Leibes Christi,**
> **Epheser 4,8,11–12**

Schlagen Sie 1. Korinther 12 auf. Ich möchte für das, was ich Sie jetzt lehre, eine Grundlage legen.

In 1. Korinther 12,27–30 heißt es: „Ihr seid der Leib Christi und, einzeln genommen, Glieder. Und die einen hat Gott in der Gemeinde eingesetzt erstens als Apostel, zweitens als Propheten, drittens als Lehrer, sodann Wunderkräfte, sodann Gnadengaben der Heilungen, Hilfeleistungen, Leitungen, Arten von Sprachen. Sind etwa alle Apostel? (Nein.) Alle Propheten? (Nein.) Alle Lehrer? (Nein.) Haben alle Wunderkräfte? (Nein.) Haben alle Gnadengaben der Heilungen? (Nein.) Reden alle in Sprachen? (Nein.) Legen alle aus? (Nein.)“

> **[27]Ihr aber seid Christi Leib und, einzeln genommen, Glieder. [28]Und die einen hat Gott in der Gemeinde eingesetzt erstens als Apostel, zweitens andere als Propheten, drittens als Lehrer, sodann Wunderkräfte, sodann Gnadengaben der Heilungen, Hilfeleistungen,**

Leitungen, Arten von Sprachen. 29Sind etwa alle Apostel? Alle Propheten? Alle Lehrer? Haben alle Wunderkräfte? 30Haben alle Gnadengaben der Heilungen? Reden alle in Sprachen? Legen alle aus? 1. Korinther 12,27–30

Nur weil nicht jeder diese Dinge tut, heißt das nicht, dass es nicht doch manche gibt, die diese Dinge tun. Manche Christen behaupten, dass es niemand mehr tut, weil dort steht, dass nicht jeder diese Dinge tut. Das steht so nicht in der Bibel. Es heißt nur, dass die Gaben auf den ganzen Leib verteilt und einzelnen Gliedern im Besonderen zugeteilt sind. Ich bin ein einzelnes Glied, und Sie sind ein einzelnes Glied. Die Bibelstellen zeigen auch, dass es Gott ist, der die Gaben der Gemeinde gibt. Niemand hat das Recht oder die Befugnis, sich etwas aus diesen Bibelstellen herauszusuchen, etwas hinzuzufügen oder zu streichen. Ich bin ein einzelnes Glied, und Sie sind ein einzelnes Glied.

Im 1. Korintherbrief heißt es, dass die Offenbarung des Geistes jedem zum Nutzen aller gegeben wird.

Jedem von uns wird eine geistliche Gabe zum Nutzen der ganzen Gemeinde gegeben. 1. Korinther 12,7 (NLB)

Wenn ich komme und mit den Gaben der Heilung, Befreiung, Erkenntnis und Unterscheidung der Geister diene, haben Sie einen Nutzen davon?

Denen, die dann nicht mehr an *Lupus* leiden, haben diese Gaben genützt. Denen, die keine Depression mehr haben, haben diese Gaben genützt. Denen, die von Angststörungen befreit wurden, haben diese Gaben genützt. Sie wurden gegeben, um diese Menschen aufzubauen.

Christus im Himmel ist nicht krank. Sein Leib auf Erden sollte es auch nicht sein. Christus im Himmel fehlt es nicht an Erkenntnis. Sein Leib auf Erden sollte auch nicht ohne Erkenntnis sein.

In Kapitel 12 des 1. Korintherbriefs werden die Gaben des Heiligen Geistes genannt, die der Gemeinde Jesu heute zur Verfügung stehen.

8Denn dem einen wird durch den Geist das Wort der Weisheit gegeben; einem anderen aber das Wort der Erkenntnis nach demselben Geist; 9einem anderen aber Glauben in demselben Geist; einem anderen aber Gnadengaben der Heilungen in dem einen Geist; 10einem anderen aber Wunderwirkungen; einem anderen aber Weissagung, einem anderen aber Unterscheidungen der Geister; einem anderen verschiedene Arten von Sprachen; einem anderen aber Auslegung der Sprachen. 1. Korinther 12,8–10

Das sind Gaben Gottes an die Gemeinde Jesu, damit wir an einen Ort der Gesundheit gelangen. Die Gabe der Heilung stellt uns Gott zur Verfügung, um den Vormarsch der Krankheit zu stoppen und die Kraft Gottes ins Spiel zu bringen, damit der Körper heilen kann.

Es gibt Körperteile, die nicht heilen. Deshalb werden auch Organe transplantiert. Die meisten Nervengewebe regenerieren sich nicht. Gehirngewebe und Organe regenerieren sich nicht. Wenn Gott etwas regenerieren möchte, was sich nicht regenerieren lässt, welcher Gabe bedarf es dann? Der Gabe der Wunderwirkungen.

Wenn ein böser Geist Ihr Leben im Griff hätte, welche Gabe bräuchten Sie dann? Die der Geisterunterscheidung. Wozu ist die Unterscheidung der Geister gut, wenn Sie ihn nicht auch loswerden können? Die Gabe der Geisterunterscheidung beinhaltet die Vertreibung von bösen Geistern aus Gottes kostbarem Volk.

Wir haben also drei Dimensionen der Heilung: 1) die Heilung von Körpergewebe, 2) die Neubildung von Körpergewebe und 3) die Beseitigung von Dingen, die uns aus geistlicher Sicht nicht angemessen sind. Dann also können wir vor unserem Gott stehen und Ihm die Ehre geben, weil wir gerade von Seinen Segnungen profitiert haben. *Ihre Krankheit ehrt Gott nicht.*

In Johannes 9,1–3 wird beschrieben, wie Jesus den Blinden heilte. Die Jünger fragten Ihn, ob er aufgrund seiner Sünde oder der seiner Eltern blind war. Jesus antwortete: „Nein, dies hier ist zur Ehre Gottes."

> **1Und als er vorüberging, sah er einen Menschen, blind von Geburt. 2Und seine Jünger fragten ihn und sagten: Rabbi, wer hat gesündigt, dieser oder seine Eltern, dass er blind geboren wurde? 3Jesus antwortete: Weder dieser hat gesündigt noch seine Eltern, sondern damit die Werke Gottes an ihm offenbart würden. Johannes 9,1–3**

Viele Menschen nehmen diese Bibelstelle und behaupten, diese Krankheit sei zur Ehre Gottes gewesen. *Auf gar keinen Fall!* Es war die *Heilung* der Krankheit, die zur Ehre Gottes war. Jesus hat hier nicht halt gemacht und ihm die Heilung verwehrt. Wenn die Krankheit zur Ehre Gottes gewesen wäre, hätte Jesus abgelehnt und gesagt: „Es tut mir leid, aber diese Krankheit ist zur Ehre Gottes." Das hat Er aber nicht. Er hat ihn geheilt. Diese wundersame Heilung durch den Herrn war zur Ehre Gottes. *Diese Heilung wird höhere Gnade genannt.* Es war Gottes vollkommene Barmherzigkeit. Ich habe erlebt, dass Menschen diese Bibelstelle genommen und gesagt haben, Krankheit sei zur Ehre Gottes.

Aus dem Wort Gottes geht hervor, dass es Gott nicht ehrt, wenn wir frühzeitig im Grab liegen.

> **Das Totenreich kann dich nicht preisen; der Tod wird dich nicht loben. Die tot und begraben sind, können nicht mehr auf deine Treue hoffen. Jesaja 38,18 (NLB)**

Das Grab kann Ihn nicht preisen, nur Sie können Ihn in Ihrer Generation preisen (siehe die Geschichte von Lazarus in Johannes 11).

Warum heißt es in 1. Korinther 12: „Gott hat den Gemeinden Gaben gegeben“? Gibt es einen Grund dafür? Manchmal führt allein das Erkennen, Verantwortung übernehmen, Buße tun, Entsagen und Widerstehen nicht zur Freiheit. Dann ist es nötig, dass jemand an Gottes Stelle kommt und sich im Gebrauch der Gaben Gottes dienend damit auseinandersetzt. Deswegen brauchen wir wieder Pastoren in den Gemeinden und Heilige, die sich gegenseitig unter der Aufsicht des fünffältigen Dienstes dienen. Wir brauchen Männer und Frauen Gottes, die vom Ihm gesalbt sind, von Ihm gemäß Seinem Wort erweckt und mit Seinem Geist erfüllt wurden, um Seine Werke zu tun, den Leib Christi zu erbauen und in körperliche und geistige Gesundheit zurückzuführen. Dafür steht unser Dienst. Das ist unsere Berufung.

Ich bin eine Gabe Gottes an Sie. Ich bin eine Gabe Gottes, weil ich ein Glied des *fünffältigen Dienstes* gemäß Epheser 4 bin. Es ist meine Aufgabe als Pastor, die Glieder des Leibes auszurüsten, zu unterweisen und in den Dienst zu bringen, damit sie anfangen können, sich um den Leib zu kümmern. Gott hatte die Absicht, dass Sie sich gegenseitig mit den Gaben und durch die Werke des Heiligen Geistes heilen, und dafür brauchen Sie mich nicht. Sie sollten es tun, obwohl die Arbeit eines Pastors mehr beinhaltet als nur auszurüsten, zu unterweisen und in den Dienst zu bringen. Sie muss auch die Betreuung derer beinhalten, die gebraucht werden. *Wir haben oft auf Kosten derer, die wir brauchen, unsere Aufmerksamkeit nur auf diejenigen gerichtet, die uns brauchen.*

In Jakobus wird eine Frage gestellt und beantwortet: „Ist jemand krank unter euch? Er rufe die Ältesten der Gemeinde zu sich.“

> **14Ist jemand krank unter euch? Er rufe die Ältesten der Gemeinde zu sich, und sie mögen über ihm beten und ihn mit Öl salben im Namen des Herrn. 15Und das Gebet des Glaubens wird den Kranken retten, und der Herr wird ihn aufrichten, und wenn er Sünden begangen hat, wird ihm vergeben werden. 16Bekennt nun einander die Sünden und betet füreinander, damit ihr geheilt werdet! Viel vermag eines Gerechten Gebet in seiner Wirkung. Jakobus 5,14–16**

In 1. Korinther 12 wird gelehrt, dass der Leib für den Leib sorgen soll. Die Hinweise in 1. Korinther 12 auf die Gaben des Heiligen Geistes sind nicht nur für die Gemeindeleitung, sondern auch für die Laien – die Heiligen – bestimmt. Die Leiter sollen lediglich mit gutem Beispiel vorangehen, damit alle Christen die Werke des Dienstes tun können. Das bedeutet, dass die Leiter und die Heiligen gleichermaßen ausgerüstet werden sollen.

In 1. Korinther 12 steht sehr deutlich, dass der Leib für den Leib in allen Belangen der körperlichen und geistigen Gesundheit sorgen soll.

Kapitel 7
Angst, Stress und Physiologie

Es gibt viele Krankheiten, die unter diese Kategorie fallen und Angst als geistliche Wurzel haben. Eine davon ist die Multiple Chemische Sensibilität (MCS) / umweltbedingte Unverträglichkeit (engl.: Environmental Illness, EI).

Multiple Chemische Sensibilität / Umweltbedingte Unverträglichkeit (MCS/EI)

Die meisten Menschen mit MCS/EI, die wir betreuen, haben diese verheerende Krankheit bereits seit 5 bis 20 Jahren. Die meisten davon reagieren auf verschiedenste alltägliche Fremdstoffe. Anhand einiger persönlicher Krankengeschichten möchte ich Ihnen eine Vorstellung davon geben, wie umfangreich eine Heilung sein kann. Während Sie diese Geschichten lesen, vergessen Sie nicht, dass alle diese Menschen heute vollständig geheilt sind.

Erste Krankengeschichte: Die betreffende Person hatte 17 Erkrankungen und Begleiterkrankungen und ist nun seit mehr als 18 Jahren wieder gesund. Bevor unser Team dazu kam, waren ihre Heilungschancen sehr begrenzt.

1. Bei der Person wurde MCS mit Reaktionen auf unterschiedlichste alltägliche Stoffe diagnostiziert. Sie reagierte auf sämtliche Lebensmittel und Chemikalien allergisch, diese konnten einen anaphylaktischen Schock bis hin zu Atemwegsverengungen auslösen. Es kam sogar so weit, dass sie zeitweise nackt blieb, weil sie keine Kleidung tragen konnte, nicht einmal weiße Baumwolle. Sie konnte nur noch eine bestimmte „gering-allergene" Nahrung zu sich nehmen und musste in mit Folie ausgekleideten Zimmern in den Bergen oder in der Nähe des Meers leben. Sie benötigte Sauerstoff und Adrenalin, um zu überleben. In diesem Zustand befand sie sich seit 10 Jahren.
2. Die elektromagnetische Hypersensibilität (Electromagnetic Field Sensitivity – EMF), unter der sie litt, war so schlimm, dass sie herzinfarktähnliche Symptome hatte und in einer bestimmten Phase nicht einmal eine 20-Watt-Glühbirne anmachen oder im Winter ein Heizgerät benutzen konnte.
3. Diagnostizierte chemische Schädigung durch Exposition: Sie war 1½ Jahre lang an ihrem Arbeitsplatz einer nicht abgedeckten 40%igen Formaldehydlösung ausgesetzt.
4. Immunerkrankungen:
   a) Helfer-/Suppressor-Zellen arbeiteten vertauscht
   b) Krankhaft erhöhter C3-Komplement-Faktor: 212 (normal ist 70 bis 176)
   c) Gesamthämolytische Komplementaktivität niedriger als 20 (normal ist 70 bis 150)

   d) Niedrige B-Zellen(Lymphozyten)-Zahl von 176
   e) Niedrige T-Zellen(Lymphozyten)-Zahl von 700 (normal ist 1000 bis 2500)

ANMERKUNG: Das Immunsystem dieser Person wurde medizinisch erneut getestet und ist zu 100 Prozent normal.

5. Atypisches organisches Hirnsyndrom (leichte bis schwere Beeinträchtigung)
   a) Meist in der rechten Hemisphäre, betraf das limbische System/Hypothalamus und den rechten Frontallappen
   b) Dyslogie – Kurzzeitgedächtnisverlust/Aphasie
   c) Senkung des IQ um 25 Punkte für 10 Jahre
   d) Gleichgewichtsstörung – Verlust des Gleichgewichts; diese Person stürzte mehrmals am Tag

Heute zeigt diese Person bei erneuten Tests wieder vollständig normale Ergebnisse für alle Hirnfunktionen.

6. Sekundärer Hypoparathyreoidismus (Unterfunktion der Nebenschilddrüse)
7. Seit 1957 Hypothyreose (Unterfunktion der Schilddrüse); heute „vollständig geheilt“ – medizinisch bestätigt.
8. Primärer renaler Kalziumverlust (seltene Nierenerkrankung)
9. Sekundärer Östrogenmangel auf Grund einer totalen Hysterektomie, multiple Fibrome und präkanzeröse Zysten in beiden Eierstöcken
10. Hals- und Lendenwirbelarthrose mit einer Verengung der Abstände zwischen den Wirbeln C5/C6/L5-S1 – dies erforderte Stützbänder, Distraktion, Demerol® (Pethidin) [Schmerzmittel] und stationäre Behandlung.
11. Leukopenie und Neutropenie
12. Sekundäre Nierendysfunktion auf Grund vorhergehenden Nierenversagens und benötigte Hämodialyse (war im Koma für einen Monat)
13. Chronisch hohe Blutsenkungsreaktion (Hinweis auf eine Entzündung im Körper) über einen Zeitraum von 10 Jahren: 60–80 (Normalwert: 0–20)
14. Positiver IgE-/Rast-Test auf herkömmliche Allergien (seit der Kindheit). Ganzjährige allergische Rhinitis (Staub, Schimmelpilze, Bäume, Tierhaare, einige Lebensmittel, Bienenstiche)
15. Psychische Krankheiten
   a) Schizophrenie/paranoide katatonische Schübe (seit 1962)
   b) Manische / zirkuläre Depression (seit 1976)
   c) Multiple Persönlichkeiten: 14 (ab dem Alter von 5 Jahren bis 1992)
   d) Chronische Suizidgedanken und –versuche (seit der Kindheit, ab 8 Jahren)
   e) Magersucht/Bulimie – musste ins Krankenhaus eingewiesen und über eine Magensonde ernährt werden (seit 1964)

(Vorstehend genannte Erkrankungen beinhalteten auch Zwangsstörungen sowie unkontrollierbare Angst- und Panikstörungen.)

16. Chronische generalisierte Myositis, diffuse Gelenkschmerzen, Sehnenscheiden- und Schleimbeutelentzündungen, die Kortisonspritzen in die Gelenkspalten erforderten
17. Schwere chronische Blasenentzündungen

Zweite Krankengeschichte: Die betreffende Person hatte 21 ursächlich durch MCS/EI hervorgerufene Erkrankungen und Begleiterkrankungen. Ihre Heilungschancen waren sehr begrenzt. Die Krankheiten begannen 1973; 1993 wurde die Person geheilt.

1. Immundysregulations-Defizienzsyndrom, einschließlich chronischer Erschöpfung, ausgeprägter MCS, Lebensmittelallergie, Pollen- und Schimmelsensibilität
2. Ausgeprägte allergische Hypersensibilität, die chronische allergische Atemwegserkrankungen verursachte:
   a) Allergisches Asthma
   b) Obstruktive Nasennebenhöhlenentzündung/Kehlkopfentzündung
3. Organisches Hirnsyndrom mit kognitiver Beeinträchtigung
   a) Dyslogie – Kurzzeitgedächtnisverlust/schlechtes Konzentrationsvermögen
   b) Legasthenie
   c) Gleichgewichtsstörung
4. Diffuse Gelenkschmerzen / Muskelschmerzen / Fibromyalgiesyndrom
5. Ausgeprägte Neuromyasthenie (Muskelschwäche)
6. Chemische Schädigung
   Erhebliche Schwermetallbelastung: Blei 132,6 (normalerweise unter 57)
   Quecksilber 22,65 (norm. 0,63–6,72)
   Nickel 131,5 (norm. 18,5–53,8)
   a) Arbeitete in einer Industrieanlage (Blei, Lote und Flussmittel führten zu einer übermäßigen Exposition gegenüber Nickel)
   b) Zerfallende Amalgamfüllungen bei vielen Zahnbehandlungen
   c) Erhöhte Werte für polychlorierte Biphenyle und Rückstände chlororganischer Pestizide
   d) Übermäßige Exposition gegenüber lösungsmittelhaltiger Bootsfarbe

ANMERKUNG: Die Werte dieser Person wurden nach ihrer Heilung 1993 noch einmal getestet. Resultat: Alle Werte sind normal.

7. Epstein-Barr-Virus
8. Hypothyreose
9. Ausgeprägte Dysfunktion der Neurohypophyse
10. Chronische Entzündungen der Augenlider und Dysfunktion des Tränenkanals (Funktionsstörung der Augenlider und Augen)
11. Elektromagnetische Hypersensibilität (EMF)
12. Chronisch hohe Cholesterinwerte (sowohl Gesamtcholesterin als auch LDL-Cholesterin)

13. Bulimie und Magersucht (seit der Jugend)
14. Erhebliche Candida-Antikörper
15. Kiefergelenkserkrankung
16. Reduzierter Geschmacks- und Geruchssinn
17. Dysfunktion der Hals- und Brustwirbelsäule sowie des Bindegewebes im Lendenbereich, verursacht durch mehrere Autounfälle
18. Erhöhte Anfälligkeit für Viruserkrankungen
19. Parasiten: Entamoeba histolytica, Entamoeba coli – Präzysten und Trophozoiten mit entzündlichem Verlauf
20. Chronische unipolare Depression (unkontrollierte Angst und erhöhte Reizbarkeit)
21. Zwangsstörung

Das Ausmaß von Gottes Wirken in Ihrem Leben kann wunderbare Dimensionen annehmen. Gott sitzt noch immer auf dem Thron. Er liebt Sie, und Er erhört immer noch Gebet. Das müssen Sie vollständig verinnerlichen.

Mit MCS/EI hatte ich es erstmalig im Jahre 1990 zu tun. Eine Person rief mich an und sagte: „Ich habe gehört, Gott benutzt Sie, um im Leben anderer Menschen zu wirken, und ich glaube, Gott kann mich durch Ihren Dienst heilen."

Ich fragte: „Was haben Sie denn?" Sie antwortete: „Multiple Chemische Sensibilität/umweltbedingte Unverträglichkeit, und ich bin auf alles allergisch. Vor 10 Jahren war ich Pestiziden ausgesetzt. Seitdem habe ich ein geschädigtes Immunsystem und bin auf alles allergisch. Ich lebe in einem einzigen Zimmer. Ich kann mit meiner Familie nicht zusammen sein. Der Fußboden in meinem Zimmer ist mit Folie ausgelegt. Meine Wände sind mit bloßem Gipskarton verkleidet. Ich schlafe auf den herausgenommenen Federn einer Federkernmatratze, die mit einem speziell für ein Jahr aufbereitetem Material umhüllt sind. Ich kann kaum etwas essen. Ich bekomme Sauerstoff über ein Atemgerät. Ich kann mein Zimmer nicht verlassen oder lange in der Gegenwart auch nur einer einzigen Person sein."

Ich wusste nichts über diese Krankheit, aber ich sagte dieser Person, ich würde diesbezüglich beten. Ich hatte etwas Erfahrung auf dem Gebiet von Allergien und der Heilung von Allergien. Eines Tages betete ich darüber und fragte Gott, was ich tun solle. Ich bekam grünes Licht, mich darauf einzulassen, und ich fing an. Das war eine sehr gute Entscheidung des Gehorsams mit wunderbaren Folgen!

Es gibt mittlerweile Hunderttausende von Menschen, die an MCS leiden. Neben dem *chronischen Erschöpfungssyndrom* und der *Elektromagnetischen Hypersensibilität* (EMF) ist sie eine der am schnellsten zunehmenden Krankheiten in Amerika.

Ich fasste den Entschluss zu gehen, rief die Person an und sagte: „Ich werde Ihnen 10 Tage meines Lebens geben.“ Ich fügte hinzu: „Ich werde alles stehen und liegen lassen und zu Ihnen fliegen. Ich möchte nichts dafür haben.“ Dann traf ich Vorkehrungen, um diese Person für 10 Tage zu besuchen.

Ich saß im Flugzeug und flog quer durch Amerika zu einer Person, die mich nicht kannte und die ich auch nicht kannte. Sie hoffte darauf, von Gott geheilt zu werden – und zwar durch mich – von einer mir unbekannten Krankheit. Hätten Sie diese Aufgabe gerne gehabt? Aber ich glaubte, Gott darin zu sehen. Er würde schon zu mir sprechen und mich durch das, was ich zu tun hatte, hindurchführen.

Als ich mit meiner geöffneten Bibel im Flugzeug saß, redete ich mit Gott, meinem Chef, über das, was ich bei meiner Ankunft dort tun sollte. Jetzt baute sich der Druck langsam auf. Man würde erwarten, dass ich handelte. Ich wusste, dass ich beten konnte, aber wofür? Als ich so durch die Bibel blätterte, erwartete ich ein Reden des Heiligen Geistes und fragte Gott: „Gibt es irgendetwas hier drin? Hast du schon einmal irgendetwas über diese Situation gesagt?“ Als ich dann weiterblätterte, stieß ich auf eine Bibelstelle. Diese Bibelstelle gibt es schon seit der Zeit Salomos vor ungefähr 3.000 Jahren. Sie steht in den Sprüchen:

> **Ein fröhliches Herz fördert die Genesung, aber ein niedergeschlagener Geist dörrt das Gebein aus. Sprüche 17,22 (SLB)**

Ich fing an, diese Bibelstelle zu studieren und *erkannte darin einen Zusammenhang zwischen dem menschlichen Geist und Krankheit*. Manche Menschen lehren, dass es keinen Zusammenhang zwischen Körper und Geist gibt. Diese Bibelstelle rechnet ein für alle Mal mit diesem Konzept ab. Ich erkannte, dass ein gebrochener Geist oder ein gebrochenes Herz Auswirkungen auf unsere Gesundheit haben kann.

Dann fing ich an, darüber nachzudenken, was es mit dem „ausgedörrten Gebein“ auf sich hatte. Eine *Osteoporose* war es nicht, da die Person in diesem Fall zu jung dafür war. Diese Person hatte keine Blutarmut. Ich erinnerte mich an meine Collegezeit und mein medizinisches Vorstudium und dachte noch einmal über die Knochen nach. Was ist in den Knochen? Irgendeine Masse. Was für eine Masse? Rote Blutkörperchen und weiße Blutkörperchen – das Immunsystem. Ein Teil des Immunsystems steckt im Knochenmark. Ein weiterer Teil steckt im Lymphgefäßsystem – den B- und T-Zellen. Diese Bibelstelle handelte von Knochen. Ich dachte darüber nach und sagte: „Moment mal, heißt es nicht, dass Pestizide das Immunsystem zerstören?“

Das Wort Gottes sagte also, ein gebrochener Geist oder ein gebrochenes Herz könne das Immunsystem zerstören. Ich fragte mich: „Könnte diese Person irgendwann in ihrem Leben geistlich oder emotional verletzt worden sein?“ Ich wusste es nicht.

Ich kam dort an und ging zu der Person nach Hause. Sie fragte mich: „Hat Gott Ihnen irgendetwas über meine Krankheit gezeigt?“ Ich antwortete: „Ich weiß nicht. Ich bin mir nicht sicher. Ich muss Ihnen eine Frage stellen. Ich möchte wissen, wer Ihnen das Herz gebrochen hat. Ich möchte wissen, was geschehen ist, das Sie so ängstigt.“

Von da an hatten wir alle Hände voll zu tun. Aber nach sieben Tagen saß diese Person im Sizzler Steak House und aß von allem, was es auf dem Buffet gab. Sie aß alles, was sie sah. Wir gingen Hamburger, Pommes und Joghurt essen. Vor kurzem telefonierte ich mit ihr und fragte, ob MCS/EI seitdem jemals wiedergekommen sei.

So fing mein Weg mit MCS/EI an. Seit 1990 wurden buchstäblich hunderte Menschen in ganz Amerika von dieser Krankheit geheilt. Die Zustände, von denen sie geheilt wurden, waren zum Teil so extrem, dass sie auf Grund schwerer Allergien nackt sein mussten, keine Kleider mehr tragen konnten, fast alle bekannten Nahrungsmittel nicht mehr essen konnten, sogar auf Wasser allergisch waren und multiple Allergien von elektromagnetischer Hypersensibilität bis hin zu erschöpfungsähnlichen Symptomen aufwiesen. All diese Menschen leben heute ein normales und produktives Leben ohne Rückfälle.

In ganz Amerika gelten wir in unserem Dienst als „Experten“ in der Heilung von MCS/EI. Manche Menschen haben sich auf die Diagnose der Krankheit spezialisiert, aber das heilt die Kranken nicht. Umweltökologen und Allergologen mit allen Formen östlicher Mystik, alternativen Heilmethoden, Allergiespritzen, Rotationsdiäten, Sauna, Nahrungsergänzungsmitteln und anderen Behandlungen haben es noch nicht geschafft, eine langfristige Heilung von MCS/EI zu bewirken. Ich konnte noch keine Heilung während der letzten zwanzig Jahre dokumentieren, aber es gibt ein paar Berichte von Menschen, denen es besser geht. Aber nochmal, das ist nur eine weitere Form des Krankheitsmanagements. Viele Menschen sind heute aufgrund unseres Dienstes gesund. Halleluja!

Ein Artikel, den ich gelesen habe, handelt davon, warum Frauen unter ehelichen Auseinandersetzungen emotional leiden. Männer kommen schnell darüber hinweg. Frauen erholen sich lange Zeit nicht davon. Die Schädigung des Immunsystems durch einen Streit zu Hause ist bei Frauen enorm. In Amerika sind 85 bis 90 Prozent der Personen, die an MCS/EI leiden, weiblich. Der Grund, warum es die Frauen sind, die krank werden, ist, dass sie empfänglicher für geistliche und emotionale Verletzungen sind. Gott hat die Frau dazu erschaffen, sich guter und starker geistlicher Führung zu unterstellen, nicht aber Misshandlung.

Über die Jahre hinweg habe ich aus Tausenden von Fällen in ganz Amerika gelernt, dass MCS oder EI aus einem Beziehungsbruch zwischen der Person, die die Krankheit hat, und einer anderen hervorgeht. Die andere Person ist meistens ein nahestehendes Familienmitglied. Bei jeder Person, der ich gedient habe, kam ohne Ausnahme einer oder mehrere von vier Lebensumständen vor. Hier sind die vier Lebensumstände, die alle zusammen oder einzeln bei MCS/EI vorkommen:

1) Verbale und/oder emotionale Misshandlung

2) Körperliche Misshandlung

3) Sexuelle Misshandlung

4) Getriebensein, die Erwartungen eines Elternteils zu erfüllen, um geliebt zu werden

Alle diese Personen leben in einer Atmosphäre, die keine Liebe und Emotionen kennt, und es scheint, als steckten sie in einer Zwangsjacke, was ihre Beziehungen angeht.

MCS/EI ist eine *Angststörung*, die das Immunsystem soweit beeinträchtigt, dass schließlich einfache und komplexe Allergien entstehen. Der einzige Weg, MCS/EI zu heilen, ist, die Angststörung zu brechen, damit das Immunsystem geheilt werden kann. Dann fallen die Allergien weg, wie auch viele der angesammelten Begleiterkrankungen. Diese sind u.a. *Kandidose, Fibromyalgie, Hypothyreose* usw. Diese Begleiterkrankungen sind einfach loszuwerden, wenn man begriffen hat, wie sie Fuß gefasst haben. Wenn man sich einmal mit der Wurzel von MCS/EI befasst hat, sind die Leute oft erstaunt, dass sie auch die *Kandidose*, *Fibromyalgie* und *Hypothyreose* losgeworden sind. Wenn Sie an MCS/EI leiden und aufgrund der *Kandidose* etwas niedergeschlagen und geknickt sind, machen Sie sich keine Sorgen. Sie wird weggehen. Ich kümmere mich bei den Menschen gar nicht erst um die *Kandidose*. Das wäre Zeitverschwendung.

Wenn ich eine *Fibromyalgie* in Verbindung mit MCS/EI finde, kümmere ich mich ebenfalls nicht darum. Das wäre vergeudete Zeit, weil sie ein Nebenprodukt der eigentlichen Ursache ist. *Wenn man erst einmal beginnt, sich um die „Früchte" zu kümmern, hat man es schlussendlich mit einer ganzen Reihe von „Früchten" zu tun. Aber wenn man das Problem an der Wurzel packt, wird man eines Tages gute Früchte ernten.* Das ist ***der herausragende Weg***.

Ich fange nicht von außen an. Allergologen fangen von außen an. Der Allergologe empfiehlt seinen Patienten, alles zu meiden. Gott sagt, alles, was Er erschaffen hat, ist nicht nur gut (1. Mose 1,31), sondern *sehr* gut.

Das erste, was wir in unserem Dienst mit Menschen tun wollen, die von Lebensmittelallergien frei geworden sind, ist, dass wir sie alle die Lebensmittel essen lassen, die sie schon immer in ihrem Leben zurückhaben wollten. Mögen

Sie Bananensplit? Nur zu! Mögen Sie Joghurt? Genießen Sie ihn. Mögen Sie Schokokekse? Dann essen Sie welche. Was möchten Sie? Gott hat nur gute Dinge erschaffen!

Der folgende Artikel ist aus der *Dallas Morning News* (16. November 1996) und heißt „Gesundheit und Wissenschaft".

Forschern zufolge machen hormonelle Reaktionen auf Stress krank. Forschungen haben ergeben, dass durch Stress und Depressionen im Blut ausgeschüttete Notfallhormone zu spröden Knochen bei Frauen, Infektionen und sogar Krebs führen können.

Der natürliche *Fight-or-Flight*-Reflex (Kampf-oder-Flucht-Reflex), der einst dem Urzeitmenschen Schnelligkeit und Ausdauer bei der Flucht vor primitiven Gefahren gab, wird heute täglich im modernen Menschen ausgelöst und hält die Hormone ständig in übermäßiger Alarmbereitschaft, so die Experten. Auch manche Formen der Depression verursachen einen ähnlichen hormonellen Zustand.

„Diese Hormone, wie z. B. Kortisol, werden ausgeschüttet und bleiben lange Zeit im Körper", sagte Dr. Philip Gold vom National Institute of Mental Health, einer der amerikanischen Gesundheitsbehörden. „Kortisol ist gut, wenn man einer Gefahr ausgesetzt ist ... aber wenn es nicht kontrolliert wird, kann es Krankheiten hervorrufen."

Dieser hormonelle Zustand kann in extremen Fällen zu Appetitlosigkeit führen, das Immunsystem lähmen, Prozesse der Geweberegeneration ausschalten, Schlafstörungen verursachen und zu Knochenschwund führen, so Dr. Gold.

Er war einer der Redner der zweitägigen Konferenz der Internationalen Gesellschaft für Neuroimmunologische Modulation, einer Expertengruppe, die die Auswirkungen von Stress und Depressionen auf körperliche Krankheiten untersuchen.

Dr. Gold präsentierte eine Studie über die Knochendichte bei 26 Frauen. Die Hälfte litt an Depressionen, die andere Hälfte war emotional normal. Die depressiven Frauen hatten alle einen hohen Stresshormonspiegel, sagte er.

Obwohl die Frauen erst um die 40 Jahre alt waren, hatten diejenigen mit Depressionen durchweg „die Knochendichte einer 70-Jährigen. Es bestand eindeutig das Risiko einer Fraktur. Das Ausmaß des Knochenschwunds war überraschend", sagte er.

Was war die Wurzel? Angst, Stress und Sorge. In dem Artikel heißt es weiter:

Eine Studie an der Ohio State Universität hat gezeigt, dass regelmäßige eheliche Auseinandersetzungen zu Fight-or-Flight-Hormonreaktionen führen können.

Die Psychologin Dr. Janice Kiecolt-Glaser sagte, eine Studie von 90 neuverheirateten Paaren habe gezeigt, dass Ehekonflikte besonders den Frauen zusetzten.

Bei dieser Studie wurden die Paare mit einer Nadel in den Armen zur Blutentnahme zusammen in einen Raum gesetzt. Die Blutproben konnten zu jeder Zeit entnommen werden, ohne dass Patienten den Zeitpunkt dafür kannten.

Ein Wissenschaftler interviewte dann die Paare und löste absichtlich Diskussionen aus, die zu Meinungsverschiedenheiten und Streit führten.

„Die Paare befanden sich in einer Phase ihrer Ehe, in der sie sich gut verstanden und es wenig Feindseligkeiten gab", sagte Dr. Kiecolt-Glaser.

Dennoch zeigten die während der Meinungsverschiedenheiten entnommenen Proben, dass die Frauen plötzlich einen hohen Stresshormonspiegel bekamen, als hätten sie sich in einer *Fight-or-Flight*-Situation mit großer Gefahr befunden. Zusätzlich war bei den Frauen ein stärkerer Anstieg zu verzeichnen als bei den Männern.

Die Testpersonen wurden noch für eine Nacht einbehalten, und kurz vor der Entlassung wurden weitere Blutproben entnommen. Bei den Männern war der Bluthormonspiegel wieder im Normalbereich, die Frauen wiesen jedoch noch immer erhöhte Werte auf.

Erinnern Sie sich an die Stelle im Epheserbrief:

> **»Sündigt nicht, wenn ihr zornig seid«, und lasst die Sonne nicht über eurem Zorn untergehen. Epheser 4,26 (NLB)**

Verstehen Sie jetzt, warum dieser Vers in der Bibel steht? Könnte es sein, dass Gott weiß, was uns passieren kann, wenn diese geistliche Dynamik in unserem Leben einen falschen Verlauf nimmt? Gott sagt, wenn man eine Angelegenheit vor Sonnenuntergang nicht bereinigt hat, dann werden am Morgen Krankheiten beginnen können, sich im Körper festzusetzen.

Mediziner bestätigen diese Aussage.

Im Römerbrief lesen wir:

> **Wenn möglich, soviel an euch ist, lebt mit allen Menschen in Frieden! Römer 12,18**

Es macht mehr Spaß, in Frieden zu leben, oder nicht? Es heißt, für ein Lächeln braucht es nur 17 Muskeln, aber für ein ernstes Gesicht 30 bis 40. Die Bibel betrachtet Streit als ein Werk des Fleisches. Die Bibel sagt sogar, wo Eigennutz ist, da ist jede schlechte Tat.

> **Denn wo Eifersucht und Eigennutz ist, da ist Zerrüttung und jede schlechte Tat. Jakobus 3,16**

> **Offenbar aber sind die Werke des Fleisches; es sind: ... Streit ... Von diesen sage ich euch im Voraus, so wie ich vorher sagte, dass die, die so etwas tun, das Reich Gottes nicht erben werden. Galater 5,19–21**

Betrachten Sie Streit als Sünde oder als eine Form der Erholung? Solch eine Erholung ist gefährlich!

Kommen wir noch einmal auf die Studie von Dr. Kiecolt-Glaser zurück: Den gemessenen Stresshormonspiegeln zufolge reagieren Frauen sensibler auf negative Verhaltensreaktionen als Männer.

Menschen mit einem derartig hohen Stresshormonspiegel sind einem viel höheren Krankheitsrisiko ausgesetzt, sagte Dr. Ronald Glaser, Virologe an der Ohio State und Ehemann von Dr. Kiecolt-Glaser.

„Wenn die Hormonwerte länger als notwendig hoch bleiben, besteht ein konkretes Risiko für Infektionskrankheiten", sagte er.

Es gibt übrigens Belege dafür, dass das Golfkrieg-Syndrom eine *Angststörung* sein könnte. Der *Houston Chronicle* berichtete am 28. Mai 1998, die meisten Studien über Krankheiten im Zusammenhang mit dem Golfkrieg seien zu dem Schluss gekommen, dass es sich bei diesem Syndrom um eine *Belastungsstörung* handelt.

In unserem Dienst hatten wir eine Person aus einem anderen Bundesstaat. Sie war weiblich und war mit ihrem Mann im Golfkrieg gewesen. Wie es schien, lag bei ihr eine Kombination aus dem chronischen Erschöpfungssyndrom, MCS/EI und dem Golfkrieg-Syndrom vor. Als wir ihre Krankengeschichte studierten, fanden wir keinen Hinweis auf Bakterien, Gift oder Chemikalien als mögliche Ursachen für ihre Erkrankung. **Angst** hatte die Krankheit verursacht. Wenn ich als Frau im Golfkrieg gewesen wäre, hätte ich wohl auch Angst gehabt. Wenn ich als Mann im Golfkrieg gewesen wäre, hätte ich wohl Angst gehabt. Es war für jeden eine Angst erregende (angstbeladene) Situation.

Ich habe einen Artikel aus dem Internet über eine Organisation, die MCS/EI erforscht. Sie ist auf etwas gestoßen, das wir schon seit fast zwanzig Jahren lehren. Dieser Artikel befasst sich mit dem limbischen System. Im Grunde werden darin die Mechanismen des limbischen Systems beschrieben und dabei Angstzustände, Allergien und ein beeinträchtigtes Immunsystem unter Einfluss des Hypothalamus berücksichtigt. Dr. Iris Bell hat ebenfalls einen Artikel veröffentlicht, der diese Erkenntnis in Bezug auf MCS/EI unterstützt.

Wir haben erkannt, dass es einer Befreiung auf zwei Ebenen bedarf, um von MCS/EI geheilt zu werden: einer geistlichen und einer psychologischen. Der Mensch ist auf zwei Ebenen programmiert. Wir denken mit dem *Geist* und mit dem *Kopf*. Hier geht es um unser Langzeitgedächtnis. Wir haben dies bereits in einem früheren Kapitel beschrieben. Zu diesem Komplex gehören die Proteinsynthese, die RNS, die genetische Komponente sowie das Langzeitgedächtnis. Das Langzeitgedächtnis bindet unsere Angstobjekte, also unsere Stressfaktoren, die sog. Stressoren, fest in den Verstand mit ein.

Ich werde nie vergessen, wie ich eine Person davon überzeugen wollte, die wegen MCS/EI zu uns gekommen war. Ich sagte ihr: „Ihre umweltbedingte Unverträglichkeit beruht auf einer Reaktion des Hypothalamus und nicht auf Chemikalien.“ Sie zweifelte daran und glaubte mir nicht.

Die meisten Menschen glauben mir nicht, weil Mediziner, vor allem die MCS/EI-Fachwelt, genau das Gegenteil behaupten. Wir sind der Medizin diametral entgegengesetzt, weil diese noch immer den Allergien hinterherjagt.

Wir gehen der Ursache von Allergien auf den Grund, und sie haben noch nicht einmal erkannt, dass es eine Ursache gibt! Sie nennen es eine „chemische Verletzung“ oder „chemische Sensibilität“. Menschen, die an MCS/EI leiden, reagieren nicht auf irgendwelche Chemikalien. Man hat ihnen etwas vorgemacht! Sie sind hinters Licht und in die Irre geführt worden.

Wenn das Immunsystem sehr stark beeinträchtigt ist, wenn die Killerzellen und die B- und T-Zellen und auch die Lymphozyten in hohem Maße beeinträchtigt sind, wird man auf alles reagieren.

Wie kann es sein, dass die restlichen 98 Prozent der Bevölkerung in derselben Umgebung leben, dieselben Geschäfte, Schulen, Kirchen und Gebäude besuchen und dieses Problem nicht haben? Wenn Chemikalien auf dieser zellulären Ebene den Schaden verursachen würden, hätten wir alle schon längst irgendeine chemische Vergiftung.

Wir haben herausgefunden, dass nicht der Geruch die Reaktion verursacht. Der Geruch hat eine Reaktion in uns einprogrammiert, z. B. Angst. Es ist nicht der Geruch, auf den man „allergisch“ ist oder „reagiert“ und der krank macht. Der Geruch verstärkt die geistige und geistliche Vergiftung, die uns in Gefangenschaft hält und den Geruch zum Stressfaktor macht. Wenn Sie Angst vor Mäusen haben, brauchen Sie nur eine zu sehen und sind im Bruchteil einer Sekunde auf dem Stuhl. Selbst wenn ich nur sage, „Da ist eine Maus!“, sind sie im Handumdrehen auf dem Stuhl. Die Massenprogrammierung des menschlichen Verstands bewirkt phobische Angst.

Ich erzählte dieser Person also, ihre umweltbedingte Unverträglichkeit (EI-Reaktion) beruhe auf einer Reaktion des Hypothalamus und nicht auf der Exposition gegenüber einer Chemikalie. Sie war anderer Meinung. Ich wartete auf den richtigen Augenblick, und als ich eines Tages mit einem Team lehrte und diente, lief ich zum Fenster und sagte beiläufig: „Oh! Da ist der Kammerjäger und spritzt.“ Nur der Gedanke daran löste bei dieser Person eine EI-Reaktion aus! Sie wurde katatonisch und erlitt eine heftige EI-Reaktion. Sie war noch nicht einmal einer Chemikalie oder einem Geruch ausgesetzt. Nach 10–15 Minuten ließ die Reaktion nach. Ich sah diese Person an und sagte: „Da war kein Kammerjäger.“

Zunächst war sie noch sauer auf mich. Aber damit kann ich umgehen. Mir war nur wichtig, dass sie die Botschaft verstanden hatte. Die gleiche EI-Reaktion wurde ausgelöst, ohne dass sie irgendeiner Chemikalie ausgesetzt war, und sie erkannte dann, dass sie hinters Licht geführt worden war. Heute ist diese Person völlig gesund und preist Gott für ihre Heilung.

Im **Walk-out**, dem Weg des Verlassens, helfen wir den Betroffenen, jedes Stück Boden zurückzugewinnen, das sie verloren haben. Jedes Lebensmittel, jedes Gebäude, jedes Kleidungsstück, alles, was sie im Laufe der Zeit verloren haben, werden sie wieder zurückbekommen.

Wir gingen mit dieser Person in ein Grillrestaurant essen. Wissen Sie, was Holzrauch Menschen mit EI antut? Er ist ein sehr großer Stressfaktor.

Wir bestellten dieser Person etwas Ordentliches zu essen. Im Restaurant war gerade der Grill angezündet worden und Rauch stieg aus dem Schornstein auf. Wir stiegen ins Auto und wollten losfahren, als die Person den Rauch bemerkte und nur aufgrund dieses Anblicks sofort mit einer EI-Reaktion zu kämpfen hatte. Ich schaute diese Person an und sagte: „Erinnern Sie sich an den Kammerjäger?" „Ach so!", war ihre Antwort. Ich sagte zu ihr: „Ich werde das Auto wieder abstellen und dann schauen wir beim Nachtisch dem Rauch zu, wie er aus dem Schornstein kommt."

Die Person sagte: „Das können Sie mir nicht antun." Zusammen mit meinem Team wendete ich den Wagen. Wir hielten unterhalb des Schornsteins an, saßen dort und beobachteten den Rauch, der aus dem Schornstein aufstieg. An diesem Tag „holte" sie sich Holzrauch wieder „zurück" und hat ihn nie wieder „hergegeben". Warum? Sie hatte sich von ihrem limbischen System leiten lassen und reagierte auf einen Stressauslöser. Dieses Gedankenkonstrukt war tief in Sorge und Angst verwurzelt. Sie erkannte erneut, dass sie hinters Licht geführt worden war.

Anmerkung des Herausgebers: Die obige Geschichte ereignete sich, während wir dieser Person mit qualifizierten Mitarbeitern dienten. Ich möchte nicht, dass jemand denkt, es sei einfach eine Situation gewesen, in der sich die Macht der Gedanken über die der Materie zeigte. Vielmehr handelte sich im Dienst mit dieser Person um eine bestimmte Phase während des **Walk-out**, dem Weg des Verlassens.

Hier ist ein interessanter Artikel (aus dem Internet), der unsere Lehre bestätigt. Darin heißt es:

Der wichtigste Bestandteil des limbischen Systems, der Hypothalamus, reguliert: (1) die Körpertemperatur über Gefäßverengung, Zittern, Gefäßerweiterung, Schwitzen, Fieber und das Bedürfnis, sich beispielsweise in eine kühlere oder wärmere Umgebung zu begeben oder Kleider an- oder auszuziehen; (2) Fortpflanzungsphysiologie und –verhalten; (3)

Ess-, Trink-, Verdauungs- und Stoffwechselaktivitäten, einschließlich der Regulierung des Wasserhaushalts, suchtartiges Essen, das zur Fettleibigkeit führt, vollständige Ablehnung von Nahrung und Wasser bis hin zum Tod; aggressives Verhalten, einschließlich des physischen Ausdrucks von Emotionen wie erhöhte Herzfrequenz, erhöhter Blutdruck, trockener Mund und Magen-Darm-Reaktionen (Gilman, 1982).

Der Hypothalamus ist auch der Ort, an dem das sympathische und parasympathische Nervensystem zusammenlaufen. Die meisten Krankheitserscheinungen, die durch Nahrungsmittel- und chemische Sensibilität verursacht werden, stehen im Zusammenhang mit dem autonomen (sympathischen und parasympathischen) Nervensystem. Zum Beispiel erzeugt ein veränderter glatter Muskeltonus das Raynaud-Syndrom, Diarrhö, Obstipation und andere Symptome, die von diesen Personen berichtet wurden.

Der Hypothalamus scheint auch die anaphylaktische Reaktion und andere Aspekte der Immunität zu beeinflussen (Stein, 1981). Umgekehrt können Antigene die elektrische Aktivität im Hypothalamus beeinflussen (Besedovsky, 19. Aufl.).

Man muss erkennen, dass Gedanken, die in der Großhirnrinde entstehen und ein starkes emotionales Potential haben, auch eine Reaktion des Hypothalamus auslösen können und körperliche Effekte hervorrufen, die mit heftiger Wut, Angst und anderen Gefühlen verbunden sind. Um diese Effekte in Gang zu setzen, sendet der Hypothalamus nicht nur direkte elektrische Impulse zum Nervensystem, sondern produziert auch seine eigenen Hormone, von denen viele die Hormonproduktion der Hypophyse stimulieren oder hemmen (Gilman, 1982). In diesem Zusammenhang ist es interessant, dass unverhältnismäßig viele chemisch sensible Personen irgendwann in ihrem Leben wegen Schilddrüsenhormonmangels behandelt wurden.

Das ist sehr interessant, nicht wahr? Der Artikel geht weiter und berichtet über biochemische Mechanismen, vaskuläre Mechanismen usw. Dies ist ein säkularer Artikel aus der medizinischen Fachwelt und wurde von Leuten geschrieben, die einige Mechanismen der MCS/EI erforscht haben.

Illustration einer MCS/EI-Reaktion

Nehmen wir an, wir sind einem bestimmten Stressor ausgesetzt. Wir haben das „verbotene Lebensmittel“ angerührt oder wir befinden uns in der Nähe des „verbotenen Geruchs“. Jemand hat gesagt, der Kammerjäger sei da, und wir sind darauf programmiert, sofort zu denken, er sei der Feind. Der Hypothalamus erzeugt sofort ein Hormon, das in den Blutkreislauf ausgeschüttet wird. Das Hormon dockt an einen Rezeptor der Herzmuskelzellen an. Die Herz- und Atemfrequenz erhöhen sich und die Atemgeschwindigkeit kann plötzlich von langsam auf panisch-schnell ansteigen. Es kann sogar so weit gehen, dass Sie einen anaphylaktischen Zustand erreichen, was sehr gefährlich ist, daran können Sie sterben. In extremen Fällen kann es zu einer Katatonie kommen. Ich habe so etwas schon bei Menschen gesehen. *Wir konnten sehr erfolgreich katatonische Schübe, anaphylaktische Reaktionen und Panikattacken jeden Ausmaßes brechen.*

Sind Sie bei einer EI-Reaktion dem Stressor ausgesetzt, erhöhen sich Atemfrequenz und Atemgeschwindigkeit. Dies führt zu einer sogenannten Hyperventilation. Wenn Sie hyperventilieren, können zwei Dinge geschehen: Es kommt entweder zu einem Sauerstoffmangel im oberen Teil des Gehirns oder zu einer Erhöhung des Kohlenstoffdioxidgehalts. Die Hyperventilation behindert die richtige Versorgung der Gehirnzellen. Deshalb sind Personen mit einer fortgeschrittenen EI-Reaktion verwirrt. Sie haben vernebelte Sinne, und man diagnostiziert dann ein organisches Hirnsyndrom bei ihnen. Ihre Verwirrung, der Konzentrationsverlust und der entstehende „Gehirnnebel" *verstärken ihre Angst.* Diese Menschen fühlen sich so, als würden sie buchstäblich den Verstand verlieren. Sie können nicht verstehen, was vor sich geht. Angst kommt und wächst. Weitere Ängste entstehen, wodurch mehr Hormone freigesetzt werden. Noch mehr Ängste. Mehr Hyperventilation. Dann kann es in extremen Fällen zur Katatonie oder anaphylaktischen Reaktion kommen. Die Personen geraten im Handumdrehen von einem Zustand der Ruhe in Panik mit massiver Hormonausschüttung. Wenn die Stressoren und ihr Einfluss wieder weg sind, klingt die Angst ab, der Körper erholt sich und die EI-Reaktion ist vorbei.

Eine EI-Reaktion hält nicht für immer an – was jedoch „für immer" anhält, ist das nächste Stadium der Krankheit – *die Widerstandsphase.*

Wenn eine gesunde Person die Straße überquert und jemand hupt, geht sie zur Seite. Wenn ich meine Hand auf eine heiße Herdplatte lege, löst das den Alarmzustand aus, die *Fight-or-Flight*-Reaktion setzt ein und ich nehme meine Hand wieder weg. Ich kehre dann wieder zu einem normalen Zustand zurück. Die Lebensfunktionen kommen wieder ins innere Gleichgewicht (Homöostase), die *Fight-or-Flight*-Reflexe verschwinden, meine Atemfrequenz normalisiert sich, ich atme wieder normal und lebe mein Leben normal weiter.

Menschen mit einer *Angststörung* wie MCS/EI verlassen nie die *Fight-or-Flight-Phase.* Sie treten in das zweite Stadium dieser Krankheit ein, *die Widerstandsphase.* In der *Widerstandsphase* funktioniert die Homöostase nicht mehr, auch wenn die *Fight-or-Flight-Reaktionen* nicht mehr so stark sind, weil die Angst vor dem „Feind", dem „Stressor", immer vorhanden ist. Deshalb treten all diese verschiedenen Funktionsstörungen auf. All die Begleiterkrankungen beginnen sich zu entwickeln.

In der *Widerstandsphase* ist zunächst die Schilddrüse betroffen. Deshalb erkranken auch die meisten Menschen mit fortgeschrittener MCS/EI an *Hashimoto-Thyreoiditis* und/oder an *Hypothyreose (Schilddrüsenunterfunktion)*, einer mangelnden Ausschüttung von Thyroxin. Wenn die Schilddrüse nicht durch Strahlung oder eine Operation in Mitleidenschaft gezogen wurde, sind die meisten Menschen mit MCS/EI, denen ich gedient habe, von *Hypothyreose* oder *Hashimoto-Thyreoiditis,* die die medizinische Fachwelt übrigens für unheilbar hält, geheilt worden. Ich sage Ihnen, dass diese Krankheiten durch die Gnade Gottes heilbar sind, wenn Sie sich an Seine Bedingungen für geistliche Heilung halten.

Als nächstes ist die Leber betroffen. Gleich danach kommt die Nebennierenrinde, und auf der Elektrolytebene des Körpers erfolgt eine Eliminierung der H+-Ionen sowie eine Wasser- und Natriumretention. Viele Dinge geschehen, und der Körper verliert sein inneres Gleichgewicht, weil der Elektrolythaushalt und der Säure-Basen-Haushalt völlig durcheinander sind.

Das kleine Lebewesen, das nun in Erscheinung tritt, ist der *Candida-Pilz*. Die *Kandidose*, egal ob lokal oder systemisch, ist eine sehr schmerzhafte Krankheit. Sie verursacht auch noch etwas anderes: den Verlust des Selbstwertgefühls. Die *Kandidose* bei Frauen nimmt ihnen ihr Selbstwertgefühl, weil die Geschlechtsorgane normalerweise zuerst betroffen sind. Es gibt auch noch weitere Komplikationen, die dadurch verursacht werden.

In der nun folgenden Phase, in der die Angst stärker und es immer offensichtlicher wird, dass man die Krankheit nicht loswird, entwickeln sich Ansätze und Wurzeln von *Fibromyalgie*. Völlig grundlos treten Schmerzen auf. Unter dieser Art von Schmerzen steht der Glaube unter Beschuss. Als nächstes folgt Hoffnungslosigkeit, Verzweiflung und mehr Angst, und man schaltet immer mehr ab. Und wenn Sie zum Arzt gehen, verspreche ich Ihnen, werden Sie mit noch mehr Angst zurückkommen.

Unser Dienst ist einer der wenigen weltweit, zu dem Sie mit MCS/EI, chronischem Erschöpfungssyndrom und Fibromyalgie kommen können und gesagt bekommen, dass Sie wieder bessere Tage erleben können! Ärzte werden Ihnen raten, alle möglichen Dinge zu meiden. Sie können zu verschiedenen Ärzten gehen, 20 000,- Euro und mehr ausgeben, und schlussendlich schickt man Sie *mit* Ihrer Krankheit in die Wüste, in die Berge oder ans Meer, um den Rest Ihres Lebens in Isolation zu verbringen.

Sind Sie von MCS/EI betroffen? Ich weiß nicht, ob Sie heute geheilt werden, aber ich möchte Folgendes sagen: Seit ich im Dienst bin, gab es kein Seminar, bei dem Menschen mit MCS/EI, die dem, was ich lehre, zugehört haben, nicht von dieser Krankheit befreit wurden und nicht innerhalb von 30 Tagen vollständig geheilt waren.

Anmerkung des Herausgebers: An diesem Seminar im Jahr 1998 nahm eine Person teil, die damals an MCS/EI in extremer Form litt. Drei Tage lang lag sie mit einer Gesichtsmaske hinten auf dem Boden und hörte zu, wie über die Wurzeln von MCS/EI gelehrt wurde. Heute ist diese Person nach Jahren der Verwüstung immer noch gesund.

Ich möchte Ihnen noch etwas sagen:

- **Haben Sie keine Angst!**
- **Schauen Sie nicht auf Ihre Symptome – sie sind eine Lüge.**
- **Sie sind mit dieser Krankheit nicht mehr alleine!**

Anmerkung des Herausgebers: Teil unseres Programms ist es, Kirchen, Pastoren und Dienste darin auszubilden, diese Krankheiten und die Wurzeln dahinter zu verstehen. Wenn Sie Pastor, Leiter eines Dienstes oder einfach jemand sind, der in diesem Dienst ausgebildet werden möchte, nehmen Sie bitte Kontakt mit uns auf.

Das *Widerstandsstadium* des *allgemeinen Anpassungssyndroms* (AAS) ermöglicht es dem Körper, noch lange nachdem die Auswirkungen der Alarmreaktion nachgelassen haben, gegen den Stressor anzukämpfen. In diesem Stadium wird die Geschwindigkeit, in der Lebensprozesse stattfinden, erhöht. Dem Körper werden Energie und funktionale Proteine bereitgestellt und der Kreislauf passt sich an, um emotionale Krisen zu bewältigen, anstrengende Arbeit zu verrichten, Infektionen zu bekämpfen usw. Das *Widerstandsstadium* sollte eigentlich in die Erholungsphase übergehen. Aber MCS/EI kennt keine Erholung. Vielmehr weitet sich der Zustand immer mehr aus. Der Körper bleibt gerüstet, den „Feind" zu bekämpfen, während die für den Körper notwendige Homöostase noch immer ausgeschaltet ist. *Der Mensch ist jetzt gerüstet, jederzeit die unsichtbare Bedrohung zu bekämpfen.*

Irgendwann geht die Krankheit in das dritte und letzte Stadium der Angststörung über, das *Erschöpfungsstadium*. Gelegentlich gelingt es im *Widerstandsstadium* nicht, den Stressor zu bekämpfen, und der Körper gibt sich geschlagen. Das *allgemeine Anpassungssyndrom* geht in diesem Fall in das *Erschöpfungsstadium* über. Eine Hauptursache für die Erschöpfung ist der Verlust von Kaliumionen. Das sind die biologischen, geistlichen und emotionalen Mechanismen, die im Zusammenhang von MCS/EI ablaufen.

Ich bin immer noch davon überzeugt, dass es eine Krankheit des gebrochenen Herzens ist.

Ein fröhliches Herz bringt gute Besserung, aber ein niedergeschlagener Geist dörrt das Gebein aus. Sprüche 17,22

Wenn man ein gebrochenes Herz hat, hat man *Angst*. Wenn man sich nicht sicher fühlt, hat man *Angst*. Wenn einen Sorgen bedrücken, hat man *Angst*. MCS/EI ist besonders schwierig, da diese Krankheit auf einem Fundament der Angst aufbaut, die weiter wächst.

Furcht ist nicht in der Liebe, sondern die vollkommene Liebe treibt die Furcht aus, denn die Furcht hat es mit Strafe zu tun. Wer sich aber fürchtet, ist nicht vollendet in der Liebe. 1. Johannes 4,18

Wenn wir es mit MCS/EI in unserem Dienst zu tun haben, bringen wir die Person an einen Ort der Sicherheit. Sicherheit erstens mit Gott, zweitens mit sich selbst und drittens mit anderen. *Es muss eine Versöhnung im Herzen auf allen drei Ebenen stattfinden, damit Heilung geschieht.*

Letzten Endes bedeutet die Heilung von MCS/EI die Beseitigung aller drei Stadien des *allgemeinen Anpassungssyndroms* (AAS). Je mehr Angst und Sorge abnehmen, umso mehr beginnt das Immunsystem zu heilen. *Anders ausgedrückt, heißt das: Je mehr Angst und Sorge zunehmen, desto mehr wird das Immunsystem zerstört. Je mehr das Immunsystem zerstört wird, desto mehr nehmen die Allergien zu.*

Wenn Angst, Sorge und Stress vergehen, verschwinden die Reaktionen und man kann sich fünf bis zehn Nahrungsmittel sehr schnell wieder zurückerobern. Darüber sind die Betroffenen dann sehr erstaunt. Warum reagieren sie an einem Tag noch auf ein bestimmtes Nahrungsmittel und können es einen Tag später wieder essen, und ab diesem Tag dann für immer? Hat sich das Essen verändert? Nein, sie haben sich verändert! Die gute Nachricht ist: Sie reagieren nicht mehr auf die Nahrungsmittel und können sie wieder essen!

Frage aus dem Publikum: Ich habe die Kassette über MCS/EI gehört und das Ursachenprofil traf auf mich nicht zu. Meine Tochter sagte, es trifft auch nicht auf sie zu. Jetzt frage ich mich, ob es im Zusammenhang mit Perfektionismus und negativem Denken möglich ist, dass MCS/EI durch sogenannten geistlichen Missbrauch oder durch Gesetzlichkeit innerhalb der Gemeinde verursacht wurde, und nicht von einer frühen Kindheitserfahrung mit den Eltern?

Henry Wrights Antwort: Ja, das könnte möglich sein. Betrachten wir noch einmal verbale, emotionale, körperliche und sexuelle Misshandlung sowie das Getriebensein, die Erwartungen eines Elternteils zu erfüllen. Wir sind im Begriff, die Krankheit immer mehr zu verstehen, und jedes Mal, wenn wir in einer Beziehung gefangen sind, oder wir in eine Situation kommen, in der uns unsere Unabhängigkeit genommen wird und wir unterdrückt werden, kann Angst in irgendeiner Form entstehen. Ich habe schon ein paar Fälle erlebt, bei denen die Gründe für eine MCS/EI nicht in der Kindheit, sondern in einer Ehe lagen. Ich habe Situationen erlebt, in denen Unterdrückung, Gesetzlichkeit und geistlicher Missbrauch in Gemeinden war, die den Geist der Menschen zermürbten und sehr destruktiv waren.

Es wäre sicherlich sehr interessant, hier weiter in die Tiefe zu gehen. Es würde sich sicher lohnen, und wir könnten auf eine weitere Wurzel stoßen.

Alles, was uns die Freiheit raubt, ruft Angst hervor.

Jedes Mal, wenn wir gedemütigt oder unterdrückt werden, kann die Situation Angst hervorrufen. Es ist eine Form der Gehirnwäsche, der Unterdrückung und der Misshandlung. Gesetzlichkeit und Unterdrückung in Gemeinden können zur Schmähung werden und sind genauso gefährlich wie sexueller, körperlicher und verbaler Missbrauch. Es ist eine tragische und schreckliche Sünde.

Die Phasen der Heilung beginnen mit Vertrauen. Die Heilung von MCS/EI fängt damit an, wieder vertrauen zu können und wieder verletzbar sein zu können. Menschen mit MCS/EI wollen nicht verletzbar sein, weil sie das Risiko, noch mehr Ablehnung zu erfahren, nicht mehr auf sich nehmen wollen. Sie ziehen sich in eine Welt der Schutzmechanismen zurück.

Ich liebe es, Männer und Frauen wieder verletzbar zu machen, während ich ihnen diene. Sie haben Angst, verletzbar zu sein, weil sie nicht wieder fallengelassen werden wollen. Werden sie es wagen, wieder zu glauben, zu lieben und verletzbar zu sein, ohne missbraucht zu werden? Kann ich also behaupten, MCS/EI wird auf jeden Fall dadurch verursacht, dass jemand in irgendeiner Form zum Opfer gemacht wird? Kann ich das behaupten, ohne zu sehr in ein Schwarz-Weiß-Denken zu verfallen, da wir bezüglich dieser Krankheit selbst noch Lernende sind?

Angst, Stress und Physiologie Fortsetzung

Das Hormonsystem

Das Hormonsystem besteht aus der Hypophyse, der Zirbeldrüse, den Nebenschilddrüsen, der Schilddrüse, dem Thymus, den Nebennieren, der Bauchspeicheldrüse, den Eierstöcken, den Hoden und dem Hypothalamus. Ich werde Ihnen zeigen, wo der Hypothalamus sitzt. Wer hat Probleme mit Verspannungen? Bei wem schmerzt der Hinterkopf, wenn er verspannt ist? Erinnern Sie sich, welche Hand wohin geht? Der Hypothalamus befindet sich im dritten Ventrikel. Hier beginnt der Schmerz. Wenn Sie verspannt sind, Stress haben und unter Druck stehen, fangen Sie an, sich den Nacken zu massieren, nicht wahr? Ich überprüfe die Angespanntheit von Menschen, indem ich die Anspannung im Nacken überprüfe. So wirken sich Stress und Sorgen aus.

Der Hypothalamus ist die „Zentrale" des Hormonsystems und sendet verschiedene chemische Botenstoffe an das Hormonsystem aus. Bei Stress und Sorgen sind viele Hormone beteiligt. Der Hypothalamus unterstützt viele Funktionen. Wir werden sie zusammen durchgehen.

Die Hormone wandern zu den Rezeptoren in den Muskeln oder im Gewebe, wo sie eine Aktion auslösen. Eine EI-Reaktion ist das Zusammenwirken einer Ausschüttung von Hormonen durch den Hypothalamus und einer Aktivierung des zentralen Nervensystems durch Angst, Sorge und Stress. Das ist eine EI-Reaktion.

Wenn man einem Stressor oder einem vermeintlichen Allergen ausgesetzt ist, reagiert man manchmal darauf. Manchmal reagiert man auch, ohne von der Anwesenheit eines Stressors zu wissen, und das scheint den Glauben an die „Allergie“ zu bestärken.

Ich habe schon viel über einen unsichtbaren Feind gelernt, den **„Geist der Angst“,** der durch Wände und Personen hindurchschauen kann und genau weiß, was in einem vor sich geht. Wir haben einen sehr intelligenten Feind, der sich möglicherweise Zugang zu Ihrem Leben verschafft hat.

ANGST IST NICHT NUR EINE EMOTION.
Die Bibel bezeichnet Angst auf dieser Ebene als einen bösen Geist.

Ich möchte ehrlich mit Ihnen sein: Damit jemand von MCS/EI geheilt werden kann, *muss der Geist der Angst ein für alle Mal aus seinem Leben vertrieben werden*. Ich weiß nicht, ob das mit Ihrer Theologie übereinstimmt. Wenn Sie auf eine andere Art und Weise geheilt werden können, dann seien Sie gesegnet! Ich weiß, dass Menschen gesund werden, wenn der Geist der Angst weg ist. Die Leute haben solche Angst vor den Begriffen „Dämon“, „Teufel“ oder „böser Geist“. Die Angst vor dem Bösen ist ein tragisches Problem in der Christenheit.

Dieser Geist der Angst hat eine andere Dimension als die normale *Fight-or-Flight*-Reaktion, mit der Gott uns geschaffen hat. Natürliche Angst ist Teil unseres limbischen Systems. Die *Fight-or-Flight*-Reaktion ist Teil unserer Schöpfung, *aber es gibt einen Feind, der uns noch einen Schritt weiter treiben und Angst zu einer permanenten Lebensweise machen möchte. Ja, ich behaupte, der Feind kennt uns fast genauso gut wie unser Schöpfer. Er weiß, wie er uns manipulieren kann, wie er sein Reich ausbauen muss, um uns zu zerstören, und wie er uns manipulieren muss, damit sein Reich der Unterdrückung in unser Leben kommt*.

Einen *Fight-or-Flight*-Reflex zu verspüren, wenn wir auf der Straße spielen oder Eisenbahnschienen überqueren, ist das eine. Aber Menschen mit MCS/EI befinden sich ständig in einer *Fight-or-Flight*-Reaktion. Wenn wir uns rüsten, einem unsichtbaren und unbekannten Feind zu begegnen, schalten wir die Teilbereiche im Körper aus, die für die Homöostase benötigt werden. Das ist dann der Anfang von *Kandidose, Hypothyreose, Fibromyalgie, organischem Hirnsyndrom, Erschöpfung* usw.

Die Teilbereiche des Körpers, die wir für die Homöostase benötigen, brauchen wir für eine *Fight-or-Flight*-Reaktion nicht. In einer *Fight-or-Flight*-Reaktion brauchen wir Adrenalin. Es ist, als ob wir das ganze Leben mit dem unsichtbaren Feind nur Schattenboxen würden. Und das geht einfach nicht weg, sondern schreitet fort. *Gleiches erzeugt Gleiches, Glaube erzeugt Glaube, Angst erzeugt Angst, Hass erzeugt Hass, Liebe erzeugt Liebe, Gleiches erzeugt Gleiches.* Es findet eine zunehmende Programmierung durch den Feind statt, mit dem Ziel, unser Leben zu kontrollieren.

MCS/EI ist in *großer Unsicherheit, starkem Misstrauen und großer Angst* verwurzelt. Aber sie hat noch ein weiteres Standbein, den *Okkultismus*. Ich spreche metaphorisch gerne von den zwei Standbeinen der MCS/EI: Das eine ist Angst, das andere Okkultismus. **Eigentlich ist Angst Okkultismus**. Warum? Weil sie etwas in die Zukunft projiziert, das nicht wahr ist, als wäre es wahr.

Interessanterweise kommen die meisten Leute, die uns um Hilfe bitten, nicht zuerst, sondern zuletzt zu uns. Denn Pastoren wissen ja angeblich nichts über Krankheiten. Doch diese Leute haben alles versucht, ihr ganzes Geld ausgegeben und nichts hat funktioniert. Dann hören sie, dass es Erfolge bei einem Pastor und seinem Mitarbeiterteam gibt, und *schließlich kommen sie zu uns*.

Bevor sie zu uns kommen, waren sie bei allen möglichen Ärzten und haben alle möglichen, der Menschheit bekannten Behandlungen über sich ergehen lassen, um gesund zu werden. Sie haben bei dem Versuch, gesund zu werden, gegen jede Bibelstelle über die dunkle Seite verstoßen. Sie waren bei jedem New Age-Heiler und jedem Heilpraktiker. Sie haben alles Menschenmögliche ausprobiert und sind immer noch krank. Man muss sehr vorsichtig sein, wenn man sich in dieses Reich begibt, um gesund zu werden. Man öffnet seinen Geist für Dinge, die erhebliche Folgen haben und nur noch mehr Angst und Qualen bringen. Ich versuche Sie hier nicht zu überzeugen. Ich teile Ihnen nur mit, was ich weiß. Ohne überheblich wirken zu wollen, sage ich ihnen, dass dieser Dienst mit der Hilfe des Herrn sehr viele Siege in der Heilung von Krankheiten errungen hat. Auf Grund dessen, was Gott getan hat, sprechen wir mit großer Vollmacht.

Es ist eine Glaubenssache. Ich verspreche Ihnen, wenn Sie sich gewissen Heilungsmethoden für MCS/EI zuwenden, gehen Sie mit 5 Allergien rein und kommen mit 50 Allergien nach nur 24 Stunden wieder raus. Sie können mit 10 Allergien zum Allergologen gehen, und 30 Minuten später mit 15–20 Allergien die Praxis wieder verlassen. Der Punkt ist, dass diese Heilungsmethoden keine Lösung bieten.

Es wird versucht, eine Lösung zu finden, aber sie trägt keine Frucht. Sie erzeugt nur noch mehr Angst, Hoffnungslosigkeit und Verzweiflung. Und wenn die Menschen dann endlich zu uns kommen, glauben sie uns auch nicht mehr. **Wir sind der letzte Ausweg.**

Wenn Sie darauf eingestellt sind, einen Stressor bekämpfen zu müssen, und sich innerlich nicht sicher fühlen, geschehen im Köperinneren viele komische Dinge, die wir Ihnen jetzt zeigen werden.

Das limbische System

Wir werden uns als nächstes das *limbische System* anschauen. Haben Sie schon einmal von der psychisch-körperlichen Verbindung gehört? So nennt es die Wissenschaft, aber in unserem Dienst nennen wir es die **Verbindung zwischen Geist, Seele und Körper.**

> **Er selbst aber, der Gott des Friedens, heilige euch völlig; und vollständig möge euer Geist und Seele und Leib untadelig bewahrt werden bei der Ankunft unseres Herrn Jesus Christus! 1. Thessalonicher 5,23**

Eine der wichtigsten Drüsen im limbischen System ist der Hypothalamus. Er wird sogar als die Schaltzentrale des Hormonsystems bezeichnet. Obwohl er direkt der Hypophyse unterstellt ist, die eine weitere Drüse des limbischen Systems darstellt, sind eigentlich sowohl das vegetative Nervensystem als auch das Hormonsystem im Hypothalamus integriert.

In der Psychologie heißt es, die Seele bestehe aus zwei Ebenen: dem Bewusstsein und dem kollektiven Unbewussten. Das kann ich nicht in der Bibel finden, aber ich kann *Geist, Seele und Körper*, wie es in 1. Thessalonicher 5,23 steht, finden. **Was die Psychologie das kollektive Unbewusste nennt, ist tatsächlich der „menschliche Geist“.**

In der Psychologie heißt es, das kollektive Unbewusste besteht aus *den Archetypen und den dunklen Schatten*, die wir von unseren Vorfahren geerbt haben. Ich sage, in unserem kollektiven Unbewussten *(dem menschlichen Geist) befindet sich das „Ungeziefer“, die kollektiven Altlasten, die uns unsere Vorfahren vererbt haben.*

Ich zitiere aus dem Buch *Principles of Anatomy and Physiology* [Prinzipien der Anatomie und Physiologie] von Gerard J. Tortora und Nicholas P. Anagnostakos, erschienen bei Harper & Row, 2. Auflage, 1978:

Hypothalamus

1. Er steuert und integriert das vegetative Nervensystem, das die glatte Muskulatur stimuliert, die Kontraktionsfrequenz des Herzmuskels sowie die Sekretion vieler Drüsen steuert. Der Hypothalamus ist durch das vegetative Nervensystem der Hauptregulator der viszeralen Aktivität. Er steuert die Herzfrequenz, die Bewegung der Nahrung durch den Verdauungstrakt und die Kontraktion der Harnblase.

2. Er ist beteiligt am Empfang sensorischer Impulse der viszeralen Organe.

3. Er ist die Hauptverbindung zwischen dem Nerven- und dem Hormonsystem, den zwei wichtigsten Kontrollsystemen des Körpers. Der Hypothalamus liegt direkt über der Hypophyse, der wichtigsten Hormondrüse. Wenn der Hypothalamus gewisse körperliche Veränderungen wahrnimmt, schüttet er chemische Substanzen, sogenannte regulierende Faktoren, aus, die den Hypophysenvorderlappen stimulieren oder hemmen. Dieser schüttet daraufhin Hormone zur Regulierung von Kohlehydraten, Fetten, Proteinen, bestimmten Elektrolyten und Sexualfunktionen aus oder hält sie zurück.

4. Er ist verantwortlich für das Phänomen, dass der Geist der Materie überlegen ist. Wenn die Großhirnrinde starke Emotionen empfindet, sendet sie oft Impulse über Bahnen, die die Hirnrinde mit dem Hypothalamus verbinden. Der Hypothalamus leitet dann die Impulse über das vegetative Nervensystem und schüttet auch chemische Substanzen aus, die den Hypophysenvorderlappen stimulieren. Das kann eine Reihe von Veränderungen bei körperlichen Aktivitäten verursachen. Wenn man beispielsweise in Panik versetzt wird, sendet der Hypothalamus Impulse aus, die das Herz schneller schlagen lassen. Ebenso kann andauernder psychischer Stress langfristige Anormalitäten in den Köperfunktionen bewirken, die in schwerer Krankheit enden. Das sind die sogenannten psychosomatischen Funktionsstörungen. Psychosomatische Störungen sind real.

Der Hypothalamus unterstützt und generiert die folgenden Lebenszustände: *alle Ausdrucksformen von Angst, Sorge, Stress, Anspannung, Panik, Panikattacken, Phobien, Zorn, Wut und Aggression.* All das wird nur durch diese eine Drüse ausgelöst und gesteuert. *Sie reagiert nur auf Emotionen und den Geist.* Der Hypothalamus wird zwar „die Zentrale des Hormonsystems“ genannt, ist aber kein Gehirn. Er ist eine Drüse. *Er reagiert auf Gedanken und Lebensumstände.* Er produziert nur das, was tief im Inneren *der Seele und des Geistes* vor sich geht.

5. Er wird mit den Emotionen der Wut und Aggression in Zusammenhang gebracht.

6. Er reguliert die Körpertemperatur. Bestimmte Zellen des Hypothalamus fungieren als ein Thermostat – ein Mechanismus, der auf Temperaturunterschiede reagiert. Wenn Blut mit erhöhter Temperatur durch den Hypothalamus fließt, löst er Impulse über das vegetative Nervensystem aus, die Aktivitäten zum Wärmeverlust stimulieren. Wärme kann durch Entspannung der glatten Muskulatur in den Blutgefäßen und durch Schwitzen abgebaut werden. Umgekehrt löst der Hypothalamus bei einer Bluttemperatur unter dem Normalwert Impulse aus, die Wärme zurückhalten. Wärme kann durch Kontraktion der Hautblutgefäße, Einstellung des Schwitzens und Zittern zurückgehalten werden.

7. Er steuert die Nahrungsaufnahme durch zwei Zentren. Das *Hungerzentrum* wird von einem durch einen leeren Magen verursachten Hungergefühl stimuliert. Wenn genug Nahrung aufgenommen wurde, wird das *Sättigungszentrum* stimuliert und sendet Impulse aus, die das Hungerzentrum hemmen.

8. Er hat auch ein *Durstzentrum*. Bestimmte Zellen im Hypothalamus werden stimuliert, wenn das extrazelluläre Flüssigkeitsvolumen abnimmt. Die stimulierten Zellen erzeugen dann ein Durstgefühl im Hypothalamus.

9. Er gehört zu einem der Zentren, die die Wach- und Schlafphasen steuern.[4]

Das *limbische System* ist die Verbindung vom Großhirn zum Hypothalamus. *Es ist die Verbindung zwischen Psyche (Gedanken) und Physis (Körper). Es ist die Verbindung zwischen Seele und Körper.* Alles, was die Gedanken betrifft, geht durch diese Verbindung hindurch. Gute und schlechte Gedanken. Alle im Folgenden genannten Bereiche sind miteinander verbunden: das limbische System, der Hippocampus, die Amygdala, der Hypothalamus und der Nuclei anterior thalami. Das alles ist miteinander verbunden, um Gedanken zu verarbeiten und diese in unserem Leben körperlich auszudrücken. So wie uns Angst in eine *Fight-or-Flight*-Situation versetzen kann, kann Frieden uns in einen friedvollen Zustand bringen.

Jesus sagte: Frieden lasse ich euch, aber nicht wie die Welt gibt, gebe ich euch.

Frieden lasse ich euch, meinen Frieden gebe ich euch; nicht wie die Welt gibt, gebe ich euch. Euer Herz werde nicht bestürzt, sei auch nicht furchtsam. Johannes 14,27

In Jeremia 6,13-14 steht, dass der Priester und der Prophet sich irrten, als sie sagten: „Friede, Friede", und da kein Friede war. Es heißt sogar, dass der Priester und der Prophet irrten, und die Kränkung, die Verletzung der Tochter meines Volkes nur oberflächlich geheilt haben, als sie sagten: „Friede, Friede", – und da war kein Friede.

13 Denn von ihrem Kleinsten bis zu ihrem Größten machen sie alle unrechten Gewinn. Und vom Propheten bis zum Priester üben alle Falschheit, 14 und sie heilen den Bruch der Tochter meines Volkes oberflächlich und sagen: Friede, Friede! - und da ist doch kein Friede. [Anm. d. Übers.: Im Englischen ist statt „Bruch" von „Kränkung, Verletzung" die Rede] Jeremia 6,13-14 (NLB)

Wie wird Jesus genannt? Der Friedefürst (Jesaja 9,5). Er ist der Architekt und Gestalter unsers Friedens. Amen!

Denn ein Kind ist uns geboren, ein Sohn uns gegeben, und die Herrschaft ruht auf seiner Schulter; und man nennt seinen Namen: Wunderbarer Ratgeber, starker Gott, Vater der Ewigkeit, Fürst des Friedens. Jesaja 9,5

---

[4] Gerard J. Tortora und Nicholas P. Anagnostakos, *Principles of Anatomy and Physiology,* Zweite Auflage, Harper & Row, 1978.

Die Bibel sagt, dass der vollkommene Friede denjenigen gehört, deren Sinn fest ist und die dem Herrn vertrauen.

> **Die mit einem festen Sinn umgibst du mit Frieden, weil sie ihr Vertrauen auf dich setzen! Bewährten Sinn bewahrst du in Frieden, in Frieden, weil er auf dich vertraut. Jesaja 26,3 (NLB)**

Das Gegenmittel zur Angst ist Gemeinschaft mit Gott dem Vater, dem Sohn und dem Heiligen Geist. Im 2. Timotheus 1,7 heißt es, dass Gott uns nicht einen Geist der Furchtsamkeit gegeben hat, sondern der Kraft, der Liebe und des gesunden Verstandes.

> **Denn Gott hat uns nicht einen Geist der Furcht gegeben, sondern einen Geist der Kraft, der Liebe und der Besonnenheit. [Anm. d. Übers.: Im Englischen heißt es hier statt „der Besonnenheit" „des gesunden Verstandes".] 2. Timotheus 1,7 (NLB)**

Die Kraft steht für den Heiligen Geist, die Liebe für die Liebe des Vaters und die Besonnenheit bzw. der gesunde Verstand für das Wort Gottes, Jesus. Wenn Sie mit der Liebe Gottes des Vaters, des Sohnes und des Heiligen Geistes verbunden bleiben, hat Angst keine Chance. *Wenn Sie der Angst zuhören, hören Sie Gott nicht zu.*

Das limbische System wird bei emotionalen Aspekten unseres Verhaltens aktiviert, bei denen es ums Überleben geht. Wenn Sie sich nicht geliebt fühlen, ungerecht behandelt wurden oder sich nicht sicher fühlen, kämpfen Sie ums Überleben. Wenn Sie von einem Elternteil oder einer anderen Person abgelehnt wurden, sich nicht geliebt fühlen, sich verletzt fühlen, sind Sie ständig unsicher, denn Sie wissen nicht, wann der nächste Schlag kommt. Sie befinden sich in einer *Fight-or-Flight*-Situation.

Das limbische System ist auch bei Erinnerungen aktiv. Obwohl unser Verhalten eine Funktion des ganzen Nervensystems ist, steuert das limbische System die meisten *unbewussten* Aspekte davon. Ein Merkmal der EI-Erkrankung ist, dass sie völlig unsichtbar (jenseits der bewussten Gedanken) ist. Es geht ständig um all die Dinge, die sich tief im Innern der Person abspielen, und unser Intellekt begreift gewöhnlich nicht, was vor sich geht. Deshalb ist diese Erkrankung so schwer zu erkennen. Sie können sie nur erkennen, wenn Sie die geistliche Komponente aus biblischer Sicht verstehen und den Feind sowie seine Angriffsmethoden erkennen.

Allgemeines Anpassungssyndrom (AAS)

Das nun folgende Thema lautet **Stress und Homöostase**. *Die Homöostase kann als eine bestimmte Reaktion des Körpers auf bestimmte Stimuli betrachtet werden.* Durch die homöostatischen Mechanismen erfolgt eine „Feinabstimmung" des Körpers. Sind diese Mechanismen erfolgreich, befinden sich chemische Vorgänge, Temperatur und Druck in unserem Innern im Gleichgewicht. Die homöostatischen Mechanismen sind darauf ausgerichtet, dem Alltagsstress in unserem Leben entgegenzuwirken. Das ist normal. Das hat Gott so geschaffen. Wir werden uns jetzt damit beschäftigen, was passiert, wenn nicht alles in Ordnung ist.

Wenn wir extremem oder ungewöhnlichem Stress ausgesetzt sind, reichen die normalen Funktionen, die das Gleichgewicht aufrechterhalten, möglicherweise nicht aus. In diesem Fall löst der Stress umfangreiche körperlicher Veränderungen, das sogenannte *allgemeine Anpassungssyndrom* (AAS), aus. Im Gegensatz zu den homöostatischen Mechanismen hält das *allgemeine Anpassungssyndrom* (AAS) kein konstantes inneres Gleichgewicht aufrecht. Es bewirkt vielmehr genau das Gegenteil. So erhöhen sich beispielsweise Blutdruck und Blutzuckerspiegel über die normalen Werte hinaus.

Zweck dieser Veränderungen im Innern ist es, den Körper für Notfälle, die sogenannten Stressoren, zu rüsten. Man könnte den Hypothalamus auch als den „Wachhund" des Körpers bezeichnen. Er verfügt über Sensoren, mit denen er Veränderungen in der chemischen Zusammensetzung und der Temperatur des Blutes sowie im Blutdruck wahrnehmen kann. Er wird über Nervenbahnen, die ihn mit den Gefühlszentren der Großhirnrinde verbinden, über Emotionen informiert.

Wenn der Hypothalamus Stress wahrnimmt, setzt er eine Kettenreaktion in Gang, die das *allgemeine Anpassungssyndrom* (AAS) bewirkt. Die Stressoren erzeugen das Syndrom. Bei Stressoren kann es sich um fast jede Art von Störung, auch starke emotionale Reaktionen, handeln. Wenn ein Stressor auftritt, stimuliert er den Hypothalamus, der wiederum zwei Möglichkeiten hat, das Syndrom zu stimulieren. Die erste ist die Stimulierung des sympathischen Nervensystems und des Nebennierenmarks. Diese Stimulierung erzeugt eine Reihe sofortiger Reaktionen, die sogenannte Alarmreaktion. Die zweite Möglichkeit ist die sogenannte Widerstandsreaktion, bei der der Hypophysenvorderlappen und die Nebennierenrinde beteiligt sind. Die Widerstandsreaktion beginnt nicht so schnell, doch halten die Auswirkungen länger an.

Den ersten Teil einer *Angststörung* nennt man die Alarmreaktion. Diese ist eine *Fight-or-Flight-Reaktion* und zugleich die erstmalige Reaktion des Körpers auf einen Stressor. Hier handelt es sich um eine sehr komplexe Reaktion, die durch eine hypothalamische Stimulation des Sympathikus und des Nebennierenmarks initiiert wird. Die Reaktion der viszeralen Effektoren ist schnell und kurzlebig. Damit soll der Gefahr durch Mobilisierung der Körperressourcen für sofortige körperliche Aktivität entgegengewirkt werden. Im Wesentlichen bringt die Alarmreaktion gewaltige Mengen von Glukose und Sauerstoff zu den Organen, die bei der Gefahrenbewältigung am aktivsten sind. Hierbei handelt es sich um das Gehirn (das sehr aufmerksam sein muss), die Skelettmuskulatur (die möglicherweise einen Angreifer abwehren muss) und das Herz (das schwer arbeiten muss, um genügend Nährstoffe zum Gehirn und in die Muskulatur zu pumpen). Hyperglykämie hängt mit der Aktivität des Sympathikus zusammen. Die Hyperglykämie wird durch Epinephrin und Norepinephrin aus dem Nebennierenmark verursacht, die Fettmobilisierung, die Einsparung von Glukose und die Proteinmobilisierung durch Glukokortikoide.

Die Herzfrequenz und die Kraft der Herzmuskelkontraktion werden erhöht. Blutgefäße, die die Haut und die Eingeweide, außer dem Herz und der Lunge, versorgen, verengen sich. Die Milz zieht sich zusammen und stößt gespeichertes Blut aus. Die Leber wandelt große Mengen von gespeichertem Glykogen in Glukose um. Die Schweißproduktion und Atemfrequenz werden erhöht. Die Produktion von Speichel sowie Magen- und Darmenzymen wird gedrosselt. Diese Reaktion findet statt, weil die Verdauungsaktivität nicht wesentlich für die Stressbewältigung ist. Dies führt zur Malabsorption (Störung der Nahrungsaufnahme). Impulse des Sympathikus an das Nebennierenmark erhöhen die Ausschüttung von Epinephrin und Norepinephrin. Diese Hormone unterstützen und verlängern viele Wirkungen des Sympathikus.

Stress durch *Fight-or-Flight* führt zum zweiten Stadium: dem *Widerstandsstadium*. Das dritte Stadium ist die *Erschöpfung*. Sie kann sich über Jahre progressiv entwickeln. Sie kann schnell oder langsam entstehen. Es passiert Folgendes: Wenn wir dem Stressor bewusst oder unbewusst ausgesetzt sind, wird als erstes der Hypothalamus stimuliert. Nervenimpulse werden erzeugt, die Zentren des Sympathikus im Rückenmark werden aktiviert, der Sympathikus wird aktiv, das Nebennierenmark ist betroffen, die Epinephrin- und Norepinephrinproduktion findet statt, und dann fangen die Stressreaktionen mit erhöhter Herzfrequenz, Verengung der Blutgefäße und Zusammenziehen der Milz an. Und so geht es immer weiter.

Allgemeines Anpassungssyndrom bei Angst, Sorge, Stress

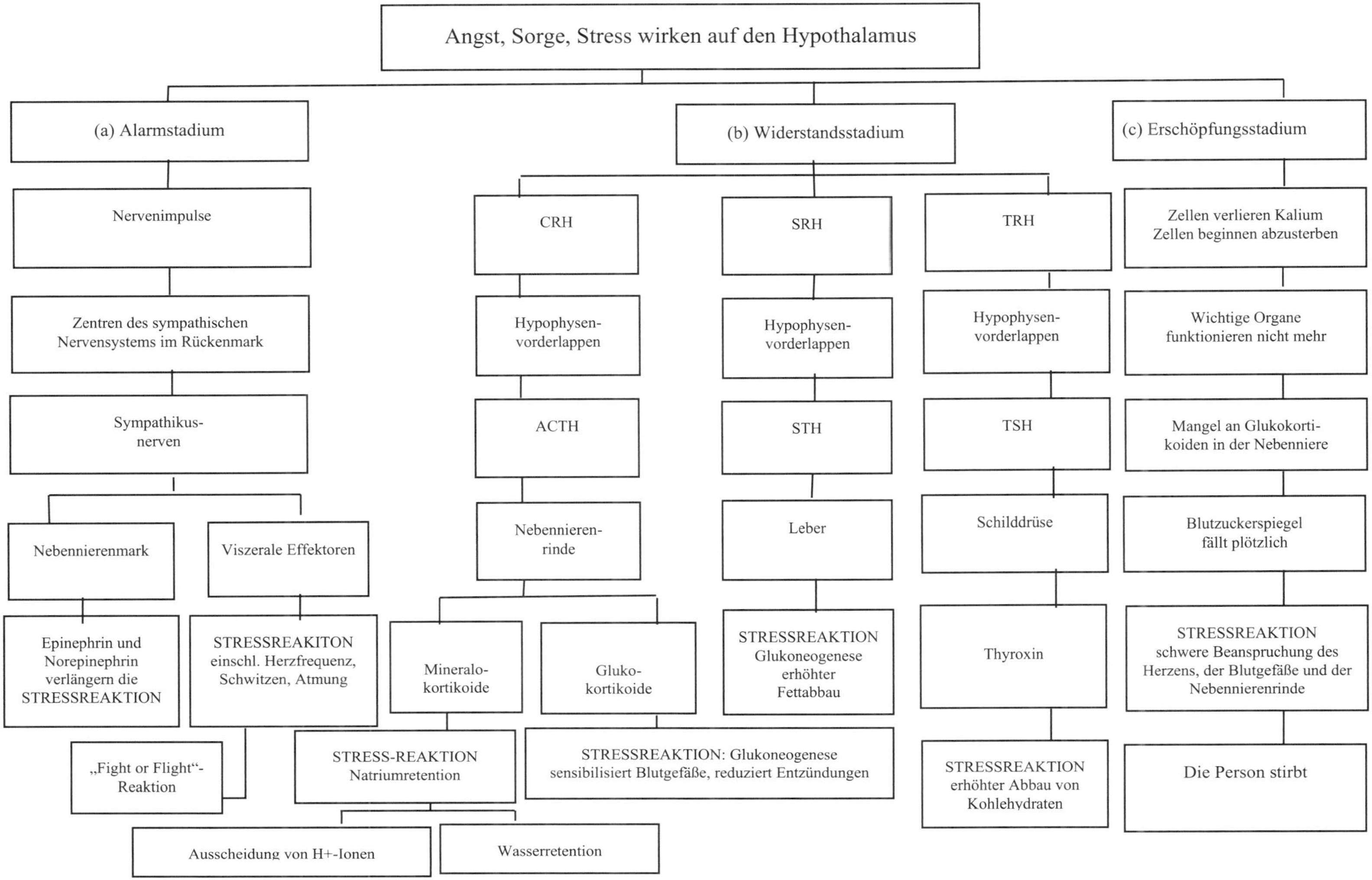

(a) Alarmstadium (Fight-or-Flight) [Kampf oder Flucht]; (b) Widerstandsstadium (ausgerichtet sein dem Feind langfristig gegenüberzustehen, sozusagen als Lebensweise); (c) Erschöpfungsstadium. So wirken sich Angst, Sorge und Stress langfristig auf den Körper aus. Das Endergebnis beinhaltet alle vorherigen Schritte.

Kommen wir nun zum zweiten Teil von Angst, Stress und Physiologie. Wir setzen uns mit dem Thema **Angst und wie sie unser Leben beeinflusst** auseinander. Amerika ist angstgeplagt. Man hat Angst vor der Mutter, dem Vater, dem Ehemann, der Ehefrau, den Kindern, dem Chef, vor Krankheit, vor dem Tod, der Zukunft, vor Menschen, Ablehnung, Versagen, Verlassenwerden, Zügen, Flugzeugen, Gebäuden, Angst vor diesem und jenem. Sie ist überall, nicht wahr? Phobien: Bakterienphobien, Menschenphobien, Nahrungsmittelphobien.

Was könnte Ihnen schlimmstenfalls geschehen? Sie sterben und kommen in den Himmel. Also wo ist das Problem? Gott braucht Sie nicht im Himmel. Sie können auf der Erde nichts tun, wenn Sie vorzeitig in den Himmel kommen. Der Herr braucht Sie dort nicht. Wenn Sie dort zu früh ankommen, wird er Sie fragen: „Was machst du hier? Ich wollte dich dort unten haben, damit du etwas in deiner Generation für mich bewegst. Ich brauche dich hier oben nicht. Ich hatte Arbeit für dich. Jeder hat es so eilig in den Himmel zu kommen. Du faules altes Ding, reiß dich zusammen!“

Ein Stressor ist etwas, das in Ihrem Leben Angst verursacht. Nun wollen wir einen Blick darauf werfen, welche Körperteile ein Stressor langfristig beeinflussen kann. Zunächst beeinflusst er direkt die Informationen an das zentrale Nervensystem, einschließlich Verhaltensanpassungen. Der Hypothalamus steuert die Reaktion auf die Angst. Dann kommen die Dinge ins Rollen; er bildet das Corticotropin-Releasing-Hormon (CRH) und setzt es im Körper frei. Da bei zunehmender und fortschreitender Angst der Sympathikus direkt betroffen ist, schaltet auch dieser sich ein. Er ist Teil des Nervensystems und sorgt dafür, dass wir funktionieren, ohne dass es uns bewusst ist. Ich benutze mein somatisches Nervensystem, um zu Ihnen zu sprechen. Mein Herz schlägt und mein leckeres Mittagessen bewegt sich durch meinen ganzen Körper. Das geschieht auch, ohne dass ich darüber nachdenke. Es wird unsichtbar in mir gesteuert. Gott hat das so geschaffen, um sicherzustellen, dass ich gut funktioniere, ohne mich einmischen zu müssen.

Wir haben also eine direkte Wirkung auf den Sympathikus im Hypophysenvorderlappen und –hinterlappen, und infolgedessen wird dann Norepinephrin von den peripheren Nervenenden ausgeschüttet. Dies wirkt sich dann auf das Nebennierenmark aus und führt zu einer Ausschüttung von Epinephrin.

In dieser Ausschüttung von Norepinephrin drückt sich die Angst und Sorge aus. Wir haben hier beginnende Anzeichen eines Zusammenbruchs des Immunsystems. Die Kontraktion der arteriellen glatten Muskulatur und der Blutdruck erhöhen sich. Die Pupillen weiten sich und die Magensaftsekretion wird verringert.

Haben Sie sich schon einmal gefragt, warum Verstopfung oder Durchfall manchmal mit Angst einhergehen? *Durchfall und Verstopfung sind beides*

„Früchte" von Angst/Sorge. Was ich Sie lehre, kommt direkt aus der medizinischen Fachwelt. Sie hat das durch jahrelange Forschung herausgefunden.

Die Intensität der Herzaktivität, die Spaltung von Triglyceriden und die Zirkulation von Fettsäuren nehmen zu. Das Cholesterin wird in geringerem Umfang zur Gallensäure zersetzt. Der Cholesterinspiegel erhöht sich. Wenn dies beginnt und langfristig zunimmt, sind unsere Leber und Bauchspeicheldrüse davon betroffen. In der Leber nimmt die Glykogensynthese ab und die Glykogenolyse sowie die Glukoneogenese nehmen zu. Die Bauchspeicheldrüse verringert die Insulin- und erhöht die Glukagonausschüttung und erhöht den Blutglukosespiegel.

Der entscheidende Punkt hier ist, dass Angst und Sorge dem Körper hinter den Kulissen zusetzen. Man sieht nicht einmal, wie es geschieht. Ist das nicht beängstigend? Das ist nur der Anfang. All das wirkt sich allmählich auf den Hypophysenvorderlappen und –hinterlappen aus. Es kommt zu einer Vaso-Suppression, ACTH [Adrenocorticotropes Hormon] wird ausgeschüttet, Wasser wird zunehmend zurückgehalten, und außerdem sind die Beta-Endorphine beeinträchtigt. ACTH ist ein starkes Angsthormon. Es setzt alles in Gang, und die meisten fortgeschrittenen EI-Reaktionen werden durch ACTH-Sekretion verursacht. ACTH, Wachstumshormone, Prolaktin und die Nebennierenrinde sind von einer vermehrten Ausschüttung betroffen.

Kortisol

Wir kommen jetzt zu Kortisol. Kortisol ist in einer *Fight-or-Flight*-Situation sehr wichtig, aber wenn es zu lange im Körper ist, zerstört es das Immunsystem. Was Gott für uns geschaffen hat, um einen Feind zu bekämpfen, hat sich dann gegen uns gewendet und zerstört unser Leben.

Medizinischen Informationen zufolge hat eine langfristige Übersekretion von Kortisol direkte körperliche Auswirkungen auf die folgenden Funktionen: „Kohlenhydrat- und Lipidstoffwechsel, Proteinstoffwechsel, Entzündungsreaktionen, Lipidstoffwechsel, Immunreserven, Verdauungsfunktion, Funktion der ableitenden Harnwege, Bindegewebefunktion, Muskelfunktion, Knochenfunktion, Gefäßsystem- und Herzmuskelfunktion sowie die Funktion des zentralen Nervensystems."

„Kortisol beeinflusst direkt die Reaktion des Immunsystems auf Antikörper ... Kortisol hemmt die Produktion sowohl von Makrophagen als auch von T-Helferzellen. Die verringerte Anzahl von T-Helferzellen verursacht eine Abnahme der B-Zellen und der Antikörperproduktion...."

Jetzt beginnt die Zerstörung des Immunsystems. Was zerstört das Immunsystem? Pestizide? Nein! Laut der medizinischen Fachwelt sind es Angst, Sorge und

Stress. Wie lautete der Vers in Sprüche 17,22? Ein niedergeschlagener Geist trocknet die Knochen aus.

Ein fröhliches Herz bringt gute Besserung, aber ein niedergeschlagener Geist dörrt das Gebein aus. Sprüche 17,22

Andauernde Übersekretion von Kortisol setzt die Immunsuppression fort und verringert die Anzahl der Lymphozyten und Monozyten, der zirkulierenden Lymphozyten und der Makrophagen. Genau an diesem Punkt nehmen die negativen Auswirkungen ihren Anfang, denn genau hier beginnt der Zusammenbruch des Immunsystems. Wenn das Immunsystem – wie wir es zeigen werden – zusammenbricht, geschieht etwas Interessantes mit den B-Zellen.

Wenn sich die B-Zellen in dieser Höhe verringern, kommt es zu einer Antigen-Antikörper-Bindung, und der Körper fängt an, alles anzugreifen. Das ist dann eine Allergie. Das Antigen wird zum Feind, obwohl es eigentlich der Versorgung des Körpers dient. Der Körper eliminiert also das, was ihn am Leben erhält.

Man könnte also sagen: *„Wenn sich eine Person in Angst und Selbstablehnung zurückzieht, hat der Körper eine Form des Todes angenommen."* Warum? Weil die Person ermordet wurde. *Geistlich ermordet!* Ich weiß, das sind sehr harte Worte. Vielleicht fragen Sie nun: „Wie kann man geistlich ermordet werden?" Wenn man seine gottgewollte Existenz und sich selbst als Schöpfung Gottes ablehnt, kommt ein Geist des Todes, denn man hat sich sozusagen mit ihm eins gemacht. *Viele Krankheiten sind eine Folge dieser geistlichen Dynamik.*

Ich habe Ihnen bisher nur *einen Bereich* von Angst, Sorge und Stress gezeigt und welche Auswirkungen sich daraus ergeben können. Sagen wir einmal, es kommen gleichzeitig noch einige Dutzend weitere Bereiche hinzu. Dann braut sich ein riesiges geistliches und biologisches Problem zusammen.

Während Angst und Sorge sich immer weiter in die Person hineinfressen, werden Hormone ausgeschüttet, die α- (Alpha) und β- (Beta) Rezeptoren binden, so dass alle Körperteile in Mitleidenschaft gezogen werden. Alpha- und Beta-Rezeptoren wirken sich im Körper auf Folgendes aus: Muskulatur, Blutgefäße, Harn- und Magen-Darm-Trakt, die glatte Muskulatur zieht sich zusammen, manche Gefäßbereiche sind betroffen, es findet eine vermehrte Insulinausschüttung statt, der Herzmuskel zieht sich zusammen und die gesamte glatte Muskulatur entspannt sich leicht (Bronchien, Blutgefäße usw.). Die ganze Physiologie des Körpers wird angegriffen. Das Magen-Darm-, Herz-Kreislauf-, endokrine und neurologische System – alles, was uns als Geschöpfe ausmacht – wird jetzt durch Angst und Sorge angegriffen.

Zu den Katecholaminen gehören unter anderem Epinephrin, Norepinephrin und Dopamin. Sehen wir uns die körperlichen Auswirkungen von Katecholaminen an, die auf Grund von langfristigen Sorgen und Ängsten nicht zu unserem Vorteil, sondern zu unserem Nachteil ausgeschüttet werden. Die betroffenen Bereiche des Körpers sind: Gehirn, Glukose-Stoffwechsel, Blutfluss, Herz-Kreislauf-System, Lunge, Skelett, Muskulatur, Leber, Haut, Magen-Darm-System und Lymphgewebe. Alle Körpersysteme weichen jetzt von der Regelfunktion ab – werden angegriffen –, verändern sich und müssen Dinge tun, für die sie nicht bestimmt sind.

Alle physiologischen Abläufe werden angegriffen. Deshalb habe ich die beiden Krankengeschichten mit 17–21 Erkrankungen und Begleiterkrankungen erzählt, weil sie das aufzeigen, was jetzt kommt. Als wir das Grundproblem gelöst bzw. die Wurzel beseitigt hatten, glich sich der Rest des Körpers innerhalb sehr kurzer Zeit wieder der gottgewollten Gesundheit an. Die Krankheiten verschwanden, und der Körper kehrte schnell zur Normalität zurück. Diesen Personen geht es heute gut.

Das Problem ist Folgendes: Wenn Sie diese Informationen nicht haben und es Ihnen niemand sagt, haben Sie am Ende 15 Erkrankungen und Begleiterkrankungen und landen bei 15 verschiedenen Spezialisten. Nicht einer von ihnen arbeitet mit dem anderen zusammen, und Sie jagen am Ende nur den Folgewirkungen nach, ohne die eigentliche Wurzel des Problems zu berücksichtigen. Schließlich nehmen Sie 15 verschiedene Medikamente, gehen zu 15 verschiedenen Spezialisten und zahlen die 15-fachen Kosten, ohne eine Lösung in Sicht, weil die Wurzel des Problems nie erörtert wurde.

Fortsetzung aus *Pathophysiology: The Biologic Basis for Disease in Children and Adults* [Pathophysiologie: Die biologische Grundlage für Krankheiten bei Kindern und Erwachsenen]:

So beeinträchtigt Kortisol die zellvermittelte Immunität:

Kortisol hemmt die antigenstimulierte Produktion des Peptids Interleukin-1 aus Makrophagen und verringert die initiale Rekrutierung von T-Lymphozyten. Kortisol hemmt auch die Interleukin-2-Produktion und verringert die nachfolgende Proliferation von T-Helfer- und T-Suppressor-Lymphozyten. Je nach Verhältnis dieser beiden Zellpopulationen kann die Antikörperproduktion zum originären Antigen entweder unterstützt oder gehemmt werden. Bei manchen Arten oder Gattungen sind hohe Kortisoldosen lymphozytotoxisch und führen zum Zelltod.

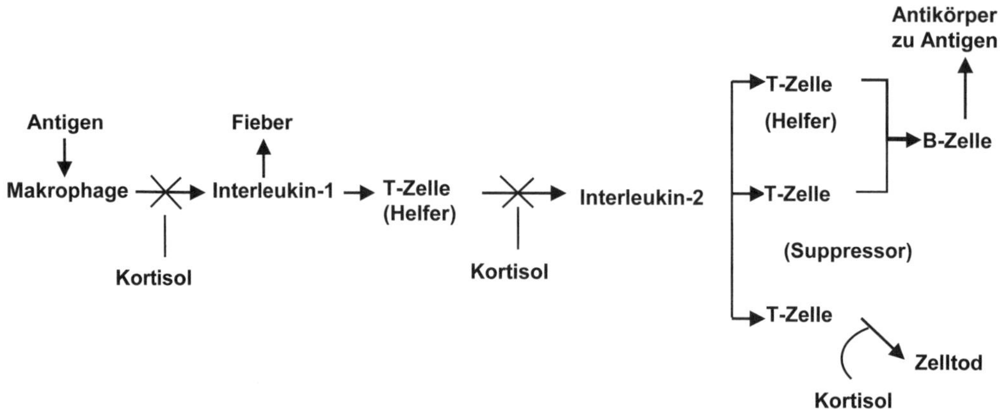

Was wir hier sehen, sind Antigene und Makrophagen sowie der ganze Verlauf bei erhöhtem Kortisol. Zu sehen sind die T-Zellen, das Kortisol und schließlich unten der Zelltod. Oben zu erkennen sind die T-Zellen, die Helferzellen und die B-Zellen, woraus schließlich die Antikörper-Antigen-Reaktion erfolgt und worauf eine Allergie beruht.

Wenn man die T-Zellen, B-Zellen und Killerzellen wieder auf einen normalen Wert bringen kann und die Kortisol-Sekretion stoppt, heilt sich das Immunsystem von selbst. Wenn das Immunsystem geheilt ist, erfolgt keine Antiköper-Antigen-Reaktion mehr, und daher können Sie dann Milch trinken, auch wenn Sie sie zuvor nicht mehr trinken konnten. Aus diesem Grund können Sie dann wieder bestimmte Gerüche ertragen, die Sie vorher nicht mehr riechen konnten. Dies geschieht, weil die zugrundeliegenden Ursachen für diesen schrecklichen Zustand weg sind und nichts mehr da ist, was eine Reaktion stimulieren könnte. *Genau da setzen wir mit unserem Dienst an. Wir wollen die Teile und Bruchstücke entfernen, die es den Ursachen dieser Krankheit ermöglichen, Fuß zu fassen.*

Gehen wir ein bisschen weiter. Was löst eine Kortisol-Übersekretion aus? *Angst/Sorge/Stress.*

Die langfristigen, mit dem *Widerstands-* und *Erschöpfungsstadium* der Angststörung verbundenen Probleme sind Auswirkungen auf den Kohlehydrat-, Lipid- und Proteinstoffwechsel, Entzündungsreaktionen z. B. im Bereich des Lipidstoffwechsels, der Immunreserven, der Verdauungs-, Harn-, Bindegewebs-, Muskel- und Knochenfunktion, des Gefäßsystems, des Herzmuskels und des zentralen Nervensystems. Hinsichtlich der physiologischen Auswirkungen von Kortisol gibt es viele Probleme, z. B. eine verringerte Proliferation der Fibroblasten im Bindegewebe (was Heilung verlangsamt, die Knochenbildung verringert und in irgendeiner Form die Wahrnehmungs- und emotionalen Funktionen verändcrt).

Wir verlassen nun den Bereich der Allergien und kommen zu anderen Krankheiten, die langfristig durch Angst, Sorge und Stress verursacht werden.

Sie haben mir gegenüber Krankheiten genannt, und ich habe einfach nur geantwortet: „Das ist die Wurzel, und das die Ursache." Sie fragen sich vielleicht: „Wo hat er das alles her?"

Ich ziehe mein Wissen aus vielen Quellen. Ich habe es aus der Bibel, und ich bekomme es, indem ich studiere, was die Medizin über bestimmte Krankheiten schon herausgefunden hat. Was ich an den Medizinern schätze, ist, dass sie eine gute Arbeit darin geleistet haben, unseren Feind zu erforschen und dies zu dokumentieren. Ich möchte den Medizinern und ihren Kollegen aus dem Bereich der Psychiatrie für ihre Untersuchungen und Aufzeichnungen über unseren Feind danken. Das hat mir eine Menge Zeit und Kosten gespart. Ich danke ihnen, dass sie unseren Feind definiert, dargestellt und veranschaulicht haben.

Es folgen Beispiele von Krankheiten und Leiden, die mit Angst, Sorge und Stress zusammenhängen, wie sie in der Medizin dokumentiert sind:

Herz-Kreislauf-System

ANMERKUNG: *Obwohl es in diesem Abschnitt um Herz-Kreislauf-Erkrankungen geht, die durch Angst, Sorge und Stress verursacht wurden, werde ich das ganze Spektrum von Herz-Kreislauf-Erkrankungen abdecken, einschließlich dreier zusätzlicher Wurzeln und der dadurch verursachten Krankheiten, um Ihnen unabhängig von der jeweiligen Wurzel ein vollständiges Bild von Herz-Kreislauf-Erkrankungen zu vermitteln.*

Geistliche Wurzel: Angst/Sorge/Stress

Angina (Schmerz)

Laut Definition im Wörterbuch ist eine *Angina* jede Erkrankung, bei der es zu krampf- und schmerzhafter Suffokation oder zu Krämpfen kommt. Geläufiger ist die *Angina Pectoris*, die sich auf das Herzgewebe bezieht. Das griechische Wort hierfür bedeutet wörtlich „Strangulierung". Die Definition beinhaltet schwere Schmerzen in der Brust im Zusammenhang mit emotionalem Stress, gekennzeichnet von Erstickungsgefühl und Beklemmung. Aus physiologischer Sicht gibt es drei Hauptformen der *Angina*. Die erste Form ist die stabile *Angina* (oder klassische *Angina*), die durch eine luminale Verengung und Verhärtung der Arterienwand verursacht wird. Die zweite Form ist die instabile *Angina*, die oft durch Vasospasmus verursacht wird und eine unzureichende Sauerstoffversorgung hervorrufen kann. Die dritte Form ist die *Variantangina (Prinzmetal-Angina)*, die die ganze Herzmuskulatur betrifft. Interessanterweise ist sie unvorhersehbar und tritt fast ausschließlich im Ruhezustand auf. Medizinische Fachzeitschriften implizieren eindeutig eine Hyperaktivität des Sympathikus, die durch den Hypothalamus im Zusammenhang mit der Seele-Körper-Verbindung hervorgerufen wird.

Die Bibel sagt, dass in den letzten Tagen das menschliche Herz vor Angst versagen wird. [Anm. d. Übers.: Im Englischen steht „men's *hearts* failing them" – „das Herz der Menschen versagt" – anstelle von „*Menschen* verschmachten" im Deutschen.]

> **… [26]während die Menschen verschmachten vor Furcht und Erwartung der Dinge, die über den Erdkreis kommen, denn die Kräfte der Himmel werden erschüttert werden. Lukas 21,26**

In dem Lehrbuch *Pathophysiology: The Biologic Basis for Disease* [Pathophysiologie: Die biologische Grundlage für Krankheit] steht unter der Überschrift „Beispiele für stressbedingte Krankheiten und Leiden", dass das Herz und/oder das Herz-Kreislauf-System zu den am meisten betroffenen Organen gehören. Es werden Krankheiten wie *Angina Pectoris, Bluthochdruck, Herzrhythmusstörungen* und *der Mitralklappenprolaps* aufgeführt; sie gelten in der Medizin als durch Angst, Sorge und Stress verursachte Krankheiten.

Nicht nur Mediziner behaupten, dass diese Krankheiten durch Angst, Sorge und Stress verursacht werden. Wer noch? In der soeben erwähnten Bibelstelle Lukas 21,26 sagt es Gott – in den letzten Tagen wird das menschliche Herz aus Angst versagen. Was würde es nützen, wenn Gott einen Menschen z. B. von *Angina Pectoris* heilt, dieser aber an Angst und Sorge festhält, die die Versteifung, die Verhärtung, den Vasospasmus und die Hyperaktivität des Herz-Kreislauf-Systems verursachen?

Glauben Sie, Gott weiß, dass Angst und Sorge Schmerzen durch *Angina Pectoris* und Herz-Kreislauf-Probleme hervorrufen? Glauben Sie, er weiß das? Wenn er es weiß, glauben Sie, er will, dass wir es auch wissen? Deshalb hat er uns in Seinem Wort genau gesagt, was bestimmte Arten von Herzkrankheiten verursacht. Er sagte, dass in den letzten Tagen das menschliche Herz aus Angst versagen wird.

Zusätzliche Informationen im Lehrbuch *Principles of Anatomy and Physiology* unter dem Abschnitt „Durchblutung" machen deutlich, dass die meisten Herzprobleme durch eine mangelhafte Koronardurchblutung verursacht werden. *Des Weiteren heißt es, dass Stress (Angst und Sorge) eine verbreitete Ursache ist und zu einer Verengung der Gefäße führt.*

Bluthochdruck (Hypertension)

Was ist *Hypertension*? Bluthochdruck. Er ist das Ergebnis einer Verengung der Blutgefäße, die zur Folge hat, dass ein Strömungswiderstand entsteht, durch den der Druck erhöht wird, weil ein Rückstau in den Koronargefäßen entsteht. Was ist die Wurzel für zu hohen Blutdruck? Angst, Sorge und Stress. So wie es in der Bibel heißt, dass in den letzten Tagen das menschliche Herz aus Angst versagt, zeigen Statistiken, dass jeder vierte Amerikaner an Bluthochdruck leidet.

Meine Lehre steht nicht im Gegensatz zur medizinischen Wissenschaft. Ich stehe nicht im Widerspruch zur medizinischen Wissenschaft. Vielmehr belegt das, was ich in der Bibel finde, die medizinische Wissenschaft, und die medizinische Wissenschaft bestätigt die Bibel. Ich sehe da keinen Konflikt. Es ist nur so, dass Wissenschaft und Medizin meist die dritte Dimension unserer Existenz (den menschlichen Geist) nicht anerkennen. Es ist wichtig zu verstehen, dass der Mensch nicht nur aus Seele und Körper besteht, sondern auch einen Geist hat. Die Probleme sind zuerst geistlicher Natur. Deshalb muss ein Pastor auch all diese Informationen verstehen.

Herzrhythmusstörungen

Herz*rhythmusstörungen* beinhalten eine „Störgröße" im Herzrhythmus oder in der Herzfrequenz. Viele Arrhythmien haben ihre Wurzel in chronischer Angst, Sorge und Stress. Das erste Organ, das von Angst, Sorge und Stress betroffen ist, ist das Herz. Das Herz kann nicht nur durch chemische Botenstoffe stimuliert werden, es reagiert auch neurologisch auf Gedanken durch das vegetative Nervensystem über die Seele-Körper-Verbindung.

Deshalb kann das Schlagen des Herzens durch neurologische Einflüsse unterbrochen werden. Das vegetative Nervensystem beeinflusst die Geschwindigkeit des Herzschlags und reagiert äußerst sensibel auf Gedanken über die Seele-Körper-Verbindung. Wenn eine Person beispielsweise erschreckt, traumatisiert oder ungerecht behandelt wurde, erhöht sich die Herzfrequenz als Reaktion auf den Stressor. Um diesen Mechanismus besser zu verstehen, stelle man sich vor, man würde die Stromzufuhr aus- und dann wieder anschalten.

Mitralklappenprolaps (Herzklappenkrankheit)

Der *Mitralklappenprolaps* kann durch einen angeborenen Fehler, durch eine Infektion oder durch eine Schädigung aufgrund von rheumatischem Fieber verursacht werden. In Amerika ist der *Mitralklappenprolaps* eine nationale Epidemie, und es lassen sich keine dieser möglichen Ursachen feststellen. In den letzten Jahren wurden viele Menschen von Gott durch unseren Dienst vom *Mitralklappenprolaps* geheilt. Wir sehen eine indirekte Verbindung, dass die Mitralklappe nicht richtig öffnet bzw. schließt und neurologischen Dysfunktionen. Angst, Sorge und Stress kommen im Geist und in der Seele hoch und lösen durch die psychisch-körperliche Verbindung eine ganze Reihe von Ereignissen aus. Wurden Angst, Sorge und Stress im Leben einer Person bewältigt, haben wir erlebt, dass der *Mitralklappenprolaps* sehr schnell aus deren Leben verschwand.

Bitterkeit gegen sich selbst, Selbstablehnung und Selbsthass

Koronare Herzkrankheit

Die *koronare Herzkrankheit* ist die häufigste Ursache für einen Herzinfarkt. Bei der *koronaren Herzkrankheit* kommt es zu einer Blockade in den Blutgefäßen, wodurch der Sauerstoff nicht zum Herzmuskel gelangen kann. Die *koronare Herzkrankheit* beinhaltet das Verhärten der Koronararterien, was schlussendlich zu einer Verengung der Koronararterien führt. Neueste medizinische Studien haben gezeigt, dass das Cholesterin nicht unbedingt der Schuldige ist. Es gibt andere Faktoren tief geistlich verwurzelter Natur, die dieses Problem bei vielen Leuten auslösen, denn andere Leute, die dasselbe essen, in den gleichen Gebäuden wohnen und sich in derselben Umgebung befinden, haben keine entsprechenden Probleme.

Vor kurzem erschien eine ernüchternde Aussage in einer medizinischen Fachzeitschrift. Drei- und vierfache Bypässe eliminieren weder die *koronare Herzkrankheit*, noch den Verschluss, noch die Arterienverhärtung/-sklerose; die neuen Gefäße der drei- und vierfach-Bypässe werden erneut zugehen. Das zeigt, dass etwas Unsichtbares im Spiel ist, das mit geistlichen Wurzeln zu tun hat. Als wir Krankengeschichten von Menschen, denen wir dienten, noch einmal durchsahen, entdeckten wir, dass diejenigen, die an einer *koronaren Herzkrankheit* litten, mit Selbstablehnung, Bitterkeit gegen sich selbst und Selbsthass erfüllt waren und sie nie überwunden hatten.

Schlaganfälle

Schlaganfälle sind die Folge einer Verstopfung der Blutgefäße, wodurch die Blutzufuhr zum Gehirngewebe abgeschnitten wird. Bekannt ist dies unter dem Namen cerebrovaskuläre Insuffizienz. In manchen Fällen kann auch eine Blutung die Funktion beeinträchtigen, indem sie die Blutzufuhr teilweise unterbindet. Dieser hämorrhagische Schlaganfall ist aber nicht mit einem *Aneurysma* zu verwechseln. Ich habe beobachtet, dass Menschen mit Schlaganfällen auch Selbstablehnung, Bitterkeit gegen sich selbst und Selbsthass haben. Ich nehme an, man könnte sagen: Wenn man sich selbst nicht mag, ist die Verstopfung der Arterien eine sofortige, physiologische Folge. Es wäre also gut, nicht unsere Selbstachtung zu zerstören und somit uns selbst zu „töten“, da unser Körper sich sonst sehr schnell diesem Bild angleichen könnte.

Erkrankungen des Herzmuskels durch Entzündung

Diese Art der Entzündung ist eine nichtbakterielle Entzündung, sie ist nicht die Folge einer bakteriellen Infektion. Dieses Leiden gehört zu einer neuen Art von Krankheiten, die unserer Beobachtung nach eine Kombination aus Angst, Sorge, Stress und Selbsthass sind, wobei der Mechanismus, der diese (nichtbakterielle) Entzündung hervorruft, eine autoimmune Komponente hat, bei der sich weiße Blutkörperchen im Herzmuskel ansammeln. Wenn sich weiße Blutkörperchen ansammeln, entsteht als Nebenprodukt eine nichtbakterielle Entzündung. Im Herzgewebe kann das sehr ernste Folgen haben, weil das Herz zu schlagen aufhören kann. Bei ähnlichen Krankheiten wie Prostatitis, interstitielle Zystitis und Asthma ist es nicht ganz so ernst, obwohl Asthma auch sehr lebensbedrohlich sein kann. Immer wenn ich mit einer Ansammlung von weißen Blutkörperchen und/oder einer anormalen Aktivität von weißen Blutkörperchen konfrontiert bin, finde ich Selbstablehnung, Bitterkeit gegen sich selbst und Selbsthass vor.

Wut, Zorn und Groll

Aneurysmen

Ein *Aneurysma* ist eine anormale (oft ballonförmige) laterale Schwellung einer Arterie, die durch eine Schwäche in der Arterienwand verursacht wird. Es gibt angeborene *Gehirnaneurysmen* oder *Aortenaneurysmen.* Auf jeden Fall beinhaltet ein Vorfall im Zusammenhang mit einem *Aneurysma* jedoch eine Vorwölbung oder den Durchbruch von Blutgefäßen. Immer wenn ich rupturierte oder stark erweiterte Blutgefäße vorgefunden habe, habe ich auch Wut, Zorn und Groll in der Person gefunden. Ich habe noch eine Beobachtung gemacht: Diese Krankheit wird sehr oft weitervererbt, nicht unbedingt als genetischer Defekt, sondern als geistlich vererbte Krankheit. Denn Wut, Zorn und Groll sind nicht genetischen Ursprungs. Es sind geistliche Tatbestände, und es sind Sünden.

> **26»Sündigt nicht, wenn ihr zornig seid«, und lasst die Sonne nicht über eurem Zorn untergehen. 27Gebt dem Teufel keine Möglichkeit, durch den Zorn Macht über euch zu gewinnen! Epheser 4,26-27 (NLB)**

Krampfadern

Krampfadern bringen eine Schwellung der Blutgefäßwand mit sich. Sie sind eigentlich eine Art *Aneurysma.* Und wieder sind Wut, Zorn und Groll die Wurzel. Ich möchte noch betonen, dass Wut, Zorn und Groll sich nicht immer extrovertiert, in Form eines explosiven Verhaltens gegen andere äußern müssen, sie können auch nach innen gerichtet sein. Solche Personen sind grüblerisch, kochen innerlich und sind tief im Innern mit Wut, Zorn und Groll erfüllt. Doch es ist egal, ob extrovertiert oder introvertiert, beides ist Sünde und die Folgen sind die gleichen.

Hämorrhoiden

Hämorrhoiden sind Krampfadern und haben die gleiche Wurzel.

Thrombophlebitis (Venenentzündung)

Diese Art der *Venenentzündung* betrifft hauptsächlich die oberflächlichen Venen des Körpers, die leicht auf der Oberfläche der Haut, besonders an den Beinen, zu erkennen sind. Dieses Leiden ist weitverbreitet bei Personen, die auch *Krampfadern* haben. Es hat die gleiche Wurzel wie obige Krankheiten: Wut, Zorn und Groll.

Angeborene und vererbte Krankheiten bzw. Verletzungen in der Gebärmutter

Ein Herzfehler oder der Defekt eines großen Blutgefäßes kann schon bei der Geburt vorhanden sein. Statistisch gesehen kommen auf 1.000 Geburten 7 Kinder mit einer *angeborenen Herzkrankheit* zur Welt. Eine genetische Abnormität kann mit einem Herzfehler verbunden sein, so dass das Kind mit einem Herzproblem zur Welt kommt. Wir betrachten dies als vererbten genetischen Fluch.

Andere *angeborene Herzkrankheiten* können ihren Anfang *in der Gebärmutter* (im Mutterleib) haben. Infekte, Röteln im Frühstadium der Schwangerschaft und während der Schwangerschaft eingenommene Medikamente erhöhen das Risiko. In diesen Fällen, in denen eine *Beschädigung in der Gebärmutter* stattfand, bitten wir Gott, ein schöpferisches Wunder zu vollbringen und das geschädigte Gewebe wiederherzustellen.

Muskulatur

Spannungskopfschmerzen

Zu Beginn dieses Kapitels haben wir uns mit dem Hypothalamus befasst. Wir haben darüber gesprochen, dass Sie Ihren Nacken massieren, wenn Sie unter Stress stehen und verspannt sind. Angst, Sorge und Stress erzeugen Verspannung und Spannungskopfschmerzen.

Rückenschmerzen durch Muskelkontraktion

Diese Schmerzen sind direkt mit dem zentralen und sympathischen Nervensystem verbunden. Sie werden durch *Angst, Sorge und Stress* verursacht.

Das nächste Organsystem, das von Stress betroffen ist, ist das Bindegewebe.

Bindegewebskrankheiten

Rheumatoide Arthritis

Auf diesem Gebiet bin ich etwas anderer Meinung als die medizinische Fachwelt. Ich frage mich, warum sie diese Richtung eingeschlagen hat, und stimme wirklich nicht mit ihr überein, weil ich gesehen habe, welche Rolle Angst, Sorge und Stress darin spielen können. Wenn ich grundsätzlich in diesem Zusammenhang von Angst spreche, würde ich sagen, die Person hat *Angst vor sich selbst.* Sie will sich nicht mit sich selbst auseinandersetzen. Daraus entsteht *Selbsthass* und daraus *Schuld* und daraus wiederum der Konflikt, der den Angriff der weißen Blutkörperchen auf das Bindegewebe der Knochen hervorruft. Sie nagen daran und erzeugen eine rheumatoide Arthritis.

Verwandte Entzündungskrankheiten des Bindegewebes

Prostatitis (Prostataentzündung)

Bei den verwandten Entzündungskrankheiten des Bindegewebes gibt es zwei Entzündungsarten: bakterielle und nichtbakterielle. Bei einer bakteriellen Entzündung behandelt man den Patienten mit Antibiotika. Die nichtbakterielle Entzündung wird entweder durch eine Übersekretion von Histamin (systemisch oder lokal) oder durch die Proliferation von sich ansammelnden weißen Blutkörperchen verursacht. Eine bekannte Krankheitsform der nichtbakteriellen Entzündung ist die *Prostatitis* bei Männern und die *interstitielle Zystitis* bei Frauen. Das sind einige Krankheiten, die uns helfen zu verstehen, welche Wurzeln es hier gibt.

Interstitielle Zystitis (Blasenschmerzsyndrom)

Diese Krankheit ist mit einer *Prostatitis* vergleichbar (siehe oben).

Lunge

Asthma (Hypersensibilitätsreaktion / Überempfindlichkeitsreaktion)

Ich lehre das schon seit zehn Jahren, und endlich hat mir die Medizin zugestimmt: *Asthma* hat nichts mit dem zu tun, was man einatmet. Es hat nichts mit einem Atemwegsverschluss zu tun und auch nichts mit dem Einatmen von Substanzen wie Tierhaaren, Staub, Pollen usw. Es wird etwas tief in der Person durch interne Vorgänge ausgelöst. Wir wissen schon seit über zehn Jahren, dass Asthma durch *Angst, Sorge und Stress* verursacht wird.

Ein Forschungsteam der John-Hopkins-Universität hat dieses Ergebnis im Jahre 1996 bestätigt und damit das bisherige Wissen über *Asthma* der letzten 50 Jahre verändert. Ein asthmatischer Anfall wird durch nichts, was man einatmet, verursacht. Es kann vererbt werden, aber hat seinen Ursprung in einer *tief verwurzelten Angst, in Sorgen und Stress*. So steht es in der genannten Medizininformation. In der Medizin wird *Asthma* jetzt als eine Angststörung betrachtet. Was halten Sie davon?

Anmerkung des Herausgebers: Inzwischen hat Henry Wright eine bestimmte Angst als Wurzel für Asthma identifiziert. Die Wurzel ist eine Angst vor dem Verlassenwerden kombiniert mit Unsicherheit.

Heuschnupfen

Heuschnupfen gilt auch als Hypersensibilitätsreaktion. Er entspricht ebenfalls dem Profil der schon besprochenen Antigen-Antikörper-Reaktion im Zusammenhang mit einem beeinträchtigten Immunsystem und ist eine Störung im Bereich von Angst, Sorge und Stress.

Immunsystem

Immunsuppression oder –schwäche

Wir haben bereits besprochen, was eine erhöhte Kortisol-Sekretion verursacht, was Katecholamine bewirken und wie sie das Immunsystem zerstören und schließlich zu Erkrankungen führen. Autoimmunerkrankungen sind nicht das Ergebnis von Immunsuppression.

Autoimmunerkrankungen entstehen nicht durch einen Mangel an weißen Blutkörperchen. Es kommt zu einer Autoimmunerkrankung, wenn weiße Blutkörperchen körpereigene Zellen angreifen und zerstören. *Lupus, Morbus Crohn, Diabetes mellitus, rheumatoide Arthritis und MS* sind Beispiele dafür, und wir könnten die Liste noch fortsetzen.

Der Körper greift den Körper an, weil sich die Person auf der Ebene des Geistes durch Selbstablehnung, Selbsthass und Bitterkeit gegen die eigene Person selbst angreift. Hier kommt eine geistliche Dynamik hinzu, durch die die weißen Blutkörperchen umgepolt werden, woraufhin sie körpereigenes Gewebe angreifen und den wahren Feind, die Bakterien und Viren, nicht erkennen. Wenn eine Person sich fortwährend selbst geistlich angreift, stimmt der Körper dem schließlich zu, und die weißen Blutkörperchen fangen an, den Körper anzugreifen. Es ist ein hoher Preis, den wir zahlen müssen, wenn wir uns selbst nicht lieben.

Autoimmunerkrankungen

Obwohl die Medizin heute Autoimmunkrankheiten (einschließlich Lupus, Morbus Crohn, Diabetes mellitus (Typ 1), rheumatoide Arthritis und Multiple Sklerose) mit Angst, Sorge und Stress in Zusammenhang bringt, bin ich zu dem Schluss gekommen, dass die meisten Autoimmunerkrankungen hauptsächlich durch einen Geist der Lieblosigkeit verursacht werden, der ein Gefühl erzeugt, nicht geliebt und nicht angenommen zu sein, sowie Selbstablehnung, Selbsthass und Bitterkeit gegen sich selbst zusammen mit Schuld hervorbringt. Wir könnten sogar behaupten, dass eine Autoimmunkrankheit hauptsächlich eine Krankheit des Selbsthasses mit einer zusätzlichen Komponente von Angst, Sorge und Stress ist.

Magen-Darm-System

Geschwüre

Sie haben wahrscheinlich schon einmal gelesen, dass Bakterien (Heliobacter pylori) Geschwüre verursachen. Wir (und die Medizin) haben jahrelang geglaubt, Angst, Sorge und Stress würden eine Erweiterung der Dendritenaktivität in der Magenschleimhaut verursachen und dadurch zu einer Irritation und schlussendlich zu Geschwüren führen. Dann kam die Medizin und sagte: „Wir haben ein Bakterium gefunden, also muss es ein bakterielles Problem sein."

Menschen mit Geschwüren haben auch ein beeinträchtigtes Immunsystem. Wenn das Immunsystem beeinträchtigt ist, hat man nicht die Kraft, Bakterien zu bekämpfen. Das Auftauchen eines Bakteriums widerlegt für mich nicht meine ursprüngliche Annahme bezüglich *Angst, Sorge und Stress*. Ich bin nicht davon überzeugt, dass Bakterien Geschwüre verursachen. Ich glaube, eine Kombination aus beidem ist dafür verantwortlich. *Ich denke, Angst, Sorge und Stress waren zuerst da und dann sind die Bakterien aufgetaucht, nachdem das Immunsystem beeinträchtigt war.*

Es gibt eine Reihe von Magen-Darm-Problemen, die durch Angst, Sorge und Stress verursacht werden. Einige davon sind: *Reizdarmsyndrom (RDS), Durchfall, Verstopfung, Übelkeit, Erbrechen, Colitis ulcerosa und Malabsorption*. Ich stimme mit all diesem überein, aber es gibt noch mehr. Es gibt auch das *Leaky-Gut-Syndrom*, welches der *Malabsorption* wahrscheinlich sehr ähnlich ist. *Die meisten Funktionsstörungen im Magen-Darm-Trakt werden dadurch verursacht, dass man über bestimmten Fragen des Lebens keinen Frieden im Herzen hat,* mit Ausnahme von Morbus Crohn, da dies eine Autoimmunkrankheit ist.

Reizdarmsyndrom (RDS)

Das *Reizdarmsyndrom* (RDS) ist eine Störung im Bereich von Angst, Sorge und Stress, bei der die Dendriten in der Schleimhaut des Kolons hyperaktiv sind, was vergleichbar ist mit der Entstehung von Geschwüren in der Magenschleimhaut.

Durchfall (Diarrhoe)

Durchfall kann durch eine ständige Irritation in Verbindung mit einer Leberfunktionsstörung als Teil des Profils des *allgemeinen Anpassungssyndroms* bei Angst, Sorge und Stress verursacht werden.

Verstopfung (Obstipation)

Verstopfung und *Durchfall* sind ähnlich. Die Wurzel ist die gleiche, aber hier wirken andere Mechanismen der Leber- und Darmaktivität, daher entsteht hier eine *Verstopfung* und kein *Durchfall.* Aber Angst, Sorge und Stress können allgemein zu einer Einschränkung des Lebens führen.

Übelkeit und Erbrechen

Übelkeit und Erbrechen stehen auch mit etwas im Zusammenhang, das als ein „nervöser" Magen oder als ein Ergebnis von Angst, Sorge und Stress betrachtet werden könnte. Eine übermäßige Magenaktivität, die ihre Ursache im zentralen Nervensystem hat, kann die Übelkeit hervorrufen und in extremen Fällen zu Erbrechen führen.

Colitis ulcerosa

Die *Colitis ulcerosa* wird auch als eine Störung im Bereich von Angst, Sorge und Stress betrachtet, bei der die Schleimhaut des Kolons durch Hyperaktivität der Dendriten so stark gereizt wird, dass die Schleimhaut Geschwüre bildet und blutet. Demgegenüber steht *Morbus Crohn*, der nicht durch Hyperaktivität der Dendriten, sondern durch den Angriff der weißen Blutkörperchen auf die Schleimhaut Geschwüre bildet. In manchen Fällen kann sogar der ganze Magen-Darm-Trakt davon betroffen sein.

Malabsorption (Leaky-Gut-Syndrom)

Die *Malabsorption (Leaky-Gut-Syndrom)* ist zu einer nationalen Plage geworden, bei der die Nahrung zwar eingenommen wird, die Nährstoffe aber nie die zelluläre Ebene über die Blutbahn erreichen. Ein hoher Prozentsatz der „verdauten" Nahrung passiert den Verdauungstrakt einfach und verursacht verschiedene Formen der Mangelernährung. Die Wurzel dahinter sind Angst, Sorge und Stress. Das Irreführende an der *Malabsorption* in Amerika ist, dass man versucht, sie durch meist sehr kostenintensive Nahrungsergänzungsmittel und Reformkostprodukte zu kompensieren und den Nährstoffverlust auszugleichen. *Bedauerlicherweise passieren die teuren Reformkostprodukte und Nahrungsergänzungsmittel den Körper genauso wie die ursprüngliche Nahrung.* Was für eine Mogelpackung!

Urogenitalsystem

Diurese, Impotenz und Frigidität werden durch Angst, Sorge und Stress verursacht. Ist das nicht erstaunlich?

Diurese

Erhöhte Diurese oder übermäßige Harnausscheidung können das Ergebnis von Angst, Sorge und Stress sein. Auch Inkontinenz kann bei Störungen im Bereich von Angst, Sorge und Stress auftreten.

Impotenz

Viele Männer in Amerika sind von Impotenz betroffen. Eine kürzlich erschienene Statistik zeigt, dass 30 bis 40 Prozent aller Amerikaner impotent sind. Hinter Impotenz steckt eine geistliche Wurzel von Angst, Sorge und Stress, die ihre Ursache in Selbstablehnung und mangelndem Selbstwertgefühl hat.

Frigidität

Frigidität ist eine Störung bei Frauen, hinter der Angst, Sorge und Stress stecken. Wenn das Wertesystem einer Frau beeinträchtigt wurde, kann sich dies in vielen Fällen auf ihre sexuelle Identität auswirken und ein Gefühl der sexuellen Unreinheit hervorrufen.

Haut

Das nächste Organsystem, das angegriffen wird, ist die Haut.

Ekzem

Ein *Ekzem* ist eine Hautstörung mit Juckreiz, Rötung, Entzündung und in manchen Fällen Bläschen, die eventuell nässen können. Ein *Ekzem* gilt als Störung im Bereich von Angst, Sorge und Stress. Es gibt auch Hinweise auf eine übermäßige Histamin-Sekretion und/oder übermäßige Aktivität des Immunsystems. Speziell diese Krankheit wird in 5. Mose 28 eindeutig als ein Fluch ausgewiesen, der durch Ungehorsam gegenüber Gott und Seinem Wort verursacht wird.

Neurodermitis

Neurodermitis ist eine chronische Entzündung der Haut. Die Krankheit kann eine starke psychogene Komponente aufweisen, bei der es sich um eine ganz bestimmte geistliche Wurzel handelt, die Angstzustände, mentale Anspannungen und emotionale Störungen beinhaltet. Sie ist auf jeden Fall ein Ergebnis der Seele-Körper-Verbindung und kommt häufiger bei Frauen als bei Männern vor. Sie ist eine Störung im Bereich von Angst, Sorge und Stress.

Akne

Akne ist normalerweise eine Hauterkrankung im Gesicht, am Hals, auf dem Rücken und den Schultern. Viele Jahre lang dachte man, sie würde nur durch überschüssiges Fett in der Haut während der Pubertät verursacht. Neueste medizinische Studien jedoch zeigen, dass die Ursache von *Akne* bei Jugendlichen Angst, Sorge und Stress sind, ausgelöst durch Gruppenzwang. Sie ist an sich kein genetisches oder biologisches Problem, sondern in vielen Fällen haben die Heranwachsenden Angst vor anderen Heranwachsenden. Bei dieser Art von Angst und Sorge wird eine erhöhte Histamin-Sekretion unter der Haut sowie eine erhöhte Fett-Sekretion in der Epidermis ausgelöst, was die *Akne* verursacht. Ist das nicht eine erstaunliche Entdeckung? Sie wird durch Angst, Sorge und Stress verursacht.

Hormonsystem

Diabetes mellitus (Typ 1)

Hierbei handelt es sich um eine Autoimmunerkrankung wie die rheumatoide Arthritis, wenngleich die Medizin sie der Angst, den Sorgen und dem Stress zugeordnet hat. Dem stimme ich zum Teil zu, da das Hormonsystem bei dieser Krankheit betroffen ist und daher die Fähigkeit der Bauchspeicheldrüse, ausreichend Insulin zu produzieren, bzw. die Fähigkeit des Körpers, das produzierte Insulin zu verbrauchen, eingeschränkt ist. Dennoch sehe ich als Wurzel dieser Krankheit Selbsthass und Selbstablehnung in Verbindung mit Schuld, jedoch mit einer zusätzlichen Komponente von Angst, Sorge und Stress. Wie auch im Fall der weiter oben behandelten Autoimmunerkrankungen sieht die Medizin Angst, Sorge und Stress als die Wurzel, erkennt jedoch nicht die weitaus größere Ursache in Form einer anderen Wurzel, nämlich dem Geist der Lieblosigkeit, der Selbsthass, Selbstablehnung und Schuld zulässt.

Diabetes mellitus (Typ 2)

Diabetes mellitus (Typ 2) ist keine Autoimmunerkrankung, sondern eine Angststörung, bei der die weißen Blutkörperchen die Funktion des Bauchspeicheldrüsengewebes beeinträchtigen, es aber nicht zerstören. Mögliche geistliche Wurzeln sind Angst, andere enttäuschen zu müssen, sowie Angst vor Versagen, vor Menschen, Akzeptanz durch Leistung und Getriebensein. Es könnte auch eine Unfähigkeit, Liebe zu empfangen, projizierte Ablehnung, ein Geist der Lieblosigkeit und ein Geist des Todes vorliegen.

Amenorrhö

Eine *Amenorrhö* ist eine Unterbrechung oder ein Ausbleiben der Menstruation bei Frauen. Hinter dieser Krankheit steckt eine sehr starke Wurzel von Angst, Stress und Sorge. Die Medizin hat emotionalen Stress oder Depressionen als Wurzel bestimmt. Wir haben eine erstaunliche Beobachtung gemacht: Frauen, die seit Jahren schon ein vollständiges Ausbleiben der Menstruation hatten, bekamen ihre Menstruation sozusagen als „Erstlingsfrucht" ihrer Heilung wieder, nachdem sie sich mit der Angst, den Sorgen und dem Stress auseinandergesetzt hatten.

Das zentrale Nervensystem

Müdigkeit und Lethargie, Typ A-Verhaltensweisen, Überernährung, Depressionen und Schlaflosigkeit werden alle durch Angst, Sorge und Stress verursacht.

Müdigkeit und Lethargie

Im dritten sogenannten *Erschöpfungsstadium* des *allgemeinen Anpassungssyndroms bei Angst, Sorge und Stress* finden wir Müdigkeit und Lethargie. Angst, Sorge und Stress leisten einen großen Beitrag zu Müdigkeit, Lethargie und Erschöpfung.

Die Zahl der Menschen in Amerika heutzutage, die mit Müdigkeit, Erschöpfung und Lethargie zu kämpfen haben, ist erstaunlich hoch. Die Medizin führt dies nicht unbedingt auf einen Virus, Überarbeitung oder Exposition gegenüber Chemikalien zurück, vielmehr wird es in Medizinhandbüchern Angst, Sorge und Stress zugeschrieben. Das dritte Stadium des *allgemeinen Anpassungssyndroms bei Angst, Sorge und Stress* heißt schließlich auch *Erschöpfung*. Im Falle einer *Hypoglykämie*, d.h. einer Verringerung des Glukosespiegels, gehört Erschöpfung zum Krankheitsbild. *Hypoglykämie* ist jedoch hauptsächlich eine Störung im Bereich von Angst, Sorge und Stress mit einer autoimmunen Zusatzkomponente von Angst, Selbsthass und Schuld. Aber Müdigkeit, Erschöpfung und Lethargie sind eben nur Nebenprodukte des Grundproblems.

Typ A-Verhalten

Typ A-Verhalten beinhaltet Getriebensein, Akzeptanz durch Leistung und Perfektionismus. Bei vielen Menschen kann man erkennen, dass sie Workaholics sind. Oftmals beinhaltet die Wurzel Angst vor Armut und das Bedürfnis erfolgreich zu sein, um geliebt oder anerkannt zu sein. Eine weitere Wurzel kann eine von den Eltern oder dem Lebenspartner auferlegte Erwartung sein, die Ängste auslöst.

Überernährung

Überernährung hat einen Suchtcharakter. Man kann manchmal verschiedene Stufen von zwanghaftem Verhalten vorfinden, aber kurz gesagt können Angst vor Ablehnung, Menschen, Versagen und Verlassenwerden sehr starke Kräfte sein, die Menschen antreiben und langfristig Angst, Sorge und Stress hervorrufen. Der Aspekt der Überernährung ist ein Mittel zur falschen Beruhigung, oder besser gesagt, ein falscher Tröster. Zudem verbrauchen getriebene Menschen eine Menge Ressourcen, und so entsteht das chemische „Verlangen" nach einer überdimensionalen „Wiederbeschaffung" von Nährstoffen.

Depressionen

Eine Depression wird oft mit Antidepressiva wie Prozac® (Fluoxetin) [Psychopharmakon] behandelt, jedoch ist eine Depression klinisch gesehen ein chemisches Ungleichgewicht im Körper. Sie wird durch einen Konflikt auf der geistlichen und/oder seelischen Ebene erzeugt, bei dem das limbische System auf diesen Stress reagiert und die Depression als eine Reaktion auf das im Körper entstehende chemische Ungleichgewicht verursacht wird.

Schlaflosigkeit

Schlaflosigkeit oder die Unfähigkeit, nachts zu schlafen, ist eine anerkannte Störung im Bereich von Angst, Sorge und Stress. Der Hypothalamus (*Principles of Anatomy and Physiology,* S. 320; vgl. ***Der herausragende Weg***, Kap. 7, S. 209/210) ist eines der Zentren, die die Wach- und Schlafphasen erhalten. Der Schlaf wird vom Hypothalamus gesteuert. Wenn der Hypothalamus Konflikte oder Angst, Sorge und Stress wahrnimmt, reagiert er darauf, indem er den Frieden der Person stört. Ein Ergebnis davon kann Schlaflosigkeit sein.

Biblische Aspekte hinter Störungen im Bereich von Angst, Sorge und Stress

Wir setzen das Thema Angst, Stress und Physiologie fort und werfen einen genaueren Blick auf 2. Timotheus 1,7, wo uns gesagt wird, Gott habe uns nicht den Geist der Angst, sondern der Kraft, der Liebe und des gesunden Verstands gegeben.

> **Denn Gott hat uns nicht einen Geist der Furcht gegeben, sondern einen Geist der Kraft, der Liebe und der Besonnenheit. [Anm. d. Übers. Im Englischen heißt es hier statt „der Besonnenheit" „des gesunden Verstandes".] 2. Timotheus 1,7 (NLB)**

Die Bibel sagt uns auch, dass wir den Herrn, unsern Gott, mit ganzem Herzen, ganzer Seele und ganzem Verstand lieben sollen.

Er aber sprach zu ihm: "Du sollst den Herrn, deinen Gott, lieben mit deinem ganzen Herzen und mit deiner ganzen Seele und mit deinem ganzen Verstand." Matthäus 22,37

Und wir sollen unseren Nächsten lieben wie uns selbst.

Das zweite aber ist ihm gleich: "Du sollst deinen Nächsten lieben wie dich selbst." Matthäus 22,39

In 1. Johannes 4,11 hat Johannes es so ausgedrückt: Wenn Gott uns geliebt hat, sollen wir auch einander lieben.

Geliebte, wenn Gott uns so geliebt hat, sind auch wir schuldig, einander zu lieben. 1. Johannes 4,11

1. Johannes 4,18 ist die grundlegende Bibelstelle für die Heilung vieler Störungen im Bereich von Angst, Sorge und Stress, einschließlich MCS/EI.

Sprüche 15,13 und 17,22 sind die einleitenden Verse, die uns helfen, geistliche Wurzeln zu verstehen.

Ein fröhliches Herz macht das Gesicht heiter; aber beim Kummer des Herzens ist der Geist niedergeschlagen. Sprüche 15,13

Ein fröhliches Herz bringt gute Besserung, aber ein niedergeschlagener Geist dörrt das Gebein aus. Sprüche 17,22

Diese Bibelstellen zeigen recht deutlich, dass unser körperliches Wohlbefinden durch Schikane und Ablehnung durch andere beeinflusst werden kann.

1. Johannes 4,18 besteht aus vier Teilen. Jeder dieser vier Teile muss einzeln gelesen, verstanden und verarbeitet werden, damit sie in unserem Leben angewandt werden können.

Furcht ist nicht in der Liebe, sondern die vollkommene Liebe treibt die Furcht aus, denn die Furcht hat mit Strafe zu tun; wer sich nun fürchtet, ist nicht vollkommen geworden in der Liebe. 1. Johannes 4,18 (SLB)

Teil a): **„Furcht ist nicht in der Liebe.“** Wenn es keine Angst in der Liebe gibt, *dann ist die Konsequenz, dass Angst kommt*, wenn wir nicht vollkommen geliebt werden. Wenn ich Sie liebe, haben Sie dann Angst vor mir? Wenn ich Sie nicht liebe, werden sie mir gegenüber dann etwas skeptisch sein? In 1. Johannes 4,18 steht: „Furcht ist nicht in der Liebe.“ Was ist also das Gegenmittel zur Angst?

Teil b): **„Vollkommene Liebe treibt die Furcht aus.“** Wenn Angst davon kommt, dass wir nicht vollkommen geliebt und angenommen werden, und wenn wir nicht vollkommen geliebt und angenommen wurden, was kommt dann in unser Leben? *Angst.* Wie steht es mit Ihrem Urteilsvermögen? Können Sie es mir sagen? Wenn Angst kommt, weil wir nicht geliebt werden, und es ist keine Liebe da, dann kommt eine Angst. Das ist die Angst, die diese Krankheiten verursacht. Das Gegenmittel wäre, vollkommene Liebe zu empfangen, oder anders ausgedrückt, Liebe vertreibt Angst.

Allen geistlich verwurzelten Krankheiten, die durch Angst verursacht werden, liegt ein Bruch in einer Beziehung egal auf welcher Ebene zugrunde. Es kann auch ein Beziehungsbruch zwischen Ihnen und Gott sein. Oder zwischen Ihnen und sich selbst, weil Sie sich nicht für etwas, was Sie 1928 taten, vergeben haben. Es könnte auch ein Bruch zwischen Ihnen und anderen sein. Erinnern Sie sich daran, was ich Ihnen gesagt habe:

Eine geistlich verwurzelte Krankheit ist das Resultat einer Trennung von Gott, von sich selbst und von anderen.

Der Anfang aller Heilung von geistlich verwurzelten Krankheiten ist:

- **Versöhnung mit Gott und Seiner Liebe, Empfangen Seiner Liebe, Versöhnung mit Ihm als Ihrem Vater, und mit Ihm Ihren Frieden machen;**
- **Versöhnung mit sich selbst; und**
- **Versöhnung mit anderen.**

Viele Menschen verstehen den Begriff „den Herrn fürchten“ falsch und haben tatsächlich wegen dieses Wortlauts Angst vor Ihm. Sie lesen in der Bibel, „die Furcht des Herrn“ oder „Furcht Gottes“. Es gibt 14 verschiedene hebräische und 7 griechische Wörter, die im Englischen mit „fear“ [d.h. „Furcht/Angst“] übersetzt werden. Das mit „Furcht“ übersetzte Wort, das sich auf die „Furcht Gottes“ bezieht, hat etwas mit *ehrerbietendem Respekt* zu tun, weil wir Ihn für das, was Er ist, verehren.

Man kann jemanden für das, was er ist, respektieren, aber das bedeutet nicht, dass man vor dieser Person Angst haben muss. Befreien wir also das Wort „Furcht“ aus der angelsächsischen Mentalität und studieren die Wortbedeutung im Hebräischen und Griechischen. Dann können wir uns wieder auf die richtige Übersetzung konzentrieren.

Wenn ein Bruch zwischen Gott, uns selbst und anderen vorliegt, dann beginnt aus dieser Sicht jegliche Heilung durch die Versöhnung mit Gott, durch Frieden mit uns selbst und durch die Versöhnung mit unserem Bruder. In 1. Johannes 4,18 steht: „Furcht ist nicht in der Liebe, sondern die vollkommene Liebe treibt die Furcht aus.“

Teil c): **„Denn Furcht hat mit Strafe zu tun.“** [Anm. d. Übers.: Im Englischen steht „torment“, zu Deutsch „Qualen“, statt „Strafe“] Diese Angst, die mit Qualen zu tun hat, erzeugt *paranoide Schizophrenie,* DIS *(Dissoziative Identitätsstörung)* (vormals MPS – Multiple Persönlichkeitsstörung) sowie viele geistige und psychologische Krankheiten, die entweder durch eine genetische Komponente entstehen oder durch Geister innerhalb der Familie weitervererbt werden. Die meisten Dinge, die in unseren Gedanken ablaufen, geschehen, weil wir Angst haben. Psychosen, Phobien, Panik, Angst und Sorge können im Kopf und tief im Herzen wie Qualen der Hölle sein. Wie werden Sie diese Qualen los? Teil b) hat uns gezeigt: *„Vollkommene Liebe treibt die Furcht aus.“*

Teil d): **„Wer sich nun fürchtet, ist nicht vollkommen in der Liebe.“** Das bedeutet, Sie haben Angst, weil Sie irgendwo in einer Beziehung auf irgendeiner Ebene mit einem Elternteil, dem Chef, Lehrer, Pastor, Lebenspartner oder der Gemeinde einen Bruch erlitten haben. Das kann jeder sein, bei dem Sie sich nicht sicher fühlten, der Ihnen keine vollkommene Liebe gab, Sie nicht förderte, Ihnen nicht vergab, Sie in Ihrer Schwäche nicht deckte, Sie antrieb und anhielt, perfekt zu sein. Es könnte jemand sein, der Sie enttäuschte, Sie nicht küssen, nicht halten und nicht zu Ihnen sagen wollte, dass er Sie liebt, oder Sie nicht unterstützen wollte. Alles, was auf der „keine vollkommene Liebe haben“-Ebene geschieht, ermöglicht es einem Geist der Lieblosigkeit oder einem unreinen Geist, sich an Sie zu hängen. Er wird dort bleiben, bis Sie durch die vollkommene Liebe befreit werden. Wir wissen das, weil es in der Bibelstelle heißt: „die vollkommene Liebe treibt die Furcht aus.“

Wenn Sie nicht fähig sind, Liebe zu geben und zu empfangen, dann haben Sie Angst.

Jetzt möchte ich Sie fragen: Wie vielen Menschen hier fällt es schwer, Liebe zu empfangen, und wie vielen fällt es schwer, Liebe zu geben? Wenn Sie nicht in der Lage sind, Liebe zu geben und zu empfangen, haben Sie die Angst, über die wir gerade sprechen. Diese Angst erzeugt diese Krankheiten, alle von Autoimmun- bis zu stressbedingten Krankheiten.

Ich möchte noch einmal 2. Timotheus 1,7 betonen – Gott hat uns nicht einen Geist der Angst, sondern der Kraft, der Liebe und des gesunden Verstands gegeben. Ich hoffe, dass Sie einen Einblick in die geistlichen Wurzeln vieler Krankheiten bekommen haben, die durch Angst, Sorge und Stress verursacht werden.

Angstlösende Medikamente und Antidepressiva sind keine Lösung für Angst. Sie sind neurologische Blocker und Beruhigungsmittel mit sehr gefährlichen Nebenwirkungen und heißen *Prozac®* (Fluoxetin) [Psychopharmakon], *Paxil®* (Paroxetin) [Psychopharmakon], *Xanax®* (Benzodiazepin) [Psychopharmakon], *Klonopin®* (Benzodiazepin) [Psychopharmakon] und viele andere. Sie sind unglaublich gefährliche Medikamente und werden verabreicht, weil wir in den Gemeinden und auch außerhalb kein Urteilsvermögen in Bezug auf geistliche Dynamiken und die geistliche Grundlage in unserem Leben mehr haben. Medikamente sind keine Lösung. Sie sind nur eine Form des Krankheitsmanagements, und Gott möchte, dass Sie ganz sicher sind, dass Er möchte, dass Sie frei von Angstzuständen sind, weil Er sie Ihnen nicht gegeben hat. Er möchte, dass Sie frei sind und geistlich, emotional und körperlich in Frieden leben. Wenn Sie Ihm vertrauen und vom weltlichen Denken fernbleiben, können Sie wieder in einfachem Vertrauen vor Ihn treten. Medikamente sind ein schlechter Ersatz für den Frieden Gottes.

Es gibt ***einen herausragenden Weg***.

> **Frieden lasse ich euch, meinen Frieden gebe ich euch; nicht wie die Welt gibt, gebe ich euch. Euer Herz werde nicht bestürzt, sei auch nicht furchtsam. Johannes 14,27**

> **… 14und sie heilen den Bruch der Tochter meines Volkes oberflächlich und sagen: Friede, Friede! - und da ist doch kein Friede. Jeremia 6,14**

Was könnte Ihnen denn schlimmstenfalls passieren? Sterben und in den Himmel kommen. Ich ermutige Sie, vor Gott zu treten und Ihn zu bitten, Ihnen die Festungen in Ihrem Leben zu zeigen.

Kapitel 8
Erörterung bestimmter Krankheiten

Wir werden uns jetzt mit der Erörterung spezifischer Krankheiten befassen, und ich möchte Sie bitten, Gott mit einem Gebet zu erlauben, in Ihnen zu wirken. Wenn Sie Buße tun müssen, tun Sie Buße. Wenn Sie sich etwas eingestehen müssen, das Sie erkannt haben, dann tun Sie es. Das ist eine persönliche Angelegenheit. Gott kennt Ihr Herz. Er weiß, was darin vorgeht, Sie müssen es Ihm nicht sagen. Er kennt die Gedanken Ihres Herzens und weiß, was Ihnen Probleme bereitet. Er wird nicht überrascht sein.

Ein klares Wort zu Diagnosen und dem Erfolg von Diagnosen

Wenn wir Krankheiten erforschen, müssen wir zunächst anerkennen, dass wir es mit Hypothesen zu tun haben. Auch unter dem säkularen Aspekt unseres Dienstes müssen wir, basierend auf den uns zur Verfügung stehenden Informationen, herausfinden, wie viele Fälle langfristig geheilt werden und gesund bleiben. Je mehr Fallbeispiele wir durchgehen, desto mehr werden wir wissen. Unser Dienst ist auf dem Gebiet von Krankheit in einer Vorreiterrolle, und doch ist es noch ein langer Weg, bis wir genügend Fallbeispiele zur Erforschung von Krankheit zusammengetragen haben, die es uns ermöglichen, etablierte, vollständige Muster darzustellen und entsprechend das gesamte Bild zu sehen. Ich hoffe, ohne dies hier weiter thematisieren zu wollen, dass Sie im Hinblick auf unsere Recherchen verstehen, woher ich komme und wohin ich möchte.

Genetisch vererbte Krankheiten und manische Depression

Die genaue Ursache einer *manischen Depression* ist unbekannt, aber Vererbung spielt eine Rolle. Es gibt Anhaltspunkte dafür, dass Abweichungen in der Sekretion der Neurotransmitter Serotonin und Norepinephrin und psychosoziale Faktoren mit beteiligt sind.

Bislang dachte man, dass Veränderungen auf den X-Chromosomen zu dieser Krankheit beitragen, aber seit kurzem gibt es Hinweise, dass Zusammenhänge mit Sequenzabnormitäten auf mehreren Chromosomen bestehen. Was meinen Sie, wenn Satan versucht, aufgrund von Generationssünden das Genmaterial durcheinander zu bringen, wer kann es dann wohl wieder in Ordnung bringen? *Der Teufel ist nicht mächtiger als Gott.* Wollen wir es wagen zu glauben? Ich bin bereit, es zu versuchen. Ich denke, wir sollten sagen: „Gott, verändere das genetische Material“, und von Ihm erwarten, dass Er es tut. Und Er hat es bereits getan!

Was ist, wenn wir nicht darum bitten? Wenn wir voll Unglauben, Zweifel und Angst resignieren? Glauben Sie, dass wir dann diese Art von Heilung bekommen werden? Nein. Ich möchte wie ein Kind sein: „Papa, ich möchte einen Lutscher!“ Was sagt die Bibel dazu? „Wenn ihr nicht umkehrt und werdet wie die Kinder, so werdet ihr keinesfalls in das Reich der Himmel hineinkommen“ (Matthäus 18,3).

… 3und sprach: Wahrlich, ich sage euch, wenn ihr nicht umkehrt und werdet wie die Kinder, so werdet ihr keinesfalls in das Reich der Himmel hineinkommen. Matthäus 18,3

Ist unser Glaube so kompliziert geworden, dass wir vergessen haben, wie man sein Leben einfach dem lebendigen Gott anvertraut? Haben wir den unsterblichen und unsichtbaren Gott zu einem intellektuellen Konzept gemacht? *Dienen wir Gott mit unserem Kopf oder mit unserem Herzen?*

In Jeremia 32,19 heißt es, dass Er groß an Rat und mächtig an Tat ist.

… 19groß an Rat und mächtig an Tat; du, dessen Augen über alle Wege der Menschenkinder offen sind, um jedem nach seinen Wegen und nach der Frucht seiner Taten zu geben; Jeremia 32,19

Wir entscheiden uns jeden Tag neu, was wir bekommen werden: Segen oder Fluch, Leben oder Tod.

Ich rufe heute den Himmel und die Erde als Zeugen gegen euch auf: Das Leben und den Tod habe ich dir vorgelegt, den Segen und den Fluch! So wähle das Leben, damit du lebst, du und deine Nachkommen, 5. Mose 30,19

Ich aber und mein Haus, wir wollen dem Herrn dienen.

Ist es aber übel in euren Augen, dem HERRN zu dienen, dann erwählt euch heute, wem ihr dienen wollt: entweder den Göttern, denen eure Väter gedient haben, als sie noch jenseits des Stroms waren, oder den Göttern der Amoriter, in deren Land ihr wohnt! Ich aber und mein Haus, wir wollen dem HERRN dienen! Josua 24,15

Falls ich mich außerhalb dieser Eckwerte bewege, werde ich doch wieder zu diesen Eckwerten zurückkehren.

Manische Depression

Während man noch vor 10 Jahren hoffte, ein einzelnes Gen für die manisch-depressive Erkrankung finden zu können, ist inzwischen klar, dass mehrere Gene mit betroffen sind. Schwankungen der Neurotransmitterspiegel Dopamin, Serotonin, Norepinephrin und Gamma-Aminobuttersäure [engl.: GABA, gamma aminobutyric acid] im Gehirn könnten ebenfalls bei dieser Erkrankung mit beteiligt sein.

Prozac® (Fluoxetin) [Psychopharmakon] ist ein Serotoninverstärker. Dieses Mittel erhöht nicht die Serotoninsekretion, sondern verlängert die Wirkung am Dendritenende der Synapsen, was das Ungleichgewicht ausgleicht, das Problem aber nicht löst.

Medikamente lösen das Problem nicht. Sie können sogar die Behandlung des Grundproblems behindern, da sie das wahre Problem verschleiern.

Ich empfehle den Menschen nicht, ihre Medikamente abzusetzen. Wenn man ein verschreibungspflichtiges Medikament einnimmt, vor Gott kommt und sich mit wichtigen Fragen auseinandersetzt, dann kann man unter Aufsicht eines Arztes das Medikament absetzen und sich somit schrittweise entgiften. Der Körper würde unkontrollierbar reagieren, würde man versuchen, ihm die neue, durch eine medikamentöse Therapie bedingte „chemische Realität" zu entziehen. *Gott hat uns in Adam vollkommen erschaffen. Durch die Sünde sind wir unvollkommen geworden.*

Ich gebe nicht nach, bis der geistliche Defekt behoben ist und somit die Depression verschwindet. *Die Depression wird durch eine Serotoninuntersekretion verursacht.*

Eines Tages rief mich eine nette Dame an, deren Schwester wir geholfen hatten. Sie sagte: „Ich brauche Hilfe. Ich bin berufstätig und alkoholabhängig. Meine Ehe zerbricht gerade. Ich stehe im Konflikt mit meiner Familie und bin kurz davor, meine Arbeit zu verlieren. Ich nehme regelmäßig *Prozac®* ein und bin völlig am Ende."

Innerhalb von zwei 30-minütigen Telefonsitzungen über einen Zeitraum von zwei Wochen befreite sie Gott vom Alkohol, heilte ihr gebrochenes Herz und befreite sie von den Depressionen und Angstzuständen. Ich traf sie Jahre später. Sie war glücklich, ihre Ehe war wieder intakt, sie hatte wieder Kontakt zu ihrer Familie, sie hatte nie wieder Alkohol angerührt, und eine Woche nach ihrer Heilung hatte sie *Prozac®* abgesetzt. Sie ist voller Leben, geht zu einer Gemeinde und ist dort aktiv und freut sich des Lebens. Wir setzten uns zusammen und priesen den Herrn, der sie geheilt und befreit hatte.

Den herausragenden Weg zu wählen, bedeutet nicht, künstlich aufrechterhalten zu werden. Wenn Gott gewollt hätte, dass wir künstlich am Leben erhalten werden, hätte Er ein künstliches Erhaltungsprogramm für Sein Volk ins Leben gerufen. Er hat uns vollkommen erschaffen. Er hat uns mit einem Immunsystem und einem Köper erschaffen, der dazu ausgelegt ist, 70 bis 80 Jahre lang für sich selbst zu sorgen, und ab 70 dann mit ein paar Problemen, wie es Mose im Psalm 90 sagte.

Die Tage unserer Jahre sind siebzig Jahre, und, wenn in Kraft, achtzig Jahre, und ihr Stolz ist Mühe und Nichtigkeit, denn schnell eilt es vorüber, und wir fliegen dahin. Psalm 90,10

Gott legte die Lebensdauer vor über 3 000 Jahren fest.

Die durchschnittliche Lebenserwartung liegt in Amerika heute bei 76. Wir haben Gottes Vorgaben noch nicht überschritten und der Durchschnitt wird es auch nie, bis der Herr wiederkommt und bis zum Tag des Herrn bei der ersten Auferstehung. Wenn Sie wollen, können Sie gerne versuchen, 120 zu werden! Es ist dem Menschen bestimmt, einmal zu sterben, und danach kommt das Gericht.

Und wie es den Menschen bestimmt ist, einmal zu sterben, danach aber das Gericht, Hebräer 9,27

Wir werden an der ersten Auferstehung teilhaben. Glückselig sind die, die an der ersten Auferstehung teilhaben, denn sie werden den zweiten Tod nicht erleben.

Glückselig und heilig, wer teilhat an der ersten Auferstehung! Über diese hat der zweite Tod keine Macht, sondern sie werden Priester Gottes und des Christus sein und mit ihm herrschen die tausend Jahre. Offenbarung 20,6

Das sind gute Nachrichten!

Ja, wir sind voll Zuversicht und würden unseren jetzigen Körper gern verlassen, weil wir dann daheim beim Herrn wären. 2. Korinther 5,8 (NLB)

… [20]nach meiner sehnlichen Erwartung und Hoffnung, dass ich in nichts werde zuschanden werden, sondern mit aller Freimütigkeit, wie allezeit, so auch jetzt, Christus an meinem Leib groß gemacht werden wird, sei es durch Leben oder durch Tod. [21]Denn das Leben ist für mich Christus und das Sterben Gewinn. [22]Wenn aber das Leben im Fleisch mein Los ist, dann bedeutet das für mich Frucht der Arbeit, und dann weiß ich nicht, was ich wählen soll. [23]Ich werde aber von beidem bedrängt: Ich habe Lust, abzuscheiden und bei Christus zu sein, denn es ist weit besser; Philipper 1,20–23

Das ist eine großartige Hoffnung! Damit sind Angst und Sorgen erledigt.

Kein Auge hat gesehen, kein Ohr gehört und in keines Menschen Herz ist gekommen, was Gott denen bereitet hat, die Ihn lieben.

… [3]und die man von alters her nicht vernahm! Kein Ohr hörte, kein Auge sah je einen Gott außer dir, der an dem handelt, der auf ihn harrt. Jesaja 64,3

… [9]sondern wie geschrieben steht: "Was kein Auge gesehen und kein Ohr gehört hat und in keines Menschen Herz gekommen ist, was Gott denen bereitet hat, die ihn lieben." 1. Korinther 2,9

Ich möchte dabei sein, wie steht es mit Ihnen? Das ist meine Hoffnung: Dass mein Körper zu dem erlöst wird, was Gott für mich vorbereitet hat.

Nicht allein aber sie, sondern auch wir selbst, die wir die Erstlingsgabe des Geistes haben, auch wir selbst seufzen in uns selbst und erwarten die Sohnschaft; die Erlösung unseres Leibes. Römer 8,23

Ich bin ein glücklicher Mensch. Früher war ich ein trauriger Mensch, aber jetzt bin ich glücklich, weil es mir egal ist, ob ich lebe oder sterbe, denn ich weiß, ich gehöre dem Herrn.

Das Immunsystem

Gott hat das Immunsystem erschaffen, um den Körper gesund zu erhalten. Gott hat dem Körper die Fähigkeit gegeben, Eindringlinge zu bekämpfen. Eine durchschnittliche Person entwickelt in ihrem Leben mindestens 200mal ein oder zwei mutierte Krebszellen. In einem gesunden Immunsystem sind die Killerzellen aktiv und in ausreichender Zahl vorhanden. Sie erkennen die mutierten Zellen, Viren oder Bakterien, greifen diese an und zerstören sie. Gott hat das Immunsystem geschaffen, um uns zu beschützen und nicht, um uns zu zerstören. Bei allen Autoimmunerkrankungen beschließen die weißen Blutkörperchen, dass ein Teil des Körpers ein eindringender Feind ist, der zerstört werden muss.

Unser geistlicher Feind möchte das Immunsystem, d.h. das Knochenmark, zerstören. Das Blut hat seinen Ursprung im Knochenmark. Man findet T-Zellen, Makrophagen, Killerzellen sowie weiße und rote Blutkörperchen im Knochenmark.

Im Folgenden finden Sie einige Wege, auf denen Satan versucht, Zugang zu Ihrem Knochenmark zu bekommen. Er möchte:

- Ihre Gedanken kontrollieren,
- seinen geistlichen Zustand auf Sie übertragen,
- Sie dazu bringen, dem Gesetz der Sünde zu folgen,
- Beziehungen zu Bruch bringen,
- Streit und Konflikte erzeugen,
- unangemessene Reaktionen hervorrufen,
- verbale, körperliche, emotionale und sexuelle Misshandlungen initiieren und
- zu Ihnen in der ersten Person sprechen, als wären es Ihre eigenen Gedanken, damit Sie nicht erkennen, dass sie vom Feind sind.

Wenn Satan Ihre Beziehung zu Gott, zu anderen und zu sich selbst zerstören kann, erhält er Zugang zu Ihrem Immunsystem. Beziehungen sind das Fundament des Reiches Gottes. Zerbrochene Beziehungen sind *nicht* das Reich Gottes.

37 Er aber sprach zu ihm: "Du sollst den Herrn, deinen Gott, lieben mit deinem ganzen Herzen und mit deiner ganzen Seele und mit deinem ganzen Verstand." 38 Dies ist das

größte und erste Gebot. [39]Das zweite aber ist ihm gleich: "Du sollst deinen Nächsten lieben wie dich selbst." [40]An diesen zwei Geboten hängt das ganze Gesetz und die Propheten. Matthäus 22,37–40

Woher kommen also Ihre Gedanken? Von Gott? Von Ihnen? Von Satans Reich? Sündhafte Gedanken bereiten der Zerstörung des Immunsystems den Weg.

Angst kann das Immunsystem beeinträchtigen, da bei anhaltender Angst ein Überschuss an Kortisol erzeugt wird. Kortisol ist ein natürlich vorkommendes Steroid. Kortisol an sich ist nicht das Problem, aber zu viel Kortisol ist giftig und zerstört das Immunsystem. Es zerstört Interleukin-1, Interleukin-2 sowie die T-Zellen und wird freigesetzt, wenn man sich nicht geliebt fühlt oder sich des Geliebtseins nicht sicher ist. Das öffnet der Angst die Tür.

Kortisol wird als Reaktion auf Angst, genauer noch auf einen Zustand des sich Sorgens oder Ängstigens, freigesetzt.

Indem wir der Angst nachgeben, erlauben wir dem Reich Satans, unser Immunsystem zu schwächen. Je mehr Angst wir erleben, desto mehr Kortisol wird im Körper freigesetzt. Wenn man über einen langen Zeitraum Angst hat, zerstört Kortisol Interleukin-1 und -2 sowie die T-Zellen. Die übrigen weißen Blutkörperchen, T-Zellen, Makrophagen und Killerzellen erkennen die Eindringlinge nicht mehr, und Krebs ist dann die Folge.

Zerbrochene Beziehungen können Giftstoffen den Zugang zum Blutkreislauf ermöglichen. Meistens wird Krebs durch Verlust und Konflikte ausgelöst, denen Angst und Bitterkeit zugrunde liegt. Bitterkeit hat zerbrochene Beziehungen zur Folge. Viele Krebserkrankungen sind mit Bitterkeit verbunden. Das Wort *Bitterkeit* hat im Griechischen die Bedeutung „Gift“.

Wenn Bitterkeit und Angst uns von anderen trennen, setzt die Semipermeabilität der Zellmembran ein und Giftstoffe sammeln sich in der Zelle an. Sobald ein gewisser Giftstoffgehalt erreicht wird, werden die Immunwächter der Zellen, die zwei Tumor-Suppressorgene, zerstört.

Diese Tumor-Suppressorgene sind Enzyme, die die Mitose einer Zelle aufhalten und damit die Entstehung unkontrolliert wachsender Tumorzellen verhindern. In der Folge entsteht ein Tumor. Ein Geist des Todes und ein Geist des Gebrechens sind am Werk. Bitterkeit bringt eine tödliche Krankheit hervor, weil Bitterkeit eine Form des Mordes ist.

Das Buch *Biblical Guide to Alternative Medicine* [Biblischer Leitfaden zur alternativen Medizin] von Dr. Neil Anderson und Dr. Michael Jacobson aus dem Jahr 2003 dokumentiert die Geschichte einer Frau, die mit einem Pastor verheiratet war und Brustkrebs im Endstadium hatte. Sie hatte keine Hoffnung. Die Bitterkeit einer anderen Frau gegenüber hatte ihr Interleukin-2 außer Kraft gesetzt, wodurch ihr Immunsystem den Krebs nicht mehr erkennen konnte.

Würde man Candice nach ihrer Meinung fragen, würde sie antworten, dass das stärkste Heilmittel für den Körper nicht ein Medikament ist, sondern ein Herz und ein Verstand, die geistlich intakt (gesund) sind. Die 50jährige, mit einem Pastor verheiratete Candice hatte die niederschmetternde Diagnose von metastasiertem Brustkrebs bekommen. Als man die Krankheit entdeckte, hatte sie sich bereits im ganzen Körper ausgebreitet, und man gab ihr nur noch wenige Monate zu leben. Auf die Diagnose hin suchten sie und ihr Ehemann bei einem Pastor aus Georgia Rat, der seinen Dienst darauf ausgerichtet hatte, geistliche Faktoren von Krankheitsursachen zu identifizieren. Während des Gesprächs wurde sich Candice bewusst, dass die Bitterkeit einer anderen Frau gegenüber möglicherweise ihr Immunsystem geschwächt und sie für den Krebs angreifbar gemacht haben könnte. Kurz danach bat sie um Vergebung und versöhnte sich wieder mit dieser Frau, von der sie sich entfremdet hatte. Das war vor vier Jahren. Seitdem das hier verfasst wurde, ist der Krebs spontan zurückgegangen, trotz der Tatsache, dass sie ihre Ernährung nicht umgestellt hat, nie operiert wurde und keine Medikamente eingenommen hat. Sie zeigt immer noch keine Symptome und fühlt sich großartig.

Als sie vor Gott und dieser Frau Buße tat, wurde sie zu einem Täter des Wortes, und Gott belohnte sie dafür mit Heilung. Sie ist heute noch immer geheilt; sie hatte keine Chemotherapie, und niemand hat für sie gebetet. Dieses Zeugnis zeigt, dass das Problem eine tiefere Wurzel hatte, und offenbart die größte Heilungsblockade: Unversöhnlichkeit.

Morbus Crohn

Morbus Crohn und *Colitis ulcerosa* gleichen sich sehr, sind aber zwei verschiedene Krankheitskategorien. Kennen Sie jemanden mit *Morbus Crohn* oder *Colitis ulcerosa*?

Colitis ulcerosa und *Morbus Crohn* sind sich sehr ähnlich, da sie beide Geschwüre im Dickdarm [Kolon] bilden und starke Blutungen verursachen. Die *Colitis ulcerosa* ist auf das Kolon beschränkt. Bei *Morbus Crohn*, der primär im Dickdarm vorkommt, kann das distale Ileum (letzter Teil des Dünndarms) und im fortgeschrittenen Stadium der gesamte Magen-Darm-Trakt betroffen sein. *Morbus Crohn* ist eine Krankheit, bei der die weißen Blutkörperchen beschließen, dass nicht ein Virus, ein Bakterium oder die Schwiegermutter, sondern die Schleimhaut im Kolon als Feind anzusehen ist. Weiße Blutkörperchen sind an allen Autoimmunerkrankungen beteiligt.

In unserer Literatur erörtern wir das von uns so genannte *„abweichende Verhalten der weißen Blutkörperchen"*. Diesen Begriff habe ich geprägt, um zu verdeutlichen, dass etwas von Gott Geschaffenes, das sich eigentlich um eindringende Feinde kümmern soll, plötzlich beschließt, dass wir der Feind sind, und verschiedene Bereiche unseres Köpers angreift. *Die geistliche Komponente spielt hierbei eine enorm große Rolle, denn indem wir uns selbst auf geistlicher Ebene* *angreifen, stimmt der Körper dem schließlich zu und fängt an, sich selbst zu zerstören.*

Man geht davon aus, dass *Morbus Crohn* durch eine Abnormität der proinflammatorischen Reaktion verursacht wird, an welcher die weißen Blutkörperchen beteiligt sind. Die weißen Blutkörperchen beginnen die Schleimhaut des Kolons anzugreifen und verursachen dadurch Geschwüre. Es ist eine sehr ernste Erkrankung. Die Wurzel von *Morbus Crohn* ist *extreme Selbstablehnung in Verbindung mit Schuld.* Morbus Crohn birgt auch eine Komponente der Hoffnungslosigkeit, da die Person nicht weiß, wie sie das Problem, das sie quält, lösen soll. Verschiedene Konflikte wirken zusammen. *Morbus Crohn* ist eine Krankheit, die durch massive Ablehnung, Verlassenwerden, mangelndes Selbstwertgefühl *und/oder ein Getriebensein, die Erwartungen einer anderen Person zu erfüllen,* verursacht wird. Morbus Crohn *beinhaltet auch ein hohes Maß an Koabhängigkeit und das Tragen falscher Lasten.*

Colitis ulcerosa

Bei der *Colitis ulcerosa* scheint eine Fehlregulation der dendritischen Nervenzellen beteiligt zu sein, welche Teil der Immunantwort ist. Dendriten sind fingerförmige Fortsätze an den Nervenzellen, die elektrische Impulse von den Faserenden anderer Nervenzellen über einen Zwischenraum hinweg, der als synaptischer Spalt bezeichnet wird, empfangen. Der elektrische Impuls wird von Rezeptoren auf Dendriten oder Muskelfasern empfangen. Der übermittelte Impuls kann dann eine Bewegung eines Muskels oder eine chemische Reaktion einer Nervenzelle auslösen. Stress, Angst und Sorgen oder Dinge, die Sie über einen langen Zeitraum hinweg beunruhigen oder aufregen, mangelndes Vertrauen und sogar das Gefühl, nicht dazuzugehören, können jedoch zu Fehlfunktionen der Dendriten führen. Dies kann eine eingeschränkte Funktion und übermäßige Freisetzung von entzündungsfördernden Substanzen verursachen, was wiederum zu einer Geschwürbildung der Schleimhaut des Enddarms und zu Blutungen in der Darmwand führt.

Betroffene gehen zum Arzt und bekommen Chemotherapie, Prednison [Immunsuppressivum] oder andere Steroide und Medikamente, die alle starke Nebenwirkungen haben.

Colitis ulcerosa ist eine Angststörung und verwurzelt in extremer Angst, Sorge und Furcht, was eine Entzündung der Dendriten in der Kolonschleimhaut verursacht und eine geschwürähnliche Irritation hervorruft. In der Kolonschleimhaut bilden sich Geschwüre, die schwere Blutungen verursachen. Das ist eine *Colitis ulcerosa.* Man kann eine *Colitis ulcerosa* nur heilen, *indem man sich mit der Angststörung und der ihr zugrundeliegenden Angst auseinandersetzt.*

Diabetes mellitus (Typ 1) (Autoimmunerkrankung)

Hinter *Diabetes mellitus (Typ 1)* verbirgt sich die geistliche Wurzel von *extremer Ablehnung und Selbsthass in Verbindung mit Schuld.* Bei vielen Menschen, denen wir gedient haben, erkannten wir eine *direkte Ablehnung durch den Vater, manchmal auch durch den Ehemann oder durch irgendeinen anderen Mann.* Wir sprechen hier nicht von einem geringen Grad an Ablehnung, sondern über schlimme Worte wie „Du bist zu nichts zu gebrauchen!", „Du bist keinen Heller wert!", begleitet von Schimpfwörtern.

Wir sehen große Erfolge in der Heilung von *Diabetes mellitus.* Es muss eine absolute Veränderung in der Person geschehen, damit sie die Liebe Gottes empfangen kann und geheilt wird. *Diabetes mellitus (Typ 1)* kann vererbt werden, da ein Geist der Lieblosigkeit vererbt werden kann. Ein gebrochener Geist (Herz) spielt auch eine Rolle.

Angst kann vererbt werden. Allergien können vererbt werden. Viele Dinge, mit denen wir es zu tun haben, können sich entweder im Laufe unseres Lebens entwickeln, oder wir können sie aus unserem Stammbaum erben. Bei Kindern kann ich zum Vater und zur Mutter sowie zu den Großeltern beiderseits zurückgehen, und dann werde ich irgendeine Art der Misshandlung finden. Ich werde jemanden finden, der als Sündenbock herhalten musste, Ablehnung erfuhr oder jemanden, der keine richtige Fürsorge erhielt. Das kann nicht nur genetisch, sondern auch geistlich vererbt werden. In solchen Fällen würde ich mir eben das Gesamte anschauen.

In Hesekiel heißt es, dass die Kinder nicht für die Sünden ihrer Väter sterben müssen, aber in 2. Mose 20,5 steht, der durch Sünde verursachte Fluch wird bis zur dritten und vierten Generation weitergereicht.

> **... der wird nicht wegen der Schuld seines Vaters sterben. Leben soll er! Hesekiel 18,17**

> **Du sollst dich vor ihnen nicht niederwerfen und ihnen nicht dienen. Denn ich, der HERR, dein Gott, bin ein eifersüchtiger Gott, der die Schuld der Väter heimsucht an den Kindern, an der dritten und vierten Generation von denen, die mich hassen. 2. Mose 20,5**

Lupus

Lupus ist eine Autoimmunerkrankung, bei der die weißen Blutkörperchen das Bindegewebe der Organe angreifen. Ich diente einer gutaussehenden Dame aus Kalifornien, die von *Lupus* geheilt wurde. Die Krankheit war ärztlich festgestellt worden und wurde von ihrem Arzt in ihrer Krankenakte und durch Tests dokumentiert. Heute ist sie von *Lupus* geheilt. Ich kann mich noch genau daran erinnern, wie sich ihre Stimme anhörte, als wir vor ungefähr vier Jahren miteinander telefonierten. Sie sagte: „Ich komme gerade von meinem Arzt, und er kann keine Spur von *Lupus* in meinem Körper mehr finden. Er ist weg.“ *Lupus ist in extremem Selbsthass und Selbstkonflikt in Verbindung mit Schuld verwurzelt. Leistungsdenken kann auch eine Rolle spielen.*

Multiple Sklerose

Eine *multiple Sklerose* tritt auf, wenn die weißen Blutkörperchen beschließen, dass die Myelinscheide der Nerven der Feind ist. Neueste Forschungen haben gezeigt, dass nicht nur die Myelinscheide vom Angriff der weißen Blutkörperchen betroffen ist, sondern dass der ganze Nerv beschädigt wird. Das sind die neuesten Informationen, die mir vorher noch nicht bekannt waren. Ich dachte, es sei nur die Myelinscheide. Die Myelinscheide ist wie eine Isolierung, die den Nerv umgibt, vergleichbar mit dem Kunststoff, der das Äußere eines Stromkabels isoliert.

Eine *multiple Sklerose* tritt auf, wenn die weißen Blutkörperchen – dem Computerspiel Pac-Man ähnlich – kommen, ein Stück aus der Ummantelung des Nervs „reißen“ und ihn dadurch kurzschließen. Die Muskeln sind nicht das Problem, sondern die Nerven, die den Muskel während ihres Übertragungsprozesses kurzschließen. Das ist die sogenannte Sklerose und bei einer *multiplen Sklerose* entstehen viele solcher Löcher. Den neuesten Medizininformationen zufolge wird darauf hingewiesen, dass bei fortgeschrittener MS auch der Nerv selbst schwer beschädigt wurde.

Ein kleiner Teil der Patienten stirbt letztendlich, da sogar die für die Atmung notwendige Muskulatur nicht länger funktioniert. 85 Prozent der Betroffenen haben jedoch eine normale Lebenserwartung. Nervengewebe regeneriert sich im Allgemeinen nicht. Das ist der Grund, warum manche Körperteile nicht heilen. Daher bedarf es eines schöpferischen Wunders von Gott und individuelle Begleitung, um einen solchen Schaden zu beheben.

MS ist sehr tief in Selbsthass und Schuld verwurzelt und ist geistlich gesehen dem *Diabetes mellitus (Typ 1)* sehr ähnlich, da sie auch Ablehnung durch den Vater beinhaltet. Ich möchte Ihnen etwas sagen:

Der Vater ist verantwortlich für das geistliche Wohlergehen der Familie. Der Vater, nicht die Mutter, ist verantwortlich für das Wertesystem und Selbstwertgefühl der Tochter.

Ich schone Männer nicht, weil ich die Tragödie meines eigenen Lebens kenne. Ich musste diese Verantwortung lernen, so wie sie die Bibel lehrt und nicht wie meine Generation sie lebt. Ich musste einige Paradigmen und meine Denkweisen als Mensch und als ein Mann Gottes ändern. Ich muss Gott, den Vater, vor meinen Kindern repräsentieren. Ich muss mich meiner Frau gegenüber verhalten, wie Christus sich der Gemeinde gegenüber verhält. Ich habe keine Wahl.

Rheumatoide Arthritis

Rheumatoide Arthritis ist eine Autoimmunerkrankung und betrifft die Gelenke, das Gewebe, den Knorpel und das Bindegewebe der Knochen. Sie wirkt wie folgt auf den Körper: Die weißen Blutkörperchen beschließen, dass die Bakterien und Viren nicht länger der Feind sind, und greifen stattdessen die Gelenke und Knorpel an.

Bei einer *rheumatoiden Arthritis* kommt es grundsätzlich zu einer Proliferation der weißen Blutkörperchen, die sich dann im Bindegewebe der Knochen ansammeln und anfangen, wie „Pac-Man" die Substanz „wegzufressen" und zu zerstören. Sie ist degenerativ, und das ist so klassisch, dass ich letzten Endes sagen muss: *Indem sich eine Person in Selbsthass angreift, passt sich der Körper dieser geistlichen Dynamik an und greift ebenfalls sich selbst an.*

Viele Menschen wünschen sich, sie wären tot, und sagen das auch, wenn man lange genug mit ihnen spricht. Sie glauben nicht, dass sie in diese Welt gehören. Sie glauben weder, dass Gott, ihre Schwiegermutter, noch ihre Eltern sie lieben. Sie lieben nicht einmal sich selbst und näher betrachtet, greifen sie sich selbst geistlich an. Ein Geist des Gebrechens kommt und macht sich mit der betreffenden Person eins und mutiert den biogenetischen Charakter der weißen Blutkörperchen. Diese nehmen dann einen Auftrag vom Teufel an und nicht von Gott, der sie erschaffen hat, und sind dann auf einer Mission der Zerstörung.

Die einzige Möglichkeit, von einer rheumatoiden Arthritis und anderen Autoimmunkrankheiten geheilt zu werden, ist, sich ein für alle Mal selbst anzunehmen und den Selbsthass, die Schuld, das mangelnde Selbstwertgefühl und den ganzen „Müll" des Lebens loszuwerden. Wenn man sich selbst nicht annimmt, hasst man sich selbst und nennt dadurch den lebendigen Gott, der uns seit der Schöpfung der Welt liebt, einen Lügner. Man erklärt, dass Er einen Fehler gemacht hat, als Er uns rettete. Wenn man das behauptet, nennt man Gott einen Lügner, und der Teufel stimmt dem zu. Er ist sofort zur Stelle, um uns mit dem Gegenteil des himmlischen Segens zu „segnen", und hier kommt der „*Geist des Todes*" ins Spiel.

Können Sie Folgendes sagen? Ich möchte, dass Sie es sagen: „Ich werde nicht sterben, sondern leben und des Herrn Ruhm verkünden." Wer wird Gott ehren? Sagen sie es: „Wem wird Ehre zuteil, wenn ich frühzeitig im Grab liege?"

Ich werde nicht sterben, sondern leben und des HERRN Werke verkündigen. Psalm 118,17

Denn die Toten loben dich nicht, und der Tod rühmt dich nicht, und die in die Grube fahren, warten nicht auf deine Treue. Jesaja 38,18

Ist es zu Gottes Ehre, wenn Sie frühzeitig diese Welt verlassen? Ich möchte eine theologische Aussage machen, die Sie vielleicht schockiert: Gott braucht Sie im Moment nicht im Himmel. Dort oben haben Sie keinen irdischen Nutzen für Ihn, und Er braucht ihre Hilfe dort nicht. Er hat Sie nach Seinem Willen in dieser Generation zur Welt kommen lassen und hat Sie durch Seinen Geist berufen. Er hat Sie zu Seinem Ruhm in der Welt erlöst, damit Sie Sein Reich, Seine Liebe, Seine Gnade und Seine Barmherzigkeit in diese Welt tragen können, bis Sie in den Himmel kommen, wenn Sie alles in Ihrer Generation erledigt haben. Ich glaube, es ist falsch zu denken, Gott bräuchte Krankheit als ein Mittel, uns in den Himmel zu bekommen. In der Bibel können wir uns an vielen Stellen vom Gegenteil überzeugen.

Eine *rheumatoide Arthritis ist eine weitere Krankheit, bei der der Körper den Körper angreift.* Wenn eine Person sich selbst geistlich angreift, passt sich der Körper dem an, und dann ist es schon geschehen. Eine Heilung von *rheumatoider Arthritis* oder irgendeiner anderen Autoimmunkrankheit wird sich sehr schwierig gestalten, solange man diese Lüge akzeptiert und zulässt, dass Schuld und Selbsthass die Gedanken und das eigene Leben beherrschen. Eine Heilung ist dann nicht möglich, weil Gott dies nicht honorieren wird. Er sagt, dass wir wunderbar gemacht sind (Psalm 139,14–18).

14Ich danke dir dafür, dass ich wunderbar gemacht bin; wunderbar sind deine Werke; das erkennt meine Seele. 15Es war dir mein Gebein nicht verborgen, als ich im Verborgenen gemacht wurde, als ich gebildet wurde unten in der Erde. 16Deine Augen sahen mich, als ich noch nicht bereitet war, und alle Tage waren in dein Buch geschrieben, die noch werden sollten und von denen keiner da war. 17Aber wie schwer sind für mich, Gott, deine Gedanken! Wie ist ihre Summe so groß! 18Wollte ich sie zählen, so wären sie mehr als der Sand: Am Ende bin ich noch immer bei dir. Psalm 139,14–18

In Psalm 139 heißt es auch, Seine Hand läge seit der Schöpfung dieser Welt auf uns. Bevor wir aus dem Staub der Erde erschaffen werden sollten, kannte Er uns schon und bestimmte uns für diese Generation. Also akzeptieren Sie es, und machen Sie weiter.

Er hat Sie aus der Dunkelheit, aus der Gefangenschaft und vom Sündenfall befreit und zu sich gezogen. Der Vater sammelt Seine Kinder um sich.

Sie müssen Seine Liebe und in dieser Liebe sich selbst annehmen.

Mir ist es egal, was Ihr Verstand Ihnen sagt. Erkennen Sie an, dass Gott wahrhaftig und jeder Mensch ein Lügner ist.

Das sei ferne! Es bleibe vielmehr so: Gott ist wahrhaftig und alle Menschen sind Lügner... Römer 3,4 (SLB)

„Ja, aber Sie wissen ja gar nicht, was man mir 1948 angetan hat." Nein, aber ich weiß, was Gott in diesem Jahr für Sie tun wird! Er wird Sie heilen. Rücken Sie Ihre Theologie zurecht, damit Sie auf die richtige Seite des Glaubens kommen können und keine Angst haben.

Viren

Im folgenden Abschnitt geht es um Viren. Ein Virus hat seinen Ursprung nicht in einer eigenen Lebensform. Er ist eine genetische Mutation einer anderen Lebensform und verändert sich nach seiner Abweichung weiter. Viren sind Abweichungen des genetischen Materials und erzeugen viele verschiedene Störungen im Menschen. Das ist ein Virus. Er ist eine genetisch mutierte Lebensform, die einen eigenen „Verstand" zu haben scheint. Er ist schwer zu zerstören, und der HIV-Virus beispielsweise kann sich selbst in einer anderen Form reproduzieren, indem er den genetischen Code eines lebenden Organismus nimmt und dessen genetisches Material benutzt, um seine eigene genetische Form zu produzieren.

Ich bin zu folgendem Schluss gekommen, kann dies aber nicht belegen, auch wenn ich es versuchen würde. Wir haben Viren auf dieser Grundlage bekämpft und haben erlebt, dass Menschen von unheilbaren Viruserkrankungen geheilt wurden.

Ich betrachte Viren als *Geister des Gebrechens*, als einen körperlichen Ausdruck und das Werk böser Geister im Zusammenwirken mit dem menschlichen Fleisch und der Genetik. Das einzige, das ich herausfinden konnte, ist Folgendes: *Hinter dem Virus steckt eine Intelligenz, die sich unserer Vorstellungskraft entzieht.* Ein Bakterium vermehrt sich und ist immer noch ein Bakterium. Es ist eine „Lebensform". Ein Virus hingegen scheint sehr intelligent zu sein, also steckt irgendeine Form der Intelligenz dahinter, und das ist nicht Gott.

Ich habe Viren als Geister des Gebrechens angegriffen, und das habe ich aus der Bibel.

11Und siehe, eine Frau war da, die hatte seit achtzehn Jahren einen Geist, der sie krank machte; und sie war verkrümmt und konnte sich nicht mehr aufrichten. 12Als aber Jesus sie sah, rief er sie zu sich und sprach zu ihr: Frau, sei frei von deiner Krankheit! Lukas 13,11–12

Jesus trieb mit Seinen Worten Geister des Gebrechens aus. Jesus wusste damals etwas, das ich nicht weiß. Ich stehe hier 2000 Jahre später mit der Unterstützung modernster Technologie und komme zum gleichen Ergebnis wie Er. Irgendein fremdes, intelligentes und unsichtbares Wesen befällt das menschliche Fleisch und Gewebe. Man kann es nicht töten oder zerstören, aber man kann es umleiten. Also versuchte ich, es auszutreiben, und das hat funktioniert. Wie kann es sein, dass ein Virus einfach nur da ist, abwartet und keinen körperlichen Schaden verursacht, dann aber, wenn es aufgrund eines anderen geistlichen Problems wie Angst, Sorge und Stress freigesetzt wird, dem Körper schadet? Glauben Sie, da gibt es einen Zusammenhang?

Ist es möglich einen Virus für immer unwirksam zu machen, indem man sich mit anderen geistlichen Problemen auseinandersetzt? Das ist eine sehr interessante Frage, der ich bestimmt nachgehen werde, um zu sehen, wie viel Erfolg wir langfristig damit haben.

Herpes

Es gibt verschiedene Arten von *Herpes*. Eine davon ist Herpes simplex: Ganz gleich, ob es sich um Genitalherpes oder Fieberbläschen handelt, beide sind virusbedingt. Ist eine Gürtelrose auch virusbedingt? Das sagt zumindest der Arzt. Wenn ich mir den durch Viren verursachten *Herpes* anschaue, sehe ich nichtsdestotrotz ein geistliches Problem. Ich habe mich in mehreren Fällen mit *Herpes* auseinandergesetzt. Erstaunlicherweise scheint *Herpes* sich oft zurückzubilden, aber unter Stress bricht er wieder aus. Bakterien kann man leicht zerstören, doch bei Viren ist es schwer, da sie mutieren, sich verändern, sich verstecken und sogar für mehrere Jahre im Körper ruhen können. Ich betone es noch einmal, eine schwer vorstellbare Intelligenz scheint hinter den Viren zu stecken.

Krebs

Krebs ist eine der meist gefürchteten Krankheiten dieser Generation, jedoch haben wir bei manchen Krebsarten wichtige Erkenntnisse gewonnen.

Krebs, der sich aufgrund metastasierender Zellen in anderen Körperteilen bildet, ist ein unglückliches Nebenprodukt der Krankheit und mag mit der ursprünglichen Wurzel nichts zu tun haben.

Darmkrebs

Ich bin zu dem Schluss gekommen, dass diese Krebsart tief in Bitterkeit und Verleumdung verwurzelt ist. In der Bibel heißt es, Tod und Leben sind in der Gewalt der Zunge. Für jedes gesprochene böse Wort werden wir am Tag des Gerichts Rechenschaft ablegen müssen.

> **Tod und Leben sind in der Gewalt der Zunge, und wer sie liebt, wird ihre Frucht essen. Sprüche 18,21**

Ich sage euch aber, dass die Menschen von jedem unnützen Wort, das sie reden werden, Rechenschaft geben müssen am Tag des Gerichts; Matthäus 12,36

Viele eigenartige Dinge finden zwischen den Lippen und dem After statt, und dazwischen kann einiges aus vielerlei geistlichen Gründen schiefgehen. Wenn man zu viele Menschen verbal misshandelt, wird das auf einen zurückkommen. Wir schauen bei Darmkrebs auf vergangene Generationen zurück, weil er eindeutig vererbt werden kann. Ich glaube, Darmkrebs ist eine vererbbare Krankheit. Ich blicke in einem solchen Fall zurück und versuche die Konflikte in Familien geschichtlich zurückzuverfolgen. Familienkonflikte, wie z.B. die Hatfield-McCoy-Fehde, mit ungelöster Bitterkeit, ungeklärter Feindschaft sowie Worten des Zorns und der Frustration richten über alle nachfolgenden Generationen hinweg Schaden an.

Wussten Sie, dass es ein Fluch ist, wenn man jemandem etwas Böses sagt, und dass es auf einen zurückkommen wird? Kann ich dafür eine Bibelstelle nennen? Jesus sagte, die Sünden, die ihr behaltet, werden behalten, und diejenigen, die ihr vergebt, werden vergeben.

Wenn ihr jemandem die Sünden vergebt, dem sind sie vergeben, wenn ihr sie jemandem behaltet, sind sie ihm behalten. Johannes 20,23

Wissen Sie, dass der Fluch, wenn Sie einer anderen Person die Sünden behalten und ihr nicht vergeben, dann bei Ihnen bleibt? Lesen Sie die Bibel – was immer auf der Erde gebunden ist, ist im Himmel gebunden, und was immer im Himmel gebunden ist, ist auf der Erde gebunden:

Ich werde dir die Schlüssel des Reiches der Himmel geben; und was immer du auf der Erde binden wirst, wird in den Himmeln gebunden sein, und was immer du auf der Erde lösen wirst, wird in den Himmeln gelöst sein. Matthäus 16,19

Das Vaterunser lehrt uns, dass der Vater im Himmel, wenn wir nicht unseren Schuldnern vergeben, uns auch nicht vergeben wird:

**9Betet ihr nun so: Unser Vater, der du bist in den Himmeln, geheiligt werde dein Name;
10dein Reich komme; dein Wille geschehe, wie im Himmel, so auch auf Erden! 11Unser
tägliches Brot gib uns heute; 12und vergib uns unsere Schulden, wie auch wir unseren
Schuldnern vergeben haben; 13und führe uns nicht in Versuchung, sondern rette uns
von dem Bösen! - 14Denn wenn ihr den Menschen ihre Vergehungen vergebt, so wird
euer himmlischer Vater auch euch vergeben; 15wenn ihr aber den Menschen nicht vergebt, so wird euer Vater eure Vergehungen auch nicht vergeben. Matthäus 6,9–15**

Folglich bleiben Sünden, die wir behalten, bestehen. Indem wir die andere Person richten, halten wir sie durch unser Urteil in Gefangenschaft. Aber wir werden selbst gerichtet werden nach dem Gericht, mit dem wir andere richten. So heißt es in der Bibel.

[1]Richtet nicht, damit ihr nicht gerichtet werdet! [2]Denn mit welchem Gericht ihr richtet, werdet ihr gerichtet werden, und mit welchem Maß ihr messt, wird euch zugemessen werden. Matthäus 7,1–2

Deshalb bist du nicht zu entschuldigen, Mensch, jeder, der da richtet; denn worin du den anderen richtest, verdammst du dich selbst; denn du, der du richtest, tust dasselbe. Römer 2,1

Wenn wir uns auf Lästern, Verleumden, Geschwätz, Aufhetzen, Anarchie, Spaltung, Problem- und Unruhestiften einlassen und nicht nach dem Frieden streben, sondern ein Werkzeug der Spaltung sind und Chaos verbreiten, dann stellt sich mir die Frage, ob diese Sünden nicht Darmkrebs verursachen können.

Die Krebsarten, in denen ich mich am meisten auskenne, sind Brustkrebs, Eierstockkrebs, Hodgkin-Lymphom, Leukämie und Prostatakrebs. In einem konkreten Fall von Bauchspeicheldrüsenkrebs habe ich der betreffenden Person nicht gedient; sie hat sich alternativen Methoden zugewandt, und wir haben den Kontakt verloren.

Hautkrebs

Ich weiß nicht, ob es hier eine geistliche Wurzel gibt oder nicht. Der wissenschaftlichen Erkenntnis nach zu urteilen, ist es wohl geboten, für den Tempel (Ihren Körper) zu sorgen und ihn zum Schutz vor ultravioletter Strahlung bedeckt zu halten.

Leberkrebs

Ich habe über Leberkrebs die folgenden Informationen bekommen. Im Anschluss an ein Seminar erhielt ich die folgende Bibelstelle in einer E-Mail:

[21]Sie verleitet ihn durch ihr vieles Überreden, mit ihren glatten Lippen reißt sie ihn fort. [22]Er folgt ihr augenblicklich, so wie ein Stier zur Schlachtung geht, wie in die Fessel hüpft der Hirsch, [23]bis ein Pfeil die Leber ihm zerreißt; wie ein Vogel sich ins Fangnetz stürzt und nicht weiß, dass es um sein Leben geht. Sprüche 7,21–23

Es deutet einiges darauf hin, dass sich diese Bibelstelle auf eine bestimmte Person bezieht. In diesem Fall ist es ein Mann, der sexuelle Gelüste nach einer Frau hat und diese entweder gedanklich oder durch Unzucht oder Ehebruch auslebt, nachdem er verführt wurde. Die Person, die mir diese E-Mail schickte, wies darauf hin, dass ein nahestehendes Familienmitglied an Leberkrebs gestorben war, und obwohl man nicht wusste, ob es zu Unzucht und Ehebruch gekommen war, war man sich sicher, dass diese Person tief in Pornographie verstrickt war. Ich frage mich nun Folgendes: Warnt das Wort Gottes hier vor den Auswirkungen der Abhängigkeit von pornographischem Material?

Brustkrebs

Lassen Sie mich Ihnen etwas mitteilen, das Sie erschüttern wird. Ich möchte Ihnen damit keine Angst einjagen, aber jedes Mal, wenn ich es sage, haben einige Frauen doch Angst. Also haben Sie bitte keine Angst. 10 Prozent aller Brustkrebserkrankungen in Amerika werden durch Mammographien verursacht.

Vor einem Jahr ging ein großer Aufschrei durch die Bevölkerung, als der amerikanische Ärztebund mitteilte, man bräuchte Mammographien erst ab dem Lebensalter 50. Die radikalen Feministinnen gingen auf die Barrikaden und behaupteten, alle erwachsenen Frauen bräuchten Mammographien. Doch die Medizin war zu der verblüffenden Erkenntnis gelangt, dass 10 Prozent aller Brustkrebserkrankungen durch Mammographien verursacht werden. Aus diesem Grund zogen die Feministinnen ihre Proteste wieder zurück. Verblüffend, nicht wahr?

Warum 10 Prozent? Die meisten Frauen, die dieser Kategorie angehörten, hatten eine sogenannte erbliche Veranlagung für Brustkrebs. Eine gesunde Zelle hat zwei Enzyme, die sich Antionkogene nennen. Sie sind direkt mit dem Immunsystem verbunden. Es gibt drei Zellarten im menschlichen Körper: gesunde mit zwei Antionkogenen, prädisponierte mit einem Antionkogen und kompromittierte (beeinträchtigte) ohne Antionkogen.

Eine gesunde Zelle wird nie krebsartig werden. Man kann keinen Krebs bekommen, wenn man beide Antionkogene hat. Sie müssen erst durch irgendetwas zerstört werden. Bei einer genetisch prädisponierten Person ist nur ein Antionkogen vorhanden. Bei einer beeinträchtigten Zelle wurde ein Antionkogen oder beide durch irgendeinen Eindringling zerstört. Dies können zum einen toxische Chemikalien sein, die von außen in den Körper gelangen. Es können aber auch vom Körper selbst aus irgendeinem Grund produzierte toxische Chemikalien sein, beispielsweise aufgrund von Bitterkeit.

Die Frauen, die durch die Mammographie Brustkrebs bekommen hatten, hatten eine erbliche Veranlagung für Krebs mit nur einem Antionkogen. Die Röntgenstrahlen der Mammographie zerstörten das letzte Antionkogen, die Zelle wurde kompromittiert und der Krebs setzte ein. Ich rate jeder Frau, vor einer Mammographie zuerst einen Onkologen aufzusuchen und sich testen lassen.

Ich weiß, es wird behauptet, dass Mammographien aufgrund einer verringerten Strahlendosis und geänderten Röntgentechnik heute sicher sind und die Antionkogene nicht durch eine Strahlenüberdosis zerstört werden. Das wird zumindest behauptet, wenn man Fragen stellt. Ich empfehle jedoch, sich zuerst testen zu lassen, besonders wenn Brustkrebs im Familienstammbaum schon vorgekommen ist.

Wenn ich über geheilten Brustkrebs spreche, meine ich damit, dass eine Person sowohl einen Genetiker als auch einen Onkologen aufsucht, um das Brustgewebe testen zu lassen. Wenn der Onkologe kompromittiertes Brustgewebe findet (bei dem keine Antionkogene vorhanden sind), sollte man noch einmal getestet werden, nachdem einem gedient wurde, um zu sehen, ob sich Änderungen ergeben haben. Wir setzen uns mit den geistlichen Wurzeln auseinander und kommen vor Gott, um die geistlichen Bedingungen für eine Heilung zu erfüllen. Es ist schon vorgekommen, dass bei der Wiederholung des Tests, nachdem wir einer Person gedient hatten, beide Antionkogene wieder in der Zelle vorhanden waren, obwohl vorher medizinisch nachgewiesen worden war, dass beide fehlten. Das ist ein Wunder!

Einer der ersten Fälle von Brustkrebs, mit dem ich es zu tun hatte, war 1984. Eine Frau kam einige Tage vor der geplanten radikalen Brustamputation zu mir. Ich befasste mich mit ihrem Leben, und es brauchte seine Zeit, die geistlichen Wurzeln für ihren Krebs auszumachen. Konkurrenz und Geschwisterrivalität zwischen den weiblichen Familienmitgliedern waren zu finden, auch kämpften die Mädchen mit der Mutter um die Vormachtstellung. Es war ein Durcheinander. Sehr viel Bitterkeit und Zänkerei waren vorhanden. Ich trat mit ihr vor Gott und half ihr dabei, ihren Schwestern und ihrer Mutter zu vergeben. Sie hatte eine tiefe Wurzel der Bitterkeit.

Eine alte Redewendung besagt: „It eats at them like a cancer" [Es nagt an ihnen wie Krebs]. Wenn Sie diese Art von anhaltendem Groll und anhaltender Bitterkeit über lange Zeit haben, wird Ihr Körper Toxine produzieren, die mit der Zeit ein Maß erreichen werden, das die Antionkogene des Immunsystems in den Zellen des Brustgewebes zerstören wird.

Bei Frauen sind die Zellen des Brustgewebes Ziel von Angriffen, weil die Brüste für den fürsorglichen Aspekt des Frauseins stehen. Wenn eine Frau aufhört, fürsorglich zu sein, oder wenn sie zwar Fürsorglichkeit erfährt, aber zu einer geistlichen Bordsteinschwalbe wird, gibt es ein Problem. Es ist eine Tragödie. Die Folge ist die Entwicklung von Toxinen, die dann die Antionkogene zerstören.

Im Fall der oben erwähnten Frau fing ich an, ihr zu dienen, und wir traten vor Gott, betrachteten alles, was sie getan hatte, und sie tat Buße vor Gott für diese langwierige Fehde. Bei der Mutter war das gleiche Verhaltensmuster in der Beziehung zu ihren Schwestern zu erkennen. Die Frauen dieser Familie hassten sich schon seit Generationen. Es war der absolute Zickenkrieg.

Die Brust der erwähnten Frau wurde amputiert und danach setzte ich meinen Dienst fort. Wir setzten uns mit den geistlichen Wurzeln und Blockaden auseinander und kamen vor Gott. Der Arzt empfahl ihr eine fünfjährige Chemotherapie. Sie kam zu mir und berichtete mir davon.

Ich sagte: „Wenn Ihre Antionkogene nun vorhanden sind und Gott Sie geheilt hat, verschwenden Sie nur Ihre Zeit." Ich schlug vor, den Test zu wiederholen. Sie ging zu ihrem Arzt zurück und sagte: „Ich würde gerne meine Zellen noch einmal testen lassen, um zu sehen, ob beide Antionkogene jetzt vorhanden sind." Er antwortete: „Wo haben Sie das her?", und fügte hinzu: „Das ist neu."

Sie sagte: „Das hat mir Henry Wright gesagt", und fragte ihn dann: „Wenn beide Antionkogene vorhanden sind, kann ich dann Krebs bekommen?" Er antwortete: „Nein." Sie sagte: „Wofür brauche ich dann eine Chemotherapie?" Er sagte: „Zu unserem Schutz." Sie antwortete darauf: „Was ist, wenn ich das nicht will?" Er sagte wiederum: „Sie müssen eine Erklärung unterschreiben, die uns von unserer Verantwortung befreit." Sie entgegnete ihm: „Das werde ich tun." Also wurde sie getestet, und beide Antionkogene waren vorhanden, obwohl sie zuvor nicht da gewesen waren. **Das ist ein Wunder!** Mehr als ein Dutzend Jahre sind vorüber, und sie ist immer noch am Leben. Preist den Herrn! Es gibt noch etliche solcher Fälle.

Brustkrebs wird durch die Sünde von Konflikten und der Bitterkeit zwischen Frauen und entweder ihren Müttern und/oder ihren Schwestern oder Schwiegermüttern verursacht. *Brustzysten* sind sehr ähnlich. Viele Frauen bekommen *Brustzysten* und denken, sie haben *Brustkrebs*.

HAFTUNGSAUSSCHLUSS: Diese Krankengeschichte steht stellvertretend für einen großen Teil von Brustkrebserkrankungen, jedoch gibt es auch viele andere Ursachen für Brustkrebs.

ANMERKUNG: Seitdem wir begonnen haben, diese Dinge zu lehren, gibt es neue Informationen über Krebs, die auf der ganzen Welt von Ärzten in Fallstudien dokumentiert werden. Diese Informationen sind sogar für mich als Verfasser verblüffend, obwohl ich seit Jahren beobachtet habe, dass Bitterkeit häufig im Zusammenhang mit Brustkrebs und fibrozystischen Brusterkrankungen anzutreffen ist.

Krankenakten belegen diese Bitterkeit, auf die wir in unserem Dienst stoßen. Wir haben dabei Folgendes erkannt: Zysten und Tumore, die im linken Brustgewebe auftreten, scheinen durch ungelöste Bitterkeit und Konflikte mit anderen blutsverwandten Frauen, wie z.B. Müttern, Schwestern, Tanten oder Großmüttern, verursacht zu werden. Tumore oder Zysten in der rechten Brust scheinen durch ungelöste Bitterkeit und Konflikte mit anderen (nicht blutsverwandten) Frauen wie der Schwiegermutter, einer Person am Arbeitsplatz oder in der Gemeinde oder möglicherweise dem Ehemann verursacht zu werden. Obwohl es Ausnahmen gibt, bewahrheitet sich diese Beobachtung bei mehr als 80 Prozent der Krebsfälle. Die Zahl der Frauen, die von Krebs geheilt werden, steigt. Brusttumore lösen sich in Luft auf, wenn eine Frau der anderen vergibt.

Das Interessante daran ist, dass nicht nur Hoffnung auf Heilung besteht, sondern dass Brustkrebs auch verhindert werden kann. Die gegenseitige Vergebung ist für die Brustkrebsprävention entscheidend. Diese neue Erkenntnis ist so verblüffend, **dass der Verfasser sogar glaubt, Familien könnten jetzt Krebs in ihren Generationen vorbeugen und nicht nur geheilt werden**.

(Eine ausführliche Abhandlung zu diesem Thema finden Sie in dem Booklet *Insights Into Cancer*, erhältlich im ***BE IN HEALTH***^{TM}-Onlineshop.)

Eierstockkrebs

Eierstockkrebs kann auftreten, wenn eine Frau sich selbst und ihre Sexualität hasst. Geister der Unreinheit und der Lieblosigkeit klagen die Frau in der Reinheit ihrer Sexualität an und können so Bitterkeit gegen sich selbst und eine Abscheu gegenüber der eigenen Sexualität hervorrufen.

Gebärmutterkrebs

Gebärmutterkrebs kann durch Promiskuität und Unreinheit verursacht werden. Hinter der sexuellen Freizügigkeit und Unreinheit steckt jedoch das Bedürfnis, geliebt zu werden, aber das ist ein anderes Thema.

Hodgkin-Lymphom und Leukämie

Das *Hodgkin-Lymphom* und *Leukämie* sind sich sehr ähnlich. Sie sind sich ähnlich, weil die Grundursache beim *Hodgkin-Lymphom* (das lymphatische System betreffend) und bei *Leukämie* (das Blut betreffend) die gleiche ist. Die Faktoren sind gleich. Ich habe oft beobachtet, dass das *Hodgkin-Lymphom* und *Leukämie* durch eine tief verwurzelte Bitterkeit verursacht werden, die aus einer ungelösten Ablehnung durch den Vater herrührt. Ich habe immer einen Bruch in der Beziehung zwischen der erkrankten Person und ihrem Vater festgestellt. Nie war eine Mutter an der zerbrochenen Beziehung beteiligt. Eine Rolle spielt auch das Verlassenwerden vom Vater, egal ob tatsächlich oder emotional.

Prostatakrebs

Prostatakrebs wird durch Wut, Schuld, Selbsthass und Bitterkeit gegen sich selbst verursacht. Jede Krebsart mit geistlicher Wurzel geht mit irgendeiner Art von Bitterkeit gegen jemanden aus irgendeinem Grund einher. Gemeint ist hier eine langfristige, anhaltende, gärende und sich schädlich auswirkende Bitterkeit, die zum Tod führt. Hass ist die fünfte Stufe der Bitterkeit. Man wünscht sich, dass eine bestimmte Person nicht existieren würde. Gott sagt: „Wenn sie nicht existiert, wirst du auch nicht existieren.“

[14]Wir wissen, dass wir aus dem Tod in das Leben hinübergegangen sind, weil wir die Brüder lieben; wer nicht liebt, bleibt im Tod. [15]Jeder, der seinen Bruder hasst, ist ein Menschenmörder, und ihr wisst, dass kein Menschenmörder ewiges Leben bleibend in sich hat. 1. Johannes 3,14–15

Ihr Feind hat das gleiche Recht in dieser Welt wie Sie. Gott liebt Sie und Ihre Feinde, und vielleicht rettet Er Sie beide! Sie sind vielleicht der Feind einer anderen Person. Doch insgesamt betrachtet ist die Bitterkeit meistens gegen einen selbst gerichtet, obwohl das Krankheitsprofil auch auf andere Personen hindeuten kann.

Denken Sie an 2. Timotheus 2,24–26:

[24]Ein Knecht des Herrn aber soll nicht streiten, sondern gegen alle milde sein, lehrfähig, duldsam, [25]und die Widersacher in Sanftmut zurechtweisen und hoffen, ob ihnen Gott nicht etwa Buße gebe zur Erkenntnis der Wahrheit [26]und sie wieder aus dem Fallstrick des Teufels heraus nüchtern werden, nachdem sie von ihm gefangen worden sind für seinen Willen. 2. Timotheus 2,24–26

Viele Menschen machen Gott für ihre Probleme verantwortlich, aber Er ist nicht schuld. Mit klaren Worten: Das Wort Gottes sagt in Jakobus 1,13, dass Gott den Menschen nicht mit Bösem versucht, noch dass Er selbst damit versucht werden kann.

Niemand sage, wenn er versucht wird: Ich werde von Gott versucht. Denn Gott kann nicht versucht werden vom Bösen, er selbst aber versucht niemand. Jakobus 1,13

Ich möchte gern die Väter wieder von der Anklagebank nehmen und klarstellen, wer es ist, der uns hinters Licht führt. Ich möchte sichergehen, dass ich Samen in Ihr Leben säe, die der Heilige Geist, der Vater und Jesus, der das Wort ist, benutzen können. Nur durch sie können Sie dann in die Lage versetzt werden, Ihren Feind zu besiegen und in Ihrer Generation und Ihrem Leben Frucht zu bringen, von der verlängerten Lebenserwartung ohne Krankheit ganz zu schweigen.

In vielen Lehrvorträgen und Seminaren habe ich bereits gesagt, dass die Menschheit seit Adam und Eva, also seit fast 6000 Jahren, auf Bewährung ist.

Gott prüft uns auf Herz und Nieren, um zu sehen, ob es jemanden gibt, der nach Ihm sucht, damit Er sich ihm mächtig erweisen kann. Ihr Herz wird geprüft.

Denn des HERRN Augen durchlaufen die ganze Erde, um denen treu beizustehen, deren Herz ungeteilt auf ihn gerichtet ist. Hierin hast du töricht gehandelt. Darum wirst du von nun an Kriege haben. 2. Chronik 16,9

Erprobe mich, HERR, und prüfe mich; läutere meine Nieren und mein Herz! Psalm 26,2

Werden Sie sich für das Gute oder das Böse entscheiden? Werden Sie Buße tun? Werden Sie Verantwortung übernehmen oder rebellieren? Worauf es unterm Strich ankommt ist, dass wir uns dem lebendigen Gott freiwillig unterwerfen, weil wir es wollen und Ihn lieben. Er liebt uns. Das sagt Er uns immer und immer wieder in Seinem Wort.

Wenn wir die Ordnungen des Bundes brechen und von der Reinheit Gottes abweichen, übergibt Er uns unseren Feinden.

Lesen Sie die Geschichte der Juden. Als sie Gott nicht mehr wollten, fingen sie an, den Göttern der Amoriter, Moabiter, Syrer, Ägypter usw. zu folgen. Gott sagte: „OK, wenn ihr mich nicht als Vater wollt, dann sollen sie euer Vater sein. Lasst sie euch segnen."

Was war dann der Segen? Fluch! Als Gottes Volk genug von den anderen Göttern hatte und sie krank waren, im Sterben lagen und in Gefangenschaft gehalten wurden, rannten sie zurück zum Vater und sagten: „Es tut uns leid, wir tun Buße. Wir tun Buße. Wir tun Buße." Und Gott sagte: „Ich vergebe euch."

Wenn wir die Gebote Gottes nicht befolgen, öffnen wir uns dem „Segen" des Teufels. So einfach ist das. Wenn man anfängt, seinen Bruder zu hassen, bekommt man den Lohn dafür. Durch „einen" Menschen ist die Sünde in die Welt gekommen und der Tod durch die Sünde (Römer 5,12). Durch den Ungehorsam eines Menschen kam die Sünde, und durch den Gehorsam eines anderen Menschen, Jesus Christus, sind wir frei. Wir sind entweder gehorsame oder ungehorsame Söhne und Töchter Gottes.

Hat der Teufel nach Ihrer Bekehrung ein Recht auf Sie? Ich bin mir nicht sicher, aber ich sage Ihnen Folgendes: Ich habe Beweise dafür gesehen. Viele Menschen haben mit der Realität und der Frage, ob ein Christ einen bösen Geist haben kann, zu kämpfen. Ich weiß nicht, ob ich eine Antwort darauf habe, aber ich würde eine Gegenfrage stellen: *Kann ein böser Geist einen Christen haben?*

In Sprüche 26,2 heißt es, dass ein unverdienter Fluch wie ein Sperling davonflattert und wie eine Schwalbe enteilt und folglich nicht eintrifft.

> **Wie ein Sperling davonflattert und eine Schwalbe wegfliegt, so ein unverdienter Fluch: er trifft nicht ein. Sprüche 26,2 (SLB)**

Der Feind hat nicht das Recht, Sie zu bedrängen, nur weil er irgendwo da draußen ist. Jemand muss ihm die Tür öffnen und ihn einladen. Gehen Sie zurück zu 1. Mose 3. Satan verwendete dort die Schlange, um sich ausdrücken zu können. Er hatte zu dieser Welt keinen Zugang, bis Eva ihn einlud und Adam dem zustimmte. Der Böse hat in Ihrem Leben nicht das Recht, Sie zu bedrängen. Doch er nimmt sich dieses Recht, weil Sie es ihm oftmals ohne es zu wissen und aus

Mangel an Erkenntnis gegeben haben. In Sprüche 26,2 heißt es, dass ein Fluch nicht ohne Grund eintrifft.

Gott hat Rahmenbedingungen zum Schutz der Menschheit vor dem Teufel gegeben. Der Teufel kann mit seinem Reich nur an Sie herankommen, wenn Sie ihn auf irgendeiner Ebene eingeladen haben. Wir nennen diese Sachverhalte **Türöffner**. Wenn das nicht so wäre, hätten die Christen keine Chance. Satan hätte uns alle umbringen können und alles wäre vorbei. Satan besitzt diese Fähigkeit jedoch nicht. Gott hatte ihm verboten, Hiob in der Auseinandersetzung mit ihm zu töten. Aber in Hiobs Leben gab es ein Problem mit einer geistlichen Wurzel. Hiob hatte einen Schutzwall aufgebaut, und Satan forderte ihn an diesem Punkt heraus. Gott hatte keine Wahl, als zuzulassen, dass Hiob gesichtet wurde, um durch diese Prüfung gereinigt zu werden. Im Buch Hiob, insbesondere in Kapitel 3, sagt Hiob, dass das, wovor er Angst hatte, ihn getroffen hat.

> **Denn ich fürchtete einen Schrecken, und er traf mich, und wovor mir bangte, das kam über mich. Hiob 3,25**

***Glaube und Angst sind dahingehend gleich,
dass sich beide erfüllen müssen.***

Im Hebräerbrief erfahren wir Folgendes über den Glauben:

> **Der Glaube aber ist eine Wirklichkeit [Grundlage] dessen, was man hofft, ein Überführtsein von Dingen, die man nicht sieht. Hebräer 11,1**

***Angst ist die Substanz von Dingen, die man nicht erhofft, und ein Indiz dessen, was man jetzt nicht sieht.
Glaube ist Gottes Zukunft für Sie.
Angst ist Satans Mittel zur Zerstörung Ihres Glaubens und letzten Endes Ihrer Zukunft.***

> **Ohne Glauben aber ist es unmöglich, ihm wohlzugefallen; denn wer Gott naht, muss glauben, dass er ist und denen, die ihn suchen, ein Belohner sein wird. Hebräer 11,6**

So steht es im Wort. Hiob hatte ein Grundproblem, das in Kapitel 3,2–5 beschrieben wird: Er war von Angst erfüllt. In Kapitel 40–41, im Diskurs über Behemot und Leviatan, was ein Gleichnis für seinen geistlichen Zustand ist, stellen wir fest, dass Hiob stolz und geistlich arrogant war. Deutlich wird das daran, dass Hiob es mit Gott in einer Diskussion über Seine Größe aufnehmen wollte. Aber Gott erwiderte: Wo warst du, kleiner Mann, als ich dies, das und jenes gemacht habe? Gott befreite Hiob aus der Gefangenschaft, als er schließlich demütig wurde und für seine Freunde betete. Er bekam das Doppelte von dem, was er zuvor gehabt hatte, und seine Gefangenschaft wendete sich. Kann Gott Sie aus Ihrer Gefangenschaft befreien? Ja, das kann er!

Man muss verstehen und unterscheiden, dass nicht alle Gewebevergrößerungen bösartig sind. Es gibt zwei Arten: Fibrome (gutartige Tumore) und Krebs (bösartige Tumore).

Wenn ein Tumor nicht bösartig wird, liegt meinen Beobachtungen zufolge eine Bitterkeit gegen sich selbst vor. Wenn er aber bösartig wird, ist Bitterkeit gegen andere vorhanden.

Arthritis

Arthritis (entzündliche Gelenkerkrankung)

Die einfache *Arthritis* ist eine Entzündung der Gelenke, die normalerweise mit Schmerzen, Schwellungen und oftmals strukturellen Veränderungen einhergeht. Eine einfache *Arthritis* unterscheidet sich von einer *Arthrose* und anderen Erscheinungsformen der *Arthritis*. Jede einzelne Erscheinungsform hat eine andere geistliche Wurzel.

Die geistliche Wurzel einer einfachen *Arthritis* ist Bitterkeit gegenüber anderen Personen.

Damit Sie das besser verstehen können: Bitterkeit gegen sich selbst scheint eine Degeneration zu bewirken, aber Bitterkeit gegen andere Personen bringt Schwellungen und Entzündungen mit sich. Die Schwellungen und Entzündungen erzeugen die Deformierung.

Arthrose

Arthrose ist eine fortschreitende Degeneration des Knorpels in den Gelenken und Wirbeln und beinhaltet normalerweise keine Entzündung. Der Knorpel ist die Substanz zwischen den Wirbeln. Arthrose wird durch *Bitterkeit gegen sich selbst* verursacht und dadurch, *dass man sich selbst nicht vergibt*. Die Betroffenen führen Buch über ihre eigenen Fehler; Schuld kann auch eine Rolle dabei spielen.

Nichtbakterielle Entzündungen

Ungefähr vor drei Jahren stießen wir in unserem Dienst auf eine neue Krankheit, die erst heute von der Medizin anerkannt wird. Bei dieser Krankheit haben sich zwei Krankheiten zu einer verbunden. Die Wurzel ist eine Kombination aus *Sorge, Angst, Schuld und Selbsthass* und verursacht die sogenannte *nichtbakterielle Entzündung*. Eine Entzündung wird normalerweise durch das Eindringen von Bakterien verursacht. Bei einer bakteriellen Entzündung gehen Sie zum Arzt und bekommen dann Antibiotika. Wenn Sie jedoch eine Entzündung haben und Antibiotika bekommen, aber keine Bakterien vorhanden sind, was geschieht dann? Auch wenn Sie die Antibiotika weiterhin einnehmen, werden Sie keine Linderung spüren, und mit der Zeit wird sich eine *Kandidose* entwickeln. Die weitere Einnahme von Antibiotika zerstört die Körperflora, die benötigt wird, um das innere Gleichgewicht aufrechtzuerhalten. Es ist nicht ratsam, alle Bakterien zu zerstören, denn manche brauchen wir.

Interstitielle Zystitis (Blasenschmerzsyndrom)

Die *Interstitielle Zystitis* ist eine Anschwellung und Entzündung des Blasengewebes bei Frauen. Sie ist sehr schmerzhaft, nichtbakteriell und wird derzeit mit Antibiotika behandelt. Das Antibiotikum wird verabreicht, nicht weil Bakterien vorhanden sind, sondern weil ein spezielles Antibiotikum entwickelt wurde, das entzündungshemmende Eigenschaften hat. Zweck dieses Entzündungshemmers ist es, die Schwellung zu lindern. Bei einer *interstitiellen Zystitis* kommt es zu einer Histaminübersekretion, die Schwellungen, eine Proliferation der weißen Blutkörperchen und Entzündungen hervorruft. Bei Männern wird das *Prostatitis* genannt.

Prostatitis

Die *Prostatitis* ist eine Krankheit bei Männern mit nichtbakterieller Entzündung. Eine *Prostatitis* kann zu einem ernsthaften Problem werden, weil sie zu Prostatakrebs führen kann. Wie bei der interstitiellen Zystitis hat die Prostatitis zwei Komponenten: Erstens eine Histaminübersekretion und zweitens eine lokale Proliferation der weißen Blutkörperchen.

Bei diesen nichtbakteriellen Krankheiten ist, wie schon erwähnt, die geistliche Wurzel Angst und Sorge, wodurch die Histaminübersekretion ausgelöst wird, sowie Selbstablehnung und Selbsthass in Verbindung mit Schuld, die die Proliferation der weißen Blutkörperchen erzeugen.

Vor vielen Jahren trafen wir jemanden in New York, der extrem lichtempfindlich war und stark erschöpft. Er hatte Schwellungen und Ödeme, und die Ärzte konnten nicht herausfinden, was mit ihm los war. Wir erkannten, welche geistlichen Wurzeln am Werk waren. Sie verursachten eine Kombination aus einer Histaminübersekretion und einer Proliferation der weißen Blutkörperchen in verschieden Teilen des Körpers.

Dieser Mann sprach mit einem Mitglied meines Teams und erzählte, er sei bei einem Arzt in einem New Yorker Krankenhaus gewesen, der gesagt hätte: „Das ist eine brandneue Krankheit, die wir noch erforschen, und wir haben sie bei Ihnen diagnostiziert. Wir verstehen noch nicht viel davon, aber sie hängt mit einem Autoimmun- und Histaminproblem zusammen."

Er sagte: „Ich saß 30 Minuten lang in der Praxis und alles, was sie mir erzählten, hatte ich fast Wort für Wort schon ein Jahr zuvor von euch gehört."

Undurchlässigkeit versus Durchlässigkeit der Zellmembran

Wir dienen Menschen, die an einer Kategorie von Krankheiten leiden, bei denen die *Rigidität [Undurchlässigkeit] sowie Permeabilität [Durchlässigkeit] der Zellmembran* betroffen ist. Die klassische Angina Pectoris, Asthma und im Blutkreislauf abgelagerte Toxine fallen in die gleiche Kategorie. Ist die Zellmembran im normalen Gewebe durchlässig, bedeutet dies, dass der Durchfluss bei der Osmose oder Diffusion (bei welcher der von der Zelle benötigte Nährstoff im Blutkreislauf die halbdurchlässige Zellmembran durchdringt und auf die gleiche Art und Weise das Abfallnebenprodukt ausgetauscht wird und die Zelle verlässt) ungehindert verläuft. Bei einer rigiden Zellmembran kommt es zu einer Versteifung der Zellwand und die Osmose (Stoffaustausch) wird behindert. Dahinter steckt eine ganz bestimmte geistliche Wurzel. Bei einer toxischen Retention auf Zellebene erhöht sich die Konzentration der Toxine und es kommt zu einer Einlagerung der Toxine, da die Zelle ihre Abfallprodukte nicht mehr entsorgen kann.

Asthma

Bei Asthma versteifen sich die Zellmembranen der Lungenbläschen. Dadurch wird Kohlenstoffdioxid eingeschlossen und Sauerstoff ausgeschlossen. Dies verursacht Atemprobleme; die Betroffenen ringen nach Luft.

Die durch Ärzte verabreichten Inhalationsmittel sind neurologische Blocker, die diesen Prozess kurzschließen und zu einer Entspannung der Zellmembranen führen. Das Kohlenstoffdioxid wird wieder freigesetzt und Sauerstoff kann wieder aufgenommen werden. Die normale Atmung setzt wieder ein. Dieser Mechanismus wird ausgelöst, wenn man das Problem medikamentös behandelt. Der Prozess der Osmose und Diffusion normalisiert sich.

Seit Jahren wissen wir, dass *Asthma* eine *Manifestation von Angst und Sorge* ist. Es kann erblich bedingt sein. Auch kann es eine genetische Komponente haben. Aus medizinischen Fachzeitschriften haben wir erfahren, dass der Hypothalamus bei der Wahrnehmung von Angst und Sorge das sogenannte ACTH-Hormon ausschüttet. Dieses Hormon wird im Blutkreislauf freigesetzt und dockt an den Zellrezeptoren in den Lungenbläschen an. So kommt es zu der genannten Versteifung.

Asthma ist bei Kindern in Amerika eine der sich am stärksten ausbreitenden Krankheiten. Mir ist die geistliche Wurzel von *Asthma* schon seit über zehn Jahren bekannt. Wenn ich darüber lehrte, schauten mich die Leute immer an und fingen an zu lachen: „Das ist aber nicht das, was die Medizin sagt. Sie haben ja wohl einen Knall." Vielleicht habe ich einen Knall, aber vielen Menschen geht es wieder gut. Und heute stimmt mir die Medizin zu.

Die Ergebnisse des Forschungsteams der Johns Hopkins Universität, die im Herbst 1996 veröffentlicht wurden, bestätigten unsere geistliche Diagnose von Asthma und veränderten die vorherrschende Meinung über Asthma der letzten 50 Jahre. Man lehrte, dass ein asthmatischer Anfall durch Allergene, Reizstoffe, Pollen, Staub, Tierhaare, also Dinge, die durch die Atmung in die Atemwege gelangen, verursacht wird.

Die Forscher der Johns Hopkins Universität haben eindeutig bewiesen, dass nichts, was wir einatmen, einen asthmatischen Anfall auslöst. Irgendetwas in den Lungenbläschen verursacht die Versteifung der Membran, den Einschluss von Kohlenstoffdioxid und den Ausschluss von Sauerstoff. So ergeben sich die Atembeschwerden, das Ringen nach Luft und all das, was ein Asthmaanfall mit sich bringt.

Normalerweise hat diese Art von Angst und Sorge, die *Asthma* hervorbringt, mit *starken Beziehungsängsten* zu tun. Wir haben schon vielen Menschen gedient, die nun nicht mehr an *Asthma* leiden. Die Johns Hopkins Universität versucht noch immer herauszufinden, welches unsichtbare Phänomen die Versteifung auslöst. Ich sage Ihnen, was es ist: Ein *Geist der Angst*, der in der Lage ist, die Physiologie des Körpers durch den Hypothalamus zu kontrollieren.

Anmerkung des Herausgebers: Mittlerweile konnte ich anhand vieler konkreter Beispiele die tiefe Ausprägung dieses Geistes der Angst beobachten. Ich bin zu dem Schluss gekommen, dass die Angst, verlassen zu werden, und die daraus resultierende Unsicherheit die Hauptprobleme hinter Asthma sind.

Angina pectoris

Das Wort *Angina* kommt aus dem Griechischen und bedeutet „erwürgen". *Angina* ist eine Krankheit, die mit der Rigidität der Zellmembran zu tun hat, nicht aber die Osmose und Diffusion betrifft. Eine *Angina* verursacht die Verhärtung, Versteifung und Verengung der Blutgefäße und führt zu einer schlechten Durchblutung. Eine *Angina pectoris* tritt ein, wenn die Koronardurchblutung aus irgendeinem Grund reduziert wird. Stress und Sorge (geistlich betrachtet also Angst) führen zu einer Verengung der Gefäßwände und sind die übliche Ursache. Auch Anstrengung oder schwere Kost können eine Rolle spielen. Besorgnis und Furcht verstärken das Problem. Unterm Strich sind Angst, Sorge und Stress im Allgemeinen die Ursachen. Erinnern Sie sich daran, was das Wort in Lukas 21,26 sagt:

> **... [26]während die Menschen verschmachten vor Furcht und Erwartung der Dinge, die über den Erdkreis kommen, denn die Kräfte der Himmel werden erschüttert werden.**

[Anm. d. Übers.: Im Engl. steht „das Herz der Menschen versagt“ statt „*Menschen* verschmachten“.] Lukas 21,26

Bluthochdruck (Hypertension)

Wieder haben wir es mit einer Rigidität der Zellmembran zu tun, die zu einer Verengung der Blutgefäße mit einer zusätzlichen Erhöhung der Herzleistung führt, die wiederum den Blutdruck erhöht. Auch dieses Problem wird durch Angst und Sorge ausgelöst. Im Lehrbuch *Pathophysiologie, Kapitel 9,* S. 305, heißt es im Abschnitt „Stress und Krankheit“, eine der physiologischen Auswirkungen der Katecholamine sei eine periphere Blutgefäßverengung des Herz-Kreislauf-Systems. Auf S. 309 im Abschnitt „Beispiele stressbedingter Krankheiten und Leiden“ wird unter den betroffenen Organen und Systemen das Herz-Kreislauf-System aufgeführt, und eine der entsprechenden, als stressbedingt angeführten Krankheiten ist *Bluthochdruck.*

Für uns hat sich nichts verändert. Gott hat uns nicht einen Geist der Angst, sondern der Kraft, der Liebe und des gesunden Verstandes gegeben.

Denn Gott hat uns nicht einen Geist der Furcht gegeben, sondern einen Geist der Kraft, der Liebe und der Besonnenheit. [Anm. d. Übers.: Im Englischen heißt es hier statt „der Besonnenheit“ „des gesunden Verstandes“.] 2. Timotheus 1,7(NLB)

Wir müssen das Leben einer Person betrachten und herausfinden, wo die Türen entweder durch Vorfahren oder durch sie persönlich geöffnet wurden. Genau diese geöffneten Türen erlauben dem Geist der Angst hineinzukommen, das Leben der Person zu übernehmen und sie auf dieser Ebene zu kontrollieren.

Toxische Retention

Wenn die Zellmembran rigide ist, lagert der Körper verschiedene Toxine in den Zellen ein und kann sich nicht mehr richtig reinigen, da Osmose und Diffusion eingeschränkt sind. Wir sind durch einen Zufall darauf gestoßen. Als wir die Krankengeschichten von Personen, die von MCS/EI geheilt wurden, noch einmal durchgingen, machten wir eine erstaunliche Entdeckung. Als die Ärzte das Blut nochmals testeten, waren die Toxinspiegel normal. Sie hatten keine medikamentöse Therapie oder andere Reinigungsmaßnahmen zur Entgiftung der Zellen bekommen. Als diese Personen ihre Krankheit geistlich gesehen hinter sich ließen, gingen die Toxine weg.

Als ich anfing, Betroffenen zu dienen, stellte ich fest, dass die Zellmembran wieder vollkommen durchlässig wurde, sobald die Mechanismen, die die Rigidität der Zellmembran verursacht hatten, fort waren. *Gott hat den Körper so erschaffen, dass er sich selbst reinigt, dies ist Bestandteil der Schöpfung.* Und das geschieht, wenn wir uns mit den geistlichen Wurzeln auseinandersetzen.

Haben Sie nicht die Bibelstelle gelesen, in der es heißt, dass es ihnen nicht schaden wird, wenn sie etwas Tödliches trinken?

... und wenn sie etwas Tödliches trinken, wird es ihnen nicht schaden; ... Markus 16,18

Wissen Sie warum? Der Grund dafür ist, dass sich Ihr Körper selbst von Giftstoffen reinigt, wenn Ihre Beziehung mit Gott stimmt. Ich möchte nicht, dass Sie jetzt überheblich werden und absichtlich Gift trinken. Ich spreche von einer normalen Lebensweise und Dingen, denen wir ausgesetzt sind. Gott hat unseren Körper so erschaffen, dass er sich selbst von Schadstoffen reinigen kann. Die geistliche Wurzel von toxischer Retention ist Angst und Sorge.

Ich bin für eine saubere Umwelt und der Meinung, dass die Regierung und die Industrie die Verantwortung wahrnehmen sollten, uns vor überhöhter chemischer Belastung zu schützen. Ich bin mir auch vollständig darüber im Klaren, dass es zu einer chemischen Verletzung kommen kann. Die meisten Fälle von Toxinen im Blut, mit denen ich mich befasst habe, wurden allerdings nicht durch eine solche Exposition verursacht. Bei den meisten MCS/EI-Fällen mit diagnostizierten Toxinspiegeln waren die Toxine, nachdem den Betroffenen gedient wurde und sie den Weg in die Freiheit eingeschlagen hatten, verschwunden und das Gewebe war wieder normal. Das ist ein erstaunliches Ergebnis unserer Untersuchungen über die Rigidität und die Durchlässigkeit der Zellmembran.

ANMERKUNG: Obwohl es heute vielen Menschen, die an MCS/EI und toxischer Retention, einschließlich den entsprechenden Allergien und dem, was sonst noch damit einhergeht, wieder gut geht, bedeutet das nicht, dass jeder, der diese Prinzipien angewandt hat, wieder gesund geworden ist. Es gibt viele Gründe dafür, da die Lebensumstände von Menschen kompliziert sein können und nicht jeder unser Programm bis zum Ende fortgesetzt hat. Ich bin dafür nicht verantwortlich, noch ist irgendjemand, der versucht, einem anderen zu helfen, dafür verantwortlich, wenn bestimmte Erkenntnisse keine Wirkung zeigen können, weil sich die betreffende Person den Erkenntnissen entzieht. Das hebt Erkenntnisse nicht auf. Es weist lediglich darauf hin, dass eine Störung auf einer anderen Ebene vorliegt.

Andere Krankheiten

Aufmerksamkeitsdefizitstörung (ADS)

Es gibt drei Bereiche: den unteren, den mittleren und den oberen Bereich. Der obere Bereich ist die Hyperaktivität. In erster Linie behandeln wir Kinder mit ADS. Bei Erwachsenen mit ADS ist dies viel schwieriger. ADS wird von einem **stummen und tauben Geist** verursacht. Viele Kategorien psychologischer Erkrankungen fallen in die Kategorie der stummen und tauben Geister. Jesus vertrieb einen stummen und tauben Geist aus einer Person, die nicht sprechen konnte (Matthäus 11,5; Markus 7,32 u. 37; Markus 9,25; Lukas 7,22).

> **Als aber Jesus sah, dass eine Volksmenge zusammenläuft, bedrohte er den unreinen Geist und sprach zu ihm: Du stummer und tauber Geist, ich gebiete dir: Fahre von ihm aus, und fahre nicht mehr in ihn hinein! Markus 9,25**

Wir sind noch am Lernen über ADS, einschließlich über die Spektren vom unteren bis zum mittleren Bereich und vom mittleren bis zum oberen Bereich. Wir haben mehr Erfahrung im hyperaktiven Bereich als im unteren Bereich, aber wir hatten schon ein paar Fälle aus den unteren und mittleren Bereichen. Wir sehen ADS als eine neurologische Unterbrechung. Wir denken auch, dass ADS familiär bedingt oder erblich ist bzw. sein kann. Es scheint durch den Familienstammbaum zu wandern. Wir haben den starken Verdacht, dass es mit einen stummen und tauben Geist in Zusammenhang steht, der eine Person in Gebundenheit hält.

ADS, Legasthenie und Desorientierung bezüglich der Geschlechterrolle haben etwas gemeinsam. Glauben Sie jetzt bitte nicht, nur weil ich Legasthenie, ADS und Desorientierung bezüglich der Geschlechterrolle zusammengefasst habe, dass jemand mit ADS Gefahr läuft, Probleme bezüglich seiner Geschlechterrolle zu bekommen. Sie haben jedoch einen gemeinsamen roten Faden. Die Betroffenen sind sehr unentschlossen, und das ist ein vererbter Familienfluch. Ein unentschlossener Mann ist unbeständig in allen seinen Wegen.

> **... [8]ist er doch ein wankelmütiger Mann, unbeständig in allen seinen Wegen. Jakobus 1,8**

Findet man ADS, findet man sie auch bei den Eltern und Großeltern. Man findet sie nicht nur bei einer Person. Sie zieht sich durch den ganzen Stammbaum. Das Gleiche gilt für die Legasthenie, die eine gewisse Unentschlossenheit und Verwirrung beinhaltet. Die Hauptwurzel der Verwirrung ist die Desorientierung bezüglich der Geschlechterrolle, die durch Umkehrung der gottgewollten Ordnung in der Familie verursacht wird. Zuhause herrscht die Mutter und nicht die Autorität des Vaters, wie Gott es beabsichtigt hatte.

Eine solche Familie wird von einer Frau, nicht von einem Mann kontrolliert. Die dadurch hervorgerufene Verwirrung erzeugt ADS, Legasthenie und eine Desorientierung bezüglich der Geschlechterrolle. Wenn der Mann seiner Familie nicht in Liebe vorsteht, hat die Frau keine andere Wahl, als die Zügel in die Hand zu nehmen.

Sobald sie das tut, eilt das ganze Reich Satans ihr zur Hilfe. Sie wurde nicht dazu gemacht, das Oberhaupt der Familie zu sein, sondern dem Familienoberhaupt zu folgen, und zwar einem gottgefälligen, wenn ich das noch hinzufügen darf. Ich bin kein Chauvinist und schicke auch keine Frauen im Namen des Herrn zurück in die unterdrückende Herrschaft eines gottlosen Mannes. Wenn eine Frau unterdrückt wird, empfehle ich eine sofortige Trennung und Lösung.

Ich schütze zuerst die Kinder und die Frau, bevor ich den Mann in Schutz nehme. Der Mann sollte eigentlich zuerst die Frau und die Kinder schützen, ich übertrage ihm daher mehr Verantwortung.

Die Frau und die Kinder sollten dem Mann folgen, so wie er Christus folgt. Das Haupt einer Frau sollte der Mann sein und das Haupt des Mannes Christus. Aber Christi Haupt ist der Vater, und niemand zitiert den Rest dieser Bibelstelle. Sie hört nicht bei Christus, sondern beim Vater auf.

> **Ich will aber, dass ihr wisst, dass der Christus das Haupt eines jeden Mannes ist, das Haupt der Frau aber der Mann, des Christus Haupt aber Gott. 1. Korinther 11,3**

Das bringt den Mann in die Verantwortung als Oberhaupt zurück – nicht nur als Ehemann, sondern in einer ähnlichen Beziehung, wie sie Christus zur Gemeinde als unser Ehemann hat. Der Ehemann ist dazu berufen, als Vater der Familie Gott zu repräsentieren, als wäre es Gott selbst. Das ist ein harter Job, aber Gott hat ihn dazu berufen.

Ich habe auch verschiedene Arten der Rebellion als Teil dieses Krankheitsprofils beobachtet. Bei Familien, die in Okkultismus und falschen Religionen verstrickt waren, kommen in der Vergangenheit liegende familieninterne Rebellionen vor. Rückblickend betrachtet hat die Rebellion die Gedanken unterbrochen. Sie beeinträchtigt das Selbstwertgefühl und *beinhaltet ein hohes Maß an Selbstablehnung, Selbsthass und Schuld.* Rebellion bringt oft Legasthenie und andere Wahrnehmungsstörungen mit sich. Oft stellt man eine Farbenblindheit fest, die auch vererbt wird. Andere periphere Probleme können zu diesem Familienprofil hinzukommen.

Was ADS bei Erwachsenen betrifft, so sind die Wurzeln die gleichen wie bei Kindern mit ADS.

Ich werde Ihnen von einer bemerkenswerten Heilung von ADS berichten. Man brachte ein Kind zu mir, dessen Schule um ein Treffen mit den Eltern bat, da das Kind so viel Unruhe stiften würde, dass man es im hinteren Teil des Klassenzimmers mit dem Gesicht zur Wand auf einen Stuhl setzen musste. Der Junge war im Klassenzimmer völlig isoliert, und dennoch kam man nicht mit ihm zurecht.

Als die Eltern den Brief bekamen, kamen sie zu mir, denn es war offensichtlich, dass der Schultherapeut als nächsten Schritt die Einnahme von *Ritalin*® (Methylphenidat) [Psychopharmakon] empfehlen würde.

Ritalin® ist ein sehr gefährliches Medikament. Dieses Medikament ist eine Schande für das amerikanische Schulsystem, denn es ist ein fauler Ausweg aus dem Problem. Ich habe meine Informationen der Forschungsarbeit einer staatlichen Organisation über die Einnahme von Ritalin® bei Kindern entnommen, derzufolge 50 Prozent dieser Kinder irgendwann in ihrem Leben mit dem Gesetz in Konflikt geraten und im Gefängnis enden. Diese Tatsache wurde unmittelbar auf das Medikament und nicht auf ADS zurückgeführt. Dieses Medikament hat psychotische Nebenwirkungen, es ist fürchterlich. Man öffnet damit eine Büchse der Pandora, und dennoch ist Ritalin® derzeit die erste Wahl bei ADS.

Ich hatte mich auf verschiedenen Ebenen des pastoralen Dienstes weitergebildet, daher kannte ich eine alternative Methode, die das Schulsystem zufriedenstellen würde. Aber Schulen mögen diese Methode nicht und wollen sich nicht daran beteiligen, weil sie ihnen Arbeit abverlangt. Sie erfordert Mühe, und Eltern und Lehrer müssen miteinander kooperieren. Diese Methode nennt sich *Fokussieren.*

Im hyperaktiven Bereich von ADS geht es dem Kind gut, solange es sich auf ein interessantes Objekt konzentriert. Die Nervensynapsen funktionieren normal, und auch das Fokussieren verläuft normal. Wenn aber das Kind nicht motiviert ist, wird der Fluss unterbrochen und es kommt zum sogenannten *Umherschweifen*, dazu gehören umherschweifende Gedanken und impulsives Handeln. Das Kind tut, was immer ihm in den Sinn kommt.

Das erwähnte Kind hatte glatte Sechsen und ein unsoziales, störendes, vorlautes und rebellierendes Verhalten. Ich ging zusammen mit den Eltern zum Schultherapeuten, um eine Alternative vorzuschlagen. Die Eltern wollten ihr Kind aufgrund der psychotischen Nebenwirkungen und der potentiell gefährlichen Auswirkungen nicht auf Ritalin® setzen. Wir erklärten, dass mit der Methode des *Fokussierens* und „Beratung“ (eigentlich sprachen wir von „Dienen“, denn ich berate Menschen nicht, ich diene ihnen) unserer Meinung nach die ADS-Erkrankung des Kindes gelöst werden könnte.

Fokussieren ist eine Behandlung auf säkularer Ebene, aber man hört nicht viel davon, weil es einfacher ist, das Kind auf Ritalin® zu setzen. Das ist die schnelle Lösung, aber Ritalin® löst das Problem eigentlich nicht. In der Bibel heißt es in Sprüche 22,6: „Erziehe den Knaben seinem Weg gemäß; er wird nicht davon weichen, auch wenn er älter wird.“

Erziehe den Knaben seinem Weg gemäß; er wird nicht davon weichen, auch wenn er älter wird. Sprüche 22,6

Das geschieht beim Fokussieren.

Wir erstellten eine Tabelle. Sie hatte eine Zeile für jeden Tag der Woche und für jede Woche des Monats. Wir machten eine Aufstellung für die nächsten neun

Wochen des Schulsemesters. Die Tabelle hatte drei Spalten. Die erste Spalte hatte ein lächelndes Gesicht, die nächste ein neutrales und die letzte ein trauriges.

Ich holte das Kind dazu und sagte: „So sieht es aus: Wenn wir dir durch unseren Dienst und das Fokussieren nicht helfen können, setzen sie dich auf Ritalin®. Das ist ein Medikament." Dann erklärte ich dem Kind die Auswirkungen dieses Medikaments und die Folgen. *Das ist Teil des Fokussierens – Aufklärung* –, ohne jedoch dem Kind zu drohen. Kinder können das verstehen, wenn man sich die Zeit nimmt und mit ihnen spricht. Manche denken, Kinder können das nicht, aber sie hören wirklich zu und man kann mit ihnen vernünftig reden, wenn man sie auf einer Ebene anspricht, die sie verstehen können.

Wir fragten das Kind: „Wenn du heute irgendetwas haben könntest, was hättest du dann gerne?" Er antwortete: „Eine Sega-Videospielkonsole."

„Natürlich möchtest du eine Sega!" sagten wir dem Kind: „Deine Lehrerin wird jeden Tag beurteilen, ob du deine Hausarbeiten gemacht und dich in der Klasse gut benommen hast, und wird dir ein lächelndes Gesicht in die Spalte für den jeweiligen Tag eintragen, wenn du erfolgreich warst. Wenn du mit einem lächelnden Gesicht nach Hause kommst, bekommst du von deinen Eltern 2,- Euro für dein Ziel, eine Sega zu kaufen. An dem Tag, wo du es nur gerade so schaffst, bekommst du ein neutrales Gesicht und kein Geld. An dem Tag, an dem du es überhaupt nicht hinbekommst, bekommst du ein trauriges Gesicht und verlierst einen Euro von dem Geld, das du für ein lächelndes Gesicht bekommen hast. Wenn du nach diesen neun Wochen mehr lächelnde Gesichter als neutrale und traurige hast, bekommst du deinen Gewinn. Wenn nicht, ist die einzige Alternative nur noch, dass du Ritalin® einnehmen musst, weil das die Schule verlangen wird. *Du hast die Wahl.*"

Die ersten zwei Wochen waren sehr hart. Zur Erinnerung: Wir befanden uns im Prozess, neue Meme aufzubauen – neues Fokussieren, neue Konzepte –, und das braucht Zeit. Aber es zeigte sich eine Veränderung. Mit unserem Dienst und dem Fokussieren, in Verbindung mit der Kooperation von Lehrer, Kind und Eltern funktionierte es. Während der zweiten neun Wochen bekam das Kind nur noch Einsen und Zweien statt der Sechsen und zählte zu den besten Schülern. Nach den dritten neun Wochen war das Kind noch immer unter den besten Schülern, und als dies nach den vierten neun Wochen noch immer der Fall war, bekam er einen Preis. Er wurde Schüler des Jahres und in den letzten neun Wochen zum Assistenten der Lehrerin ernannt. Er wechselte sprichwörtlich seine Position in der Klasse von ganz hinten nach ganz vorne und all das nur dank Fokussieren, Gebet und unserem Dienst. Das Kind musste keine Medikamente einnehmen. Das ist bemerkenswert, und es ist ***der herausragende Weg***.

Das ist jedoch noch nicht das Ende der Geschichte. Er fühlte sich so gut und war so stolz auf sich, als er am Ende des Schuljahres vor die versammelte Schule treten konnte und als Schüler des Jahres geehrt wurde. Etwas Wundervolles war in ihm geschehen, und er ließ diesen Erfolg nie wieder los.

Ein Teil des ADS-Profils ist *Selbstablehnung*. Dieser junge Mann fing an, ein Gewinner zu sein, und das gefiel ihm sehr. Er wollte kein Rebell mehr sein. Er wollte der Lieblingsschüler des Lehrers werden. Ein neues Leben hatte plötzlich begonnen, und er wusste, dass er keine Medikamente einnahm und dies auch nicht brauchte. Das war ihm sehr wichtig.

Im zweiten Jahr brachten sie ihn wieder zu mir, und ich sagte: „OK, du erinnerst dich, wie wir den Kampf letztes Jahr gewonnen haben. Dieses Jahr gibt es keine Belohnung. Man bekommt nur einmal im Leben eine Sega. Du weißt, wie Gott dir begegnet ist und du das letzte Jahr mit Bravour bestanden hast. Glaubst du, dass du es dieses Jahr nur durch Fokussieren und Selbstbeobachtung wieder schaffen kannst?" Er sagte: „Ich denke, ich kann es schaffen, aber vielleicht versage ich hier und da einmal." Ich sagte: „Das ist nicht so schlimm, ich habe es gestern auch vergeigt."

Wir denken, ein Angestellter sei besser als ein Arbeiter. Das ist Quatsch. Wir sind so erfolgsorientiert, dass wir das Gesamtbild aus den Augen verloren haben. Unsere Kinder zahlen den Preis für unsere Leistungsbesessenheit und unser Verlangen nach Perfektion. Das muss aufhören. In meinem Dienst verlange ich von den Eltern, dass sie ihre Kinder „in Ruhe lassen".

Lehren Sie ihre Kinder die Wege des Herrn und lassen Sie sie das sein, was Gott seit Grundlegung der Welt für sie im Sinn hat. Beten Sie für Ihre Kinder, lehren Sie sie die Wege des Herrn und lassen Sie sie dann los. Lassen Sie sie in Ruhe. Die Kinder werden Gott hören, wenn die Zeit dafür gekommen ist. Das haben Sie doch auch.

Für manche Eltern ist es erstaunlich, wenn sie erleben, wie ihre Kinder Gott dienen. Sie sind schockiert. Und wissen Sie was, die größten Sünder sind oft die besten Pastoren. Es ist erstaunlich, wen Gott rettet. Die „Heiligen", mit denen man einst verglichen wurde, stecken noch immer im Schlamm fest!

An dieser Stelle möchte ich eine wichtige Unterscheidung treffen. Ich bin kein Berater, und mein Team ist es auch nicht. Wir sind Diener.

> **... 6der uns auch tüchtig gemacht hat zu Dienern des neuen Bundes, nicht des Buchstabens, sondern des Geistes. Denn der Buchstabe tötet, der Geist aber macht lebendig. 2. Korinther 3,6**

Wir können Diener des neuen Bundes sein, ohne ein ordinierter Pastor oder Evangelist zu sein. In der Bibel ist es so vorgesehen, dass gewöhnliche Christen den Dienst der Versöhnung ausüben.

> **14Denn die Liebe Christi drängt uns, da wir zu diesem Urteil gekommen sind, dass einer für alle gestorben ist und somit alle gestorben sind. 15Und für alle ist er gestorben, damit die, welche leben, nicht mehr sich selbst leben, sondern dem, der für sie gestorben und auferweckt worden ist. 16Daher kennen wir von nun an niemand nach dem Fleisch; wenn wir Christus auch nach dem Fleisch gekannt haben, so kennen wir ihn doch jetzt nicht mehr so. 17Daher, wenn jemand in Christus ist, so ist er eine neue Schöpfung; das Alte ist vergangen, siehe, Neues ist geworden. 18Alles aber von Gott, der uns mit sich selbst versöhnt hat durch Christus und uns den Dienst der Versöhnung gegeben hat, 19nämlich dass Gott in Christus war und die Welt mit sich selbst versöhnte, ihnen ihre Übertretungen nicht zurechnete und in uns das Wort von der Versöhnung gelegt hat. 2. Korinther 5,14–19**

Jedem Christen wurde die Autorität gegeben, ein Diener des Reiches Gottes zu sein. Das Wort *Berater* ist ein säkulares. Das Wort *Diener* kommt aus der Bibel, wir möchten an dieser Stelle einen klaren Unterschied machen. Das bedeutet jedoch nicht, dass wir die Leiterschaft, die aus dem fünffältigen Dienst besteht und den Dienst der Christen beaufsichtigt und sie diesbezüglich lehrt, nicht brauchen.

Epilepsie

Ein **stummer und tauber Geist** ist auch bei einer Epilepsie anzutreffen. In den 15 Jahren meines Dienstes habe ich schon viele Heilungen von Epilepsie erlebt. Die meisten Epileptiker, die zu uns kommen, werden geheilt, jedoch gibt es dafür keine Garantie. Die Heilungen, auf die ich mich beziehe, wurden anhand von EEG-Tests dokumentiert, bei denen die Alpha-, Beta- und Thetagehirnwellen normal waren. Die betroffenen Personen hatten nie wieder einen Anfall und nehmen keine Medikamente ein. Aber um Heilung zu erfahren, mussten wir zurück zu den Evangelien gehen und lernen, wie es geht. In diesen Fällen verursachte nicht eine geistliche Wurzel das Problem. Ich musste einen bösen Geist austreiben. Ich mache daraus keine große Sache, aber ich habe schon Legionen von ihnen vertrieben. Gott möchte es so. Und ich bin in der Lage, mich gegebenenfalls damit auseinanderzusetzen; das gleiche gilt für jeden Gläubigen.

Psychologen konnten schon viele Persönlichkeitsmerkmale dokumentieren. Dazu gehören u. a. Zorn, Wut, eine Neigung zu seelischen Störungen sowie gewisse Krankheiten bei Menschen, die keine genetische Komponente haben, jedoch trotzdem erblich sein können. Es lassen sich weder Gene noch Gendefekte isolieren, dennoch wird das Leiden innerhalb der Familie weitergegeben. Wir denken, dass wir es in diesen Fällen mit *vererbten, innerhalb der Familie wirkenden Geistern* zu tun haben, die Familien verfolgen und verschiedene psychische oder seelische Störungen hervorrufen.

Stumme und taube Geister versuchen den Verstand der Menschen zu kontrollieren. Ihr Verstand gehört dem Herrn, Ihr Geist gehört dem Herrn und Ihr Körper ist der Tempel des Heiligen Geistes. Sie gehören dem Herrn, aber der Feind Ihres Lebens, Satan, möchte Ihre Gedanken beherrschen.

Ich glaube nicht, dass der Teufel Gedanken lesen kann. Das würde ihn allwissend machen, und das ist er nicht. Seine Untertanen können Gedanken aus dem Bereich des Geistes in Ihren Kopf projizieren, was Sie jedoch damit machen, ist Ihre Angelegenheit.

In 2. Korinther 10,4–5 sagt Paulus, dass wir jeden Gedanken gefangen nehmen sollen und jedes Gedankengebäude und jeden Gedanken, der sich gegen die Erkenntnis Gottes erhebt, zerstören sollen.

> **... [4]denn die Waffen unseres Kampfes sind nicht fleischlich, sondern mächtig für Gott zur Zerstörung von Festungen; so zerstören wir überspitzte Gedankengebäude [5]und jede Höhe, die sich gegen die Erkenntnis Gottes erhebt, und nehmen jeden Gedanken gefangen unter den Gehorsam Christi. 2. Korinther 10,4–5**

Ich muss meine Gedanken ständig höheren Gedanken unterordnen. Seine Wege sind höher als meine und Seine Gedanken größer als meine.

> **Denn meine Gedanken sind nicht eure Gedanken, und eure Wege sind nicht meine Wege, spricht der HERR. Jesaja 55,8**

Wenn wir die folgende Bibelstelle lesen, wird deutlich, dass selbst die größte menschliche Weisheit doch nicht mehr ist als die Torheit Gottes.

> **Denn das Törichte Gottes ist weiser als die Menschen, und das Schwache Gottes ist stärker als die Menschen. 1. Korinther 1,25**

Das bedeutet, dass wir noch einen langen Weg vor uns haben.

Mein Verstand muss zuerst durch ein Wasserbad im Wort gereinigt und erneuert werden (Epheser 4,23; 5,26), und ich muss jeden Gedanken, der sich gegen die Erkenntnis Gottes erhebt, unter Gottes Gehorsam gefangen nehmen (2. Korinther 10,5).

In 2. Timotheus 1,7 heißt es, Gott hat mir nicht einen Geist der Angst, sondern der Kraft, der Liebe und des gesunden Verstands gegeben.

> **Denn Gott hat uns nicht einen Geist der Furcht gegeben, sondern einen Geist der Kraft, der Liebe und der Besonnenheit. [Anm. d. Übers.: Im Englischen heißt es hier statt „der Besonnenheit" „des gesunden Verstandes".] 2. Timotheus 1,7 (NLB)**

Wonach, glauben Sie, suche ich? Nach Kraft, Liebe und einem gesunden Verstand!

1985 kam eine junge Dame zu mir. Sie war ungefähr 21 Jahre alt und hatte seit Jahren heftige epileptische Anfälle. Sie hatte gehört, dass Gott unseren Dienst benutzt, unsere Arbeit segnet und Menschen geheilt werden.

Ein Mitglied meines Teams sagte: „Wir sind in der gleichen Situation wie die Jünger, die einen Geist auch nicht austreiben konnten. Sie gingen zu Jesus zurück und Er sagte, dass sie den Geist durch Beten und Fasten vertreiben könnten (Matthäus 17,14–21).“ Die junge Dame sollte an diesem Abend um 19:00 Uhr da sein. Um 10:00 Uhr morgens fragte mich mein Teammitglied: „Braucht man nicht mindestens drei Tage Beten und Fasten, bevor man das besiegen kann?“

Ich sagte: „Was!?“ Er sagte: „So steht es in der Bibel.“ Einen Moment lang war ich verdutzt und sagte dann: „Weißt du was? Ich lebe ein Leben des Gebets und des Fastens in Christus. Diese Frau könnte in 24 Stunden tot sein, ganz zu schweigen von drei Tagen. Heute ist der Tag der Errettung; jetzt ist die vorbestimmte Zeit (2. Korinther 6,2). Sie kommt heute, lass uns also heute alles versuchen.“ In Matthäus 17 lehrte Jesus, dass ich für diesen Dienst nur meinen Glauben benötigte, und so tat ich, was Jesus uns lehrte.

> **14Und als sie zu der Volksmenge kamen, trat ein Mensch zu ihm und fiel vor ihm auf die Knie 15und sprach: Herr, erbarme dich meines Sohnes! Denn er ist mondsüchtig und leidet arg; denn oft fällt er ins Feuer und oft ins Wasser. 16Und ich brachte ihn zu deinen Jüngern, doch sie konnten ihn nicht heilen. 17Jesus aber antwortete und sprach: Ungläubiges und verkehrtes Geschlecht! Bis wann soll ich bei euch sein? Bis wann soll ich euch ertragen? Bringt ihn mir her! 18Und Jesus bedrohte ihn, und der Dämon fuhr von ihm aus; und von jener Stunde an war der Junge geheilt. 19Da traten die Jünger für sich allein zu Jesus und sprachen: Warum haben wir ihn nicht austreiben können? 20-21Er aber spricht zu ihnen: Wegen eures Kleinglaubens; denn wahrlich, ich sage euch, wenn ihr Glauben habt wie ein Senfkorn, so werdet ihr zu diesem Berg sagen: Hebe dich weg von hier dorthin!, und er wird sich hinwegheben. Und nichts wird euch unmöglich sein. Matthäus 17,14–21**

Sie brachten die Dame zu mir. Sie war nicht gerettet und lebte mit ihrem Freund in Sünde. Sie hatte zwei Abtreibungen hinter sich, und ich sprach mit ihr über diese Angelegenheiten. Sie bekehrte sich, da ich ihr gesagt hatte, die Chancen, dass der Herr sie heilt, wären ziemlich gut, wenn sie sich bekehren würde. „Sie sind den weiten Weg hierher gekommen. Ich glaube, Er will das wirklich tun.“ Ich ergriff die Autorität über den *stummen und tauben Geist* und trieb ihn aus ihr aus. Dann befahl ich dem *Geist der Epilepsie* zu gehen. Ich wusste nicht, ob er nun weg war oder nicht. Ich hatte keine sichtbaren Beweise.

Ich verabschiedete mich. Eine Woche später ging sie zu einem Arzt in Asheville, North Carolina. Er machte ein EEG und ihre Alpha-, Beta- und Thetagehirnwellen waren alle normal. Als ich das letzte Mal von ihr hörte, war sie im internationalen Dienst für Gott mit *Jugend mit einer Mission*. Sie wurde gerettet, geheilt und dient nun Gott. Sie hatte nie wieder einen epileptischen Anfall. Das war meine erste von mehreren Begegnungen mit epileptischen Menschen. Bis heute sind wir in unserem Dienst sehr erfolgreich in der Heilung von Epilepsien, obwohl es niemals eine Garantie dafür gibt. Alles liegt durch den Glauben in Gottes Hand.

Nicht jeder, dem gedient wird, wird wieder gesund. Dafür gibt es Gründe. Die Gründe, warum sie nicht wieder gesund werden, sind eigentlich das, worum es bei unserem Dienst in Amerika heute geht. Wir setzen dort an, wo Menschen nach Gebet nicht geheilt werden.

Mein Dienst begann, als Beten und Sich-auf-das-Wort-Stellen und „Darauf-Herumreiten" nicht funktionierte. An diesem Punkt fing Gott an, mich die geistlichen Wurzeln und Blockaden für Heilung zu lehren.

Es ist nicht wahr, dass Gott nicht heilen möchte. Wenn geistliche Wurzeln und/oder Blockaden vorhanden sind, müsste Er sich selbst und Seine Heiligkeit verleugnen, um uns zu heilen. Er wird keine Kompromisse in Bezug auf die Veränderung unseres Herzens eingehen nur um des Segens willen. Er wäre ein Vater, der Seinem Wort nicht treu ist, wenn Er uns unsere Sünden behalten ließe und uns trotzdem segnen würde. Es gibt jedoch ein paar Beispiele in der Bibel, bei denen Gott Menschen geheilt und befreit hat, die die Bedingungen dafür nicht erfüllten. Es ist Seine Souveränität, und wir müssen das anerkennen.

> **Denn er sagt zu Mose: "Ich werde mich erbarmen, wessen ich mich erbarme, und werde Mitleid haben, mit wem ich Mitleid habe." Römer 9,15**

Manchmal heilt und befreit Gott Menschen zuerst und bringt sie dann später zurecht. Meine Beobachtungen haben jedoch ergeben, dass Gott zuerst an unserer Heiligung interessiert ist, als Auftakt zu Heilung und Befreiung.

Wir würden Ihn nicht dafür ehren und Ihm nicht deshalb dienen, weil Er über das Böse in unserem Leben hinwegsieht. Würden Sie wirklich jemanden respektieren, der Böses in seinem Leben stillschweigend duldet? Denken Sie einmal darüber nach. Als Ihre Kinder aufwuchsen und Sie als Eltern zu ihnen sagten, „Tu dies nicht, tu das nicht!", wussten es ihre Kinder wirklich zu schätzen?

Nein, aber als sie älter wurden, wussten sie es dann zu schätzen?

Respektieren wir Menschen, die versuchen, uns in Schwierigkeiten zu bringen? Respektieren wir Menschen, die das Böse in unserem Leben unterstützen und damit unsere Existenz bedrohen? Wir würden Gott nicht respektieren, wenn Er das täte, nicht wahr? Wir würden Ihm nicht dienen, *da wir davon ausgehen, dass Gott heilig ist*.

Paranoide Schizophrenie

Eine *paranoide Schizophrenie* ist eine geistige oder seelische Erkrankung, die vererbt werden kann, jedoch nicht über die Gene. Sie ist ein Paradebeispiel für das, was die Bibel Wankelmütigkeit nennt.

> **... [8]ist er doch ein wankelmütiger Mann, unbeständig in allen seinen Wegen. Jakobus 1,8**

Schizo bedeutet gespalten oder geteilt und *paranoid* bedeutet gespalten aufgrund von Angst, Wahnvorstellungen und projizierten Wahnvorstellungen. Eine paranoide Schizophrenie wird durch die Fehlfunktion von mindestens zwei Neurotransmittern im Körper verursacht. Sie wird durch eine Übersekretion von Norepinephrin und Dopamin verursacht. Es gibt inzwischen Hinweise darauf, dass auch eine Übersekretion von Serotonin stattfindet.

Das Geschöpf, zu dem Gott uns geschaffen hat, besteht zu einem Großteil aus chemischen Zusammenhängen. Er hat uns mit der Homöostase und dem Drüsensystem ausgestattet. Unsere Drüsen schütten hier und da etwas aus, damit bei einer normalen Funktion die Homöostase perfekt aufrechterhalten wird. Wenn unser Denken sowohl auf seelischer als auch geistlicher Ebene unterbrochen wird, reagiert der Körper auf eine Störung der Gedanken, Gefühle, Emotionen oder der Wahrnehmung.

Wie die Bibel es ausdrückt, werden wir hin- und hergeworfen.

> **Denn wir sollen nicht mehr Unmündige sein, hin- und hergeworfen und umhergetrieben von jedem Wind der Lehre durch die Betrügerei der Menschen, durch ihre Verschlagenheit zu listig ersonnenem Irrtum. Epheser 4,14**

Vielleicht ziehen Sie sich hinter einer Fassade zurück, weil Sie nicht verletzlich und transparent sein möchten, oder vielleicht verstecken Sie sich hinter einem übertriebenen Selbstbewusstsein. Sie ziehen sich entweder zurück oder überspielen vordergründig, was Sie verbergen möchten. Sie ziehen sich entweder zurück und bauen eine Fassade auf oder nehmen die Fassade weg und erstellen eine neue sogenannte *künstliche Persönlichkeit*. Tyrannen sind so. Ein Tyrann hat mehr Angst vor Ihnen als Sie vor ihm. Seine projizierte Fassade verdeckt seine Unzulänglichkeiten, Ängste und Gefühle der Ablehnung.

Wie viele von uns ringen damit, uns entweder in ein Haus voller Angst zurückzuziehen oder mit einer künstlichen Persönlichkeit aufzutreten, hinter der wir uns verstecken? *Wer von uns ist wirklich die Person, die Gott von Anfang an gedacht hat?* In Psalm 139 heißt es, dass Gott uns von Anfang an seit Grundlegung der Welt kannte. Bevor unser Körper aus dem Staub der Erde geformt wurde, kannte Gott uns schon:

[13]Denn du bildetest meine Nieren. Du wobst mich in meiner Mutter Leib. [14]Ich preise dich darüber, dass ich auf eine erstaunliche, ausgezeichnete Weise gemacht bin. Wunderbar sind deine Werke, und meine Seele erkennt es sehr wohl. [15]Nicht verborgen war mein Gebein vor dir, als ich gemacht wurde im Verborgenen, gewoben in den Tiefen der Erde. [16]Meine Urform sahen deine Augen. Und in dein Buch waren sie alle eingeschrieben, die Tage, die gebildet wurden, als noch keiner von ihnen da war. Psalm 139,13–16

Sie sind nicht zufällig in Ihrer Generation. Gott sagte zu Jeremia, dass Gott ihn schon bevor er empfangen wurde, dazu bestimmt hatte, ein Prophet für die Nationen zu werden.

Ehe ich dich im Mutterleib bildete, habe ich dich erkannt, und ehe du aus dem Mutterschoß hervorkamst, habe ich dich geheiligt; zum Propheten für die Nationen habe ich dich eingesetzt. Jeremia 1,5

Paulus sagte, Gott habe ihn dazu vorherbestimmt, ein Apostel für die Heiden zu sein.

[15]Als es aber dem, der mich von meiner Mutter Leibe an ausgewählt und durch seine Gnade berufen hat, gefiel, [16]seinen Sohn in mir zu offenbaren, damit ich ihn unter den Nationen verkündigte, zog ich nicht Fleisch und Blut zu Rate; Galater 1,15–16

... [4]wie er uns in ihm auserwählt hat vor Grundlegung der Welt, dass wir heilig und tadellos vor ihm seien in Liebe, Epheser 1,4

Paulus, Knecht Christi Jesu, berufener Apostel, ausgesondert für das Evangelium Gottes... Römer 1,1

Wie bei Paulus ist es eindeutig, dass Sie nicht zufällig in Ihre Generation hineingeboren wurden. Gott hat Sie dazu berufen, erwählt und auserwählt, ein wichtiger Bestandteil Seines Leibes in der Welt zu sein.

[9]Ihr aber seid ein auserwähltes Geschlecht, ein königliches Priestertum, eine heilige Nation, ein Volk zum Besitztum, damit ihr die Tugenden dessen verkündigt, der euch aus der Finsternis zu seinem wunderbaren Licht berufen hat; [10]die ihr einst "nicht ein Volk" wart, jetzt aber ein Volk Gottes seid; die ihr "nicht Barmherzigkeit empfangen hattet", jetzt aber Barmherzigkeit empfangen habt. 1. Petrus 2,9–10

Wollen wir also vorwärtsgehen?

1. Korinther 12 zeigt uns, dass jeder für das Ganze wichtig ist. Wenn ich heute Ihre Fassade einreißen könnte, Sie schreiend aus ihrem Gefängnis herausziehen könnte, Sie wieder auf den Boden der Tatsachen zurückholen und Sie durch den Heiligen Geist freisetzen könnte, damit Sie die Person sein können, zu der Gott Sie in Ihrer Generation geschaffen hat, wäre das ein Wunder!

Ich würde Ihnen gerne eine Frage stellen. Wenn ich Sie von allen Ihren Fassaden im Leben und allen Schutzmechanismen befreien würde – von allen Abwehrmechanismen, der Angst und den Ablehnungstragödien in Ihrem Leben aufgrund von ungerechter Behandlung, Angst vor Menschen, Angst vor Ablehnung, Angst vor dem Verlassenwerden und Angst vor Lieblosigkeit sowie aufgrund von Schuld, Ablehnung und Selbsthass – wenn ich Sie von all dem befreien würde, *wer wären Sie dann*?

Wenn ich Sie von all dem befreien könnte, würden die Chancen auf eine Heilung all Ihrer Krankheiten gut stehen. Alle Ihre Krankheiten werden durch das, was Sie mit sich herumtragen, verursacht. Ich nenne es die Plaque des Lebens. Der Prozess gleicht einem Zahnarztbesuch, bei dem die Plaque von den Zähnen entfernt wird. Es ist Zeit für eine geistliche Reinigung.

Wir haben uns mit *Angst, Stress und Physiologie* beschäftigt und gesehen, wie mächtig Satan ist. Die Macht Satans ist *Angst*. Wissen Sie warum? Die Bibel sagt, der Teufel weiß, dass er wenig Zeit hat, und deshalb geht er umher wie ein brüllender Löwe und sucht nach dem, den er verschlingen kann (1. Petrus 5,8; Offenbarung 12,12).

Seid nüchtern, wacht! Euer Widersacher, der Teufel, geht umher wie ein brüllender Löwe und sucht, wen er verschlingen kann. 1. Petrus 5,8

Denn der Teufel ist zu euch hinabgekommen und hat große Wut, da er weiß, dass er nur eine kurze Zeit hat. Offenbarung 12,12

Der Teufel *weiß*, dass er wenig Zeit hat. Seine Tage sind gezählt. Erinnern Sie sich an die Stelle im Buch Daniel:

25Und dies ist die Schrift, die geschrieben wurde: Mene, mene, tekel upharsin. 26Dies ist die Deutung des Wortes: Mene - Gott hat dein Königtum gezählt und macht ihm ein Ende. 27Tekel - du bist auf der Waage gewogen und zu leicht befunden worden. 28Peres - dein Königreich wird zerteilt und den Medern und Persern gegeben. Daniel 5,25–28

Satan wurde gezählt und für zu leicht befunden. Seine aus Seele und Geist bestehende Person muss ihr gerechtes Urteil erhalten. Das ist es, was unseren Erzfeind erwartet. Er weiß, dass er bereits gerichtet ist und verloren hat. Aber weil er so ein schlechter Verlierer ist, geht er umher wie ein Tyrann und versucht jeden zu überzeugen, dass Gott verloren und er gewonnen hat.

Man kann dieser Lüge Gehör schenken, wenn man möchte, aber das ist der Grund, warum der Feind so mächtig ist. Er hat Angst. Seine größte Angst ist die ewige Verbannung in den Feuersee, und dahin geht er mit allen seinen Engeln. Das ist ihr Schicksal.

Beim Umgang mit geistigen und seelischen Erkrankungen stellen wir fest, dass stumme und taube Geister sich an Personen hängen und ihren Verstand kontrollieren können. *Warum entscheiden Sie sich nicht?*

Und Elia trat zum ganzen Volk hin und sagte: Wie lange hinkt ihr auf beiden Seiten? Wenn der HERR der wahre Gott ist, dann folgt ihm nach; wenn aber der Baal, dann folgt ihm nach! Aber das Volk antwortete ihm kein Wort. 1. Könige 18,21

Entscheiden Sie sich! Erinnern Sie sich an Israels große Herausforderung? Wollt ihr Baal oder dem Gott Israels folgen? Was wollen Sie tun? Die Menschen in dieser Bibelstelle antworteten nicht. Als man ihnen in 2. Mose 24,3 bei der Heiligung Israels diese Frage stellte, antworteten sie: „Alle Worte, die der Herr geredet hat, wollen wir tun." Taten sie es? Nein, sie hatten gelogen und gingen ihre eigenen Wege. Das gleiche geschieht oft heute noch! Wir hören Gottes Wort und sagen nichts oder wir sagen etwas und tun es nicht.

Wie viele von uns sagen, sie folgten Gott und seien „gläubig", aber in ihrem echten Leben, folgen sie dem anderen Reich? Wir kommen und sagen: „Ja, Herr." Aber im echten Leben vergessen wir den Herrn und folgen der Stimme „einer Ziege", dem Feind.

Wenn Sie der Angst folgen, dann folgen Sie nicht Gott. Im 2. Korinther 10,4–5 heißt es, wir sollen jeden Gedanken gefangen nehmen und jedes Gedankengebäude und alle Gedanken, die sich gegen die Erkenntnis Gottes erheben, zerstören.

… so zerstören wir überspitzte Gedankengebäude [5]und jede Höhe, die sich gegen die Erkenntnis Gottes erhebt, und nehmen jeden Gedanken gefangen unter den Gehorsam Christi… 2. Korinther 10,5

Jeder zitiert nur Vers 5. Jeder kennt diesen Vers. Wird Vers 6 je zitiert?

Sie kennen 2. Korinther 10,5 so gut wie Johannes 3,16 und Hebräer 4,12. Aber niemand zitiert Hebräer 4,13 oder 2. Korinther 10,6. Ich möchte, dass Sie den Feind ablehnen. Ich versuche, etwas in Ihrem Inneren geschehen zu lassen.

In 2. Korinther 10,6 heißt es, dass wir bereit sein sollen, allen Ungehorsam zu strafen, nachdem unser Gehorsam erfüllt ist.

... [6]und sind bereit, allen Ungehorsam zu strafen, wenn euer Gehorsam erfüllt sein wird. 2. Korinther 10,6

Wir können den Feind nicht besiegen, wenn wir ungehorsam sind. Wir können nicht von einer Krankheit geheilt werden und weiterhin Gott und Seinem Wort gegenüber ungehorsam sein, obwohl Er uns gesagt hat, was die Krankheit verursacht. Wir können nicht erwarten, dass wir von Angststörungen und Sorge geheilt werden, wenn wir weiterhin in Angst, Sorge, Stress und Anspannung agieren. Wir können sämtliche Bibelstellen darüber zitieren, dass wir uns keine Sorgen machen sollen,

> **Seid um nichts besorgt, sondern in allem sollen durch Gebet und Flehen mit Danksagung eure Anliegen vor Gott kundwerden; Philipper 4,6**

und Gott hat uns nicht den Geist der Angst gegeben,

> **Denn Gott hat uns nicht einen Geist der Furcht gegeben, sondern einen Geist der Kraft, der Liebe und der Besonnenheit. [Anm. d. Übers.: Im Engl. heißt es hier statt „der Besonnenheit“ „des gesunden Verstandes“.] 2. Timotheus 1,7 (NLB)**

aber wenn wir nicht bereit sind, die Angst zu unserem Feind zu machen, verschwenden wir unsere Zeit, diese Verheißungen zu zitieren.

Sind Sie bereit für eine kleine Beschneidung? Sind Sie bereit, den Dingen abzusterben, die nicht von Gott sind? Sind Sie bereit, in Liebe und Vertrauen und nicht unter Verdammnis vor Gott zu kommen und vor Ihm transparent zu werden?

Jakobus spricht davon, uns gegenseitig die Sünden zu bekennen, damit wir geheilt werden können.

> **Bekennt nun einander die Sünden und betet füreinander, damit ihr geheilt werdet! Jakobus 5,16**

Das Problem heutzutage ist, dass unsere Beziehungen gestört sind. Wir vertrauen uns gegenseitig nicht mehr. Wir vertrauen nicht einmal unserem Ehepartner. Ehemänner sprechen nicht mit ihren Ehefrauen und Ehefrauen nicht mit ihren Ehemännern über die tiefen Qualen in ihren Herzen.

Sie denken, ihr Ehepartner habe schon genügend Probleme und ihre eigenen Lasten würden die Situation nur noch schlimmer machen: Es käme dann noch ein weiterer Streit zu den übrigen sechs hinzu. *Haben wir uns verirrt?*

Wenn meine Frau mit mir nicht sprechen kann, zu wem in aller Welt soll ich sie dann schicken? Wenn meine Familie in meinem Haus nicht mehr in Frieden leben kann, wohin soll ich sie dann schicken, damit sie Frieden haben können? Wenn ich meine Frau nicht lieben kann, zu wem soll ich sie dann schicken, damit sie Liebe bekommt?

Wir sitzen in Gefängnissen. Aber Gott hat uns nicht zur Gefangenschaft berufen. Er hat uns zur Freiheit berufen. Wenn wir im Licht wandeln, so wie Er im Licht ist, werden wir Gemeinschaft miteinander haben.

> **Wenn wir aber im Licht wandeln, wie er im Licht ist, haben wir Gemeinschaft miteinander, und das Blut Jesu, seines Sohnes, reinigt uns von jeder Sünde. 1. Johannes 1,7**

Wenn Sie mir Ihre Sünden bekennen, werde ich Sie trotzdem lieben. In Galater 6,1 heißt es, wenn ein Bruder von einem Fehltritt übereilt wird, sollen diejenigen, die sich selbst als geistlich erachten, ihn wieder im Geist der Sanftmut zurechtbringen und dabei auf sich selbst achtgeben, dass nicht auch sie auf die gleiche Weise versucht werden und abfallen.

> **[1]Brüder, wenn auch ein Mensch von einem Fehltritt übereilt wird, so bringt ihr, die Geistlichen, einen solchen im Geist der Sanftmut wieder zurecht. Und dabei gib auf dich selbst acht, dass nicht auch du versucht wirst! [2]Einer trage des anderen Lasten, und so werdet ihr das Gesetz des Christus erfüllen. Galater 6,1–2**

Vers 2: Einer trage des anderen Lasten, und so werdet ihr das Gesetz des Christus erfüllen.

In den meisten Gemeinden darf man kein Problem haben. Die beste Methode, sich unbeliebt zu machen, ist ein Problem zu haben. Wir verstecken uns hinter unseren Ängsten, weil wir doch so „geistlich" sein sollten. Vielleicht sollten wir zurückgehen und uns Jesu Jünger anschauen, damit wir sehen können, wen Er denn so in Seinem Dienst hatte: Diebe, Betrüger, Ungelernte, Unwissende, Verängstigte, und die Liste ließe sich noch fortsetzen.

Vor kurzem traf ich mich mit meinem Team, weil Gott ständig neue Leute hinzufügt und unser Dienst wächst. Ich fragte sie: „Seid ihr bereit, über jede Facette eures Lebens mit mir ehrlich zu sein? Seid ihr bereit, euch mit euren Kollegen auszutauschen?" Das fragte ich, weil mein Team gesagt hatte: „Uns muss auch gedient werden." Ich antwortete darauf: „Seid ihr bereit, euch gegenseitig unter meiner Aufsicht zu dienen?"

Sie schluckten und sagten: „Na ja, ich habe da etwas in meinem Leben, worüber ich nur mit ***dir*** sprechen möchte."

Daraufhin sagte ich: „Wenn ein Mitglied meines Teams euch wegen dieser Information umbringt, brauche ich diese Person nicht. Lasst es uns herausfinden. Wenn ich euch ihnen nicht anvertrauen kann, dann kann ich ihnen auch die Massen, die hier hereinströmen, nicht anvertrauen. Wir haben in Bezug auf unsere Vertrauenswürdigkeit weltweit einen sehr guten Ruf, den es zu erhalten gilt."

Ich sprach vor kurzem mit einer attraktiven jungen Dame, die behauptete: „Seitdem ich Ihre Lehre gehört habe, habe ich den Mut, meinem Ehemann all meine Probleme zu gestehen – Dinge, die er von mir noch nie gehört hat."

Ich fragte ihren Mann: „Bis du bereit, damit umzugehen?"

Er antwortete: „Ich bin bereit dafür!"

Wissen Sie, was mit dieser Ehe geschehen wird? Gott wird in sie hineinkommen, und sie beide werden keine Angst mehr vor den Leichen im Keller haben. Alles wird vor Gottes Altar kommen und Gottes reinigende Macht wird auf sie kommen, um sie zu verbinden und zu heilen.

Hätten wir vor Jahren mit diesen Dingen angefangen, hätten wir heute diese Probleme nicht. Hätten wir vor Jahren mit diesen Dingen angefangen, wären wir heute nicht so krank. Sind Sie bereit, vor Gott und anderen transparent zu sein?

Vor einiger Zeit aß ich in einem Restaurant und bekam eine kleine Lebensmittelvergiftung. Mir war wirklich schlecht, und das Beste, was mir passieren konnte, war, dass das Zeug wieder hochkam und ich mich übergeben konnte. Als das Gift meinen Magen verlassen hatte, ging es mir wieder besser. Das Übergeben hat keinen Spaß gemacht. Aber es wäre noch viel schlimmer gewesen, wenn das Zeug für Stunden in meinem Magen geblieben wäre und mich zerrissen hätte. Als das Essen anfing, wieder hochzukommen, half ich noch etwas nach. Dann ging es mir langsam besser.

Sie können jeden Gedanken gefangen nehmen und jedes Gedankengebäude zerstören. Sie können das Wort Gottes und die Wahrheit kennen und ein Experte im Gesetz Gottes sein, *aber wenn Sie es nicht leben, ist es Häresie*. Sie können alles Böse besiegen, *wenn Ihr Gehorsam erfüllt ist.*

> **... 6und sind bereit, allen Ungehorsam zu strafen, wenn euer Gehorsam erfüllt sein wird.**
> **2. Korinther 10,6**

Angst, Selbsthass, Schuld, Verdammnis, Ablehnung, Bitterkeit, Zorn, Wut und Groll sind alle unsere Feinde.

Autismus

Ich wurde gebeten, mich mit der Krankheit *Autismus* zu befassen, und studiere zurzeit vier Krankengeschichten. Anfänglich untersuchten wir einen Fall im Zusammenhang mit einer neurologischen Störung, die durch Ablehnung und Rebellion verursacht wurde. Aufgrund des jungen Alters der autistischen Kinder sind wir uns hinsichtlich der Türöffner nicht sicher. Aus der Forschung erhalte ich ständig neue Informationen.

Ich bekam vor kurzem einen Anruf von einer Dame aus Pennsylvania, mit der wir zusammenarbeiten. Ihr autistischer Sohn hatte angefangen, sich selbst Schnittwunden zuzufügen. Das ist Selbsthass und fügt dieser Krankheit eine weitere Komponente hinzu. Meines Erachtens ist *Autismus* ein Ergebnis von Ablehnung. Die anderen Komponenten von *Autismus* beinhalten Rebellion und Wut. Es sind fast die gleichen Prinzipien, die auch eine *Schizophrenie* hervorrufen. *Autismus* ist jedoch keine *Schizophrenie*. Neueste medizinische Studien haben gezeigt, dass ein gewisses Ungleichgewicht bei der Sekretion eines bestimmten Neurotransmitters eine Rolle spielt.

Morbus Parkinson, Parkinson-Krankheit

Wir haben nun erst einmal genügend geistliche Erkenntnisse über diese Krankheit gewonnen, dass ich glaube, mit dem tatsächlichen Dienst anfangen zu können. Wir wissen, dass wir diese Krankheit nur dann knacken können, wenn wir anfangen die Prinzipien anzuwenden, die wir beobachtet haben. Wenn Gott dann unsere Erkenntnis würdigt, wird Er diese Krankheit heilen.

Im Staat New York wohnt eine Familie, in der drei Generationen Morbus *Parkinson* haben. Zwei Brüder sind bereits daran gestorben. In diesen drei Generationen haben alle Morbus Parkinson.

Ich bin Mitglied der amerikanischen Parkinson-Stiftung, weil ich gerne in das hineinhöre, was sie so tun. Neueste Untersuchungen deuten auf einen Dopaminmangel als mögliche Ursache hin. Wenn eine Unter- oder Übersekretion bei verschiedenen Neurotransmittern vorliegt, bin ich stets auf eine genetische oder geistliche Komponente hinter der Erkrankung gestoßen. Die Krankheit hat jedoch auf jeden Fall eine geistliche Wurzel. Ich halte *die Alzheimer-Krankheit, Morbus Parkinson* und *Autismus* für Krankheiten mit einer geistlichen Wurzel.

Bei Morbus Parkinson haben meine anfänglichen Studien ergeben, dass ungelöste Ablehnung, ein Verlassenwerden in großer Dimension, Ablehnung und hingezogene Hoffnung dafür verantwortlich sind. Überlegenswert ist der Punkt, ob eine persönliche und familiäre Beteiligung eine Rolle spielt.

> **Hingezogene Hoffnung macht das Herz krank, aber ein eingetroffener Wunsch ist ein Baum des Lebens. Sprüche 13,12**

Morbus Parkinson wird durch einen niedrigen Dopaminspiegel verursacht; Dopamin ist der Botenstoff für Freude im Körper. Der Glaube ist die Substanz der Dinge, auf die man hofft. Hat man eine Hoffnung, die sich hinzieht, befindet man sich in einem Zustand mangelnden Glaubens. Dadurch wird der Dopaminwert gesenkt, und es kommt zu dem für Morbus Parkinson typischen Tremor.

Der zweite Teil dieser Bibelstelle ist der Anfang von Heilung und Prävention: ... aber ein eingetroffener Wunsch ist ein Baum des Lebens. Die Dopaminwerte werden sich mit den erneuerten Wünschen, die dann die Grundlage der Hoffnung sind, erholen. Die Hoffnungslosigkeit ist somit besiegt, und die Krankheit kann geheilt werden.

Man kann dieser Krankheit vorbeugen, indem man vermeidet, über vergangene Fehler und Missgeschicke zu brüten. Was in der Vergangenheit misslungen ist, muss losgelassen, und neue Projekte müssen geplant werden. Ich pflege zu sagen: „Über vergossene Milch soll man nicht weinen ... findet lieber eine neue Kuh und fangt an, sie zu melken.“ Nehmen Sie also Ihre Fehler, lassen Sie sie in der Vergangenheit, und erlauben Sie Seiner Gnade und Treue, ein Teil Ihres neuen Lebens in Ihm zu sein.

Alzheimer-Krankheit

Neuesten medizinischen Studien zufolge scheint die *Alzheimer-Krankheit* durch eine Proliferation der weißen Blutkörperchen verursacht zu werden, die sich an kritischen Nervenverbindungen im Gehirn ansammeln.

Sobald ich weiße Blutkörperchen finde, die sich ansammeln und Probleme verursachen, kenne ich die eigentliche Ursache. Weiße Blutkörperchen greifen entweder die Umhüllung der Muskeln an, die Myelinscheide der Nerven wie bei *MS*, das Bindegewebe der Organe wie bei *Lupus* oder das Knorpel-Bindegewebe des Skeletts wie bei einer *rheumatoiden Arthritis*. Sie zerstören die Funktion der Bauchspeicheldrüse wie bei *Diabetes mellitus (Typ 1)*, greifen die Darmschleimhaut an und verursachen Geschwüre wie bei *Morbus Crohn*, sammeln sich bei nichtbakteriellen Entzündungen an wie bei einer *Prostatitis* oder sammeln sich im Gehirn an und erzeugen eine nichtbakterielle Entzündung mit einer Unterbrechung der Nervenübertragung wie bei der *Alzheimer-Krankheit*. Sobald ich weiße Blutkörperchen finde, die den Körper angreifen und nicht das tun, wozu Gott sie geschaffen hat, habe ich ohne Ausnahmen verschiedene Stufen des *Selbsthasses und der Schuld* entdeckt.

Wenn wir die weißen Blutkörperchen davon abhalten könnten, sich an den kritischen Nervenverbindungen im Gehirn anzusammeln, würde die *Alzheimer-Krankheit* vielleicht aussterben. Wenn wir den Dopaminspiegel auf den benötigten Wert erhöhen könnten, würde die *Parkinson-Krankheit* vielleicht aussterben. Das ist elementar, und Gott wird uns Einblick in die geistlichen Wurzeln geben, damit Heilung stattfinden kann. Ich weiß, Gott möchte *Alzheimer-Krankheiten* heilen.

Die medizinischen Prognosen für viele „unheilbare Krankheiten" sind düster. 1997 hielt ich ein Wochenendseminar in New York, an dem ein Arzt teilnahm. Wir diskutierten gerade über die Tatsache, dass das Beste, was die Medizin bieten kann, verschiedene Formen des **Krankheitsmanagements** sind, weil ich diese Behauptung kurz zuvor in meinem Vortrag aufgestellt hatte. Er kam zu mir und sagte: „Sie waren sehr wohlwollend meinem Berufsstand gegenüber. Der Mediziner könne nur hoffen, ein *Krankheitsmanagement* zu erreichen, und sogar davon sind wir noch weit entfernt."

Wenn wir noch nicht einmal ein Krankheitsmanagement vom Arzt bekommen, wie können wir dann geheilt werden?

Ein amerikanisches Magazin, das über die Grenzen der Medizin im nächsten Jahrtausend berichtete, machte folgende Feststellung: In den Bereichen Krebs, Krankheit, Alterung, Schlaganfälle, Aids, Fruchtbarkeit, alternative Therapien, Gentherapien, Organtransplantationen, Geisteskrankheiten usw. ist das Beste, was wir national und international von der Medizin erwarten können, ein Wundermedikament oder Gentechnologie.

Diese Leute meinen, die einzige Alternative sei Gentherapie oder ein Wundermedikament. Das ist alles, worauf wir uns freuen können. Alles Andere ist ausgeschöpft. Es gibt keine Hoffnung und keine Lösungen. Das ist, was uns die Medizin sagt. All das erinnert mich an die Bibelstelle: „Arzt, heile dich selbst!“ (Lukas 4,23). Aber sie können noch nicht einmal das tun!

> **Und er sprach zu ihnen: Gewiß werdet ihr mir dieses Sprichwort sagen: Arzt, heile dich selbst! Die großen Taten, von denen wir gehört haben, daß sie in Kapernaum geschahen, tue sie auch hier in deiner Vaterstadt! Lukas 4,23 (SLB)**

Wir sind nicht gegen Ärzte, sie haben ihre Berechtigung. Aber Ärzte sind aus folgenden Gründen nicht in der Lage, mit unheilbaren Krankheiten fertig zu werden:

1) 80 %der Krankheiten sind psychosomatisch und haben eine geistliche Wurzel.
2) Ärzte sind nicht ausgebildet, die Wurzeln einer Krankheit zu behandeln.
3) Ärzte verstehen den Zusammenhang zwischen Sünde und Krankheit nicht.
4) Gott hat die Ärzte nicht dazu gesetzt, die Strafe eines Fluchs mit Krankheitsmanagement und Medikamenten zu umgehen.

Cholesterin

Amerika durchlebt einen „Jo-Jo-Effekt“ nach dem anderen. Man braucht einfach etwas Cholesterin, um seine Venen zu ölen. Das Schlimmste ist, ganz ohne Cholesterin auskommen zu müssen. Hohe Triglyceridspiegel und/oder Cholesterinspiegel haben ihre Ursache nur bedingt im Essen. Wenn Sie fettreiche Nahrung meiden, um das Cholesterin zu senken, lösen Sie nicht das eigentliche Problem. Warum können manche Menschen essen, was sie wollen, und bekommen nie ein Problem mit zu hohem Cholesterin? Und warum haben andere damit Probleme?

Manche Menschen haben eine Veranlagung für zu hohe Cholesterinspiegel und manche nicht. *Zu hohes Cholesterin hat eine geistliche Komponente.*

Ich diente einer Dame mit einem Triglyceridspiegel von 378, der innerhalb von 48 Stunden, nachdem wir ihr gedient hatten, auf 178 fiel. Was hatte sich geändert? Ich möchte anhand eines Beispiels erklären, wie das funktioniert. Wenn man eine Vene näher betrachtet, erkennt man, dass sie innen hohl ist und das Blut in ihr wie bei einem Strohhalm rauf und runter fließt. Bei Menschen mit einer Veranlagung zu hohem Cholesterin greift etwas im Inneren nach außen, erfasst das Cholesterin und bindet es an die Zellmembran. Die Plaque wird immer dicker und dicker und kann potentiell zu einem Verschluss der Vene oder Arterie führen. Der Mechanismus, der die Plaquebildung und -ansammlung verursacht, hat eine geistliche Wurzel.

Folgendes ist meine geistliche Diagnose: *Cholesterin steht im direkten Zusammenhang mit Menschen, die sehr wütend auf sich selbst sind.* Sie schätzen sich selbst sehr gering. Sie sind gegen sich selbst und machen sich ständig schlecht. Mehr noch, sie sind feindselig gegen sich und sehr wütend auf sich selbst.

Ich habe eine Frau behandelt, die heute wieder vollständig gesund ist. Sie ist inzwischen sogar ein Mitglied meines Teams. Sie war jedoch 55 Jahre lang krank und hatte 17 schwere „unheilbare" Krankheiten, von denen alle geheilt wurden. Sie war so von Selbsthass und Wut erfüllt, dass sie sich sogar Brand- und Schnittwunden zufügte. Ihr Fleisch war buchstäblich durch Feuer, Messer, Rasierklingen und Glas verstümmelt worden.

Ich habe gute Nachrichten: Sie ist eine wundervolle Frau. Sie ist durch die Herrlichkeit Gottes gerettet, geheilt und liebt sich heute wieder. Sie dient Gott und arbeitet 12–16 Stunden am Tag für unseren Dienst. Sie wurde auf wunderbare Weise von Gott geheilt und befreit. Hier *war* sehr viel Selbsthass im Spiel, nicht wahr? Selbstverstümmelung und Selbsthass. Besonders unter Jugendlichen ist Selbstverstümmelung heutzutage eine landesweite Seuche.

Alles fängt mit Ablehnung an.

Der Beginn aller Krankheiten
ist die Trennung von Gott,
von sich selbst
und von anderen.

Haut

Hautausschlag, Jucken, Nesselausschlag, Fleckenbildung, Schwellungen. Wie viele hatten schon einmal einen Hautausschlag auf dem Arm? Der Ausschlag juckte, Sie kratzten und gingen zum Arzt. Er verschrieb Ihnen eine entsprechende Salbe. Haben Sie sich die Inhaltsstoffe dieser Salbe einmal angeschaut? Wenn Sie das Kleingedruckte auf der Tube lesen, sehen Sie, dass es ein Antihistaminikum ist. Wenn man eine Histaminübersekretion im Körper hat, egal ob es sich um die Haut, Nebenhöhlen oder innere Organe handelt, kommt es zu einer

Schwellung. Bei einer Schwellung wird Druck auf das Nervensystem ausgeübt und man hat Schmerzen, fühlt sich unwohl und ist gereizt. Dem liegt eine geistliche Wurzel von Angst, Sorge und Stress aufgrund eines ungelösten Lebensproblems zugrunde.

Gürtelrose und Nesselausschlag/Nesselsucht

Allen Hautausschlägen, so z. B. vielen Exanthemen, kleinen Hautunebenheiten und Beulen, Nesselausschlägen und *Gürtelrosen*, liegt eine Histaminübersekretion in Verbindung mit einer Ansammlung und Proliferation von weißen Blutkörperchen zugrunde. Eine Gürtelrose ist eine durch *Sorge und Angst* verursachte Krankheit in Verbindung mit einer Autoimmunkomponente, die auf *Selbstablehnung* basiert.

Nesselausschlag ist eine direkte Erscheinungsform von Angst und Sorge. Die Haut reagiert sehr empfindlich. Gleich unter der Epidermis der Haut befinden sich das Immunsystem, Blutgefäße, Nerven – praktisch jede Facette des menschlichen Lebens ist unter den Hautschichten vertreten. Weiße Blutkörperchen können sich ansammeln und Histamin ausscheiden. Systemisches Histamin kann im ganzen Körper hergestellt werden: in den Nebenhöhlen, der Haut, dem Bindegewebe usw. Es kann zu einer Histaminübersekretion kommen, und dabei kann es zu Schwellungen, Ödemen und Schmerzen kommen. Nesselausschlag und *Gürtelrose* in Verbindung mit einer Hyperaktivität der Dendriten verursachen ein zweifaches Problem: Wir haben das Nervensystem auf der einen Seite und auf der anderen Seite die Histaminsekretion. Dieser chemische Teil des Körpers verbindet sich mit dem elektrischen Teil des Körpers, der Angst, Sorge und Stress Ausdruck verleiht und weiterleitet.

Definition der *Gürtelrose*: Eine akute Infektion des zentralen Nervensystems, die hauptsächlich das Spinalganglion betrifft und sich charakterisiert durch einen Bläschenausschlag mit neuralgischen Schmerzen in dem Hautbereich, der von den peripheren sensorischen Nerven im betroffenen Spinalganglion versorgt wird.

Herpes Zoster wird durch das Varizella-Zoster-Virus verursacht, der auch den *Windpocken* zugrunde liegt. Er wird bei systemischer Krankheit als örtliche Läsion im Spinalganglion aktiviert. Viele latente Viren werden oft in Verbindung mit Angst, Sorge und Stress freigesetzt. Daher hält man beispielsweise *Gürtelrose* und Nesselausschlag für Angststörungen, auch wenn Viren im Krankheitsprofil eine Rolle spielen können.

Die Gürtelrose tritt in jedem Alter auf, ist aber ab einem Lebensalter von 50 Jahren am häufigsten anzutreffen. Entzündliche Veränderungen finden in den sensiblen Nervenwurzeln/Ganglien und an den zugehörigen Dermatomen der Haut statt. In manchen Fällen kann es auch zu einer Entzündung des Vorder- und Hinterhorns der grauen Substanz, Meningen sowie der dorsalen und ventralen Wurzeln kommen. Es gibt keine bestimmte Therapie.

Wir haben einige Erfolge bei dieser Krankheit erzielt. Ich habe bereits erwähnt, dass die Krankheit eine Autoimmunkomponente aufweist. Sie ist die direkte Folge von Angst und Sorge, jedoch auch verbunden mit Selbstablehnung und Selbsthass. Was hat ein Virus damit zu tun? Wodurch werden diese Dinge ausgelöst? Wodurch kann ein Virus wirken?

Bei der Betrachtung der verschiedenen Virusarten stellt man fest, dass sie fast wie ein Stamm sind, der seine Aufmerksamkeit auf ein bestimmtes Objekt richtet. Ich habe auf Viren nicht alle Antworten, aber ich beobachte, wie sie der Menschheit auf penible Weise folgen. Sie sind sehr interessant, da sie auf einer sehr zerstörerischen Mission zu sein scheinen. Sie folgen einem klaren Ziel und sind für die Menschheit zu einer echten Plage geworden. Hinter den Viren scheint sich zudem eine unvorstellbare Intelligenz zu verbergen.

In Verbindung mit anderen Faktoren wie Angst, Sorge, Stress und mangelndem Selbstbewusstsein gibt es weitere Probleme nichtviraler Art. Was macht ein Virus? Warum hängt es sich an andere geistliche Probleme? Dafür habe ich keine Antwort, doch würde ich gerne mehr darüber erfahren. In der Zwischenzeit kann ich sagen, dass wir in unserem Dienst bei allen Viren den Menschen dienen und sie befreien mussten.

Rosazea (Kupferrose)

Rosazea hat weniger mit Angst und Sorge zu tun, sondern eher mit einer autoimmunen Komponente, der Selbsthass zugrunde liegt. Rosazea ist eine chronische Erkrankung der Gesichtshaut.

Akne

Die neuesten Informationen über Akne sind sehr interessant. 1997 veröffentlichte die medizinische Fachwelt einen Bericht, in dem behauptet wurde, Akne bei Jugendlichen werde durch Gruppenzwang verursacht. Es ist also nicht zutreffend, dass die Talgdrüsen der Kinder, weil sie eben in der Pubertät sind, „explodieren“, was dann einfach so mal schnell zu Akne führt. Was man entdeckt hat ist, dass Akne bei Jugendlichen zum größten Teil in *Sorge und Angst verwurzelt ist, die durch Gruppenzwang verursacht werden. Eine einfache Akne kommt von der Angst vor Menschen sowie der Angst vor Ablehnung. In der Pubertät und Jugend ist es Gruppenzwang, und Gruppenzwang ist Angst.*

Ich habe sechs Kinder und vier davon sind Teenager. Sie sind sehr damit beschäftigt, was ihre Kumpel denken. Wissen Sie, was Designermarken sind? Kinder sind gemein zueinander. Kinder sind gemein und haben mehr Angst vor ihren gleichaltrigen Freunden als vor ihren Eltern.

Deshalb möchte ich, dass Kinder Erwachsene kennenlernen. Ich ermutige sie, gemeinsam Zeit mit Erwachsenen zu verbringen, damit sie eine Alternative zu Gruppenzwang kennenlernen. Dann können sie sich von diesem Tunnelblick auf andere Kinder lösen, die sie auf gemeine Art und Weise bloßstellen, und sehen Erwachsene, die sie lieben.

Es gibt ein Gegenmittel zu dem Problem. So ist meine Sichtweise. Ich möchte, dass meine Kinder, während sie aufwachsen, auch Erwachsene und nicht nur Kinder kennen. Ich suche nach geistlichen Erwachsenen, denen ich meine Kinder anvertrauen kann.

Schuppenflechte (Psoriasis)

Die Schuppenflechte ist eine Autoimmunstörung, bei der sich die weißen Blutkörperchen auf der Haut ansammeln und dadurch die Schuppen, das Abblättern, die Rötungen und Verhärtungen verursachen. Die Schuppenflechte ist in *Selbsthass, mangelndem Selbstwertgefühl und einem Identitätskonflikt verwurzelt.*

Zysten im Eierstock, in der Brust und zystische Akne

Zystische Akne ist anders. Sie kommt am häufigsten auf dem Rücken und meist bei Frauen vor. Sie ist wie eine Eruptionszyste. *Zystische Akne, Eierstock- und Brustzysten* haben eine gemeinsame geistliche Wurzel. In Amerika sind wir sehr erfolgreich mit *Zysten im Eierstock, der Brust und bei zystischer Akne*, und aufgrund der gemeinsamen Wurzel fassen wir sie lehrmäßig zusammen.

Eines hat sich ausnahmslos immer bewahrheitet: Diese Leiden werden immer durch einen Beziehungsbruch zwischen einem Mädchen und seiner Mutter verursacht, d.h. ungelöste Probleme mit einem erheblichen Beziehungsbruch und einem Mangel an Gemeinschaft. Die Thematik erstreckt sich bis zum Geschlechtsbereich. Die ganze Weiblichkeit ist davon betroffen. Das Mädchen kann sogar anfangen, die eigene Weiblichkeit oder den weiblichen Teil ihrer Schöpfung in Frage zu stellen. Auf dieser Ebene kann die Mutter dann auch nichts mehr machen.

Oft ist tiefe Bitterkeit, Wut und viel Groll gegen die Mutter vorhanden. Wo immer ich hinkam, hat es sich bewahrheitet, dass Menschen, die von *Eierstock-, Brustzysten und zystischer Akne* geheilt wurden, zuerst die Dinge bezüglich ihrer Mutter vor Gott in Ordnung bringen mussten.

Prämenstruelles Syndrom (PMS)

PMS und die Menopause sind nicht das Gleiche. Die Menopause gehört zum Leben dazu. Ich glaube, Gott kann in der Menopause Vorkehrungen treffen, so dass keine hormonelle Tragödie stattfinden muss. Die Östrogentherapien werden viel diskutiert, und ich stehe dem Ganzen mit gemischten Gefühlen gegenüber. Das Beste wäre wahrscheinlich, wenn man den natürlicheren Weg nehmen würde. Das wäre aufgrund des Krebsrisikos besser.

PMS steht auf einem anderen Blatt. Das PMS wird im Grunde durch die Verkrampfung der Muskeln in der Gebärmutter und Gebärmutterwand verursacht und löst viel Druck, Schmerzen, Leiden und Unwohlsein aus. Ein Teil davon ist mit Angst verbunden – *Angst vor Schmerzen*. Die erste Phase in unserem Dienst bei PMS ist es, für Frieden zu beten und Gott zu bitten, die *Angst* vor Schmerzen und Unwohlsein zu nehmen. Wir bitten Gott, die Muskeln bei dieser Person in diesem Bereich zur völligen Entspannung zu bringen. PMS ist nichts anderes als eine muskuläre Anspannung. Gefühle der sexuellen Unreinheit können erschwerend hinzukommen und das Syndrom verstärken, weil dem Monatszyklus ein Stigma anhaftet.

Man kann ein PMS mit Tabletten „behandeln". Was werden sie jedoch bewirken? Sie sind neurologische Blocker zur Entspannung der Muskeln. Persönlich glaube ich, dass die Wurzel von PMS Teil des weiblichen Fluchs ist. Nicht alle Frauen haben PMS, genauso wie nicht alle Schmerzen während der Geburt haben. Sie empfinden Druck, aber keine Schmerzen. Die meisten Frauen mit PMS sind selbstkritische Frauen. Diese Frauen sind auf gedanklicher Ebene stark mit dem Stress belastet, der von *Selbstprüfung, Angstvorstellungen / Phobien* ausgeht.

Ich habe noch eine weitere Komponente von PMS gefunden: Manchmal sind Frauen nicht gerne Frauen. Manche Frauen werden richtig feindselig, wenn es „wieder Zeit dafür" ist, weil sie da einfach nicht hindurch wollen. Obwohl die hormonellen Veränderungen ein Faktor sein können, können diese durch einen geistlichen und emotionalen Konflikt „übersteuert" werden. Die hormonelle Veränderung wird durch die psychisch-körperliche Verbindung verstärkt und durch Gedanken erschwert, und so vergrößert sich das Problem. Auf der anderen Seite gibt es Menschen mit MCS/EI, die seit Jahren keine Menstruation mehr hatten. Eine der ersten Anzeichen der Heilung einer MCS/EI bei Frauen ist die Menstruation, die zurückkehrt. Eine Dame hat mich sogar angerufen, nachdem sie acht Jahre lang keine Menstruation mehr hatte. „Ich habe sie bekommen."

Ich sagte: „Gepriesen sei der Herr!"

Eine andere Dame sagte: „Oh nein, jetzt habe ich sie wieder."

Die eine Reaktion war Freude, die andere war: „Oh, nein.“ Ich kann Ihnen sagen, was schlimmer als PMS ist: überhaupt keinen Zyklus zu haben! Vielleicht ist das ein Trost.

Fibromyalgie

Eine Fibromyalgie passt zum Profil von MCS/EI. Wo immer man MCS/EI findet, findet man fast ausnahmslos auch das *primäre Fibromyalgiesyndrom* (PFS). PFS ist eine oft missverstandene Krankheit. Als ich zum ersten Mal auf eine Person mit PFS traf, dachte ich, sie hätte die schlimmste Krankheit der Welt. Sie kann sehr schmerzvoll sein. Sie kann lokal, generalisiert oder im ganzen Körper auftreten. Jemand hat behauptet, PFS verursache MCS/EI. So etwas höre ich immer wieder. So auch, dass eine *Kandidose* MCS/EI verursacht. Doch das ist nicht wahr. Sie sind Nebenprodukte einer ganz anderen Wurzel.

Ich besitze ein *Merck-Handbuch*, das ist ein Nachschlagewerk für Ärzte über Krankheiten. Ich habe auch das Nachschlagewerk *Physician's Desk Reference* (PDR) über Krankheiten und Medikamente, ein gutes Collegelehrbuch über *Pathophysiologie* und viele andere Bücher über Anatomie und Physiologie. Wir müssen, was unseren Feind betrifft, nicht im Dunkeln tappen. Wenn jemand mit einer Krankheit zu mir kommt, möchte ich ihm zusätzlich zu dem, was der Arzt tut, helfen können. Ich habe durch meinen Dienst festgestellt, dass ich in manchen Fällen mehr über die Krankheitsursache weiß als so mancher Arzt.

Ihr Arzt kann Ihnen sagen, wo die Krankheit sitzt und was sie macht, wie man sie medikamentös behandelt oder operieren kann, aber er weiß immer noch nicht, warum Sie die Krankheit haben. Wenn Sie einen Blick in ein medizinisches Handbuch werfen, steht da oft: „Krankheitsursache unbekannt.“ Die Ursache der Krankheit ist unbekannt.

Ich glaube, Gott weiß, was unsere Krankheiten verursacht, und bei mehr als 600 verschiedenen „unheilbaren“ Krankheiten hat Er offenbart, warum Menschen daran leiden. Aus ganz Amerika kommen Ärzte, um uns im Hinblick auf ihre Patienten um Rat zu fragen. Manche Ärzte bitten sogar hinsichtlich ihrer eigenen Gesundheit und Heilung um Rat. Andere Ärzte leiten ihre Patienten telefonisch an uns weiter, damit wir sie informieren und ihnen dienen. Der Grund, warum ich Ihnen das alles mitteile ist, dass ich Ihren Horizont erweitern möchte. Sie müssen nicht unwissend bleiben über das, was sie nicht wissen. Sie müssen nur wissen, wo Sie es nachschlagen können.

Der Begriff *Myalgie* bezeichnet Muskelschmerzen und unterscheidet sich von der *Myositis*, die Schmerzen aufgrund einer Entzündung des Muskelgewebes, der Bänder, der Sehnen und des weißen Bindegewebes beinhaltet. *Fibromyalgie* ist der entsprechende Begriff für Schmerzen, denen keine Entzündung zugrunde liegt. Was sagt mir das? Ein PFS wird nicht durch eine Entzündung oder Schwellung verursacht. Kein Ödem und keine Schwellung drücken auf den Nerv. Die meisten Schmerzen werden durch den Druck eines Ödems oder einer Schwellung auf einen danebenliegenden Nerv verursacht. Druck auf den Nerv erzeugt Schmerzen. Ich weiß, dass PFS nicht durch Entzündungen, Schwellungen, Infektionen oder Bakterien verursacht wird. Es ist ein realer Schmerz ohne Entzündung.

PFS ist ein Begriff, um Schmerzen in faserigem Gewebe, Muskeln, Sehnen, Bändern und anderem „weißen" Bindegewebe zu beschreiben. Hier ein Zitat aus dem *Merck-Handbuch*:

> **Ätiologie (Krankheitsursache)**: Primäres Fibromyalgiesyndrom (PFS). Dieses Leiden kommt meist bei Frauen vor ... und tritt mit besonders hoher Wahrscheinlichkeit bei gesunden, jungen Frauen auf, die zu Stress, Anspannung, Depressionen, Ängstlichkeit und Strebsamkeit neigen. ...[5]

Inwiefern unterscheiden sich Körperteile bei Männern und Frauen? Knochen, Muskulatur, Gewebe und Körperaufbau unterscheiden sich ein wenig. Aber wir haben das gleiche Nervensystem, die gleichen Muskelfasern und Bänder. Geschlechtlich sind wir verschieden, aber bezogen auf das Nervensystem sind wir gleich. Warum kommt dann dieses Leiden fast ausschließlich bei Frauen vor?

85–90 % der Personen, die an MCS/EI leiden, sind weiblich und nur 10–15 % männlich. Warum ist das so? Es ist der gleiche Grund, warum fast 100 % aller PFS-Patienten weiblich sind.

Im ersten Korintherbrief steht, der Mann wurde nicht für die Frau geschaffen, sondern die Frau für den Mann.

> **[3]Ich will aber, dass ihr wisst, dass der Christus das Haupt eines jeden Mannes ist, das Haupt der Frau aber der Mann, des Christus Haupt aber Gott. [8]Denn der Mann ist nicht von der Frau, sondern die Frau vom Mann; [9]denn der Mann wurde auch nicht um der Frau willen geschaffen, sondern die Frau um des Mannes willen.**
> **1. Korinther 11,3, 8–9**

Nun, das gibt dem Mann aber nicht das Recht, ein Chauvinist und Unterdrücker zu sein. Vielmehr ist damit Gottes Ordnung in der Schöpfung gemeint.

Ich möchte Ihnen etwas sagen: Während meines Dienstes habe ich keine Frau getroffen, die nicht einem geistlichen Mann folgen möchte, außer wenn sie Männer hasst oder ihnen misstraut. Gott hat sie dazu erschaffen, einem fürsorglichen Vorbild zu folgen. Wenn für die Frau nicht gesorgt wird, sie niemanden hat, dem

---

[5] *Merck Manual*, 16. Auflage. Rahway, NJ: Merck&Co., 1992. S. 1369–1370

sie folgen kann, und sie fälschlicherweise zum Oberhaupt der Familie wird, geht sie in Stress, Angst und Sorge unter.

Jemand muss sich um die Familie kümmern. Jemand muss Gott repräsentieren. Jemand muss für die Familie sorgen. Jemand muss kommunizieren. Man muss sich irgendwo aussprechen können. Man zeigt Gefühle. Die meisten Beschwerden bei Frauen werden durch einen Mangel an Fürsorge und Schutz durch einen Mann verursacht, und die Frau bleibt dann auf ihren Problemen des Lebens ohne emotionale und geistliche Hilfe sitzen. Manchmal spielen auch Getriebensein und Perfektionismus eine Rolle. Wenn dies der Fall ist, spiegelt das den Versuch wider, sich Liebe und ein Gefühl der Zufriedenheit zu erarbeiten.

Warum kommen unter diesen Umständen über eine Frau Sorge, Stress und Angst? Sie ist nicht dazu geschaffen, das stärkere Gefäß zu sein. Die Bibel sagt, dass sie erschaffen wurde, das schwächere Gefäß zu sein.

> **Ihr Männer ebenso, wohnt bei ihnen mit Einsicht als bei einem schwächeren Gefäß, dem weiblichen, und gebt ihnen Ehre als solchen, die auch Miterben der Gnade des Lebens sind, damit eure Gebete nicht verhindert werden! 1. Petrus 3,7**

Das bedeutet nicht, dass eine Frau einen schwächeren Verstand hat, auch nicht, dass sie in Gottes Augen schwach ist. Das heißt nur, dass sie in der gottgegebenen Ordnung dazu erschaffen wurde, auf ihren Ehemann einzugehen und ihm eine „Gehilfin" zu sein. Der Mann wurde dazu geschaffen, in allen Dingen zu führen und zu Hause das Reich Gottes in Rechtschaffenheit, Gerechtigkeit und Liebe aufzurichten. Die in Sprüche 31 erwähnte Frau war keine Niete, und ihr Mann war bekannt in den Toren und hielt Sitzungen mit den Ältesten der Stadt ab. Auch vertraute ihr das Herz ihres Mannes, und sie erwies ihm Gutes und nichts Böses alle Tage ihres Lebens. (vgl. Sprüche31,11–12). Das kann nur zur Realität werden, *wenn* der Mann seinen rechtmäßigen Platz im Haus in Liebe einnimmt.

> **11Ihr vertraut das Herz ihres Mannes, und an Ausbeute wird es ihm nicht fehlen. 12Sie erweist ihm Gutes und nichts Böses alle Tage ihres Lebens. Sprüche 31,11–12**

Wenn ein Mann seine Tochter belästigt, seine Frau schlägt oder seinen Kindern nicht zuhören will, missachtet er den Schutzmechanismus und seine Familie weiß nicht mehr, wohin sie sich wenden soll. Das Ergebnis sind Angst und Sorge. Dann kommt die Krankheit.

Ihr Männer, wir müssen uns Zeit nehmen, um unsere Prioritäten wieder zurechtzurücken. Wenn Ihr wollt, dass eure Frau euch liebt, solltet Ihr am besten zuerst heiß auf Gott werden. *Lasst euch von Gott zeigen, wie Ihr Ihn in eurer Familie repräsentieren könnt.*

Laut dem Merck-Handbuch *tritt PFS „mit hoher Wahrscheinlichkeit bei gesunden, jungen Frauen auf, die zu Stress, Anspannung, Depressionen, Ängstlichkeit ... Strebsamkeit neigen", bei Personen, die getrieben sind, sowie Perfektionisten, die alles um sich herum in Bewegung setzen müssen. „Die Symptome können durch umweltbedingten oder emotionalen Stress verstärkt werden oder durch einen Arzt, der dem Patientenanliegen nicht genug Glauben schenkt und die Sache abtut, als wäre alles eingebildet."* Wollen Sie ein heftiges PFS bekommen? Was passiert, wenn jemand ihr Problem unsensibel behandelt? Mehr Hoffnungslosigkeit, Verzweiflung, Angst, Sorge und Stress. Die Wurzel von *Fibromyalgie* liegt hauptsächlich in Angst, Sorge, Stress, Getriebensein und Perfektionismus, außer es liegt eine bestimmte organische Ursache vor.

Eine *Fibromyalgie* funktioniert wie folgt: Stellen wir uns vor, mein Arm sei ein Nerv und um meinem Arm herum wäre Gewebe. Es liegt jedoch keine Entzündung vor, und so kommt es auch zu keiner Verbindung. Am Ende der Nerven sitzen die sogenannten Dendriten. Sie heißen so, weil die Übersetzung des Worts *Dendrit* „Finger" oder „fingerartig" lautet. Wenn ich meine Hand bewegen möchte, wird durch meinen Denkvorgang ein Nervenimpuls ausgelöst. Der Impuls läuft über die Nerven entlang bis in die Dendriten, geht dann über die Nervensynapsen zu den Rezeptoren des entsprechenden Muskels und verbindet sich mit dem Nerv, und dieser ganze Prozess löst dann die Bewegung meiner Hand aus. Kurz gesagt, ich denke etwas und es passiert.

Bei einer *Fibromyalgie* wird ein Nervenimpuls ohne einen bewussten Gedanken ausgelöst. Dazu ist keine absichtliche, entsprechende Reaktion der Muskeln erforderlich. Er wird *durch einen Geist der Angst im Bereich des Unbewussten* ausgelöst. Auch wenn Sie wissen, dass er da ist, versuchen Sie, ihn zu ignorieren. Er ist da und löst einen Nervenimpuls durch den Hypothalamus aus, der das Problem weiter oben in der Seele und im menschlichen Geist wahrnimmt. Auf einmal geschieht etwas. Was bei PFS unbewusst passiert ist, dass der Nervenimpuls über die Nerven bis hin zu den Dendriten läuft und pulsiert. Er befindet sich in einer Sackgasse. Das verursacht den Schmerz, und die Betroffenen sind ihm ausgeliefert.

Der einzige Weg, die Krankheit loszuwerden, ist Gott zu erlauben, uns von Sorge, Angst und Stress zu befreien. Die Bibel sagt, dass wir um nichts besorgt sein sollen.

> **Seid um nichts besorgt, sondern in allem sollen durch Gebet und Flehen mit Danksagung eure Anliegen vor Gott kundwerden; Philipper 4,6**

Gott hat uns nicht einen Geist der Angst, sondern der Kraft, der Liebe und des gesunden Verstands gegeben.

> **Denn Gott hat uns nicht einen Geist der Furcht gegeben, sondern einen Geist der Kraft, der Liebe und der Besonnenheit. [Anm. d. Übers.: Im Englischen heißt es hier statt „der Besonnenheit" „des gesunden Verstandes".] 2. Timotheus 1,7 (NLB)**

Das ist der Mechanismus, der PFS zugrunde liegt. Die geistliche Wurzel ist bei Frauen anzutreffen, die sich nicht geborgen, geschützt, versorgt und sicher fühlen, die sich ständig beobachtet fühlen, die getrieben, ängstlich und unsicher sind und die in ihrem Leben ständig in Bewegung sein müssen.

Endometriose

Auf dem Gebiet der *Endometriose* habe ich schon einige Erfolge gehabt. *Ich habe als Ursache Selbstablehnung und Selbsthass festgestellt.*

(Anmerkung aus dem Publikum: Ich habe schon viel über Endometriose gelesen, weil ich mich mit Abtreibung befasse. Angeblich ist ein Faktor oder eine Folge der Abtreibung eine Endometriose, weil es zu einer hormonellen Störung kommt. Abtreibung ist keine normale Fehlgeburt, daher spielen viele Faktoren eine Rolle. Viele Frauen, die chemisch oder auf andere Weise abgetrieben haben, scheinen schließlich eine Endometriose zu bekommen.)

Osteoporose

Die Wurzel von *Osteoporose* ist Neid und Eifersucht, das ist übereinstimmend mit Gottes Wort. (Erinnern Sie sich an das Zeugnis von der Dame aus New Jersey – Seite 83, die von Osteoporose geheilt wurde?) Der Bibel zufolge sind Neid und Eifersucht Fraß in den Knochen.

> **Ein gelassenes Herz ist das Leben des Leibes, aber Eifersucht ist Fraß in den Gebeinen. [Anm. d. Übers.: Im Engl. heißt es statt „Gebeinen" „Knochen".] Sprüche 14,30 (SLB)**

Die Wurzel von Neid und Eifersucht bringt Fraß in den Knochen hervor. Das ist nicht nur ein körperliches, sondern auch ein geistliches Problem. Die Heilung und Prävention von Osteoporose fängt damit an, Neid und Eifersucht aus dem Leben zu beseitigen. Neid und Eifersucht sind Sünde.

Skoliose

Ich habe schon viel über die *Skoliose* recherchiert, und wir haben viele Heilungen von Wirbelsäulenverkrümmungen gesehen. Ich hatte noch nicht alle Zusammenhänge erkannt, bis ich vor kurzem einige Medizininformationen und Studien noch einmal durchging. Dabei entdeckte ich die sogenannte *Propriozeption.* Die Propriozeption verbindet den emotionalen Cortex mit dem Thalamus und sorgt für das Gleichgewicht. Sie ist auch mit den Zentren für Fühlen und Tasten sowie mit den fünf Sinnen verbunden und ermöglicht die Koordination.

Man hat entdeckt, dass bei der *Skoliose* in 50 bis 60 Prozent aller Fälle eine Fehlfunktion der Propriozeption vorliegt.

Zu Beginn der Skoliose kommt es zu neurologischen Aussetzern. Ein Muskel verhärtet sich, und der andere bleibt normal. Dadurch wird der normale Muskel geschwächt. Wenn das bei Erwachsenen vorkommt, gibt es keine Heilung mehr. Bei Kindern kann der Prozess verlangsamt oder aufgehalten werden, wenn die Behandlung frühzeitig begonnen wird und sie spezielle Körperschienen tragen. Von Kindheit an schreitet die *Skoliose* mit einem Grad Krümmung der Wirbelsäule pro Jahr fort. Die gesunde Seite der Rückenmuskulatur ist dann die schwache und die verhärtete Seite die starke Seite, die zieht. Die schwache Seite kann das Gleichgewicht nicht mehr halten, und die Wirbelsäule fängt an, sich zu biegen.

Bei den meisten *Skoliosen* bildet sich eine S-Kurve. Aber vor vielen Jahren, als ich meinen Dienst gerade begonnen hatte, hatte ich den Fall einer invertierten *Skoliose*. Ein junger Mann mit einer invertierten Wirbelsäule wurde zu mir gebracht. Seine Wirbelsäule war so stark gewölbt, dass sie bündig mit seinem Magen verlief. Man konnte einen Basketball auf seinen Rücken legen, der dann genau in die Krümmung der Wirbelsäule passte.

Ich sage Ihnen und bete, dass Sie es annehmen können: Die *Skoliose* wie auch die *Epilepsie* werden von einem *bösen Geist* verursacht. *Man wird die Epilepsie und Skoliose nicht heilen können, wenn der böse Geist nicht ausgetrieben wird.* Ich musste den bösen Geist der *Skoliose* aus diesem jungen Mann in Namen Jesus austreiben.

Ischiassyndrom

Es gibt noch eine Krankheit, bei der man einen bösen Geist austreiben muss. Sie nennt sich das *Ischiassyndrom*. Es handelt sich um eine Entzündung des Ischiasnervs, die bei den meisten Menschen zu 50 Prozent für Schmerzen im unteren Rückenbereich verantwortlich ist. Medizinische Beobachtungen haben ergeben, dass meist die linke Seite betroffen ist, doch gelegentlich ist es auch die rechte.

Wenn nicht so viele Menschen über die Jahre hinweg davon geheilt worden wären, würden Sie wahrscheinlich denken, ich käme von einem anderen Planeten. Das Austreiben böser Geister finden wir bei Matthäus, Markus, Lukas, Johannes und in der Apostelgeschichte. Eines Tages dachte ich, dass ich Gott einfach vertrauen und einen Versuch starten würde. Ich dachte, dass ich einfach zu dem bösen Geist sprechen und ihn vertreiben würde. Er gehorchte mir und ging. Das war sehr interessant und aufregend.

In Matthäus 10,1 ist beschrieben, wie Jesus Seine Jünger dazu ermächtigte:

Und als er seine zwölf Jünger herangerufen hatte, gab er ihnen Vollmacht über unreine Geister, sie auszutreiben und jede Krankheit und jedes Gebrechen zu heilen. Matthäus 10,1

In Lukas steht, auch den siebzig anderen Jüngern, die nicht zum engeren Kreis zählten, wurde die gleiche Macht verliehen:

**17Die Siebzig aber kehrten mit Freuden zurück und sprachen: Herr, auch die Dämonen
sind uns untertan in deinem Namen. 18Er sprach aber zu ihnen: Ich schaute den Satan
wie einen Blitz vom Himmel fallen. 19Siehe, ich habe euch die Macht gegeben, auf
Schlangen und Skorpione zu treten, und über die ganze Kraft des Feindes, und nichts
soll euch schaden. 20Doch darüber freut euch nicht, dass euch die Geister untertan sind;
freut euch aber, dass eure Namen in den Himmeln angeschrieben sind! Lukas 10,17–20**

Ich glaube, das gilt noch heute und ich habe die Ergebnisse dieses Glaubens gesehen. *Wenn Sie nicht glauben, dass es noch heute gilt, dann werden Sie es auch nicht erleben.* Matthäus 9,27–38 ist eine weitere Bibelstelle, die uns über Heilung lehrt und die wir uns noch anschauen müssen.

**27Und als Jesus von dort weiterging, folgten ihm zwei Blinde, die schrien und sprachen:
Erbarme dich unser, Sohn Davids! 28Als er aber in das Haus gekommen war, traten die
Blinden zu ihm; und Jesus spricht zu ihnen: Glaubt ihr, dass ich dies tun kann? Sie sa-
gen zu ihm: Ja, Herr. 29Dann rührte er ihre Augen an und sprach: Euch geschehe nach
eurem Glauben!**

**30Und ihre Augen wurden geöffnet; und Jesus bedrohte sie und sprach: Seht zu, nie-
mand erfahre es! 31Sie aber gingen hinaus und machten ihn bekannt in jener ganzen
Gegend. 32Als sie aber weggingen, siehe, da brachten sie einen stummen Menschen zu
ihm, der besessen war. 33Und als der Dämon ausgetrieben war, redete der Stumme. Und
die Volksmengen wunderten sich und sprachen: Niemals wurde so etwas in Israel gese-
hen. 34Die Pharisäer aber sagten: Er treibt die Dämonen aus durch den Obersten der
Dämonen. 35Und Jesus zog umher durch alle Städte und Dörfer und lehrte in ihren Sy-
nagogen und predigte das Evangelium des Reiches und heilte jede Krankheit und jedes
Gebrechen. 36Als er aber die Volksmengen sah, wurde er innerlich bewegt über sie, weil
sie erschöpft und verschmachtet waren wie Schafe, die keinen Hirten haben. 37Dann
spricht er zu seinen Jüngern: Die Ernte zwar ist groß, die Arbeiter aber sind wenige.
38Bittet nun den Herrn der Ernte, dass er Arbeiter aussende in seine Ernte!
Matthäus 9,27–38**

Wenn wir eine Vorlage erstellen müssten, wer wir in Christus sind, dann enthält diese Bibelstelle sehr wichtige Punkte, die heute noch relevant sind:

1. Wir sollen glauben, dass der Herr es tun kann.

2. Uns geschieht nach unserem Glauben.

3. Eine Person hatte einen Teufel, der ihr nicht erlaubte zu sprechen.

4. Jesus trieb den Teufel aus, und dann konnte sie wieder sprechen.

5. Die religiösen Führer von damals beschuldigten Jesus, einen Teufel durch die Macht des Teufels ausgetrieben zu haben. (Das ist Lästerung gegen den Heiligen Geist).

6. Jesus gab ein Muster für den Dienst vor: lehren und predigen, alle Krankheit und Gebrechen heilen und böse Geister austreiben.

7. Jesus hatte Mitgefühl für andere.

8. Gottes Volk ist zerstreut wie Schafe ohne Hirten.

9. Die Felder stehen zur Ernte bereit, aber die Arbeiter sind wenige.

10. Werden Sie helfen?

Markus 6,7–13 zeigt uns, dass Jesus den Jüngern die nötige Macht gab, sich mit unreinen Geistern und Heilung auseinandersetzen zu können.

> **7Und er ruft die Zwölf herbei; und er fing an, sie zu zwei und zwei auszusenden, und gab ihnen Vollmacht über die unreinen Geister. 8Und er gebot ihnen, dass sie nichts mit auf den Weg nehmen sollten als nur einen Stab; kein Brot, keine Tasche, keine Münze im Gürtel, 9sondern Sandalen untergebunden. Und zieht nicht zwei Unterkleider an!**
> **10Und er sprach zu ihnen: Wo ihr in ein Haus eintretet, dort bleibt, bis ihr von dort weggeht! 11Und welcher Ort euch nicht aufnehmen und wo man euch nicht anhören wird, von dort geht hinaus und schüttelt den Staub ab, der unter euren Füßen ist, ihnen zum Zeugnis! 12Und sie zogen aus und predigten, dass sie Buße tun sollten; 13und sie trieben viele Dämonen aus und salbten viele Schwache mit Öl und heilten sie.**
> **Markus 6,7–13**

Viele Menschen leben heute ohne *Epilepsie, Skoliose und Ischiassyndrom*, weil unser Dienst mutig genug war zu glauben, dass Matthäus 10,1 und Lukas 10,17–20 auch heute noch gültig sind.

Ich kenne die geistliche Wurzel von *Skoliose* nicht genau, aber ich weiß schon jahrzehntelang, dass Befreiungsdienst nötig ist, um *Skoliose* zu heilen. Bei dem jungen Mann mit der invertierten Wirbelsäule wusste ich, dass es ein böser Geist war. Ich kümmerte mich überhaupt nicht um geistliche Wurzeln, sondern sagte nur: „Im Namen Jesus, Geist der *Skoliose* verlasse diesen Mann. Ich ergreife die Autorität über dich.“ Dann legte ich ihm die Hände auf und befahl der Wirbelsäule sich zu begradigen.

Solange ich lebe, werde ich die Freudentränen und den Gesichtsausdruck seiner Mutter und seines Vater nie vergessen, als sein Rücken knackte und die Wirbelsäule wieder pfeilgerade wurde. Überglücklich gingen sie wieder nach Hause. Er war 14 Jahre alt, und ich werde diesen Tag nie vergessen. **An diesem Tag war**

ich mir sicher, dass Gott immer noch auf dem Thron sitzt und Gebete erhört.

Spondylolyse

Die *Spondylolyse* ist eine fortschreitende Degeneration der Wirbel. Der gesamte Vorgang ist in Selbsthass verwurzelt. Zusammengefasst ist die *Spondylolyse* also eine durch *Selbsthass* verursachte Degeneration der Wirbel.

Degenerative Bandscheibenerkrankung

Die *degenerative Bandscheibenerkrankung* wird normalerweise durch alles verursacht, was zu einem Verschleiß der Bandscheibe führt, außer durch Unfälle und Verletzungen. Erbliche oder degenerative Bandscheibenerkrankungen sind normalerweise an eine Suchtpersönlichkeit geknüpft. Dies schließt den Missbrauch sowohl legaler als auch illegaler Drogen ein, der möglicherweise auch im Stammbaum zu finden ist. Die Erkrankung kann also auch der Kategorie der erblichen Krankheitsprofile zugeordnet werden. Irgendwo in der Vergangenheit gab es jemanden, der ein Drogenkurier, ein Drogensüchtiger oder eine Person war, die anderen Drogen und Alkohol gab, um diese in Rausch zu versetzen.

> **15Weh dem, der anderen zu trinken gibt, indem er berauschendes Gift beimischt und sie auch trunken macht, um sich ihre Blöße anzuschauen! 16Du hast an Schande dich gesättigt statt an Ehre. So trinke denn auch du und zeige deine Vorhaut! Der Becher der Rechten des HERRN kommt nun zu dir, und schimpfliche Schande kommt über deine Herrlichkeit. Habakuk 2,15–16**

Diese Bibelstelle handelt nicht nur davon, anderen zu trinken zu geben oder Anteil an ihrem Niedergang zu haben. Dort steht eindeutig eine Drohung (ein Fluch): „Wehe dem", der nicht für das Wohlergehen anderer Personen sorgt. Ich möchte nicht allzu lange Besitzer einer Bar sein.

Ich habe schon viele Kulturen und Nationalitäten in meinem Dienst kennengelernt und habe noch ein weiteres Merkmal beobachtet. Kennen Sie Leute, die aus der Hippiezeit stammen? Viele von ihnen haben Rückenprobleme. Ich habe festgestellt, dass degenerative Bandscheibenerkrankungen und Rückenprobleme von einer Drogensucht herrühren und in Krankenprofilen von Familien vorzufinden sind, die verschiedene Drogenprobleme hatten. Das ist nur eine Beobachtung. Ich habe solche Menschen bezüglich ihrer Abhängigkeit behandelt und hatte einige Erfolge, in manchen Fällen war ich jedoch nicht erfolgreich. Wenn ich jemandem mit degenerativen Bandscheibenerkrankungen diene, schaue ich zuerst auf seine Drogenvergangenheit, es sei denn, es liegt eine Verletzung vor. Auf diesem Weg war ich dann erfolgreicher.

Nasennebenhöhlenentzündung

Eine *Sinusitis* beinhaltet eine Histaminübersekretion. Wir betrachten nun Störungen der Histaminausschüttung in Bezug auf die Nasennebenhöhlen, die Haut und unter dem systemischen Gesichtspunkt (den gesamten Körper betreffend). Liegt eine Histaminübersekretion vor, führt das zu Schwellungen, Ödemen und laufender Nase. Wenn Sie mit einem Nasennebenhöhlenproblem zum Arzt gehen, bekommen Sie ein Antihistaminikum verschrieben. Dieses Medikament kann als Nebenwirkung mindestens 24 Stunden lang Persönlichkeitsveränderungen erzeugen. Des Weiteren können Antihistamine Zorn und Wut hervorrufen und machen äußerst abhängig. Viele Menschen haben aufgehört, Antihistamine einzunehmen, bevor ich zur Wurzel des Problems der *Sinusitis* vordringen konnte.

Werden bei einer *Sinusitis* Antihistamine eingenommen, kommt es zu einer chemisch bedingten Medikamentenabhängigkeit. Wenn die Wirkung des Medikaments, das anfänglich zur Bekämpfung der Histaminübersekretion verabreicht wurde, nachlässt, ist das ursprüngliche Problem zwar behoben, aber der Körper verlangt jetzt nach dem Medikament. Der Körper beginnt, die Sinusitissymptome nachzuahmen – laufende Nase, wässrige Augen usw. –, nur um das Medikament zu bekommen. Dann hat man ein zweifaches Problem. Eine Ausnahme besteht jedoch, wenn von Geburt an eine Nasenverengung vorliegt, die den richtigen Abfluss behindert.

Die Wurzel hinter einem Infekt der Nasennebenhöhlen und einer *Sinusitis* ist *Angst und Sorge.* Alle Histamine, ob es nun die Haut betrifft, die Nebenhöhlen oder den gesamten Organismus, werden in Verbindung mit *Stress, Sorge und Anspannung* überhöht ausgeschüttet. Der ganze Bereich der *Unsicherheit* erzeugt diese übermäßige Histaminsekretion im menschlichen Körper.

Schlafstörungen

In den Sprüchen heißt es, dass unser Schlaf uns erquicken soll.

> **In Frieden werde ich, sobald ich liege, schlafen; denn du, HERR, lässt mich, obschon allein, in Sicherheit wohnen. Psalm 4,9**

> **... und liegst du, erquickt dich dein Schlaf. Sprüche 3,24**

> **Du fürchtest dich nicht vor dem Schrecken der Nacht, ... Psalm 91,5**

Das möchte ich in Anspruch nehmen. Ich beanspruche einen erquickenden, friedvollen Schlaf ohne Angst in der Nacht. Wenn man unter Schlafstörungen leidet, kann es körperliche Ursachen dafür geben, doch oft ist die Ursache geistlicher Natur.

Der Hypothalamus ist die Steuerzentrale des Hormonsystems. Er ist sehr wichtig, weil er in allen Krankheitsbereichen eine entscheidende Funktion hat. Er reguliert viele Prozesse im menschlichen Körper.

> **Er ist eines der Zentren, die die Wach- und Schlafphasen steuern.[6]**

Das oben zitierte Buch über Anatomie und Physiologie zeigt auf, wo der Beginn des Problems liegt. Bei Problemen auf gedanklicher Ebene wird der Hypothalamus auf das reagieren, was man denkt.

Schlafstörungen können durch den Hypothalamus als Reaktion auf einen bestimmten geistlichen und emotionalen Zustand hervorgerufen werden. Erleidet eine Person Qualen, führt dies zu einer Störung und Verwirrung; dies wiederum regt den Hypothalamus an, den Menschen wachzuhalten. Ich nenne Ihnen den Grund dafür. Der Hypothalamus ist die Drüse, der eine zentrale Rolle bei der *Fight-or-Flight*-Reaktion zukommt, die das erste Stadium des allgemeinen Anpassungssyndroms beim Angstprofil markiert.

Wir haben Störungen im Zusammenhang mit Angst und Sorge bereits besprochen (Angst, Stress, Sorge und Physiologie). Erinnern Sie sich: Die genannten Störungen teilen sich beim allgemeinen Anpassungssyndrom in drei Stadien: (1) das *Fight-or-Flight-Stadium*; (2) das *Widerstandsstadium* und (3) das *Erschöpfungsstadium.*

Erleiden Sie innerliche, geistliche oder emotionale Qualen, kann es sein, dass Sie sich schon unbewusst im *Fight-or-Flight*-Verhalten befinden. Lebensumstände wie Tragödien, Qualen, Ungerechtigkeiten, Ängste, Phobien, Unruhe, Ungewissheit und all die anderen Unbeständigkeiten des Lebens projizieren sich in die Zukunft und bedrohen die Existenz. Das reicht aus, um einen Menschen die ganze Nacht hindurch wach zu halten.

Die Bibel lehrt uns, dass wir nicht an morgen denken sollen (Matthäus 6,34).

> **So seid nun nicht besorgt um den morgigen Tag! Denn der morgige Tag wird für sich selbst sorgen. Jeder Tag hat an seinem Übel genug. Matthäus 6,34**

Wenn Sie sich keine Sorgen um den morgigen Tag machen, können Sie nachts schlafen.

Wenn Sie sich Sorgen um den morgigen Tag machen, können Sie nachts nicht schlafen. Was wäre das Schlimmste, das Ihnen passieren könnte? Sie könnten

---

[6] Gerard J. Tortora und Nicholas P. Anagnostakos. *Principles of Anatomy & Physiology*, 2. Auflage, Harper & Row, 1978.

sterben und in den Himmel kommen, denn außerhalb des Körpers zu sein bedeutet, beim Herrn zu sein.

6Deshalb bleiben wir zuversichtlich, obwohl wir wissen, dass wir nicht daheim beim Herrn sind, solange wir noch in diesem Körper leben. 7Denn wir leben im Glauben und nicht im Schauen. 8Ja, wir sind voll Zuversicht und würden unseren jetzigen Körper gern verlassen, weil wir dann daheim beim Herrn wären. 2. Korinther 5,6-8 (NLB)

Was wäre, wenn Sie morgen alles verlieren würden? Der gleiche Gott, der Sie bis hierher gebracht hat, kann nochmal von Neuem beginnen und es wahrscheinlich sogar noch besser machen. Die Bibel sagt:

Denn wer sein Leben retten will, wird es verlieren; wer aber sein Leben verliert um meinetwillen, wird es finden. Matthäus 16,25

Ich glaube, dass wir die Hauptsache zur Nebensache und die Nebensache zur Hauptsache gemacht haben. Ich denke, es ist an der Zeit, dass wir uns von den grundlegenden Denkweisen der Welt lösen und uns wieder auf Gottes Art zu denken ausrichten.

**6Seid um nichts besorgt, sondern in allem sollen durch Gebet und Flehen mit Danksagung eure Anliegen vor Gott kundwerden; 7und der Friede Gottes, der allen Verstand übersteigt, wird eure Herzen und eure Gedanken bewahren in Christus Jesus.
Philipper 4,6–7**

Sie sagen: „Mir gefällt nicht, was in meinem Leben geschieht.“ Vielleicht will der Herr Sie gerade zur Einsicht bringen, und wenn Sie da jetzt nicht durchgehen, werden Sie nie durchkommen!

Ich möchte Ihnen etwas über Probleme erzählen. Wer hat schon gerne Probleme oder Stress im Leben? Ich habe etwas über Probleme gelernt. Es wird sie immer geben. Das Zweite, das ich über Probleme gelernt habe, ist, wenn ich eins habe und dabei meine Ruhe und meinen Frieden verliere, *muss ich mich trotzdem noch mit diesem Problem auseinandersetzen.* Wenn ich das Problem also so oder so lösen muss, kann ich ja auch gleich von Anfang an die Ruhe bewahren. Die Lösung des Problems fällt viel leichter, wenn wir die Ruhe nicht verlieren und unseren Frieden bewahren. Wir müssen das Problem sowieso lösen. Wir können davor nicht weglaufen, es wird uns immer wieder einholen.

***Damit möchte ich Folgendes sagen: Wenn Sie ein Problem haben, ist es vielleicht gar nicht nur der Feind, der Ihnen zu schaffen machen möchte.
Es könnte auch Gott sein, der Sie in die nächste Phase Seines Willens für Ihr Leben führen möchte.***

Möglicherweise werden Sie nie dort ankommen, wenn Sie sich dem Problem nicht stellen. Bevor Sie das tun, können Sie sich ruhig noch einmal gut ausschlafen. Denn das Problem wird morgen auch noch da sein. Und wenn es morgen auch noch da ist, warum verbringen Sie dann heute nicht eine friedvolle und geruhsame Nacht?

Die Sorgen im Kopf zerstören den Frieden und den Schlaf. Der Hypothalamus reagiert dann entsprechend. In der Bibel steht:

> **Vielfältig ist das Unglück des Gerechten, aber aus dem allen rettet ihn der HERR. Psalm 34,20**

Gewisse Schlafstörungen können zwei Ursachen haben: Angst und Sorge oder Qualen durch ungerechte Behandlung. Natürlich kann man auch Angst bekommen, nachdem man den *Exorzist* angeschaut hat. Sie gehen regelmäßig zur Videothek und leihen sich für 3,- Euro Horrorfilme aus. Damit haben Sie Ihren eigenen Geist dem Geist der Angst, der Sorge, der Qualen, der Tragödie und des Horrors geöffnet, und Sie fragen sich, warum diese Dinge Ihr geistliches Leben durchkreuzen. Es liegt in Ihrer Verantwortung, auf Ihr Herz aufzupassen, damit Gott Sie vor Qualen schützen kann.

In Jesaja 33,13–16 steht:

> **[13]Hört, ihr Fernen, was ich getan habe, und ihr Nahen, erkennt meine Macht! [14]Die Sünder in Zion sind erschrocken, Zittern hat die Gottlosen gepackt. "Wer von uns kann sich bei verzehrendem Feuer aufhalten? Wer von uns kann sich bei ewigen Gluten aufhalten?" - [15]Wer in Gerechtigkeit lebt und Wahrheit redet, wer den Gewinn der Erpressungen verwirft, wer seine Hände schüttelt, um keine Bestechung anzunehmen, *wer sein Ohr verstopft, um nicht von Bluttaten zu hören, und seine Augen verschließt, um Böses nicht zu sehen:* [16]Der wird auf Höhen wohnen, Felsenfesten sind seine Burg. Sein Brot wird ihm gegeben, sein Wasser versiegt nie. [Hervorhebung durch den Herausgeber hinzugefügt] Jesaja 33,13–16**

Dem Wort Gottes zufolge wird Gott uns nur beschützen, wenn wir unsere Augen vor Bluttaten verschließen und unsere Ohren verstopfen, um nichts Böses zu hören. Wenn Sie sich Filme im Fernsehen und per Video über Verstümmelungen, Horror und Mord reinziehen, wird Gott Sie nicht vor Schlaflosigkeit und der Angst, dass etwas Unheilvolles passieren könnte, schützen. Das haben Sie sich selbst zuzuschreiben.

Ich schütze mein Herz, indem ich darauf achte, was ich schaue. Ich schaue nichts, was mich Böses dulden lässt. Ich schaue mir keine Vergewaltigungen oder Gewalttaten im Fernsehen an. Ich schalte dann aus und habe meinen Kindern beigebracht, selbst ein Gefühl dafür zu entwickeln. Wenn man Augen und Herz bösen und schlechten Dingen öffnet, desensibilisiert man sich für den Geist Gottes und duldet das Böse in seinem Herzen. Sie mögen jetzt erwidern: „Ich tue das ja nicht selbst, ich schaue es mir doch nur an.“ Gott sagt, dass Sie hier falsch liegen! Sie sind ein Helfershelfer des Bösen. Was Sie dulden, wird durch Sie gefestigt!

In Jesaja 33,13–16 erfahren wir sehr genau, was Gott denkt, und er spricht es hier offen aus.

Schalten Sie den Fernseher aus! Wir sind sehr vorsichtig. Ich schaue nichts, was mit Mord oder Bösem zu tun hat, und dazu gehören auch sexuelle Dinge und Pornographie. Ich tue das nicht. Ich soll Leben retten und nicht zerstören. Ich soll Gerechtigkeit in dieser Welt aufrichten und nicht das Böse groß machen.

Haben wir Angst vor dem Bösen, so sind wir eine leichte Beute für den Feind. Erinnern Sie sich daran, dass Hiob sagte, was er am meisten fürchtete, sei auf ihn gekommen.

> **Was ich immer gefürchtet habe, ist eingetreten; wovor ich entsetzt zurückschrak, ist mir zugestoßen. Hiob 3,25 (NLB)**

Wir müssen eine Bestandsaufnahme unserer Ängste machen, denn sie rufen nach Erfüllung.

Angst und Glaube sind dahingehend gleich, dass sich beide erfüllen müssen.

Manchmal erlaubte ich Außenstehenden dabei zu sein, wenn wir anderen Menschen dienten, vor allem wenn es um Auseinandersetzungen mit bösen geistlichen Mächten ging. Wenn ich spürte, dass sie Angst vor dem Teufel oder anderen Gewalten und Mächten hatten, bat ich sie, das Zimmer zu verlassen. Warum? Sie befanden sich auf der falschen Seite des Kampfes.

Erinnern Sie sich an die Situation, als Jesus wieder in Seine Heimatstadt kam? Er vollbrachte nur wenige Wunder und heilte nur ein paar Leute. Wissen Sie warum? Ihr Unglaube und ihre Zweifel waren groß. Wenn Sie diesen Lehrinhalten mit Unglauben folgen, dann verschwenden wir unsere Zeit. Sie können sogar den Geist Gottes durch Unglaube und Zweifel zurückhalten. Deshalb habe ich diese Menschen gebeten, den Raum zu verlassen. Verstehen Sie, was ich meine? Wenn Sie nicht glauben, dann kann ich Ihnen genauso wenig helfen wie Jesus, als Er zurück in Seine Heimatstadt kam.

Dissoziative Identitätsstörung (ehem. Multiple Persönlichkeitsstörung)

Es scheint biblisch belegt zu sein, dass man es bei der DIS (dissoziative Identitätsstörung) mit einem Reich zu tun hat, das „Legion" genannt wird. Legion bedeutet „Wir sind viele".

> **Und er fragte ihn: Was ist dein Name? Und er spricht zu ihm: Legion ist mein Name, denn wir sind viele. Markus 5,9**

Als diese Legion von bösen Geistern von der Person ausgetrieben wurde, war sie wieder bei Verstand.

Ich habe das Zeugnis einer Frau, die DIS hatte und bei der vor einigen Jahren 14 Persönlichkeiten durch einen Psychologen in einer amerikanischen Großstadt diagnostiziert worden waren. Sie war seit 14 Jahren in Therapie gewesen, um die sogenannte *Integration und Fusion* zu erreichen. Bei der Integration und Fusion versucht der Therapeut, alle Persönlichkeiten dazu zu bringen, zusammenzukommen und sich zu einigen.

Der Bibel zufolge würde diese Art von Therapie eine Person noch unentschlossener oder wankelmütiger machen.

> **... [8]ist er doch ein wankelmütiger Mann, unbeständig in allen seinen Wegen. Jakobus 1,8**

Ich möchte, was Gott möchte, nämlich dass ein Mensch entschlossen, zielgerichtet und eines Sinnes ist. Ich denke, als Gott uns schuf, war seine Absicht, dass wir das, wozu Er uns vor Grundlegung dieser Welt erschaffen hat, weiterführen, und nicht, dass wir eine Kombination von Persönlichkeiten aus verschiedenen Lebensumständen sind.

> **... [4]wie er uns in ihm auserwählt hat vor Grundlegung der Welt, dass wir heilig und tadellos vor ihm seien in Liebe, Epheser 1,4**

Die erwähnte Person war nach 14 Jahren der Integrations- und Fusionstherapie beim klinischen Psychologen noch immer nicht in Ordnung. Die Zeit, die wir in unserem Dienst benötigten, um sie zu befreien, war die Dauer eines Satzes. Und alles war vorüber!

Alle 14 Persönlichkeiten sprachen zu mir. Ich hörte diesen Charakteren zu, wie sie aus der Frau heraus sprachen, und um 20:45 Uhr dachte ich bei mir: *Es sind 14 Persönlichkeiten, vielleicht kann ich eine pro Stunde austreiben. Das würde dann 14 Stunden lang dauern und wäre ein bisschen zu lang. Vielleicht schaffe ich eine alle 30 Minuten, dann wären wir morgen Früh um 5 Uhr fertig.*

Der Geist Gottes erfüllte mein Herz und ließ mich Folgendes sagen: „Leute, hört mir einmal zu, wenn ihr denkt, ich würde mir die ganze Nacht mit euch um die Ohren schlagen, dann habt ihr euch getäuscht. Ich schlage vor, dass ihr euch jetzt in dieser Frau alle an den kleinen Dämonenhänden fasst und verschwindet. Kapiert das im Namen Jesus!" Eine Stimme sprach aus ihr heraus und sagte: „Wir wissen, dass wir dir gehorchen müssen." Sie gingen, und alles war vorbei.

Erinnern Sie sich, dass Jesus sieben Teufel aus Maria Magdalena ausgetrieben hat? *Glauben* Sie wirklich, dass es geschehen ist, oder ist es nur eine erzählenswerte Geschichte?

> **... ²und einige Frauen, die von bösen Geistern und Krankheiten geheilt worden waren: Maria, genannt Magdalena, von der sieben Dämonen ausgefahren waren, Lukas 8,2**

Können Sie die Tatsache akzeptieren, dass ich 14 Teufel aus dieser Frau ausgetrieben habe?

Ich sage Ihnen, was der Herr gesagt hat: Wir sollen die Werke tun, die Er tat, und wir werden größere Werke tun als Er, weil Er zum Vater ging, und uns den Heiligen Geist sandte, damit wir die Aufgabe zu Ende bringen.

> **¹²Wahrlich, wahrlich, ich sage euch: Wer an mich glaubt, der wird auch die Werke tun, die ich tue, und wird größere als diese tun, weil ich zum Vater gehe. ¹³Und was ihr bitten werdet in meinem Namen, das werde ich tun, damit der Vater verherrlicht werde im Sohn. ¹⁴Wenn ihr mich etwas bitten werdet in meinem Namen, so werde ich es tun.**
> **Johannes 14,12–14**

Migräne

Wir kennen die Wurzel von *Migräne* schon seit Jahren. Aber wir kannten bis vor kurzem den Gesamtzusammenhang noch nicht, bis ich anfing über das gängigste Migränemedikament in Amerika, *Imitrex*® (Sumatriptan) [Anm. d. Übers. *Imigran*® ist das Pendant in Deutschland], Nachforschungen anzustellen. In meinen Nachforschungen über *Imigran*® und dessen Wirkungsweise im menschlichen Körper habe ich dann den „Rest der Geschichte" erfahren. *Imigran*® wird in 70 bis 80 Prozent aller Fälle bei Migräne verschrieben.

Eine Migräne ist eine Art Kopfschmerz, der als ein psychogener Schmerz bekannt ist. Psychogen bedeutet, dass er aus keiner bekannten organischen Ursache resultiert. Es ist kein Schmerz aufgrund einer Verletzung und, wie gesagt, kein Schmerz, dem eine organische Ursache zugrunde liegt. Die Migräne kommt und geht und ist unglaublich schmerzvoll. Sie geht einher mit Übelkeit, visuellen Störungen und setzt die betroffene Person völlig außer Gefecht.

Ich glaube, die Erfolge, die wir bei Migräne ohne Medikamente erzielt haben, sind in Amerika unübertroffen. Ich möchte Ihnen den Mechanismus und die

Wurzel erklären, die der Migräne zugrunde liegen. Zur Veranschaulichung erkläre ich Ihnen die Wirkungsweise von *Imigran*®.

Die Migräne besteht aus zwei Vorgängen. Erstens kommt es zu einer Reduktion der Serotoninsekretion und zweitens zu einer Erhöhung der Histaminsekretion. Ausgelöst wird dies *durch eine aus einem Konflikt resultierende Schuld, die mit Angst verbunden ist*. Der Konflikt selbst löst nicht die Migräne aus. Vielmehr ist es der Konflikt, den man mit sich selbst bezüglich des Konflikts hat, der die Migräne auslöst, egal ob er nun real oder imaginär ist.

Vielleicht fühlen Sie sich schuldig, weil Sie glauben, zu viel Geld ausgegeben zu haben, und Sie hatten einen kleinen Streit mit dem Ehemann über das ausgegebene Geld. Der Streit über die kleine Überschreitung der Finanzen verursacht nicht die Migräne. Die eigenen Schuldgefühle erzeugen die Migräne.

Eine Migräne wird bei Menschen ausgelöst, die einen Konflikt mit sich selbst haben, aufgrund persönlicher Unstimmigkeiten oder eines Konflikts mit anderen Leuten. Sie ist in Schuld verwurzelt. *Alle Migränen sind in Schuld verwurzelt.* Schuld bringt Angst hervor; das ist immer dieselbe Reihenfolge. *Zuerst die Schuld und dann die Angst.*

So funktioniert der Mechanismus: Wenn wir uns wegen einer Sache schuldig fühlen, spürt der Hypothalamus, dass wir mit uns selbst im Konflikt stehen. Ein Mechanismus des *Selbsthasses* setzt ein und verursacht eine Verlangsamung der Serotoninsekretion der Zirbeldrüse [Epiphyse]. Dies senkt den Serotoninspiegel. Der Konflikt entwickelt sich im Bereich der Seele und des Geistes, und die Angst setzt ein. Wir sorgen uns wegen des Problems, und es beginnt eine Histaminübersekretion im Kranialbereich.

Serotonin *verengt die Blutgefäße*. Bei einem normalen Serotoninspiegel wird der schöpfungsgemäße Durchmesser der Blutgefäße konstant aufrechterhalten, und jeder Bereich des Körpers wird mit Blut versorgt.

Histamin *weitet die Blutgefäße*. Wenn der Serotoninspiegel sinkt und der Histaminspiegel steigt, weiten sich die Blutgefäße. Durch das Anschwellen der Blutgefäße wird Druck auf die empfindlichen Nerven ausgeübt, und das erzeugt die Migräne.

Imigran® ist ein kombiniertes Medikament, das als Antihistaminikum und Serotoninverstärker wirken soll. Wenn Serotonin und Histamin bei bestimmten Körperfunktionen im Widerspruch zueinander stehen, haben sie eine entgegengesetzte Wirkung. Sie stoßen sich gegenseitig ab. Sie können nicht nebeneinander bestehen. Wenn der Serotoninspiegel aufgrund von Schuld sinkt, kann der Histaminspiegel aufgrund von Angst steigen. Histamin und Serotonin sind im menschlichen Körper nicht miteinander vereinbar. Bei der Einnahme von *Imigran*® geschieht nun Folgendes: Zuerst wird das Histamin reduziert und dann das Serotonin verstärkt. Die Vasodilatation verringert sich, die Vasokonstriktion wird aufgehoben, dadurch normalisieren sich die Blutgefäße, und die Migräne ist vorbei. Das ist der Mechanismus, der bei einer Migräne abläuft, und die Wirkungsweise des Medikaments *Imigran*®.

Wenn wir Menschen dienen, möchten wir nicht, dass sie *Imigran*® [Anm. d. Übers.: das Pendant in Deutschland zu *Imitrex*® in den USA] einnehmen. Erstens kostet es viel. Zweitens ist es eine Form der Zauberei (griech. *pharmakeia)*. Drittens löst es das Grundproblem nicht. Es muss ***einen herausragenden Weg*** geben.

Sehen wir uns an, was die Bibel über Medikamente zu sagen hat. Die folgende Bibelstelle handelt von den Werken des Fleisches, die Gott als Sünde betrachtet.

> **19Offenbar aber sind die Werke des Fleisches; es sind: Unzucht, Unreinheit, Ausschweifung, 20Götzendienst, Zauberei, Feindschaften, Streit, Eifersucht, Zornausbrüche, Selbstsüchteleien, Zwistigkeiten, Parteiungen, Galater 5,19–20**

pharmakeia, Griechisch *5331*, Strong's, *far-mak-i'-ah*; von Griechisch *5332* (pharmakeus); *Medikation* („Pharmazie“), d.h. (bei Extension) *Magie* (wörtlich oder figurativ):- Zauberei, Hexerei.

pharmakeus, Griechisch *5332*, Strong's, *far-mak-yoos'*; von pharmakon (ein *Medikament*, d.h. *Trunk* mit einem Zauber); ein *Pharmazeut* („Apotheker“) oder Giftmörder, d.h. (bei Extension) ein *Magier*:- Zauberer.

Laut der *Strong's Concordance* ist das Wort für *Hexerei* im Griechischen *pharmakeia* (*#5331*). Es ist vom Wortstamm mit der Nummer *#5332* abgeleitet. Dieses Wort, *#5332*, ist das griechische Wort *pharmakeus* und bedeutet Medikament, d.h. Trunk mit einem Zauber; Pharmazeut („Apotheker“) oder Giftmörder, z.B. Magier, Zauberer. Wenn man zum Hauptwort #5331 zurückgeht, bedeutet es wörtlich, laut Definition in der *Strong's Concordance,* eine Medikation (Pharmazie).

Wenn Sie Gott wären, würden Sie dann Ihr Kind auf der Erde mit einem Medikament versorgen oder lieber gleich das geistliche Problem ausräumen, damit es die Migräne gar nicht erst bekommt? Was würden Sie an Gottes Stelle tun? Sie würden das Grundproblem lösen, nicht wahr? Das ist ***der herausragende Weg***.

In unserem Dienst gehen wir zu den Menschen und setzen uns zuerst mit der Schuld und dem Selbstkonflikt auseinander. Wir sprechen die geistlichen Dynamiken an, die sie quälen. Wir bringen die Situation vor Gott, befreien sie und bringen Dinge in Ordnung, damit sie im Falle eines erneuten Konflikts oder Versagens den Frieden Gottes erleben können. Sie sind nicht länger durch Schuld und Konflikte gebunden. Sie sind befreit und geheilt. Sie haben keinen niedrigen Serotoninspiegel mehr. Sie haben keine Furcht mehr, weil die Sorgen weg sind. Histamin wird nicht ausgeschüttet, und Migränen können nicht mehr entstehen. Unser Dienst hilft den Menschen, diese Dynamiken zu erkennen. Wenn sich Menschen in der Phase unseres Dienstes befinden, in der sie sich dann auf den Weg in die völlige Freiheit (Walk-out) gemacht haben, können viele die Migräne schnell stoppen, bevor sie überhaupt Fuß fassen kann. Das ist ***ein herausragender Weg***. Das ist echtes Urteilsvermögen und ein geistlicher Kampf, der langfristig Frieden bringt.

Es braucht seine Zeit, um zu lernen, wie man mit Migräne oder auch Allergien umgeht. Jetzt kennen Sie jedoch die Ursache und die Vorgehensweise und haben Erkenntnis und Kraft von Gott, die Ihnen helfen.

Allergien

Eine *Allergie* ist die hypersensible Reaktion auf ein Antigen (ein beliebiger Stoff, der eine Reaktion hervorruft). In diesem Bereich sind wir sehr erfolgreich. Wir haben schon viele Siege über *Allergien* errungen. Ich möchte Ihnen zeigen, wie es geht.

DEFINITIONEN:

- Antigen – irgendeine Substanz, die, wenn sie dem Körper zugeführt wird, die Produktion von Antikörpern stimuliert.
- Allergen – eine Substanz, die eine Allergie auslöst.
- Allergie – eine hypersensible Reaktion auf Umweltfaktoren oder Substanzen wie Pollen, Lebensmittel, Staub oder Mikroorganismen in Mengen, die die meisten Menschen nicht beeinflusst.

Eine *Allergie* ist also eine erworbene, anormale Immunreaktion auf eine Substanz (Allergen), die normalerweise keine Reaktion auslösen würde.

- Antikörper – jedes komplexe Protein, das durch B-Lymphozyten als Reaktion auf ein vorhandenes Antigen erzeugt wird.

Ein Antigen (Allergen) ist daher eine Substanz, die eine Sensibilität hervorruft, wenn sie mit Körpergewebe in Kontakt kommt. Diese Reaktion wird als *Allergie* bezeichnet.

Ich möchte jetzt über Allergien lehren, die durch ein beeinträchtigtes Immunsystem verursacht werden. Der Körper produziert Kortisol, um die entzündliche Reaktion auf einen Angriff zu unterdrücken. Kortisol (von der Nebennierenrinde produziertes Steroidhormon) wird über einen längeren Zeitraum verstärkt ausgeschüttet, was zu einer Zerstörung der weißen Blutkörperchen, Makrophagen und

Killerzellen führt. Zu viel Kortisol über einen langen Zeitraum führt auf dieser Stufe zum Zelltod.

Im Zusammenhang mit einem beeinträchtigten Immunsystem kann es im Körper oftmals vorkommen, dass Antikörper zu Antigenen werden. Angst, Sorge und Stress beeinträchtigen das Immunsystem. Genau das Gleiche kann man auch aus den medizinischen Lehrbüchern erfahren: Anhaltende Angst, Sorge und Stress können das Immunsystem zerstören, und wenn das passiert, kommt es zu einer Antikörper-Antigen-Reaktion. Genau das ist eine Allergie – eine hypersensible Reaktion.

Der Körper wurde nicht so geschaffen, dass er auf irgendwelche Dinge allergisch reagiert. Gott schuf uns so, dass wir alle Dinge, denen wir ausgesetzt sind, vertragen. Wir wurden über die tatsächliche Ursache von Allergien in die Irre geleitet. Aus biologischer Sicht ist eine allergische Reaktion ein Nebenprodukt eines beeinträchtigten Immunsystems. Antikörper werden aufgrund einer übermäßigen B-Zellenaktivität erzeugt, was eine Nebenwirkung eines beeinträchtigten Immunsystems ist. Die Allergie ist eine Illusion. Wir haben schon erlebt, dass 100 Allergien eine Person innerhalb von 24 Stunden verlassen haben, nachdem ihr Immunsystem geheilt worden war.

Der Teufel hat Ihr Immunsystem durch sein Reich zerstört oder beeinträchtigt und diese Vorgänge durch Angst, Sorge und Stress in Gang gebracht. Warum holen Sie sich Ihr Leben nicht ein für alle Mal im Namen des Herrn zurück und erzählen Ihren Freunden, Ihren Nachbarn und Ihrer Familie, dass sie getäuscht wurden?

Wie oft haben Sie schon Ihre Freunde sagen hören: „Ich bin auf Erdnussbutter, Schokolade, Milchprodukte und auf dies und das allergisch.“

Sagen Sie ihnen, dass sie reingelegt wurden! Nehmen Sie Anteil an ihrem Leben. Fragen Sie ihre Freunde, was sie bedrückt. Wovor haben sie Angst? Was stresst sie? Wo liegt der Konflikt? Was ist ungelöst? Das ist das Werk des Feindes im menschlichen Geist und in der menschlichen Seele. Verstehen Sie, was ich meine? Ist das nicht stark?

Wenn man auf lange Zeit Angst, Sorge und Stress ausgesetzt ist, geschieht noch etwas anderes. Die Auswirkungen sind immens. Jetzt wird es etwas technisch, aber ich wollte es Ihnen zeigen, weil es direkt aus der Medizin und der medizinischen Forschung kommt. Es geht um die physiologischen Auswirkungen einer lang anhaltenden Kortisolübersekretion, die durch Angst, Sorge und Stress sowie durch ein zerstörtes Immunsystem ausgelöst wurde. Achten Sie genau darauf, was davon betroffen ist. Folgende Funktionen sind durch Kortisol betroffen: *Kohlehydrat- und Lipidstoffwechsel, Proteinstoffwechsel, Entzündungseffekte,*

Lipidstoffwechsel, Immunreserve, Verdauungsfunktion, Harnfunktion, Bindegewebsfunktion, Muskelfunktion, Knochenfunktion, Gefäßsystem- und Herzmuskelfunktion und die Funktion des zentralen Nervensystems.

Jeder kleinste Teil davon wird langfristig durch Angst, Sorge und Stress in Mitleidenschaft gezogen, und wir wundern uns, warum es so viele Krankheiten gibt, die durch Angst, Sorge und Stress verursacht werden.

Jetzt verstehen Sie, warum der Herr Sie von all Ihren Ängsten befreien muss. Ich möchte Ihnen noch etwas Anderes zeigen und auf die Seele-Körper-Verbindung eingehen. Ich weiß, dass dieses Thema nicht sehr geistlich ist, aber Sie müssen wissen, was ihr Arzt und die Medizin Ihnen *nicht* sagen.

Ich sage Ihnen, warum die Medizin Ihnen das *nicht* erzählt: Weil sie nicht wüssten, was sie dann tun sollten, wenn sie es Ihnen erzählen würden. Sie wissen nicht, was sie Ihnen sagen sollen, also sagen sie gar nichts.

Die Homöostase (das innere Körpergleichgewicht im Hinblick auf die verschiedenen Funktionen und die chemische Zusammensetzung von Flüssigkeiten und Gewebe) wird durch die Ausschüttung verschiedener Hormone gesteuert. Der Mensch wurde als ein sehr chemisches Wesen geschaffen. Er ist ein komplexes aus Atomen bestehendes, sehr sexuelles und sehr geistliches Wesen, aber auch ein sehr chemisches. Sie haben eine Reihe von Organen und Drüsen, insbesondere im Hormonsystem, die bestimmte Chemikalien absondern. Und so funktioniert das Ganze: Ein wenig von hier und ein wenig von da, hier noch ein Spritzer und noch einer von dort, von überall ein bisschen.

Der Feind weiß, dass er Menge und Häufigkeit dieser Ausschüttung durch unsere Gedanken, unsere Seele und unseren Geist kontrollieren kann. Er weiß, dass Bitterkeit, Schuld und Angst dazu verwendet werden können, uns zu kontrollieren, wenn sie in unserem Bewusstsein verweilen. Wenn die eigene geistliche Kraft durch den Feind so weit beeinträchtigt wurde, dass er den Körper und seine Chemie kontrollieren kann, dann ist er in der Lage, nach Belieben Depressionen und jede andere psychologische oder biologische Fehlfunktion auf uns kommen zu lassen.

Er kann das, da eine Depression per Definition nichts anderes ist, als ein extern oder intern herbeigeführtes, chemisches Ungleichgewicht.

Der Feind weiß, dass er, wenn er uns dazu bringen kann, „ungeistlich" zu sein und uns in den Bereichen mangelnder Heiligung zu manipulieren, dann unsere gedanklichen Prozesse kontrollieren kann.

Wenn Satan unsere gedanklichen Prozesse kontrollieren kann, wird er auch unsere Chemie kontrollieren können. Wenn man einen *Serotonin*mangel hat, fühlt man sich nicht gut, weil die Chemikalie fehlt, die Gott zu unserem Wohlbefinden erschaffen hat. Jeder Gedanke, ob bewusst oder unbewusst, führt irgendwo im Körper zu einer Nervenreizübertragung, einer Ausschüttung von Hormonen oder Neurotransmittern.

Wenn wir anfangen, auf die Angst zu hören, fangen wir an, auf Selbsthass, Schuld und Ablehnung zu hören, und dann reagiert der Körper auf diese geistlichen Attacken mit der Ausschüttung von chemischen Stoffen, die kontraproduktiv auf unseren Frieden wirken.

Der Feind kennt diesen Zusammenhang ganz genau. *Die Zeit ist reif, dass Sie wissen, was der Feind über Sie weiß, damit Sie ihn an der Wurzel packen können.* Sie müssen weder ein Opfer, noch müssen Sie unwissend sein. Sie müssen auch nicht sterben und in den Himmel kommen, um herauszufinden, warum Sie eigentlich gestorben sind.

Gastroösophagealer Reflux

Gastroösophagealer Reflux und *Mitralklappenprolaps* (siehe unten) sind identisch in der geistlichen Wurzel und der Erscheinungsform. Die Grundursache ist *Angst.*

Bei einem *gastroösophagealen Reflux* schließt der Ringmuskel am unteren Ende der Speiseröhre (Mageneingang) nicht richtig, und die Magensäure kann in die Speiseröhre aufsteigen. Das verursacht Sodbrennen und kann zu Geschwüren in der Speiseröhre führen.

Mitralklappenprolaps

Bei einem *Mitralklappenprolaps* schließt und öffnet sich die Mitralklappe des Herzens nicht richtig. Dadurch fließt Blut wieder in den Vorhof zurück, und folglich muss das Herz mehr arbeiten. Deshalb wird dieser Vorgang Mitralklappenprolaps genannt. Die Wurzel von *gastroösophagealem Reflux* und *Mitralklappenprolaps* sind *Angst.*

Bei Angst und Sorge bewirkt der Hypothalamus nicht nur ein Ungleichgewicht des endokrinen Systems (Hormonsystems). Vielmehr beeinträchtigen Angst und Sorge direkt das sympathische, vegetative und zentrale Nervensystem. Wir sehen eine indirekte bzw. direkte Verbindung mit neurologischer Dysfunktion, dass die Mitralklappe bzw. der Schließmuskel am Speisröhrenausgang nicht korrekt öffnet bzw. schließt. Wenn die indirekte bzw. direkte Verbindung der neurologischen Dysfunktion aufgehoben ist, dann erfüllen die Mitralklappe und der Schließmuskel am Speisröhrenausgang den Zweck, zu dem sie geschaffen wurden. Die zugrunde liegenden Wurzeln sind Angst und Sorge. Viele Menschen wurden schon durch unseren Dienst von einem *Mitralklappenprolaps* und von *gastroösophagealem Reflux* geheilt.

Chronisches Erschöpfungssyndrom (Chronic Fatigue Syndrome, CFS)

Die Erkrankung ist auch bekannt als CFIDS (Chronic Fatigue Immune Dysfunction Syndrome), also chronisches Erschöpfungs- und Immunstörungssyndrom.

Beim *chronischen Erschöpfungssyndrom* handelt es sich nicht um das Epstein-Barr-Virus. Das Epstein-Barr-Virus ist eine Mononukleose, auch bekannt als das Pfeiffersche Drüsenfieber. „Epstein-Barr-Virus" ist lediglich eine neue Bezeichnung. Man nannte es im Englischen bislang auch „Mono". Jetzt wird es „EBV" genannt. Das Epstein-Barr-Virus ist etwas anderes als das CFS oder CFIDS.

Bei CFS liegt fast ausnahmslos eine Diagnose der *Unter- oder Überzuckerung* vor. Dies wurde auch durch die nationale Organisation für CFS in Charlotte, North Carolina, USA, und von anderen, die sich auf dem Gebiet von CFS spezialisiert haben, belegt. CFS und *Hypoglykämie* sind oft zusammen in einer Diagnose enthalten. Eine Hypoglykämie hat eine autoimmune Komponente. Sie wird nicht als eigenständige Autoimmunkrankheit betrachtet, obwohl diese autoimmune Komponente vorliegt. Das deutet daraufhin, dass die Hypoglykämie eine ähnliche geistliche Wurzel hätte wie andere Autoimmunkrankheiten, auf die wir noch eingehen müssen.

Wenn wir Menschen mit einer Autoimmunkrankheit dienen, stoßen wir fast ausnahmslos auf ein gewisses Maß an *mangelndem Selbstwertgefühl und/oder Schuld.* Diese Menschen stehen im Konflikt mit sich selbst im Hinblick auf die eigene Identität, Getriebensein, Leistung, einen Konflikt und Schuld, der, wenn er ein bestimmtes Maß erreicht, eine Autoimmunkrankheit verursacht. CFIDS (oder CFS) ist *eine Angststörung mit einer übergeordneten autoimmunen Komponente*, die eine *Hypoglykämie* auslöst. Das Problem bei CFS ist, dass die *Hypoglykämie* an sich schon eine Krankheit ist.

Manche Menschen leiden an einer *Hypoglykämie*, werden aber nicht mit CFS diagnostiziert. Das erschwert die Sache, da bei einer *Hypoglykämie* ein neurologischer Auslöser im Blutkreislauf die erzeugte Glukose daran hindert, zum Gehirn zu gelangen. Die Glukose versorgt die Gehirnzellen mit der Energie, die fürs Denken benötigt wird; sie stellt sicher, dass das Gehirn arbeiten kann. Was die Diagnose weiter erschwert, ist der Nachweis, dass manche Menschen, bei denen CFS diagnostiziert wurde, keine *Hypoglykämie* haben. Ich vertrete die Meinung, dass eine Person mit Müdigkeit und Erschöpfung ohne entsprechende *Hypoglykämie*diagnose dann kein CFS hat, sondern sich im dritten und letzten Stadium des allgemeinen Anpassungssyndroms bei Angststörungen – dem Erschöpfungsstadium – befindet.

Im Fall der *umweltbedingten Unverträglichkeit* kann es zu einem sogenannten „Gehirnnebel" kommen, was nicht zwingend eine *Hypoglykämie* einschließen muss. Die Gründe für den „Gehirnnebel“ unterscheiden sich bei den beiden Erkrankungen. Bei MCS/EI verursachen *Angstzustände* eine Kombination aus zu wenig Sauerstoff und zu viel Kohlenstoffdioxid und führen zur Hyperventilation. Bei MCS/EI fängt das Herz unter Stress an zu rasen, es kommt zu einer Kurzatmigkeit und die Atemfrequenz erhöht sich. Der Kaliumspiegel senkt sich, und das dritte Stadium der Angststörung, die *Erschöpfung*, setzt ein. Die Langzeitwirkung eines gesenkten Kaliumspiegels äußert sich in *Erschöpfung*.

Bei CFS haben wir keinen verringerten Kaliumspiegel. Der Glukosespiegel ist hier zu niedrig. Die vorhandene Glukose reicht nicht aus, die Gehirnzellen mit der nötigen Energie zu versorgen, und ist Teil der Krankheit. Die *Chronische Erschöpfung* bildet den ersten Teil der Krankheitsbezeichnung. Die Symptome sind Erschöpfung, Lethargie, mangelnde Motivation und Kraftlosigkeit. Das Wort „Syndrom“ zeigt an, dass die Ursache unbekannt ist. *Wann immer die Worte „unheilbar“, „Krankheitsursache unbekannt“ oder „Syndrom“ aufkommen, handelt es sich in der Regel um eine Krankheit, der eine geistliche Ursache zugrunde liegt.*

Ich musste mir die vielen CFS-Fälle, die ich behandelt hatte, ansehen, und bis vor ein paar Jahren hatte ich den Eindruck, dass ein Mitglied des Familienstammbaums die Ursache des Problems war. In den letzten Jahren, nachdem mehr Leute mit CFS zu uns gekommen waren, hat sich das jedoch nicht bewahrheitet. Ich musste meine allgemeine Aussage ändern, damit sie auf die Mehrheit zutrifft. Folgende Erkenntnisse habe ich bezüglich CFS:

Wenn wir Menschen mit CFS dienen, legen wir das sogenannte Blutzuckerprofil zugrunde. Wir gehen zuerst die *Hypoglykämie* an, weil sie das eigentliche Problem verdeckt.

Viele, die eine CFS-Diagnose stellen, berücksichtigen nicht die Erkenntnisse über die *Hypoglykämie*, die ja das Hauptproblem ist. Das schockiert mich, es ist eine Form von Krankheits-Okkultismus. Wissen Sie, was Okkultismus ist? Wenn man die Wahrheit verdeckt. Irgendetwas drängt sich in den Vordergrund und verdeckt den wahren Grund. Wir haben also zum einen das wahre Grundproblem von CFS, und wenn sich das Krankheitsprofil des Syndroms entwickelt, dann kommt zum anderen die *Hypoglykämie* hinzu und fasst Fuß. Unzählige physiologische Probleme werden vom wahren Feind verdeckt. Das haben wir langsam aber sicher in unserem Dienst gelernt.

Was wir als erstes bei CFS heutzutage tun, ist, dass wir den Betrüger loswerden, der das echte Grundproblem verdeckt. Hinter der *Hypoglykämie* steckt das wahre Problem. CFS ist eine Angststörung mit einer vorgeordneten Hypoglykämie (autoimmunen Komponente), *die eine gewaltige Angststörung verschleiert, die wiederum durch das Getriebensein verursacht wird, die Erwartungen eines Elternteils erfüllen zu müssen, um Liebe zu empfangen. Normalerweise geht es um die Liebe der Mutter,* aber das ist nicht immer der Fall.

CFS ist die Folge eines Getriebenseins, die Erwartungen eines Elternteils erfüllen zu müssen, um Liebe und Anerkennung zu empfangen. In den meisten Fällen tut die Person, die CFS bekommt, nicht das im Leben, was sie möchte, sondern versucht, die Erwartungen der Eltern zu erfüllen. Oft findet man hinter den Kulissen einen sehr kontrollierenden Elternteil, der bestimmen möchte, was mit dem Leben des Kindes geschieht. CFS zu verstehen fällt viel leichter, wenn man zuerst MCS/EI beseitigt.

Ich betrachte CFS als eine *Leistungsstörung.* Sie wird auch die „Yuppie-Krankheit“ oder die „Angestellten-Krankheit“ genannt. Sie trifft normalerweise Berufstätige auf dem Höhepunkt ihrer Karriere. Nachdem sie das erreicht haben, was die anderen von ihnen erwarteten, stürzen sie ab. Wenn sie abgestürzt sind, kommen die Schuld und der Selbsthass hinzu und die autoimmune Komponente setzt ein. Dann kommt es zur Hypoglykämie und die ganze Angelegenheit wird „vernebelt“. Von diesem Zeitpunkt an jagt man einem imaginären Problem hinterher.

Ich habe in meiner Büchersammlung viele medizinische Bücher zu diesem Thema. Ich habe sie alle gelesen und keines davon kennt die „Ursache“ von CFS. *Die Ursache ist nicht die chemische Exposition. Ich kann Ihnen nur sagen, dass die von uns benannte Krankheitsursache und Diagnose der geistlichen Wurzeln richtig sind, weil inzwischen so viele Menschen wieder gesund sind!* **Das ist *ein herausragender Weg*.** Man muss sozusagen das Pferd von hinten aufzäumen. Bevor man versucht, eine Diagnose zu erstellen, muss man sich mit dem Leben der betroffenen Person vertraut machen und sich dann durch die ganze Unordnung hindurcharbeiten, um zu sehen, was vorliegt. Durch diese umgekehrte Vorgehensweise haben wir Heilung gesehen. Hiervon ausgehend haben wir das Geheimnis gelöst, indem wir die Menschen auf einer geistlichen und emotionalen Ebene kennengelernt und ihnen dabei geholfen haben, mit ihren innersten Gedanken und Ängsten klarzukommen. *Ich betrachte CFS als eine Angststörung, die dazu führt, dass man davon getrieben ist, die Erwartungen einer anderen Person erfüllen zu müssen, um ihr gerecht zu werden und Liebe von ihr zu empfangen.*

In manchen säkularen Kreisen werden MCS/EI und CFS als ein und dieselbe Krankheit betrachtet. Das sehe ich anders, denn sie haben zwei verschiedene

Komponenten. Eine Person mit CFS wurde normalerweise nicht in dem Ausmaß von einer anderen Person verletzt, wie wir es von MCS/EI kennen. Bei den meisten MCS/EI-Fällen ist eine menschliche Beziehung in die Brüche gegangen, in der Regel betraf dies einen nahen Verwandten, und meistens ereignete sich dies in der Kindheit. Einer oder mehrere der folgenden vier Lebensumstände sind normalerweise gegeben:

- Emotionale und verbale Misshandlung,
- Körperliche Misshandlung
- Sexuelle Misshandlung, einschließlich Belästigung, und
- Getriebensein, die Erwartungen der Eltern zu erfüllen, um Liebe zu empfangen, in einer sterilen und lieblosen Umgebung.

Es ist für ein Kind sehr schwer, unter solchen Voraussetzungen aufzuwachsen.

Parasiten

Normalerweise begegnet man keinen Parasiten, außer bei Menschen mit einem beeinträchtigten Immunsystem. Oft kommen Menschen mit MCS/EI zu mir und sagen: „Ich habe Parasiten."

Ich sage: „Das ist kein Problem." Um die Parasiten kümmere ich mich jedoch überhaupt nicht. Damit verschwende ich nur meine Zeit. Wenn man die Parasiten loswerden möchte, muss man sich mit der Angst und den Sorgen auseinandersetzen, weil diese eine Schwächung des Immunsystems bewirken.

Wurde das Immunsystem geheilt, haben die Parasiten keine Chance mehr. Ich hatte in meinem Dienst schon so viele Anrufe von Leute, die sagten: „Ich komme gerade vom Arzt und habe keine Parasiten mehr." Parasiten können normalerweise nur aufgrund eines beeinträchtigten Immunsystems langfristig Fuß fassen. Ein beeinträchtigtes Immunsystem wird durch *Angst, Sorge und Stress* verursacht.

Reizdarmsyndrom

Das *Reizdarmsyndrom* (RDS) wird durch eine Fehlsteuerung der Dendriten in der Darmschleimhaut verursacht. RDS wird direkt durch *Sorge, Angst und Unsicherheit* verursacht.

Koliken

Eine Kolik kann von einem *vererbten Geist der Angst* kommen. Eine Kolik ist eine neurologische Erscheinungsform beim Kind als direkte Folge eines Geistes der Angst, der bei der Empfängnis, in der Gebärmutter oder bei der Geburt Zutritt bekam. Man kann sie sehr leicht beheben. Sie wird oft von der Mutter vererbt.

Grippe

Die Bibel scheint darauf hinzudeuten, dass es Dinge gibt, die „beim Menschen natürlicherweise vorkommen“. Die Grippe hat nicht unbedingt eine geistliche Wurzel. Es gibt Dinge, die beim Menschen natürlicherweise vorkommen, aber aus dem allen rettet uns der Herr.

> **Wer auf den HERRN vertraut, erleidet zwar vieles, doch der HERR errettet ihn aus aller Not. Psalm 34,20 (NLB)**

Ich muss noch an eine weitere Bibelstelle denken. In 1. Timotheus 5,23 ist die Rede vom „häufigen Unwohlsein“. Häufiges Unwohlsein kommt ganz natürlich beim Menschen aufgrund von Bakterien und anderen Aspekten des Sündenfalls vor. Es hat an sich nicht unbedingt eine geistliche Wurzel, sondern ist Teil des Sündenfalls.

Es gibt jedoch eine Ausnahme: Wenn wir nicht für unseren Körper sorgen, uns nicht ausreichend erholen und uns schlecht ernähren. Dann haben wir uns nicht um den Tempel gekümmert, und das Immunsystem wird beeinträchtigt. Dadurch sind wir anfälliger für Viren und die Grippe.

Sjörgen-Syndrom

Das *Sjörgen-Syndrom* steht im Zusammenhang mit einem Autoimmunmechanismus. Es ist eine chronische, systemische Entzündungsstörung mit unbekannter Krankheitsursache, die sich durch Trockenheit von Mund, Augen sowie anderen Schleimhäuten auszeichnet. Es wird oft mit rheumatischen Erkrankungen in Verbindung gebracht. Das *Sjörgen-Syndrom* hat bestimmte autoimmune Merkmale mit der *Sklerodermie* gemeinsam. Ich kenne die *Sklerodermie* gut. Wenn das *Sjörgen-Syndrom* mit der *Sklerodermie* verwandt ist, haben wir es offensichtlich mit *extremer Selbstablehnung und extremem Selbsthass in Verbindung mit viel Schuld* zu tun. Der Schlüssel zu dieser Erkrankung ist die Autoimmunkomponente. Die Entzündung weist auf eine Proliferation der weißen Blutkörperchen hin und daher wissen wir, dass wir es mit einer Person zu tun haben, die *mit sich selbst in Konflikt steht.*

Innerhalb von bestimmten Krankheitsklassen stößt man auf die gleichen geistlichen Wurzeln. Die Gesichter und die Namen sind wohl verschieden, ebenso die „Türöffner“ für die Krankheiten. Man muss das Leben einer Person sehr genau kennenlernen, um herauszufinden, wo, wie und warum ein Fluch hineingekommen ist. Das ist Teil unseres Dienstes und unserer Untersuchungen. Wir finden heraus, wo der Teufel hineingekommen ist, warum er ein Anrecht im Leben dieser Person hat, woher der Fluch kam und was der Grund dafür war. Das alles gehört zu unserem Dienst.

Panikattacken

Panikattacken sind Angst- und phobische Störungen; sie sind ein aggressives Stadium von Angststörungen. Ausgangspunkt dafür ist der Hypothalamus, der die folgenden Lebensumstände fördert: *Angst, Sorge, Stress, Phobien, phobische Zustände, Panikattacken, Zorn, Wut und Aggression.* Alle diese menschlichen Ausdrucksformen werden durch eine einzige Drüse in Gang gesetzt, durch den Hypothalamus. Bei Angstattacken wird ACTH in die Blutbahn ausgeschüttet. Bei Panikattacken wandert das Hormon direkt zu den Rezeptoren der Herzmuskulatur und bewirkt einen sofortigen Anstieg der Atemfrequenz, des Herzschlages, eine automatische sofortige Hyperventilation und eine übermäßige Kohlenstoffdioxid-Retention im Gehirn. Die betroffene Person ist verwirrt, schaltet ab, und es kann zu einer Anaphylaxie und einem katatonischen Schock kommen. Dies kann sich in kürzester Zeit ereignen. Panikattacken werden von einem *Geist der Angst* verursacht.

Phobien

Phobien sind etwas anders. Phobien sind assoziativ, Panikattacken nicht. Panik kann aus dem Nichts kommen. Wenn man *Phobien* untersucht, stellt man fest, dass irgendwann im Leben einer Person ein Ort oder eine Situation mit Angst oder einem unangenehmen Gefühl assoziiert wurde. Die Betroffenen assoziieren sofort einen Ort bzw. eine Situation und ein Gefühl mit dem Vorhandensein eines Problems. Die *Agoraphobie (Angst vor dem Verlassen vertrauter Orte)* und *Klaustrophobie (Angst vor geschlossenen Räumen)* sind zwei Beispiele dafür.

Phobische Zustände werden durch zwei Mechanismen ausgelöst, die Projektion und die Verdrängung, die das Vermeiden zur Folge haben. Dies schafft die Voraussetzungen für einen phobischen Stressor, der sich selbst durch Gefühle des Unbehagens verstärkt. Kommt man dem Stressor zu nahe oder denkt auch nur daran, werden Hormone über den Hypothalamus ins Blut ausgeschüttet. Diese erzeugen die Anfangsphase einer Panikattacke in Verbindung mit der Phobie. Eine Phobie ist nichts anderes als ein *Geist der Angst*, und hier ist der erste Ansatzpunkt. Wie oft projizieren wir etwas und vermeiden diese Sache dann aus Angst? *Der Kampf wird im Kopf gewonnen oder verloren.*

Hypoglykämie (Unterzucker)

Hypoglykämie ist Unterzucker. Sie ist begründet in *Angst und Sorge in Verbindung mit Selbsthass und Selbstablehnung sowie mit Schuld.* Eine neurologische Fehlsteuerung hindert die Glukose daran, zum Gehirn zu gelangen. Glukose versorgt die Gehirnzellen mit Energie. Die *Hypoglykämie* ist zusätzlich mit einer autoimmunen Komponente vergesellschaftet. Tatsächlich kann die *Hypoglykämie* durch Angst und Sorge zusammen mit Selbsthass und Schuld verursacht werden. Sie ist tief in mangelnder Identität und Unsicherheit verwurzelt. Leistungsorientiertheit kann auch eine Rolle spielen.

Hyperglykämie (Diabetes mellitus Typ 1)

Hier geht es um Überzucker, und etliche Belege weisen auf eine autoimmune Komponente hin. Eine *Hyperglykämie* ist eine Autoimmunerkrankung mit einer zusätzlichen Komponente von Angst und Sorge. Bei einer *Hyperglykämie*, d.h. *Diabetes mellitus (Typ 1)*, greifen einerseits die weißen Blutkörperchen die Bauchspeicheldrüse an und behindern ihre Funktion. Andererseits kommt es auch zu einem neurologischen Aussetzer, und die produzierte Glukose kann das Gehirn nicht mehr erreichen. Immer wenn irgendein Gewebe durch weiße Blutkörperchen angegriffen wird, handelt es sich um eine Autoimmunerkrankung. Gibt es neurologische Aussetzer, die Prozesse unterbrechen, spielen Stress, Angst und Sorge eine Rolle. Die beiden Vorgänge sind sich ähnlich, jedoch liegen ihnen zwei verschiedene geistliche Wurzeln zugrunde (vgl. Diabetes mellitus Kap. 7, S. 232).

Hypothyreose (Morbus Hashimoto)

Bei einer *Hypothyreose* (Schilddrüsenunterfunktion) werden zu geringe Mengen an Thyroxin von der Schilddrüse gebildet und ins Blut abgegeben. Im fortgeschrittenen Stadium wird sie auch *Morbus Hashimoto* genannt.

Im zweiten Stadium des allgemeinen Anpassungssyndroms bei Angst, Sorge und Stress wird die Schilddrüse direkt durch Stress beeinträchtigt; so kommt es zu einer mangelnden Sekretion von Thyroxin. Bei einer Behandlung wird synthetisches oder tierisches Thyroxin eingesetzt, um den Mangel zu beheben. Viele Menschen wurden durch unseren Dienst von Angststörungen befreit und damit auch von *Morbus Hashimoto*, der unter dieses Krankheitsbild fällt. Heute ist die Mehrheit dieser Menschen, die von Angst, Sorge und Stress befreit wurden, ebenfalls von *Morbus Hashimoto* befreit. *Diese Krankheit wird von der Medizin als unheilbar betrachtet, aber ich möchte Ihnen sagen, dass sie es nicht ist.*

Die Schilddrüse funktioniert aufgrund von Angst, Sorge und Stress nicht richtig. Wenn jedoch Angst, Sorge und Stress durch unseren Dienst ausgeräumt wurden, kommt die Schilddrüse wieder ins Gleichgewicht und gibt Thyroxin wieder in richtiger Weise ab.

Bei einer *Hypothyreose*, die durch Angst, Sorge und Stress verursacht wird, kommt eine autoimmune Komponente hinzu, dabei sammeln sich weiße Blutkörperchen in der Schilddrüse an und verursachen eine nichtbakterielle Entzündung und Schwellung. Dieses fortgeschrittene Stadium nennt man *Morbus Hashimoto*. In diesem Fall werden Selbsthass, Selbstablehnung und Schuld zur Hauptwurzel, und Angst, Sorge und Stress bilden dann nur ein Beiwerk. Dennoch geht es sehr vielen Leuten aufgrund unseres Programms, das beide Ausprägungen berücksichtigt, heute wieder gut. ***Das ist* der herausragende Weg**.

Hyperthyreose (Morbus Basedow)

Eine *Hyperthyreose* (Schilddrüsenüberfunktion) ist eine erhöhte Ausschüttung von Thyroxin; sie wird in vielen ihrer Erscheinungsformen auch *Morbus Basedow* genannt. Sie kann zu Kropfbildung, Schwellungen der Augen, Herzklopfen und Zittern führen. Morbus Basedow hängt eine autoimmune Komponente an, aber hauptsächlich sehe ich zunächst eine Angststörung dahinter. Die Autoimmunkomponente bringt dann *Morbus Basedow* hervor, im Gegensatz zu *Morbus Hashimoto*, der hauptsächlich eine Autoimmunerkrankung mit einer zusätzlichen Komponente von Angst ist. Die Wurzeln hinter beiden Krankheiten sind *Sorge, Angst und/oder Selbsthass, Selbstablehnung und Schuld.*

Ich bekam einen Anruf von einer Person, die gerade eben mit *Morbus Basedow* diagnostiziert worden war. Ihr Arzt, der zufällig auch ein Mitglied ihrer Gemeinde war, empfahl eine sofortige Zerstörung der Schilddrüse durch eine Radiojodtherapie. Das war eine ziemlich drastische Lösung, obwohl *Morbus Basedow* unbehandelt schnell lebensbedrohlich werden kann. Der Vorschlag des Arztes war, das Problem durch die Zerstörung der Schilddrüse dauerhaft zu lösen. Der Arzt erwähnte jedoch nicht, dass die Entfernung der Schilddrüse permanenten *Morbus Hashimoto* [vgl. Kap. 8, S. 320] hervorrufen würde. Also hätte man eine Krankheit gegen eine andere getauscht.

Während des Telefonats bekam ich folgende interessante Erkenntnis. Diese Person wollte meine Meinung hören. Als ich dann meine medizinischen Unterlagen zu *Morbus Basedow* noch einmal durchging, fiel mir etwas auf. *Morbus Basedow* kann in erster Linie durch einen emotionalen Schock oder durch Angstzustände, die über einen längeren Zeitraum andauern, verursacht werden. Des Weiteren las ich, dass *Morbus Basedow* eine autoimmune Komponente haben kann.

Als ich nachlas, welche Therapie statt der Radiojodtherapie vorgeschlagen wurde, stellte ich außerdem fest, dass über einen Zeitraum von 18 Monaten ein Medikament verabreicht werden konnte. Dieses Medikament hält das Fortschreiten der Krankheit sofort auf und verschafft Zeit, das Problem zu lösen. Mit diesen Informationen wandte ich mich wieder an diese Person: „Hat Ihnen Ihr Arzt gesagt, dass Sie durch die Zerstörung Ihrer Schilddrüse dauerhaft *Morbus Hashimoto* [vgl. Kap. 8, S. 320] bekommen würden?“

Der Patient sagte: „Nein, das haben wir nie besprochen.“

Ich sagte: „Hat Ihnen Ihr Arzt gesagt, dass emotionaler Stress medizinischen Forschungen zufolge die Ursache sein könnte?“

Die Person sagte: „Nein.“

Ich fragte: „Hat Ihnen Ihr Arzt gesagt, dass es ein Medikament gibt, das man über einen Zeitraum von 18 Monaten einnehmen könnte, und dass diese Zeit eventuell eine Lösung des Problems ermöglichen würde?“

Sie sagte mir: „Ja, aber warum sollte man das tun, wenn man das Problem ein für alle Mal aus dem Weg schaffen kann?“

Ich sagte: „Glauben sie nicht, Gott möchte, dass Sie zu Ihm kommen, um herauszufinden, worin der emotionale Konflikt besteht? Wenn ein Konflikt vorhanden ist, wäre das ein geistliches Problem und Gott könnte es in Ihrem Leben lösen.“

In unserer Unterhaltung besprachen wir viele Bereiche, in denen es einen emotionalen Konflikt gab, und die daraus herrührende Schuld und Selbstablehnung. Diese beiden Zustände reichen aus, um Morbus Basedow zu verursachen. Am Ende entschied sich die Person, eine Zeit lang dieses Medikament einzunehmen und Gott um die Lösung ihres geistlichen und emotionalen Konflikts zu bitten. Heute hat diese Person ihre Schilddrüse noch immer und es geht ihr gut. Ist es nicht ***ein herausragender Weg,*** seine Schilddrüse zu behalten und geistliche sowie emotionale Probleme zu lösen, um geheilt zu werden?

Manchmal brauchen wir Hilfe, um wieder gesund zu werden. Wenn wir uns selbst durch Bekennen heilen könnten, dann könnten wir uns auch selbst dadurch heilen, dass wir Verantwortung übernehmen, Dinge einsehen, Dingen entsagen und widerstehen. Wozu bräuchten wir dann die in 1. Korinther 12 erwähnten Geistesgaben? Wenn wir das alles selber hinbekämen, dann müssten wir nicht für einander beten. Wozu bräuchten wir dann den Dienst?

Ich habe über 40 verschiedene Ausführungen in der Bibel gefunden, die zeigen, wie Gott davon abgehalten werden kann, im Leben Seines Volkes zu wirken. Allein das Problem zu kennen, ist nicht immer die Lösung, etwa nach dem Motto: Wasch mir den Pelz, aber mach mich nicht nass. *Auch wenn wir Dinge erkannt haben, müssen wir sie trotzdem noch auf ganzer Linie mit Gott ins Reine bringen.*

Gott ist ein liebender Vater, und Er wird Sie *nicht* mit dem Feind teilen. Vielleicht wollen Sie mit dem Feind zusammenleben, aber Gott möchte das nicht und wird keine Kompromisse eingehen. Nur weil Sie einen Ausweg suchen oder nach einer *Möglichkeit, die Folgen des Fluchs zu umgehen*, ohne jedoch den Weg bis zu Ende gehen zu wollen, bedeutet das noch nicht, dass Gott dies zulassen wird.

Gott soll mich nicht irgendwo zurücklassen. Er soll mich den ganzen Weg in Seine Verheißungen führen, damit alle Feinde „meines Landes" besiegt werden können und ich vor Ihm stehen und wissen kann, dass wir etwas Wundervolles in meinem Leben vollbracht haben. Ich befinde mich noch immer in der Entwicklung. Gott arbeitet noch immer jeden Tag an mir, und ich liebe es. Ich liebe es, wenn der Heilige Geist mir Fehler aufzeigt. Ich liebe es, wie Gott mich zu einem ehrbaren Gefäß formt. Für mich gibt es keine größere Ehre, als dass Gott sich um mich kümmert. Ich unterwerfe mich Ihm als meinem Vater, dem Wort, das Er für mich sandte, und dem Heiligen Geist.

Anmerkung des Herausgebers: Verwechseln Sie an dieser Stelle nicht *Morbus Basedow* mit *Morbus Hashimoto*, denn sie sind zwei voneinander unabhängige Krankheiten (siehe oben). Auch *Hypothyreose* und *Hyperthyreose* sind zwar Bestandteile dieser beiden Krankheitsprofile, doch sie können auch unabhängig davon auftreten, ohne dass es sich um *Morbus Basedow* oder *Morbus Hashimoto* handelt. In diesen Stadien, sowohl bei der *Hypothyreose* als auch der *Hyperthyreose*, haben wir eine Beteiligung des sympathischen Nervensystems in Folge von Angst, Sorge und Stress im zweiten Stadium des allgemeinen Anpassungssyndroms, wodurch es zu einer mangelnden bzw. übermäßigen Sekretion von Thyroxin kommt.

Suchtpersönlichkeit

Süchte

Wir hatten einige Erfolge bei der Heilung bzw. Wiederherstellung verringerter Dopaminspiegel bei verschiedenen Suchtarten. Wenn man eine Sucht behandelt, muss man dem Dopamin viel Aufmerksamkeit schenken, da es der Neurotransmitter für Glücksgefühle im menschlichen Körper ist. Der Körper produziert dieses Glückshormon nur sehr langsam, während er Serotonin sehr schnell herstellen kann. Kokain ist eigentlich eine ungewöhnliche Droge, weil sie chemisch betrachtet nicht süchtig macht. *Kokain macht unter psychologischen und geistlichen Gesichtspunkten süchtig.* Das möchte ich Ihnen im Folgenden erläutern.

Wenn eine Person Kokain einnimmt, werden durch die Wirkungsweise von Kokain riesige Mengen an Dopamin freigesetzt, was einem massiven Orgasmus gleich kommt. Solch eine hohe Dopaminfreisetzung kann kein zweites Mal wiederholt werden. Deswegen bekommen die Betroffenen nach der ersten Einnahme nie wieder den gleichen Rausch. Sie versuchen es immer wieder, begreifen jedoch nicht, dass der Rausch auf einer Dopaminfreisetzung beruht. Nicht die

Droge gibt den Kick, sondern das freigesetzte Dopamin erzeugt den biologischen Kick. Deshalb sind Kokainabhängige so gequält.

Jede Sucht ist in dem Bedürfnis nach Liebe verwurzelt.

Masturbation

Masturbation ist ein großes Problem. Masturbation fängt gewöhnlich in der Kindheit an, nicht unbedingt wegen der Lust, sondern insbesondere in Familien, in denen viel gestritten wird. Die Masturbation wird vom Kind erlernt, wenn das Haus von Auseinandersetzungen und Streit erfüllt ist und sich dadurch Spannungen aufbauen. Ein Orgasmus gibt dem Körper eine Art Befreiung von dieser Spannung. Dopamin wird auch freigesetzt, da es der Neurotransmitter bei einem Orgasmus ist. Wenn Dopamin freigesetzt wird, erzeugt es ein Gefühl der Erfüllung. Es ist ein Neurotransmitter und gibt den neurologisch-biologischen „Kick“.

Ein Kind, das in einer angespannten und von Streit erfüllten Atmosphäre aufwächst, verschafft sich zuweilen Befreiung durch Masturbation, jedoch folgt anschließend ein Gefühl der Unreinheit und Schuld. Es ist das Gleiche wie bei Kokain. Die Gefühle von Befreiung und Verdammnis bilden einen Teufelskreis. Die geistlichen Folgen von Masturbation und Kokain sind sich sehr ähnlich: Zuerst Befreiung und Erfüllung, dann die Schuld. Der Feind weiß ganz genau, wie er uns fertigmachen kann.

Das sind einige der Mechanismen von Dopamin und Kokain. Aber was hat das mit *Morbus Parkinson* [vgl. Kap. 8, S. 284] zu tun? Ich bin mir nicht sicher, aber wir werden es herausfinden.

Ich verliere nicht gerne. Ich habe so viele Siege im Kampf gegen Krankheit gefeiert, dass ich fast denke, wir werden sie eines Tages alle gewinnen. Ich glaube, wenn wir im Leib Christi eine Armee aufbauen, können wir den Teufel auf einer gewissen Ebene besiegen. Aber wenn wir nicht anfangen, wird dies nie geschehen. Diejenigen, die das hier hören bzw. lesen, stoßen auf neue Grenzlinien. Dies ist ein neuer Grenzbereich, in dem wir Gottes Wirken an den Menschen erleben. Jeden Tag lerne ich hinzu. Ich habe nicht alle Antworten, doch was ich weiß und was sich bewahrheitet hat, werde ich Ihnen mitteilen.

Alkoholismus

Haben Sie sich schon einmal gefragt, warum manche Menschen Alkohol trinken können und keine Alkoholiker sind, während andere abhängig werden? Zunächst einmal ist Alkoholismus keine genetisch vererbte Krankheit. Jedoch gibt es eine genetische Komponente, die in einer Familie mit Alkoholikern zu beachten ist. Wussten Sie, dass Alkoholismus in Familien liegt, *weil ein Fluch über der Familie liegt, der die Sucht hervorruft*? Auch sexuelle Belästigung und die Tatsache, dass einzelne Familienmitglieder zum Opfer gemacht werden, liegen in der Familie. *Der Grund dafür ist, dass innerhalb der Familie wirkende Geister ganze Familien „durchwandern“.*

Eine nationale Statistik in Amerika zeigt, dass 35 Prozent der Frauen und 25 Prozent der Männer irgendwann in ihrem Leben sexuell belästigt wurden. Das Ganze wird dann auch weitergegeben. Die Wahrscheinlichkeit, dass eine sexuell belästigte Person jemand anderen in ihrem Leben sexuell belästigt, ist sehr hoch, sofern sie nicht durch das Blut Jesu Christi gerettet und befreit wird.

Wenn ein Kind in eine Familie mit Alkoholikern hineingeboren wird, hat es einen „chemischen Mangel“ in den Basalganglien. Die Basalganglien befinden sich im Gehirn, oberhalb des verlängerten Rückenmarks. Darin sind verschiedene Neurotransmitter, die über die Gehirnprozesse mit dem zentralen Nervensystem verbunden sind.

In diesem Bereich findet man vier Hauptklassen von Neurotransmittern.

Eine dieser Klassen von Neurotransmittern hat mit Schmerzlinderung zu tun. Wenn nun eine Person mit einer vererbten Veranlagung zum Alkoholismus geboren wird, ist bei der Geburt eine Chemikalie unvollständig. Sie ist nicht normal. Dieser Chemikalie fehlt ein Teil, um vollständig zu sein. Alkohol ist eine Chemikalie, ein Suchtmittel. Wenn diese „unvollständige“ Chemikalie nun mit Alkohol in Kontakt kommt, findet eine chemische Reaktion statt, und es entsteht eine völlig neue Chemikalie. Diese neue Chemikalie verbleibt permanent in den Basalganglien und heißt Tetrahydroisochinolin. Dieser neue Neurotransmitter erzeugt ein ständiges Verlangen nach Alkohol.

Die Medizin vertritt die Auffassung, dass Alkoholiker allergisch auf Alkohol sind. Deshalb braucht man nur ein Glas Alkohol, um das Ganze ins Rollen zu bringen.

Beim Alkoholismus hatte ich schon manche Erfolge und Misserfolge. In erster Linie kommt der Erfolg beim Alkoholismus dadurch, dass Gott die Betroffenen befreit, wobei hinzukommen muss, dass die betroffene Person einfach die Nase voll davon hat. Sie muss an den Punkt kommen, wo sie eine ernsthafte Entscheidung trifft und „Nein“ sagt. Ich weiß, dass Gott uns in dieser Entscheidung entgegenkommt und sie honoriert.

Ich habe erlebt, dass Nichtchristen vom Alkohol befreit wurden. Ich bin mit dem 12-Schritte-Programm nicht unbedingt einverstanden, und ich erkläre Ihnen auch warum. In diesem Programm heißt es: „Einmal ein Alkoholiker, immer ein Alkoholiker.“ Da bin ich anderer Meinung. Die Menschen, die durch unseren Dienst vom Alkohol befreit und geheilt wurden, brauchen keine Selbsthilfegruppen mehr und fühlen sich nie wieder zum Alkohol hingezogen. Ich denke, wenn man sagt: „Einmal ein Alkoholiker, immer ein Alkoholiker“, sagt man Gott damit, dass Er uns nicht befreien und vom Äußersten erretten kann. Diesen Weg kann ich nicht gehen. Obwohl das 12-Schritte-Programm schon viel Gutes bewirkt hat, muss es ***einen herausragenden Weg*** geben – eine größere Gnade –, die darin besteht, frei zu sein.

Gewicht

Gewichtsproblemen liegt sowohl eine genetische als auch eine geistliche Komponente zugrunde. Die Stoffwechselgeschwindigkeit kann durch das eigene Selbstbild bestimmt werden. Der Hypothalamus steuert Schlaf, Durst, Essverhalten und viele andere Körperfunktionen. Wenn man ein mangelndes Selbstwertgefühl besitzt und mit sich selbst und anderen in Konflikt steht, nimmt der Hypothalamus in Verbindung mit der Seele über das limbische System geistliche und emotionale Probleme wahr.

Bei einem Konflikt mit sich selbst senkt der Hypothalamus als erstes den *Serotoninspiegel.* Wenn der Serotoninspiegel sinkt, fühlen wir uns nicht mehr gut. Wenn wir uns nicht mehr gut fühlen, werden wir unsicher. Wenn wir unsicher sind, fangen wir an, „Daumen zu lutschen“. *Der Mund ist ein Berührungspunkt für Liebe und Sicherheit.*

Menschen, die rauchen, haben den Daumen gegen etwas anderes eingetauscht. *Alle Süchte sind in mangelndem Selbstwertgefühl, Unsicherheit und dem Bedürfnis nach Liebe verwurzelt.* Der Mund und alles, was man in ihn hineinsteckt, soll emotionale Sicherheit bringen. Übermäßiges Essen ist eine direkte Folge davon, dass man sich nicht gut fühlt.

Wenn Menschen sich nicht gut fühlen, verfallen sie normalerweise entweder in *Zwangsstörungen* oder in irgendein Suchtverhalten. Wir haben Zwangsstörungen schon behandelt und waren sehr erfolgreich darin. Zwangsstörungen beinhalten ohne Ausnahme einen verringerten *Serotoninspiegel.*

Vor einigen Jahren studierte ich die Arbeiten von Dr. Sachs über *Zwangsstörungen, Magersucht und Bulimie.* Beim Durchgehen seiner Unterlagen und Schlussfolgerungen war es schockierend festzustellen, dass die Medizin keine wirkliche Hilfe anzubieten hatte. Das Beste, was sie zu bieten hatte, waren das 12-Schritte-Programm, die ergänzende Einnahme von synthetischen *Serotonin*derivaten und/oder angstlösende Medikamente. Das war das Beste, was sie Amerika bieten konnten. In meinen Augen ist das eine Form von Krankheitsmanagement.

Ich bin kein Vertreter des Krankheitsmanagements. Ich stehe für die Ausmerzung und Prävention von Krankheiten, sofern möglich, so wahr mir Gott helfe. Wenn bei Ihnen ein Krankheitsmanagement stattfindet, dann soll Gott sie segnen. Ich möchte nicht Ihre Krankheiten verwalten, sondern dass sie von ihnen befreit werden. Der Gott, dem ich diene, ist kein Verwalter ihrer Krankheiten, Er ist Ihr Befreier.

Ich diene dem Evangelium von Jesus Christus und dem Evangelium Seines Vaters, der Ihn gesandt hat, und ich muss nach ***einem herausragenden Weg*** suchen. Ich lehre kein Evangelium, das von Unglaube, Zweifel, Ängsten und menschlichen Praktiken durchsetzt ist und die Menschen in Gefangenschaft hält. Ich werde gnädig und liebevoll sein, wo immer und wann immer ich lehre, aber ich werde Ihnen helfen, Ihre Probleme anzugehen.

Vor kurzem wurde das amerikanische Medikament *Fen-Phen* vom Markt genommen. *Fen-Phen* ist ein „Aufputschmittel" und wurde entwickelt, das Selbstwertgefühl zu verbessern. Wenn Menschen dann so aufgeputscht sind, dass sie „Beruhigungsmittel" einnehmen müssen, dann müssen sie anschließend wieder *Fen-Phen* einnehmen, um wieder hoch zu kommen. An diesen Höhen und Tiefen setzen Depressionen ein. Laut Definition ist eine Depression die Folge eines chemischen Ungleichgewichts im Körper. Gott hat uns chemisch perfekt geschaffen.

In einem Artikel aus dem *Time Magazine* vom 21. Juli 1997 stand:

> Die neue Generation der Diätpillen hat eine Serie an Rückschlägen erlitten. Anfänglich hielt man sie für eine Verbesserung der alten, „Speed"-basierten Pillen, weil sie nicht süchtig machten und subtiler wirkten, indem sie die Produktion der Neurochemikalie Serotonin anregten, das mit dem Zufriedenheits- und Sättigungsgefühl im Zusammenhang steht.

Das Problem bei *Fen-Phen* sind die unglaublichen Nebenwirkungen, die die Gesundheit gefährden und Herzinfarkte, Herzprobleme, Depressionen, Gemütsschwankungen und andere Anomalien im Denken verursachen können. *Fen-Phen* lässt den Serotoninspiegel in die Höhe schnellen, wodurch die Menschen sich dann besser fühlen. Wenn man sich selbst besser fühlt, steckt man weder den Daumen noch Essen in den Mund. Das ist das Beste, das die Medizin zu bieten hat!

Wie wir schon besprochen haben, *geht eine Gewichtszunahme mit mangelndem Selbstwertgefühl einher*. Dieses Problem scheint mit jedem Mal zuzunehmen, wenn die Person in den Spiegel schaut. Wenn der Spiegel nicht sagt, dass man die Schönste im ganzen Land ist, leidet das Selbstwertgefühl weiter. Wir vergleichen uns mit anderen. Wir haben die Augen vom lebendigen Gott, der uns erschaffen hat, abgewendet und sie auf andere gerichtet. Die anderen sind zum Standard, zum falschen Gott oder Idol geworden.

Die Bibel sagt, richtet niemanden und beurteilt niemanden nach dem Fleisch.

Ihr richtet nach dem Fleisch, ich richte niemand. Johannes 8,15

Deshalb haben wir aufgehört, andere nach dem zu beurteilen, was die Welt von ihnen hält. Früher habe ich irrtümlich auch Christus so beurteilt – als sei er nur ein Mensch gewesen. Wie anders sehe ich ihn jetzt! 2. Korinther 5,16 (NLB)

Ich bewerte Sie nicht danach, wie Ihr Haus aussieht. Ich bewerte Sie nach Ihrem Geist. Ich möchte wissen, wer Sie im Inneren sind. Gott schaut den inneren Menschen an. Manchmal machen wir die Hauptsache zur Nebensache und die Nebensache zur Hauptsache. Ich glaube, Beziehungen sind wichtig. Wenn Beziehungen darauf aufbauen, ob die andere Person gut riecht oder nicht, haben wir ein Problem. Jeder riecht irgendwann einmal nicht gut.

Ich möchte diese heuchlerische Fassade einreißen, weil wir so sehr damit beschäftigt sind, eventuell abgelehnt zu werden und so sehr in Angst vor Ablehnung leben, dass wir nicht mehr wir selbst sein können. Das Problem besteht darin, dass unsere Gesellschaft alles Magersüchtige zu etwas Erstrebenswertem gemacht hat. In Russland hat man die Barbiepuppe verboten. Die Russen zeigen mehr geistliche Vernunft als wir hier in Amerika.

Wissen Sie, warum die Russen die Barbiepuppe verboten haben? Sie repräsentierte nicht die durchschnittliche russische Frau. Liebe Damen, es ist nicht falsch, ein bisschen Fleisch zu den Kartoffeln zu essen. Genauso ist es kein Problem, wohlgenährt zu sein. Wir haben das, was uns Hollywood zeigt, als „normal" akzeptiert und denken, wir müssten alle wie magersüchtige Barbiepuppen aussehen. Mit diesem Bild stimmt etwas nicht.

Ein großartiger Segen, den Gott Seinem Volk versprochen hat, ist Fleisch auf den Knochen. Fleisch auf den Knochen ist ein Zeichen von Gesundheit. Liebe Damen, es ist nichts falsch daran, wie eine Frau auszusehen.

Wenn das Gewicht über das gesunde Maß hinaus zunimmt, kann dies genetische, biologische oder geistliche Ursachen haben. Die tödlichste psychische Erkrankung in Amerika ist die *Magersucht*. In Amerika kommen mehr Menschen durch *Magersucht* als durch Selbstmord ums Leben.

Liegt eine Alkoholabhängigkeit vor, kann sich ein weiteres Problem entwickeln. Alkoholiker mögen Zucker, Kohlehydrate und Süßspeisen. Wissen Sie warum? Da der Körper Zucker und Kohlehydrate in Alkohol umwandelt, kann man auch auf diese Weise einen Kick bekommen. Bei einer Kombination aus einer Zwangsstörung und einer Suchtpersönlichkeit wird die Person nicht nur dadurch befriedigt, dass sie etwas in den Mund nimmt, sondern sie bekommt darüber hinaus einen Kick durch Alkohol. Alkohol ist für dic Basalganglien ein schmerzlinderndes Mittel bei emotionalen Unruhen. Zudem ist es ein Aufputschmittel, und so bekommt man einen doppelten Kick.

Das ist die Dynamik bei einer Sucht mit Zwangsstörung. Wenn Sie zunehmen, kann das eine genetische Komponente haben. Aber die meisten Gewichtszunahmen, mit denen ich es zu tun habe, sind begründet in *Menschenfurcht, Angst vor Versagen, Angst vor Verlassenwerden, Angst vor Ablehnung, mangelndem Selbstwertgefühl oder Introspektion [Selbstbeobachtung], bei der man in sich hineinschaut und einem nicht gefällt, was man sieht.*

Mit dem Ladendiebstahl verhält es sich wie mit den Fressattacken. Kleptomanie ist das Ergebnis von *Selbsthass, Selbstablehnung und Schuld.* Menschen, die ihre Kreditkarte nehmen und in einem *Kaufrausch* Tausende von Euro ausgeben, legen das gleiche Verhalten an den Tag wie diejenigen, die sich überessen. Sie versuchen, ihren Serotoninspiegel künstlich zu erhöhen. Dabei wird aufgrund des Rauschs, den sie erleben, um die Leere zu füllen, auch das Glückshormon Dopamin ausgeschüttet.

Magersucht und Bulimie

Magersucht und *Bulimie* haben das gleiche Profil, aber verschiedene Erscheinungsformen. Bei einer *Magersucht* weigert sich die Person, etwas zu essen. Bei einer *Bulimie* isst die Person zwar, aber entledigt sich des gerade Gegessenen wieder. *Bulimie* beinhaltet auch übermäßiges Essen, um die innere Leere des Nicht-Geliebt-Werdens zu füllen. Sie haben die gleichen Wurzeln: Selbsthass, Selbstablehnung und Schuld, die auf wirksame Weise den Serotoninmangel verursachen. Wenn Sie einen zu niedrigen Serotoninspiegel haben, werden die geistlichen und emotionalen Gefühle des Nicht-Geliebt-Werdens durch den chemischen Mangel weiter verstärkt.

Ernährung

Wenn Sie wirklich abnehmen möchten, müssen Sie meiner Meinung nach bei der *Ernährung* ansetzen. Ich denke, Sie sollten drei Mahlzeiten pro Tag zu sich nehmen. Amerikaner frühstücken nicht. Man ist zu beschäftigt. Entweder schläft man lange oder muss gleich zur Arbeit oder sonst etwas. Die morgendliche Mahlzeit bringt den Stoffwechsel in Gang und hält die Verbrennung der Kalorien für den restlichen Tag am Laufen. Wenn man zu Mittag isst, ohne gefrühstückt zu haben, wird das Mittagessen in Fett umgewandelt, weil der Stoffwechsel überlastet ist, da er eigentlich beim Frühstücken hätte in Gang gesetzt werden sollen. Essen Sie etwas Nahrhaftes am Morgen und trinken Sie während des Tages viel Wasser. Das ist sehr wichtig für den Gewichtsverlust und den Stoffwechsel. Denken Sie daran: Eine Frucht des Heiligen Geistes ist Selbstbeherrschung, und das bedeutet Maßhalten.

Wenn Sie sich Sorgen über die Herkunft ihrer Nahrungsmittel in der heutigen Gesellschaft machen, möchte ich Ihnen die Angst nehmen und an Ihre Weisheit appellieren. Ich sage in unserem Dienst den Menschen folgendes: Eine Vitamintablette täglich ist völlig ausreichend. Was ich Sie über Ernährung lehre, wird nicht funktionieren, wenn Sie verkennen, wofür die Ernährung steht, indem Sie sich der Angst, der Sorge und dem Stress ergeben. Dadurch wird aller Nutzen zunichte gemacht, und Krankheiten wie Malabsorption (Leaky Gut-Syndrom) sind die Folge.

Menschen werden durch Angst motiviert und versuchen, ihre Gesundheit in Schwung zu bringen. Wenn Sie denken, dass Sie ein wenig Vitamin C brauchen, dann nehmen Sie nicht gleich 20 000 Einheiten davon. Essen Sie lieber ein wenig Obst, oder nehmen Sie einmal täglich eine Vitaminergänzung. Viele Menschen denken, mehr ist besser. Sie denken, wenn Sie ein bisschen Vitamin C brauchen, dann sollten Sie eine riesige Menge davon einnehmen. Falsch gedacht! Sie riskieren dabei eine Vergiftung. Sie müssen verstehen, dass die erforderliche Tagesmenge, die man als Mensch zum Leben braucht, alles ist, was Sie benötigen. Wenn Sie dem Körper aus Angst ständig das Drei-, Vier- oder Zehnfache der erforderlichen Menge zuführen, riskieren Sie ein chemisches Ungleichgewicht im Körper, fügen ihm Schaden zu und erreichen schließlich das Gegenteil von dem, was Sie sich erhofft haben.

Als ich auf der High School war, beschäftigte sich der Vater meines besten Freundes mehr und mehr mit dem Thema Gesundheit. Er war besessen von der richtigen Ernährung und davon, was „rein" und was „unrein" war. Er dachte, Karotten und Karottensaft seien alles, was er bräuchte, um die Probleme in seinem Leben zu bekämpfen. Er wurde von diesem Gedanken so besessen, dass er literweise Karottensaft trank, bis sein Fleisch anfing, die Farbe zu verändern. Er starb buchstäblich an einer akuten Karottensaftvergiftung.

In unserem Dienst ist die richtige Ernährung sehr wichtig, und wir helfen den Menschen, sich ein Urteil über ihre Ernährung zu bilden. Ich vertrete keine seltsamen Ansichten. Meine Meinung ist sehr ausgewogen. Was auch immer Sie essen, es aber nicht aus Glauben tun, ist Sünde. So heißt es im Römerbrief über das Essen:

> **Alles aber, was nicht aus Glauben ist, ist Sünde. Römer 14,23b**

Zum Thema Vegetarier und Fleischesser lehrt die Bibel in Römer 14 meiner Meinung nach, dass diejenigen, die Vegetarier sind, schwach im Glauben sind, und diejenigen, die Fleisch essen, im Glauben stark sind. Wenn jedoch eine Person Vegetarier ist und das ihrem Gewissen entspricht, so isst sie vegetarisch für den Herrn, und wir sollten sie in Ruhe lassen. Wenn ich Fleisch für den Herrn esse, ist das Fleisch für den Herrn, und Sie sollten mich in Ruhe lassen.

[1]Den Schwachen im Glauben aber nehmt auf, doch nicht zur Entscheidung zweifelhafter Fragen! [2]Einer glaubt, er dürfe alles essen; der Schwache aber isst Gemüse. [3]Wer isst, verachte den nicht, der nicht isst; und wer nicht isst, richte den nicht, der isst! Denn Gott hat ihn aufgenommen. Römer 14,1–3

Die Bibel lehrt über die Lehren der Dämonen: Diese verbieten zu heiraten und Fleisch zu essen.

[1]Der Geist aber sagt ausdrücklich, dass in späteren Zeiten manche vom Glauben abfallen werden, indem sie auf betrügerische Geister und Lehren von Dämonen achten, [2]durch die Heuchelei von Lügenrednern, die in ihrem eigenen Gewissen gebrandmarkt sind, [3]die verbieten, zu heiraten, und gebieten, sich von Speisen zu enthalten, die Gott geschaffen hat zur Annahme mit Danksagung für die, welche glauben und die Wahrheit erkennen. [4]Denn jedes Geschöpf Gottes ist gut und nichts verwerflich, wenn es mit Danksagung genommen wird; [5]denn es wird geheiligt durch Gottes Wort und durch Gebet. 1. Timotheus 4,1–5

Ich werde Ihnen nicht sagen, dass Sie kein Fleisch essen sollen, denn der Bibel nach ist es eine Lehre von Dämonen. Wenn Sie sich aus Gewissensgründen oder aufgrund Ihrer Vorliebe von Fleisch enthalten wollen, dann seien Sie darin gesegnet. Ich respektiere Sie, weil Sie es für Gott tun. Das finde ich in Ordnung.

Vielleicht sind Sie anderer Meinung. Jedoch studiere und lehre ich das Wort Gottes und muss meinen Platz unter den Menschen finden, ohne ein Elefant im Porzellanladen zu sein. Ich habe das Recht, die Wahrheit so zu lehren, wie sie geschrieben steht. Was Sie damit anfangen, müssen Sie mit Ihrem eigenen Gewissen vereinbaren.

Paulus hat sich sogar mit langen Haaren bei Männern auseinandergesetzt. Obwohl es in der Bibel in 1. Korinther 11,14 heißt: „Und lehrt euch nicht selbst die Natur, dass, wenn ein Mann langes Haar hat, es eine Schande für ihn ist,“ kam Paulus in Vers 16 zu dem Schluss, dass er den Heiligen Geist in ihm nicht zum Stillschweigen bringen konnte und man ihn folglich vor Gott prophezeien und seine Schande seine Schande sein lassen sollte.

Im Wesentlichen stellte Paulus fest, dass langes Haar bei Männern gemäß der Bibel eine Schande, aber kein Grund für eine Auseinandersetzung oder einen Streit sei, und schien damit anzudeuten, dass sich das Haar eines jeden (männlich oder weiblich) von dem der anderen unterscheiden dürfte und man sich gegenseitig in Ruhe lassen sollte. Ich glaube, Paulus wollte damit sagen, dass es wichtiger ist, was eine Person für das Reich Gottes tut, als dass sie das physische Erscheinungsbild eines Heiligen hat. Paulus ließ sich nicht darauf ein, also warum sollten wir es dann?

Wenn es aber jemand für gut hält, streitsüchtig zu sein, so soll er wissen: wir haben eine derartige Gewohnheit nicht, auch nicht die Gemeinden Gottes. 1. Korinther 11,16

Ich möchte den Glauben in Ihnen freisetzen, da es im Neuen Testament heißt, nichts ist an sich unrein, sondern alles, was mit Danksagung genommen wird, ist nützlich, denn es wird durch Gottes Wort und durch Gebet geheiligt.

Ich weiß und bin überzeugt in dem Herrn Jesus, dass nichts an sich unrein ist; ... Römer 14,14

...[3]die verbieten, zu heiraten, und gebieten, sich von Speisen zu enthalten, die Gott geschaffen hat zur Annahme mit Danksagung für die, welche glauben und die Wahrheit erkennen. [4]Denn jedes Geschöpf Gottes ist gut und nichts verwerflich, wenn es mit Danksagung genommen wird; [5]denn es wird geheiligt durch Gottes Wort und durch Gebet. 1. Timotheus 4,3–5

Wenn wir uns also zum Essen hinsetzen, segnen wir das Essen vor Gott und heiligen es, damit es unserm Körper nützt. Wir tun das, weil uns das Wort dazu angewiesen hat, und wenn dann etwas Unreines daran ist, sind wir beschützt. Mit Glauben und Weisheit essen wir es, heiligen es, empfangen es und bitten Gott, es zu segnen, und ich glaube, Er wird es tun.

Was immer Gott erschaffen hat, ist dazu bestimmt, dass Sie es in Maßen, ohne Schuld und ohne Selbstablehnung genießen. Sie gehören hierher, so wie Sie sind. Es gibt Wege abzunehmen, und ich möchte ehrlich mit Ihnen sein: Ich glaube, die meisten Diäten sind vom Teufel. Ich glaube, sie sind schlecht und in Angst und Selbsthass verwurzelt. Ich glaube, Sie können vor Gott kommen und Ihren Lebensstil in Bezug auf die Ernährung regeln. Und Sie können sich dienen lassen und sich vom *Geist der Lieblosigkeit sowie von Selbsthass, Schuld und mangelndem Selbstwertgefühl* lösen. Sie können einen Punkt erreichen, an dem Sie sich in Ihrem Körper wohlfühlen.

Kapitel 9
Geistliche Blockaden für Heilung

Als Nächstes werden wir uns mit geistlichen Blockaden für Heilung beschäftigen. Wir werden sie entsprechend der Lehre betrachten, die wir dazu in der Bibel finden. Diese Blockaden halten Sie davon ab, Heilung von Gott zu empfangen, auch wenn Sie die geistlichen Wurzeln der Krankheit kennen. Nur weil Sie jetzt Urteilsvermögen erlangt haben, bedeutet das noch nicht, dass Sie Ihr Leben mit Gott in Einklang gebracht haben, um Heilung empfangen zu können.

Manchmal werden Menschen nicht geheilt. Falls Gott Sie nicht heilt, werde ich Ihn bitten, Sie auf die Straße der Einsicht und des Urteilvermögens zu führen, damit Sie die Prinzipien anwenden können, die ich Ihnen gezeigt habe. Ich habe bereits erwähnt, dass allein Urteilsvermögen, Buße, Entsagen, Übernahme von Verantwortung und Widerstehen manchmal nicht funktionieren. Mein Dienst begann, als genau das nicht funktionierte. Also müssen wir das Ganze etwas genauer betrachten und einen tieferen Blick in unser Herz und unsere Seele werfen.

Wir suchen nach den Wurzeln und Blockaden sowie nach dem, was Sie nach der Buße davon abhält, zu empfangen, damit Sie in Ihrem Leben erfolgreich der Sünde entsagen und widerstehen können und Gott Sie in bestimmten Bereichen Ihres Lebens heiligen kann. Es muss eine Herzensveränderung im Inneren stattfinden.

Ich glaube, Heilung und Befreiung sind eine direkte Folge von Heiligung. Ich glaube auch, dass Krankheitsvorbeugung eine direkte Folge von Heiligung sein kann. Vielfach haben Menschen, die an Heilung glauben, dem Christentum keinen Gefallen getan, da sie glauben, wir könnten Segen empfangen und gleichzeitig unsere Sünden behalten. Auf lange Sicht wird das nie zusammenpassen.

Ich habe eine andere Sichtweise. Manche Leute schaudert es und sie haben manch Seltsames vor Augen, das es im Zusammenhang mit Heilung schon gab, wenn sie Pastoren über Krankheit und Heilung predigen hören. Ich hoffe, ich habe diesen Eindruck nicht verstärkt, sondern wir konnten über das wahre Leben und die wahren Dinge aus einer sehr praktischen und biblischen Sicht sprechen und taten dies wissenschaftlich und medizinisch korrekt. Hoffentlich haben wir dadurch in Ihrem Leben etwas erreicht.

Ich weiß, viele von Ihnen werden nicht mehr dieselben sein, nachdem sie dieses Buch gelesen haben. Durch den Heiligen Geist wird Gott anfangen, sich mit Ihnen auseinanderzusetzen, und viele werden verschont bleiben von den Krankheiten, die sie befallen hätten, wenn sie diese Botschaft nicht gehört hätten. Ich vertraue darauf, dass der Heilige Geist an Ihnen wirken wird. Gott, der Vater, liebt Sie so, wie Sie gerade sind. Sein Wort, das Wort Gottes, verweile reichlich in Ihrem Herzen, und ich hoffe, dass dadurch nicht nur Ihr Leben, sondern auch das Ihrer Familie, Freunde und Feinde bereichert wird.

Ich lehre zwei Dimensionen. Ich habe die traditionelle und grundlegende Überzeugung, dass Gottes Gnade für uns genug ist. Ich glaube Gott, wenn Er zu Paulus spricht: „Meine Gnade genügt dir."

Und er hat zu mir gesagt: Meine Gnade genügt dir, denn meine Kraft kommt in Schwachheit zur Vollendung. Sehr gerne will ich mich nun vielmehr meiner Schwachheiten rühmen, damit die Kraft Christi bei mir wohne. 2. Korinther 12,9

Das ist ein biblisches, schriftgemäßes Prinzip und gilt für uns, ob wir gerade Probleme haben oder nicht.

Wenn es Gottes erhaltende Gnade in unserem Leben in Zeiten der Krankheit nicht gäbe, würde es uns erbärmlich darin gehen. Daher danke ich Gott für das Prinzip Seiner **erhaltenden Gnade**. Sie ist biblisch und wird von Paulus gelehrt. Ich bin in Paulus′ Lehre jedoch noch zu einem **weiteren Verständnis** der Gnade gekommen, nämlich der **höheren Gnade**.

... 4und meine Rede und meine Predigt bestand nicht in überredenden Worten der Weisheit, sondern in Erweisung des Geistes und der Kraft, 5damit euer Glaube nicht auf Menschenweisheit, sondern auf Gottes Kraft beruhe. 1. Korinther 2,4–5

**11Und Gott wirkte ungewöhnliche Wunder durch die Hände des Paulus, 12so daß sogar Schweißtücher oder Gürtel von seinem Leib zu den Kranken gebracht wurden und die Krankheiten von ihnen wichen und die bösen Geister ausfuhren.
Apostelgeschichte 19,11–12 (SLB)**

8Es geschah aber, dass der Vater des Publius, von Fieber und Ruhr befallen, daniederlag. Zu dem ging Paulus hinein, und als er gebetet hatte, legte er ihm die Hände auf und heilte ihn. 9Als dies aber geschehen war, kamen auch die Übrigen auf der Insel, die Krankheiten hatten, herbei und wurden geheilt; Apostelgeschichte 28,8–9

Die höhere Gnade ist ***der herausragende Weg****, bezogen auf die erhaltende Gnade.* Die *höhere Gnade* und die *erhaltende Gnade* schließen sich gegenseitig nicht aus. Unter der *höheren Gnade* haben wir kein Problem, und dafür gebührt Gott allein die Ehre. Die *erhaltende Gnade* beinhaltet Seine fortwährende Versorgung mit Gnade und Barmherzigkeit in unserem Leben, auch wenn wir in Problemen stecken. Ihm geben wir die Ehre in allen Dingen.

Das ist eines meiner Prinzipien. Ich lehre sowohl die *erhaltende Gnade* als auch die *höhere Gnade*, und keine der beiden steht im Gegensatz zur anderen. Beide sind schriftgemäß. Beide sind inhaltlich korrekt, und Gott begegnet uns allen in diesen beiden Dimensionen der Gnade, unabhängig davon, wer wir sind, und unabhängig von den Umständen, die wir auf unserer Reise als Pilger haben. Wir befinden uns in einer Welt, die eines Tages verändert werden wird und die auch jetzt durch die Gemeinde Jesu verändert wird.

... und (Paulus und Barnabas) sprachen freimütig in dem Herrn, der dem Wort seiner Gnade Zeugnis gab, indem er Zeichen und Wunder geschehen ließ durch ihre Hände. Apostelgeschichte 14,3

Sie und ich, wir sind Pilger, von Gott berufen, nach Seinem Namen benannt und mit Seinem Geist versiegelt. Wir sind noch nicht so, wie wir einmal sein werden, doch in einem Augenblick werden wir verändert werden. Das ist unsere Hoffnung – die Erlösung unserer Körper und die Errichtung des Reiches Gottes in Gerechtigkeit. Sie und ich, wir werden eines Tages ungeachtet des Fluchs, des Sündenfalls, Satans und der Sünde an der herrlichen Verheißung Gottes teilhaben, die uns durch Jesus Christus gegeben wurde. In der Bibel heißt es: „Was kein Auge gesehen und kein Ohr gehört hat und in keines Menschen Herz gekommen ist, was Gott denen bereitet hat, die Ihn lieben."

... [9]sondern wie geschrieben steht: "Was kein Auge gesehen und kein Ohr gehört hat und in keines Menschen Herz gekommen ist, was Gott denen bereitet hat, die ihn lieben." 1. Korinther 2,9

Ich sage: „Vater, ich liebe dich." Ich denke, ich sollte das so sagen, damit Sie verstehen, dass ich nicht versuche, die *erhaltende Gnade* auszuschließen.

Was ist, wenn wir die geistliche Wurzel unseres Problems kennen? Was ist, wenn die Ursache unserer biologischen oder psychologischen Erkrankung im Grunde genommen eine geistliche Komponente hat? Wir sehen dies aufgrund von Gottes Wort und der Medizin. Die Bestätigung ist vorhanden. Gibt es nun eine Garantie, dass wir von einem Leiden oder einer Krankheit geheilt werden?

Auch wenn Sie die Wurzeln der Krankheit kennen, können Blockaden vorhanden sein, die Gott davon abhalten, in Ihrem Leben zu wirken. Denn die Einsicht und das Urteilsvermögen öffnen lediglich die Tür zum Verständnis.

In Jesaja 5,13 sagte Gott, Sein Volk sei wegen mangelnder Erkenntnis in die Gefangenschaft gegangen.

Darum wird mein Volk gefangen wegziehen aus Mangel an Erkenntnis. Seine Vornehmen sind Hungerleider, und seine lärmende Menge ist ausgedörrt vor Durst. Jesaja 5,13

In Hosea 4,6 sagte Gott abermals, dass Sein Volk aus Mangel an Erkenntnis umkomme.

Mein Volk kommt um aus Mangel an Erkenntnis. Weil du die Erkenntnis verworfen hast, so verwerfe ich dich, dass du mir nicht mehr als Priester dienst. Du hast das Gesetz deines Gottes vergessen, so vergesse auch ich deine Kinder. Hosea 4,6

Urteilsvermögen und Einsicht bringen uns also an einen Punkt, wo wir geistliche Prinzipien wahrnehmen können.

Gemäß Hebräer 5,14 ist derjenige, der feste Speise vertragen kann (der geistlich gereift ist), jemand, der infolge geübter Sinne zwischen Gut und Böse unterscheiden kann.

> **... 14die feste Speise aber ist für Erwachsene, die infolge der Gewöhnung geübte Sinne haben zur Unterscheidung des Guten wie auch des Bösen. Hebräer 5,14**

Wir erreichen diese Reife, wenn wir Dinge betrachten und sie auf der Grundlage unserer Einsicht beurteilen. Bringt Urteilsvermögen allein die Freiheit? Nicht unbedingt, denn möglicherweise gibt es Blockaden.

Die Bibel enthält noch immer die Worte: ***Wenn, dann*** **und** ***aber***. Viele Bibelstellen erinnern mich daran, dass es Bedingungen für das Empfangen von Gottes Verheißungen gibt. Seine Verheißungen sind alle Ja und Amen, ...

> **Denn so viele Verheißungen Gottes es gibt, in ihm ist das Ja, deshalb auch durch ihn das Amen, Gott zur Ehre durch uns. 2. Korinther 1,20**

... aber wir müssen sie *durch unseren Gehorsam in Besitz nehmen*, denn das ist besser, als Opfer zu bringen.

> **22Samuel aber sprach: Hat der HERR so viel Lust an Brandopfern und Schlachtopfern wie daran, dass man der Stimme des HERRN gehorcht? Siehe, Gehorchen ist besser als Schlachtopfer, Aufmerken besser als das Fett der Widder. 23Denn Widerspenstigkeit ist eine Sünde wie Wahrsagerei, und Widerstreben ist wie Abgötterei und Götzendienst. Weil du das Wort des HERRN verworfen hast, so hat er dich auch verworfen, dass du nicht mehr König sein sollst. 24Saul sagte zu Samuel: Ich habe gesündigt, dass ich den Befehl des HERRN und deine Worte übertreten habe; denn ich fürchtete das Volk und hörte auf seine Stimme. 1. Samuel 15,22–24**

Wir sind jetzt an einem Punkt, wo wir die Worte Christi, „Wenn ihr mich liebt, dann werdet ihr meine Gebote halten", verstehen können.

> **Wenn ihr mich liebt, so werdet ihr meine Gebote halten; Johannes 14,15**

Wenn wir die Gebote des Herrn einhalten, finden wir in der Thora (den fünf Büchern Mose) eine Verordnung darüber, wann der Segen kommen wird (5. Mose 28). Der Segen wird automatisch kommen, wenn wir Gott gehorsam sind.

Ich habe Sie auch über die Prinzipien von Segen und Fluch gelehrt. Segen kommt von Gott. Flüche kommen als ein Segen des Teufels in unser Leben. Wir entscheiden, was wir bekommen werden: Segen oder Fluch, Leben oder Tod.

Wir haben über die Berge Garizim und Ebal gesprochen und herausgefunden, dass der Berg des Fluchs Ebal und der des Segens Garizim ist. In diesem Bild und Schatten sehen wir die Trennung von Gottes Volk, als Gott ihnen eine sehr anschauliche Lektion erteilte. Die Thora (Mose und die Gesetzbücher) bezeugt, dass unser Gehorsam gegenüber Gott bald, in naher Zukunft, Segen, unser Ungehorsam gegenüber Gott hingegen letztendlich den Fluch bringen wird. Zunächst ist er fern, aber er wird sicher kommen (siehe 5. Mose 28 und 11,29). Gott hat sowohl die Prinzipien als auch die Bilder und Schatten gegeben, um zu zeigen, dass Seine Gnade weiter reicht als Sein Urteil und Er uns noch etwas Zeit gibt, damit wir unsere Herzen zur Gerechtigkeit hinwenden und Einsicht erlangen können. Sogar unter dem Gesetz waren Gnade und Barmherzigkeit ein Bestandteil des Wesens Gottes.

Heute stehen wir unter Gnade und Barmherzigkeit, aber die Tatsache, dass wir darunter stehen, schließt unsere Verantwortung, dem lebendigen Gott und Seinem Wort gehorsam zu sein, nicht aus. Ich muss Seinen Geboten gehorchen, doch ich tue das nicht, weil das Gesetz es von mir verlangt. Ich tue es, weil ich Gott und den Herrn Jesus liebe. Jemandem, den ich liebe, zu gehorchen, fällt mir nicht schwer.

Dadurch, dass ich über Blockaden für Heilung gelehrt habe, konnte ich mehr Menschen helfen, frei zu werden und geistliche Wurzeln zu erkennen.

Der Geist des Herrn ist in unserer Mitte. Wo zwei oder drei in Seinem Namen versammelt sind, da ist Er in unserer Mitte.

> **Denn wo zwei oder drei versammelt sind in meinem Namen, da bin ich in ihrer Mitte. Matthäus 18,20**

Der Heilige Geist in Ihnen bezeugt zusammen mit meinem Geist, dass wir Kinder Gottes sind, und der Geist Gottes bezeugt die Wahrheit.

> **Der Geist selbst bezeugt zusammen mit unserem Geist, dass wir Kinder Gottes sind. Römer 8,16**

> **Wenn aber jener, der Geist der Wahrheit, gekommen ist, wird er euch in die ganze Wahrheit leiten; denn er wird nicht aus sich selbst reden, sondern was er hören wird, wird er reden, und das Kommende wird er euch verkündigen. Johannes 16,13**

Ich vermute, Sie lesen deshalb noch in diesem Lehrbuch, weil die Dinge, die Sie lesen, Ihnen von etwas Zeugnis geben. Wenn das nicht der Fall ist, sollten Sie sich Gedanken machen. Wenn dies überhaupt niemanden anspricht, sollte ich nicht mehr lehren, denn dann wären Sie nur noch in der Rolle des Beobachters.

Um die Blockaden für Heilung zu verstehen, schauen wir uns zunächst noch einmal Sprüche 26,2 an: Wie der Sperling hin und her flattert, wie die Schwalbe wegfliegt, so ist ein unverdienter Fluch: er trifft nicht ein.

Wie der Sperling hin und her flattert, wie die Schwalbe wegfliegt, so ein unverdienter Fluch: er trifft nicht ein. Sprüche 26,2

Mit anderen Worten: Der Feind hat nicht das Recht, Sie heimzusuchen, nur weil er das möchte. In Ihrer Vergangenheit oder der Ihrer Vorfahren muss es offene Türen gegeben haben, wo Sie Gottes Weisheit, Seine Vorsorge und Seinen Bund verlassen haben.

Wir öffnen vielen Dingen die Tür. Manche Krankheiten haben ein Anrecht in unserem Leben, weil wir oder unsere Vorfahren an irgendeiner Stelle die Tür geöffnet haben. Satan hat nicht das Recht, uns willkürlich heimzusuchen. Wenn das der Fall wäre, hätte er den Leib Christi innerhalb eines Jahres auf der ganzen Welt ausgelöscht. Da dies noch nicht geschehen ist, denke ich, dass heute dieselben Schutzbestimmungen wie zu Zeiten Hiobs gelten.

Die offene Tür, die es dem Teufel erlaubte, Hiob zu prüfen, war Angst. In Kapitel 3 sagt Hiob, dass das, wovor er am meisten Angst hatte, über ihn kam.

Denn ich fürchtete einen Schrecken, und er traf mich, und wovor mir bangte, das kam über mich. Hiob 3,25

Sein geistlicher Stolz und seine Arroganz spiegeln sich in der Beschreibung von Behemot und Leviatan in Hiob, Kapitel 40 und 41, sowie dem großen Diskurs zwischen Gott und Hiob wieder.

Er ist das Erhabenste von Gottes Werken. … Hiob 40,19 (NLB)

... er ist ein König über alle Stolzen. Hiob 41,26 (SLB)

[1]Und der HERR antwortete dem Hiob und sprach: [2]Mit dem Allmächtigen will der Tadler rechten? Der da Gott zurechtweist, er antworte darauf! Hiob 40,1-2

Bitterkeit, Angst, Arroganz und geistlicher Stolz waren die *offenen Türen* in Hiobs Leben, aber er hatte die Botschaft verstanden. Gott gab ihm das Doppelte von dem, was er verloren hatte, zurück.

Ich glaube, es gibt heute noch immer Schutzbestimmungen Gottes gegen den Feind. Der Feind kommt nur in unser Leben, wenn wir ihm in unserer Vergangenheit die Tür geöffnet haben, entweder durch Geister, die innerhalb der Familie wirken, weil einer unserer Vorfahren diese öffnete, oder weil wir selbst den Weg verlassen haben, zu dem Gott uns berufen hat.

Vielleicht stimmen Sie mir nicht zu, doch meine Meinung steht fest und wird durch Sprüche 26,2 noch bestätigt, wo es heißt, dass ein Fluch ohne Grund nicht eintrifft. Aus 5. Mose 28 geht hervor, dass der Fluch alle Arten von Krankheiten beinhaltet und der Segen die Abwesenheit von Krankheit.

Im Rahmen dieses Kapitels werden nun zunächst 33 Blockaden bezüglich Heilung aufgeführt (in der Bibel finden sich noch weitere). Wir müssen uns damit befassen, da diese eine weitere Dimension der Trennung von Gott offenbaren. Diese Blockaden kommen bei allen Menschen, auch Christen, vor. Sie halten uns davon ab, ganz im Geist zu wandeln und die Segnungen Gottes zu empfangen. Für diese Blockaden müssen wir Buße tun und zugleich auch eine Herzensveränderung vollziehen, genauso wie wir Buße tun müssen, wenn wir die geistlichen Wurzeln unseres Lebens durchgehen.

☐ 1. Unversöhnlichkeit

Die erste Blockade für Heilung ist eine mangelnde Bereitschaft zur Vergebung *(Unversöhnlichkeit)*, und sie ist gleichzeitig auch die wichtigste. Sie ist das Erste, das wir bei einer Person ansprechen, wenn wir ihr dienen. Wenn wir diese Blockade nicht ausräumen, *werden wir keine weitere Ebene erreichen* und verschwenden unsere Zeit mit den Wurzeln oder anderen möglichen Blockaden. Wir würden ebenfalls unsere Zeit verschwenden, mit Gott über dieses Thema zu sprechen. Sehen wir uns Markus 11,22–24 an: „Und Jesus antwortete und spricht zu ihnen: Habt Glauben an Gott! Wahrlich, ich sage euch: Wer zu diesem Berg sagen wird: Hebe dich empor und wirf dich ins Meer! und nicht zweifeln wird in seinem Herzen, sondern glauben, dass geschieht, was Er sagt, dem wird es werden. Darum sage ich euch: Alles, um was ihr auch betet und bittet, glaubt, dass ihr es empfangen habt, und es wird euch werden."

22Und Jesus antwortete und spricht zu ihnen: Habt Glauben an Gott! 23Wahrlich, ich sage euch: Wer zu diesem Berg sagen wird: Hebe dich empor und wirf dich ins Meer!, und nicht zweifeln wird in seinem Herzen, sondern glauben, dass geschieht, was er sagt, dem wird es werden. 24Darum sage ich euch: Alles, um was ihr auch betet und bittet, glaubt, dass ihr es empfangen habt, und es wird euch werden. Markus 11,22–24

14Denn wenn ihr den Menschen ihre Vergehungen vergebt, so wird euer himmlischer Vater auch euch vergeben; 15wenn ihr aber den Menschen nicht vergebt, so wird euer Vater eure Vergehungen auch nicht vergeben. Matthäus 6,14–15

Aus der Bibel geht eindeutig hervor, dass wir bitten und erwarten sollen, dass wir das, worum wir beten, empfangen. Manche Menschen im Leib Christi haben eine eigene Lehre aus dem ersten Teil dieser Bibelstelle gemacht, indem sie sagen, wir könnten jede Segnung von Gott durch Bitten oder durch Bekennen unseres Glaubens bekommen. Diese Haltung kann leicht dazu führen, dass wir im Glauben überheblich werden und keine Rechenschaft und Verantwortung für Sünde übernehmen, insbesondere die Sünde der Unversöhnlichkeit, die man im

Kontext dieser Verheißung findet. Diese Haltung wendet sich komplett gegen die Bedingungen des Empfangens, die in Markus 11,25–26 beschrieben sind.

In Markus 11 finden wir in den Versen 25 und 26 eine Bedingung als Anhang vor, die aber nie zitiert wird, wenn Menschen versuchen, Gott zu einem Kaugummiautomaten zu machen (oben wirft man Münzen rein, unten kommt dann etwas heraus). Sie lautet: Wenn ihr steht und betet (um etwas von Gott zu empfangen), vergebt denjenigen, die euch Unrechtes angetan haben, damit euer Vater im Himmel euch eure Übertretungen vergibt. Aber wenn ihr nicht vergebt, dann wird euch der Vater im Himmel auch eure Übertretungen nicht vergeben.

25-26Und wenn ihr steht und betet, so vergebt, wenn ihr etwas gegen jemand habt, damit auch euer Vater, der in den Himmeln ist, euch eure Übertretungen vergebe. Markus 11,25–26

Aufgrund dieser kraftvollen Bibelstellen sage ich Ihnen Folgendes: Die Vergebung Gottes ist direkt daran gebunden, dass Sie Ihrem Bruder vergeben. In 1. Johannes 1,9 steht: Wenn wir unsere Sünden bekennen, ist Er treu und gerecht, dass Er uns die Sünden vergibt und uns reinigt von jeder Ungerechtigkeit.

Wenn wir unsere Sünden bekennen, ist er treu und gerecht, dass er uns die Sünden vergibt und uns reinigt von jeder Ungerechtigkeit. 1. Johannes 1,9

Das glaube ich. Gleichzeitig glaube ich, dass Vergebung direkt mit unserer Entscheidung verbunden ist, gehorsam zu sein und anderen zu vergeben. Damit folgen wir dem Beispiel Christi und versuchen vollkommen zu sein, so wie Er im Bereich der Vergebung vollkommen war.

… Jesus aber sprach: Vater, vergib ihnen! … Lukas 23,34

Es gibt Bibelstellen, die aus dem Zusammenhang gerissen sind und vielen Menschen zu schaffen machen, weil sie ihnen das Gefühl vermitteln, nicht würdig zu sein, und sie anklagen. Eine solche Stelle finden wir in Matthäus 5,48. Sie sagt uns, dass wir vollkommen sein sollen, wie unser himmlischer Vater vollkommen ist. Diese Bibelstelle hat jedoch nichts mit unserer Vollkommenheit verglichen mit Gottes vollkommener Heiligkeit zu tun. Speziell in Sachen Vergebung sollten wir eine Wesensart wie Gott selbst an den Tag legen. Ich könnte es daher auch so formulieren: Seid vollkommen in der Vergebung anderen gegenüber, wie euer himmlischer Vater vollkommen in der Vergebung euch gegenüber ist.

44Ich aber sage euch: Liebt eure Feinde, und betet für die, die euch verfolgen, 45damit ihr Söhne eures Vaters seid, der in den Himmeln ist! Denn er lässt seine Sonne aufgehen über Böse und Gute und lässt regnen über Gerechte und Ungerechte. 46Denn wenn ihr liebt, die euch lieben, welchen Lohn habt ihr? Tun nicht auch die Zöllner dasselbe? 47Und wenn ihr allein eure Brüder grüßt, was tut ihr Besonderes? Tun nicht auch die von den Nationen dasselbe? 48Ihr nun sollt vollkommen sein, wie euer himmlischer Vater vollkommen ist. Matthäus 5,44–48

36Seid nun barmherzig, wie auch euer Vater barmherzig ist! 37Und richtet nicht, und ihr werdet nicht gerichtet werden; und verurteilt nicht, und ihr werdet nicht verurteilt werden. Lasst los, und ihr werdet losgelassen werden. 38Gebt, und es wird euch gegeben werden: ein gutes, gedrücktes und gerütteltes und überlaufendes Maß wird man in euren Schoß geben; denn mit demselben Maß, mit dem ihr messt, wird euch wieder gemessen werden. Lukas 6,36–38

Jesus sagt, dass unsere Vergebung von Gott, dem Vater, keine Einbahnstraße ist. Gottes Vergebung erfolgt vertikal in dem Ausmaß, in dem wir horizontal diese Vergebung anwenden. Diese Bibelstelle in Markus 11,25–26 ist eine der härtesten Stellen in der Bibel, da dort steht, dass der himmlische Vater, wenn wir unserem Bruder seine Übertretungen nicht vergeben, Er auch die unsrigen nicht vergeben wird.

25-26Und wenn ihr steht und betet, so vergebt, wenn ihr etwas gegen jemand habt, damit auch euer Vater, der in den Himmeln ist, euch eure Übertretungen vergebe. Markus 11,25–26

Im Laufe meines Dienstes sind viele Menschen zu mir gekommen, die in jedem Gottesdienst zum Gebet nach vorne kamen, Woche für Woche, Monat für Monat und Jahr für Jahr, und dennoch nicht aus ihrer Gefangenschaft befreit wurden. Ich habe mit Menschen gesprochen, die gefastet, gebetet und Gott angefleht haben, sie von bestimmten Lastern, Gefangenschaften und Dingen in ihrem Leben zu befreien, doch je mehr sie es versuchten und je mehr sie beteten, desto tiefer rutschten sie in ihre Gefangenschaft. Der Himmel schien für ihre Gebete verschlossen.

Wenn sie zu mir kamen und andeuteten, dass sie Gott um etwas gebeten hatten, es jedoch nicht eingetroffen war, stellte ich ihnen sofort die Frage: „Welche Person löst bei Ihnen innerlich die Alarmglocken aus, wenn Sie an sie denken oder ihr begegnen? Wer ist diese Person?"

Ohne Ausnahme habe ich dann immer irgendjemanden gefunden. Die innere Alarmglocke ertönt, sobald wir an jemanden denken, der uns in der Vergangenheit ungerecht behandelt oder verletzt hat. Diese Person kann auch schon tot sein. So viele Menschen haben einer verstorbenen Person noch nicht vergeben. Das ist eine Tragödie!

Wie können wir mit einer toten Person ins Reine kommen? Wie können wir einen Fehler wiedergutmachen, wenn die Person tot ist? Wir können es nicht. Das Gleiche gilt für Menschen, die noch am Leben sind, von denen wir aber nicht wissen, wo sie sich befinden. Dies trifft manchmal auch auf Menschen zu, die es ablehnen, mit uns über vergangene Fehler zu sprechen.

Ich glaube, Gott beurteilt diese Dinge wie folgt: Er beurteilt unsere persönliche Herzenshaltung. Wenn wir in der Vergangenheit etwas falsch gemacht haben und es nicht persönlich in Ordnung bringen können, dann sollten wir diese Angelegenheit aufrichtig vor Gott bereinigen. Dann ist es erledigt, und wir müssen diese Schuld nicht mehr mit uns herumtragen.

Um diese erste Blockade zu beheben, müssen wir in unserem Herzen Frieden mit jeder Person schließen, die wir jemals gekannt haben, und die Angelegenheiten vor Gott in Ordnung bringen. Wenn die andere Person nicht zur Verfügung steht, müssen wir nicht direkt persönlich mit ihr Frieden schließen. Wir müssen aber alles in Bezug auf die andere Person vor Gott in Ordnung bringen.

Die Bibel sagt, dass die Sünden, die wir behalten, erhalten bleiben, und die Sünden, die wir vergeben, vergeben sind.

> **Wenn ihr jemandem die Sünden vergebt, dem sind sie vergeben, wenn ihr sie jemandem behaltet, sind sie ihm behalten. Johannes 20,23**

Es ist mir sehr wichtig, dies eindeutig zum Ausdruck zu bringen: Stellen Sie sicher, dass Sie als Christ jemand sind, der Sünde vergibt. Das wird Sie vollkommen machen, so wie Ihr himmlischer Vater vollkommen ist (Matthäus 5,48).

Vergebung ist eine Herzenseinstellung der Liebe anderen gegenüber. Das größte Problem auf dem Gebiet der Vergebung ist, dass wir, wenn jemand gegen uns gesündigt hat, diese Person mit ihrer Sünde gleichsetzen. Wir haben dann einen absoluten Hass auf die Sünde, und wir haben einen absoluten Hass auf die Person, die in dieser Sünde steckt.

Wir müssen jedoch zwischen der Sünde und der Person trennen, so wie Gott zwischen uns und unserer Sünde getrennt hat, als Er uns errettete. Als Gott uns rettete, unterschied Er in Seinem Herzen zwischen uns und unserer Sünde. Er sieht die Sünde, aber uns sieht Er ohne sie. Er kann zwischen uns und unserer Sünde unterscheiden. Er liebt uns schon seit Grundlegung der Welt.

> **3Gepriesen sei der Gott und Vater unseres Herrn Jesus Christus! Er hat uns gesegnet mit jeder geistlichen Segnung in der Himmelswelt in Christus, 4wie er uns in ihm auserwählt hat vor Grundlegung der Welt, dass wir heilig und tadellos vor ihm seien in Liebe, 5und uns vorherbestimmt hat zur Sohnschaft durch Jesus Christus für sich selbst nach dem Wohlgefallen seines Willens, 6zum Preise der Herrlichkeit seiner Gnade, mit der er uns begnadigt hat in dem Geliebten. Epheser 1,3–6**

Wir brauchen Glauben und eine Erwartungshaltung im Hinblick darauf, wer wir durch Jesus Christus im Vater sind.

Menschen, die uns Unrecht angetan haben, vergeben wir nicht, weil wir uns danach fühlen, sondern weil wir Christus und Seinen Geboten gehorchen. Wir tun es nicht, weil es uns unser Intellekt oder irgendein Gesetz gebietet. Wir müssen vergeben, weil wir so sind, wie wir sind. Wenn wir aus lauter Liebe den anderen ihre Sünden vergeben, dann sind wir wie unser Papa, unser himmlischer Vater.

Sind wir vom Geist Gottes erfüllt, dann können wir wie der Vater denken, handeln, sprechen und vergeben, unabhängig davon, ob uns danach ist oder nicht. Ich verspreche Ihnen: Gott vergibt, unabhängig davon, ob Ihm danach ist oder nicht. Verstehen Sie, was ich meine? *Der Bereich der Vergebung hat mit einer Herzenshaltung zu tun und nicht mit irgendeinem Ritual, dem man folgt.*

Wir müssen uns mit Unversöhnlichkeit auseinandersetzen. Sie sind entweder jemand, der die Sünde vergibt, oder jemand, der an ihr festhält. Ich habe meine Entscheidung getroffen: Ich werde in meinem Leben jedem Menschen jede Art von Sünde vergeben.

☐ 2. Unwissenheit oder mangelnde Erkenntnis

Die zweite Blockade für Heilung ist Unwissenheit oder *mangelnde Erkenntnis*. Diese finden wir bei Jesaja 5,13–14 und Hosea 4,6. In Jesaja lesen wir, dass Gottes Volk in die Gefangenschaft ging, weil es keine Erkenntnis hatte.

> **13Darum wird mein Volk gefangen wegziehen aus Mangel an Erkenntnis. Seine Vornehmen sind Hungerleider, und seine lärmende Menge ist ausgedörrt vor Durst. 14Darum sperrt der Scheol seinen Schlund weit auf und reißt seinen Rachen auf ohne Maß. Und hinab fährt seine Pracht und sein Getümmel und sein Lärm und wer darin jauchzt. Jesaja 5,13–14**

Hosea sagt:

> **6Mein Volk kommt um aus Mangel an Erkenntnis. Weil du die Erkenntnis verworfen hast, so verwerfe ich dich, dass du mir nicht mehr als Priester dienst. Du hast das Gesetz deines Gottes vergessen, so vergesse auch ich deine Kinder. 7Je mehr sie wurden, desto mehr sündigten sie gegen mich. Ihre Ehre vertausche ich gegen Schande. Hosea 4,6–7**

Früher war ich tot in meiner Übertretung und meiner Sünde, und ich wusste es nicht, doch nach *meinem* Denken lag ich richtig. **Nichtwissen ist auch eine Form von Wissen.** Menschen, die unwissend sind, wissen nicht, dass sie unwissend sind. Der Anfang aller Weisheit beginnt mit der Erkenntnis. Man kann nicht weise sein, ohne zuvor erkannt zu haben. Ohne Erkenntnis kann keine Weisheit entstehen. Erkenntnis ohne Weisheit ist Dummheit, Eitelkeit und im Kern humanistisch.

> **Die Furcht des HERRN ist der Anfang der Erkenntnis. Weisheit und Zucht verachten nur die Narren. Sprüche 1,7**

> **Die Furcht des HERRN ist der Weisheit Anfang; und Erkenntnis des allein Heiligen ist Einsicht. Sprüche 9,10**

Wie viele von uns waren in ihrem Leben schon einmal unwissend und sind es noch in vielen Bereichen? In der Bibel steht eindeutig, wir würden mittels eines Spiegels, undeutlich sehen, aber wenn wir das Vollkommene empfangen hätten, würde das Stückwerk aufhören und wir würden Ihn erkennen, wie Er uns erkannt hat. Wir werden Ihn sehen, so wie Er ist.

> **Denn wir sehen jetzt mittels eines Spiegels undeutlich, dann aber von Angesicht zu Angesicht. Jetzt erkenne ich stückweise, dann aber werde ich erkennen, wie auch ich erkannt worden bin. 1. Korinther 13,12**

Erkenntnis verbindet die Vergangenheit mit der Gegenwart, und Weisheit verbindet die Gegenwart mit der Zukunft. Gott möchte, dass Sie Ihre Vergangenheit, Gegenwart und Zukunft verstehen. Deshalb ist es so wichtig, über Wurzeln von Krankheiten und Blockaden für Heilung zu lehren. So gewinnen wir Erkenntnis, Verständnis und Urteilsvermögen, damit die Weisheit Gottes für unsere Zukunft zu Heilung und Prävention von Krankheiten führen kann. ***Das ist* der herausragende Weg**.

□ 3. Keine Beziehung mit Gott entsprechend der Erkenntnis

Die dritte Blockade für Heilung besteht darin, *keine Beziehung mit Gott entsprechend der Erkenntnis* zu haben. In Markus 7,24–30 sehen wir den Unterschied zwischen mangelnder Erkenntnis und einer Beziehung mit Gott, die nicht der Erkenntnis entspricht. Sie scheinen einander zu gleichen, doch sind sie sehr verschieden. In unserer Beziehung mit Gott kommen wir oft an einen Punkt, wo wir Ihm nicht gemäß Seinem Wort begegnen.

> **24Von dort aber brach er auf und ging weg in das Gebiet von Tyrus; und er trat in ein
> Haus und wollte, dass niemand es erfahre; und er konnte nicht verborgen sein. 25Aber
> sogleich hörte eine Frau von ihm, deren Töchterchen einen unreinen Geist hatte, kam
> und fiel nieder zu seinen Füßen; 26die Frau aber war eine Griechin, eine Syro-
> Phönizierin von Geburt; und sie bat ihn, dass er den Dämon von ihrer Tochter austrei-
> be. 27Und er sprach zu ihr: Lass zuerst die Kinder satt werden, denn es ist nicht schön,
> das Brot der Kinder zu nehmen und den Hunden hinzuwerfen. 28Sie aber antwortete
> und spricht zu ihm: Ja, Herr, auch die Hunde essen unter dem Tisch von den Krumen
> der Kinder. 29Und er sprach zu ihr: Um dieses Wortes willen geh hin! Der Dämon ist
> aus deiner Tochter ausgefahren. 30Und sie ging weg in ihr Haus und fand das Kind auf
> dem Bett liegen und den Dämon ausgefahren. Markus 7,24-30**

Erinnern Sie sich an die Begebenheit, als Jesus an der Grenze zwischen Tyrus und Sidon diente und eine Frau traf, deren Tochter von einem unreinen Geist besessen war? Sie hörte von Ihm, kam und fiel vor Seinen Füßen nieder. Die Frau war eine Griechin und hatte nach Ihm gesucht, damit Er einen Teufel aus ihrer Tochter austreibe. Aber Jesus sagte zu ihr: „Lass zuerst die Kinder satt werden, denn es ist nicht schön, das Brot der Kinder zu nehmen und den Hunden hinzuwerfen." (Markus 7,27). Was Jesus ihr gegenüber damit meinte: Du bist nicht berechtigt, du bist nicht im Bund, du lebst nicht mit Gott entsprechend der

Erkenntnis, du stehst außerhalb und bist getrennt von Gott. Du bittest um etwas, was dir nicht gehört.

In Markus 7,28 antwortete die Frau Ihm: „Ja Herr, auch die Hunde essen unter dem Tisch von den Krumen der Kinder." Und Er sprach zu ihr: „Um dieses Wortes willen geh hin! Der Dämon ist aus deiner Tochter ausgefahren." Als sie wieder nach Hause kam, fand sie ihre Tochter auf dem Bett liegen und der Teufel war weg.

Manchmal macht es mir zu schaffen, wenn Menschen nicht errettet sind und trotzdem von Gott geheilt werden wollen. Viele Jahre lang waren 40 % der Menschen, denen wir in Amerika dienten, kirchenfern und nicht gerettet. Die Menschen kommen aus ganz Amerika. Sie sind kirchenfern und nicht errettet oder kommen aus der New Age Bewegung oder von irrigen Religionen. Sie fragen uns: „Wird Gott mich auch heilen, wenn ich Ihn nicht annehme? Muss ich Jesus annehmen, um geheilt zu werden?"

Wir sagen ihnen dann: „Nein, man kann auch geheilt werden, ohne im Bund zu sein, weil wir es so in der Bibel sehen." Wenn man jedoch außerhalb des Bundes geheilt wird, wäre es angebracht, schnell in den Bund zu kommen. Denn man sollte dem, der einen geheilt hat, den Rest seiner Tage folgen. So denken wir. Nachdem diese Menschen geheilt werden, sind sie dankbar und gelangen zur errettenden Erkenntnis des Herrn. Das ist wunderbar! In unserem Dienst hat Gott Menschen geheilt, obwohl sie nicht wiedergeboren waren.

Ich kenne Ihren theologischen Standpunkt nicht, aber ich weiß, diese Menschen werden nicht zuerst an ihrer Krankheit sterben und dann wiedergeboren werden. Wir versuchen, sie zu heilen und zu bekehren, bevor sie sterben. Wenn sie gestorben sind, können wir sie nicht mehr retten, dafür wurde keine Vorkehrung getroffen. Es gibt dann keinen Ort zum Innehalten und keine Möglichkeit mehr zur Wiedergeburt. Dem Menschen ist es bestimmt, zu sterben und dann gerichtet zu werden.

> **Und wie es den Menschen bestimmt ist, einmal zu sterben, danach aber das Gericht, Hebräer 9,27**

Manchmal empfangen Menschen nichts von Gott, weil sie keine Beziehung mit Ihm gemäß der Erkenntnis haben. In Markus 7,6 antwortete Jesus den Pharisäern und Schriftgelehrten: „Treffend hat Jesaja über euch geweissagt, dass ihr Gott mit den Lippen ehrt, aber mit eurem Herz weit entfernt von Ihm seid."

> **Und der Herr hat gesprochen: Weil dieses Volk mit seinem Mund sich naht und mit seinen Lippen mich ehrt, aber sein Herz fern von mir hält und ihre Furcht vor mir nur angelerntes Menschengebot ist; Jesaja 29,13**

Er aber sprach zu ihnen: Treffend hat Jesaja über euch Heuchler geweissagt, wie geschrieben steht: "Dieses Volk ehrt mich mit den Lippen, aber ihr Herz ist weit entfernt von mir. Markus 7,6

In Hebräer 11,6 steht auch, dass man glauben muss, dass Gott ist und denen, die Ihn suchen, ein Belohner sein wird.

Ohne Glauben aber ist es unmöglich, ihm wohlzugefallen; denn wer Gott naht, muss glauben, dass er ist und denen, die ihn suchen, ein Belohner sein wird. Hebräer 11,6

Gott zu einem Münzautomaten machen zu wollen, wird nicht funktionieren. Erinnern Sie sich an die Bibelstelle, in der steht, manchmal bitten wir, aber Gott hört nicht?

Und selbst wenn ihr darum bittet, bekommt ihr es nicht, weil ihr aus falschen Gründen bittet und nur euer Vergnügen sucht. Jakobus 4,3 (NLB)

Diese Stelle bezieht sich auf ein Gebet der Eitelkeit. Wir lernen daraus, dass Gott kein Interesse daran hat, unsere Gebete zu erhören, wenn es Gebete der Eitelkeit sind. Gott hat kein Interesse daran, arglistige Gebete zu erhören.

Meiner Meinung nach bedeutet „entsprechend der Erkenntnis" zu handeln, Gott zu suchen und nach Beziehung zu streben. Beziehung beginnt damit, Gemeinschaft mit unserem Schöpfer zu haben. Gemeinschaft beinhaltet, mit Gott zu sprechen. Zum Gottesdienst zu gehen und die Bibel zu lesen, ist keine Garantie dafür, dass wir auch Gemeinschaft und Beziehung haben. Eine Beziehung beinhaltet zwar auch den Gottesdienstbesuch und das Bibellesen, aber zusätzlich ein Reden mit Gott über die Wünsche, Pläne und Absichten Seines Herzens, nicht nur über die unseres Herzens. Wenn ich die Bibel richtig interpretiere (ich könnte auch falsch liegen – ich habe auch nicht auf alles eine Antwort), steht an erster Stelle die Gemeinschaft mit unserem Schöpfer. So sehe ich das.

Naht euch Gott, und Er wird sich euch nahen.

Naht euch Gott! Und er wird sich euch nahen. Säubert die Hände, ihr Sünder, und reinigt die Herzen, ihr Wankelmütigen! Jakobus 4,8

Trachtet aber zuerst nach dem Reich Gottes und nach Seiner Gerechtigkeit.

Trachtet aber zuerst nach dem Reich Gottes und nach seiner Gerechtigkeit! Und dies alles wird euch hinzugefügt werden. Matthäus 6,33

Der *Gemeinschaft* folgt die *Anbetung*, denn wenn wir Gemeinschaft haben, werden wir auch anbeten. Als letztes kommt dann die *Bitte*. Kommen wir zuerst zur Bitte ohne Gemeinschaft und Anbetung, dann ist die Bitte arglistig. Sie entspricht nicht der Erkenntnis. Verstehen Sie, was ich meine? Viele Menschen fangen bei Gott mit der Bitte an und verstehen nicht, warum Er ihre Gebete unbeantwortet lässt.

Sie müssen die Reihenfolge umkehren. Sie brauchen erst Gemeinschaft, dann sollten Sie die Anbetung nicht überspringen, und immer als letztes kommt die Bitte. Was *Sie* wollen, kommt zum Schluss. Zuerst müssen wir Gott, aufgrund dessen *wer* Er ist, begegnen ... und was Er seit Grundlegung der Welt für uns getan hat, unabhängig davon, ob Er uns etwas gibt oder nicht.

> **Es kommt aber die Stunde und ist jetzt, da die wahren Anbeter den Vater in Geist und Wahrheit anbeten werden; denn auch der Vater sucht solche als seine Anbeter. Johannes 4,23**

Das Geschenk der Errettung ist genug. Der Rest ist das Sahnehäubchen, die Grundlage jedoch ist die Errettung. Freut euch nicht, dass euch die Geister untertan sind. Freut euch aber, dass eure Namen im Himmel geschrieben sind.

> **Doch darüber freut euch nicht, dass euch die Geister untertan sind; freut euch aber, dass eure Namen in den Himmeln angeschrieben sind! Lukas 10,20**

Viele Menschen kommen zu uns und wollen von seelischen und biologischen Krankheiten geheilt werden, wollen aber meinen Chef (Gott) nicht. Sie wollen meinen Vater nicht. Sie wollen den Heiligen Geist nicht, der sie versiegeln und das Werk in ihnen beginnen würde. Sie wollen einfach nur „repariert" werden.

Doch dann kommt ein unsanftes Erwachen, denn das erste, was sie von mir bekommen, ist, dass ich sie in die Gemeinschaft mit Gott hineinnehme. Sie möchten, dass ich zur Bitte komme. Ich gehe in die Gemeinschaft, und sie knirschen mit den Zähnen. Sie versuchen, Heilung ohne Gemeinschaft zu bekommen. Das wird nie geschehen. *Manchmal ist unsere Herzenshaltung ein Hindernis für unsere Heilung.*

Manchmal liegt dieses „keine Beziehung mit Gott entsprechend der Erkenntnis" zu haben auch teilweise darin begründet, dass sich jemand Gott nicht so naht, wie es das Wort lehrt, sondern wie es eine Religion oder Person zu tun geraten hat, um etwas zu bekommen. Wenn wir Gott begegnen möchten, ist nicht entscheidend, was andere Menschen sagen; vielmehr sollten wir es auf der Grundlage dessen tun, was sich in der Bibel belegen lässt.

Ich glaube nicht, dass es einen Grundsatz gibt, der noch nicht geschrieben steht. Ich bin kein Vertreter weiterer Offenbarungen, die nicht durch das bereits geschriebene Wort Gottes belegt werden können. Ich habe als Christ diesen festen Standpunkt bezogen.

Mit anderen Worten: Erst wenn jemand die Bibel von 1. Mose bis zur Offenbarung verstanden hat, kann er mir seine neuen esoterischen Erkenntnisse mitteilen, und vielleicht werde ich dann zuhören. Aber bis jetzt kenne ich niemanden, der die Bibel in ihrer Gesamtheit verstanden hat. Sie vielleicht, aber ich nicht.

Immer wenn ich denke, ich habe das Wort Gottes verstanden, lese ich es noch mal und sehe etwas Neues, das ich noch nie zuvor gesehen habe. Ist Ihnen das auch schon einmal passiert? Ich dachte, ich hätte die Sache kapiert, dann ging ich zurück, las es noch einmal, und es war wieder ganz anders. Ein komplett neues Verständnis eröffnete sich mir. Es ist etwas Wunderbares, das Wort Gottes zu lesen!

Wir haben uns jetzt mit der Tatsache beschäftigt, dass manchmal Menschen etwas von Gott möchten, obwohl sie nicht im Bund sind. Wir müssen immer auf diese Menschen vorbereitet sein. Sie kamen auch zu Jesus, nicht weil sie im Bund sein, Buße tun und getauft werden wollten, sondern weil sie krank waren. Er lehrte Sie dann das Evangelium. Er heilte oder befreite nie, bevor Er nicht das Evangelium gepredigt hatte. Das kann man bei Matthäus, Markus, Lukas und Johannes nachlesen. Zuerst predigte er, dann heilte er.

Also lehren wir auch zuerst die Wege Gottes. Wenn die Menschen dann kommen, weil sie geheilt werden wollen und Jesus sie heilt, ist das großartig.

Nachdem Jesus in der Bibel geheilt hatte, folgten sie Ihm auch. Er sagte ständig zu den Menschen: „Folgt mir.“ Paulus sagte: „Folgt mir, so wie ich Christus folge.“

> **[14]Nicht um euch zu beschämen, schreibe ich dies, sondern ich ermahne euch als meine geliebten Kinder. [15]Denn wenn ihr zehntausend Zuchtmeister in Christus hättet, so doch nicht viele Väter; denn in Christus Jesus habe ich euch gezeugt durch das Evangelium. [16]Ich bitte euch nun, seid meine Nachahmer! 1. Korinther 4,14–16**

> **Und ihr solltet meinem Beispiel folgen, so wie ich Christus folge.**
> **1. Korinther 11,1 (NLB)**

Ich sage Ihnen, seien Sie Henrys Nachahmer, so wie er Christus folgt.

☐ 4. Persönliche Sünden und Sünden der familiären Vorfahren

Bei der vierten Blockade für Heilung geht es um *persönliche Sünden und Sünden der familiären Vorfahren.* In Jesaja 59 erfahren wir, dass die Hand des Herrn nicht zu kurz ist, dass Er nicht helfen könnte, noch ist sein Ohr so taub, dass Er nicht hören könnte. Vielmehr trennen uns unsere Vergehen von Gott, und unsere Sünden verbergen Sein Angesicht vor uns, dass wir nicht gehört werden.

> **[1]Siehe, die Hand des HERRN ist nicht zu kurz, um zu retten, und sein Ohr nicht zu schwer, um zu hören; [2]sondern eure Vergehen sind es, die eine Scheidung gemacht haben zwischen euch und eurem Gott, und eure Sünden haben sein Angesicht vor euch verhüllt, dass er nicht hört. Jesaja 59,1–2**

Nach Jesaja 59,1–2 können uns unsere Sünden von Gott trennen. Aber nicht nur unsere Sünden können uns von Gott trennen, auch die Folgen der Sünden unserer Vorfahren können auf uns übergehen. Dies wird durch die Tatsache unterstrichen, dass es genetisch vererbte Krankheiten gibt.

Es gibt aber nicht nur genetisch vererbte Krankheiten. Psychiater haben im Laufe der Jahre festgestellt, dass bestimmte nichtgenetische Faktoren, wie die Gesinnung, persönliche Ticks und Überempfindlichkeiten den Stammbaum ohne offensichtliche oder bekannte genetische Komponente hinuntergereicht werden können. Das sind Sünden und Verfehlungen.

In 2. Mose 20,5 steht, dass die Sünden der Väter an die Kinder bis zur dritten und vierten Generation weitergereicht werden. Das lesen wir auch im 5. Buch Mose, sodass wir durch zwei verschiedene Verse in der Bibel eine Bestätigung dafür haben.

Du sollst dich vor ihnen nicht niederwerfen und ihnen nicht dienen. Denn ich, der HERR, dein Gott, bin ein eifersüchtiger Gott, der die Schuld der Väter heimsucht an den Kindern, an der dritten und vierten Generation von denen, die mich hassen, 2. Mose 20,5

Du sollst dich vor ihnen nicht niederwerfen und ihnen nicht dienen. Denn ich, der HERR, dein Gott, bin ein eifersüchtiger Gott, der die Schuld der Väter heimsucht an den Kindern und an der dritten und vierten Generation von denen, die mich hassen, 5. Mose 5,9

In Nehemia 8 und 9 rief Esra, der Schriftgelehrte/Priester, das ganze Volk zusammen – Mütter, Väter und Kinder. Dieser Gottesdienst war einer der längsten in der Geschichte der Bibel und dauerte zwölf Stunden. Die ersten sechs Stunden standen sie da und hörten dem Wort Gottes zu. In den nächsten sechs Stunden beteten sie an und bekannten vor Gott ihre Sünden und die ihrer Väter.

[2]So brachte am ersten Tag des siebten Monats der Priester Esra das Gesetz vor die Versammlung, vor Männer und Frauen, und vor jeden, der zu hören verstand. [3] Und er las daraus vor auf dem Platz, der vor dem Wassertor war, vom ersten Tageslicht bis zum Mittag in Gegenwart der Männer und Frauen und aller, die es verstehen konnten. Und die Ohren des ganzen Volkes waren auf das Buch des Gesetzes gerichtet. [6]Und Esra pries den HERRN, den großen Gott, und das ganze Volk antwortete: Amen, Amen! – wobei sie ihre Hände emporhoben. Und sie verneigten sich und warfen sich vor dem HERRN nieder mit dem Gesicht zur Erde. [8]Und sie lasen aus dem Buch, aus dem Gesetz Gottes, abschnittsweise vor und gaben den Sinn an, so dass man das Vorgelesene verstehen konnte. Nehemia 8,2–3, 6, 8

[9,1]Und am 24. Tag dieses Monats versammelten sich die Söhne Israel unter Fasten und in Sacktuch, und mit Erde auf ihrem Haupt. [2]Und alle, die israelitischer Abstammung waren, sonderten sich ab von allen Söhnen der Fremde. Und sie traten hin und bekannten ihre Sünden und die Verfehlungen ihrer Väter. Nehemia 9,1–2

In Nehemia 9,2 steht, dass sie hintraten und ihre Sünden und die Verfehlungen ihrer Väter bekannten. Warum? Damit ihre Generation vom Fluch der Sünde befreit werden konnte.

Gott hat den Vätern die geistliche Verantwortung für die Familie übertragen. Die Sünden der Väter werden an die dritte und vierte Generation derer, die Gott hassen, weitergereicht.

> **Du sollst dich vor ihnen nicht niederwerfen und ihnen nicht dienen. Denn ich, der HERR, dein Gott, bin ein eifersüchtiger Gott, der die Schuld der Väter heimsucht an den Kindern, an der dritten und vierten Generation von denen, die mich hassen, 2. Mose 20,5**

Aber Gott wird Tausende von denen segnen, die Ihn lieben und Seine Gebote halten. Was ist mit ‚Tausende' gemeint? Tausende von Generationen.

> **... 6der aber Gnade erweist an Tausenden von Generationen von denen, die mich lieben und meine Gebote halten. 2. Mose 20,6**

Diese Erkenntnis entnehmen wir nicht nur dem 2. und 5. Buch Mose, wir finden sie auch in Nehemia. Auch heute sehen wir den Beweis dafür, dass der Fluch der Väter immer noch vorhanden ist. Wir müssen daher nicht nur die persönlichen Sünden in Betracht ziehen, die uns von Gott trennen, sondern auch die aus dem Stammbaum vererbten Sünden.

Es ist erstaunlich für mich zu beobachten, wie sich Dinge über Generationen hinweg ähneln und fortsetzen und wie Gebundenheiten und Krankheiten, einschließlich Geisteskrankheiten, Charaktermerkmale usw., im Stammbaum weitergereicht werden. Wenn Menschen das erste Mal zu mir kommen, setze ich mich mit ihnen hin und höre erst einmal zehn Minuten lang ihre Krankheitsgeschichten an. Normalerweise kann ich ihnen dann (ich kenne weder ihren Namen, noch ihre Lebensweise, noch ihren Arbeitsplatz) die geistliche Dynamik der letzten vier Generationen ihrer Familie aufzeigen. Oft kann ich ihnen dann etwas über ihre Mutter, ihren Vater und ihre Großeltern sowie deren geistliche Probleme erzählen. Und meistens liege ich richtig.

Woher weiß ich das? Ist das irgendeine Art von esoterischem Wissen? Nein, ich weiß es aus der praktischen Beobachtung des Stammbaums und aus dem, was das Wort Gottes über Generationenflüche, die von Familie zu Familie weitergegeben werden, zu sagen hat.

☐ 5. Keinen Glauben an Gott haben

In Markus 11 finden wir die fünfte Blockade für Heilung: *Keinen Glauben an Gott zu haben.* In Vers 22 sagte Jesus Seinen Jüngern, sie sollten Glauben an Gott haben.

Und Jesus antwortete und spricht zu ihnen: Habt Glauben an Gott! Markus 11,22

In der Bibel steht auch, dass es ohne Glauben unmöglich ist, Gott wohlzugefallen.

Ohne Glauben aber ist es unmöglich, ihm wohlzugefallen; denn wer Gott naht, muss glauben, dass er ist und denen, die ihn suchen, ein Belohner sein wird. Hebräer 11,6

Hebräer 11,1 zeigt auf, dass der Glaube die Substanz dessen ist, was man hofft, eine Überzeugung von Dingen, die man nicht sieht.

Es ist aber der Glaube eine feste Zuversicht auf das, was man hofft, eine Überzeugung von Tatsachen, die man nicht sieht. Hebräer 11,1 (SLB)

In Matthäus 21,21 heißt es: Wenn ihr Glauben habt und nicht zweifelt.

Jesus aber antwortete und sprach zu ihnen: Wahrlich, ich sage euch: Wenn ihr Glauben habt und nicht zweifelt, ... Matthäus 21,21

Laut Hebräer 4 trat Gottes Verheißung für das Volk Israel, das unter der Führung von Mose und Aaron aus Ägypten kam, aufgrund von Ungehorsam und Zweifel nicht ein, obwohl ihnen die gleiche Botschaft wie uns gepredigt worden war.

[2]Denn auch uns ist eine Heilsbotschaft verkündigt worden, gleich wie jenen; aber das Wort der Verkündigung hat jenen nicht geholfen, weil es bei den Hörern nicht mit dem Glauben verbunden war. [6]Da nun noch vorbehalten bleibt, daß etliche in sie eingehen sollen, und die, welchen zuerst die Heilsbotschaft verkündigt worden ist, wegen ihres Ungehorsams nicht eingegangen sind, Hebräer 4,2, 6 (SLB)

Als Jesus in Seine Heimatstadt Nazareth kam, predigte Er und versuchte, den armen Leuten zu helfen, mit denen Er aufgewachsen war. Doch in der Bibel heißt es, dass Er keine Wunderwerke in Nazareth tun konnte, weil ihr Unglaube und ihre Zweifel groß waren.

[5]Und er konnte dort kein Wunderwerk tun, außer dass er wenigen Schwachen die Hände auflegte und sie heilte. [6]Und er wunderte sich über ihren Unglauben. Und er zog durch die Dörfer ringsum und lehrte. Markus 6,5–6

In Markus 5,36–42 wollte Jesus gerade eine junge Frau von den Toten auferwecken, während viele Menschen versammelt waren, weil sie um das Mädchen trauerten. Alle warteten auf die Auferweckung, als Jesus hereinkam und sagte: „Aber sie schläft doch nur." Sie lachten Ihn daraufhin aus und verachteten Ihn. Dann trieb Er sie aus dem Zimmer, brachte die Familie und Seine Jünger herein und weckte das Mädchen von den Toten auf.

[36]Jesus aber überhörte das Wort, das geredet wurde, und spricht zu dem Synagogenvorsteher: Fürchte dich nicht; glaube nur! [37]Und er erlaubte niemand, ihn zu begleiten, außer Petrus und Jakobus und Johannes, dem Bruder des Jakobus. [38]Und sie kommen in

das Haus des Synagogenvorstehers, und er sieht ein Getümmel und Weinende und laut Heulende. [39]Und er geht hinein und sagt zu ihnen: Was lärmt und weint ihr? Das Kind ist nicht gestorben, sondern es schläft. [40]Und sie lachten ihn aus. Als er aber alle hinausgetrieben hatte, nimmt er den Vater des Kindes und die Mutter und die, die bei ihm waren, mit und geht hinein, wo das Kind war. [41]Und er ergriff die Hand des Kindes und spricht zu ihm: Talita kum! Das ist übersetzt: Mädchen, ich sage dir, steh auf! [42]Und sogleich stand das Mädchen auf und ging umher; es war nämlich zwölf Jahre alt. Und sie erstaunten sogleich mit großem Erstaunen. Markus 5,36–42

Warum trieb Er sie aus dem Zimmer? Weil ihr Unglauben und Ihre Zweifel Seine Kraft und Fähigkeit zu heilen zunichte gemacht hätten.

Haben Sie ein Herz des Glaubens, oder streue ich den Samen auf einen steinigen, felsigen Boden aus? Wenn ich den Samen auf einen guten, fruchtbaren Boden aussäe, wird Ihr Glaube meinen Glauben bestärken und Gottes Hand wird bewegt werden.

Wenn Sie Ihren Unglauben und Ihre Zweifel gegen mich richteten, würde ich ins Wanken geraten und könnte nur wenig für Sie tun. Nur wenn wir unseren Glauben vor Gott verbinden und darauf vertrauen, dass Er uns belohnt, uns überführt und an uns arbeitet, bitte ich Gott im Glauben, zu uns zu kommen.

Ich sage euch, dass er ihr Recht ohne Verzug ausführen wird. Doch wird wohl der Sohn des Menschen, wenn er kommt, den Glauben finden auf der Erde? Lukas 18,8

☐ 6. Das Bedürfnis, ein Wunder sehen zu müssen

Die sechste Blockade für Heilung besteht darin, dass *Sie glauben, ein Wunder sehen zu müssen, damit Sie von Gott empfangen können*. Wissen Sie, wie viele Menschen erst glauben, wenn sie ein Wunder gesehen haben? Was geschah mit der ersten Person, die ein Wunder sah? Auf wen blickte sie zurück?

In Matthäus 27,38–44 hingen zwei Räuber mit am Kreuz. Die Vorübergehenden aber lästerten über Ihn, schüttelten ihre Köpfe und sagten: Der du den Tempel abbrichst und in drei Tagen wieder aufbaust, rette dich selbst! Wenn du Gottes Sohn bist, so steige herab vom Kreuz!

[38]Dann werden zwei Räuber mit ihm gekreuzigt, einer zur Rechten und einer zur Linken. [39]Die Vorübergehenden aber lästerten ihn, schüttelten ihre Köpfe [40]und sagten: Der du den Tempel abbrichst und in drei Tagen aufbaust, rette dich selbst! Wenn du Gottes Sohn bist, so steige herab vom Kreuz! [41]Ebenso aber spotteten auch die Hohenpriester mit den Schriftgelehrten und Ältesten und sprachen: [42]Andere hat er gerettet, sich selbst kann er nicht retten. Er ist Israels König, so steige er jetzt vom Kreuz herab, und wir werden an ihn glauben. [43]Er vertraute auf Gott, der rette ihn jetzt, wenn er ihn liebt; denn er sagte: Ich bin Gottes Sohn. [44]Auf dieselbe Weise schmähten ihn auch die Räuber, die mit ihm gekreuzigt waren. Matthäus 27,38–44

Was wollten sie sehen, bevor sie glauben wollten? Sie wollten sehen, wie Jesus vom Kreuz herabsteigt. Doch das wäre das Schlimmste gewesen, das Er jemals hätte tun können. Sie und ich würden heute nicht existieren, wenn Er das getan hätte. Sie wissen, was Jesus zu Petrus sagte, als Er die Jünger auf Seine Kreuzigung vorbereitete. Er sagte, Er würde nach Jerusalem gehen, ausgeliefert und dann gekreuzigt werden. Petrus tadelte Ihn. Erinnern Sie sich? Petrus tadelte Jesus und schimpfte Ihn fast aus. Jesus wandte sich dann zu ihm und sagte Folgendes: „Fort von mir, Satan! Du betrachtest alles nur aus menschlicher Sicht und nicht aus der Sicht Gottes."

Jesus wandte sich um, sah seine Jünger an und wies Petrus scharf zurecht: „Fort von mir, Satan! Du betrachtest alles nur aus menschlicher Sicht und nicht aus der Sicht Gottes." Markus 8,33 (NLB)

Müssen wir ein Wunder sehen, damit wir glauben, ein Wunder empfangen zu können? In Vers 41 und 42 kam von den Hohepriestern das Gleiche (Matthäus 27,41–42): „Ebenso aber spotteten auch die Hohepriester mit den Schriftgelehrten und Ältesten und sprachen: Andere hat Er gerettet, sich selbst kann Er nicht retten. Er ist Israels König, so steige Er jetzt vom Kreuz herab, und *wir werden an Ihn glauben.*"

41Ebenso aber spotteten auch die Hohenpriester mit den Schriftgelehrten und Ältesten und sprachen: 42Andere hat er gerettet, sich selbst kann er nicht retten. Er ist Israels König, so steige er jetzt vom Kreuz herab, und wir werden an ihn glauben.
Matthäus 27,41–42

Wow! „Wir werden an Ihn glauben." Zwei Gesellschaftsgruppen wollten nicht glauben, bis sie Beweise gesehen hatten. Dieses Thema spielte auch zwischen Jesus und Thomas eine Rolle. Thomas sagte, er würde nicht glauben, bis er die Wunden gesehen habe. Also zeigte Jesus ihm Seine Wunden an den Händen und an Seiner Seite. Dann sagte Thomas: „Mein Herr und mein Gott." Daraufhin antwortete Jesus: „Glückseliger sind, die nicht gesehen und doch geglaubt haben, als diejenigen, die geglaubt haben, weil sie gesehen haben."

28Thomas antwortete und sprach zu ihm: Mein Herr und mein Gott! 29Jesus spricht zu ihm: Weil du mich gesehen hast, hast du geglaubt. Glückselig sind, die nicht gesehen und doch geglaubt haben! Johannes 20,28–29

Ein weiterer Bereich, den wir untersuchen müssen, ist, ein Wunder sehen zu müssen, um Gott zu glauben. Schlagen wir Matthäus 4 auf. Ich glaube, Gott heilt und befreit heute noch. Wissen Sie, wie viele Menschen von mir verlangen, das zu beweisen? Viele! Manche Menschen sind schon auf mich zugekommen und haben gesagt: „Mach dies, mach das, tu dies, tu das."

Ich kann gar nichts tun. Ich habe keine Kräfte. Ich könnte nicht einmal eine Fliege mit Zahnschmerzen heilen. Ich habe keine dieser Fähigkeiten. Für wen halten sie mich? Was machen diese Menschen? Sie versuchen mich, Gott zu versuchen. Sie kommen zu mir, weil sie krank sind, aber in ihrem Herzen sagen sie: „Henry, wenn du der gesalbte Sohn Gottes bist, dann tu etwas.“ Dann fügen sie noch hinzu: „Und wenn du es nicht kannst, dann bist du es nicht.“

Schauen wir uns an, wie der Satan unseren Herrn Jesus auf diesem Gebiet versuchte. In Matthäus 4,1–3 heißt es: „Dann wurde Jesus von dem Geist in die Wüste hinaufgeführt, um von dem Teufel versucht zu werden; und als Er vierzig Tage und vierzig Nächte gefastet hatte, hungerte Ihn schließlich. Und der Versucher trat zu Ihm hin und sprach: *Wenn du Gottes Sohn bist,* so sprich, dass diese Steine Brote werden!“

> **1Dann wurde Jesus von dem Geist in die Wüste hinaufgeführt, um von dem Teufel versucht zu werden; 2und als er vierzig Tage und vierzig Nächte gefastet hatte, hungerte ihn schließlich. 3Und der Versucher trat zu ihm hin und sprach: Wenn du Gottes Sohn bist, so sprich, dass diese Steine Brote werden! Matthäus 4,1–3**

Wissen Sie, was die Leute zu mir sagen? „Wenn du der Gesalbte bist, dann tu etwas.“ *Das ist ein Hindernis für Heilung, weil Sie NICHT auf mich schauen sollen.* Sie sollen auf Ihn, das heiligende Werk des Heiligen Geistes und das Wort Gottes schauen. Ich bin lediglich Sein Sklave, Sein Diener.

Wenn Sie auf mich schauen und nicht auf Ihn, das heiligende Werk des Wortes oder die Liebe und die Absichten des Vaters hinter mir sehen, wenn ich für Sie nicht unsichtbar werde, damit Sie nur Ihn sehen, dann haben Sie eine Blockade.

So wurde Jesus versucht: *„Tu etwas.“* Wie viele von uns haben Gott schon auf diese Weise gebeten? Wie viele von uns haben schon ein Flies ausgelegt? – „Gott, wenn du das tust, werde ich Dir glauben.“ Warum glauben wir Ihm nicht gleich von vornherein? Wenn Er es für uns tun möchte, wird Er es sowieso tun. Dann wird Er zu uns kommen und an uns handeln.

☐ 7. Zeichen und Wunder begehren

Die siebte Blockade für Heilung besteht darin, *Zeichen und Wundern zu begehren.* Die Menschen rennen eher Zeichen und Wundern hinterher, als dass sie Verlangen nach Gottes Wort haben. Ich glaube an Zeichen und Wunder, aber ich renne ihnen nicht hinterher. Ich hoffe, Sie auch nicht, denn Zeichen und Wunder folgen denjenigen, die glauben. Es ist ein Unterschied, ob wir Zeichen und Wundern hinterher rennen, oder ob sie uns folgen.

Ausschlaggebend ist hier die Perspektive. Als Grundlage unseres Glaubens müssen wir Gott und Sein Wort suchen, nicht Zeichen und Wunder. Krankheit ist die Frucht der Trennung von Gott in einem Bereich unseres Lebens. Der Schlüssel ist der Glaube an Gott und Sein Wort, der auf einer Beziehung beruht, nicht auf der Grundlage von Zeichen und Manifestationen der Kraft Gottes.

In Römer 10,17 steht, dass der Glaube aus der Verkündigung kommt und die Verkündigung aus dem Wort Gottes.

> **Also ist der Glaube aus der Verkündigung, die Verkündigung aber durch das Wort Christi. Römer 10,17**

Manche Menschen suchen eher nach Zeichen als nach dem Wort Gottes. In Johannes 4,46–48 steht: „Er kam nun wieder nach Kana in Galiläa, wo Er das Wasser zu Wein gemacht hatte. Und es war in Kapernaum ein königlicher Beamter, dessen Sohn krank war. Als dieser gehört hatte, dass Jesus aus Judäa nach Galiläa gekommen sei, ging er zu Ihm hin und bat, dass Er herabkomme und seinen Sohn heile; denn er lag im Sterben. Jesus sprach nun zu ihm: Wenn ihr nicht Zeichen und Wunder seht, so werdet ihr nicht glauben."

> **46Er kam nun wieder nach Kana in Galiläa, wo er das Wasser zu Wein gemacht hatte. Und es war in Kapernaum ein königlicher Beamter, dessen Sohn krank war. 47Als dieser gehört hatte, dass Jesus aus Judäa nach Galiläa gekommen sei, ging er zu ihm hin und bat, dass er herabkomme und seinen Sohn heile; denn er lag im Sterben. 48Jesus sprach nun zu ihm: Wenn ihr nicht Zeichen und Wunder seht, so werdet ihr nicht glauben. Johannes 4,46–48**

Eine weitere Bibelstelle über eine böse und ehebrecherische Generation, die ein Zeichen begehrt, ist Matthäus 12,38–39.

> **38Dann antworteten ihm einige der Schriftgelehrten und Pharisäer und sprachen: Lehrer, wir möchten ein Zeichen von dir sehen! 39Er aber antwortete und sprach zu ihnen: Ein böses und ehebrecherisches Geschlecht begehrt ein Zeichen, und kein Zeichen wird ihm gegeben werden als nur das Zeichen Jonas, des Propheten. Matthäus 12,38–39**

Es geht also darum, dass wir nicht zuerst nach Heilung von Gott suchen, sondern nach Gott selbst. Krankheit ist eine Frucht der Trennung von Ihm.

☐ 8. Gott eigene Bedingungen für den Heilungsweg vorgeben

Die achte Blockade für Heilung steht in 2. Könige 5,8–14. Manche Menschen erwarten, dass *Gott sie nach ihren eigenen Bedingungen heilt*. Sie sagen Gott genau, was, wann und wie Er es tun soll. Dann erwarten sie von Ihm, es genau auf diese Weise nach den von ihnen gesetzten Bedingungen zu tun.

In 2. Könige 5,8–14 wird die Geschichte von Naaman erzählt, der an Lepra erkrankt war. Dazu müssen wir wissen, dass er eine sehr wichtige Persönlichkeit war. Naaman war der Heeroberste des Königs von Syrien. Er war ein großartiger und ehrwürdiger Mann, der von seinem Herrn sehr geschätzt wurde. Er hatte Lepra, und er hatte einen weiten Weg hinter sich gebracht, um Elisa, einen Mann

Gottes, zu finden, der (so hatte er es gehört) ihn heilen und wiederherstellen konnte.

Das Besondere an dieser Geschichte ist, dass Elisa gar nicht zu ihm hinging. Er sandte seinen Diener. So viel zum Thema Vergötterung. Wir müssen aufpassen, dass wir geistliche Leiter nicht zu Götzen machen oder dass wir diejenigen, die uns vorstehen, nicht größer machen, als sie wirklich sind. Ich bin nicht größer als Sie. Ich bin ein Schaf, wie Sie es sind. Gott liebt mich nicht mehr, als Er Sie liebt. Ich habe bei Gott keinen größeren Vorteil, als Sie ihn haben. Gott sieht die Person gar nicht an.

> **Petrus aber tat den Mund auf und sprach: In Wahrheit begreife ich, dass Gott die Person nicht ansieht, Apostelgeschichte 10,34**

Was Er für den einen tat, wird Er auch für den anderen tun. Selbst mit meiner Erfahrung als Pastor bin ich Einer unter Gleichen. Ich bin nicht anders als Sie. Ich bin nicht größer als Sie – ich bin Ihnen gleichgestellt. Ich habe nur folgendes Problem: Eines Tages werde ich doppelt gerichtet werden und Sie nicht. In der Bibel steht auch, dass ich die doppelte Ehre bekommen werde, aber das werden wir dann sehen.

> **Die Ältesten, die gut vorstehen, sollen doppelter Ehre gewürdigt werden, besonders die in Wort und Lehre arbeiten. 1. Timotheus 5,17**

Was mir zu schaffen macht, ist das doppelte Urteil.

> **Werdet nicht viele Lehrer, meine Brüder, da ihr wisst, dass wir ein schwereres Urteil empfangen werden! Jakobus 3,1**

Ich muss mich eines Tages vor Gott in einem Bereich verantworten, für den Sie sich nicht verantworten müssen. Ich werde Gott darüber berichten müssen, wie ich mit den menschlichen Seelen umgegangen bin. Ich nehme das sehr ernst. Ab und zu gönne ich mir einen kleinen Scherz, um die Sache aufzulockern, doch betrachte ich das Ganze als eine sehr ernste Angelegenheit. Mein Chef hört und schaut genau hin, was ich alles so mache.

In 2. Könige 5,10–12 steht: Elisa schickte einen Boten zu ihm und ließ ihm sagen: „Geh hin und bade dich siebenmal im Jordan! So wird dir dein Fleisch wiederhergestellt werden und rein sein." Da wurde Naaman zornig und ging weg. Und er sagte: „Siehe, ich hatte mir gesagt: Er wird nach draußen zu mir herauskommen" – hier sehen wir seinen Stolz – „und hintreten und den Namen des HERRN, seines Gottes, anrufen und wird seine Hand über die Stelle schwingen und so den Aussätzigen vom Aussatz befreien."

> **10 Und Elisa schickte einen Boten zu ihm und ließ ihm sagen: Geh hin und bade dich siebenmal im Jordan! So wird dir dein Fleisch wiederhergestellt werden und rein sein.**

[11]Da wurde Naaman zornig und ging weg. Und er sagte: Siehe, ich hatte mir gesagt: Er wird nach draußen zu mir herauskommen und hintreten und den Namen des HERRN, seines Gottes, anrufen und wird seine Hand über die Stelle schwingen und so den Aussätzigen vom Aussatz befreien. [12]Sind nicht Abana und Parpar, die Flüsse von Damaskus, besser als alle Wasser von Israel? Kann ich mich nicht darin baden und rein werden? Und er wandte sich um und ging im Zorn davon. 2. Könige 5,10–12

Im Nachhinein fand Naaman dann heraus, wie das Ganze funktionierte. Aber was hatte Elisa seinem Boten aufgetragen zu sagen? Geh hinunter zum Fluss und wasche dich sieben Mal. Wie bitte? Sie wissen wohl nicht, mit wem Sie es zu tun haben. Sie wissen nicht, wer ich bin. Ich möchte, dass Sie, Elisa, hier zu mir herauskommen, Ihren Gott im Himmel anrufen, Ihre Hand über die Stelle schwingen und ein Wunder vollbringen, damit ich wieder nach Hause gehen und mich freuen kann!

Damit sind wir beim Thema: Manchmal erwarten wir von Gott, dass Er uns nach unseren eigenen Bedingungen und Vorstellungen heilt. Glauben Sie, Naaman hatte ein geistliches Problem? Können Sie sich eine geistliche Wurzel denken? Stolz!

Er wandte sich um und ging zornig weg. Was war sein nächstes geistliches Problem? Bitterkeit, Groll, Unversöhnlichkeit, Zorn und Wut. Ein guter Einstieg, um etwas von Gott zu empfangen, nicht wahr? In Vers 13 kamen seine Diener zu ihm und sagten: „Mein Vater, hätte der Prophet eine große Sache zu dir geredet, hättest du es nicht getan?“

Da traten seine Diener herzu und redeten zu ihm und sagten: Mein Vater, hätte der Prophet eine große Sache zu dir geredet, hättest du es nicht getan? Wie viel mehr, da er nur zu dir gesagt hat: Bade, und du wirst rein sein! 2. Könige 5,13

Wer hatte die Situation begriffen? Seine Diener! Da stieg Naaman hinab und tauchte nach dem Wort des Mannes Gottes im Jordan siebenmal unter. Da wurde sein Fleisch wieder wie das Fleisch eines jungen Knaben, und er wurde rein.

Da stieg er hinab und tauchte im Jordan siebenmal unter nach dem Wort des Mannes Gottes. Da wurde sein Fleisch wieder wie das Fleisch eines jungen Knaben, und er wurde rein. 2. Könige 5,14

Hier hat Gott einmal mehr an einem Heiden gehandelt. Glauben Sie, Gott liebt diese nicht erlösten, sündigen Heiden? Sie sagen: „Es sieht so aus, als ob Er die nicht erlösten Heiden mehr liebt als mich. Ich bin seit 48 Jahren Christ und warte immer noch auf meine Heilung!“ Seien Sie sehr vorsichtig, *manchmal erwarten wir Heilung von Gott zu unseren eigenen Bedingungen.*

☐ 9. Mehr auf Menschen als auf Gott schauen

Die neunte Blockade für Heilung besteht darin, *auf Menschen zu schauen*. Wir finden sie in Jeremia 17,5. Ich möchte Folgendes sehr vorsichtig formulieren: Ich bin nicht gegen Ärzte und Psychiater. Jedoch erwarten wir von den Ärzten etwas, wozu sie nicht ausgebildet wurden: uns von geistlich verwurzelten Krankheiten zu heilen. Sie sind dafür nicht qualifiziert, denn erstens muss man wiedergeboren sein, um das tun zu können. Und zweitens, soweit ich es aufgrund der Bibel sagen kann, muss man ein geistlicher Leiter sein, um so etwas anzustoßen.

Ich möchte noch einmal betonen, dass ich nichts gegen Ärzte und Psychiater habe. Auf keinen Fall dürfen Sie aus der Tatsache, dass ich mich mit der Heilung von Krankheiten befasse, schlussfolgern, dass ich automatisch gegen Ärzte und Psychiater bin. Jedoch möchte ich Ihnen Folgendes weitergeben: Die Kirche hat ihre Rolle bei der Heilung von Krankheiten verneint. Sie hat die Ärzte gebeten, die geistlichen Leiter zu werden, und diese sind dafür einfach nicht qualifiziert. Sie sind bei den Gaben des fünffältigen Dienstes in Epheser 4 nicht aufgeführt. Sie sind nicht qualifiziert, geistlich verwurzelte Krankheiten zu heilen. Diese Rolle hat Gott der Gemeinde zugewiesen, damit der Leib Christi den Körper heilt, wie es in 1. Korinther 12 beschrieben wird.

Ärzte haben ihre Berechtigung, aber auf dem Gebiet der geistlich verwurzelten Krankheiten werden sie keine Heilung hervorbringen können. Das Beste, was sie bieten können, ist ein Krankheitsmanagement. Ich habe kein Problem damit, wenn Sie sich beim Arzt untersuchen lassen. Ich befürworte Diagnosen. Ich spiele mit dem Leben der Menschen keine Spielchen. Ich muss den Menschen in ihrem Glauben und in ihrem Unglauben begegnen. Was wir brauchen, sind Ärzte, die begreifen, dass geistliche Komponenten bei einer Krankheit mitspielen können und mit denjenigen zusammenarbeiten, welche die Rolle der christlichen Kirche bei der Heilung von Krankheiten verstanden haben.

Worauf wir hinauswollen ist Folgendes: Bei Menschen – Ärzten – nach Heilung zu schauen, ohne *vorher* Gott zu suchen und *ohne* die geistlichen Dynamiken hinter dem Fluch der Krankheit *zu berücksichtigen*, ist eine Blockade für Heilung.

In Jeremia 17 steht: So spricht der Herr: Verflucht ist der Mann, der auf Menschen vertraut und Fleisch zu seinem Arm macht und dessen Herz vom Herrn weicht! Gesegnet ist der Mann, der auf den Herrn vertraut und dessen Zuversicht der Herr geworden ist! Überaus trügerisch ist das Herz und bösartig; wer kann es ergründen? Ich, der HERR, erforsche das Herz und prüfe die Nieren, um jedem einzelnen zu vergelten entsprechend seinen Wegen, entsprechend der Frucht seiner Taten.

[5]So spricht der HERR: Verflucht ist der Mann, der auf Menschen vertraut und Fleisch zu seinem Arm macht und dessen Herz vom HERRN weicht! [7]Gesegnet ist der Mann, der auf den HERRN vertraut und dessen Zuversicht der HERR geworden ist! [9]Überaus trügerisch ist das Herz und bösartig; wer kann es ergründen? [10]Ich, der HERR, erforsche das Herz und prüfe die Nieren, um jedem einzelnen zu vergelten entsprechend seinen Wegen, entsprechend der Frucht seiner Taten. Jeremia 17,5, 7, 9–10 (SLB)

Eine der großen Blockaden, Heilung von Gott zu empfangen, besteht darin, auf Menschen als unsere Bezugsquelle zu schauen. Ich bin nicht Ihre Quelle. Ich bin ein Wegweiser entlang der Straße, der Sie auf den Weg hinweist, den Sie gehen sollten.

Das erinnert mich an einen Witz, den ich einmal gehört habe. Ich komme aus dem Norden von Maine, hoch oben im Aroostook County, wo hauptsächlich Kartoffeln angebaut werden, dort bin ich geboren und aufgewachsen. Im Süden von Maine leben die sogenannten „Downeasters", die einen merkwürdigen Dialekt sprechen. Sie sind schon ein eigenartiges Volk, diese Downeasters, aus der Umgebung von Cherryfield, Machias und so. In dieser Gegend trug sich meine Geschichte von einem Großstädter aus Boston zu, der durch Maine fuhr, um sich die schöne, einsame Gegend hinter Cherryfield anzuschauen. Er kam an eine Kreuzung ohne Wegweiser. Dort saß vor einem Haus ein alter Mann in seinem Schaukelstuhl und beobachtete die ganze Situation.

Der Großstädter stieg aus, ging hinüber und sagte: „Guten Tag."

Der alte Mann sagte: „Hallo."

Dann sagte der Großstädter: „Ich möchte nach Augusta. Kann ich diese Straße nehmen?"

Der Mann schaute rüber und sagte: „Ja, ja, ich glaube, sie führt schon irgendwann dorthin."

Darauf sagte der Großstädter: „Wie steht es mit der Straße dort drüben?"

„Ja, ja, da bin ich auch schon ein paar Mal lang gefahren, und da werden Sie auch irgendwann dort ankommen."

„Und wie ist es mit dieser Straße hier?"

„Da bin ich noch nicht allzu weit entlang gefahren, aber man sagt, dass man auf dieser Straße auch nach Augusta kommt."

Dann hatte der Großstädter genug und sagte: „Sie wissen wohl nicht allzu viel, wie?"

Da sagte der alte Mann: „Das kann schon sein, aber ich bin auch nicht derjenige, der sich hier verfahren hat!"

In manchen Fällen könnte ich ein Wegweiser für Sie sein und ihnen den Weg zeigen, den Sie gehen sollten, aber ich bin nicht Ihre Quelle. Ich bin nur Ihr Freund. Ich liebe Ihre Seele und Ihr Leben. Schauen Sie nicht auf mich, denn wenn Sie auf mich schauen, dann müssen Sie verstehen, dass ich auf jemand anderen schaue: auf meinen Chef, Jesus Christus, und den Vater, der Ihn gesandt hat.

In 2. Chronik 16,7–12 steht die Geschichte von Asa. Es heißt sehr klar, dass er starb. Einer der Gründe für seinen Tod war, dass er nicht zuerst den **HERRN** suchte, und zwar nicht nur in Kriegszeiten, sondern auch in seinem persönlichen Leben, nachdem Gott ihm schon bewiesen hatte, dass Er in früheren Kriegen auf seiner Seite gewesen war. In seiner Abtrünnigkeit und Dunkelheit wurde sein Herz verhärtet, und Asa lag mit einer Krankheit im Sterben, **dennoch suchte er nicht zuerst den Herrn auf, sondern seine Ärzte.**

> **7Zu jener Zeit kam der Seher Hanani zu Asa, dem König von Juda, und sagte zu ihm: Weil du dich auf den König von Aram gestützt hast und dich nicht auf den HERRN, deinen Gott, gestützt hast, darum ist das Heer des Königs von Aram deiner Hand entronnen. 8Waren nicht die Kuschiter und die Libyer eine gewaltige Heeresmacht mit Wagen und Reitern in großer Menge? Doch weil du dich auf den HERRN stütztest, gab er sie in deine Hand. 9Denn des HERRN Augen durchlaufen die ganze Erde, um denen treu beizustehen, deren Herz ungeteilt auf ihn gerichtet ist. Hierin hast du töricht gehandelt. Darum wirst du von nun an Kriege haben. 10Und Asa wurde ärgerlich über den Seher und legte ihn ins Gefängnis in den Block; denn er war deshalb wütend auf ihn. Auch tat Asa zu dieser Zeit einigen von dem Volk Gewalt an. 11Und siehe, die Geschichte Asas, die frühere und die spätere, siehe, sie ist geschrieben in dem Buch der Könige von Juda und Israel. 12Und im 39. Jahr seiner Regierung erkrankte Asa an seinen Füßen. Seine Krankheit war überaus schwer; aber auch in seiner Krankheit suchte er nicht den HERRN, sondern die Ärzte. 2. Chronik 16,7–12**

Beeindruckend! Noch einmal möchte ich betonen: Ich bin nicht gegen Ärzte und sehe kein Problem darin, dass Sie sich eine Diagnose einholen. Daher habe ich auch kein Problem damit, wenn Sie sich von einem Arzt untersuchen lassen. Ich spiele mit dem Leben der Menschen keine Spielchen. Ich muss den Menschen in ihrem Glauben und in ihrem Unglauben begegnen. Mit anderen Worten, ich bin mir nicht sicher, wie die Menschen in einem bestimmten Moment ihres Lebens zu Gott stehen.

Warum nehmen Sie sich nicht eine Auszeit und suchen zuerst Gott? Warum nehmen wir uns nicht die Zeit und gehen zum Herrn? Ich möchte Ihnen Folgendes sagen: Manchmal verlaufen unsere Krankheiten tödlich, weil wir, als Sein Volk, Gott nicht zuerst gesucht haben. Das sind harte Worte, nicht wahr? Aber ich muss sie Ihnen sagen, weil es in Jeremia 17,5 heißt: „Verflucht ist der Mann, der auf Menschen vertraut."

So spricht der HERR: Verflucht ist der Mann, der auf Menschen vertraut und Fleisch zu seinem Arm macht und dessen Herz vom HERRN weicht! Jeremia 17,5

Diese Worte sind umso härter, als die Kirche ihren Auftrag, Gott auf dieser Ebene zu repräsentieren, nicht wahrgenommen hat. Den Menschen bleibt folglich nichts anderes übrig, als sich an andere Menschen zu wenden. Zugegeben, viele Gemeinden lehren ihre Mitglieder, an Gott zu glauben, doch sie verstehen Krankheit und ihre Ursache nicht, die in 80 % aller Fälle geistlich verwurzelt ist.

☐ 10. Nicht ehrlich und transparent sein

Die zehnte Blockade für Heilung besteht darin, *nicht ehrlich und transparent zu sein.*

Die zwei Hauptursachen dafür sind Angst und Stolz. Sie fragen sich vielleicht: „Was meinen Sie mit Angst?" Gemeint ist Angst vor Ablehnung, Angst vor Menschen, Angst vor Versagen, Angst davor, verlassen zu werden, und Angst davor, nicht geliebt zu werden. Stolz ist ein sehr gefährliches Problem, da er uns nach außen heilig erscheinen lässt, obwohl wir es gar nicht leben und mit einem echten Problem zu kämpfen haben. Das ist ein betrügerisches Dasein. Mit anderen Worten: Wir leben dabei eine Lüge. Dafür zahlen wir einen hohen Preis, denn Stolz kommt vor dem Fall und zieht viel Krankheit nach sich.

Vor dem Verderben kommt Stolz, und Hochmut vor dem Fall. Sprüche 16,18

Wissen Sie, wie viele Menschen nervös und ruppig werden, wenn ich anfange, ihr persönliches Leben zu hinterfragen? Wovor haben sie Angst? Gott weiß doch schon alles. Er kennt uns so gut, dass Er weiß, wie viele Haare wir auf dem Kopf haben. Er kennt die Geheimnisse unseres Herzens. Wir können nichts verbergen! Haben wir vergessen, dass Gott uns sieht? Er hört jedes Wort, das ich spreche. Er kennt meine und Ihre Gedanken.

Jakobus weist uns an, einander unsere Sünden zu bekennen, damit wir geheilt werden.

Bekennt nun einander die Sünden und betet füreinander, damit ihr geheilt werdet! Viel vermag eines Gerechten Gebet in seiner Wirkung. Jakobus 5,16

In Galater 6,1 heißt es, dass, wenn ein Bruder von einem Fehltritt übereilt wird, diejenigen, die sich für „geistlich halten", einen solchen im Geist der Sanftmut wieder zurechtbringen und dabei darauf achtgeben sollen, dass sie nicht versucht werden und abfallen. Im Vers 2 steht: „Einer trage des anderen Lasten, und so werdet ihr das Gesetz des Christus erfüllen."

[1]Brüder, wenn auch ein Mensch von einem Fehltritt übereilt wird, so bringt ihr, die Geistlichen, einen solchen im Geist der Sanftmut wieder zurecht. Und dabei gib auf dich selbst acht, dass nicht auch du versucht wirst! [2]Einer trage des anderen Lasten, und so werdet ihr das Gesetz des Christus erfüllen. Galater 6,1–2

Heutzutage ist Transparenz eine beängstigende Sache. Ich weiß nicht, ob ich mich Ihnen anvertrauen kann. Können Sie mir Ihr Leben anvertrauen? Manche haben das getan, und denen möchte ich für ihre Transparenz danken. Warum ist es so wichtig, transparent zu sein und unsere Sünden vor Gott und einander zu bekennen? Sprüche 28,13 gibt uns einen Hinweis darauf. Wenn man seine Sünden verheimlicht, wird es einem nicht gelingen. Wer sie aber bekennt und lässt, wird Barmherzigkeit finden.

Wer seine Schuld verheimlicht, dem wird es nicht gelingen, wer sie aber bekennt und läßt, der wird Barmherzigkeit erlangen. Sprüche 28,13 (SLB)

Jesaja sagt Folgendes über Gott: Der Hohe und Erhabene, der in Ewigkeit wohnt, ist bei dem, der ein zerschlagenes und gebeugtes Herz hat.

Denn so spricht der Hohe und Erhabene, der in Ewigkeit wohnt und dessen Name der Heilige ist: In der Höhe und im Heiligen wohne ich und bei dem, der zerschlagenen und gebeugten Geistes ist, um zu beleben den Geist der Gebeugten und zu beleben das Herz der Zerschlagenen. Jesaja 57,15

Wissen Sie, wo Gott ist?
Mitten in unserem Durcheinander, sofern wir transparent sind!

Wir können Gott mit einem demütigen und zerschlagenen Herz finden. Das machte David trotz seiner persönlichen und vererbten Sünde zu einem Mann nach dem Herzen Gottes.

Denn ich erkenne meine Vergehen, und meine Sünde ist stets vor mir. Psalm 51,5

Er war ein Mann nach dem Herzen Gottes, weil er zum Schluss einen absoluten Hass auf das Böse hatte. Als er der Sünde überführt wurde, tat er Buße und wandte sich von ihr ab (lesen Sie Psalm 51,1–19 – er ist wunderschön). Manchmal nehme ich nicht den Römer-Weg, um Menschen zum Herrn zu führen, sondern Psalm 51. Für mich ist dieser Psalm die beste Grundlage für ein Gebet der Umkehr, die man finden kann. Dieser Psalm beinhaltet einfach alles. Zum Schluss sagt David im Wesentlichen: „Ich werde Sünder zu dir bekehren." Mit anderen Worten, wenn er mit dem Buße tun fertig ist, will er versuchen, dass andere errettet werden! Ich liebe diesen Mann. Wenn ich in den Himmel komme, werde ich Paulus und David aufsuchen, sie innig umarmen und sagen: „Vielen Dank für alles, Jungs." Das werde ich wirklich tun! Sie sind phantastisch!

[1]Dem Chorleiter. Ein Psalm. Von David. [2]Als der Prophet Nathan zu ihm kam, nachdem er zu Batseba eingegangen war. [3]Sei mir gnädig, Gott, nach deiner Gnade; tilge meine

Vergehen nach der Größe deiner Barmherzigkeit! [4]Wasche mich völlig von meiner Schuld, und reinige mich von meiner Sünde! [5]Denn ich erkenne meine Vergehen, und meine Sünde ist stets vor mir. [6]Gegen dich, gegen dich allein habe ich gesündigt und getan, was böse ist in deinen Augen; damit du im Recht bist mit deinem Reden, rein erfunden in deinem Richten. [7]Siehe, in Schuld bin ich geboren, und in Sünde hat mich meine Mutter empfangen. [8]Siehe, du hast Lust an der Wahrheit im Innern, und im Verborgenen wirst du mir Weisheit kundtun. [9]Entsündige mich mit Ysop, und ich werde rein sein; wasche mich, und ich werde weißer sein als Schnee. [10]Lass mich Fröhlichkeit und Freude hören, so werden die Gebeine jauchzen, die du zerschlagen hast. [11]Verbirg dein Angesicht vor meinen Sünden, und tilge alle meine Schuld! [12]Erschaffe mir, Gott, ein reines Herz, und erneuere in mir einen festen Geist! [13]Verwirf mich nicht von deinem Angesicht, und den Geist deiner Heiligkeit nimm nicht von mir! [14]Lass mir wiederkehren die Freude deines Heils, und stütze mich mit einem willigen Geist! [15]Lehren will ich die von dir Abgefallenen deine Wege, dass die Sünder zu dir umkehren. [16]Rette mich von Blutschuld, Gott, du Gott meines Heils, so wird meine Zunge deine Gerechtigkeit jubelnd preisen. [17]Herr, tue meine Lippen auf, dass mein Mund dein Lob verkünde. [18]Denn du hast keine Lust am Schlachtopfer, sonst gäbe ich es; Brandopfer gefällt dir nicht. [19]Die Opfer Gottes sind ein zerbrochener Geist; ein zerbrochenes und zerschlagenes Herz wirst du, Gott, nicht verachten. Psalm 51,1–19

Ich möchte Ihnen die folgende Geschichte erzählen, um Sie etwas zu schockieren. Sie handelt davon, wie man ohne Stolz ehrlich und transparent sein kann, dem Thema dieses Abschnitts. Ich hielt ein Seminar in Houston, Texas, und lehrte über dasselbe Thema. Ich hatte eine Zuhörerschaft, die zu 30 % aus New Age-Anhängern bestand. Ich versuchte, sehr vorsichtig zu sein und es jedem recht zu machen, damit ich vielleicht einen oder zwei für Christus gewinnen würde. Nach etwa 30 Minuten (und das ist jetzt nicht spaßig gemeint), hörte ich eine dröhnende Stimme in meinem Kopf, die sagte: „Henry, hör mit dem Unsinn auf und halt deinen Mund!" Ich stockte. Ich sagte zu meinen Zuhörern: „Entschuldigung! Ich glaube, Gott spricht gerade zu mir!" In meinem Herzen sagte Gott: „Hör mir zu, ich habe dich hierher gebracht, damit du mich repräsentierst und nicht den Teufel schönredest. Hör sofort damit auf und fang an, das zu tun, was ich dir aufgetragen habe!"

Ich fragte: „Was hast du mir aufgetragen?" Meine Zuhörer beobachteten mich. Ich ging auf und ab – Was? Was? Dann sprach Gott zu meinem Herzen: „Ich möchte, dass du Yoga ansprichst." Ich sagte: „Gott, das kann nicht dein Ernst sein! Du weißt nicht, was du von mir verlangst. Die Hälfte dieser Menschen machen Yoga, sind Anhänger der östlichen Mystik und Meditation." Gott antwortete meinem Herzen: „Tu, was ich dir aufgetragen habe!"

Ich sagte: „Gott hat mir gesagt, ich muss Yoga ansprechen." Also fing ich an, die Grundlagen von Kundalini und die Weissagungsprinzipien der östlichen Mystik bei Yoga zu offenbaren, und ein Drittel der Zuhörer stand auf und ging. Als ich sah, wie sie weggingen, dachte ich mir: „Oh, ich glaube, ich habe dem Teufel zugehört. Ich versuche sie doch nur zu retten, Herr." Dann sagte Gott in meinem Herzen: „Es steht Arbeit an!" Das Seminar nahm einen veränderten Verlauf, und der erste Abend ging bis um ein Uhr in der Früh; der zweite bis um vier Uhr am Morgen; der dritte bis um zwei Uhr in der Früh, und der nächste Sonntag ging von neun Uhr vormittags bis drei Uhr nachmittags. Wir hatten eine Erweckung!

Während ich über Yoga sprach und die Trugschlüsse von Yoga erklärte, stand eine Frau auf. Sie hatte etwas Majestätisches an sich und kam aus Pakistan. Sie unterbrach mich und sagte: „Ich gehe in die Gemeinde der Siebenten-Tags-Adventisten, praktiziere aber Yoga und östliche Mystik mit meinem Mann zusammen. Ich bin der Sünde überführt." Dann fing sie an, Buße zu tun. Sie hatte auch fünf Krankheiten! Sie hatte Diabetes und Fußkrankheiten. Ich kann mich nicht mehr an alle Krankheiten erinnern, die sie hatte, doch es waren fünf ernsthafte Erkrankungen. Sie stand da und tat Buße darüber, Satan mit Yoga gepriesen zu haben, und Tränen liefen ihr Gesicht hinunter. Da stand diese hoheitsvolle Frau, sie demütigte sich und war doch so majestätisch in ihrer Nationalität, ihrem Stolz, ihrer Haltung und ihrer Statur. Ich hörte zu, wie sie vor einer großen Versammlung offen Buße tat, und Gott sprach zu mir und sagte: „Weil sie sich vor mir, dir und der Gemeinde gedemütigt hat, werde ich sie befreien und heilen." Ich wartete bis sie fertig war und sagte dann: „Schwester, Gott hat zu mir gesprochen. Er möchte Sie befreien und heilen. Würden Sie bitte nach vorne kommen?" Also kam sie nach vorne, und ich sagte: „Du widerlicher, unreiner Geist des Kundalini und der Weissagung verlasse diese Frau im Namen Jesu Christi von Nazareth." Dieser Geist der Weissagung manifestierte sich in ihr, und später erzählte sie mir, dass er mich „in Stücke reißen wollte". Doch sie konnte nur ein räusperndes, grunzendes Geräusch machen und mit den Händen leicht auf meine Brust schlagen – dann war der Geist fort!

Gott befreite sie nicht nur, sondern heilte sie auch von fünf „unheilbaren" Krankheiten! Im Jahr drauf kam sie wieder zum Seminar nach Houston und gab Zeugnis. Es geht ihr sehr gut. Sie macht Fortschritte mit Gott. Sie ist frei! Weil sie sich demütigte und transparent war, begegnete ihr Gott. Könnte es sein, dass Gott einen Gottesdienst unterbrach, nur um eine Person, die Er liebt, zu erreichen und zu befreien?

Wir müssen also manchmal transparent sein. Ich liebe es, wenn Menschen ehrlich mit mir sind. Sie brauchen sich keine Sorgen zu machen, dass ich Sie verurteile. Wer bin ich, dass ich Sie richten könnte? Mein Strafregister ist wahrscheinlich länger als Ihres!

Gott hasst Stolz, Scheinheiligkeit und Betrug. Aber wir haben so viel Angst voreinander und haben uns so oft gegenseitig verletzt, dass wir einander nicht mehr vertrauen können. Das ist so in den christlichen Gemeinden.

Die vollkommene Liebe bedeckt eine Menge an Sünden.

Vor allen Dingen aber habt untereinander eine anhaltende Liebe! Denn die Liebe bedeckt eine Menge von Sünden. 1. Petrus 4,8

Furcht ist nicht in der Liebe, sondern die vollkommene Liebe treibt die Furcht aus, denn die Furcht hat es mit Strafe zu tun. Wer sich aber fürchtet, ist nicht vollendet in der Liebe. 1. Johannes 4,18

Sind Sie nicht froh, dass Er unser Vater ist? Amen!

☐ 11. Offenkundige Sünde oder Gewohnheitssünde

Die elfte Blockade für Heilung ist *offenkundige Sünde oder Gewohnheitssünde*. Es ist etwas anderes, ob man versucht wird, der Sünde verfällt, Buße tut und wieder aus der Sünde herauskommt, oder ob man gewohnheitsmäßig in der Sünde lebt. *Versuchung ist nicht Sünde*. Jesus wurde in allem in gleicher Weise wie wir versucht und war dennoch ohne Sünde.

Denn wir haben nicht einen Hohenpriester, der nicht Mitleid haben könnte mit unseren Schwachheiten, sondern der in allem in gleicher Weise wie wir versucht worden ist, doch ohne Sünde. Hebräer 4,15

Ich weiß jetzt, dass Versuchung nicht Sünde ist. Aber in Galater 5,19–21 – dem großartigen Buch gegen Gesetzlichkeit und für Gnade und Barmherzigkeit – stoßen wir auf ein echtes Problem. Es befindet sich am Ende dieses großartigen Kapitels des Galaterbriefs, in dem Paulus die Gesetzlichkeit ablehnt und unsere Freiheit von der Gesetzlichkeit verkündet. Es heißt: „Offenbar sind aber die Werke des Fleisches; welche sind: Ehebruch, Unzucht, Unreinheit, Zügellosigkeit, Götzendienst, Zauberei {Nebenbei erwähnt: Das hier verwendete Wort für *Zauberei [engl.: witchcraft]* entspricht nicht dem Wort im hebräischen Gebrauch. Das englische Wort *witchcraft* kommt im Neuen Testament nur ein einziges Mal vor, und dabei handelt es sich um das griechische Wort *pharmakeia, Strong's #5331*. Es bedeutet „Medikation (Pharmazie, Zauberei)“. Dieses griechische Wort entspringt dem Wortstamm *#5332, pharmakeus*, und bedeutet „ein Medikament, ein Pharmazeut (Apotheker oder Giftmörder, d.h. ein Zauberer)“.}, Feindschaft, Streit, Eifersucht, Zorn, Selbstsucht, Zwietracht, Parteiungen, Neid, Mord, Trunkenheit, Gelage und dergleichen, wovon ich euch voraussage, *wie ich schon vorher gesagt habe, dass die, welche so etwas tun, das Reich Gottes nicht erben werden.“* (Galater 5,19–21, SLB)

Ist das nicht sehr eindringlich? Wir können nur dann überleben und gleichzeitig frei von Gesetzlichkeit bleiben, wenn wir den Zusammenhang von Gottes Gnade und Barmherzigkeit verstehen. Da ich das Wort für „tun“ in diesem Satz genauer studiert habe, glaube ich sagen zu können, was Paulus meinte, nämlich: *Diejenigen, die diese Dinge gewohnheitsmäßig mit einem verhärteten Herzen als Lebensweise, gegen Gott gerichtet, ausüben, werden das Reich Gottes nicht erben.*

Interessanterweise weist das englische Wort *do [tun]* im Galaterbrief drei verschiedene griechische Wortstämme mit drei verschiedenen Bedeutungen auf. Wir müssen verstehen, dass uns Gnade und Barmherzigkeit nicht aus der Verantwortung der Heiligung entlassen.

> **[1]Was sollen wir nun sagen? Sollten wir in der Sünde verharren, damit die Gnade zunehme? [2]Auf keinen Fall! ... Römer 6,1–2**

Mancherorts sind Lehren verbreitet, welche die Verantwortung für die Sünde aufgrund der Gnade und Barmherzigkeit aufheben. Doch ich sage dir, Gemeinde Jesu, der Lohn der Sünde ist immer noch der Tod.

> **Denn der Lohn der Sünde ist der Tod, ... Römer 6,23**

Wenn Sie daran zweifeln, dass Sünde unter dem Neuen Bund nach wie vor Konsequenzen hat, schauen Sie sich einfach mal in den christlichen Gemeinden um und achten Sie auf die psychologischen und biologischen Krankheiten, mit denen die Leute behaftet sind. Tun Sie das im Licht von 5. Mose 28, woraus klar hervorgeht, dass Krankheit durch eine Trennung von Gott, Seinem Wort sowie durch Ungehorsam gegenüber Gottes Wort verursacht werden.

Gewohnheitsmäßige, nicht bereinigte und offenkundige Sünde ist eine erhebliche Blockade dafür, dass Gott Sie heilt und Ihnen in Ihrem Leben begegnet.

Als Pastor bin ich der Meinung – vielleicht ist es nicht Ihre Meinung, aber ich bin nicht Ihr Pastor, daher müssen Sie mir kein Wort, von dem was ich sage, glauben –, dass zwei Menschen die gleiche Sünde begehen können. Die eine Person wird in ihrer Sünde von Gott angenommen und die andere nicht. Das habe ich beobachtet. Damit möchte ich nicht sagen, dass Gott Sünde in unserem Leben stillschweigend hinnimmt. Worauf ich hinaus will ist, dass Gnade und Barmherzigkeit der einen Person gewährt werden und der anderen nicht. Wie kann das sein?

Die eine Person wird vor Gott nicht angenommen, weil sie Gott gegenüber ein verhärtetes Herz hat und sich einfach nicht ändern wird. Die andere Person hingegen ist der Sünde durch eine Versuchung verfallen, hat jedoch einen absoluten Hass darauf. Ihr Herz ist, was die Sünde angeht, aufrichtig vor Gott, obwohl die Person noch gebunden ist. Gott handelt an dieser Person und verändert sie. Gott duldet Sünde nicht, aber Er hat eine Vorkehrung dafür getroffen und hält deshalb einen Ausweg von der Strafe bereit.

Haben Sie verstanden, was ich sagen möchte? Gott schaut nicht auf die Sünde, sondern auf Ihre Herzenshaltung gegenüber der Sünde. Aber wenn Sie offenkundig sündigen und ein verhärtetes Herz haben, wird Gott Ihnen nicht begegnen, Sie nicht heilen und auch nicht befreien.

☐ 12. Gott des Zehnten und des Opfers berauben

Die zwölfte Blockade für Heilung steht in Maleachi 3,8–11. Dabei geht es darum, *Gott in unserm Zehnten und im Opfer zu berauben.*

8Darf ein Mensch Gott berauben? Ja, ihr beraubt mich! – Ihr aber sagt: "Worin haben wir dich beraubt?" Im Zehnten und im Hebopfer. 9Mit dem Fluch *seid* ihr verflucht, mich aber beraubt ihr weiterhin, ihr, die ganze Nation! 10Bringt den ganzen Zehnten in das Vorratshaus, damit Nahrung in meinem Haus ist! Und prüft mich doch darin, spricht der HERR der Heerscharen, ob ich euch nicht die Fenster des Himmels öffnen und euch Segen ausgießen werde *bis zum Übermaß*! 11Und ich werde um euretwillen den Fresser bedrohen, damit er euch die Frucht des Erdbodens nicht verdirbt und damit euch der Weinstock auf dem Feld nicht fruchtleer bleibt, spricht der HERR der Heerscharen. Maleachi 3,8–11

Hier steht, dass wir mit einem Fluch verflucht sind. Warum? Weil wir den Zehnten und das Opfer nicht ins Vorratshaus gebracht haben. Wir haben Gott beraubt. Wie haben wir Gott beraubt? Alles, was wir besitzen, gehört Gott. Wir glauben, unser Arbeitslohn gehöre uns, dabei gehört er Gott. Er hat uns den Lohn nur ausgeliehen.

Die Bibel sagt sogar, dass wir, wenn wir für einen Arbeitgeber arbeiten, eigentlich nicht für ihn, sondern für den Herrn arbeiten. Auch wenn er ein ungerechter Arbeitgeber ist, arbeiten wir dennoch für den Herrn. Alles, was wir tun, ist „für den Herrn“, ob gerechterweise oder ungerechterweise. Wir tun es für den Herrn. Wird das in Ihrer Gemeinde gelehrt? Alles, was wir tun, ist für den Herrn! Alles, was wir besitzen, gehört Ihm. Er leiht es uns nur wieder aus. Daher berauben wir Gott nicht nur des Zehnten und des Opfers, sondern auch der Erstlingsgabe unseres Daseins, einschließlich unserer Zeit.

Wenn die Vorgabe bei 10 % liegt und die Woche gottgegebene 168 Stunden hat, dann sind 10 % 16,8 Stunden pro Woche. Diese Zeit gehört Gott. Die restlichen 90 % gehören uns. 90 % der 168 Stunden gehören uns, daher bekommt Gott jeden Tag – bestehend aus 8 Stunden Arbeit, 8 Stunden Familie und 8 Stunden Schlaf – Seinen Anteil an unserer Zeit.

Ich möchte daraus kein Gesetz machen, aber ich möchte Sie herausfordern, ich möchte Ihr Herz herausfordern. Wer wir sind und was wir sind, leitet sich aus vielen verschiedenen Dingen ab. Ich weiß, dass die meisten von Ihnen Ihre Zeit und mehr als nur den Zehnten opfern.

☐ 13. Manche Menschen sind einfach nicht errettet

Die dreizehnte Blockade besteht darin, dass *manche Menschen einfach nicht errettet sind.* Sie kennen weder Jesus noch den Vater. Sie kommen um, weil sie die Wahrheit zu ihrer Errettung nicht angenommen haben.

In 2. Thessalonicher 2,10 steht: „Mit üblen Täuschungen wird er die Menschen verführen, die ihrem Verderben entgegengehen, weil sie nicht an die Wahrheit glauben wollen, die sie retten könnte.“

> **Mit üblen Täuschungen wird er die Menschen verführen, die ihrem Verderben entgegengehen, weil sie nicht an die Wahrheit glauben wollen, die sie retten könnte.**
> **2. Thessalonicher 2,10 (NLB)**

Das ist eine schwer verdauliche Bibelstelle. Gott wird in unserem Leben noch größere Täuschungen zulassen. Wenn wir an etwas Falsches glauben wollen, wird Gott erlauben, dass noch mehr davon in unser Leben kommt.

> **Deshalb wird Gott eine große Blindheit über sie kommen lassen, und sie werden all die Lügen glauben. 2. Thessalonicher 2,11 (NLB)**

Gott sagt: „Das ist eure Party. Macht, was ihr wollt. Ihr habt einen freien Willen, probiert es doch einmal aus.“ Manche Menschen verfallen der Täuschung noch mehr und entfernen sich noch weiter von Gott, dadurch können sie nicht geheilt und befreit werden, da sie nicht im Bund stehen und nicht errettet sind. Sie sind zwar eifrig, doch nicht der Erkenntnis gemäß.

☐ 14. Sünden unserer Eltern

Die vierzehnte Blockade für Heilung sind die *Sünden unserer Eltern.* In 2. Samuel 12,13–14 lag ein Fluch des Todes auf Davids und Batsebas Kind. Das Kind starb aufgrund der Sünde des Ehebruchs und des Mordes.

In 1. Könige 14,1–13 steht eine unglaubliche Geschichte, die erzählt, wie Gott ein Kind durch den Tod zu sich nahm. Das ist die einzige Bibelstelle, die ich finden kann, wo Gott jemanden durch eine Krankheit zu sich holte, um diesen Menschen bei sich zu halten. In diesem unglaublichen Kapitel geht es um den Sohn des bösen Königs Jerobeam. Gott blickte vom Himmel herab, sah das Kind und wusste, wenn Er es am Leben ließe, würden die Eltern sein Herz verderben und Er würde es für immer verlieren. Deshalb nahm Er es durch eine Krankheit zu sich, damit es nach der Wiederauferstehung bei Ihm sein würde.

Damals erkrankte Abija, Jerobeams Sohn. Und Jerobeam sagte zu seiner Frau: „Verstell dich, damit niemand erkennt, dass du meine Frau bist, und gehe nach Silo, wo der Prophet Ahija lebt. Bring ihm zehn Brote, Gebäck und etwas Honig mit und frag ihn, was mit meinem Sohn geschehen wird. Das kann er dir sagen, weil er derjenige ist, der mir gesagt hat, dass ich König werde." Sie machte sich auf und ging nach Silo zu Ahijas Haus. Ahija war zu der Zeit alt und blind, aber der Herr sagte ihm: „Jerobeams Frau kommt, um nach ihrem Sohn zu fragen. Ich werde dir sagen, was du ihr erzählen sollst." Jerobeams Frau kam zu Ahijas Haus und hatte sich unkenntlich gemacht. Aber als Ahija sie zur Tür kommen hörte, sagte er: „Komm herein! Ich weiß, dass du Jerobeams Frau bist – aber warum hast du dich unkenntlich gemacht? Ich habe schlechte Neuigkeiten für dich. Teile deinem Mann die folgende Botschaft des Gottes Israels mit: Jerobeam, du weißt, dass ich, der Herr, dich vor allen anderen erwählt habe, mein Volk Israel zu führen. Ich habe sogar das Königtum von Davids Familie weggerissen und es dir gegeben. Aber du bist nicht wie mein Diener David. Er gehorchte mir immer und tat, was richtig war. Du hast mich sehr wütend gemacht, indem du mich ablehntest und Götzen aus Gold machtest. Jerobeam, du hast mehr Böses als alle anderen Könige vor dir getan. Daher werde ich deine Familie ausrotten, indem ich jeden Mann und Jungen darin töte, egal ob Sklave oder Nichtsklave. Ich werde deine Familie auslöschen, wie das Feuer den Müll verbrennt. Hunde werden die Leichen deiner Verwandten in der Stadt fressen, und auf dem Land werden die Leichen von Aasgeiern gefressen werden. Ich, der Herr, habe gesprochen und werde meine Meinung nicht ändern! Das ist die Botschaft für deinen Mann. Und was dich betrifft, geh nach Hause, und gleich nachdem du angekommen bist, wird dein Sohn sterben. Jeder in Israel wird an seiner Beerdigung trauern. Aber er wird der Letzte der Familie Jerobeams sein, der eine anständige Beerdigung bekommt, weil er der einzige ist, der dem Herrn, dem Gott Israels, gefällt."

1In dieser Zeit erkrankte Abija, der Sohn Jerobeams. 2Und Jerobeam sagte zu seiner Frau: Mach dich doch auf und verstell dich, damit man nicht erkennt, dass du die Frau Jerobeams bist, und geh nach Silo! Siehe, dort ist der Prophet Ahija; er ist es, der über mich geredet hat, dass ich König über dieses Volk sein sollte. 3Und nimm zehn Brote mit dir und Gebäck und einen Krug Honig und geh zu ihm! Er wird dir mitteilen, was dem Jungen geschehen wird. 4Die Frau Jerobeams machte es so: Sie machte sich auf und ging nach Silo und kam in Ahijas Haus. Ahija aber konnte nicht mehr sehen, denn seine Augen waren wegen seines Alters starr geworden. 5Der HERR aber hatte zu Ahija gesagt: Siehe, die Frau Jerobeams kommt herein, um ein Wort von dir zu erfragen wegen ihres Sohnes, denn er ist krank. So und so sollst du zu ihr reden. Es wird aber geschehen, wenn sie hereinkommt, wird sie sich unkenntlich gemacht haben. 6Und es geschah, als Ahija das Geräusch ihrer Füße hörte, als sie zum Eingang hereinkam, da sagte er: Komm herein, Frau Jerobeams! Wozu eigentlich hast du dich unkenntlich gemacht? Ich bin mit einer harten Botschaft zu dir gesandt. 7Geh hin, sage zu Jerobeam: So spricht der HERR, der Gott Israels: Weil ich dich mitten aus dem Volk heraus erhoben und dich zum Fürsten über mein Volk Israel gemacht habe 8und das Königtum vom Haus David weggerissen und es dir gegeben habe, du aber nicht gewesen bist wie mein Knecht David, der meine Gebote bewahrt hat und mir nachgefolgt ist mit seinem ganzen Herzen, dass er nur tat, was recht ist in meinen Augen, 9und weil du es noch schlimmer getrieben hast als alle, die vor dir gewesen sind, und hingegangen bist und dir andere Götter und gegossene Bilder gemacht hast, um mich zum Zorn zu reizen, und mich hinter deinen Rücken geworfen hast, 10darum, siehe, ich werde Unglück über das Haus Jerobeam bringen, und ich werde von Jerobeam ausrotten alles, was männlich ist, den Un-

mündigen und den Mündigen in Israel. Und ich werde hinter dem Haus Jerobeam her ausfegen, so, wie man Kot ausfegt, bis es ganz mit ihm aus ist. [11]Wer von Jerobeam in der Stadt stirbt, den werden die Hunde fressen, und wer auf dem Feld stirbt, den werden die Vögel des Himmels fressen; denn der HERR hat es geredet. [12]Und du, mach dich auf, geh in dein Haus! Wenn deine Füße die Stadt betreten, wird das Kind sterben. [13]Und ganz Israel wird ihm die Totenklage halten und ihn begraben; denn dieser allein vom Haus Jerobeam wird in ein Grab kommen, weil sich im Haus Jerobeam an ihm etwas Gutes in seinem Verhältnis zum HERRN, dem Gott Israels, gefunden hat. 1. Könige 14,1–13

Das ist wirklich sehr aufschlussreich. Man kann zwar keine großen Lehren daraus machen, aber diese Geschichte hilft uns sicher, besser zu verstehen, warum Menschen in Krankheit sterben. Manchmal müssen wir einfach Gottes Souveränität anerkennend stehen lassen. Gott wollte dieses Kind. Was für eine unglaubliche Botschaft!

Wenn ich darüber nachdenke, glaube ich nicht, dass Gott Krankheit generell benutzt oder gebraucht, um jemanden in den Himmel zu bringen. Aber wenn man die menschliche Natur aufmerksam beobachtet, besteht doch immer eine Möglichkeit, dass jemand, den Gott wirklich für die Ewigkeit haben möchte, verloren gehen könnte, indem er abfällt oder Dinge im Leben zwischen ihn und Gott geraten.

☐ 15. Manchmal ist eine Krankheit zum Tod

Die fünfzehnte Blockade für Heilung besteht darin, *dass eine Krankheit manchmal zum Tod ist.* In 2. Chronik 21,4–20 steht die Geschichte von Joram. Er kannte Gott, aber wandte sich dann von Ihm ab. Er tötete seine Brüder und aufgrund dieses Mordes wurde er krank und starb. In der Bibel heißt es, dass es eine Sünde zum Tod war. Es werden bestimmte Sünden in der Bibel genannt, die zum Tod führen.

[4]Als Joram nun die Herrschaft über das Königreich seines Vaters angetreten hatte und erstarkt war, brachte er alle seine Brüder mit dem Schwert um und auch einige Oberste von Israel. [6]Und er ging auf dem Weg der Könige von Israel, wie es das Haus Ahabs getan hatte, denn er hatte eine Tochter Ahabs zur Frau. Und er tat, was böse war in den Augen des HERRN. [12]Da gelangte ein Schreiben von dem Propheten Elia an ihn, das lautete: So spricht der HERR, der Gott deines Vaters David: Weil du nicht auf den Wegen deines Vaters Joschafat und auf den Wegen Asas, des Königs von Juda, gegangen bist, [13]sondern auf dem Weg der Könige von Israel gegangen bist und Juda und die Bewohner von Jerusalem zur Hurerei angehalten hast, nach den Hurereien des Hauses Ahabs, und weil du auch deine Brüder, das Haus deines Vaters, umgebracht hast, die besser waren als du: [14]Siehe, der HERR wird dein Volk und deine Söhne und deine Frauen und all deinen Besitz mit einer großen Plage treffen. [15]Du aber wirst eine schwere Krankheit erleiden, eine Krankheit deiner Eingeweide, bis deine Eingeweide im Laufe der Zeit infolge der Krankheit heraustreten werden. [16]Und der HERR erweckte gegen Joram den Geist der Philister und der Araber, die neben den Kuschitern wohnen. [17]Und sie zogen gegen Juda herauf und drangen darin ein und nahmen den ganzen Besitz weg,

der sich im Haus des Königs befand, und auch seine Söhne und seine Frauen. Und es blieb ihm kein Sohn übrig außer Joahas, dem jüngsten von seinen Söhnen. [18]Und nach alldem plagte ihn der HERR mit einer unheilbaren Krankheit in seinen Eingeweiden. [19]Und es geschah im Laufe der Zeit, und zwar zur Zeit, als das Ende von zwei Jahren eintrat, dass seine Eingeweide bei seiner Krankheit heraustraten; und er starb unter großen Schmerzen. Und sein Volk machte ihm keinen Brand, wie es für seine Väter einen Brand gemacht hatte. [20]Er war 32 Jahre alt, als er König wurde, und regierte acht Jahre in Jerusalem. Er ging dahin, ohne bedauert zu werden. Und man begrub ihn in der Stadt Davids, aber nicht in den Gräbern der Könige. 2. Chronik 21,4, 6, 12–20

In 1. Johannes 5,16 ist auch die Rede von Sünde, die zum Tod ist. Was meinte Johannes dazu? Er wollte nicht, dass sie im Hinblick darauf bitten.

[16]Wenn jemand seinen Bruder sündigen sieht, eine Sünde nicht zum Tod, soll er bitten, und er wird ihm das Leben geben, denen, die nicht zum Tod sündigen. Es gibt Sünde zum Tod; nicht im Hinblick auf sie sage ich, dass er bitten solle. [17]Jede Ungerechtigkeit ist Sünde; und es gibt Sünde, die nicht zum Tod ist. 1. Johannes 5,16–17

Ich weiß nicht, was eine Sünde zum Tod ist, aber sie bringt eine tödliche Krankheit hervor. Sie ist ein Todesurteil, und dann um Heilung zu beten, wäre reine Zeitverschwendung.

Ich selbst weiß nicht, was eine Sünde zum Tod ist. Das ist keine einfache Bibelstelle, aber ich denke, sie ist folgendermaßen gemeint: Wenn ich sehe, wie jemand sündigt und diese Sünde bringt keine tödliche Krankheit hervor, dann kann ich für diese Person beten, und vielleicht wird Gott sie heilen. *Aber wenn ich jemanden sündigen sehe und diese Sünde ruft eine tödliche Krankheit hervor, dann soll ich nicht für diese Person beten, weil es sich um eine Sünde zum Tod handelt. Von den vielen Krankheiten, die in diesem Buch besprochen wurden, sind viele Tod bringend. Hinter jeder dieser Krankheiten steckt eine Sünde. Wenn man sich nicht mit der Sünde auseinandersetzt, wird die Krankheit tödlich enden. Wenn ich nun für eine Person bete, ohne die Sünde „behandelt" zu haben, verschwende ich meine Zeit. Bevor ich also bete, muss ich mich zuerst mit dem Problem der „Sünde" auseinandersetzen. Dann bete ich und diene der Person hinsichtlich des Problems, das aus der Sünde entstand. Viele Menschen werden nach Gebeten nicht geheilt, weil sie das nicht verstehen.*

Krankheiten, die durch Bitterkeit und Unversöhnlichkeit verursacht werden, sind Krankheiten zum Tod. Und hier liegt unser Fehler. Anstatt für die Heilung dieser Krankheiten zu beten, müssen wir der Person der Erkenntnis entsprechend begegnen, wie uns in 2. Timotheus 2,24–26 und Galater 6,1 gelehrt wird, und dann in Liebe zu der Person gehen.

Wir müssen in Liebe zu ihnen gehen, weil wir den Fluch des Todes vom Leben der Person entfernen möchten. Wir müssen ihr sagen: „Gemäß dem Wort Gottes kann ich nicht für dich beten. Aber weil ich dich liebe, bin ich zu dir gekommen und möchte dich aus dem Wort unterweisen, damit du Buße tust und dich selbst von den Fesseln dieser Todesstrafe lösen kannst. Wenn du dann Buße getan hast, kann ich vor Gott kommen und für dich um Heilung bitten, und Er wird sie dir geben."

Heiligung für Heilung wird heute in der Kirche nicht gelehrt. Es wird nicht gelehrt, warum die Heilung nicht kommt. Krebs ist eine tödliche Krankheit, die durch Bitterkeit verursacht wird. *Diabetes mellitus (Typ 1)* ist eine tödliche Krankheit und wird direkt durch Selbsthass ausgelöst. So viele Krankheiten tragen ein Todesurteil in sich. Aber dazu muss es nicht kommen.

Wissen Sie, wie schwer es mir fällt, nicht automatisch um Heilung zu beten, wenn man mich darum bittet? Ich gehe nicht überheblich mit der Gabe der Heilung um. Ich verspreche Ihnen, alle neun Gaben nach Gottes Willen anzuwenden, nicht nach meinem. Ich gehe sehr verantwortungsvoll mit dem Dienst für Gott um und nehme die Sache sehr ernst. Ich bin kein Gott, sondern ein Diener Gottes. Ich bin nicht größer als mein Meister. Wenn jemand nicht auf Gott hört, warum sollte er dann auf mich hören? Wenn ich jemandem Wahrheit vorlege, die von Gott kommt, diese Person mir aber nicht zuhört, warum sollte ich dann für sie beten? Bin ich größer als mein Meister? Als ein Lehrer des Evangeliums kann ich jemanden nur in dem Maße helfen, in dem diese Person Gottes Wirken in ihrem Leben bereits zugelassen hat. Alles, was ich tue, besteht darin, die Person zu begleiten, ihr zu helfen und sie zum Sieg zu führen. Das kann ich nicht gegen ihren Willen tun. Ich kann Gott nicht bitten, Sein Wort für eine Person zu entehren und die Sünde zu dulden. Wenn ich nicht richtig lehren würde, läge meine Erfolgsquote unter 10 %, und die anderen 90 % wären auf mich und Gott wütend, da sie nicht geheilt werden. Die 10 % wären glücklich und die 90 % traurig. Ich möchte, dass 100 % von Ihnen glücklich sind. Ich will mir die Zeit nehmen und auch riskieren, jemandem auf den Schlips zu treten, damit ich Ihnen auf dieser Ebene Wahrheit vermitteln kann. Ich verliere nur sehr ungern, weil mein Chef noch nie einen Kampf verloren hat. Jesus heilte jeden einzelnen, der zu Ihm kam. Sie fragen sich jetzt: „Warum geschieht das heute nicht mehr?" Vielleicht hat Gott Ihnen gerade einen Hinweis zu dieser Frage gegeben.

Jemand sagte einmal zu mir: „Es ist der HIV-Virus." Aber ich weiß es nicht, ob das die Krankheit zum Tod sein könnte. Ich weiß es wirklich nicht. Niemand weiß es. Die Sache ist die: Manchmal sind Sünden und Krankheiten einfach zum Tod. 2. Könige 1,2–8 erzählt die Geschichte von Ahasja. Er versuchte sich in Zauberei. Unter Moses Gesetz brachte Zauberei, Hexerei und Okkultismus die Todesstrafe. Diese Person starb, weil ihre Sünde zum Tod war.

> **2Und Ahasja fiel in seinem Obergemach in Samaria durch das Gitter und wurde krank. Und er sandte Boten und sagte zu ihnen: Geht hin, befragt Baal-Sebub, den Gott von Ekron, ob ich von dieser Krankheit genesen werde! 3Da redete der Engel des HERRN zu Elia, dem Tischbiter: Mache dich auf, geh hinauf, den Boten des Königs von Samaria**

entgegen, und sage zu ihnen: Gibt es denn keinen Gott in Israel, dass ihr hingeht, um Baal-Sebub, den Gott von Ekron, zu befragen? [4]Darum, so spricht der HERR: Von dem Bett, das du bestiegen hast, wirst du nicht herunterkommen, sondern du musst sterben! Und Elia ging hin. [5]Als nun die Boten zum König zurückkamen, sagte er zu ihnen: Warum seid ihr denn schon zurückgekehrt? [6]Sie sagten zu ihm: Ein Mann kam herauf, uns entgegen, und sagte zu uns: Geht, kehrt zum König zurück, der euch gesandt hat, und redet zu ihm: So spricht der HERR: Gibt es denn keinen Gott in Israel, dass du hinsendest, um Baal-Sebub, den Gott von Ekron, zu befragen? Darum wirst du von dem Bett, das du bestiegen hast, nicht herunterkommen, sondern du musst sterben. [7]Da sagte er zu ihnen: Wie war das Aussehen des Mannes, der euch entgegenkam und diese Worte zu euch redete? [8]Sie sagten zu ihm: Es war ein Mann, mit einem haarigen Mantel bekleidet und an seinen Hüften gegürtet mit einem ledernen Schurz. Da sagte er: Das ist Elia, der Tischbiter! 2. Könige 1,2–8

König Saul starb vorzeitig aufgrund seiner Sünden. Erstens gehorchte Saul Gott nicht und zweitens stand er mit der Hexe von Endor in Kontakt, die einen Totengeist hatte. In 1. Chronik lesen wir, dass Saul, als er Selbstmord beging, durch den Tod gerichtet wurde, weil er Gott nicht gehorcht und einen Totengeist befragt hatte. Wir müssen auf bestimmte Dinge achtgeben. In 1. Chronik 10,13–14 können wir nachlesen, warum König Saul starb.

[13]So starb Saul wegen seiner Untreue, die er gegen den HERRN begangen hatte in Bezug auf das Wort des HERRN, das er nicht beachtet hatte, und auch, weil er den Totengeist befragt hatte, um Rat zu suchen; [14]aber bei dem HERRN hatte er keinen Rat gesucht. Darum ließ er ihn sterben und wandte das Königtum David, dem Sohn Isais, zu. 1. Chronik 10,13–14

Bei bestimmten Krankheiten muss ich Menschen oft wegen Okkultismus zur Buße vor Gott bringen, damit sie geheilt werden. Okkultismus besteht meist aus dem Kontakt zu bestimmten Medien, dem Kontakt zu Hexen, im Experimentieren mit Zauberei u. ä. Wenn ich jemandem diene, ist es schwer, ihn zu heilen, bevor ich nicht das Ouija-Brett angesprochen habe, denn das Ouija-Brett ist ein Mittel, um Kontakt zu bösen Geistern herzustellen. Was denken sie, wer das Brett bewegt und die Wörter buchstabiert? Kinder treten durch dieses Medium mit Satan zum ersten Mal in Kontakt. Levitation, Tischrücken und Löffelbiegen – all das gehört zum Reich und zur Macht Satans.

Vielmals machen Okkultismus und die Verstrickung in Spiritismus, Mittlerverkehr, Seancen und viele andere Dingen empfänglich für den Geist des Todes. Sich auf der dunklen Seite zu versuchen, bringt dem Gesetz gemäß die Todesstrafe.

Im ersten Gebot sagt Gott: „Du sollst keine anderen Götter haben neben mir" (2. Mose 20,3). Und das sollten wir lieber befolgen. Die Verstrickung in Okkultismus kann vergeben werden, aber sie öffnet einem Fluch für viele Krankheiten die Tür. In die Zukunft zu blicken oder zu versuchen, bestimmte Aspekte der Zukunft durch ein Medium, eine Person oder Mechanismen zu kontrollieren, anstatt mit Gott und Seinem Wort abzustimmen, ist Götzendienst und macht diese Person oder Sache zu einem Gott in Ihrem Leben.

So seid nun nicht besorgt um den morgigen Tag! Denn der morgige Tag wird für sich selbst sorgen. Jeder Tag hat an seinem Übel genug. Matthäus 6,34

Geisteskrankheiten werden manchmal durch eine Verstrickung mit dem Okkultismus ausgelöst. Bedrückung kann das Ergebnis einer Verstrickung mit dem Okkultismus sein. Das kommt vor, wenn eine Person den Rat eines Medizinmanns, eines Zauberers, eines Hexenmeisters oder einer anderen Person mit okkulten Praktiken gesucht hat, um von ihrer Krankheit geheilt zu werden. Eigentlich hätte diese Person Gott und Sein Wort von Anfang an suchen und die geistlichen Wurzeln finden sollen.

In Psalm 90 sagt Mose, dass die verheißene Lebensdauer 70–80 Jahre beträgt. Salomo starb jedoch vorzeitig im Alter von 60 Jahren aufgrund seines Ungehorsams gegenüber Gott und der Verehrung der Götter, die seine heidnischen Ehefrauen mitgebracht hatten. Gott erschien ihm zwei Mal in dieser Angelegenheit, aber er wollte einfach nicht hören. Er starb vorzeitig und verlor ein Viertel der ihm verheißenen Lebenserwartung.

☐ 16. Unsere vorherbestimmte Lebenszeit ist erfüllt

Die sechzehnte Blockade für Heilung ist, dass *unsere vorherbestimmte Lebenszeit erfüllt ist*. Wir sind manchmal wie eine welkende Blume, und es ist dann an der Zeit zu gehen. Wie früh sollte man gehen? Dazu möchte ich Folgendes sagen. In Psalm 90 legte Gott durch Mose, inspiriert vom Geist Gottes, das Lebensalter des Menschen auf 70 Jahre oder, wenn in Kraft, 80 Jahre fest. Die durchschnittliche Lebenserwartung eines US-Amerikaners liegt heute in etwa bei 76 Jahren.

Die Tage unserer Jahre sind siebzig Jahre, und, wenn in Kraft, achtzig Jahre, und ihr Stolz ist Mühe und Nichtigkeit, denn schnell eilt es vorüber, und wir fliegen dahin. Psalm 90,10

Meiner Meinung nach werden wir, bis der Herr wiederkommt und bis zur ersten Wiederauferstehung, im Schnitt nicht länger leben, als es Gott in Psalm 90 festgelegt hat. Dieses Zeitalter wird vorüber sein, bevor das geschieht. In Psalm 90,12 steht: „Lehre uns unsere Tage richtig zählen, damit wir ein weises Herz erlangen!"

**Lehre uns unsere Tage richtig zählen, damit wir ein weises Herz erlangen!
Psalm 90,12 (SLB)**

Jedes Leben auf dieser Erde, das nicht 70–80 Jahre lang dauert, unterliegt einem Fluch. Gott hat verheißen, dass wir so lange leben sollen, damit wir Seine

Gerechtigkeit in unserer Generation aufrichten, unsere Tage in Gerechtigkeit zählen und Teil Seines Plans in Seinem Reich sein können.

Die Furcht des HERRN vermehrt die Lebenstage, aber die Jahre der Gottlosen werden verkürzt. Sprüche 10,27

80 Jahre – wenn der Herr sich noch Zeit lässt – sollten wir mindestens anstreben. So steht es meiner Meinung nach in der Bibel.

Wenn bei Menschen das Leben verkürzt wurde, handelte es sich immer um einen Fluch. Salomo starb mit 60 Jahren, und der Grund dafür war, dass er den heidnischen Göttern seiner tausend Frauen folgte. Gott erschien ihm zwei Mal und sagte: „Bring die Dinge mal lieber in Ordnung, Junge." Ich weiß nicht, ob wir Salomo im Himmel begegnen werden. Der Mann, der dem Volk Gottes angeblich viel Weisheit offenbarte, war, als es um seine eigene Person ging, der Dümmste!

4Und es geschah zur Zeit, als Salomo alt geworden war, da neigten seine Frauen sein Herz anderen Göttern zu. So war sein Herz nicht ungeteilt mit dem HERRN, seinem Gott, wie das Herz seines Vaters David. 5Und Salomo folgte der Astarte nach, der Göttin der Sidonier, und dem Milkom, dem Scheusal der Ammoniter. 6Und Salomo tat, was böse war in den Augen des HERRN, und er folgte dem HERRN nicht so treu nach wie sein Vater David. 7Damals baute Salomo eine Höhe für Kemosch, das Scheusal der Moabiter, auf dem Berg, der Jerusalem gegenüberliegt, und für Moloch, das Scheusal der Söhne Ammon. 8Ebenso machte er es für all seine ausländischen Frauen, die ihren Göttern Rauchopfer und Schlachtopfer darbrachten. 9Da wurde der HERR zornig über Salomo, weil er sein Herz von dem HERRN, dem Gott Israels, abgewandt hatte, der ihm zweimal erschienen war 10und ihm in dieser Sache geboten hatte, nicht anderen Göttern nachzufolgen. Aber er hatte nicht beachtet, was der HERR ihm geboten hatte. 1. Könige 11,4–10

Paulus drückte sich folgendermaßen aus: „Was für eine Tragödie wäre es, wenn ich viele für Christus gewinne und selbst verwerflich werde!"

... 27sondern ich zerschlage meinen Leib und knechte ihn, damit ich nicht, nachdem ich anderen gepredigt, selbst verwerflich werde. 1. Korinther 9,27

☐ 17. Auf die Symptome und nicht auf den Heiler schauen

Die siebzehnte Blockade für Heilung besteht darin, *auf die Symptome zu schauen und nicht auf den Heiler*. Als Petrus über das Wasser ging, war alles in Ordnung, solange er auf den Herrn schaute. Als er seine Augen vom Herrn abwandte, verfiel er dem Unglauben und fing zu sinken an. Bevor wir nun Petrus dafür verurteilen, sollten wir uns daran erinnern, dass er es wenigstens versucht hatte, was mehr ist, als jeder andere von uns jemals getan hat. Wir schauen also auf unsere Symptome und nicht auf die Heilung.

Ich möchte Folgendes sagen: Wenn Sie darauf warten, dass die Symptome Ihrer Krankheit weggehen, bevor Sie anfangen zu glauben, werden Sie eine lange Zeit warten. *Wenn Sie auf Heilung warten, bevor Sie nach dem Heiler Ausschau halten, werden Sie lange warten!*

Die Symptome Ihrer Krankheit sind die Frucht des Problems – nicht die Wurzel. Wenden Sie Ihren Blick von den Schmerzen und der Krankheit ab. Richten Sie Ihre Augen wieder auf den Herrn und Sein Wort und halten Sie sie darauf ausgerichtet. Schauen Sie nicht auf die Symptome!

Vor kurzem kam ich zu einer Person, die mit körperlichen Schmerzen schwer zu kämpfen hatte und tief darin versunken war (ich möchte nicht unsensibel erscheinen – es ist mir wirklich nicht egal –, doch nur weil ich diese Ebene predige, heißt das nicht, dass ich unsensibel bin). Ich schaute sie in Liebe an und sagte: „Sie und ich müssen da jetzt durch." Ich sagte: „Sind Sie wiedergeboren?"

„Oh ja, ich bin wiedergeboren."

„Wo wohnt der Geist Gottes in Ihnen?"

„In meinem Herzen."

„Wunderbar. Besteht Ihr menschlicher Geist aus einer körperlichen Dimension oder aus einer geistlichen?"

„Einer geistlichen."

„Kann Ihr menschlicher Geist jemals an einer Krankheit erkranken oder Schmerzen fühlen?"

„Nein, kann er nicht."

„Wo liegt dann Ihr Problem?"

Die Bibel sagt, eines Mannes Geist erträgt seine Krankheit.

> **Eines Mannes Geist erträgt seine Krankheit; aber einen niedergeschlagenen Geist, wer richtet den auf? Sprüche 18,14**

Sie sind vielleicht zurzeit krank und haben Schmerzen, aber Ihr menschlicher Geist ist immun dagegen. Bleiben Sie im Geist, bleiben Sie vor Gott und lassen Sie Ihr Herz ungeteilt bei Ihm sein. Wenn Sie dann vor Gott stehen, bitten Sie Ihn um Seine Gnade bezüglich der Wurzeln und Blockaden im Zusammenhang mit der Krankheit.

Dann stellt sich die Frage: „Wie können wir im Geist bleiben?" Die Bibel lehrt uns, dass wir zusammen mit Jesus im Himmel sitzen, weit über allen Mächten und Gewalten. Denken Sie daran, wer Sie sind und wo Sie im Kampf sind.

... [19]und was die überragende Größe seiner Kraft an uns, den Glaubenden, ist, nach der Wirksamkeit der Macht seiner Stärke. [20]Die hat er in Christus wirksam werden lassen, indem er ihn aus den Toten auferweckt und zu seiner Rechten in der Himmelswelt gesetzt hat, [21]hoch über jede Gewalt und Macht und Kraft und Herrschaft und jeden Namen, der nicht nur in diesem Zeitalter, sondern auch in dem zukünftigen genannt werden wird. [22]Und alles hat er seinen Füßen unterworfen und ihn als Haupt über alles der Gemeinde gegeben, [23]die sein Leib ist, die Fülle dessen, der alles in allen erfüllt.
Epheser 1,19–23

Er hat uns mitauferweckt und mitsitzen lassen in der Himmelswelt in Christus Jesus,
Epheser 2,6

Denken Sie daran, dass Sie mehr sind als ein Körper und eine gequälte Seele. Sie müssen wiedergeboren und eine neue Kreatur in Christus Jesus sein. Dann wird Ihr Geist in Gott lebendig werden. Wenn Sie in Gott lebendig sind, wird der Geist Gottes in Ihnen wohnen. In der Bibel heißt es, dass wir den gleichen Geist, der auch Jesus von den Toten auferweckt hat, in uns wohnen lassen sollen; und Er wird auch unsere sterblichen Leiber lebendig machen.

Wenn aber der Geist dessen, der Jesus aus den Toten auferweckt hat, in euch wohnt, so wird er, der Christus Jesus aus den Toten auferweckt hat, auch eure sterblichen Leiber lebendig machen wegen seines in euch wohnenden Geistes. Römer 8,11

Also müssen wir unseren Blick von den Symptomen abwenden und auf den Herrn richten.

☐ 18. Angst ins Herz lassen

Die achtzehnte Blockade für Heilung besteht darin, *Angst ins Herz zu lassen.* Angst erstickt den Glauben, und Glauben wird Ihre Ängste ersticken. Wir können uns entscheiden, wer die Oberhand gewinnen soll. So gesehen sind sich Angst und Glaube gleich – beide wollen erfüllt werden, und beide sind in die Zukunft gerichtet. „Der Glaube aber ist eine Wirklichkeit dessen, was man hofft, ein Überführtsein von Dingen, die man nicht sieht" (Hebräer 11,1). Das Gegenstück zu dieser Bibelstelle würde lauten: Die Angst aber ist eine Wirklichkeit dessen, was man nicht hofft, ein Überführtsein von Dingen, die man nicht sieht.

Im Buch Hiob können wir noch mehr über Angst erfahren:

[3,24]Denn noch vor meinem Brot kommt mein Seufzen, und wie Wasser ergießt sich mein Schreien. [25]Denn ich fürchtete einen Schrecken, und er traf mich, und wovor mir bangte, das kam über mich. [26]Ich hatte noch keine Ruhe und hatte noch keinen Frieden, und ich konnte noch nicht ausruhen – da kam ein Toben. ...[4,14]kam Schrecken und Zittern über mich, und durchschauerte alle meine Gebeine. [15]Und ein Hauch fuhr an meinem Gesicht vorbei, das Haar an meinem Leib sträubte sich. Hiob 3,24–26; 4,14–15

Hier ist Gottes Gegenmittel zum Geist der Angst:

Denn ihr habt nicht einen Geist der Knechtschaft empfangen, wieder zur Furcht, sondern einen Geist der Sohnschaft habt ihr empfangen, in dem wir rufen: Abba, Vater! Römer 8,15

Euer Herz werde nicht bestürzt. Ihr glaubt an Gott, glaubt auch an mich! Johannes 14,1

Frieden lasse ich euch, meinen Frieden gebe ich euch; nicht wie die Welt gibt, gebe ich euch. Euer Herz werde nicht bestürzt, sei auch nicht furchtsam. Johannes 14,27

... Alles aber, was nicht aus Glauben ist, ist Sünde. Römer 14,23

☐ 19. Sich nicht zum Beten und Fasten zurückziehen

Die neunzehnte Blockade für Heilung besteht darin, *nicht zu beten und zu fasten*. Dies hängt mit einem Mangel an Vertrautheit in der persönliche Beziehung zu Jesus und dem Vater zusammen. Im Leib Christi herrscht eine Menge Verwirrung in Bezug auf das Beten und Fasten sowie die Gründe dafür. Ich glaube, diese Verwirrung rührt daher, dass hier im Leib Christi ein Missverständnis vorliegt und viele nicht wissen, dass es mehr als eine Art des Fastens gibt und dass die Zielrichtungen folglich auch verschieden sind.

Folgendes möchte ich klarstellen: Wir beten und fasten nicht, um von Gott zu empfangen – *wir beten und fasten, um Gott zu begegnen.*

Ich weiß, was Sie in Jesaja 58,6 gelehrt wurden, wo es heißt, dass das Fasten, wozu Gott uns berufen hat, jedes Joch zerbrechen wird. Jedoch müssen wir diesen Vers im Zusammenhang des Kapitels lesen, um zu erkennen, dass dies hier nichts mit dem Verzicht auf Essen und Wasser zu tun hat. Eher das Gegenteil ist der Fall.

Das Fasten, das in Jesaja 58 gemeint ist, hat mit unserem Dienst für Gott im Interesse anderer zu tun. In diesem Dienst für Gott wird Er Ihnen begegnen und Sie von Ihren Krankheiten heilen. Denn wenn Sie anderen geben, wird Gott Ihnen zurückgeben. Das ist das „Fasten“, wozu Gott uns berufen hat. Der Dienst an anderen zerbricht das Joch. Das ist, was uns Jesaja 58 lehrt.

Die Jünger mussten sich mit dem Thema des Betens und Fastens auseinandersetzen, weil sie den Geist der Epilepsie nicht austreiben konnten. Sie waren so sehr damit beschäftigt, aus diesem neuen Dienst der Heilung durch Christus eine „Wissenschaft“ zu machen, dass sie vergaßen, eine enge Beziehung mit dem Vater und Jesus zu pflegen.

18Und Jesus befahl dem Dämon, und er fuhr von ihm aus, und der Knabe war gesund von jener Stunde an. 19Da traten die Jünger allein zu Jesus und sprachen: Warum konnten wir ihn nicht austreiben? 20Jesus aber sprach zu ihnen: Um eures Unglaubens willen! Denn wahrlich, ich sage euch: Wenn ihr Glauben hättet wie ein Senfkorn, so wür-

det ihr zu diesem Berg sprechen: Hebe dich weg von hier dorthin! und er würde sich hinwegheben; und nichts würde euch unmöglich sein. [21]Aber diese Art fährt nicht aus außer durch Gebet und Fasten. Matthäus 17,18–21 (SLB)

Ich möchte Folgendes über das Beten und Fasten sagen: Wenn wir in unserem Leben keine Gebets- und Fastenzeiten haben, wird dies die Hand Gottes blockieren, denn es bedeutet, dass wir uns nicht vor Gott aussondern, damit Er uns bereichern und in eine Gemeinschaft mit Ihm zurückbringen kann, in welcher Er unsere Priorität ist.

Eine Gebets- und Fastenzeit dient nicht dem Zweck, etwas von Gott zu bekommen. Wir beten und fasten, um Gott in der Beziehung zu begegnen. Diese Art des Fastens bedeutet nicht nur, Essen und Trinken als ein Opfer für eine bestimmte Zeit auszusetzen. Dieses Fasten dient dazu, von allem Abstand zu gewinnen, einschließlich vom Essen, damit wir eine bestimmte Zeit haben, in der wir ganz alleine mit Gott und Seinem Wort sind und Zeit für die Beziehung mit Ihm haben. Wir sondern uns vor Gott aus, um Ihm die Möglichkeit zu geben, uns zu bereichern und in die Gemeinschaft mit Ihm zu bringen, wo Er unsere Priorität ist.

Mein Verständnis vom Beten und Fasten ziehe ich aus der folgenden Bibelstelle: Eines Tages kamen die Pharisäer zu Jesus und fragten: „Warum beten und fasten deine Jünger nicht, wie es Johannes Jünger getan haben?“ Jesus antwortete ihnen: „Warum sollten Sie? Der Grund für ihr Beten und Fasten ist mitten unter ihnen, aber wenn ich fort bin, dann werden sie beten und fasten. (Das ist meine Umschreibung. Er wollte zum Ausdruck bringen, dass die Beziehung genau hier in ihrer Mitte stattfand). Aber wenn ich in den Himmel zurückgekehrt bin, werden sie wieder durch Gebet und Fasten im Glauben in diese Beziehung eintreten.“

Und Jesus sprach zu ihnen: Können etwa die Hochzeitsgäste fasten, während der Bräutigam bei ihnen ist? Solange sie den Bräutigam bei sich haben, können sie nicht fasten. Markus 2,19

Verwechseln Sie das Bitten nicht mit Gemeinschaft, wenn es um Beten und Fasten geht. Beten und Fasten ist in erster Linie für die Gemeinschaft gedacht, aus der heraus Gott uns dann segnet. Aber viele Menschen bitten nur und haben aus dem Beten und Fasten eine Art geistliches Mantra gemacht, durch das sie automatisch von Gott verlangen, etwas zu tun.

☐ 20. Nicht richtig für den Körper sorgen

Die zwanzigste Blockade für Heilung besteht darin, *nicht richtig für den Körper zu sorgen.* Wenn Sie mich bitten, Ihnen beim Gesundwerden zu helfen (was Sie zwar nicht tun, aber gehen wir einmal davon aus), und die Krankheit wurde dadurch verursacht, dass Sie den Tempel des Heiligen Geistes nicht richtig versorgt haben, glauben Sie, Gott wird mein Gebet dann erhören? Gott wird mein Gebet nicht erhören, wenn Sie sich nicht richtig ernähren, genügend Wasser trinken und ausreichend für Erholung und Schlaf sorgen. Wenn Sie sich nicht ordentlich um sich selbst kümmern, werden Sie einen hohen Preis dafür bezahlen. Das sind die Konsequenzen der Vernachlässigung.

Ich möchte noch einen weiteren Bereich unzureichender Sorge für den Körper ansprechen. In Philipper 2 steht eine Geschichte über eine Person, die dem Herrn diente und todkrank war, da sie nicht weise damit umging, wie viel Zeit sie im Dienst für den Herrn verbringen sollte. In Philipper 2,25–30 steht: „Ich habe es aber für nötig gehalten, Epaphroditus, meinen Bruder und Mitarbeiter und Mitstreiter, euren Abgesandten und Diener meines Bedarfs, zu euch zu senden; da er ja sehnlich nach euch allen verlangte und er in Unruhe war, weil ihr gehört hattet, dass er krank war. Denn er war auch krank, dem Tod nahe; aber Gott hat sich über ihn erbarmt, nicht aber nur über ihn, sondern auch über mich, damit ich nicht Traurigkeit auf Traurigkeit hätte. Ich habe ihn nun umso eiliger gesandt, damit ihr, wenn ihr ihn seht, wieder froh werdet und ich weniger betrübt sei.“

> **25Ich habe es aber für nötig gehalten, Epaphroditus, meinen Bruder und Mitarbeiter und Mitstreiter, euren Abgesandten und Diener meines Bedarfs, zu euch zu senden; 26da er ja sehnlich nach euch allen verlangte und er in Unruhe war, weil ihr gehört hattet, dass er krank war. 27Denn er war auch krank, dem Tod nahe; aber Gott hat sich über ihn erbarmt, nicht aber nur über ihn, sondern auch über mich, damit ich nicht Traurigkeit auf Traurigkeit hätte. 28 Ich habe ihn nun umso eiliger gesandt, damit ihr, wenn ihr ihn seht, wieder froh werdet und ich weniger betrübt sei. 29Nehmt ihn nun auf im Herrn mit aller Freude und haltet solche Brüder in Ehren! 30Denn um des Werkes Christi willen ist er dem Tod nahe gekommen und hat sein Leben gewagt, um den Mangel in eurem Dienst für mich auszugleichen. Philipper 2,25–30**

Haben Sie verstanden, was hier gerade gesagt wurde? Dieser Mann war krank, weil er durch den Dienst für Paulus und den Herrn ausgebrannt war.

Ich arbeite oft sehr lange. Mit unserem Dienst dienen wir sieben Tage die Woche, fast 18 Stunden am Tag und 365 Tage im Jahr. Aber ich muss es behutsam angehen. Ich brauche auch meine Auszeiten. Ich muss mir die Zeit einteilen und es meinen Teammitgliedern ermöglichen, sich die Zeit einzuteilen, ansonsten werden wir, bei dem Versuch Menschenleben zu retten, selbst einen frühen Tod sterben. Das ist ein hoher Preis. Das Beste ist, Sie und wir leben alle weiter, aber wir werden uns Auszeiten nehmen, um sicherzustellen, dass wir nicht sündigen und nicht unsere eigene Heilung blockieren, aber viel mehr noch, Krankheit davon abhalten, überhaupt Fuß zu fassen.

☐ 21. Den Leib des Herrn nicht richtig beurteilen

Die einundzwanzigste Blockade für Heilung besteht darin, *den Leib des Herrn nicht richtig zu beurteilen.* In 1. Korinther 11,27–31 wird eine Situation beschrieben, in der Paulus über das Problem von körperlicher Krankheit im Volk Gottes spricht: Viele sind schwach. Viele sind kränklich. Viele sind entschlafen (d.h. sterben vorzeitig), weil sie keine Erkenntnis über den Leib des Herrn hatten. Der Begriff *entschlafen* steht für den Tod von Gläubigen.

Deshalb sind viele unter euch schwach und krank, und ein gut Teil sind entschlafen. 1. Korinther 11,30

Wir müssen den „Leib des Herrn" richtig beurteilen. Durch Seine Striemen wurden und sind wir geheilt.

4Jedoch unsere Leiden – er hat sie getragen, und unsere Schmerzen – er hat sie auf sich geladen. Wir aber, wir hielten ihn für bestraft, von Gott geschlagen und niedergebeugt. 5Doch er war durchbohrt um unserer Vergehen willen, zerschlagen um unserer Sünden willen. Die Strafe lag auf ihm zu unserm Frieden, und durch seine Striemen ist uns Heilung geworden. Jesaja 53,4–5

... 17damit erfüllt würde, was durch den Propheten Jesaja geredet ist, der spricht: "Er selbst nahm unsere Schwachheiten und trug unsere Krankheiten." Matthäus 8,17

... 24der unsere Sünden an seinem Leib selbst an das Holz hinaufgetragen hat, damit wir, den Sünden abgestorben, der Gerechtigkeit leben; durch dessen Striemen ihr geheilt worden seid. 1. Petrus 2,24

Wenn wir nicht kränklich sein und verfrüht sterben wollen, müssen wir an die Heilung durch Christus sowie an die Vergebung glauben.

Jesus Christus ist derselbe gestern und heute und in Ewigkeit. Hebräer 13,8

Mit so einem Glauben wird nichts unmöglich sein.

Und alles, was immer ihr im Gebet glaubend begehrt, werdet ihr empfangen. Matthäus 21,22

Jesus aber sprach zu ihm: Wenn du das kannst? Dem Glaubenden ist alles möglich. Markus 9,23

22Und Jesus antwortete und spricht zu ihnen: Habt Glauben an Gott! 23Wahrlich, ich sage euch: Wer zu diesem Berg sagen wird: Hebe dich empor und wirf dich ins Meer!, und nicht zweifeln wird in seinem Herzen, sondern glauben, dass geschieht, was er sagt, dem wird es werden. 24Darum sage ich euch: Alles, um was ihr auch betet und bittet, glaubt, dass ihr es empfangen habt, und es wird euch werden. Markus 11,22–24

**[12]Wahrlich, wahrlich, ich sage euch: Wer an mich glaubt, der wird auch die Werke tun,
die ich tue, und wird größere als diese tun, weil ich zum Vater gehe. [13]Und was ihr bitten
werdet in meinem Namen, das werde ich tun, damit der Vater verherrlicht werde im
Sohn. [14]Wenn ihr mich etwas bitten werdet in meinem Namen, so werde ich es tun.
[15]Wenn ihr mich liebt, so werdet ihr meine Gebote halten; Johannes 14,12–15**

Bis jetzt habt ihr nichts gebeten in meinem Namen. Bittet, und ihr werdet empfangen, damit eure Freude völlig sei! Johannes 16,24

In 1. Korinther 11 wird darauf eingegangen, was passiert, wenn das Abendmahl im Unglauben genommen wird, seine wahre Bedeutung nicht verstanden wird und der Leib und das Blut des Herrn nicht richtig beurteilt werden, um den Nutzen daraus im Glauben zu empfangen. Auch bezieht sich diese Bibelstelle auf errettete und nichterrettete Menschen, die das Abendmahl empfangen und dabei Sünde in ihrem Leben haben, ohne diese bekannt und somit Erlösung empfangen zu haben, und ohne die eigene Bedürftigkeit anzuerkennen und sich selbst zu beurteilen, um eben nicht von Gott zurechtgewiesen werden zu müssen.

Diese Blockade für Heilung enthält drei Aspekte. Ich möchte, dass Sie diese Zeilen sehr genau lesen, weil sie äußerst wichtig sind.

Viele Menschen beurteilen beim Abendmahl den Leib des Herrn nicht richtig. Dafür gibt es wie gesagt drei Aspekte, die in 1. Korinther 11,27–31 nachzulesen sind.

**[27]Wer also unwürdig das Brot isst oder den Kelch des Herrn trinkt, wird des Leibes und
Blutes des Herrn schuldig sein. [28]Der Mensch aber prüfe sich selbst, und so esse er von
dem Brot und trinke von dem Kelch. [29]Denn wer isst und trinkt, isst und trinkt sich
selbst Gericht, wenn er den Leib des Herrn nicht richtig beurteilt. [30]Deshalb sind viele
unter euch schwach und krank, und ein gut Teil sind entschlafen. [31]Wenn wir uns aber
selbst beurteilten, so würden wir nicht gerichtet. 1. Korinther 11,27–31**

Lassen Sie mich die drei Aspekte nennen, warum das Abendmahl eine Blockade darstellt:

1. Aspekt: Das Abendmahl zu feiern, ist ein Sakrament der Kirche. Es gibt lediglich drei Sakramente: Die Wassertaufe, das Abendmahl und die Fußwaschung. In der Bibel stehen nur diese drei Sakramente als Gebot. Das Abendmahl ist eine Feier der Erinnerung an Christus in zweierlei Hinsicht: An Sein vergossenes Blut und an Seinen geopferten Leib. Der Kelch steht für das Blut und die Oblate oder das Brot für den Leib.

Wenn wir also unwürdig an dem teilhaben, was beim Abendmahl für die Vergebung durch Gott steht, und nicht vor Ihm Buße tun, dann haben wir uns des Betrugs schuldig gemacht und uns selbst mit einem Fluch beladen. Das ist unwürdiges Teilhaben. Wir haben uns selbst mit einem Fluch beladen, weil wir das, was Jesus am Kreuz tat, für uns unwirksam gemacht haben. Nicht das Sakrament rettet uns, sondern der *Gehorsam.*

Zu diesem Aspekt gehört auch, dass wir uns selbst in Bezug auf Sünde als der geistlichen Wurzel von Krankheit nicht beurteilen. Wir tun Buße, damit wir uns die Vergebung, Befreiung und Heilung zu Eigen machen können und den ganzen Nutzen, den das Abendmahl bereithält, erhalten. Uns selbst zu beurteilen, schließt ein, dass wir Urteilsvermögen haben, um genau zu wissen, wofür wir Buße tun. Andernfalls wissen wir nicht, wogegen wir standhalten, was wir in unserem Leben verändern und welchen Dingen wir entsagen müssen. Pauschal für alles Buße zu tun und allgemein für die Vergebung unserer Sünden zu bitten, ohne die Sünden zu kennen, bringt nur sehr wenig. Viele Menschen beten: „Vater Gott, vergib mir all meine Sünden." Und Er vergibt auch, aber es kann kein Bedauern geben, ohne den Bereich genau zu kennen, in dem Sünde ist und der in unserem Leben der Heiligung bedarf.

2. Aspekt: Dieser Aspekt hat mit dem „sich beim lebendigen Leibe fressen" zu tun. Es bedeutet, „den Leib des Herrn nicht richtig zu beurteilen". Es erzeugt sogar so etwas wie eine „Autoimmunerkrankung" im Leib Christi, der Gemeinde. Die Gemeindemitglieder greifen sich in ihren Beziehungen gegenseitig an, wie eine Autoimmunerkrankung den eigenen Körper. Die Kirche wird der Leib Jesu genannt. Wir müssen lernen, uns gegenseitig als Glieder eines Leibes zu sehen.

Ihr aber seid Christi Leib und, einzeln genommen, Glieder. 1. Korinther 12,27

Dieser Aspekt betrifft die Gemeinschaft und die Beziehungen untereinander in der Gemeinde – wenn wir sagen, wir lieben den Herrn, unseren Bruder jedoch hassen, dann haben wir nicht Gottes Liebe in uns.

Wir wissen, dass wir aus dem Tod in das Leben hinübergegangen sind, weil wir die Brüder lieben; wer nicht liebt, bleibt im Tod. 1. Johannes 3,14

Wenn wir in Erinnerung an Jesus am Abendmahl (der Kommunion) teilnehmen, sagen wir Ihm damit, dass wir aufgrund dessen, was Er für uns getan hat, bereit sind, dies füreinander zu tun: Nicht für die Sünden der anderen zu sterben, sondern im Dienst füreinander unser Leben hinzugeben. Wenn wir am Abendmahl teilnehmen und unseren Bruder in seiner Not und Krankheit ignorieren, dann haben wir die Gemeinschaft mit ihm, für die das Abendmahl steht, aufgehoben und uns selbst mit einem Fluch beladen. Das Abendmahl bzw. die Kommunion ist *koinonia (#2842, Griechisch, Strong's Concordance)* oder *Gemeinschaft*. Wir müssen uns sowohl auf die horizontale Beziehung innerhalb des Leibes Christi, d.h. die Beziehung untereinander, konzentrieren als auch auf die vertikale Beziehung mit den drei Personen der Gottheit.

[16]Der Kelch des Segens, den wir segnen, ist er nicht die Gemeinschaft des Blutes des Christus? Das Brot, das wir brechen, ist es nicht die Gemeinschaft des Leibes des Christus? [17]Denn ein Brot, ein Leib sind wir, die vielen, denn wir alle nehmen teil an dem einen Brot. 1. Korinther 10,16–17

Wenn wir aber im Licht wandeln, wie er im Licht ist, haben wir Gemeinschaft miteinander, und das Blut Jesu, seines Sohnes, reinigt uns von jeder Sünde. 1. Johannes 1,7

Der Kelch (das Blut) dient der Vergebung der Sünden von Gott auf der vertikalen Ebene und untereinander auf der horizontalen Ebene. Das Brot ist das Brot des Lebens für die Heilung unserer Köper, indem wir uns gegenseitig helfen, uns mit den geistlichen Wurzeln und den Blockaden für Heilung auseinanderzusetzen. So wird die Gemeinde zur Gemeinde, indem wir uns gegenseitig helfen, das Leben Gottes weiterzugeben. Dann können wir in der Tat sagen:

Denn das Reich Gottes ist nicht Essen und Trinken, sondern Gerechtigkeit und Friede und Freude im Heiligen Geist. Römer 14,17

3. Aspekt: Der dritte Aspekt einer Blockade für Heilung, die in 1. Korinther 11 gelehrt wird, ist sogar eine noch ernstere Angelegenheit. Er richtet sich an Gemeinden, die glauben, Heilung gäbe es heute nicht mehr. Er ist der Grund, warum in vielen Denominationen Menschen an geistiger und körperlicher Krankheit sterben, weil das, was sie brauchen – nämlich Heilung – am Kreuz errungen wurde und im Abendmahl dargestellt ist, aber um die Hälfte gekürzt wird. D.h. eine Hälfte des Abendmahls wird durch Unglauben und die eigene Glaubenslehre abgelehnt, obwohl sie im Abendmahl immer noch gefeiert wird.

Jesu vergossenes Blut war nicht für die Heilung von Krankheiten bestimmt. Sein vergossenes Blut war für die Vergebung der Sünden bestimmt. Das steht eindeutig in der Bibel:

Denn dies ist mein Blut des Bundes, das für viele vergossen wird zur Vergebung der Sünden. Matthäus 26,28

... [22]und fast alle Dinge werden mit Blut gereinigt nach dem Gesetz, und ohne Blutvergießen gibt es keine Vergebung. Hebräer 9,22

Wenn wir daher das Abendmahl feiern und den Kelch nehmen, erkennen wir die Tatsache an, dass das, was Er für uns getan hat, uns die Buße, Reinigung und Vergebung aller Sünden ermöglicht.

[7]Wenn wir aber im Licht wandeln, wie er im Licht ist, haben wir Gemeinschaft miteinander, und das Blut Jesu, seines Sohnes, reinigt uns von jeder Sünde. [8]Wenn wir sagen, dass wir keine Sünde haben, betrügen wir uns selbst, und die Wahrheit ist nicht in uns. [9]Wenn wir unsere Sünden bekennen, ist er treu und gerecht, dass er uns die Sünden vergibt und uns reinigt von jeder Ungerechtigkeit. [10]Wenn wir sagen, dass wir nicht gesündigt haben, machen wir ihn zum Lügner, und sein Wort ist nicht in uns. 1. Johannes 1,7–10

Das gebrochene Brot repräsentiert die Striemen, die Jesus erhalten hat. Das Brot steht für die Befreiung vom Fluch, der wiederum für jede Krankheit steht (5. Mose 28).

> **... [24]der unsere Sünden an seinem Leib selbst an das Holz hinaufgetragen hat, damit wir, den Sünden abgestorben, der Gerechtigkeit leben; durch dessen Striemen ihr geheilt worden seid. 1. Petrus 2,24**

Wenn wir heute nicht mehr an Heilung *glauben* und das auch *lehren*, aber beim Abendmahl das Brot zu uns nehmen, das die Befreiung vom Fluch bedeutet, aber wir diese für heute doch ablehnen, haben wir uns mit einem Fluch beladen. Wir sind mit einem Fluch verflucht, der sich in der Krankheit ausdrückt, und sagen dann, dass wir nicht davon geheilt werden können, und dennoch feiern wir das Sakrament, das für uns die Heilung bereithält. Hier stimmt theologisch etwas nicht.

Das geschieht, weil wir die eine Hälfte von dem, was Christus am Kreuz tat, verneinen. Indem wir das Brot nehmen, verfluchen wir uns selbst durch unsere Unkenntnis und unsere Abtrünnigkeit. Aus diesen drei Gründen sind viele von uns schwach, krank und sterben einen frühen Tod, weil wir mit einem Fluch beladen sind, den wir durch unseren Unglauben auf uns selbst gebracht haben.

Das ist ebenfalls schwere Kost, nicht wahr? Aber so sehe ich es aus dem Wort Gottes. Diejenigen, die für sich selbst den Leib des Herrn und Sein ganzes Werk am Kreuz nicht richtig beurteilen, öffnen Krankheiten und einem frühen Tod die Tür. Es ist eine geistliche Blockade für Heilung.

☐ 22. Gottes gesalbte Leiter anrühren

Die zweiundzwanzigste Blockade für Heilung besteht darin, *Gottes gesalbte Leiter anzurühren.* Wenn Sie einen Leiter haben, der in Sünde lebt, oder einen fehlgeleiteten Pastor, sollten die Ältesten diese Person wieder auf den richtigen Weg bringen. Niemand lebt ganz isoliert auf dieser Welt. Wenn Sie meiner Lehre nicht zustimmen, dann kommen Sie zu mir und wir werden zusammen die Bibel studieren. *Ich kann es mir nicht leisten, falsch zu liegen, und Sie können es sich auch nicht leisten.*

Rühren Sie nicht Gottes Gesalbte an.

> **"Tastet meine Gesalbten nicht an, tut meinen Propheten nichts Übles!"
> 1. Chronik 16,22**

> **"Tastet meine Gesalbten nicht an, tut meinen Propheten nichts Übles!" Psalm 105,15**

Es lastet ein großer Fluch darauf, Gottes Gesalbte anzurühren. Viele Menschen sind wütend auf einen unserer ehemaligen Präsidenten, aber sie sind nur ein

Spiegelbild der Sitten und der Moral ihrer Nation. Ein Präsident repräsentiert also das, was wir im Volk finden. Wenn wir ehrlich sind, werden wir dem zustimmen. *Gott hat uns das gegeben, was wir sind, damit wir erkennen, was wir nicht sind.*

Gottes Gesalbte anzurühren, ist von einer größeren Bedeutung, als es den meisten Christen bewusst ist. Gottes Gesalbte sind diejenigen, die als Leiter in einen Dienst eingesetzt wurden, und das schließt ihre Familien ein. Ich sorge mich nicht darum, was Sie über den Autor dieses Buches, diesen Henry Wright, denken. Aber um Sie mache ich mir Sorgen. Wenn Sie etwas Negatives sagen möchten, sollten Sie es direkt an mich richten. Wenn Sie es mir nicht ins Gesicht sagen, sondern zu irgendjemand anderen, sind Sie mit einem Fluch belegt.

Sie können die Geschichte über Korach und die 250 Ältesten Israels selbst nachlesen, die sich gegen Mose auflehnten. Sie steht in 4. Mose 16. Lesen Sie auch die Geschichte über Miriam, Moses Schwester, die an Lepra erkrankte, weil sie gegen Moses Frau redete (4. Mose 12).

Ich habe mich selbst als Beispiel genommen, aber ich bin nicht der einzige Gesalbte Gottes in Ihrem Leben. Was Sie über Ihre Leiter sagen, ist sehr wichtig für Ihre Gesundheit und Ihr Wohlergehen. Die Menschen begreifen nicht, wie ernst die Sünden zu nehmen sind, die wir mit der Zunge begehen und durch die wir uns von den Leitern Gottes und denjenigen, die unter ihnen dienen, trennen.

Ich möchte eine gewagte Aussage machen: Wir sollten niemals Teil einer Gemeindespaltung sein. Wir werden keinen Erfolg haben, und jede Gemeinde, die durch Spaltung entstanden ist, wird nicht erfolgreich sein. Sie wird sich abspalten und sich wieder spalten usw. bis zur Wiederkunft des Herrn, weil ein Geist in dieser Gemeinde herrscht, der als Fluch auf ihr lastet. Wenn Sie Ihre Gemeinde verlassen möchten, brechen Sie nicht alle Brücken hinter sich ab. Lieben Sie den Leiter, auch wenn Sie ihm aus irgendwelchen Gründen nicht zustimmen. Suchen Sie das Gespräch, und lassen Sie sich in Frieden aussenden. Wenn Sie dann gehen, verursachen Sie keine Spaltung, und nehmen Sie nicht andere Menschen mit sich. Wenn Sie das tun, laden Sie sich einen Fluch auf. Gehen Sie in Frieden, und brechen Sie keine Brücken ab. Lassen Sie Gott Gott sein, und halten Sie sich da heraus. Halten Sie Ihren Mund. Sammeln Sie auch nicht Menschen um sich, die mit Ihnen einer Meinung gegen den Gesalbten Gottes sind. Wenn eine Gemeinde den eigenen Bedürfnissen nicht entspricht, suchen Sie sich eine andere, die Sie unterstützen können, aber murren Sie nicht bzw. lehnen Sie sich nicht gegen den Leiter auf. Er ist Gottes Diener, und Gott ist derjenige, der sich um ihn kümmern wird.

☐ 23. Maßloses Essen

Diese dreiundzwanzigste Blockade betrifft *eine unausgewogene Ernährung des Körpers*. Wir sind davon überzeugt, dass wir unseren Tempel gut pflegen müssen. Wir glauben an eine gute Ernährung, und das in Maßen (Selbstbeherrschung). Wir können nicht erwarten, gesund zu sein, ohne genügend zu trinken und uns ausgewogen zu ernähren.

> **[19]Oder wisst ihr nicht, dass euer Leib ein Tempel des Heiligen Geistes in euch ist, den ihr von Gott habt, und dass ihr nicht euch selbst gehört? [20]Denn ihr seid um einen Preis erkauft worden. Verherrlicht nun Gott mit eurem Leib! 1. Korinther 6,19–20**

Unser Körper gehört dem Herrn, und wir sind dafür verantwortlich, ihn mit ausreichender Erholung, genügend Bewegung und guter Ernährung zu versorgen. Wir können nicht erwarten, gesund zu sein, ohne genügend Wasser zu trinken und nahrhafte Nahrung zu uns zu nehmen. Dazu gehören folgende Lebensmittel: Vollkornmüsli und –brot, Milchprodukte, Proteine und großzügige Mengen an Obst und Gemüse, besonders grünblättriges. Der Tag sollte mit einem guten Frühstück beginnen. Viele Menschen denken, wenn sie im Vertrauen auf Gott essen, könnten sie alles essen, was sie wollen, ohne dabei auf die richtige Ernährung Acht geben zu müssen. Ein dummer, überheblicher Glaube lehnt Gottes Weisheit im Hinblick auf die richtige Ernährung ab und wird für die körperliche Gesundheit nicht zuträglich sein.

Wenn Sie ein Problem mit deutlichem Übergewicht haben, sollten Sie wissen, dass es sich hierbei zunächst um ein in Selbsthass verwurzeltes geistliches Problem handelt. Das Frühstück auszulassen, ist nicht der richtige Weg, die Angst vor einer Gewichtszunahme anzugehen. Die morgendliche Mahlzeit setzt den Stoffwechsel für den Tag in Gang und verbrennt Kalorien. Wenn Sie zu Mittag essen, ohne davor gefrühstückt zu haben, wird das Mittagessen aufgrund eines überladenen Stoffwechsels zu Fett, da dieser nicht durch ein Frühstück in Gang gesetzt wurde. Wenn eine Person keine ausreichenden Kalorien zu sich nimmt, schaltet der Stoffwechsel runter, damit das Gegessene vollständig aufgenommen werden kann. Durch den verlangsamten Stoffwechsel setzt der Körper sogar noch mehr Fett an.

Was Vitaminergänzungsmittel betrifft, vertreten wir die Meinung, dass, wenn jemand wirklich meint, welche zu brauchen, eine Tablette pro Tag ausreicht. Riesige Dosen an Vitaminen und Mineralstoffen können das chemische Gleichgewicht des Körpers stören und sogar zu einer Vergiftung führen. Diese Überversorgung mit Nahrungsergänzungsmitteln ist nur ein weiterer Versuch des Menschen, den Fluch zu umgehen und die Gesundheit künstlich und auf unnatürliche Weise aufrechtzuerhalten, anstatt Gottes Weg zu gehen. Menschen, die große Mengen an Vitaminen, Mineralien und Kräutern zu sich nehmen müssen, sind von Angst motiviert und versuchen, ihrer Gesundheit künstlich Schwung zu verleihen. Nur weil „ein bisschen“ förderlich und nutzbringend ist, bedeutet das nicht, dass „riesige Mengen“ noch mehr helfen. Das dadurch verursachte chemische Ungleichgewicht kann eine große Blockade für die Heilung und Ganzheit sein, die Gott geben möchte. Wenn Sie sehr große Dosen an Ergänzungsmitteln einnehmen, sollten Sie keinen „kalten Entzug“ machen. Der Körper kann mit diesem plötzlichen Entzug nicht umgehen. Sie müssen die Dosis langsam und stetig herunterfahren, damit der Körper genug Zeit hat, sich zu normalisieren. Die richtige Ernährung ist sehr wichtig für unsere Gesundheit, jedoch kann sie die Mängel, die durch eine Trennung von Gott und Seinem Wort verursacht wurden, mit Heiligung und Sünde zusammenhängen und zu einer Wurzel von Krankheiten geworden sind, nicht beheben.

Ein weiteres Problem ist die zunehmende Verwendung von Zuckerersatzstoffen in unseren Lebensmitteln. Unserer Meinung nach tragen sie zu Depressionen, Muskelkrämpfen, Kopfschmerzen und chronischer Müdigkeit bei. Zucker in Maßen ist die bessere Alternative. Wenn Sie aufhören, diese Zuckerersatzstoffe zu verwenden, werden Sie den Unterschied merken. Es ist nicht zu viel verlangt, die Verpackung der Produkte, die man kauft, zu lesen. Wir tun gut daran, die Übersicht über den unterschwelligen Einfluss des Markts zu behalten, der durch wohlwollende Bemühungen und Unwissen zu einem weiteren Versuch des Menschen geworden ist, den Fluch zu umgehen. Ich habe festgestellt, dass Gott selbst auch etwas Zucker mag.

> **23Du hast mir nicht das Lamm deiner Brandopfer gebracht und mit deinen Schlachtopfern mich nicht geehrt. Ich habe dir nicht mit Opfergaben Arbeit gemacht noch mit Weihrauch dich ermüdet. 24Du hast mir nicht für Geld Würzrohr gekauft noch mit dem Fett deiner Schlachtopfer mich gesättigt. Vielmehr hast du mir Arbeit gemacht mit deinen Sünden, du hast mich ermüdet mit deinen Sünden. [Anm. d. Übers.: Im Engl. steht statt „Würzrohr“, eine Art „Rohrzucker“.] Jesaja 43,23–24**

> **16Wisst ihr nicht, dass ihr Gottes Tempel seid und der Geist Gottes in euch wohnt? 17Wenn jemand den Tempel Gottes verdirbt, den wird Gott verderben; denn der Tempel Gottes ist heilig, und der seid ihr. 1. Korinther 3,16–17**

Unsere Körper sind Gottes mobiles Zuhause. Wir dürfen das nicht als selbstverständlich hinnehmen. Wir müssen unseren Geist mit dem Wort Gottes versorgen und zerstörerische Sünden und Okkultismus von unserem Leben fernhalten. Wir müssen bei der Versorgung unseres Körpers weise vorgehen, damit wir uns einer immer größer werdenden göttlichen Gesundheit erfreuen können.

Maß halten ist der Schlüssel, egal ob bei körperlicher Betätigung, Erholung oder Ernährung. Mäßigung ist eine Frucht des Heiligen Geistes und wird in Galater 5,23 als „Selbstbeherrschung“ aufgeführt.

Es gibt eine Bewegung, auch innerhalb der Kirche, bei der viele Lebensmittel selektiv von unserem Speisezettel gestrichen werden. Meiner Meinung nach ist das falsch, weil dann das, was wir von Gott dankend entgegennehmen sollten, aus Angst gegessen oder nicht gegessen wird. Sie können das, was Gott geschaffen hat, böse nennen, aber ich werde das nicht tun. Im Schöpfungsbericht im 1. Buch Mose sagte Gott nicht nur, dass es gut war, sondern es war sehr gut. Das steht so in der Bibel.

[1]Der Geist aber sagt ausdrücklich, dass in späteren Zeiten manche vom Glauben abfallen werden, indem sie auf betrügerische Geister und Lehren von Dämonen achten,
[2]durch die Heuchelei von Lügenrednern, die in ihrem eigenen Gewissen gebrandmarkt
sind, [3]die verbieten, zu heiraten, und gebieten, sich von Speisen zu enthalten, die Gott geschaffen hat zur Annahme mit Danksagung für die, welche glauben und die Wahrheit
erkennen. [4]Denn jedes Geschöpf Gottes ist gut und nichts verwerflich, wenn es mit
Danksagung genommen wird; [5]denn es wird geheiligt durch Gottes Wort und durch
Gebet. 1. Timotheus 4,1–5

☐ 24. Echter Unglaube

Die vierundzwanzigste Blockade für Heilung ist *echter Unglaube*. Die Stelle in Markus 6,4–6 weist auf den Unglauben in Nazareth hin. Sie enthält die Geschichte, die davon berichtet, wie Jesus aufgrund von Unglauben keine großen Werke in seiner Heimatstadt vollbringen konnte.

[4]Und Jesus sprach zu ihnen: Ein Prophet ist nicht ohne Ehre, außer in seiner Vaterstadt
und unter seinen Verwandten und in seinem Haus. [5]Und er konnte dort kein Wunder-
werk tun, außer dass er wenigen Schwachen die Hände auflegte und sie heilte. [6]Und er
wunderte sich über ihren Unglauben. Und er zog durch die Dörfer ringsum und lehrte.
Markus 6,4–6

In Hebräer 4 greift Paulus das Problem auf, dass die Israeliten, die unter der Führung Moses aus Ägypten gekommen waren, einfach keinen Glauben hatten; und auch die Hebräer, an die er den Brief geschrieben hatte, waren dem Unglauben verfallen. Paulus wies darauf hin, dass Unglaube und Zweifel uns um unsere Ruhe bringen. Wenn wir unruhig sind, anstatt zu glauben und anzunehmen, was Gott gesagt hat, versuchen wir durch unsere eigenen Werke Ruhe zu erzeugen. Krankheitsmanagement ist im Grunde genommen solch ein Werk, das versucht, ohne Gott Ruhe zu erzeugen.

[1]So laßt uns nun mit Furcht darauf bedacht sein, daß sich nicht etwa bei jemand von euch herausstellt, daß er zurückgeblieben ist, während doch die Verheißung zum Ein-
gang in seine Ruhe noch besteht! [2]Denn auch uns ist eine Heilsbotschaft verkündigt
worden, gleichwie jenen; aber das Wort der Verkündigung hat jenen nicht geholfen,
weil es bei den Hörern nicht mit dem Glauben verbunden war. [3]Denn wir, die wir gläu-
big geworden sind, gehen in die Ruhe ein, wie er gesagt hat: »Daß ich schwor in meinem Zorn: Sie sollen nicht in meine Ruhe eingehen«. Und doch waren die Werke seit Grund-
legung der Welt beendigt; [4]denn er hat an einer Stelle von dem siebten [Tag] so gespro-
chen: »Und Gott ruhte am siebten Tag von allen seinen Werken«, [5]und an dieser Stelle
wiederum: »Sie sollen nicht in meine Ruhe eingehen!« [6]Da nun noch vorbehalten bleibt,
daß etliche in sie eingehen sollen, und die, welchen zuerst die Heilsbotschaft verkündigt

worden ist, wegen ihres Unglaubens nicht eingegangen sind, [7]so bestimmt er wiederum einen Tag, ein »Heute«, indem er nach so langer Zeit durch David sagt, wie es gesagt worden ist: »Heute, wenn ihr seine Stimme hört, so verstockt eure Herzen nicht!« [8]Denn wenn Josua sie zur Ruhe gebracht hätte, so würde nicht danach von einem anderen Tag gesprochen. [9]Also bleibt dem Volk Gottes noch eine Sabbatruhe vorbehalten; [10]denn wer in seine Ruhe eingegangen ist, der ruht auch selbst von seinen Werken, gleichwie Gott von den seinen. [11]So wollen wir denn eifrig bestrebt sein, in jene Ruhe einzugehen, damit nicht jemand als ein gleiches Beispiel des Unglaubens zu Fall kommt.
Hebräer 4,1–11 (SLB)

☐ 25. Nicht dafür sorgen, dass das eigene Leben von Gott erfüllt bleibt

Die fünfundzwanzigste Blockade für Heilung besteht darin, *dass das eigene Leben nicht von Gott erfüllt bleibt*. In Johannes 5,14 sagte Jesus, nachdem Er gerade jemanden geheilt hatte: Geh deines Wegs, sündige nicht mehr, damit dir nichts Ärgeres widerfahre. Was wollte Er damit sagen? Bleib *erfüllt* und sündige nicht.

Danach findet Jesus ihn im Tempel, und er sprach zu ihm: Siehe, du bist gesund geworden. Sündige nicht mehr, damit dir nichts Ärgeres widerfahre! Johannes 5,14

In Matthäus 12,43–45 steht: Wenn aber der unreine Geist vom Menschen ausgefahren ist, so durchwandert er dürre Orte, sucht Ruhe und findet sie nicht. Dann spricht er: Ich will in mein Haus zurückkehren, aus dem ich herausgegangen bin; und wenn er kommt, findet er es leer, gekehrt und geschmückt. Dann geht er hin und nimmt sieben andere Geister mit sich, böser als er selbst, und sie gehen hinein und wohnen dort; und das Ende jenes Menschen wird schlimmer als der Anfang. So wird es auch diesem bösen Geschlecht ergehen.

[43]Wenn aber der unreine Geist von dem Menschen ausgefahren ist, so durchwandert er dürre Orte, sucht Ruhe und findet sie nicht. [44]Dann spricht er: Ich will in mein Haus zurückkehren, aus dem ich herausgegangen bin; und wenn er kommt, findet er es leer, gekehrt und geschmückt. [45]Dann geht er hin und nimmt sieben andere Geister mit sich, böser als er selbst, und sie gehen hinein und wohnen dort; und das Ende jenes Menschen wird schlimmer als der Anfang. So wird es auch diesem bösen Geschlecht ergehen. Matthäus 12,43–45

Was sagt uns diese Bibelstelle? Zusammengefasst: Wenn Gott Sie befreit, sind Sie dafür verantwortlich „erfüllt“ zu bleiben.

Die Erkenntnis, die ich Ihnen vermittle und die Sie frei macht, ist die gleiche, die Sie brauchen, um frei zu bleiben. Aber wenn Sie wieder den gleichen Wurzeln der Sünde verfallen, ist die Wahrscheinlichkeit, geheilt zu bleiben, sehr gering. Wenn Sie jedoch dafür sorgen, dass Sie geistlich erfüllt bleiben, haben Sie sehr gute Chancen, geheilt zu bleiben.

Oft hören wir, dass jemand seine Heilung wieder verloren hat. Haben Sie Gott schon einmal gefragt warum? Sie sind wahrscheinlich wieder den alten Sünden verfallen. Wir sollten also unbedingt erfüllt bleiben, und wenn nicht, ist das eine Blockade für unsere Heilung und unser Wohlergehen.

Sie müssen sich auch darüber im Klaren sein, dass der Feind, wenn er vertrieben wurde, wieder zurückkommen wird, um zu sehen, ob Sie es ernst gemeint haben und ob Sie mit Gottes Erkenntnis und Seinem Gehorsam erfüllt sind. Der Feind ist faul und nimmt den Weg des geringsten Widerstandes. Er braucht Sie, um zu bekommen, was er will. Wenn er in Ihnen ist, hat er seinen Frieden und Sie Ihre Qualen. Der Feind weiß, was nötig war, um Zugang zu Ihrem Leben zu bekommen, und er wird es wieder versuchen. Aber Sie haben jetzt die Erkenntnis und die Mittel, um frei zu bleiben.

☐ 26. Dem Feind nicht widerstehen

Die sechsundzwanzigste Blockade für Heilung besteht darin, *dem Feind nicht zu widerstehen*. Jesaja 38,1–5 erzählt die Geschichte von König Hiskia. Zur Erinnerung: Hiskia lag mit einer Krankheit im Sterben. Der Prophet kam und sagte: „Du wirst sterben." Und was tat Hiskia? Er war todkrank. Wandte er sich ab und verfluchte Gott? Wandte er sich ab und verfiel in tiefe Bitterkeit? Wandte er sich ab und fing an, sich selbst zu bemitleiden? Oder rief er ein Bestattungsunternehmen an?

Was tat er? *Er betete und bat Gott um eine Verlängerung seines Lebens*. Gab Gott es ihm? Ja! Fünfzehn Jahre! Wenn Sie todkrank sind, sprechen Sie mit Gott. Bitten Sie Ihn um weitere fünfzehn Jahre. Sie können Ihre Bitte auf eine Bibelstelle gründen.

> **1In jenen Tagen wurde Hiskia todkrank. Und der Prophet Jesaja, der Sohn des Amoz, kam zu ihm und sagte zu ihm: So spricht der HERR: Bestelle dein Haus, denn du wirst sterben und nicht am Leben bleiben! 2Da wandte Hiskia sein Gesicht zur Wand und betete zu dem HERRN. 3Und er sprach: Ach, HERR! Denke doch daran, dass ich vor deinem Angesicht in Treue und mit ungeteiltem Herzen gelebt habe und dass ich getan habe, was gut ist in deinen Augen! Und Hiskia weinte sehr. 4Da geschah das Wort des HERRN zu Jesaja: 5Geh hin und sage zu Hiskia: So spricht der HERR, der Gott deines Vaters David: Ich habe dein Gebet gehört, ich habe deine Tränen gesehen! Siehe, ich will zu deinen Tagen fünfzehn Jahre hinzufügen. Jesaja 38,1–5**

Nicht für etwas zu bitten, kann auch eine Möglichkeit sein, dem Feind nicht zu widerstehen.

Der Feind versucht ständig, Menschen durch Versuchung zu „verschlingen", aber die Bibel weist darauf hin, dass wir ihn besiegen können und er dann fliehen wird.

[8]Seid nüchtern, wacht! Euer Widersacher, der Teufel, geht umher wie ein brüllender Löwe und sucht, wen er verschlingen kann. [9]Dem widersteht standhaft durch den Glauben, da ihr wisst, dass dieselben Leiden sich an eurer Bruderschaft in der Welt vollziehen! 1. Petrus 5,8–9

[7]Unterwerft euch nun Gott! Widersteht aber dem Teufel! Und er wird von euch fliehen. [8]Naht euch Gott! Und er wird sich euch nahen. Säubert die Hände, ihr Sünder, und reinigt die Herzen, ihr Wankelmütigen! Jakobus 4,7–8

Ich rufe heute den Himmel und die Erde als Zeugen gegen euch auf: Das Leben und den Tod habe ich dir vorgelegt, den Segen und den Fluch! So wähle das Leben, damit du lebst, du und deine Nachkommen, 5. Mose 30,19

☐ 27. Aufgeben

Die siebenundzwanzigste Blockade für Heilung ist *Aufgeben*. Sie schauen sich Ihre Symptome an, betrachten die Prognose, lesen das Wort *unheilbar* und *akzeptieren es als die Wahrheit*, anstatt Heilung zu suchen und sich den physischen Anzeichen entgegenzustellen.

Dutzende Menschen, die zu uns kamen, sind heute noch am Leben und wären tot, wenn Gott und unser Team nicht eingegriffen hätten. Die Ärzte hatten sie schon aufgegeben. Doch sie sind heute noch am Leben und bleiben von Gott und Seinem Wort „erfüllt". Was ist ***der herausragende Weg*** – ein vorzeitiger Tod oder ein längeres Leben, in dem wir den Willen Gottes in unserem Leben erfüllen können? **Dem Herrn wird durch unsere Heilung mehr Ehre zuteil als durch unseren vorzeitigen Tod**.

[10]Mein Auge verschmachtet vor Elend. Zu dir rufe ich, HERR, den ganzen Tag. Ich strecke meine Hände aus zu dir. [11]Wirst du an den Toten Wunder tun? Oder werden die Gestorbenen aufstehen, dich preisen? Psalm 88,10–11

"Was für Gewinn bringt mein Blut, mein Hinabfahren in die Grube? Wird der Staub dich preisen? Wird er deine Treue verkünden?" Psalm 30,10

Welche Einstellung haben wir, wenn wir nicht bereit sind, gesegnete 70–80 Jahre zu leben? *Gott braucht keine Krankheit, um uns in den Himmel zu bringen*. Mose hat in Psalm 90 vorhergesagt, – haben Sie schon einmal bemerkt, dass David nicht alle Psalmen geschrieben hat, denn die Überschrift dieses Psalms lautet „Ein Gebet von Mose" – dass das menschliche Lebensalter siebzig Jahre, und, wenn in Kraft, achtzig Jahre beträgt, und ihr Stolz Mühe und Nichtigkeit ist, da sie schnell vorübereilen und wir dahinfliegen.

Die Tage unserer Jahre sind siebzig Jahre, und, wenn in Kraft, achtzig Jahre, und ihr Stolz ist Mühe und Nichtigkeit, denn schnell eilt es vorüber, und wir fliegen dahin. Psalm 90,10

In diesem Vers steht nicht, dass die Probleme mit 60, 40 oder 30 anfangen. Dort steht, dass die Probleme erst mit 80 anfangen werden. Daher macht es mich sehr ärgerlich, wenn jemand dem Teufel Ehre dafür gibt, dass er jemanden vorzeitig in den Himmel gebracht hat. Verstehen Sie, was ich meine? Ich muss an ***den herausragenden Weg*** glauben. Gebrechen und Krankheit sind ein Fluch und müssen nicht zu unserem Leben gehören. Wir sollen nicht vorzeitig sterben. Wir haben im Himmel keinen irdischen Nutzen, und Gott hat für uns dort keine Verwendung, bis unsere vorbestimmten Jahre auf der Erde erfüllt sind. Gott hat durch Mose festgelegt, dass ein menschliches Leben 70–80 Jahre dauern soll, und daher ist alles, was darunter liegt, ein Fluch. Woher kommt eigentlich der Begriff „Ruhestand"? Mose war 80 Jahre alt, bevor er seinen Dienst überhaupt anfing. Wenn wir uns mit 60–65 Jahren aus dem Beruf, mit dem wir unseren Lebensunterhalt bestritten haben, zurückziehen, sollten wir die Möglichkeit in Betracht ziehen, die nächsten zwanzig Jahre damit zu verbringen, Menschen zu helfen, von ihren Krankheiten frei zu werden, und das Evangelium zu predigen – die gute Nachricht!

☐ 28. Wiederholte Heilung anstelle göttlicher Gesundheit suchen

Die achtundzwanzigste Blockade für Heilung besteht darin, *wiederholte Heilung anstelle von göttlicher Gesundheit zu suchen*. Es ist nicht Gottes vollkommener Wille, Sie zu heilen – Er *möchte, dass Sie gar nicht erst krank werden*. In 5. Mose 28 steht, wenn wir dem Herrn, unserem Gott, nicht gehorchen, wird Fluch auf uns kommen. Wenn wir dem Herrn unserem Gott gehorchen, alles in Ordnung bringen und weiter daran arbeiten, wird Er uns keine der Krankheiten Ägyptens auferlegen. *Es ist Gottes vollkommener Wille, dass Sie nicht krank werden.*

> **... [26]und er sprach: Wenn du willig auf die Stimme des HERRN, deines Gottes, hörst und tust, was in seinen Augen recht ist, seinen Geboten gehorchst und all seine Ordnungen hältst, dann werde ich dir keine der Krankheiten auferlegen, die ich den Ägyptern auferlegt habe; denn ich bin der HERR, der dich heilt. 2. Mose 15,26**

> **Er selbst aber, der Gott des Friedens, heilige euch völlig; und vollständig möge euer Geist und Seele und Leib untadelig bewahrt werden bei der Ankunft unseres Herrn Jesus Christus! 1. Thessalonicher 5,23**

Die Prinzipien, die ich Ihnen vermittle, werden sowohl Gottes Hand zur Heilung bewegen, als auch Krankheiten vorbeugen, wenn Sie diese in Ihrem Leben anwenden. Was ist einfacher? Probleme zu lösen, um wieder gesund zu werden oder nicht krank zu werden? Es erfordert den gleichen Aufwand an Arbeit und an Heiligung. Wir müssen genauso viel Gemeinschaft mit Gott haben und genauso oft vor Ihn kommen.

Warum fangen wir nicht jetzt an, vor Gott alles in Ordnung zu bringen, und eben nicht erst, wenn wir „es müssen"? Das ist der herausragende Weg.

Gott hat kein Interesse daran, Ihre Heilung zu wiederholen. Er ist daran interessiert, dass Sie gar nicht erst krank werden. Wenn Sie nach wiederholter Heilung suchen, haben Sie das Ziel verfehlt. In 3. Johannes 2 heißt es: „Geliebter, ich wünsche, dass es dir in allem wohlgeht und du gesund bist, wie es deiner Seele wohlgeht."

Geliebter, ich wünsche, dass es dir in allem wohlgeht und du gesund bist, wie es deiner Seele wohlgeht. 3. Johannes 2

Da steht es; das ist Gottes Wille.

Glauben Sie, dass es heute Gottes Wille ist, uns zu heilen und in guter Gesundheit zu erhalten? Glauben Sie, dass es Gottes Wille für uns ist, heute in unserem Denken und Handeln Ihm gemäß ausgerichtet zu sein? Ja, es ist Sein Wille.

Übrigens, dieser Vers aus dem Neuen Testament steht nicht in Matthäus, Markus, Lukas, Johannes oder der Apostelgeschichte.

☐ 29. Heilung als Bestandteil des heutigen Bundes ablehnen

Die neunundzwanzigste Blockade für Heilung besteht darin, *Heilung im Erlösungswerk als Bestandteil des heutigen Bundes abzulehnen*. In 1. Petrus 2,24 und Jesaja 53,5 steht, dass wir durch Seine Striemen geheilt worden sind. Psalm 103,3 besagt, dass Er der Herr, dein Gott, ist, der Herr, der alle deine Sünden vergibt und dich von allen deinen Krankheiten heilt.

... 24der unsere Sünden an seinem Leib selbst an das Holz hinaufgetragen hat, damit wir, den Sünden abgestorben, der Gerechtigkeit leben; durch dessen Striemen ihr geheilt worden seid. 1. Petrus 2,24

Doch er war durchbohrt um unserer Vergehen willen, zerschlagen um unserer Sünden willen. Die Strafe lag auf ihm zu unserm Frieden, und durch seine Striemen ist uns Heilung geworden. Jesaja 53,5

Der da vergibt alle deine Sünde, der da heilt alle deine Krankheiten. Psalm 103,3

Vor einiger Zeit nahm ich an einer Versammlung in meiner Stadt teil, und jemand schlug vor, für eine kranke Person zu beten. Also beteten alle für sie. Wir beteten, dass sie gesund werden würde. Nach dem Treffen standen wir draußen im Gespräch über eine bestimmte Krankheit vertieft und ich sagte, ich glaubte, dass Gott heilen könne. Ein Pastor sagte: „Ich glaube nicht, dass das heute noch ein Bestandteil der Versöhnung mit Gott ist. Ich glaube, dass Heilungen vor 2000 Jahren aufgehört haben."

Ich antwortete darauf: „Einen Augenblick. Haben Sie nicht gerade an dieser Versammlung teilgenommen, in der wir für jemanden gebetet haben, gesund zu werden?"

„Naja", sagte er, „wenn Gott möchte ... aber Heilung gibt es nicht mehr ...."

Ich weiß nicht, wo Sie mit Ihrer Theologie stehen – ob Sie glauben, dass es Heilung heute noch gibt oder nicht –, aber ich möchte Ihnen Folgendes sagen: Wenn Heilung in *Ihrer* Theologie keine Rolle mehr spielt, dann wird sie auch nie geschehen!

☐ 30. Die Strafe des Fluchs versuchen zu umgehen

Die dreißigste Blockade besteht in dem *Versuch, die Strafe des Fluchs zu umgehen*, ohne Verantwortung für die Sünde zu übernehmen, die ihn verursacht hat.

Wenn man beispielsweise eine Malabsorption aufgrund von Angstzuständen hat, ist die Einnahme von Medikamenten dagegen ein Versuch, die Strafe des Fluchs zu umgehen, denn die Wurzel sind *Angst und Sorge,* und das ist Sünde. Die Frucht, die daraus folgt, ist die Malabsorption, und die Medikamente sind ein Versuch, sie zu verwalten, anstatt sich mit ihr auseinanderzusetzen. Wir suchen ständig nach neuen Wegen, eine Krankheit loszuwerden, ohne uns mit der Wurzel zu befassen.

Es ist wie bei der Reinkarnation, die ein Versuch der Menschheit ist, das Gericht zu umgehen. Wir versuchen manchmal gesund zu werden, ohne zu dem zurückzukehren, was Gott gesagt hat. Wir versuchen zu umgehen, was Er gesagt hat.

Ein weiteres Beispiel ist Krebs, der durch Bitterkeit verursacht wird, die sich gegen die Mutter, Schwiegermutter oder Schwester(n) richtet und manchmal in Form von Brustkrebs auftritt. Man probiert alles Erdenkliche aus, um gesund zu werden, aber was man eigentlich hätte tun sollen, ist zurückzugehen und seinen Frieden mit der Mutter, der Schwiegermutter und der/den Schwester(n) zu schließen. Verstehen Sie, was ich damit sagen möchte?

Wenn wir nicht vor Gott kommen, um uns in der Situation mit der Sünde auseinanderzusetzen, und nicht die Grundursache angehen, dann sind die möglichen und unmöglichen Heilungsmethoden, um eine Besserung zu erzielen, ein Versuch, die Strafe des Fluchs zu umgehen. Wir versuchen gesund zu werden, ohne Gottes Weg, in Gehorsam zu Ihm, zu gehen.

Das bedeutet nicht, dass wir nicht zum Arzt gehen sollen, um herauszufinden, was wir haben. Wir wollen damit nur aufzeigen, dass wir bei einer geistlich verwurzelten Krankheit Heilung/Ganzheit nur dadurch erreichen, dass wir uns durch Buße und Heiligung mit der geistlichen Wurzel auseinandersetzen. Tun wir jedoch das Gegenteil, verschwenden wir Zeit und Geld auf der Suche nach allen möglichen Heilungsmethoden. Diese Methoden machen die Krankheit durch Nebenwirkungen der Medikamente oft noch komplizierter und können Okkultismus mit ins Spiel bringen, was dann zu einer Blockade für Heilung wird. Viele ganzheitliche Praktiken sind im Okkultismus verwurzelt.

Mit dieser Blockade bringen wir zum Ausdruck, dass wir zwar geheilt werden wollen, aber nicht die richtige Tür nehmen wollen, um sie zu bekommen. Wir wollen in diesem Fall nicht den Weg der Buße und Heiligung gehen. Wir möchten lieber unser Vertrauen auf die Ärzte und die Medizin setzen und dabei versuchen, die Verantwortung vor Gott für die Krankheit zu umgehen, was zu einem Fluch im Leben führt.

> **Wie der Sperling hin und her flattert, wie die Schwalbe wegfliegt, so ein unverdienter Fluch: er trifft nicht ein. Sprüche 26,2**

BE IN HEALTH™ empfiehlt jedem, der diese Lehrinhalte übernehmen möchte, ausdrücklich eine angemessene medizinische Versorgung, einschließlich der Diagnose. Die Lehrinhalte sind nicht dahingehend auszulegen, dass ich gegen Ärzte und eine angemessene medizinische Betreuung bin. Diese Ausführungen werden als geistliche Erkenntnisse über psychologische und biologische Krankheiten unter Berücksichtigung verschiedener Krankheitsursachen angeboten, und dies gilt es im Zusammenhang mit der Heilung und/oder der Prävention dieser Krankheiten zu erkennen.

☐ 31. Murren und Klagen

Die einunddreißigste Blockade für Heilung besteht darin, *zu murren und zu klagen.* Schauen wir uns 4. Mose 12,1–15 an und lesen über Miriams Lepra.

> **1Und Mirjam und Aaron redeten gegen Mose wegen der kuschitischen Frau, die er genommen hatte; denn er hatte eine kuschitische Frau genommen.
> 2Und sie sagten: Hat der HERR nur etwa mit Mose geredet? Hat er nicht auch mit uns geredet? Und der HERR hörte es.
> 3Der Mann Mose aber war sehr demütig, mehr als alle Menschen, die auf dem Erdboden waren. ...
> 10Und die Wolke wich vom Zelt, und siehe, Mirjam war aussätzig wie Schnee; und Aaron wandte sich zu Mirjam um, und siehe, sie war aussätzig.
> 11Da sagte Aaron zu Mose: Ach, mein Herr, lege doch nicht die Sünde auf uns, durch die wir töricht gehandelt und uns versündigt haben!
> 12Lass Mirjam doch nicht sein wie ein Totgeborenes, dessen Fleisch, wenn es aus seiner Mutter Leib hervorkommt, zur Hälfte verwest ist!
> 13Und Mose schrie zu dem HERRN und sagte: Gott, ach, heile sie doch!
> 14Und der HERR sprach zu Mose: Hätte ihr Vater ihr ins Gesicht gespuckt, müsste sie sich nicht sieben Tage lang schämen? Sie soll sieben Tage außerhalb des Lagers eingeschlossen werden, danach soll sie wieder aufgenommen werden.
> 15So wurde Mirjam sieben Tage außerhalb des Lagers eingeschlossen; und das Volk brach nicht auf, bis Mirjam wieder aufgenommen worden war. 4. Mose 12,1–3, 10–15**

1. Korinther 10,10–11 warnt uns davor zu murren, wie diejenigen, die murrten und durch Schlangen in der Wüste umkamen.

[10]Murrt auch nicht, wie einige von ihnen murrten und von dem Verderber umgebracht wurden! [11]Alles dies aber widerfuhr jenen als Vorbild und ist geschrieben worden zur Ermahnung für uns, über die das Ende der Zeitalter gekommen ist.
1. Korinther 10,10–11

Dies geschah in etwa zur Zeit Aarons. Murren und Klagen ist ein Anzeichen für Undankbarkeit und blockiert Gottes Wirken in unserem Leben.

Paulus sagt im Philipperbrief:

[14]Tut alles ohne Murren und Zweifel, [15]damit ihr tadellos und lauter seid, unbescholtene Kinder Gottes inmitten eines verdrehten und verkehrten Geschlechts, unter dem ihr leuchtet wie Himmelslichter in der Welt, Philipper 2,14–15

☐ 32. Weisungen hassen und nicht befolgen

Die zweiunddreißigste Blockade für Heilung besteht darin, *Weisungen zu hassen und nicht zu befolgen*. In Sprüche 5,11–14 heißt es: „Und du stöhnst zuletzt, wenn dein Fleisch und dein Leib dahinschwinden, und sagst: Ach, wie konnte ich nur hassen die Zucht, wie konnte mein Herz nur die Mahnung verschmähen, dass ich nicht gehorchte der Stimme all derer, die mich unterwiesen, dass ich mein Ohr meinen Lehrern nicht zuneigte! Wie leicht hätte ich ganz ins Unglück geraten können, mitten in der Versammlung und der Gemeinde!"

... [11]und du stöhnst zuletzt, wenn dein Fleisch und dein Leib dahinschwinden, [12]und sagst: Ach, wie konnte ich nur hassen die Zucht, wie konnte mein Herz nur die Mahnung verschmähen, [13]dass ich nicht gehorchte der Stimme all derer, die mich unterwiesen, dass ich mein Ohr meinen Lehrern nicht zuneigte! [14]Wie leicht hätte ich ganz ins Unglück geraten können, mitten in der Versammlung und der Gemeinde!
Sprüche 5,11–14

So möchte ich Sie mit diesem Buch in Gerechtigkeit unterweisen, damit Sie ***den herausragenden Weg*** gehen können.

Ich möchte diese Blockade des Hassens und Nichtbefolgens von Weisungen abschließen, indem ich aus Jesaja 28,8–19 zitiere und Gottes Richtschnur in Ihr Herz fallen lasse. Ich glaube, dass diese Verse das gesamte heutige Problem von Krankheit in der Welt und in der Kirche zusammenfassen.

[8]Ihre Tische sind verdreckt und von Erbrochenem besudelt. Es gibt nichts, was sauber wäre. [9] »Wen will er denn Erkenntnis lehren? Wem will er seine Botschaft erklären? Entwöhnten Kindern, Kleinkindern, die gerade nicht mehr gestillt werden? [10]Was soll sein Blabla und Papperlapapp und sein bedeutungsloses Geschwätz mal hier mal dort?« [11]Ja, Gott wird tatsächlich durch rätselhafte Rede und in fremder Sprache zu diesem Volk sprechen! [12]Er hatte ihnen gesagt: »Hier werdet ihr Ruhe finden, die Erschöpften

können sich ausruhen«, doch sie wollten nicht hören. [13]Deshalb wird es tatsächlich so kommen, dass ihnen das Wort des HERRN wie ein Blabla und ein Papperlapapp – wie ein bedeutungsloses Geschwätz mal hier mal dort vorkommt. Darüber sollen sie rücklings stolpern und zerschmettert werden, in die Falle gehen und gefangen werden [14]Deshalb hört die Botschaft des HERRN, ihr frechen Spötter und Herrscher dieses Volkes in Jerusalem. [15]Denn ihr habt gesagt: »Wir haben ein Abkommen mit dem Tod geschlossen, einen Vertrag mit dem Totenreich.« Ihr sagt: »Diese vernichtende Flut wird uns, wenn sie kommt, nichts anhaben, denn wir haben uns durch Lügen geschützt und uns in Betrug verborgen.« [16]Deshalb spricht der HERR: »Seht her! Ich lege einen Stein in Jerusalem. Er ist ein kostbarer Eckstein, der fest verankert ist. Wer glaubt, bleibt bestehen. [17]Ich mache die Gerechtigkeit zur Richtschnur und das Recht zum Lot. Hagel wird eure Lügenzuflucht vernichten; euer Versteck wird durch eine Flut weggeschwemmt werden. [18]Euer Abkommen mit dem Tod wird aufgehoben, der Vertrag, den ihr mit dem Totenreich geschlossen habt, wird ungültig. Wenn die Geißel über euch hereinbricht, wird sie euch zermalmen. [19]Sie wird euch erfassen, wann immer sie kommt; und sie wird kommen: Morgen für Morgen, bei Tag und bei Nacht.« Dann werden Weissagungen die Menschen in Schrecken versetzen. Jesaja 28,8–19 (NLB)

☐ 33. Frühere und anhaltende Verstrickung in Okkultismus

Eine *frühere und anhaltende Verstrickung in okkulte Praktiken* sowie das Erwägen von Methoden zur Heilung und Prävention von Krankheiten, die nicht in Gottes Sinn sind, können Heilung verhindern.

Es kommt nicht selten vor, dass sich Menschen, bei dem ständigen Versuch, sich selbst zu helfen oder zu heilen, für okkulte Einflüsse geöffnet haben. Dies kann durch Gedanken oder Handlungen geschehen, die Gott ein Gräuel sind, weil Ihn diese Denkweisen und Handlungen nicht einbeziehen und mit Seinem Wort nicht übereinstimmen.

Tatsächlich stellen diese Philosophien, Denkweisen und verschiedensten Aktivitäten einfach nur einen Versuch dar, die Strafe des Fluchs (die Krankheit an sich) zu umgehen, ohne für die Sünde oder die geistliche Schwachstelle Verantwortung zu übernehmen, welche die Krankheit hervorgerufen haben. Es wäre Gottes Wille für Sie, dass Sie in diesen Bereichen Heiligung erfahren und nicht, dass der Zustand Ihres Geistes, Ihrer Seele und Ihres Körpers gesteuert oder manipuliert wird.

In Psalm 90,12 steht: „Lehre uns unsere Tage richtig zählen, damit wir ein weises Herz erlangen!“

**Lehre uns unsere Tage richtig zählen, damit wir ein weises Herz erlangen!
Psalm 90,12 (SLB)**

Unsere Erkenntnis und Weisheit ziehen wir aus der Lehre, die sich auf Gottes Wort gründet, und nicht aus dem Studium der Schöpfung wie der Sonne, dem Mond und den Sternen. Gott hat uns die Stunden, Tage, Monate und Jahre der Zeit gegeben, damit wir rechtzeitig (manchmal gerade noch rechtzeitig) verstehen können, was Er über unsere Gedanken und Handlungen gesagt hat und nicht, was irgendein Wahrsager, Astrologe, Hellseher, falscher Prophet oder irgendeine falsche Prophetin über die Vergangenheit, Gegenwart und Zukunft gesagt haben.

Selbst innerhalb der Kirche müssen wir bei der Anwendung der Prophetie aufpassen. Gehorsam ist immer noch besser als Opfer (1. Samuel 15,22). Heiligung und Gerechtigkeit, einschließlich der Buße von toten Werken (Hebräer 6,1), bilden immer noch die Grundlage, nicht das, was die Zukunft für uns bereithält.

Heute ist der Tag des Heils (2. Korinther 6,2). So seid nun nicht besorgt um den morgigen Tag! Jeder Tag hat an seinem Übel genug (Matthäus 6,34). Offenbarungen für die Zukunft ersetzen nicht den Gehorsam gegenüber vergangenen Offenbarungen. In bestimmten Gruppierungen versucht man, durch Bekenntnisse und prophetische Offenbarungen eine bessere Zukunft hervorzubringen. Doch sind die Probleme, auf die diese Bekenntnisse und Offenbarungen gerichtet sind, das Ergebnis des Ungehorsams gegenüber Aussagen und Offenbarungen aus Gottes Wort in der Vergangenheit. Das müssen wir anerkennen und darüber Buße tun, und nicht noch mehr dunklen Aktivitäten und anderen Göttern nachgehen, mit denen wir uns selbst helfen wollen, ohne für Sünde Buße zu tun.

Wenn wir die Weisheit der Götter verehren (damit sind die Weisheiten dieser Welt oder die Lehren von Dämonen, wie sie im Neuen Testament bezeichnet werden, gemeint), kommen häufig Geisteskrankheiten und geistige Verwirrung. Vergleichen Sie hierzu Daniel 5,17–21 in Bezug auf König Nebukadnezar und seinen Wahnsinn, als er behauptete, ein Gott zu sein. Als Saul der Stimme der Menschen und nicht Gott gehorchte, fragte er eine Frau mit einem Totengeist um Rat; danach begann er, wahnsinnig zu werden. Wenn Gottes Geist den Menschen verlässt, bleibt nur noch sein eigener gequälter Verstand oder ein Geist des Wahnsinns vom Teufel. Die ersten Anzeichen dafür sind Angst und Qualen. In 1. Johannes 4,18 heißt es, dass Angst mit Strafe (Qualen) zu tun hat.

Okkultismus erzeugt immer ein Angstproblem sowie Gedanken und Mechanismen des Feindes, die das Problem scheinbar lösen, tatsächlich ist es aber keine echte Lösung – sondern es sind nur Gedanken, Handlungen und die damit einhergehenden Qualen. Man könnte es mit einem blinden Hund, der seinen Schwanz jagt, vergleichen: Immer in Bewegung, aber kein Ende in Sicht.

Die beste Verteidigung gegen den Okkultismus besteht darin, Gottes Wort zu kennen. Friede gehört demjenigen, der seinen Verstand auf den HERRN richtet (Jesaja 26,3), und der HERR ist das Wort Gottes. Viele okkulte Methoden bieten verschiedenste Formen der Spiritualität an, jedoch fehlt ihnen oft das Wort Gottes als Fundament. Und wenn sie die Bibel benutzen, wird sie aus dem Zusammenhang gerissen oder noch schlimmer: Sie wird benutzt, um zukünftige Segensverheißungen ohne Bezug auf Gerechtigkeit, Heiligkeit und Heiligung zu manipulieren oder zu erschaffen.

Wir Menschen errichten entweder das Reich Gottes auf der Erde, oder wir errichten durch Menschen das Reich Satans.

Sichtbare Merkmale einer okkulten Bindung und eines okkulten Einflusses sind beispielsweise folgende:

Starke Verwirrung
Hass auf Gott
Misstrauen gegen Gott
Schlaflosigkeit, Qualen und Grauen in der Nacht
Feindseligkeit, Aggressionen und Konflikte
Angst vor Autorität
Beziehungsangst
Ungeduld
Kontrolle über andere
Argwohn
Frustration
Geisteskrankheit
Depressionen
Bedrückung
Quälende Gedanken
Bestimmte Schmerzarten, insbesondere in Bezug auf das zentrale Nervensystem
Gefühl der Isolation
Außerkörperliche Erfahrungen
Gefühle der Anklage gegen andere und sich selbst
Spalter und Unruhestifter
Angst
Besessenheit
Gottes Stimme nicht hören können
Im Gottesdienst einschlafen
Während des Bibellesens einschlafen
Rebellion
Sturheit
Ungehorsam Gottes Wort gegenüber (chronische Aktivität)
Verlust des Interesses am Gottesdienstbesuch und am Bibellesen
Unfähigkeit, eine Gebetsbeziehung zu Gott zu entwickeln

Abschließend sei noch erwähnt, dass sich Okkultismus selbst immer als das einzig Wahre von Gott präsentiert, während jedoch die Wahrheit verschleiert und verdeckt wird.

Satan wollte schon immer wie Gott, der Höchste, sein und wird sich immer verstellen, um sich dem Menschen anzupassen. In der Bibel steht, dass Satan der Gott dieser Welt ist.

> **... [4]den Ungläubigen, bei denen der Gott dieser Welt den Sinn verblendet hat, damit sie den Lichtglanz des Evangeliums von der Herrlichkeit des Christus, der Gottes Bild ist, nicht sehen. 2. Korinther 4,4**

Ich habe Ihnen einige Hinweise und Beispiele aus dem Wort Gottes gegeben, die Sie herausfordern sollen, weil das Erkennen der Wurzel manchmal nicht die alleinige Lösung ist. Manchmal gibt es eine Blockade, die Ihre Heilung verhindert.

Die Blockaden für Heilung zu erkennen ist genauso wichtig, wie die geistlichen Wurzeln zu kennen.

Kapitel 10
Abschließende Bemerkungen

Sie haben jetzt viele Erkenntnisse über die Wurzeln von Krankheit und auch über Blockaden für Heilung gewonnen. Ich hoffe, dass ich Sie dazu herausfordern konnte, nun als Wissende und nicht länger als Unwissende vor Gott zu treten. Dann kann der Heilige Geist Sie überführen und mit Ihnen arbeiten, damit Ihr Leben von nun an besser gelingt, denn Gott wirkt an uns entsprechend unserer Erkenntnis. Möge Sein guter Wille auch in Ihrem Leben geschehen! Amen.

Zum Abschluss meiner Ausführungen werden wir gemeinsam vor Gott treten. Ich werde Sie im Gebet leiten, und wir werden den Herrn bitten, etwas in Ihrem Leben zu tun.

Zur Vorbereitung lese ich zunächst eine Passage aus Nehemia 8:

> **...[8,1]da versammelte sich das ganze Volk wie ein Mann auf dem Platz vor dem Wassertor, und sie sprachen zu Esra, dem Schriftgelehrten, daß er das Buch des Gesetzes des Mose holen solle, das der *HERR* Israel geboten hatte. [2]Und Esra, der Priester, brachte das Gesetz vor die Gemeinde, vor die Männer und Frauen und alle, die Verständnis hatten, um zuzuhören, am ersten Tag des siebten Monats. [3]Und er las daraus vor auf dem Platz, der vor dem Wassertor ist, vom hellen Morgen bis zum Mittag, vor den Männern und Frauen und allen, die es verstehen konnten; und die Ohren des ganzen Volkes waren auf das Buch des Gesetzes gerichtet.**
>
> **[4]Esra aber, der Schriftgelehrte, stand auf einer hölzernen Kanzel, die man zu diesem Zweck errichtet hatte, und neben ihm standen Mattitja, Schema, Anaja, Urija, Hilkija und Maaseja zu seiner Rechten, und zu seiner Linken Pedaja, Misael, Malkija, Haschum und Hasbaddana, Sacharja und Meschullam. [5]Und Esra öffnete das Buch vor den Augen des ganzen Volkes; denn er stand höher als das ganze Volk. Und als er es öffnete, stand das ganze Volk auf. [6]Und Esra pries den *HERRN*, den großen Gott; und das ganze Volk antwortete mit aufgehobenen Händen: Amen! Amen! Und sie verneigten sich und beteten den *HERRN* an, das Angesicht zur Erde gewandt. [7]Und Jeschua, Bani, Serebja, Jamin, Akkub, Sabbetai, Hodija, Maaseja, Kelita, Asarja, Josabad, Hanan, Pelaja, die Leviten, erklärten dem Volk das Gesetz, während das Volk an seinem Platz blieb.**
>
> **[8]Und sie lasen aus dem Buch des Gesetzes Gottes deutlich vor und erklärten den Sinn, so daß man das Gelesene verstand. [9]Und Nehemia - das ist der Statthalter - und Esra, der Priester, der Schriftgelehrte, und die Leviten, die das Volk lehrten, sprachen zu dem ganzen Volk: Dieser Tag ist dem *HERRN*, eurem Gott, heilig! Darum seid nicht traurig und weint nicht! Denn das ganze Volk weinte, als es die Worte des Gesetzes hörte.**
>
> **[10]Darum sprach er zu ihnen: Geht hin, eßt Fettes und trinkt Süßes und sendet Teile davon auch denen, die nichts für sich zubereitet haben; denn dieser Tag ist unserem *HERRN* heilig; darum seid nicht bekümmert, denn die Freude am *HERRN* ist eure Stärke!**

[11]Und die Leviten beruhigten das ganze Volk und sprachen: Seid still, denn der Tag ist heilig; seid nicht bekümmert! [12]Und das ganze Volk ging hin, um zu essen und zu trinken und Teile davon zu senden und ein großes Freudenfest zu machen; denn sie hatten die Worte verstanden, die man ihnen verkündigt hatte. [13]Und am zweiten Tag versammelten sich die Familienhäupter des ganzen Volkes, die Priester und die Leviten zu Esra, dem Schriftgelehrten, damit er sie in den Worten des Gesetzes unterrichte. [14]Und sie fanden im Gesetz, das der *HERR* durch Mose geboten hatte, geschrieben, daß die Kinder Israels am Fest im siebten Monat in Laubhütten wohnen sollten. [Anm. d. Übers.: Schreibweise aus d. Englischen „*HERR/N*" durch d. Übersetzer ergänzt u. kursiv hervorgehoben.]
Nehemia 8,1-14 (SLB)

Und es geht noch weiter… Lassen Sie uns zu Kapitel 9 Vers 2 gehen:

[2]Und der Same Israels sonderte sich von allen Kindern der Fremden ab, und sie traten hin und bekannten ihre Sünden und die Missetaten ihrer Väter. [3]Und sie standen auf an ihrem Platz, und man las im Buch des Gesetzes des *HERRN*, ihres Gottes, während eines Viertels des Tages: und sie bekannten [ihre Sünden] und warfen sich nieder vor dem *HERRN*, ihrem Gott, während eines anderen Viertels des Tages. [Anm. d. Übers.: Schreibweise aus d. Englischen „*HERRN*" durch d. Übersetzer ergänzt u. kursiv hervorgehoben.]
Nehemia 9,2-3 (SLB)

Das geschieht, wenn man überführt wird. Wir nehmen das Wort Gottes auf, wir kommen vor den Herrn, wir beten Ihn an, unsere Herzen werden beschnitten und wir übernehmen aufrichtig Verantwortung, und zwar nicht nur für unsere eigenen Sünden, sondern auch für die Fehltritte unserer Vorfahren.

Warum? Damit genetisch vererbte Krankheiten ein Ende haben und die seit Generationen innerhalb der Familie wirkenden Geister, die noch in unserer Seele wirken, besiegt werden können.

Ich möchte, dass Sie sich so viel Zeit nehmen, wie Sie brauchen. Sie können auf die Knie gehen oder einfach still sitzen bleiben, wenn Sie auf Grund dessen, was Sie in diesem Buch gelesen haben, nun möchten, dass Gott in Ihrem Leben wirkt. Wir haben Ihnen das Wort und Erkenntnis vermittelt. Wenn Sie möchten, dass Gott Sie heilt und von etwas befreit oder dass Er etwas in Gang setzt, damit sich Ihr Leben ändert, wenn Gott Sie in Ihrem Herzen berührt hat, dann nehmen Sie sich jetzt etwas Zeit. Ich möchte, dass Sie vor den Herrn kommen und Ihm die Nöte und Fragen bekennen, mit denen Sie sich im Moment auseinandersetzen. Wenn Sie etwas davon in Ihrem Stammbaum wiederfinden, bringen Sie es bitte vor den Herrn und sagen Sie: „Vergib auch meinen Vätern und Vorvätern." Wenn Sie die kleine, persönliche „Checkliste" in Ihrem Herzen durchgegangen sind, dann ist es erledigt.

Bitte nehmen Sie sich so lange Zeit, bis Sie mit allem fertig sind. Dann werde ich Ihnen ein Gebet anbieten. An späterer Stelle werde ich noch ein weiteres Gebet anfügen. Ich werde Gott bitten, Sie zu ehren und Sie zu heilen, wo auch immer Sie sich gerade befinden.

Denn in 2. Chronik 29 und 30 lese ich, dass *der Herr*, nachdem dies alles getan war, *Hiskias Stimme hörte, und Er ehrte die Stimme Hiskias und heilte das Volk.*

... [5]und er sprach zu ihnen: Hört mir zu, ihr Leviten! Heiligt euch jetzt und heiligt das Haus des *HERRN*, des Gottes eurer Väter, und schafft das Unreine aus dem Heiligtum hinaus! [6]Denn unsere Väter haben sich versündigt und getan, was böse ist in den Augen des *HERRN*, unseres Gottes, und haben ihn verlassen; denn sie haben ihr Angesicht von der Wohnung des *HERRN* abgewandt und ihr den Rücken gekehrt. [10]Nun habe ich im Sinn, einen Bund zu machen mit dem *HERRN*, dem Gott Israels, damit sein brennender Zorn sich von uns abwendet. [15]Und sie versammelten ihre Brüder und heiligten sich; und sie gingen nach dem Gebot des Königs und entsprechend den Worten des *HERRN* hinein, um das Haus des *HERRN* zu reinigen. [31]Und Hiskia ergriff das Wort und sprach: Nun habt ihr euch dem *HERRN* geweiht. Tretet herzu und bringt die Schlachtopfer und Dankopfer zum Haus des *HERRN*! Da brachte die Gemeinde Schlachtopfer und Dankopfer dar, und alle, die willigen Herzens waren, brachten Brandopfer dar. [Anm. d. Übers.: Schreibweise aus d. Englischen „*HERRN*" durch d. Übersetzer ergänzt u. kursiv hervorgehoben.] 2. Chronik 29,5-6, 10, 15, 31 (SLB)

Ich bin nicht Hiskia, ich bin Henry. Aber ich werde den Herrn bitten, nach der Rechtschaffenheit Ihres Herzens zu handeln. Ich werde den Herrn bitten, Sie in den Bereichen zu heilen, in denen Sie um Heilung gebeten haben, und das Notwendige zu tun, um Sie von Ihrer Sünde zu überführen, damit Sie aus der Gefangenschaft befreit werden und im Frieden leben können.

Können wir das jetzt tun? Lassen Sie mich beten:

Vater, ich glaube, dies ist ein sehr besonderer Moment. Ich bitte Dich, dass Du diese Menschen im Namen Jesu Christi heiligst, wo auch immer sie gerade sind.

Ich bitte Dich, dass Du ihnen in der Rechtschaffenheit ihres Herzens begegnest. Sie sind vor Dich gekommen, nachdem sie Dein Wort gehört und es mit ihrem Glauben verbunden haben. Ich bitte Dich, dass Du sie erhörst, ihre Bitten annimmst, ihnen ihre Übertretungen vergibst und sie von den Flüchen ihrer Vorfahren befreist. All das bitte ich, Vater, im Namen unseres lieben Retters, des Herrn Jesus Christus, als Werk des Heiligen Geistes. Ich setze es jetzt frei, Amen. Danke, Vater.

Herr, erhöre das Gebet unseres Herzens. Höre unser Gebet und nimm uns an. Verbirg Dein Angesicht nicht vor uns. Vergib uns. Befreie uns von den Sünden unserer Väter. Vergib uns unsere Sünden und Übertretungen, wie auch wir unseren Schuldigern vergeben. Herr, heile uns und unsere Familien. Rette uns und unsere Familien, o Gott. Wir beten für unsere Feinde und für diejenigen, die uns hinterlistig benutzen. Herr, beachte nicht die Unzulänglichkeiten Deines Volkes. Lass Deine Gnade und Barmherzigkeit über uns kommen. Heile uns persönlich, unsere Ehen, unsere Kinder, unsere Gemeinden, unsere politischen Entscheidungsträger und unsere Nation. Gott, breite Dein Heil aus – bis zu den Inseln des Meeres, vom Aufgang der Sonne bis zu ihrem Untergang. Lass die Erde er-

füllt sein von der Erkenntnis des lebendigen Gottes. Gott, wir bitten, dass dieser Planet in Gerechtigkeit bewohnt wird. Lass Deinen Geist sich in unserer Mitte bewegen. Überführe uns von Sünde. Befreie uns vom Bösen. Heile unser Land.

Vater, ich danke Dir, dass Du mitten unter uns bist. Herr, sei der Herr unseres Herzens. Wir sind Dein Volk, die Schafe Deiner Weide. Deine Gnade währt ewig. Gepriesen sei der Name des Herrn. Danke, Vater. Erhöre unser Gebet, o Gott. Sende Deinen Geist. Danke, Vater. Wir sagen Dir Dank, Herr. Wir haben uns nicht selbst erschaffen, Du hast uns erschaffen. Du bist derjenige, der uns all unsere Unzulänglichkeiten vergibt und uns von all unseren Krankheiten heilt. Du versorgst uns täglich mit Gutem und bist der Elohim unserer Errettung. Führe uns nicht in Versuchung, sondern erlöse uns von dem Bösen.

Danke Vater. In Jesu Namen, Amen.

Haben Sie in Ihrer persönlichen Zeit mit Gott Frieden geschlossen? Gut!

Zum Abschluss lesen wir noch eine Bibelstelle, und ich bete ein weiteres Mal. Dann sind wir fertig. 2. Chronik 30,15–20:

> **15Dann schächteten sie das Passah am vierzehnten Tag des zweiten Monats. Und die Priester und Leviten schämten sich und heiligten sich und brachten Brandopfer zum Haus des *HERRN*; 16und sie standen auf ihren Posten, wie es sich gebührt, nach dem Gesetz des Moses, des Mannes Gottes. Und die Priester sprengten das Blut, das sie aus der Hand der Leviten empfingen. 17Denn es waren viele in der Gemeinde, die sich nicht geheiligt hatten; deshalb schächteten die Leviten die Passahlämmer für alle, die nicht rein waren, um sie dem *HERRN* zu heiligen. 18Denn ein großer Teil des Volkes, viele von Ephraim, Manasse, Issaschar und Sebulon, hatten sich nicht gereinigt, so daß sie das Passah nicht aßen, wie es vorgeschrieben ist;**
>
> **aber Hiskia betete für sie und sprach: Der *HERR*, der gütig ist, wolle allen denen vergeben, 19die ihr Herz darauf gerichtet haben, Gott zu suchen, den *HERRN*, den Gott ihrer Väter, auch wenn sie es nicht mit der Reinheit getan haben, die für das Heiligtum erforderlich ist!**
>
> **20Und der *HERR* erhörte Hiskia und heilte das Volk. [Anm. d. Übers.: Schreibweise aus d. Englischen „*HERR/N*" durch d. Übersetzer ergänzt u. kursiv hervorgehoben.] 2. Chronik 30,15-20 (SLB)**

Das ist eine kraftvolle Bibelstelle über Gottes Liebe, nicht nur in Bezug auf *vollständige* Heiligung, sondern auch auf *teilweise* Heiligung. Gott vergab ihnen und heilte sie. Diese Bibelstelle geht mir wirklich sehr nahe. Jetzt werde ich noch einmal beten. Ich glaube, dass jeder, der dieses Gebet mitbetet, sehr aufrichtig ist. Ich vertraue darauf, dass Ihr Herz voller Glauben ist und dass Sie in einer Erwartungshaltung sind. Ich werde Gott bitten, Ihnen dort zu begegnen, wo immer es Ihm möglich ist, ohne Sein eigenes Wesen zu verleugnen.

Ich werde Gott bitten, Ihnen in Ihrem Leben (Geist, Seele und Körper) zu begegnen, und Ihm für die vielen Dinge danken, wofür Sie persönlich in Ihrem Leben Glauben haben. Er wird dann anfangen, diese Dinge geschehen zu lassen. Schon jetzt werden sich viele der Bedrückungen, der Depressionen und zahlreiche weitere Dinge, mit denen Sie sich auseinandersetzen, beginnen zu verändern.

Ich muss das glauben, weil es so in der Bibel steht.

Vater, ich stehe vor Dir, und ich heilige mich vor Dir. Gott, ich tue Buße für mein Versagen und meine Sünden sowie für die Sünden meiner Vorfahren. Gott, in meinem unreinen Zustand sage ich Dir, dass ich Dich liebe und im Glauben Dein Wirken in meinem Leben annehme sowie auch das Werk des Heiligen Geistes zu meiner Heiligung. Und während ich dich, Gott, so gut es mir möglich ist, repräsentiere, bitte ich Dich wie damals Hiskia: Höre vom Himmel her und heile.

Vater, ich komme zu Dir im Namen von Jesus Christus, und ich bitte Dich, den Menschen, die dieses Buch lesen, ein Vater zu sein. Sie sind Deine Kinder, die Schafe Deiner Weide; sie sind durch Deinen Namen berufen, geheiligt und auf ewig für Dich ausgesondert. Gott, ich weiß, dass Du auf dem Thron sitzt. Ich weiß, dass Du hoch über allem sitzt und herunterschaust und siehst, dass wir verstehen. Gott, wir haben verstanden und suchen Dein Angesicht, Deine Gnade und Dich selbst für unser eigenes Leben, für unsere Familien und jeden Bereich unseres Lebens. Gott, ich bitte Dich jetzt, so wie diese Menschen vor Dich treten, komme Du auch zu ihnen und begegne ihnen, jedem Einzelnen, nach Deinem guten Willen durch das Werk des Heiligen Geistes.

Ich bete das alles im Namen des Herrn Jesus Christus. Amen.

Kapitel 11
Auf dem Weg zur Ganzheit

Nachdem Sie nun ***Der herausragende Weg*** zu Ende gelesen haben, ist es an der Zeit, das Gelesene in Ihrem Leben anzuwenden. Wir nennen diesen Prozess der Anwendung Walk-out oder auch den Weg des Verlassens. Für eine Generalprobe oder eine Probefahrt wird keine Zeit sein. Wir befinden uns hier im wahren Leben. Probleme werden auftauchen, Herausforderungen werden an die Tür klopfen. Entscheidungen müssen getroffen werden. Aber jetzt haben Sie das Werkzeug dazu.

In Kapitel 5 haben wir Ihnen die 8 Schritte in die Freiheit erklärt. Der erste Schritt war das **Erkennen**. Wenn Sie die Probleme bzw. „Knackpunkte" in Ihrem Leben erkannt haben, können Sie sich zwischen zwei Möglichkeiten entscheiden:

1. sich wieder in die Komfortzone zurückziehen und die Probleme leugnen oder
2. heraustreten und sich mit den Problemen auseinandersetzen.

Ja, Gedanken und Verhaltensweisen können verändert werden. Psychologen behaupten, wir Menschen brauchen mehrere Wochen, wenn nicht Monate, um Gewohnheiten abzulegen. Geben Sie Gott daher etwas Zeit, mit Ihnen zu arbeiten. Und während Sie Ihr Denken erneuern, wird Gott Sie erneuern! Wenn Sie durch neue Probleme herausgefordert werden, wird Ihr erneuertes Denken auf dem Prüfstand stehen: Werden Sie so wie in der Vergangenheit auf Probleme reagieren, oder wird sich die Gesinnung Christi in Ihrem Tun zeigen?

Der Walk-out bzw. der Weg des Verlassens ist, einfach ausgedrückt, der Prozess der Erneuerung unseres Denkens und besteht darin, sich Gottes Denkweise zu Eigen zu machen. Wir müssen uns von den alten, anerzogenen Gewohnheiten abwenden, die alten, gottlosen Denkweisen hinter uns lassen – und uns neue, göttliche Denkweisen und Gewohnheiten aneignen.

... 23dagegen erneuert werdet in dem Geist eurer Gesinnung ... Epheser 4,23

Sie sind nicht allein

Natürlich lebt nicht jeder von uns in einer Bilderbuchfamilie. Je stressiger und bedrängter ihr Leben ist, desto mehr müssen Sie diese einfachen Schritte anwenden. Wahrscheinlich wird Ihnen Ihre Umwelt nicht so viel Schutz und Unterstützung bieten, wie Sie es gern hätten. Aber das ist in Ordnung! Vielleicht werden Sie sich mit Ihrem Glauben allein gelassen fühlen und niemand wird das Neuerlernte verstehen. Das ist normal. Es ist gut möglich, dass Sie sich sogar fragen: „Wie werde ich das jemals alleine schaffen?"

Aber Sie sind niemals allein. Der lebendige Gott ist mit Ihnen. Sie sind so „wenig allein" wie Sie es nur sein können. Gottes Wort ist immer wahr. Er wird Sie in Ihrem Denken und Verhalten leiten.

Geben Sie sich etwas Zeit

Hier geht es nicht um eine schnelle Lösung, es ist ein Langstreckenlauf! Während Sie den Weg des Verlassens beschreiten, werden Sie falsche Gedanken, Verhaltensweisen und Gewohnheiten gegen göttliche eintauschen. Neue Gewohnheiten zu erlernen, kann Wochen oder sogar Monate dauern. Indem Sie Tag für Tag Ihre Freiheit in Anspruch nehmen, werden durch Ihren Gehorsam neue Muster in Ihrem Langzeitgedächtnis für gerechte Verhaltensweisen angelegt.

Denken Sie daran, Ihren Selbstwert von Gott und Seinem Wort zu beziehen – nicht von anderen Menschen und ihren Bewertungen.

Nehmen Sie jeden Gedanken gefangen

Wie gehen wir mit gottlosen Gedanken um, wie z. B. Zweifel, Unglaube, Selbsthass, Abhängigkeiten oder schlechten Verhaltensweisen? Indem wir jeden Gedanken gefangen nehmen!

- ✓ Erkennen Sie den Gedanken als das, was er ist – eine **Versuchung**.
- ✓ Versuchung ist nicht gleich Sünde; Satans Gefolgschaft stellt Sie nur auf die Probe.
- ✓ Nehmen Sie diesen Gedanken gefangen, und werfen Sie ihn hinaus, bevor er zu einer Sünde wird.

Ein Beispiel: Jemand macht ein paar hitzige Bemerkungen darüber, wie Sie Ihre Kinder erziehen. Sie sind sofort versucht, wütend zu werden und ein paar hitzige Bemerkungen zu erwidern. Sie könnten jetzt versucht sein, sich angegriffen und abgelehnt zu fühlen. Sie könnten sich schuldig fühlen und schämen. Sie könnten einen Streit mit der anderen Person anfangen. Sie müssen also eine Entscheidung treffen.

Sie können sich aber auch selbst sagen: „Ich weiß, der Feind versucht mich gerade. Gottes Wort sagt, ich soll in meiner Wut nicht sündigen. Ich werde mich nicht mehr darauf einlassen! Ich weiß, die Bibel sagt, ich soll jedes Gedankengebäude zerstören, das sich gegen Gottes Wort erhebt."

... so zerstören wir überspitzte Gedankengebäude [5]und jede Höhe, die sich gegen die Erkenntnis Gottes erhebt, und nehmen jeden Gedanken gefangen unter den Gehorsam Christi ... 2. Korinther 10,4b–5

[12]Denn das Wort Gottes ist lebendig und wirksam und schärfer als jedes zweischneidige Schwert und durchdringend bis zur Scheidung von Seele und Geist, sowohl der Gelenke als auch des Markes, und ein Richter der Gedanken und Gesinnungen des Herzens;
[13]und kein Geschöpf ist vor ihm unsichtbar, sondern alles bloß und aufgedeckt vor den Augen dessen, mit dem wir es zu tun haben. Hebräer 4,12–13

Durchschauen Sie die Tricks des Feindes

Erinnern Sie sich daran, was ich über Trennung geschrieben habe. Diese Gedanken müssen nicht von Ihnen kommen! Irgendetwas versucht vielleicht Zugang zu Ihrem Geist zu bekommen, und will Sie dazu bringen, seine Lügen zu glauben. Es versucht alles, Sie davon zu überzeugen, dass diese Gedanken Ihre eigenen ahnungslosen Ideen sind! Seien Sie auf der Hut! Identifizieren Sie die Quelle.

Was mache ich, wenn ich versage?

Erinnern Sie sich daran: Der Heilige Geist überführt uns. Schuldgefühle und Verdammnis kommen vom Feind.

Bekennen Sie Ihre Sünden vor Gott und einander, damit die Sünden ans Licht kommen und vergeben werden. Dann wird die Sünde nicht länger Macht über Sie haben. Erheben Sie Ihr Haupt, und gehen Sie im Lichte Gottes.

Wenden Sie die 8 Schritte in die Freiheit an!

1. **Erkennen** Sie das Problem in Ihrem Leben, das nicht von Gott ist.
2. **Übernehmen Sie Verantwortung** für das, was Sie erkannt haben. Schieben Sie die Schuld nicht auf Gott oder jemand anderen.
3. **Tun Sie Buße** dafür, dass Sie sich auf den Feind eingelassen haben, und für das erkannte Problem.
4. **Entsagen** Sie vollständig Ihrer Sünde.
5. **Entfernen** Sie die Sünde aus Ihrem Leben. Vertreiben Sie die Sünde.
6. **Widerstehen.** Nahen Sie sich Gott, und widerstehen Sie der Sünde, wenn sie zurückkommt. Vermeiden Sie unbedingt jede Verbindung mit der Sünde. Fliehen Sie, und widerstehen Sie der bösen Versuchung.
7. **Freuen Sie sich**. Danken Sie Gott für Ihre Freiheit.
8. **Wiederherstellung.** Helfen Sie bei der Wiederherstellung anderer, die gebunden sind.

Was mache ich, wenn ich nicht die erwartete Heilung empfange?

Gehen Sie ins Gebet und bedenken Sie vor Gott folgende Punkte:

1. Überlegen Sie sich, ob Ihr Bekenntnis nur eine verstandesmäßige Zustimmung war oder ob Sie tatsächlich Ihr Herz von den bekannten Sünden abgewendet haben.
2. Berücksichtigen Sie die „**geistlichen Blockaden für Heilung**“ in **Kapitel 9** dieses Buches.
3. Vielleicht ist es einfach nicht Gottes Zeit für Sie. Er weiß, welche Heilung zu welcher Zeit gut für Sie ist.
4. Suchen Sie Beistand bei einem gottesfürchtigen Freund, Pastor oder Familienmitglied, dem Sie vertrauen und von dem Sie die Wahrheit annehmen können. Denken Sie daran, dass es manchmal schwierig ist, Dinge selbst zu erkennen.

Wie kann ich weiterhin siegreich im Lichte Christi wandeln?

1. **Lassen Sie Ihr Haus** vom Wort Gottes, von Lobpreis und Anbetung **erfüllt sein**. Festigen Sie Ihre Beziehung mit Gott.

... 26damit er sie heilige, nachdem er sie gereinigt hat durch das Wasserbad im Wort, Epheser 5,26 (SLB)

2. **Leben Sie die Gemeinschaft mit anderen Christen.** Vielleicht müssen Sie einige Ihrer alten Beziehungen überdenken. Bauen Sie eine Beziehung zu positiven, gleichgesinnten Menschen in Ihrer Umgebung auf.

Sie verharrten aber in der Lehre der Apostel und in der Gemeinschaft, im Brechen des Brotes und in den Gebeten. Apostelgeschichte 2,42

3. **Nehmen Sie jeden Gedanken gefangen.** Unterscheiden Sie zwischen Gut und Böse. Trennen Sie Lügen (auch von einer nahestehenden Person) von Gottes Wahrheit. Ersetzen Sie die Lügen des Feindes durch das Wort Gottes. Der Kampf fängt in Ihrem Kopf an.

... 4denn die Waffen unseres Kampfes sind nicht fleischlich, sondern mächtig für Gott zur Zerstörung von Festungen; so zerstören wir überspitzte Gedankengebäude 5und jede Höhe, die sich gegen die Erkenntnis Gottes erhebt, und nehmen jeden Gedanken gefangen unter den Gehorsam Christi 6und sind bereit, allen Ungehorsam zu strafen, wenn euer Gehorsam erfüllt sein wird. 2. Korinther 10,4–6

4. **Sinnen Sie über göttliche Gedanken und über Gottes Verheißungen nach.** Reflektieren Sie Dinge mit Wertschätzung und Lob und Dank. Denken Sie an Gutes.

Übrigens, Brüder, alles, was wahr, alles, was ehrbar, alles, was gerecht, alles, was rein, alles, was liebenswert, alles, was wohllautend ist, wenn es irgendeine Tugend und wenn es irgendein Lob gibt, das erwägt! Philipper 4,8

5. **Hören Sie auf, über die Vergangenheit nachzudenken.** Lassen Sie vergangene Fehler und Traumata los. Selbstmitleid ist der Spezialkleber der Hölle, der Sie an die Vergangenheit bindet. Richten Sie Ihre Gedanken auf Gott aus.

... eines aber tue ich: Ich vergesse, was dahinten, strecke mich aber aus nach dem, was vorn ist, Philipper 3,13

6. **Schützen Sie Ihr Herz.** Seien Sie auf der Hut vor Zweifel, Unglauben, Entmutigung und Verzweiflung. Haben Sie Geduld. Gottes Zeitplan und Wege sind vollkommen.

Mehr als alles, was man sonst bewahrt, behüte dein Herz! Denn in ihm entspringt die Quelle des Lebens. Sprüche 4,23

7. **Haben Sie Glauben an Gott.** Ohne Glauben ist es unmöglich, Ihm zu gefallen. Glauben Sie Gottes Wort, unabhängig davon, was wir unter den natürlichen Umständen sehen.

Denn wir leben im Glauben und nicht im Schauen. 2. Korinther 5,7 (NLB)

8. **Passen Sie auf, was Sie sagen!** Die Worte, die Sie heute sprechen, werden Ihr morgiges Leben bestimmen. Wenn es nichts Gottesfürchtiges ist, dann sagen Sie es nicht. Die Zunge entscheidet über Leben oder Tod.

[6]Auch die Zunge ist ein Feuer; als die Welt der Ungerechtigkeit erweist sich die Zunge unter unseren Gliedern, als diejenige, die den ganzen Leib befleckt und den Lauf des Daseins entzündet und von der Hölle entzündet wird. [8]die Zunge aber kann keiner der Menschen bändigen; sie ist ein unstetes Übel, voll tödlichen Giftes. Jakobus 3,6,8

9. **Schützen Sie Ihre Augen und Ohren.** Die Augen sind das Fenster zur Seele. Achten Sie auf das, was Sie sehen und hören. Wählen Sie Ihre Filme, Ihr Fernsehprogramm und Ihre Bücher gezielt aus. Überlegen Sie sich, welche Musik und Radiosender Sie hören.

[15]Wer in Gerechtigkeit lebt und Wahrheit redet, wer den Gewinn der Erpressungen verwirft, wer seine Hände schüttelt, um keine Bestechung anzunehmen, wer sein Ohr verstopft, um nicht von Bluttaten zu hören, und seine Augen verschließt, um Böses nicht zu sehen: [16]Der wird auf Höhen wohnen, Felsenfesten sind seine Burg. Sein Brot wird ihm gegeben, sein Wasser versiegt nie. Jesaja 33,15–16

10. **Unterscheiden Sie zwischen Menschen und ihrer Sünde**. Beobachten Sie ihr Handeln, ohne sie zu richten.

Richtet nicht, damit ihr nicht gerichtet werdet! Matthäus 7,1

11. **Unentschlossenheit führt zu Gottlosigkeit.** Entscheiden Sie sich in allem für Gott. Entschließen Sie sich, in Frieden zu leben.

... [8]ist er doch ein wankelmütiger Mann, unbeständig in allen seinen Wegen. Jakobus 1,8

12. **Seien Sie bereit, ins Feuer zu gehen** (siehe Daniel 3). Der Kampf findet im Feuer statt. Hören Sie auf, aus Krankheit oder vorprogrammiertem Verhalten einen Götzen zu machen. Begegnen Sie Ihren Ängsten und Stressoren, um sie zu überwinden.

Für die Freiheit hat Christus uns frei gemacht. Steht nun fest und lasst euch nicht wieder durch ein Joch der Sklaverei belasten! Galater 5,1

13. **Denken Sie daran, dass alles Gute von Gott kommt.**

Jede gute Gabe und jedes vollkommene Geschenk kommt von oben herab, von dem Vater der Lichter, bei dem keine Veränderung ist noch eines Wechsels Schatten. Jakobus 1,17

MEIN WALK-OUT

Dieser Abschnitt soll ein praktisches Hilfsmittel sein, um Ihr Leben und Ihr „Land" wieder zurückzuerobern. Benutzen Sie es, so oft Sie es brauchen.

Gebetsvorschlag

Im Folgenden finden Sie einen Gebetsvorschlag, welchen Sie in Ihrem Gespräch mit Gott, dem Vater, verwenden können, falls Sie feststellen, dass Sie in Ihrem Leben Reinigung und Heilung von Sünde brauchen.

1. **ERKENNEN** – Erkennen Sie die Sünde, die Sie begangen haben oder die mit der Krankheit verbunden ist.

Anmerkung: Es ist wichtig festzustellen, ob die Sünde mit der Krankheit zusammenhängt und wirklich ein geistliches Problem darstellt, mit dem die Person zu kämpfen hat. Wenn Sie jemandem dienen, halten Sie Rücksprache mit einem Leiter Ihres Vertrauens und berücksichtigen Sie die Erkenntnisse von **BE IN HEALTH™**.

Die Person, der gedient wird, sagt:

Vater, Gott, ich komme zu dir im Namen Jesu. Ich habe erkannt, dass ich der Sünde (__________) in meinem Leben Raum gegeben habe. [Wenn Sie feststellen, dass diese Sünde auch innerhalb Ihrer Familie vorkam:] Ich habe erkannt, dass auch meine Vorfahren dieser Sünde (__________) gedient haben.

2. **VERANTWORTUNG** - Übernehmen sie Verantwortung vor Gott, dem Vater.

Die Person, der gedient wird, sagt:

Vater, ich übernehme Verantwortung dafür, der Sünde (__________) in meinem Leben Raum gegeben und ihr gedient zu haben.

3. **BUßE** – Tun Sie Buße vor dem Vater im Namen Jesu, und bitten Sie um Vergebung.

Anmerkung: Achten Sie auf die Blockade für Heilung nach Markus 11,26. Nehmen Sie sich Zeit, um darüber nachzudenken, wer gegen Sie gesündigt hat, vergeben Sie diesen Personen und lassen Sie sie los, damit Ihnen Gott, der Vater, vergibt und Sie befreit.

Die Person, der gedient wird, sagt:

Vater, ich bekenne meine Sünde und die Missetaten meiner Vorfahren. Im Namen Jesu tue ich Buße vor Dir und bitte Dich um Vergebung, dass ich diese Sünde (__________) in meinem Leben zugelassen habe. Ich vergebe auch jeder Person, egal ob sie tot ist oder noch lebt, die mich verletzt oder Böses zu mir gesagt hat. Ich vergebe ihr, damit auch mir vergeben wird. Durch meinen Glauben und im Namen Jesu empfange ich jetzt Deine Vergebung, Vater, und ich bitte Dich, dass Du mich von der Kraft dieser Sünde über mein Leben befreist.

4. **ENTSAGEN** – Beziehen Sie Stellung gegen die erkannte Sünde.

Die Person, der gedient wird, sagt:

Ich entsage der Sünde (__________) und allem, das für diese in meinem Leben steht. Ich werde ihr nicht länger dienen. Ich beziehe Stellung gegen sie und gegen alles, was sie repräsentiert. Alle meine Tage will ich sie erkennen und anderen helfen, sie zu erkennen.

5. **ENTFERNEN** – Entfernen Sie die Sünde, die erkannt, für die Buße getan und der entsagt wurde.

Die Person, der gedient wird, sagt:

Sünde (Geist der/des ___________), ich habe bei meinem Vater im Himmel Buße dafür getan, dass ich dir gedient habe und dich in meinem Leben zugelassen habe. Du musst mich jetzt im Namen Jesu verlassen und an dürre Orte gehen. Gehe jetzt.

Die dienende Person sagt jetzt:

Sünde (Geist der/des ___________), du hast gehört, was diese Person bekannt und erklärt hat. Du musst ihr im Namen Jesu gehorchen. Geist der/des (___________), verlasse diese Person jetzt im Namen Jesu.

Ergänzende Hinweise für den Dienst an anderen

Anmerkung: Wenn wir anderen dienen, unterscheiden wir drei Bereiche:

1. Geist
2. Seele
3. Körper

Dafür werden drei verschiedene Gaben des Geistes benötigt:

1. Geisterunterscheidung/-austreibung
2. Gabe der Heilung
3. Gabe der Wunderwirkung

1. GEISTERUNTERSCHEIDUNG/-AUSTREIBUNG

Die dienende Person sagt:

Geist der/des (___________), ich nehme im Namen Jesu Autorität über dich und befehle dir, dass du diese Person jetzt verlässt. Du hast nicht länger die Erlaubnis zu bleiben und musst gehen.

Anmerkung: Bei der Geisteraustreibung legen wir keine Hände auf. Wir sprechen ruhig und in Autorität mit ihnen. Schreien ist nicht nötig. Sie können einen sehr gut verstehen.

2. DIENEN MIT DER GABE DER HEILUNG

Die dienende Person sagt:

Im Namen Jesu spreche ich Heilung über diesen erkrankten Körperteil (________) aus und befehle diesem, wiederhergestellt zu werden.

Anmerkung: Beim Heilungsdienst legen wir die Hände auf.

3. DIENEN MIT DER GABE DER WUNDERWIRKUNG

Die dienende Person sagt:

Gott hat Menschen in die Gemeinden gestellt, welche die Gabe haben, Wunder zu wirken, die gemäß der Schrift Dinge, die nicht da sind, rufen, als wären sie da. Und im Namen Jesu rufe ich diesen Körperteil (________) in Existenz. Körperteil (________) werde zu dem, was du seit Grundlegung der Welt in Christus Jesus warst.

Anmerkung: Bei der Gabe der Wunderwirkung werden Körperteile durch Sprechen und nicht durch Händeauflegen ins Leben gerufen, obwohl es Belege dafür gibt, dass Jesus und die Apostel beides taten.

Anmerkung: Einige Körperteile heilen nicht. Deshalb gibt es Organtransplantationen. In diesem Fall muss die dienende Person durch die Gabe der Wunderwirkung dienen. Dies trifft z. B. bei Folgendem zu:

1. Organen
2. Gehirngewebe
3. Nervengewebe
4. Unfall- und Verletzungsfehlbildungen
5. Geburtsfehlern

MEIN PERSÖNLICHER WEG IN DIE FREIHEIT

Die Hauptbereiche von Gebundenheit in meinem Leben, die ich ausmachen konnte, waren: (Markieren Sie die entsprechenden Kästchen mit einem ✓.)

□ Bitterkeit	□ Okkultismus	□ Geister der Lieblosigkeit
□ Anklage	□ Neid/Eifersucht	□ Süchte
□ Ablehnung	□ Türöffner/Traumata	□ Angst

□ Blockaden für Heilung

Den meisten Frieden bekam ich durch:

____

____

____

Folgendes bereitet mir noch Probleme:

WALK-OUT - Tagebuch

Ein Tagebuch ist ein nützliches Werkzeug auf Ihrem Weg des Verlassens. Folgende Hilfestellungen können Sie täglich zu Rate ziehen, wenn Sie versucht werden:

Meine persönlichen Problembereiche

Hier sind einige Bereiche von Sünde, die ich in meinem Leben ausmachen konnte. Folgende Probleme muss ich besiegen: (Markieren Sie die entsprechenden Kästchen mit einem ✓.)

□ Bitterkeit	□ Okkultismus	□ Geister der Lieblosigkeit
□ Anklage	□ Neid/Eifersucht	□ Süchte
□ Ablehnung	□ Türöffner/Traumata	□ Angst
□ Blockaden der Heilung		

Trennung

Damit ich diese Probleme besiegen kann, muss ich lernen, sie als das zu erkennen, was sie sind. Dazu muss ich mich von allem trennen, was dem Reich des Bösen in mir Raum (Türöffner) gibt, um meine wahre Identität in Christus zu stärken.

Wie erkenne ich diese Probleme?

Sie können in Form der folgenden Gedanken zu mir kommen (Denken Sie daran, dass dies ***Lügen*** sind!):

□ Ich hasse dich!

□ Du wirst mich nie wieder verletzen.

□ Ich wünschte, du wärst tot.

□ Das werde ich dir nie vergessen!

□ Ich habe Angst wegen ...

□ Wenn ich nur mehr wie ... sein könnte.

□ Ich kann das besser als du.

- ☐ Was wäre, wenn ...
- ☐ Ich bin nichts wert.
- ☐ Ich gehöre hier nicht hin.
- ☐ Friss oder stirb!
- ☐ Sie mag mich nicht ...
- ☐ Ich muss perfekt sein.
- ☐ Ich muss von jedem Liebe und Anerkennung bekommen.
- ☐ Mein Glück hängt davon ab, was ich besitze und wer mich liebt.
- ☐ Das Leben ist so ungerecht.
- ☐ Wenn andere sich anders verhalten würden, könnte ich glücklich sein.
- ☐ Ich liege mit meinen Emotionen und Gefühlen immer richtig.
- ☐ Meine Vergangcnhcit bestimmt meine Zukunft.
- ☐ Ich kann nicht zugeben, dass ich etwas falsch gemacht habe.
- ☐ Wenn diese Menschen mich lieben würden, wäre ich glücklich.
- ☐ Mein finanzieller Wohlstand und mein materieller Besitz bestimmen mein Selbstwertgefühl.

Und es gibt noch viele weitere Beispiele.

Fragen und Anmerkungen zu Gewohnheiten und Denkweisen

Welche Gewohnheit oder Denkweise möchte ich ändern?

Warum behalte ich diese Gewohnheit oder Denkweise bei?

Wann geschieht das?

Wann hat es angefangen?

Was ist Gottes Alternative?

Welcher Lüge habe ich geglaubt?

Wenn Sie es zulassen, dass Sie Lügen glauben, werden Ihre Reaktionen auf Ihre Umwelt unangemessen und ungesund sein.

Weitere Gedankenanstöße

Welche sündigen Gedanken hatte ich heute?

Was tat ich, als ich sie bemerkte?

Was muss ich zusätzlich noch tun, damit ich mein Denken erneuere?

Was kann ich tun, damit ich mit dem übereinstimme, was Gottes Wort über mich sagt?

Gott bestimmen lassen, wer ich bin – nicht die Meinung anderer oder meine Leistung.

____

____

Was kann ich tun, um heute mit anderen in Gemeinschaft zu leben?

Vermeiden, Kritik zu äußern.

____

____

Was kann ich tun, um heute mit Gott in Gemeinschaft zu leben?

Bibelstelle:

____

Aktion:

____

Papa, ich liebe dich!

Wofür bin ich dem Herrn heute sehr dankbar?

Wenn Sie Ihre „Lobliste" noch einmal durchgehen, baut das Ihren Glauben auf.

____

____

____

Heute habe ich der Versuchung der Sünde nachgegeben. Was tue ich jetzt?

- ☐ Wenden Sie die „8 Schritte in die Freiheit" an.
- ☐ Erkennen Sie, dass Schuld und Verdammnis Sie vom Sieg abhalten wollen. Ein Fehler ist schmerzhaft genug, auch ohne weitere Verletzungen zu erzeugen, indem Sie sich selbst emotional misshandeln und nicht vergeben.
- ☐ Bekennen Sie einander Ihre Fehler.

Muss ich heute mit einem Freund meines Vertrauens sprechen?

- ☐ Ja, ich brauche unbedingt Hilfe.
- ☐ Ich glaube, ich komme im Moment noch alleine klar.
- ☐ Nein, mir geht es gut, und ich kann mit Gott sprechen, heute und jeden Tag.

Kapitel 12
Erfahrungsberichte / Zeugnisse

Eines der aufregendsten Dinge bei BE IN HEALTH™ sind die hochinteressanten Berichte von Menschen, die tiefgreifende und lebensverändernde Erfahrungen gemacht haben, als sie dem lebendigen Gott begegnet sind und Seine Heilung empfangen haben. Wir können wahre Freiheit nur dann erlangen, wenn wir uns entscheiden, Gott zu lieben, indem wir Seine Gebote befolgen.

Wir erhalten ständig neue Berichte darüber, wie Gott das Leben von Menschen auf wundersame Weise berührt hat. BE IN HEALTH™ dient Menschen aus aller Welt. Allein im vergangenen Jahr kamen mehrere Tausend Menschen mit über 500 verschiedenen Krankheitsdiagnosen. Während sie bei uns sind, werden sie Gottes Prinzipien der Gesundheit und Krankheitsprävention gelehrt und bekommen Werkzeuge an die Hand, um den Weg der Gerechtigkeit gehen zu können. Viele werden körperlich und emotional geheilt. Danach können sie nicht länger über Gottes Liebe schweigen.

Und viele andere, die noch nie bei uns waren, haben die Prinzipien von *Der herausragende Weg* und/oder unserer Lehrreihen angewandt und Heilung von Gott empfangen. Allein die Wahrheit hat sie frei gemacht! Im Folgenden haben wir einige Beispiele für Sie ausgewählt. Lesen Sie diese Erfahrungsberichte bzw. Zeugnisse, und staunen Sie mit uns über die Güte Gottes!

Erfahrungsbericht aus dem FOR MY LIFE™-Kinderprogramm

Wir sind gerade eben vom For My Life™-Programm für Kinder zurückgekehrt. Dort wurde unserer 11-jährigen Tochter gedient, unsere 4 Jahre alte Tochter war zu Hause geblieben. Beide Mädchen haben Probleme mit Ängsten und innerer Unruhe. Ich habe angstvolle und zwanghafte *Neigungen* (Wir haben diese Formulierung gewählt, weil wir die Wurzeln und Gewohnheiten täglich mit Hilfe der 8 Schritte in die Freiheit brechen und diese nicht länger als *Persönlichkeitsmerkmale* bezeichnen wollen). In unseren Familien *gab* es Okkultismus, matriarchalische Kontrolle sowie Freimaurerei.

Unsere jüngere Tochter zeigte ebenfalls die genannten Reaktionen auf Angst und Stress. Schon immer hing sie an mir wie eine Klette. Zu den Mahlzeiten war sie immer besonders ängstlich, wegen der ganzen Lebensmittelallergien in unserer Familie.

Die Person, die uns diente, bestärkte mich darin, meinem Mann die Rolle des geistlichen Oberhaupts in der Familie zu überlassen. Und sie bestärkte meinen Mann darin, seine Position einzunehmen. Sie ermutigte ihn auch, Psalm 91 für die Kinder während des Gutenachtgebets zu lesen. Das hat er getan, und jetzt kann sie alleine durchs Haus laufen (Gott sei Dank dafür), auch wenn das bedeutet, dass sie das Licht einschalten muss, wenn sie einen neuen Raum betritt. Sie isst auch wieder, da wir immer beten: „Vater Gott, wir empfangen diese Speisen in Jesu Namen zum Segen für unseren Körper.“ Sie hat keine Albträume mehr und kommt nachts auch nicht in unser Zimmer, um dort auf dem Fußboden zu schlafen. Sie ist keine Klette mehr.

Wir haben auch angefangen, als Familie täglich (fast immer) in der Bibel zu lesen. Während des Tages lese ich ihr Wahrheiten aus der Bibel vor, und wenn sie über ihre Ängste spricht, versuchen wir innezuhalten, suchen eine Bibelstelle und bekämpfen die Angst. Wir unterrichten unsere Mädchen zu Hause, dieser Unterricht hat sich inzwischen sehr verändert.

Wir haben *alle* festgestellt, dass mein Mann glücklicher ist und wir alle weniger gestresst sind, seitdem er täglich in der Bibel liest und die *meisten* Aufgaben übernommen hat, die ich früher ausführte ... (Er ging arbeiten, brachte den Müll raus und pflegte die Garage und den Garten ... alles andere habe ich gemacht und die Mädchen zu Hause unterrichtet). Ich glaube, dass die Mädchen zur Ruhe kommen konnten und nicht mehr von Angst, Sorge und Stress geplagt waren, nachdem UNSERE Familie in die gottgewollte Ordnung zurückfand. Zudem ist er eine Bezugsperson für sie geworden, auch wenn er gerade arbeitet. Das ist eine erstaunliche Veränderung.

Glückliche (nicht perfekte) Kinder zu haben, die sich sicher fühlen, ist um so vieles besser, als sehr nervöse, anstrengende und ängstliche Kinder. Danke, Vater. Ich möchte jedem bei Be in Health™ danken. Wir hätten das ohne eure Hilfe nie geschafft.

D.

Von Krampfanfällen befreit!

Das 7000 Project-Journal bringt Heilung und Befreiung. Ich möchte eine Erfolgsgeschichte im Zusammenhang mit dem Artikel im Journal über psychisch bedingte Krampfanfälle weitergeben.

Ich diente einem Mann, der sich auf dem Walk-out, dem Weg des Verlassens von Ängsten und damit verbundenen Krankheiten befand, die der Feind ihm auferlegt hatte. Ich bekam das Journal über Krampfanfälle und konnte mich mit ihm zusammensetzen, um diesen Artikel zu besprechen. Der wissenschaftliche und medizinische Inhalt entsprach den Aussagen seiner Ärzte. Die Ärzte hatten ihm jedoch keine Hoffnung gemacht und konnten keine Antwort auf die Frage geben, ob seine Krampfanfälle von elektrischen Gehirnwellen verursacht wurden oder nicht. Zudem teilten sie ihm mit, dass sie keine Behandlungsmöglichkeiten für ihn hätten, da die Ursache der Krampfanfälle unbekannt war.

Dieser Artikel des Journals brachte ihm Sieg und Offenbarung, weil darin stand, dass seine Art von Anfällen durch vergangene Traumata verursacht werden können. Er erinnerte sich daran, dass Gedanken über seine Fehler in der Vergangenheit und der Wertlosigkeit in seinem Kopf tobten, bevor er einen Krampfanfall bekam. Diese Gedanken waren Lügen des Feindes, und er glaubte, diese Lügen seien die Wahrheit über ihn. Durch diesen Artikel konnte er Folgendes erkennen:
Die Gedanken waren nicht wahr.
Die Gedanken kamen vom Feind.
Er selbst hat die Macht, jeden Gedanken gefangen zu nehmen und ihm nicht zuzustimmen.
Er selbst kann die 8 Schritte anwenden und zusammen mit Gott sein Leben zurückgewinnen.
Sein Gehirn ist in Ordnung, und er kann wieder ohne Angst denken und funktionieren.
Es gibt Hoffnung für seine Zukunft, da er Antworten und eine Lösung hat sowie ein neu gewonnenes Verständnis von Liebe, Kraft und einem gesunden Verstand, die von Gott kommen.

Gott hat im Leben dieser Person sehr stark gewirkt. In folgenden Bereichen ist dieser Mann von Angst frei geworden: Aus dem Haus gehen, Autofahren, zuversichtlich öffentliche Orte aufsuchen, ohne Angst mit anderen sprechen und mit Hoffnung und Glauben in die Zukunft blicken, im Vertrauen, dass Gott für ihn sorgen wird. Er nennt Gott seinen besten Freund und hat mir erzählt, dass er sich noch nie zuvor in seinem Leben körperlich, geistig und emotional besser gefühlt habe.

Ehre sei Gott für Seine geduldige Liebe, Seine Führung, und Seine schützende Hand über uns, während wir lernen zu erkennen, zu entsagen, Buße zu tun, zu vertreiben und unser Leben zurückzuerobern. Wir KÖNNEN wachsen und mit Ihm Ängste und Unsicherheiten hinter uns lassen und in Seine Hoffnung, Seine Wahrheit und Seinen Segen hineingehen.

Ich möchte all jenen danken, die so hart an der Erstellung dieser Ressourcen mitgearbeitet haben, die das Verstehen von Gottes Wahrheit und Heilung hervorbringen. Ich bin so dankbar, dass ich erleben darf, wie Menschen sich das vom Feind Geraubte wieder zurückholen und sich danach ausrichten, was Gott über Sie sagt. Super, Papa Gott!

B.

Geheilt von MCS/EI und chronischem Erschöpfungssyndrom

Im Januar 2005 ging ich zum For My Life™-Programm von Be in Health™. Ich wurde durch die Anwendung der gelehrten Prinzipien geheilt und schreibe dieses Zeugnis vier Jahre später – ich bin noch immer geheilt, wende diese Prinzipien in meinem Leben noch immer an und blühe mit Gott immer mehr auf.

Als ich zum For My Life™-Seminar ging, war ich zehn Jahre lang schwer krank gewesen. 80 % der vorhergehenden fünf Jahre war ich durch das chronische Erschöpfungssyndrom bettlägerig gewesen und hatte mein Zuhause seit mehreren Jahren aufgrund von MCS/EI nicht mehr verlassen. Ich litt auch an Fibromyalgie, Leberproblemen, Schlafstörungen, Lebensmittelallergien und 12 weiteren Krankheiten, die zwar diagnostiziert, aber medizinisch nicht behandelt werden konnten.

Ich hatte die Öffentlichkeit seit 1½ Jahren nicht mehr ohne eine Kohlenstoffmaske zum Schutz vor Chemikalien betreten. Wegen des möglichen Kontakts mit Chemikalien hatte ich bereits aufgehört, Freunde zu besuchen und in die Gemeinde zu gehen. Wenn ich überhaupt einmal irgendwo hinging, musste ich in einem Rollstuhl geschoben werden, damit ich nicht zu schnell erschöpft war. An unserer Haustür war ein großes Schild mit den Worten angebracht: „STOP! NICHT EINTRETEN!" Wir lebten in unserem Schlafzimmer. Wir rissen alle Teppiche heraus und hatten ein altes Bett. Den Sommer 2004 verbrachte ich in einem Bett draußen auf einer Wiese liegend, und versuchte so, mein Leben zu verlängern.

Ich hatte viele verschiedene medizinische Behandlungen ausprobiert – so ziemlich alles, was auf dem Markt zu kriegen war. Ich habe eine sehr großzügige Mutter, die mir Reisen nach Griechenland, Mexiko und zu anderen Orten in diesem Land ermöglichte, um Hilfe zu bekommen. Aber mein Zustand verschlechterte sich weiterhin. Die Ärzte wussten nicht, warum die Behandlungen bei mir nicht wirkten, und hatten nichts zu bieten.

Einmal verlor ich nach einer chemischen Exposition für mehrere Tage die Funktion meiner rechten Körperhälfte. Ich baute körperlich ab, und wir waren überzeugt, dass ich sterben würde. Zu dieser Zeit empfand ich den größten Frieden, da ich dachte, ich würde heim zu meinem Gott gehen und müsste dann nicht mehr leiden. Als ich mich körperlich etwas erholte, fiel ich in eine Depression. Ich dachte, das war es nun und gab auf.

Während der ganzen zehn Jahre der Krankheit erlebte ich unglaubliche Höhen und Tiefen: Hoffnung und keine Hoffnung, Glauben und keinen Glauben. Was mir diese Krankheit emotional und geistlich antat, war verheerend. Ich las in der Bibel und darin stand eindeutig, dass Gott heilt, aber ich wurde immer kränker.

Ich versuchte alle möglichen Heilungsansätze: medizinische, alternative und alles, was man tut, wenn man wirklich an Gott glaubt und ein Herz für Gott hat. Ich besuchte die verschiedensten Gemeinden, ich ließ für mich beten, ich wurde mit Öl gesalbt und ich ging in die Healing Rooms. Ich betete und stand vor Gott, nahm Sein Wort in Anspruch und vertraute. Ich drückte jeden Knopf und bediente jeden Schalter. Ich versuchte alles, woran ich denken konnte. Ich las in der Bibel, und alles war so eindeutig, Gottes Hoffnung und Sein Friede waren in den Bibelstellen zu finden und ich konnte sie dennoch nicht fassen. Ständig dachte ich nur: „Was mache ich falsch?" Ich sprach mit anderen Menschen, die einen starken Glauben hatten, und dachte: „Ich bin ein Versager. Offensichtlich habe ich als Christ in großem Stil versagt, denn sonst wäre ich mittlerweile schon geheilt worden." Ich wusste, dass Gott mich vollkommen heilen wollte, aber ich fand nicht heraus, wie ich es ergreifen konnte.

Ich probierte alles aus, was es gab.

Schließlich gab ich auf, verfiel dem Selbstmitleid und verblieb eine lange Zeit in diesem Zustand. Ich war kein glücklicher Mensch, keine gute Freundin und keine gute Ehefrau. Ich war unglücklich und machte meine ganze Umgebung unglücklich, da ich mir selbst leidtat. Mein Glaubensleben war so durcheinander, weil mich die Frage umtrieb, warum ich nicht durchdringen und Heilung finden konnte.

Während der ganzen Jahre hatte ich das starke Bedürfnis zu verstehen, warum ich krank war – jedoch stand mir dabei der Feind im Weg. Der Feind zitiert Bibelstellen falsch und missbraucht Gottes Wort, besonders wenn wir unter Schmerzen leiden. Das tat er bei Jesus in der Wüste, und das hat er schon von Anbeginn an bei den Menschen getan. Er tat das bei mir und half mir meine Theologie neu zu verfassen, damit sie mit meinen Erfahrungen übereinstimmte.

Ich versuchte zu verstehen, wie Gott für meine Krankheit verantwortlich und trotzdem ein liebender Gott sein konnte. Ich dachte mir verschiedene Theologien aus und erprobte sie über Jahre hinweg. Ich suchte nach Bibelstellen, las die Theologien anderer Menschen und versuchte, darin Frieden zu finden.

Eine der Theologien, die ich ausprobierte, war, dass ich für die Ewigkeit litt, damit ich mehr wie Christus sein und mein Leiden mich gehorsamer machen würde, mich formen und umgestalten würde, und dass Seine Gnade mir genügen würde. Doch dadurch bekam ich Probleme, Gott zu vertrauen.

Eine weitere Theologie, die ich ausprobierte, war, dass die Krankheit nur eine Prüfung war. Sie würde zu einem Ende kommen und mich zu einem stärkeren Christen machen. Da diese Prüfung nicht von Gott war und mich in vielen Belangen zu einem schwächeren Christen machte, weil mein Glaube an Gott zerstört wurde, passte diese Theologie hinten und vorne nicht zusammen.

Wenn man als Christ Gott die Schuld gibt (was ich tat), werden alle anderen nervös und beschuldigen einen, keinen Glauben zu haben! Also dachte ich mir, dass es meine Schuld sein müsste und dass mein Problem mein mangelnder Glaube war ... und mir wurde von wohlwollenden Christen gesagt, dass ich nur mehr Glauben brauchen würde und dies der Grund für meine ausbleibende Heilung sei.

Hinter dem Versuch, eine Antwort zu finden, steckte ein Gefühl der Verdammnis und Wertlosigkeit, und ich fragte mich: „Warum komme ich nicht für Gottes Heilung in Frage? Was mache ich falsch?" Ich wusste, dass Gottes Gnade groß ist, konnte aber nicht herausfinden, was ich falsch machte, dass ich sie nicht empfing. Schlussendlich gab ich Gott auf. Ich konnte nicht mehr an Ihn glauben, Ihn lieben und Ihm vertrauen. Und ich glaubte gewiss nicht, dass Er ein liebender Vater war. Ich konnte nicht verstehen, warum Er mir all das antat. Pastor Henry sagt: „Für sich beten zu lassen und nicht geheilt zu werden, ist ein niederschmetternder Angriff auf unseren Glauben, es ist ein niederschmetternder Angriff auf unser Vertrauen in den lebendigen Gott." Ich habe herausgefunden, dass dies der Wahrheit vollkommen entspricht.

Ich versuchte tatsächlich herauszufinden, ob meine Krankheit meine oder Gottes Schuld war. Diese Theologien waren hinterlistige Lügen, die der Feind mir erzählte, um mir zu „helfen", mein Leben zu verstehen. Diese Lügen gaben entweder Gott oder mir die Schuld. Die Wahrheit jedoch ist, dass meine Krankheit ein vom Feind auferlegter Fluch war. Weder Gott noch ich hatten etwas damit zu tun. Satan war dafür verantwortlich! Als ich das verstanden hatte, waren Gott und ich vom Haken und Satan hing dort, wo er auch hingehört.

1999 las ich das Buch ***Der herausragende Weg***, war mir aber nicht sicher, ob es das Richtige für mich war oder nicht. Ich weiß nicht, wie es Ihnen geht, aber wenn ich in einen christlichen Buchladen gehe und mich umschaue, erschlägt mich das. Woher in aller Welt soll man wissen, wer die Wahrheit sagt und wer nicht, wer die Wahrheit vermischt und verschleiert und wer da draußen wer ist? Ich wusste es nicht. Als ich folglich das Buch ***Der herausragende Weg*** las, hatte ich keine Ahnung, dass dieser Dienst diese Art von Frucht trägt.

2004 erzählte mir meine Mutter, sie kenne jemanden, der bei diesem Dienst von meiner Krankheit geheilt worden war, also rief ich diese Frau an, ich sehnte mich so sehr danach, geheilt zu werden, und bekam einen Funken Hoffnung, dass Heilung vielleicht doch möglich war. Die größte Herausforderung bestand darin, dort hinzukommen – ich musste quer durch das Land fliegen und wusste, dass mich das sehr krank machen könnte. Ich wurde vor ein paar Jahren von Sanitätern aus einem Flugzeug herausgeholt und hatte deshalb mit dem Fliegen aufgehört. Aber als ich ***Der herausragende Weg*** noch einmal durchgelesen hatte, wuchs die Hoffnung, dass ich geheilt werden konnte, und ich war bereit, das Risiko der Reise auf mich zu nehmen. Mein Mann schob mich in einem Rollstuhl und mit Mundschutz durch die Flughäfen – und Gott kam mir entgegen, und ich schaffte es!

Während dieser einen Woche stellte ich zunächst fest, dass ich kein Opfer der Krankheit war! Es war verheerend gewesen, ein Opfer dieser Krankheit zu sein und keinen Ausweg zu haben. Sie zeigten mir, dass ich kein Opfer war, sondern Lügen glaubte, die mich gefangen hielten, und dass ich in Sünde war, die ich als solche nicht bemerkte.

Niemand hatte mir gesagt, dass das, was ich tat, mich unter dem Fluch hielt und Dinge wie „Selbstmitleid", „Angst" oder „Selbsthass" Sünde waren. Das wird in diesem Programm gelehrt. Sie sprechen nicht über übermäßigen Alkoholgenuss oder Trinkgelage. Sie sprechen über die Sünden des Herzens. Und während Sie dies lehren, spürt man nicht einen Funken der Verurteilung oder Verdammnis. Wohlwollende Christen hatten mich für meine Krankheit verurteilt, aber dem war bei Be in Health™ nicht so. Dort herrschten Liebe und Verständnis, und sie sagten: „Hier, versuchen Sie das einmal. Wir haben hier die Wahrheit, und Gott wird Sie freisetzen, wenn Sie darin wandeln." Es war so wunderschön.

Mir wurde versichert, dass ich über genug Glauben verfügte, und mir fiel eine große Last vom Herzen.

Ich fing an zu verstehen, dass Gott mich heilen wollte, mich heilen konnte, mich heilen würde und gleich damit anfangen würde! Sofort, gleich jetzt. Nicht erst zwanzig Jahre später, wenn ich mich dafür qualifiziert hätte, stärker geworden wäre und meine Lektion gelernt hätte. Sondern dann, wenn ich mich auf Gott ausrichten würde. Er wollte mich unbedingt heilen.

Und als die Woche voranschritt, veränderte sich mein Leben vollständig ... für immer. Gott konnte mir die Offenbarungen geben, die ich brauchte, um an den Punkt zu kommen, dass ich meinen Rollstuhl selber schob, als ich an jenem Sonntag nach Hause ging! Ich trug meinen Mundschutz nicht mehr, und das chronische Erschöpfungssyndrom war verschwunden. Es war unglaublich: Ich hatte mein Leben zurück.

Ich verließ Be in Health™ als ein siegreicher Christ.

Dort habe ich meinen Vater gefunden. Ich hatte verstanden, dass Gott mich nicht um der Ewigkeit willen krank macht. So wurde mir bewusst, dass Er ein liebender Vater ist.

Ich hatte wieder zu Gott gefunden und hatte Glauben und Vertrauen wiedererlangt! Ich konnte ein christliches Leben führen. Und das ist jetzt großartig. Mehr als großartig – kein Wort kann beschreiben, wie es ist, Gott wiederzufinden, nachdem man Ihn aufgegeben hatte.

Während dieser Woche trug ich noch meinen Mundschutz und versuchte fortwährend ihn abzunehmen und gegen die Chemikalien aus der Umgebung anzukämpfen. Wenn Sie zu dem Seminar gehen, werden Sie angehalten wegen der Menschen mit MCS/EI kein Parfüm zu tragen. Etwas sehr witziges dabei war jedoch, dass es auf der Damentoilette eine sehr stark parfümierte Handseife gab.

Als ich dort in meinem großen Sessel lag, nahm ich meine Maske ab, um zu sehen, ob ich reagieren würde. Während der Pause gingen dann die Frauen hin, wuschen sich die Hände mit diesem Duft und setzen sich dann in meine Nähe. Ich dachte mir: „Das sollten Sie lieber nicht tun! Wie können Sie es wagen! Ich bin krank, und ich bin wichtig." Ich verfiel dann in Selbstmitleid, fühlte mich ungerecht behandelt, war wütend und ängstlich. Doch Gott zeigte mir in meinem Herzen, dass das alles Sünde war. Nach ein paar Tagen sagte Er zu mir: „Jedes Mal, wenn du diesen Duft riechst, möchte ich dich daran erinnern, dass meine Liebe über dir schwebt." Das hat mich völlig verändert.

Es gibt eine Bibelstelle über einen Geruch, der entweder zum Tod oder zum Leben führt. Und das ist mir widerfahren. Plötzlich bedeutete dieser Kirschduft Gottes Liebe für mich, und ich dachte mir: „Nur her damit. Ich werde hier einen Sieg erringen." Und das tat ich. Ich hatte mit diesem Duft nie wieder Probleme. Ein paar Monate gingen vorüber, nachdem ich zu Hause war, bis ich all die Dinge zurückerobert hatte, die vorher etwas in mir auslösten. Ich lernte, dass ich mir bei einer Reaktion die Frage stellen musste: „Was habe ich gerade eben gedacht?" und nicht „Was habe ich gerade gerochen?" Das half mir dabei, alles sehr schnell zurückzuerobern, und heute bin ich von allem befreit. Ich erinnere mich, wie ich im Lebensmittelladen im Gang mit den Putzmitteln stand und sagte: „Ich bin geheilt! Ich bin frei! Ich kann überall hingehen!"

Jetzt, nach 4 Jahren, denke ich überhaupt nicht mehr an Chemikalien oder Expositionen.

Ich hatte andere körperliche und emotionale Probleme, die mehr Zeit benötigten – wie Schlafstörungen und die Heilung von Missbrauch. Alles, was Be in Health™ über körperliche Heilung lehrt, bezieht sich auch auf die psychologische, emotionale und geistliche Heilung. Alle Werkzeuge, die man mir dort beigebracht hat, wende ich daher auf jeden Teil meines Seins an, und es gibt nach wie vor Dinge, an denen ich arbeite. Aber ich bin unglaublich frei, verändert und gereift. Es geht weit über das Thema Gesundheit hinaus und bedeutet Wiederherstellung auf allen Ebenen und Belangen meines Lebens.

Während For My Life™ wurde mir das Evangelium der Liebe auf eine Art und Weise gezeigt, wie ich es noch nie gesehen hatte. Ich wurde durch die Liebe Gottes verändert.

Ich möchte noch das Zeugnis meines Sohnes hinzufügen. Er wurde mit einer sehr, sehr schweren Milchallergie geboren und hatte das erste Jahr seines Lebens blutigen Durchfall. Wir mussten ihn ins Kinderkrankenhaus bringen. Er hatte noch weitere sehr ernste Symptome. Er schlief als kleines Kind maximal zwanzig Minuten oder eine Stunde am Stück in der Nacht, weil er immer vor Schmerz weinend aufwachte. Wir setzten die Milchprodukte ab und konnten so mit der Krankheit umgehen.

Als wir mit ihm zusammen bei Be in Health™ in Georgia waren, war er 9 Jahre alt. Er saß einfach nur mit uns zusammen unter den Zuhörern und spielte. Niemand legte ihm eine Hand auf, niemand betete für ihn, und Gott heilte ihn von seiner Milchallergie, weil sein Vater und ich uns mit unseren Problemen befassten, die wir an ihn weitergereicht hatten. Dies nennt man eine *Generationensünde*. Heute geht es ihm gut – und inzwischen sind fast 4 Jahre vergangen.

H.M., Thomaston, GA

Gute Gesundheit bescheinigt nach Leukämie

Vor sechs Monaten befreite Gott mich von Leukämie! ... In meiner Hand halte ich meine „Gesundheitsbescheinigung“ nach einer akuten lymphatischen Leukämie vom Emory University Hospital (April 2004). Wenn man Onkologen fragt, was eine Leukämie verursacht, wissen sie es nicht. Doch es gibt Gott. Und es hat sich herausgestellt, dass Gott weiß, was eine Leukämie verursacht – was ich Ihnen gleich zeigen werde –, und Er sagt uns in Psalm 103, dass Er ALLE unsere Krankheiten heilt!

Ein mir nahestehender Bruder erzählte mir im letzten Herbst von einem Bibelstudienkurs über die geistlichen Wurzeln von Krankheit (d.h. über Heilung) in Thomaston, Georgia. Während ich an diesem Kurs teilnahm, zeigte mir Gott sehr deutlich, dass fast allen unseren Krankheiten, einschließlich Leukämie, GEISTLICHE Bedingungen zugrunde liegen. Ich möchte Ihnen zeigen, was Leukämie tatsächlich verursacht.

Ich möchte Sie noch etwas vorbereiten ... erinnern Sie sich an Epheser 6,11–12: „Zieht die ganze Waffenrüstung Gottes an, damit ihr gegen die Listen des Teufels bestehen könnt! Denn unser Kampf ist nicht gegen Fleisch und Blut, SONDERN GEGEN DAS UNSICHTBARE REICH DES BÖSEN.“ Ich möchte Sie auch an Exodus 20 erinnern: Die Sünden der Väter werden an die dritte und vierte Generation weitergereicht werden. „Tief verwurzelte (ein Geist der) Bitterkeit, die durch eine ungelöste Ablehnung oder das Verlassenwerden durch den Vater, entweder wortwörtlich oder emotional, verursacht wird; (Geist des) Tod (es) und Zerstörung; (Geist von) Angst, Sorge und Stress; ein gebrochener(/s) Geist (Herz).“ „...Denn ich, der HERR, dein Gott, bin ein eifersüchtiger Gott, der die Schuld der Väter heimsucht an den Kindern, an der dritten und vierten Generation ...“

Ich versichere Ihnen, dass das alles bei mir der Fall war. Ich hatte eine Leukämie wie aus dem Lehrbuch. Im Bereich Tod und Zerstörung sah es bei mir wie folgt aus: Als jüngstes von vier Kindern neigte ich stark zu Unfällen. Die erste Erinnerung, die ich habe, ist wie ich auf dem Weg zum Kindergarten aus dem Auto fiel, während es die Einfahrt hinunterrollte. Ich wuchs in einer christlichen Familie auf – ich bin ein direkter Nachkomme des Gründers meiner Denomination. Meine Eltern waren Diakone und all das Übliche. Als ich aufwuchs, brach ich mir einen Finger, einen Zeh und ein Schlüsselbein. Ich schluckte eine Stecknadel, die in meinem Hals stecken blieb (ist eine lange Geschichte!). Ich musste dreimal genäht werden, war zweimal beim Notarzt wegen meiner Augen und hatte einen Unfall mit dem Motorrad meines Bruders, als er gerade nicht zu Hause war. (Es gab noch weitere Vorfälle, aber wir sind nicht immer gleich zum Arzt gegangen!)

Na gut, kommen wir zu der Aussage „tief verwurzelte (Geist der) Bitterkeit, die durch eine ungelöste Ablehnung oder das Verlassenwerden durch den Vater verursacht wird.“ Als ich ungefähr 10 oder 12 Jahre alt war (wahrscheinlich hatte ich mich schlecht benommen ...), sagte mir mein Vater, dass er und meine Mutter sich wünschten, sie hätten mich nie bekommen. Wenn ich zurückschaue, glaube ich, dass sich mein Vater damals nicht darüber im Klaren war, was er mir damit WIRKLICH antat. Aber ich kaufte es ihm ab. Ich glaubte ihm. Sie können sich sicher sein, dass ich ihm inzwischen vollständig vergeben habe. Mir wurde sogar von Gott die Ehre zuteil, meinen Vater und meine Mutter in einem Gebet anzuleiten, in dem sie Jesus zu ihrem Herrn und Retter machten (Römer 10), da sie das zuvor nie getan hatten!

Im Laufe meines Lebens versuchte ich, meine Angst vor weiterer Ablehnung zu kompensieren, indem ich eine Fassade aufbaute. Haben Sie schon einmal eine Fassade aufgebaut? Meine Fassade half mir, Ablehnung zu vermeiden, und ließ mich SCHEINBAR als den nettesten Menschen dastehen. Aber im Innern führte ich eine Liste über diejenigen, die mich verletzt hatten. Tief verwurzelte Bitterkeit. Mit der Bitterkeit kam auch die „Vergeltung“. Ich machte eine Kunst daraus – ich hatte drei Beleidigungen für jeden, ob Bruder, Schwester oder Klassenkamerad, der mich angriff. Ich musste doch mein gebrochenes Herz beschützen! Aus irgendeinem Grund hatte ich Angst vor Menschen. Hmm ...

Als ich erwachsen war, stand ich der christlichen Kirche VERBITTERT gegenüber. Das war die Zeit, in der ich dem „Ruf" der so genannten „New Age-Bewegung" folgte. Ich fühlte mich dort sehr gut aufgehoben, da die anderen New Age-Mitglieder auch verbittert und unversöhnlich gegenüber der christlichen Kirche schienen. ZUDEM konnte man von Gott nicht ABGELEHNT werden, da Sünden keine Konsequenzen hatten und „alle Wege zum selben Gott führten", nicht wahr?! DIESER Glaube hätte mich fast mein Leben gekostet! Vor 2½ Jahren war ich so von Bitterkeit mir selbst gegenüber erfüllt, dass ich versuchte, mich umzubringen – zweimal in einer Nacht. Denn „alle Wege führen doch zum selben Gott"?! Das war am 1. Dezember 2001. Als ich 11 Tage später aus der Psychiatrie entlassen wurde – es war mein Geburtstag (12. Dezember) – nahm ich Jesus Christus ENDLICH als meinen Retter UND HERRN für mein Leben an! Drei Wochen später brachte mich Gott zu einem genialen Hauskreis. Nach ein paar Monaten trennte ich mich von meinem Therapeuten und begann christliche Seelsorge. Ein Jahr später absolvierte ich einen Kurs für den Gebetsdienst. Weitere sechs Monate danach war ich in einer Männergruppe. Die Psychiatrie kann sehr motivierend sein! ... Und Gott ist so treu ... Er zeigte mir, dass ich an keinem anderen Ort nach meiner Identität und nach Annahme suchen muss, dass Er mein Herz heilt und dass Bitterkeit vom Feind kommt! Danke Gott ... Er ist so gut!

Die Befreiung von Leukämie: Während des bereits erwähnten Kurses in Thomaston durfte ich durch die Güte Gottes anhand von 5. Mose 28 und 2. Mose 15 erkennen, dass Krankheit durch Ungehorsam kommt, und aufgrund von Epheser 6,12 sah ich nun, dass wir nicht gegen Fleisch und Blut kämpfen, sondern gegen ein unsichtbares Reich des Bösen. Ich verstand, dass ich mich entscheiden musste, mein Leben aufzuräumen, und (das Folgende ist ausschlaggebend) BUSSE ZU TUN (Apostelgeschichte 3 und Offenbarung 2 und 3), damit ich die Dinge MEINER Generation und von denen davor in Ordnung bringe und das in Besitz nehme, was Jesus Christus am Kreuz für mich tat („durch seine Striemen sind wir geheilt!"). Und ich musste diese geistlichen Parasiten (Epheser 6,12), insbesondere Bitterkeit (Hebräer 12,15), Angst (2. Timotheus 1,7), Tod und Zerstörung aus meinem Geist **HINAUSWERFEN**! DANKE GOTT! Es heißt doch: „die Sünden der Väter werden an die dritte und vierte Generation weitergereicht" (2. Mose 20), nicht wahr? Ich ging mit meiner Leukämie genau AN DEM TAG ins Krankenhaus, an dem mein Urgroßvater 48 Jahre zuvor mit einer Leukämie ins Krankenhaus gegangen war. Doch leider starb er 5 Monate später. Bei seinem Sohn wurde ebenfalls Leukämie diagnostiziert, und seine Ururenkelin starb daran!

Vielen Dank, dass Sie mir zugehört haben, und ICH DANKE UNSEREM UNSICHTBAREN GOTT! AMEN!

D.F., Atlanta, Georgia

Frei von Qualen

Ich war auf dem Weg der „Genesung" von Alkoholismus, Drogenabhängigkeit, Magersucht und Bulimie und hatte endlos viele 12-Schritte-Programme hinter mich gebracht. Ich litt zudem an Fibromyalgie, chronischer Erschöpfung und Endometriose, wovon mich Satan durch natürliche Medizin und okkulte Praktiken heilte. Das Problem war jedoch, dass ich geistlich so gequält, depressiv usw. wurde, dass ich die Wahl hatte, entweder in eine Trauma-Klinik, in eine von Nonnen geführte Heilanstalt für Menschen zur Genesung oder hierher (jemand hatte mir das Buch gegeben) zu gehen. So kam ich zu Be in Health™ nach Pleasant Valley, und das allein wäre schon Zeugnis genug (denn ich suchte mit der Adresse aus einem alten Buch nach dem Weg). Ich wurde geheilt und vollständig von allen Qualen und „heilbaren" Krankheiten befreit, die mich völlig gefangen hielten (über 1.600 Mal hatte ich die 12-Schritte-Sitzungen besucht). Es geschah durch ein paar Lehreinheiten und jede Menge Kassetten, sowie durch an meinem Wohnwagen angebrachte Notizen und indem mir in einem Wohnwagen auf dem „gesalbten" Zeltplatz gedient wurde. Seitdem bin ich dreimal zurückgekommen, und der Zeltplatz ist Teil meiner Heilung geworden – die letzten zwei Male in einem <u>Zelt</u>. ICH PREISE GOTT für eure Liebe für mich!

M.P.J., Naples, Florida

Raus aus dem Okkultismus!

Meine Allergien setzten mit dem Pfeifferschen Drüsenfieber ein, das ich mit 19 Jahren bekam. Als ich 26 Jahre alt war, bekam ich eine Hepatitis, und ein paar Jahre später entwickelte ich eine Sensibilität auf synthetische Stoffe. Von dort breitete sich meine chemische Hypersensibilität aus.

Ich arbeitete als medizinische Sozialarbeiterin und musste meine Arbeitszeit auf drei Tage pro Woche beschränken. Irgendwann Anfang der 80er Jahre fing ich an, jedes Mal eine Atemschutzmaske zu tragen, wenn ich nach draußen ging. Wenn ich das nicht tat, bekam ich ähnliche Symptome wie bei einer Atemwegserkrankung, die mich wochenlang ans Bett fesseln konnten. Später ging ich dann von der Atemschutzmaske zu einem Atemschutzgerät über. Ich konnte die Fenster in einem Raum nicht offen lassen, ohne zu erkranken.

1986 nahm ich mir eine krankheitsbedingte Auszeit von meiner Arbeit, weil ich mir dachte, wenn ich von dem ganzen Arbeitsstress Abstand bekäme, würde ich mich erholen. Jedoch verschlimmerte sich mein Zustand. Zu diesem Zeitpunkt reagierte ich auf alles, auf alle gängigen Allergene, viele Chemikalien, Nahrungsmittel, Kleider und auf die Luft, die ich atmete.

Mir fiel es sehr schwer, Kleidung zu finden, auf die ich nicht reagierte. Sobald ich meine Kleider mit irgendetwas wusch, reagierte ich darauf. Schließlich hatte ich nur noch eine abgetragene Jeanshose und ein kariertes Flanellhemd. Das hatte ich 10 Monate lang jeden Tag an, und ich konnte es nicht waschen, denn dadurch wurde ich in erster Linie für meine Kleidung sensibilisiert.

Folgende Krankheiten wurden bei mir diagnostiziert:
Multiple Chemische Sensibilität, auch bekannt als MCS/EI
Hypothyreose
Candida-Hypersensitivitäts-Syndrom
Chronische virusbedingte Encephalomyelitis myalgica, sekundär zu einem EBV oder einer Cytomegalie
Chronische intestinale Parasitose mit Einzellern
Chronisches Müdigkeitssyndrom mit Immundysfunktion
Sehnenentzündung
Multiple Allergien, universelle Allergien
Hypersensibilität der Harnröhre
Endokrinopathie (autoimmune Erkrankung)
Elektromagnetische Hypersensibilität
Asthma
Chronische Rückenschmerzen/degenerative Wirbelsäulenerkrankung
Depression
Diffuses fibromyalgisches Syndrom

Nach einer Naturkatastrophe erlebte ich körperlich, emotional und geistlich ein dramatisches Tief. Zu dieser Zeit hörte ich zum ersten Mal von Henry Wrights Dienst durch die ehemalige Mitbewohnerin einer guten Freundin. Sie war eine Jüdin, die sich zum Christentum bekehrt hatte und die Gott von ähnlichen medizinischen Problemen geheilt hatte. Meine Freundin und ich kontaktierten die Gemeinde und fingen an, sie regelmäßig anzurufen. Ich bekehrte mich am Telefon, als ich 50 Jahre alt war.

Ich wuchs nicht in einer Gemeinde auf, aber meine Eltern hatten mich nach christlichen Moralvorstellungen erzogen. In meinem Studium hatte ich mich kurz mit dem christlichen Glauben beschäftigt, doch ich wurde sehr schnell desillusioniert. Anfang Dreißig folgte ich einem bekannten indischen Guru, weil ich inneren Frieden brauchte und er diesen seinen Nachfolgern versprochen hatte. Ich praktizierte seine Meditation und seinen Lebensstil 18 Jahre lang. Dadurch öffnete ich mich für alle möglichen New Age- und okkulten Aktivitäten. Ich wurde eine Schülerin der Astrologie, des Buddhismus, des Erhard-Seminar-Trainings, der Radionik, des Pendelns usw., ganz zu schweigen von all den Praktiken der alternativen Medizin, die ich ausprobierte. Ich erwähne das, weil die Tatsache, ein wiedergeborener Christ zu werden, für mich weitab von meiner politischen und geistlichen Auffassung lag.

1992 stieg ich mit einem Sauerstoffbehälter und einem Atemschutzgerät in ein Flugzeug und flog durch das ganze Land zu Henry Wrights Gemeinde. Das Flugzeug war ausgebucht und jemand in meiner Nähe trug ein Designerparfüm. In diesem Flugzeug geschah ein Wunder. Der penetrante Geruch ließ nach, nachdem ich eine Stunde lang lebhafte Gospelmusik auf meinem Kassettenrekorder angehört hatte. Und als ich in St. Louis umstieg, reagierte ich nicht auf den Zigarettenrauch, obwohl ich ihn gerochen hatte. Das allein war schon ein Wunder. Obwohl ich unter massiven Ängsten litt, vollbrachte ich einen Glaubensschritt, und Gott kam mir entgegen.

Henry Wright brachte mich in einer Wohnung unter, die für extreme Allergiker eingerichtet war. Am zweiten Abend brachte man mir Schweinesteak zu Essen. Das war eine besondere Herausforderung für mich, da ich aufgrund der vegetarischen Praktiken meines Gurus 18 Jahre kein Fleisch mehr gegessen hatte. Die Personen, die mir dienten, lasen mir 1. Timotheus 4,4–5 vor: „Denn jedes Geschöpf Gottes ist gut und nichts verwerflich, wenn es mit Danksagung genommen wird; denn es wird geheiligt durch Gottes Wort und durch Gebet."

Mir wurde klar, dass Gott wollte, dass ich in der Lage war, alle Speisen zu mir zu nehmen. Und Er wollte bestimmt nicht, dass ich mich weiterhin merkwürdigen Diäten unterzog. Ich habe dann das Schweinesteak gegessen und verspürte keine Gegenreaktion. Ich konnte sehr schnell wieder alles essen, Kleider tragen und frische Luft und Chemikalien riechen. Die Gemeinde lehrte mich das Wort Gottes und half mir, meine Ängste und den Okkultismus zu verlassen.

Ich bin Gott dankbar dafür, dass Er mich von meiner lähmenden Krankheit befreit hat. Ich kann aufrichtig sagen, dass Er mir ein erfüllteres Leben gegeben hat. Jede okkulte Praktik, die ich ausübte, raubte mir einen Teil meines Lebens und meiner Gesundheit, aber Jesus gab mir alles wieder zurück.

Heute kann ich mich wieder ohne irgendwelche Einschränkungen in der Welt umherbewegen. Ich habe wieder Kraft und kann produktiv sein. Ich kann alles, was ich will, essen und trinken. Ich kann Kleider kaufen und sie, ohne zu waschen, anziehen. Ich kann die Natur draußen genießen. Danke, Vater Gott, Jesus und Heiliger Geist und Henry Wrights Dienst, dass ihr mir mein Leben zurückgegeben habt.

M.F., Georgia

Gebärmutterkrebs verschwunden!

Im April 2003 wurde bei mir Gebärmutterkrebs im dritten Stadium diagnostiziert. Eine Nothysterektomie wurde durchgeführt, aber der bösartige Tumor war noch immer da. Mein Arzt schlug eine Chemotherapie vor, und ich stimmte den ersten zwei Behandlungen im Juni 2003 zu. Ich verlor meine Haare, nahm mehr als 11 kg ab und fühlte mich schrecklich. Ich hatte Angst, mit sechs weiteren Behandlungen weiterzumachen und wusste nicht, wie ich als Immobilienmaklerin weiter arbeiten sollte. Doch dann kamen die Dinge ins Rollen.

Ich bekam einen Vermittlungsauftrag über 325.000,- Euro. Am zweiten Tag nach der Veröffentlichung erhielt ich einen Anruf von einem anderen Makler, dessen Kunde bereit war, den vollen Preis zu bezahlen. Ich vereinbarte einen Termin mit dem Makler, um das Vertragliche zu regeln, und erlebte eine Überraschung. Nach unserem Treffen bat ich ihn, ob er nicht noch ein bisschen bleiben könnte, um sich mit meinem Mann und mir zu unterhalten. Ich war diesem Menschen noch nie begegnet und bespreche persönliche Angelegenheiten nur selten mit Fremden, aber ich fühlte mich diesem Mann sehr nahe und erzählte ihm meine Geschichte.

Er hörte mir geduldig zu und erzählte mir dann, dass er einige Erfahrung als Seelsorger im Veteranenkrankenhaus und Hospiz gesammelt hätte und dass er mein Problem verstehen könne. Als ich ihn fragte, was ich tun sollte, antwortete er mir: „Ich kann Ihnen nicht wirklich helfen, aber ich habe eine Broschüre, die Ihnen zeigt, wie Sie sich selbst helfen können." Die Broschüre war von Pleasant Valley herausgebracht worden und hieß „New Insights into Cancer" [Neue Erkenntnisse über Krebs]. Am gleichen Abend las ich sie noch zweimal durch.

Ich begann zu verstehen, wie wichtig es ist, anderen zu vergeben, und dass ich die Bitterkeit gegenüber meinem ehemaligen Schwiegersohn loswerden musste. Mir ging sozusagen ein Licht auf. Ich musste ihm vergeben, und das tat ich. Ich vergab ihm, als wir zusammen bei mir zuhause in der Einfahrt standen und er mir meinen elfjährigen Enkel zu Besuch gebracht hatte. Sie beide waren erschüttert, als ich ihm sagte, dass es mir leidtäte und ich ihn liebte. Als wir uns dann umarmten, weinten wir. Wow!

Das war an einem Donnerstag, einen Tag nachdem ich die Broschüre über Krebs gelesen hatte. Am darauffolgenden Tag ging ich zu meiner nächsten Chemotherapie, und zum Erstaunen meines Onkologen und Radiologen war der Krebs vollständig verschwunden! Ein Wunder!

Ich weiß jetzt, dass Bitterkeit und Unversöhnlichkeit meinen Krebs verursacht hatten, aber für mich ist es das Wichtigste, dass Gott mein Herz hörte, als ich Ihn um Vergebung dafür bat, dass ich jemand anderen gerichtet hatte. Ich nenne es eine Angelegenheit GÖTTLICHER INTERVENTION durch einen Gott, der mich liebt. Ich lobe und preise Ihn. Er hat mein Leben für immer verändert.

J.B.

Beziehung geheilt!

Mein Ehemann und ich sind gerade von einer lebensverändernden geistlichen Reise zurückgekehrt. Wahrscheinlich hat sie unsere Ehe, unsere geistliche Gesundheit und unser Leben gerettet. Ich dachte, es ist das Beste, mein Zeugnis aufzuschreiben, da ich so diejenigen, die nicht daran interessiert sind, nicht langweile, und diejenigen, die es interessiert, weiterlesen können.

Immer wenn ich mich mit der Frucht des Geistes beschäftigte, dachte ich mir: Warum sehe ich sie nicht bei mir? Geduld und Selbstbeherrschung waren nicht mein Fall. Ich diente anderen ohne Liebe. Die Beziehung zwischen meinem Mann und mir war so schlecht geworden, dass ich niemanden bei uns zu Besuch haben wollte. Ich fühlte mich ständig müde und gestresst. Wir probierten viele Diäten aus, um uns besser zu fühlen, aber alles wurde nur noch schlimmer. Ich hatte die Nase voll davon, mich jeden Tag aufs Neue bei Gott und meinen Kindern für meine Wutausbrüche usw. zu entschuldigen. Ich entwickelte einen starken Reflux, Fußschmerzen und wachte häufig in der Nacht mit schrecklichen Gefühlen über mich und Angst wegen der Beziehung zu meinem Mann auf.

Gott sei Dank lernten wir eine Gruppe von Christen kennen, die bei Pleasant Valley von vielen verschiedenen Dingen geheilt und befreit worden waren: von Allergien, Schmerzen, Ängsten und vielen verschiedenen Krankheiten. Der Kurs dauerte eine Woche und hatte Heilung durch Gottes Wort zum Inhalt. Die wichtigsten Dinge, die wir lernten, waren: Gott möchte, dass wir gesund sind, und Satan, dass wir krank sind. Hinter den meisten Krankheiten und Gebrechen steckt eine geistliche Wurzel. Viele Krankheiten und Gebrechen werden auch durch einen Generationenfluch verursacht, der beseitigt werden kann. (Man muss sich das einmal vorstellen: Unsere Kinder können von diesen Flüchen befreit werden.) Die geistlichen Wurzeln von Reflux und vielen anderen Krankheiten sind Angst, Sorge und Stress. Angst ist das Gegenteil von Glauben. Wir können entweder Satans Lügen oder Gottes Verheißungen glauben. Negative Gedanken kommen von Satan, gute von Gott. Wir müssen jeden Gedanken gefangen nehmen. Wenn wir anfangen, Satans Lügen über uns und andere zu glauben, entwickelt sich ein Schneeballsystem und die Lügen manifestieren sich in uns. Aber diese Lügen können durch die Macht des Heiligen Geistes gebrochen und durch den Namen Jesus vertrieben werden. Wir haben es hier mit bösen Geistern zu tun. Wenn man bei mir bestimmte Knöpfe drückte, setzten sich Wut und Angst in Bewegung, aber jetzt habe ich die Kontrolle. Ich kann diesen Gedanken eine Absage erteilen. Das konnte ich früher noch nicht, und ich verstand auch nicht warum.

Sie lehrten uns alles über den geistlichen Kampf in uns und wie wir ihn von unserem Herzen fernhalten können. Satan wird uns weiterhin versuchen, aber wir können es erkennen und abweisen. Seitdem ich dort war, habe ich keine Fußschmerzen mehr. Einen Reflux hatte ich seit meiner Rückkehr nur noch einmal, aber ich wusste, wo er herkam, und konnte mich mit der Angst sofort auseinandersetzen. Wenn Sie gerne noch weitere Details darüber erfahren möchten, erzählen mein Mann und ich es Ihnen sehr gerne.

Ich empfehle dringend jedem mit Ehe- oder Familienproblemen, Allergien, Krankheiten oder Depressionen etc., sich die Internetseite www.pleasantvalleychurch.net anzuschauen. Henry W. Wrights Buch ***A more excellent way [Der herausragende Weg]*** ist ein Bestseller. Es enthält die meisten Informationen, die sie lehren: 60 Krankheiten und deren geistliche Wurzeln, 30 Blockaden für Heilung (Unversöhnlichkeit und Angst sind z. B. große Blockaden für Heilung) und Bibelstellen, um alles zu belegen. Pleasant Valley Church liegt in Thomaston, Georgia.

Gott segne Sie. Und lassen Sie mich wissen, ob Sie sich für das Seminar angemeldet haben. Das würde mich sehr interessieren!!!

> **Geliebter, ich wünsche, dass es dir in allem wohlgeht und du gesund bist, wie es deiner Seele wohlgeht. 3. Johannes 2**

GA

Was mein himmlischer Vater zu Seiner Ehre für mich getan hat!

Er liebt mich bedingungslos trotz meiner selbst. Ich bin auf eine erstaunliche und ausgezeichnete Weise gemacht! Er beschützte mich in einem Zuhause voller Gewalt, Pein, Wut, Alkoholabhängigkeit, Misshandlungen und Satanismus vor emotionaler, körperlicher, geistlicher und sexueller Misshandlung einschließlich Inzest, Vergewaltigung, Belästigung und dem Beinahe-Ertrinken.

Von meiner Geburt bis zu meinem 58. Lebensjahr verbrachte ich 45 Jahre in Gebundenheit an meine fortschreitenden Krankheiten und Diagnosen: Allergien, Asthma, Bronchitis, Sinusitis, Emphyseme, COPD (chronisch obstruktive Lungenerkrankung), einschließlich 2 Nahtode, Viren, zerstörtes Immunsystem, Lungenentzündungen, Lidrandentzündungen, Augenprobleme, Kandidose und Hautpilz, Osteoporose, Hypothyreose, akute Schizophrenie, viele Nervenzusammenbrüche, Angstattacken, Nasenbluten, 20 Schockbehandlungen, psychiatrische Anstalten, Psychotherapie, viele Selbstmordversuche, Depression, Fettleibigkeit, Zwangsstörungen, manische Depression, vielerlei Süchte wie Zucker-, Medikamenten- und Kaufsucht usw., Armut, viele psychologische Beratungen, Programme, Ärzte, okkultes New Age, Selbsttod, -zerstörung und -verstümmelung.

Im Sommer 2001 kaufte ich ein Buch mit dem Titel ***Der herausragende Weg***, geschrieben von Henry Wright. Zusätzlich benutzte ich die Bibel, da ich verzweifelt nach der WAHRHEIT in meinem Leben suchte. Im September 2001 ging ich zur For My Life™-Woche in der Pleasant Valley Church mit einem engagierten Team, das die WAHRHEIT über biblische Prinzipien vermittelte.

Ich hörte die Wahrheit über Gottes Absicht für mein Leben, die ich noch nie zuvor gehört hatte. Diese Wahrheit macht mich frei. Seitdem ich denken kann, wollte ich schon immer eine heile, geliebte und angenommene Person sein. Ich bin auf dem Weg dorthin! Gott, mein Vater, liebt mich, und ich habe eine neue Identität in Jesus Christus bekommen! Ich wurde aus den richtigen Gründen auf Gottes Art und Weise getauft. Und ich habe den Sieg dadurch, dass ich mein altes Leben verlassen, die Bibel als Wahrheit akzeptiert sowie das lebendige Wort (Jesus) und die Kraft des Heiligen Geistes empfangen habe. Gott, der Vater, weiß wirklich, was das Beste für mich ist!

Ich nahm mindestens elf verschiedene Medikamente ein. Seit Dezember 2001 (10 Monate) nehme ich nun fast keine mehr. Ich nehme nur noch die Minimaldosis gegen die Hypothyreose, die bald aber weggehen wird. Meiner Schilddrüse geht es besser, mein Blut und Sauerstoffgehalt sind in Ordnung, meine Lungen sind frei, mein Immunsystem ist normal, meine Knochendichte einwandfrei. Was die Augen betrifft, brauche ich meine Brille kaum noch, und ich wiege 36 kg weniger. Ich wurde von so vielem geheilt, und durch Gottes Gnade wurde mir vergeben, und ich bin frei. Meiner Ehe geht es wieder gut, mein gebrochenes Herz - durch den Tod meines 10 Jahre alten Sohnes - ist wieder heil, generationsbedingte und durch Freimaurerei hervorgerufene Flüche aus der Vergangenheit sind gebrochen und noch so vieles mehr. Ich bin besser ausgerüstet, meinem Herrn und Retter Jesus Christus zu dienen. Durch den Heiligen Geist wurde mir die Kraft gegeben, zur Ehre Gottes im Gefängnis zu dienen usw., FOR THEIR LIFE™ !

Danke, Vater Gott, dass du mein Leben von Grund auf erneuert, meine Gesundheit wiederhergestellt und das Team und die freiwilligen Helfer der Pleasant Valley Church gebraucht hast, mir zu helfen, die WAHRHEIT DES WORTES zu erkennen. Und danke, dass sie mir und anderen die biblische Wahrheit über Sünde und Krankheit durch ihren Dienst zeigen.

Möge Gott euch alle weiterhin segnen!

C.H.

Zeugnis über die Heilung von Schlafapnoe und die Anwendung des „Entsagens“

Im August 2003 wurde bei mir eine Schlafapnoe diagnostiziert. Ab diesem Zeitpunkt trug ich dann eine Schlafmaske mit einem Druck von fast 7 hPa. Nachdem ich eine Nacht in einer Schlafklinik verbracht hatte, sagte man mir, ich hätte

139 Mal während meiner sechsstündigen Schlafphase aufgehört zu atmen. Dabei hatte ich fünf sehr lange Aussetzer von bis zu 2 Minuten! Ich möchte noch hinzufügen, dass ich noch zwei Schwestern mit dem gleichen Problem habe. Die eine schläft mit einer Maske, und die andere unterzog sich vor einem Jahr einer größeren Operation im Halsbereich, um die Verengung zu beseitigen. Die Maske ist wie ein Schnuller für Babys, man gewöhnt sich sehr schnell daran, und sie gibt ein Gefühl der Sicherheit.

Ich wurde von der Schlafapnoe während des Samstagmorgengebets bei *For My Life*™ befreit. Die Freiheit kam, als ich nachfragte, warum „Freimaurerei" als Okkultismus betrachtet wird. Etwas hatte sich während der Lehreinheit über Okkultismus in meinem Geist „geregt". Mein Vater und Großvater (mütterlicherseits) waren beide Freimaurer gewesen. Meine Frage veranlasste unseren Gruppenleiter, bei seinem Leiter nachzufragen, ob Schlafapnoe damit im Zusammenhang stehen könnte.

Bald nachdem ich zu Hause war, setzte der Kampf des Verlassens ein. Ich hatte schreckliche Albträume. Ich wurde nicht wach durch sie, jedoch hatte ich am nächsten Morgen starke Kopfschmerzen. Tatsächlich war dies die Art von Kopfschmerzen, wie ich sie bekam, wenn mein Gehirn nicht ausreichend mit Sauerstoff versorgt wurde. Tabletten schienen mir dabei nicht zu helfen. Das war ein herber „Rückschlag" für mich. Der Arzt in der Schlafklinik hatte mir gesagt, eine unzureichende Sauerstoffzufuhr zum Gehirn könnte einen Schlaganfall oder Herzversagen verursachen. Ich hatte diese Art von Kopfschmerzen im Laufe der Jahre ab und zu. Mindestens ein Jahr, bevor die Schlafapnoe diagnostiziert wurde, litt ich sehr stark darunter. Ich wusste, dass ich es nicht zulassen durfte, dass mir das passierte.

Ein Freund ermutigte mich, dem Ganzen zu entsagen und es laut auszusprechen. DAS RETTETE MICH AN JENEM ABEND DAVOR, DIE MASKE WIEDER AUFZUSETZEN! Ich schaute die Maske an und hatte innerlich zu kämpfen, bis ich mich dann schlussendlich entschied, „zu leben oder zu sterben" und die Maske nicht wieder aufzuziehen. Ich glaubte, dass Gottes Wort wahr ist, bestand auf meiner Befreiung und bin seit dem 30. April 2004 frei geblieben! Preist Gott! Halleluja! Die Maske blieb weggepackt, wo ich sie nicht mehr sehen konnte. Jeden Abend erkläre ich weiterhin: *„Ich bin frei von Schlafapnoe. Ich werde einen süßen Schlaf haben, den Gott seinen Geliebten versprochen hat. Ich bin frei von Schlafapnoe, und wen der Sohn freimacht, der bleibt auch frei.*" Ich schlafe ruhig und hatte seitdem keine weiteren Symptome mehr. ICH BIN FREI! HALLELUJA!

N.D., Anderson, South Carolina

Zeugnis über einen Autounfall

Ich bete, dass Gott durch mein Zeugnis diejenigen segnen wird, die unter Schmerzen in Folge eines Unfalls leiden müssen. Ich möchte für diejenigen einstehen, die das lesen, damit sie Hoffnung bekommen und ermutigt werden, Gott voll und ganz für ihre Heilung zu vertrauen. Denken Sie immer daran, dass Gott nicht die Person ansieht. Gott wird mit uns zusammenarbeiten. Je nachdem, wie wir uns entscheiden, wird Er uns treu zur Seite stehen, um das in uns zu vollenden, was am Kreuz bereits für uns erwirkt wurde. Ich hoffe, dass Sie Gott ergreifen, denn wenn Sie Ihn empfangen, folgt alles andere, einschließlich der Heilung.

Wenn jemand durch einen Unfall nicht mehr gehen und für sich selbst sorgen kann, steht der Feind immer bereit, um große Angst, Unsicherheit, Zweifel und Unglauben ins Leben zu bringen. Man leidet unter Qualen, wenn der Schmerz einen ergreift und man sich nicht sicher ist, ob man jemals wieder das wird tun können, was man vorher konnte. Aber es kommt auch der Zeitpunkt, wo man sich entscheiden muss, was man glauben möchte. Vor meinem Unfall hatte ich in meinem Herz beschlossen, was ich über Gottes Treue und Verheißungen glauben wollte. So oft hatte ich Gottes Fürsorge in meinem Leben erlebt. Ich wusste, dass Er immer für mich sorgen würde. Ich hatte Ihm schon in der Vergangenheit vertraut und an Ihn geglaubt und dadurch erlebt, dass Er immer einen Weg findet. Daher wusste ich, dass ich Ihm jetzt auch glauben konnte, dass Er an mir eine unglaubliche Heilung vollbringen würde. Damals begriff ich, dass mein Glaube eher eine Aussage darüber war, was Gott war und was Er für mich tun wollte, als über mich und was ich bereit war zu akzeptieren. Ich lehnte es ab, einen Plan B zu haben. Ich hielt mich an Plan A, in dem Gott mich befähigte, Ihm voll zu vertrauen. Ich möchte Sie ermutigen, eine Beziehung zu Gott zu suchen, in der Er Ihr Ein und Alles ist. Stellen Sie nie in Frage, ob Gott Sie vollständig wiederherstellen möchte. Sie müssen wissen, dass Er es will.

Nach meinem Unfall war ich eine Zeit lang bewusstlos. Ich erinnere mich, wie ich auf eine Kreuzung zufuhr und eine Frau direkt vor meinem Auto aus einer Parklücke herausfuhr. Ich werde nie vergessen, wie der Heilige Geist mich anflehte, so wie eine Mutter ihr Kind anfleht: Fahr sie nicht an! Als ich diese Stimme hörte, sah ich das Gesicht der Frau, und ihre Autotür war direkt vor mir. Ich hatte nur ein paar Sekunden, um mein Lenkrad herumzureißen, damit ich sie nicht anfuhr, was sie wahrscheinlich umgebracht hätte. Dadurch dass ich Gott gehorchte, lenkte ich mein Auto ziellos in eine andere Richtung, da ich keine Zeit hatte, zu schauen, wo frei war. Vor ihrem Auto und zu meiner Linken kam uns Verkehr entgegen, und ich kann mich erinnern, wie ein Auto sich mir auf der Kreuzung näherte. Daher musste ich hinter ihrem Auto einschlagen, weil ich sonst in den Gegenverkehr geraten wäre. Die Entscheidung, sie nicht anzufahren, brachte mich von der Straße ab. Mein Auto raste geradeaus auf einen Telefonmasten, der in zwei Hälften brach. Der untere Teil des Masts war 1,5 Meter hoch und blieb im Boden, und die andere Hälfte fiel auf mein Auto. Das Auto überschlug sich und meine Fahrertür prallte auf die Ecke eines Hauses. Ich war zwischen dem Haus, der eingedrückten Tür, dem Lenkrad und der Konsole eingeklemmt. Die Windschutzscheibe und das Seitenfenster waren eingeschlagen. Mein Kopf hatte den Schlag der Scheibe abbekommen und mein Körper den Druck des Frontalaufpralls.

Ich werde für jedes Gebet ewig dankbar sein, denn ich weiß, Gott hat mein Leben verschont. Ich werde Ihm nie genug dafür danken können, dass Er mich am Leben ließ und es mir ermöglichte, wieder zu gehen, ohne Rollstuhl, ohne Schmerzen, und Teil der wunderbaren Dinge zu sein, die Er tut. Ich preise Gott für Sein kostbares Volk und die Herzen derer, die mich durch ihre Gebete, ihre Liebe und ihre Unterstützung so unglaublich gesegnet haben.

Ich kann mich noch schwach an den Flug mit dem Hubschrauber ins Krankenhaus erinnern. Ich erinnere mich noch, dass ich überlegte, wie ernst es wohl sei, wenn ich in einem Hubschrauber und nicht in einem Krankenwagen sei. Ich erinnere mich nur noch daran, dass ich aus meinem Jeep herausgeschnitten werden musste, an die schrecklichen Schmerzen und das Trauma, als mir bewusst wurde, dass mein ganzer Körper von Schmerzen zerrissen wurde. Meine linke Hüfte war ausgekugelt, ich hatte einen Schädelbruch vom linken bis zum rechten Ohr, und mein Ohrring war in mein Gesicht reingedrückt, so dass man ihn herausschneiden musste. Ein Schönheitschirurg behob den Schaden meines linken Ohres mit vielen Stichen und brachte es wieder an die richtige Stelle. Mein Beckenknochen war zweimal angebrochen, und ich hatte einen Bruch der unteren Wirbelsäule. Ich erinnere mich noch an die Schmerzen, als mein Kopf und Kiefer auf das Seitenfenster aufprallten. Der Schlag war so stark, dass das Glas zerbrach. Als ich im Krankenhaus ankam, nahmen die Ärzte zunächst an, dass ich querschnittsgelähmt sein würde, mein Kiefer nicht mehr zu reparieren sei und meine inneren Verletzungen so schwerwiegend seien, dass ich eine sofortige Operation benötigte. Aber erstaunlicherweise hatte mich Gott schon wieder „zusammengesetzt", und ich benötigte weder eine Operation noch einen Gips.

Das zweite Wunder war, dass Gott nicht nur mein Leben, sondern auch meine Zähne rettete. Mein Kiefer war so geschwollen, dass der Arzt dachte, mein Kieferknochen sei zertrümmert. Ich glaube, dass Gott mich vollständig wiederherstellte, als ich bewusstlos in meinem Auto lag und noch niemand am Unfallort eingetroffen war. Ich glaube, dass Er mich wieder „zusammengesetzt" hat, weil ich Seiner Stimme gehorchte und in die Autotür vor mir nicht hineingefahren war. Ich reagierte, ohne die Folgen dieser Entscheidung in Frage zu stellen und mir zu überlegen, was mit meinem Auto passieren würde. Zum Erstaunen aller war mein Kiefer nicht gebrochen und meine Zähne nicht zertrümmert. Es hatte sich nicht einmal ein Zahn gelockert.

Ich verbrachte fünf Tage im Krankenhaus und ging ohne Physiotherapie nach Hause. Jemand aus der Physiotherapieabteilung kam, um mich zu beurteilen. Zu diesem Zeitpunkt konnte ich weder gehen noch sonst sehr viel tun. Da ich keine Versicherung im Natürlichen hatte (Gott ist die beste Versicherung, die man nur haben kann), wollten sie mich so bald wie möglich loshaben. Gott erledigte sogar den Teil mit der Krankenhausrechnung für mich. Nachdem ich 10 Tage zu Hause gewesen war, bekam ich die Fäden in meinem Ohr gezogen. Dank Gottes Gnade war an dem Tag ein Schönheitschirurg in der Notaufnahme; er konnte mein Ohr entsprechend nähen, und somit habe ich fast keine Narben. Danke, Gott, dass du für diesen Schönheitschirurgen im Krankenhaus gesorgt hast, als ich einen brauchte.

Seitdem ich das Krankenhaus verlassen habe, war ich nicht wieder beim Arzt. Ich habe keine Röntgenaufnahmen machen lassen und war bei keiner Nachsorge, da ich das alles nicht brauchte. Preist den Herrn. Als ich aus dem Krankenhaus kam, saß ich noch im Rollstuhl. Und während meiner Besserung ging ich vom Rollstuhl zur Gehhilfe, dann zu zwei Krücken und schließlich zu einer Krücke über, bis ich wieder alleine gehen konnte.

In der ersten Nacht, als ich wieder zuhause war, wusste ich, dass Gott da war. Eine Freundin schlief die erste Nacht bei mir. Ich werde es ihr nie vergessen, wie sie mir diente und für mich sorgte. Am späteren Abend saß ich auf meiner Bettkante und versuchte, mit der Gehhilfe aufzustehen. Ich hörte den Heiligen Geist sagen: „Geh nur, ich bin bei dir.“ Ich hörte auch eine andere Stimme sagen: „Du wirst nie so sein wie früher. Du wirst nie so gehen können wie früher und wirst immer humpeln und Schmerzen haben.“ Ich wusste, ich musste mich darauf konzentrieren, was Gott tun konnte, und nicht, was ich tun konnte. Ich entschied mich, durch den Herrn ermutigt zu werden und an Ihn zu glauben.

In dieser Nacht, in den darauffolgenden Wochen und seitdem ich im Krankenhaus gewesen war, hatte ich schreckliche Schmerzen. Ich konnte nicht still liegen, und wie ich mich auch drehte, ich konnte nicht zur Ruhe kommen. Die Entscheidung, Gott zu vertrauen, half mir am ersten Abend, als ich wieder zu Hause war, aus dem Bett aufzustehen. Das kam daher, dass ich mich entschieden hatte, Gottes gesprochenem Wort zu glauben. Ich setzte Seine Treue in Aktion um. Ich entschied mich zu glauben, dass Sein Wort wahr ist. Ich brauchte einige Zeit und viele Versuche, um aufzustehen, aber als ich mit Gottes Hilfe aufgestanden war, fing ich an, die linke Seite meines Körpers mit der Gehhilfe zu bewegen. Die ersten Vorwärtsbewegungen meines Körpers waren sehr mühsam, aber ich fing an, Gott mit meinem rechten Arm zu loben und dem Teufel mit meinem linken Arm zu entsagen. Ich kann mich noch an die Intensität dieses Kampfes erinnern, als ich versuchte zu gehen. Je weiter ich vom Bett wegkam, desto müder wurde ich, also drehte ich mich um und versuchte wieder zum Bett zu kommen. Als ich am Ende meiner Kräfte angelangt war, als ich wirklich nichts mehr tun konnte und merkte, dass ich gleich kollabieren würde, rief ich mit ganzem Herzen nach Jesus und griff nach Seiner Stärke, da ich wusste, dass ich mich auf meine nicht mehr verlassen konnte. Plötzlich wurden meine Beine und Arme wieder stark, und die Präsenz Gottes, die den Raum erfüllte, war unglaublich.

Das war der Anfang meiner Heilung, aber auch der Anfang weiteren geistlichen Kampfes. Etwa eine Woche nachdem ich aus dem Krankenhaus gekommen war, betete ein Pastor für mich und band einen Geist des Gebrechens. Eine Schwere und Schwachheit fielen von mir ab. Jeder im Raum fing an zu beten, dass der Schmerz mich verlassen solle und ich die nötige Kraft bekäme, ihn zu überwinden. Gott erhört Gebete. Ich bin der lebendige Beweis dafür.

Interessanterweise verließ mich der Schmerz in einem Bereich meines Körpers und tauchte an einer anderen Stelle wieder auf. Der Feind verlor den Kampf um die Schmerzen in meinem Rücken, aber nach ein paar Tagen tauchten sie in meiner Hüfte wieder auf. Jedoch bemerkte ich, dass ich den Teufel wütend machte, da ich seine Spieltaktik herausgefunden hatte. Der Feind prüfte mich nur, um zu sehen, ob er auf einem anderen Weg Zugang zu mir bekäme. Würde ich dieser Lüge glauben?

Ein anderes Mal versuchte ich, von einem Stuhl aufzustehen, und spürte ein Kribbeln, eine Taubheit und einen Gefühlsverlust in meiner Hüfte zusammen mit Schmerzen im Gelenkbereich. Das geschah, als ich wieder zur Arbeit ging, nachdem die anfänglichen Schmerzen aufgehört hatten. Ich erinnere mich, wie ich sagte: „Ich muss mir wohl die Hüfte gezerrt haben, weil ich keine Schmerzen hatte und jetzt welche habe." Das war, nachdem ich den Zusammenhang verstanden hatte und der Versuchung noch nachgab. Es lag ein vierwöchiger Kampf vor mir, bevor ich schließlich den Sieg davontragen konnte. Ich hatte der Lüge Raum gegeben. Jetzt musste ich länger durchhalten als der Teufel und meinen eigenen Worten entsagen, da sie dem Reich Satans und nicht Gottes Reich entsprachen. Ausdauer und die Entschlossenheit, aufrecht zu stehen und Gottes Wort zu glauben, brachten den Sieg. Eines Morgens stand ich auf und hatte keine Schmerzen mehr. Danke, Jesus.

Auf wundersame Weise zahlte Gott auch alle meine Krankenhausrechnungen durch die Versicherung der Frau, mit der ich in den Unfall verwickelt war. Ihre Versicherung ersetzte mir auch meinen Jeep Cherokee mit genau dem gleichen Auto, nur ein Jahr neuer. Gott hat mir immer wieder gegeben, was ich brauchte. Er hat mich kräftiger gemacht, als ich vor dem Unfall war, und Er segnet mich weiterhin. Ich kann nur staunen, wie Er in jeder Hinsicht für mich sorgt.

Ein Unfalltrauma ist ein Türöffner für den Feind, um uns an Punkten gefangen zu halten, wo Gott uns befreien möchte. Ich möchte Sie ermutigen, zur Pleasant Valley Church zu kommen und am For My Life™-Programm teilzunehmen. Gott wird Ihnen begegnen, so wie Sie es verstehen können, und Ihnen helfen, die Blockaden des Feindes zu überwinden, damit Sie empfangen können. Es gibt Hoffnung, Gott wird Sie nie verlassen und sich niemals nicht stark in Ihrem Leben erweisen. Sie müssen nur glauben und Ihm vertrauen. Wenn Sie das zulassen, wird Er Ihnen zeigen, wie Sie Ihre Gedanken, Ihren Willen, Ihr Handeln und Ihre Worte mit Gottes Wort in Einklang bringen können. Geben Sie Ihm Ihr Herz. Wenn Sie das hassen, was Er hasst, und das lieben können, was Er liebt, können Sie anfangen zu verstehen, zu begreifen und in Besitz zu nehmen, und Er wird die Wünsche Ihres Herzens erfüllen.

S.D., Atlanta, Georgia

Multiple Sklerose

Ich befinde mich im Prozess der Heilung von Multipler Sklerose! Ich bin körperlich wieder auf dem Stand, auf dem ich vor einem Jahr war und nehme fast keine Medikamente mehr. Ihr habt mir geholfen, mein Leben zurückzubekommen.

Jeder Tag ist für mich wie Weihnachten – ich kann es kaum erwarten, aufzustehen und zu sehen, was jetzt wiederhergestellt wurde.

R.D.

Frei von Allergien und Arthritisschmerzen

Ich habe nur das Buch gelesen, und indem ich die darin erklärten Prinzipien anwandte, wurde ich von entsetzlichen Allergien befreit, mit denen ich schon 30 Jahre lang gekämpft hatte. Mein Mann litt seit seinem 19. Lebensjahr an einer rheumatoiden Arthritis und wurde jetzt auch von seinen Schmerzen befreit!

Dieses Buch ist real. Die Heilung, die Sie erfahren werden, ist echt, und kein bisschen davon ist Hollywood. Man kann buchstäblich frei von Krankheit sein, indem man einfach nur die biblischen Prinzipien anwendet, die Henry Wright beschreibt.

L.C.

Fibromyalgie und Herzprobleme verschwunden

Der Besuch bei der Pleasant Valley Church hat mein Leben rundum verändert. Nachdem mir dort gedient wurde, wurde ich vollständig von Fibromyalgie frei, mit der ich schon 14 Jahre lang zu kämpfen hatte. Ich bin nach einem Jahr nach wie vor frei, und bin noch weitere gesundheitliche Probleme, einschließlich eines Herzproblems, losgeworden. Ich habe ein neues Leben und kann so vieles mehr tun als zuvor. Ich gehe jetzt wandern, und letzte Woche habe ich eine ca. 6 km lange Bergtour und 365 Höhenmeter zurückgelegt.

Ich schlage vor, „zu leben und nicht zu sterben, damit wir die Ehre des Herrn verkünden.“

D.W.

Diabetes mit fortschreitender Erblindung

Ich hatte Diabetes mit fortschreitender Erblindung und besaß nur noch 10 % meiner Sehkraft. Ich ging zur Laserbehandlung, und mein Arzt sagte mir, dass sich meine Krankheit umgekehrt hätte. Bei meinem nächsten Besuch entließ er mich, da mein Sehvermögen wieder normal war.

M.B.

Keine Hypoglykämie mehr und einen gottesfürchtigen Ehemann

Gott hat mich von unzähligen Allergien und von Hypoglykämie befreit. Er hat mich auch mit der wahrlich wundervollen Liebe eines gottesfürchtigen Ehemanns gesegnet, was ich nie für möglich gehalten hatte.

B.

Morbus Crohn

Die gute Nachricht ist, ich bin geheilt, nicht nur im Glauben, sondern auch an meinem Körper. Ich wurde nicht nur von Morbus Crohn und Colitis ulcerosa geheilt, sondern auch von den spirituellen Gebundenheiten und Generationsflüchen befreit, die ich seit 50 Jahren mit mir herumgetragen hatte.

S.W.

Allergien

Ich hatte mehr als 100 verschiedene Nahrungsmittelallergien. Täglich hatte ich Essanfälle und nahm dann Abführmittel. Mein Leben bestand ausschließlich darin, über meine Krankheit nachzudenken. Jetzt bin ich vollständig frei.

J.W.

Reizdarmsyndrom

Ich wollte euch nur wissen lassen, dass Gott mich vom Reizdarmsyndrom geheilt hat, das mich schon seit mehr als 8 Jahren quälte. Ich nehme nun keine probiotischen Nahrungsmittelergänzungen mehr. Preist Gott!

J.C.

Hypothyreose

Ich wurde zum Erstaunen meines Arztes von Hypothyreose geheilt und brauche meine beiden Schilddrüsenmedikamente nicht mehr, die mich über Wasser hielten.

R.R.

Ich kann gehen!

Ich wurde von einer Krankheit in meinen Hüften (Knochennekrose) geheilt und kann jetzt wieder gehen!

V.B., San Mateo, Kalifornien, USA

Chronische Schmerzen und Generationsfluch verschwunden

Während der ersten Woche des Kurses ist mir etwas sehr Erstaunliches passiert. Gott nahm einen körperlich und geistlich kranken Christen mit okkulten und heidnischen Wurzeln und beschloss, mich trotz meiner selbst zu heilen.

Ich war kurz davor, mich berufsunfähig zu melden. Mein Anwalt sagte mir, ich würde keine Probleme mit der Anerkennung haben, da Fibromyalgie eine anerkannte Krankheit sei. Tatsächlich litten sogar einige Patienten, die „Dr. Death“ Kevorkian behandelte, an Fibromyalgie und hatten schlussendlich alle Hoffnung verloren. Dann gab mir jemand das Buch *Der herausragende Weg*.

Statt mich berufsunfähig zu melden, stieg ich in ein Flugzeug nach Thomaston, Georgia. Und jetzt bin ich von einer unheilbaren Krankheit und deren chronischen Schmerzen geheilt. Ich bin nicht mehr bettlägerig. Und ich habe stattdessen Gottes Frieden und Ruhe. Er hat mich nicht nur geheilt, sondern lehrte mich auch, dass mein Verständnis von Gott viel zu klein war. Wir erwarten jetzt Heilung in allen Bereichen unseres Lebens.

R.H.

Unfruchtbarkeit

Durch die Anwendung von *Der herausragende Weg* und durch eine liebe Schwester haben wir unsere Beziehung zum Herrn vertieft und viele Flüche gebrochen. Der Herr hat uns nach 14 Jahren Ehe mit unserem ersten Kind gesegnet!

K.J.

Süchte weg! Und ich kann wieder schlafen!

Ich bin schon seit vielen Jahren Christ, dennoch hatte ich in bestimmten Lebensbereichen sowohl in meiner Beziehung zu Gott als auch zu mir selbst zu kämpfen.

Die Prinzipien dieses Buches bewirkten eine große Veränderung! Gott hat mich nicht nur von Süchten, Rückenschmerzen und Schlaflosigkeit geheilt, Er hat auch meine Mutter, die schon ihr ganzes Leben lang an lähmender Höhenangst litt, geheilt, sodass sie nun keine Angst mehr hat!

D.G.

Prämenstruelles Syndrom (PMS) verschwunden!

Ich habe kein PMS mehr! Ich kann meinen Ehemann lieben und Liebe von ihm empfangen. Ich wurde auch von Herpes simplex geheilt. Die chronischen Schmerzen in meiner Hüfte, rechten Gesäßmuskulatur und meinem Bein sind verschwunden. Ich bin nicht mehr allergisch auf bestimmte Nahrungsmittel, und das ist nur der Anfang!

H.B.

Schöpferisches Wunder im Ohr!

Hier ist mein Bericht zum Lobe Gottes. Ich besuchte euer Seminar in der Woche vom 25. Mai 2003, und es hat mein Leben verändert. Eure Lehre des Wortes Gottes gab mir eine Offenbarung nach der anderen. Während des Dienens am Freitagmorgen wurde ich plötzlich durch die heiße Hand Gottes auf meinem Rücken, die mir fast den Atem raubte, von sehr schmerzvollen chronischen Nierensteinen geheilt, die ich schon 8 Jahre lang hatte. Noch am gleichen Tag wurde in eurem Freitagabendgottesdienst mein Knie geheilt (das nach einem unglücklichen Sturz kaputt war). Und am Samstagmorgen, während wir uns gegenseitig dienten, empfing ich ein schöpferisches Wunder in meinem linken Ohr. Durch eine Operation hatte ein Arzt meinen Hörnerv beschädigt, und ich hatte kein Trommelfell mehr, doch jetzt habe ich wieder eins!

PREIS SEI GOTT! Der Herr hatte ein paar Tage, bevor ich nach Georgia reiste, zu mir gesagt, dass Er mich von „all meinen Krankheiten heilen würde“, und das hat Er getan!

Ich danke euch für eure Treue, Gott zu suchen und die gute Nachricht zu verkündigen. Er hat mein Herz mit euren Informationen und Seiner Liebe durchflutet, und ich erzähle es jedem weiter, der mir zuhören und es empfangen möchte. Ich möchte euch noch einmal für euer wundervolles Seminar danken.

P.B.

Fortgeschrittene Osteoporose

Während ich in Pleasant Valley war, fasste ich den unglaublichen geistlichen Entschluss, mich mit meinem Bruder und seiner Familie zu versöhnen. Heute, ein paar Monate später, habe ich immer noch meinen Frieden. Das allein wäre schon die Reise wert gewesen, doch Gott hatte noch mehr für mich.

Ich litt an fortgeschrittener Osteoporose. Im Alter von 47 Jahren habe ich die Diagnose bekommen. Seitdem ich Pleasant Valley verlassen habe, gehe ich merklich aufrechter.

A.B.

Schmerzen im unteren Rücken verschwunden

Ich habe schon immer an Gottes heilende Kraft geglaubt, doch jetzt habe ich sie am eigenen Leib erlebt. Gott hat auf wundersame Weise meinen unteren Rücken geheilt. Ich war zwar bei einem Chiropraktiker, doch wurde es nur noch schlimmer. Ich bat jemanden, der bei uns hier lehrt und euer Material verwendet, für mich zu beten, und zu meinem eigenen Erstaunen konnte ich wieder OHNE SCHMERZEN aufstehen! Ich glaube, das ist nur der Anfang. Ich glaube, Gott kann und wird meine Gesundheit wieder vollkommen herstellen. Mein Glaube hat sich ums Zehnfache erhöht.

J.D.

New Age verlassen

Solange ich denken kann, suche ich schon nach Frieden. Und das hat mich schon an manch eigenartigen Ort gebracht. Nachdem ich krank geworden war und sich sowieso alles schon so surreal anfühlte, führte mich meine Suche an noch dunklere Orte. Es gab keine Religion, die ich nicht ausprobiert hätte. Keine Methode der invasiven und alternativen Medizin, der ich mich nicht unterzog.

Doch nichts funktionierte. Und ich suchte immer noch nach Frieden. Mein damaliger Arzt, ein jüdischer Buddhist, fragte mich direkt, ob ich ein betender Mensch sei, da die Medizin mir nicht länger helfen könnte. Da ich mein Todesurteil bekommen hatte, entschloss ich mich herauszufinden, wer dieser Gott wirklich ist.

Ich hatte eine Infektion, die mein Gehirn und zentrales Nervensystem befallen hatte. 24 Stunden am Tag hatte ich Nervenschmerzen, und oft war ich kurz davor, mich umzubringen. Nach ein paar Wochen in Pleasant Valley gingen die Schmerzen weg. Manch einer könnte glauben, es käme daher, dass ich den New-York-City-Stress mit dem idyllischen Landleben eingetauscht hatte. Ich weiß aber, dass meine Heilung daher kam, dass ich nach Gottes Frieden suchte und ihn fand. Dadurch wurden meine Nerven geheilt. Die Kraft und der Friede, die ich im New Age gesucht hatte, kamen daher, dass ich Gott, den Vater, kennenlernte – von der echten Wahrheit, nicht von einer Fälschung.

M.S.

Gebrochenes Herz geheilt!

Ich war bereits seit mehr als 4 Jahren Christ. Gott hatte mich zu sich gezogen, und 1999 übergab ich Ihm mein Leben. Später in diesem Jahr lernte ich meinen Ehemann kennen und verliebte mich. Er ist ein starker, gottesfürchtiger Mann, der den Herrn zu dieser Zeit schon seit 10 Jahren liebte. Wir hatten uns beide entschlossen, dass wir unser Leben zur Ehre Gottes und nach Seinen Geboten leben wollten und mit dem Sex zu warten, bis wir geheiratet hätten. Mir wurde gesagt, dass ich fruchtbarkeitsfördernde Medikamente nehmen müsste, um schwanger zu werden. In unserer Hochzeitsnacht betete mein Mann für mich und glaubte, dass ich geheilt werden würde. Und ich wurde in den Flitterwochen schwanger. Ich erzähle Ihnen das alles, weil ich deutlich machen möchte, dass ich keine halbherzige Christin war. Gott war immer sehr präsent in meinem Leben, und mein größter Wunsch war es stets, Ihm wohlzugefallen. Ich habe mehr und mehr über Gottes Wort und die darin enthaltenen Weisungen für mein Leben gelernt. Ich war und bin immer noch voll Feuer für Gott.

Ich ging nach Pleasant Valley, weil ich noch mehr über Gott erfahren und meine Beziehung mit Ihm vertiefen wollte. Ich ging mit einem belehrbaren Geist und ohne geistlichen Stolz. Als ich dort war, wurde ich Zeuge wundersamer Heilungen bei mehreren Menschen, die verschiedene lebensbedrohliche Krankheiten hatten. Eine Person mit Leukämie hatte von ihrem Arzt und dem Krankenhaus noch einen Tag zu leben bekommen, und sie wurde in dieser Woche ohne Medikamente geheilt!

Ich dachte, dass ich kein solches Wunder nötig hätte, da ich nicht krank war. Doch habe ich das Bedürfnis meines Herzens nach Heilung unterschätzt. Mein

Herz war durch die Scheidung meiner Eltern, meine zornige und neidische Schwester, sexuelle Unmoral, Unmoral in meiner Jugend und viele andere weitverbreitete Probleme, mit denen sich die Menschen so auseinandersetzen, gebrochen.

In Pleasant Valley klärten sie mich auf über die Mächte, gegen die wir kämpfen, und darüber, wie Satan in dieser Welt wirkt. Wir kämpfen nicht gegen Fleisch und Blut, sondern gegen Gewalten, Mächte und Bosheiten in der Himmelswelt, sagt die Bibel. Das hatte mich schon früher verblüfft, aber diejenigen, die das einem erzählen, erklären nicht, wie diese Mächte wirken. Ich kann gar nicht genug betonen, wie phantastisch und lebensverändernd dieses Erlebnis war. Neben meiner Bekehrung betrachte ich dieses Erlebnis als das WICHTIGSTE und größte in meinem Leben. Ich meine, es ist sogar wichtiger als mein Ehemann und mein Kind. Da ich zu Pleasant Valley gegangen bin, kann ich jetzt eine Ehefrau und Mutter sein, wie sie Gott gewollt hat. Jeder wurde schon einmal in seinem Leben durch eine Person oder ein Erlebnis verletzt. Und jeder hat auch Eltern und Großeltern und dadurch generationsbedingte Probleme. Ich hatte nie bemerkt, wie die vergangenen Erfahrungen in meinem Leben mich, meinen Ehemann und mein Kind beeinflussten und wie manche generationsbedingt waren. JEDER Christ und JEDER Pastor, egal welcher Glaubensrichtung, sollte nach Pleasant Valley zum *For My Life*™-Seminar gehen.

H.K., Georgia, USA

Zwangsstörungen sind von mir abgefallen

Ich sah Henry Wright im Fernsehen bei Sid Roth und bestellte mir das Buch. An einem Sonntag ging ich zu Ihrem Gottesdienst und sprach mit Henry, der vorschlug, ich sollte an dem Programm teilnehmen, das am Abend beginnen würde. Das tat ich dann und wurde von Depressionen und Zwangsstörungen befreit. Der Mensch kann Zwangsstörungen nicht heilen, aber Gott kann es.

Ich freue mich und bin begeistert vom Leben. Ich habe wieder Hoffnung.

T.G.

Asthma

Ich bin zu 100 % von sehr schwerem Asthma geheilt. Ich brauche die drei Inhalatoren und den medizinischen Vernebler, die ich täglich benutzte, nicht mehr. Und hier kommt das Beste: Ich konnte Zoloft® absetzen, ein Antidepressivum, das ich seit ungefähr fünf Jahren eingenommen hatte.

T.R.

Skoliose verschwunden!

Im letzten August (2001) seid ihr nach Abbotsford, Kanada, gekommen, um zu dienen, und das habt ihr wahrlich getan!

Ein Freund von mir, der im Befreiungsdienst ist, erzählte mir von eurem Buch *Der herausragende Weg*. Nachdem ich es gelesen hatte, wollte ich unbedingt herausfinden, wo ihr als nächstes lehren würdet. Ich lebe in Oregon, und daher schien mir Abbotsford nah genug zu sein. Da es die letzte Augustwoche war, musste ich mich eigentlich auf das neue Schuljahr vorbereiten. Ich unterrichte zusammen mit einem anderen Lehrer, und dieser sagte mir, ich solle auf jeden Fall gehen – da diese Angelegenheit zu wichtig sei. Gott ist erstaunlich!

Ich wollte am Seminar teilnehmen, da mein Schwager mit einer generationsbedingten Herzkrankheit im Sterben lag, und ich glaubte, dass er geheilt werden würde, wenn er daran teilnehmen würde. Aber er wollte nicht gehen (obwohl er Christ ist), und stattdessen wurde ich geheilt! Gott ist wunderbar!

So sehr ich es auch versuchte, ich konnte keine Lücke in eurer Lehre finden. Ich hatte sogar meinen Schwiegervater (der selbst ein Bibellehrer ist) gebeten, einen Tag lang mitzukommen, um zu beurteilen, ob ihr richtig liegt. Gott hat uns aufgerufen, alles zu prüfen, und das tat ich. Aber eure Lehre ist ausschließlich auf Gottes Wort gegründet, und ihr weicht nicht davon ab. Ihr habt auch erkannt, dass das Wort im Kontext von Heilung missbraucht wird, und diese Bereiche aufgedeckt und gezeigt, was sie wirklich sind – nämlich Lügen des Feindes.

Ich könnte meine Meinung (durchweg positiv) über das, was ich in Abbotsford gesehen habe und was ich von eurem Dienst halte, noch weiter ausführen, aber dann würde dieser Brief endlos werden. Also komme ich jetzt zu meiner Heilung.

Die Heilungsteams waren wundervoll. Es ist phantastisch, den Leib Christi zu gebrauchen, um sich gegenseitig zu dienen (was wir auch tun sollen, anstatt dass nur eine Person dient). Da ich nur eine halbe Woche bei euch war, konnte ich nicht dienen, weil eure Regeln es mir untersagten, obwohl ich das sehr gerne getan hätte.

Ich hatte Gott um mehrere Dinge gebeten. Seit meiner Jugendzeit (heute bin ich 51) hatte ich Skoliose und alle Probleme, die mit einem krummen Rücken einhergehen. Ich wollte alle generationsbedingten Ängste und Sorgen brechen, die ich von meiner Mutter und meinem italienisch-katholischen Hintergrund geerbt hatte. Während unserer Zeit des Betens und Gott-Suchens half uns ein Gruppenleiter, indem er darlegte, dass ich einen Geist der Lieblosigkeit hatte. Dieser war durch eine frühere, von Missbrauch geprägte Ehe in mein Leben gekommen, und ich hatte diese Last viele Jahre mit mir herumgetragen. Doch kann ich jetzt mit der Bibelstelle prahlen: „Christus kam, um die Gefangenen zu befreien“! Denn ich bin frei! Herrlich frei!

Es war so eigenartig, ich war frei von Rückenschmerzen. Gott gab mir die beste Behandlung, die ich jemals bekommen hatte! Zunächst hatte ich noch bei jeder Bewegung mit den Schmerzen gerechnet. Es macht mir so viel Spaß, meinen Körper wieder frei bewegen zu können. Ein echtes Wunder! Obwohl diese Heilung an sich schon außergewöhnlich war, fand noch eine andere Befreiung statt in Bereichen, in denen ich es mir nicht hätte träumen lassen. Es ist wunderbar, von Angst und Sorge befreit zu sein. In Philipper steht: „Sorgt euch um nichts!“, und das habe ich jetzt begriffen. Früher dachte ich, diese Bibelstelle sei nur für andere. Mein allgemeiner Gesundheitszustand hat sich so sehr gebessert, dass ich bei weitem nicht mehr so viele Vitaminergänzungsmittel einnehmen muss (zur Freude meines Mannes), da mein Körper sie nicht mehr braucht! Preist Gott!

Dadurch dass ich vom Geist der „Lieblosigkeit“ befreit wurde, haben sich viele Dinge geändert. Und mich überrascht es, wie ich jetzt auf verschiedene Situationen reagiere. Es scheint, als kann ich jetzt die meisten Situationen mit weniger Emotionen und mit einer anderen Haltung bewältigen. Ich liebe es, Gottes Liebe und die meiner Familie anzunehmen. Ich konnte erkennen, dass ich früher Komplimente von anderen ablehnte und dachte, wenn ich als Ehefrau, Mutter, Lehrerin usw. gut genug arbeiten würde, wäre ich eine wertvolle Person. Was für eine Freiheit, einfach nur Gottes Kind zu sein! Wie wunderbar!

Ich habe den Wunsch, mit Menschen zu beten und ihnen zu helfen, gesund zu werden. Aber leider wollen viele Menschen nichts von eurer Lehre oder meiner Heilung hören. Meine Gemeinde lehrt, dass man nicht Christ sein und einen bösen Geist haben kann. Ich weiß jetzt, dass das eine falsche Lehre ist.

Ein einfaches Dankeschön scheint nicht angemessen, für die Art und Weise, wie sich mein Leben verändert hat. Gott segne euch, eure Familien und euren Dienst.

R.T., Tualatin, Oregon, USA

Geheilt von ADS

Unsere Tochter war vor 5 Wochen bei euch, und seitdem geht es ihr phantastisch! Sie hatte eine beginnende Fibromyalgie, ADS und einige schwerwiegende seelsorgerische Probleme – die alle durch euer Seminar geheilt wurden! Sie fühlt sich bestens und ist wie ausgetauscht!

Meiner Ehefrau geht es seit den letzten 2 Wochen genauso gut. Es ist für mich überwältigend!

Auch mir geht es gut, und ich wurde von dem Gefühl befreit, Gott enttäuscht zu haben! Zwar habe ich keine Krankheiten, die geheilt wurden, doch freue ich mich wieder viel mehr an meinem Leben und an dem, was Gott in unserem Leben tut.

Ich hoffe, dieser Brief ermutigt euch und das Team in Zeiten der Herausforderung. Es war mir eine Ehre, euch kennenzulernen und das große Werk zu sehen, das Gott durch euch alle wirkt.

M.K., Cincinnati, Ohio, USA

Seht, was der Herr getan hat!

Ich wuchs auf mit einem Gefühl der Unsicherheit, der Verwirrung und dem Gefühl, nicht dazu zu gehören. Die Kirche hatte auf meine Fragen, die ich noch nicht einmal formulieren konnte, keine Antworten, und nichts in meinem Leben schien diese Unsicherheit aufheben zu können. Ich wusste auch nicht, woher sie kam. Ich hatte eine liebende Familie und ein gutes Zuhause, aber irgendetwas war immer präsent, immer bei mir und beeinflusste alles, was ich tat. Und jetzt, nach all den Jahren weiß ich, dass es ein Geist der Angst war. Zu bestimmten Zeiten in meinem Leben hatte ich Angst vor der Dunkelheit, dem Sterben, das Haus zu verlassen, zuhause zu bleiben, davor, dass jemand mich anschauen könnte... Ich hatte keinen Frieden. Und ich wusste nicht, was falsch lief, da ich noch nie etwas Anderes erlebt hatte, das ich damit vergleichen konnte. Ich konnte nicht genau verstehen, warum Gott für mein Leben wichtig war.

Als Kind ging ich regelmäßig sonntags und mittwochabends zur Kirche. Doch fühlte ich mich fehl am Platz. Heute weiß ich, dass ein Geist der Lieblosigkeit mein Leben beeinflusste, wodurch es mir schwerfiel, andere Menschen zu lieben und Liebe von anderen zu empfangen.

Und vor ein paar Wochen schließlich, während des CanaryCare-Seminars in Houston, Texas, das Pastor Henry Wright von der Pleasant Valley Church and Ministries in Georgia unterstützte, erfuhr ich, warum ich all diese emotionalen Probleme in meinem Leben gehabt hatte. Ein Jahr zuvor hatte Gott mich überraschend von MCS/EI geheilt. Zuerst reagierte ich nicht mehr auf starke chemische Gerüche, wie ich es früher getan hatte. Nach ein paar Monaten nahm ich die meisten Gerüche gar nicht mehr wahr. Und es brauchte eine lange Zeit, bis ich mir bewusst wurde, dass ich nicht mehr das tun musste, was ich 6 Jahre lang getan hatte. Ich hatte FREIHEIT ZU ENTSCHEIDEN! Ich konnte sogar fast alles essen. Es war ein besonderes Abenteuer, sich wieder mit dem Essen vertraut zu machen! Und es geht noch weiter!

Als ich meinen Stammbaum anlegte, um mich und meine Probleme besser verstehen zu können, konnte ich viel Angst und Wut erkennen, die von den Generationen vor mir weitergereicht wurden. Da waren Generationsflüche – meine Vorfahren hatten Sünde über den Gehorsam gegenüber Gott gestellt (2. Mose 20,5) -, die auf mir lasteten und von denen ich gar nichts wusste. Als ich mich selbst und die Dinge, die nicht von mir waren, betrachtete, deutete vieles auf Angst und Wut hin, die Hand in Hand gehen. Ich war damit beladen. Als ich die Sünden meiner Vorfahren bekannte (Nehemia 9,2) und auf Verlangen eines Pastors für ihre (und meine) Sünde, Angst im Leben zuzulassen, Buße tat, brach Gott die Macht dieses Geistes über mir. Und zum ersten Mal in meinem Leben erlebte ich den Frieden Gottes (Philipper 4,7). Ich erkannte, dass all die vielen ernsten Probleme, die ich auf eigene Faust versuchte zu bewältigen, von einem Geist der Angst herrührten. Nur Gott konnte mir dabei helfen, und ich hatte noch nicht einmal gewusst, dass ich Ihn fragen konnte.

Beim diesjährigen Seminar in Houston erfuhr ich, dass jede Krankheit mit geistlichen Wurzeln (wie bei MCS/EI) mit einem Beziehungsbruch beginnt – zuerst mit Gott, dann mit sich selbst und dann mit anderen. Ich hatte mit Gott keine Beziehung, mochte mich auch selbst nicht, und es fiel mir schwer, mit anderen zurechtzukommen. Um geheilt zu werden, müssen genau diese Beziehungen in der gleichen Reihenfolge wiederhergestellt werden – zuerst müssen wir eine Beziehung zu Gott aufbauen; als nächstes uns selbst lieben, wie Gott es tut; und dann unseren Nächsten lieben wie uns selbst (Matthäus 22,36–39).

Mein Leben hat sich verändert. Gott hat mich gerufen und hat mir ein Gefühl der Zugehörigkeit gegeben. Ich wachse weiterhin in dem Verständnis, wer ich in Christus bin, und sortiere das aus, was ich in den Augen Gottes nicht bin. Und ich fange an, andere zu lieben, da sie ähnliche Prüfungen wie ich erlebt haben. Ich bin eine neue Schöpfung! (2. Korinther 5,17)

D.K. Clinton, Louisiana, USA

Endometriose geheilt

Die Mutter einer Freundin von mir war vor kurzem bei *For My Life*™. Als sie wieder nach Hause kam, erzählte sie ihrer an Endometriose erkrankten Tochter von *Der herausragende Weg*. Da sie in dem Buch kaum etwas über ihre Krankheit finden konnte, fing sie an, sich mit den Themen auseinanderzusetzen, die das Buch aufwarf. Sie betete über Ablehnung, Bitterkeit und alles, was sie persönlich betraf. Bei ihr waren schon die Eierstöcke und die Gebärmutter entfernt worden, und eine 12-stündige Operation stand an, bei der jedes von Endometriose befallene Gewebe vom Hals bis zur Blase entfernt werden sollte. Auch ihre Lunge war betroffen.

Sie arbeitete sich durch das Buch und brachte ihr Herz vor dem Herrn in Ordnung. Sie dachte nicht, dass die Dinge, über denen sie betete, etwas mit ihrer körperlichen Gesundheit zu tun hatten. Sie wollte einfach nur vor dem Herrn gerecht sein. Nachdem sie eine Reihe von Bekenntnissen der Buße getan hatte, weckte sie der Herr in der Nacht auf und sagte ihr, sie solle den Termin für die 12-stündige Operation absagen. Und sie tat es. Sie kündigte auch ihr Medicaid [amerikanisches Gesundheitsfürsorgeprogramm], weil sie nicht auf einen Plan B zurückgreifen wollte. Als sie das Telefongespräch mit Medicaid beendet hatte, hörten ihre körperlichen Schmerzen auf. Sie hatte seit zweieinhalb Jahren extreme Schmerzen gehabt, und das war das erste Mal, dass sie aufhörten. Sie hatte sehr viele Schmerzmittel genommen, aber keines hatte die Schmerzen gelindert, daher hatte sie die Tabletten schon lange wieder abgesetzt.

Seit sechs Monaten ist sie frei von Schmerzen und Symptomen. Wenn ihr Herz vor Gott nicht in Ordnung ist, kommt der Schmerz zurück, aber wenn sie dann Buße tut, geht er wieder weg. Sie tut oft Buße vor ihren Kindern, wenn sie gegen sie gesündigt hat, und betet dann mit ihnen. Sie hat ein Buch mit dem Titel *Endometriosis Sourcebook* [Quellensammlung über Endometriose] gelesen. Ihrer Aussage nach war das einzig Gute in dem Buch die Aussage eines Arztes, dass Endometriose bei Frauen vorkommt, die sich selbst und ihre eigene Existenz hassen. Sehr viele Leser und Ärzte haben die Aussage dieses Arztes kritisiert, aber sie hat sie genommen und angewandt. Als ich ihr von Henrys gegenwärtiger Erkenntnis über Endometriose erzählte, stimmte sie mir natürlich zu. Der Herr hatte sie bereits durch diese Themen hindurchgeführt. Amen!

L.H., Branson, Montana, USA

Keine Ischias-Schmerzen mehr!

Ich fühle mich so sehr GESEGNET! Ich habe so viel von euch gelernt und bete, dass Gott euch dafür segnet, dass ihr so vielen Menschen geholfen habt!

Nach einer Woche in eurer Gemeinde hat der Herr mich von Nesselausschlägen, Allergien und Schmerzempfindlichkeit in meinem Körper geheilt, die ich mit einem gebrochenen Herz in Verbindung bringe! Ich nehme immer noch Medikamente gegen Bluthochdruck ... wobei ich glaube, dass ich jetzt keine Angst mehr vor der Zukunft habe!

Als ich bei meiner Schwester zuhause saß, lief ein mir merkwürdiges Gefühl zweimal den Rücken hinunter, und seitdem habe ich weder Ischias-Schmerzen noch Rückenprobleme ... obwohl ich zwei Tage später SEHR SCHWERE Koffer mit alten Familienandenken gehoben habe! Preist den Herrn!

C.O., Georgia, USA

Mein Sohn wurde von Morbus Crohn geheilt und ich von Refluxösophagitis!

Meine Schwester und ich besuchten meinen Sohn, bei dem schwerer Morbus Crohn diagnostiziert wurde. Im Nachhinein erfuhren wir, dass es für ihn NICHT GUT gewesen wäre, wenn er operiert worden wäre, da die Krankheit so weit fortgeschritten war.

Wir brachten ihm das Buch *Der herausragende Weg* mit und sprachen dann über seine Heilung. Er glaubte, Gott wollte ihm diese Krankheit als sein Kreuz auferlegen. Das war eine LÜGE ... Wir sagten ihm, dass es eine Lüge war, und er glaubte uns. Ich fastete 5 Tage lang. Ich hatte seit 11 Jahren Refluxösophagitis oder Säurereflux gehabt. Ich setzte meine Tabletten ab und legte ein Flies aus, indem ich zum Herrn sagte: „Wenn Du mich heilst, weiß ich, dass Du meinen Sohn geheilt hast." Ich wusste nicht, was mich erwartete, aber ich fing einfach an, das Buch zu lesen. Ich wusste, was ich zu tun hatte.

An jenem Donnerstag kam meine Schwester aus Michigan. Wir trafen uns in Chicago und fuhren zusammen nach Minnesota, um mit meinem Sohn über die Generationsflüche und die Wurzel seiner Krankheit zu sprechen. Nachdem wir 6 Stunden geredet hatten, stand ich auf, tat Buße und bat ihn um Vergebung, weil ich ihn im Alter von 4 Jahren vernachlässigt hatte, da sein Vater (ein Pastor einer Pfingstgemeinde) mich verlassen hatte und ich arbeiten gehen musste. Jedes Mal, wenn ich zur Arbeit ging oder eine Verabredung mit einem anderen Mann hatte, sah ich eine Veränderung in ihm und wie sehr ihn das niederschmetterte.

Ich bat ihn um Vergebung und brach dann die Generationsflüche, von denen viele in unserer Familie vorkamen, wie Darmprobleme, Morbus Crohn, Kehlkopfkrebs, Multiple Sklerose, manische Depression, doppelte Persönlichkeiten, psychische Probleme, Alzheimer, Herzkrankheiten, Lungenkrebs, Gehirntumore und Nierenkrebs, WUT ... und so weiter und so fort. Ich verfluchte die Generationsflüche, und er spürte sofort eine Befreiung. Er sah aus wie eine wandelnde Leiche.

Wir überzeugten ihn, Seelsorge in einer Gemeinde in Minneapolis zu suchen. Er ging gleich am nächsten Tag (Samstag). Am darauffolgenden Dienstag ging er zu seinem Arzt, der die Operation durchführen sollte, und sagte ihm, dass er geheilt sei. Der Arzt glaubte ihm nicht, führte einen Test durch, kam zurück und sagte, er solle seine Tabletten wegschmeißen, denn er sei geheilt. Er war seit seinem 14. Lebensjahr von dieser Krankheit gequält worden, und heute ist er 31. Er hat nie ein Zeugnis gegeben, und jetzt wurde er gebeten, in seiner Gemeinde zu predigen, weil er befreit wurde.

Ich wurde ebenfalls von Refluxösophagitis/Säurereflux geheilt. Danke, Danke, Danke ...

N.W., Chicago, Illinois, USA

Von Taubheit geheilt!

Man kann den Segen des Heiligen Geistes und des Dienstes der Pleasant Valley Church nicht in einfache Worte fassen. Sie würden dem nicht gerecht werden, doch es wäre noch größeres Unrecht, es nicht wenigstens zu versuchen. Ich habe vor drei Jahren angefangen, ein Buch zu schreiben. Pleasant Valley Church wird ein wunderbares Kapitel in meinem Leben einnehmen. Ich wurde in Honolulu, Hawaii, geboren. Ich lebte in einer Problemfamilie mit okkulten Überzeugungen. Ich wurde Zeuge davon, wie mein Vater meiner Mutter die Vorderzähne ausschlug und meine Mutter ihn dann im Schlaf mit einer Eisenpfanne schlug. Während mein Vater in Kalifornien nach Arbeit suchte, warf unser betrunkener Onkel meine Mutter, Schwester und mich mitten in der Nacht aus unserem Haus. Es regnete in Strömen und wir konnten nirgendwohin. Wir schafften es irgendwie, von Hawaii nach Kalifornien zu kommen.

Ich kann mich an meine ersten Jahre in Kalifornien nur noch dunkel erinnern, im Alter von 6 bis 9 Jahren lebte ich in einer Nachbarschaft mit ausschließlich schwarzer Bevölkerung. Soweit ich mich erinnern kann, wurde ich zusammengeschlagen, häufig gejagt, ausgelacht und hatte immer Angst. Damals wusste ich es noch nicht, doch heute weiß ich es ... ich begegnete den bösen Geistern des Hasses, der Wut, der Bitterkeit und des Vorurteils.

Schließlich zogen wir dann nach Gardenia, wo mehrheitlich Kaukasier und Japaner wohnten. Merkwürdigerweise fühlte ich mich dort auch fehl am Platz. Jeder schien dort Eltern mit Geld (wir waren sehr arm), schöne Autos, schöne Häuser, schöne Kleidung und viele schöne Sachen zu haben. Ich wurde wieder ausgelacht, weil meine Schuhe auseinanderfielen, meine Kleidung nicht richtig passte und ich nicht wie jeder andere war. Also schwang das Pendel der Angst auf die andere Seite um, und meine Wut wurde zu Gewalt. Ich suchte nach Gründen, mich zu prügeln. Meistens kämpfte ich, um irgendwelche Außenseiter zu verteidigen, doch diese Kämpfe waren trotzdem falsch, insbesondere da sie mich in Kontakt mit noch mehr bösen Geistern brachten, mit Schande, Eifersucht, Neid und Vorurteilen gegenüber meiner eigenen Nationalität. Eigentlich war ich ein guter Schüler, doch es war meinen Eltern egal, und deshalb gingen meine Noten in den Keller. Ich blieb häufig vom Unterricht fern, hatte eine schreckliche Einstellung und geriet ständig in neue Schwierigkeiten. Der Grund dafür, dass ich kämpfte und Schwierigkeiten hervorrief, war, dass ich meine eigene Angst so sehr fürchtete und sie dadurch verbergen wollte. Oft wollte ich aber auch einfach nur in Ruhe gelassen werden. Doch bewirkte es das Gegenteil von dem, was ich mir erhofft hatte. Auf einmal war ich von Menschen umgeben, die Hilfe brauchten oder etwas von mir wollten.

Es sah damals nicht so aus, als ob sich mein Familienleben verbessern würde, und so landete ich im „sehr hohen“ Alter von 19 Jahren bei der Armee. Vier Monate später war ich schon in Vietnam. Ich hatte fürchterliche Angst und merkte, dass ich mich wieder beweisen musste. Nach zwei hohen militärischen Auszeichnungen, eine von meiner Einheit und eine durch den Präsidenten, fragte ich mich: „Was machst du hier? Gott, hol′ mich hier raus und ich gehe für den Rest meines Lebens jeden Sonntag zur Kirche.“ Er hielt Sein Versprechen, und ich kam nach Hause. Doch ich hielt mein Versprechen nicht.

Ich stieg bis in die Spitze der Automobilindustrie bei der American Honda Motor Company, Inc. auf. Ich wurde stellvertretender Landesdirektor der Luxusautosparte Acura. Ich heiratete dreimal. In meiner ersten Ehe ließ ich drei wunderschöne Töchter zurück. In meiner zweiten Ehe hatten wir einen tollen Sohn, ein Haus mit 4 Schlafzimmern im Ranch-Style in Phillips Ranch, zwei neue Autos in der Garage und alles, was wir uns wünschten. Wir waren an der Spitze angekommen und hatten es sehr gut. In meiner dritten Ehe heiratete ich in eine Welt der Schmerzen ein. Sie war besessen und hatte so viel generationsbedingtes Böses in sich. Ihre jüngste Vergangenheit war eine Ansammlung von noch mehr Bösem, Sünden und Hass. Wir ließen uns scheiden. Und das rief noch mehr böse Geister der Gier, des Lügens, Stehlens und Ehebruchs auf den Plan.

Nachdem ich 24 Jahre lang alle materiellen Dinge der Welt gehabt hatte, fing die Welt an, ihren Tribut zu fordern ... mein Leben. Innerhalb von zwei Jahren starben meine Eltern, ich verließ Honda, verlor mein Haus und meine Autos, mein Sohn zog zu seiner Mutter, und ich wurde obdachlos. Ich war den Geistern der Ablehnung schon oft begegnet, doch nie zuvor waren sie ein derartiger Bestandteil meines täglichen Lebens geworden. Der Geist der Depression versuchte mich in den Selbstmord zu treiben, doch der Herr hielt mich davon ab.

Der Herr gab mir Arbeit in einer Gemeinde. Dort studierte ich die Bibel, wurde Assistent des Pastors und hielt die Gemeinde mit am Laufen. Das machte ich dann vier Jahre lang und verdiente 360,- Euro im Monat. Ich hatte heftige geistliche Angriffe von „Geistern der Lieblosigkeit“, die mir sagten, ich wäre wertlos, hoffnungslos und würde es nie zu etwas bringen. Dann wurde ich nicht mehr in meiner Gemeinde benötigt. Sie sagten, sie konnten sich meine Arbeit nicht länger leisten. Doch hatte ich meinen Frieden mit dieser Entscheidung. Ich wusste, dass der Herr etwas Neues und Aufregendes für mich bereithielt.

Ich traf mich mit dem Vizepräsidenten für Rundfunktechnik von Trinity Broadcasting Network. Er sagte mir, er habe 200 Bewerber. Ich erzählte ihm, dass ich keine Erfahrung auf diesem Gebiet hätte. Doch schien ihn das nicht zu kümmern, da er mich am nächsten Tag einstellte. Es war ein großer Segen für mich, dem Herrn dort zu dienen. Der Herr gab mir ein tolles Team. Die nächsten paar Jahre verbrachte ich in einem Zimmer eines Wohnwagens. Mein Mitbewohner war drogenabhängig, arbeitslos und schien die ganze Zeit von Dämonen besessen zu sein. Er war ein sehr merkwürdiger Typ mit sehr merkwürdigen Gewohnheiten. Ich blieb dem Herrn treu und war dankbar, dass ich ein Dach über dem Kopf hatte und mein Leben für Ihn einsetzen konnte.

Eines Tages krümmte ich mich bei der Arbeit vor Schmerzen. Man brachte mich schnell ins Krankenhaus. Ich hatte Darmkrebs. Zwei Stunden, bevor ich im zweiten Krankenhaus unters Messer kommen sollte, kam mein Chef zu mir und sagte, der Präsident von TBN wollte mich in das beste Krankenhaus in der Umgebung verlegen lassen und hatte seinen eigenen Arzt für diesen Fall beauftragt. Sie entfernten ein Drittel meines Darms und zehn Lymphknoten, sechs davon waren mit Krebs befallen. Sie wollten mich mit Chemotherapie und Bestrahlung behandeln. Ich dankte den Ärzten und sagte, dass der Herr für mich sorgen würde. Das alles geschah im Februar 2002.

Meine liebe Ehefrau überredete mich, euer Buch zu lesen und mir die Kassetten aus Abbotsford über Krebs und Geister der Lieblosigkeit anzuhören. Ich liebte, was ich las und hörte. Ich flog einen Tag, bevor das Seminar anfing, zur Pleasant Valley Church, das war der 24. August. Ich konnte die Angriffe des Teufels spüren, die mich davon abhalten wollten, zu gehen. Doch ein paar Tage vor meiner Abreise wusste ich ganz genau, dass der Heilige Geist jeden meiner Schritte begleiten würde. Nachdem ich die Nacht in einem Hotel verbracht hatte, ging ich am 25. August zur Pleasant Valley Church. Die Lehre war phantastisch, die Gebete und Befreiung unglaublich und die Heilungen übernatürlich.

Während gegen die Geister der Taubheit gebetet wurde, knallte es in meinem Ohr. Ich hatte seit Vietnam vor 32 Jahren nichts mehr auf meinem linken Ohr gehört. Auf einmal hörte ich wieder in Stereo. Die ganze Woche hatte ich mich gefragt, ob Gott meinen Krebs heilen würde. Da er in mir drin war, konnte ich nicht sehen, ob etwas passierte. Ich bin fest davon überzeugt, dass der Herr mein Gehör wieder herstellte, damit ich etwas Greifbares hatte, das mir die Sicherheit gab, dass Er an mir arbeitete. Es war, als ob Er mir sagen würde: „Sei ruhig und wisse, dass ich an dir arbeite.“ Jedes Mal wenn wir über Krebs sprachen, spürte ich etwas unterhalb und hinter meiner Operationsnarbe. Wenn das passierte, hob ich meine Hände und sagte zum Herrn: „Danke für das, was du da drin tust. Danke Herr.“ Die Menschen bei der Pleasant Valley Church hatten so viel Liebe, Mitgefühl, Verständnis und Geduld. Ich hatte dort so großen Frieden ... bis auf den Frosch in meiner Toilette, aber ansonsten hatte ich großen Frieden. Ein Freund von mir wird die Pleasant Valley Church nächsten Monat besuchen. Ich habe mit ihm letzten Sonntag zu Mittag gegessen, ihm die Bilder gezeigt und seiner Frau Mut gemacht. Ich sagte ihr, wenn er dorthin geht, sollte sie sich von ihrem alten Mann verabschieden, da er, wenn er zurückkommt, nicht mehr derselbe Mann sein würde, den sie zwei Wochen zuvor weggehen ließ.

Gott segne euch alle! Man kann nicht in Worte fassen, was der Herr durch euch für mich getan hat. Ich brauche auch nicht länger meine Weitsichtbrille ... meine Sehkraft scheint sich verbessert zu haben ... Preist den Herrn.

D.K., Tustin, Kalifornien, USA

Ich kann wieder essen, rennen, spielen und lachen!

Wir haben viel zu tun, seitdem wir wieder zuhause sind. Uns geht es allen wunderbar! Ich kann eine große Veränderung in unser aller Leben erkennen, seitdem wir aus Georgia zurück sind. Ich kann wieder Sachen essen, von denen ich mich nicht erinnere, dass ich sie überhaupt jemals essen konnte. Ich kann auch rennen, spielen, lachen und alles Mögliche unternehmen, was ich noch nie tun konnte.

Seit meinem sechsten Lebensjahr hatte ich ständig schreckliche Kopfschmerzen, und dadurch fiel mir das Denken, Merken und Konzentrieren sehr schwer. Ich habe immer noch ständig Kopfschmerzen, aber sie sind nichts im Vergleich zu den vorherigen.

Ich arbeite noch hart daran, diesen letzten Teil meiner Krankheit loszuwerden. Ich konnte auch Dinge verstehen und lernen, bei denen ich früher wegen den Kopfschmerzen Lernprobleme hatte, auch weil ich mich nicht daran erinnern konnte, was ich schon gelernt hatte. Jetzt habe ich das Gefühl, alles wie ein Schwamm aufsaugen zu können, und das fühlt sich großartig an!

E.T., Toledo, Ohio, USA

Gott bekam ihre Aufmerksamkeit!

Ich bin wieder zuhause, nachdem ich einen Monat in Dothan, Alabama, verbrachte, wo ich die Beziehung zu meiner ältesten Tochter erneuerte. Ich hatte eine wunderschöne Zeit dort und ging in meiner Rolle als Urgroßmutter auf. Zu Hause geht es mir jetzt viel besser.
Ich habe nur einmal meine Nachrichten abgehört und beantwortete nur dringende E-Mails usw., backte Brot, kochte für die Familie, holte den Bügelrückstand wieder auf, brachte ihnen das Bügeln bei und erholte mich einfach. Ich habe in meinem „hohen Alter" endlich angefangen zu lernen. Ich nahm mir endlich wieder einmal Zeit zum Lesen und arbeitete das Buch zum Seminar, das diesen Monat in Georgia stattfand, durch – es war ein phänomenales Erlebnis, das weitreichende Auswirkungen auf meine Gesundheit haben wird.

Diese Gemeinde hat schon unglaubliche Heilungswunder unter den Teilnehmern erlebt, die an diesem zweiwöchigen Erlebnis teilnahmen. Henry Wright hat einen Dienst aufgebaut, durch den er lehrt, was die King James Bibel (er benutzt ausschließlich diese Bibelübersetzung und hat mich letztendlich auch davon überzeugt, dass die New International Version bedeutsam vom Urtext der Bibel abweicht und daher nur mit Vorbehalt betrachtet werden sollte) über Gott und Krankheiten sagt. Ungefähr 80 % aller Krankheiten haben tiefe, manchmal unerkannte geistliche Wurzeln, die Gesundheit und Heilung hervorbringen, wenn man sich mit ihnen auseinandersetzt. Sie sind bei der Heilung von Menschen mit MCS/EI, der Multiplen Chemischen Sensibilität / umweltbedingten Unverträglichkeit, zu 100 % erfolgreich. An dieser Krankheit leiden erstaunlich viele, und es werden immer mehr.

Ich sprach in der Gemeinde mit einer Frau, die von diesem Dienst gehört hatte. Als sie dann am Seminar teilnahm, fing ihre Heilung an, und der Rest vollzog sich während des Walk-out/Wegs des Verlassens in den darauffolgenden Monaten. Sie sagte, nachdem sie die Prinzipien ein Jahr lang angewandt hatte, war sie wieder normal.

Ich war erstaunt zu sehen, wie viele der etwa 100 Teilnehmer im Januar an dieser Krankheit litten. Ihre Theorie lautet: Diese Krankheit ist eine Angststörung, die auf zerbrochene menschliche Beziehungen zurückgeht und fast ausschließlich auf Ängsten beruht. Einfache und komplexe Allergien sind zum größten Teil auch darin verwurzelt. Das Immunsystem wird beeinträchtigt, woraufhin die Symptome entstehen.

Sie gaben uns Bibelstellen, die wir lesen und durcharbeiten sollten, um zu erkennen, wo sich im Einzelfall die Wurzel verbirgt. Dann führten sie den Einzelnen durch den Prozess des Erkennens, Bußetuns und setzten die Person frei, indem sie deren Beziehung zu Gott stärkten und dem Heiligen Geist erlaubten, Heilung zu bringen. Ich litt unter Allergien, die dort offensichtlich aufgrund der Farmen in der Nachbarschaft immer besonders stark sind. Ich hustete die ganze Nacht hindurch und hatte ein Kratzen im Hals. Ich konnte im Gottesdienst noch nicht einmal singen, weil mein Hals so zu war.

Nach ein paar Tagen in Georgia, nachdem ich angefangen hatte, die biblischen Weisheiten zu verstehen, bemerkte ich, dass ich nur noch ein- oder zweimal in der Nacht hustete. Ich konnte im Lobpreis wieder wie in alten Zeiten mitsingen. Hier und da habe ich noch etwas Probleme, aber das ist nichts im Vergleich zu früher. Ich bin jetzt dabei, „das Problem zu verlassen“, und preise den Herrn dafür.

Eine Arthrose, durch die auch ich um über 7 cm geschrumpft bin, hatte sich bei einer 60 Jahre alten Jüdin zu einer lebensbedrohlichen Krankheit entwickelt; sie konnte nur noch gebückt laufen. Zu Beginn wollte sie sicherstellen, dass sie unseren Jesus nicht annehmen müsste, und Henry Wright benutzte einfach ihre eigene „Bibel“. Als sie wieder nach Hause kam, führte ihr Arzt einen Knochendichtetest durch und sagte ihr, sie habe die Knochen einer Dreißigjährigen. Sie hat übrigens auch ihre Meinung über Jesus geändert.

Mehrere Teilnehmer waren nicht wiedergeboren, einige davon wurden geheilt. Die Leiter sagten, dass Gott entscheiden kann, an wem und warum Er wirkt. Es wäre ganz schön schwer, das Seminar ohne Jesus zu verlassen, aber es käme auch nur selten vor.

Viele Menschen waren schon einmal da gewesen, manche auch mehrmals. Die Anbetung ist phantastisch. Unser Tag begann immer mit einer sehr gesegneten Lobpreis- und Anbetungszeit. Die Gegenwart des Heiligen Geistes war so stark, und der Friede und die Freude waren wunderbar.

Aus dem ganzen Land schicken Ärzte ihre Patienten nach Georgia, sogar nichtgläubige Ärzte. Eine Dame hatte schrecklichen Krebs, der fast ihr ganzes Gesicht bedeckte. Man hatte ihr gesagt, dass man medizinisch nichts mehr für sie tun könne. Sie sah aus wie jemand mit hässlichen großen Muttermalen. Es gab dafür auch Zeugen. (Sie legen einem übrigens auch keine Hände auf, wie man es oftmals sieht, wo die Leute dann auf der Stelle geheilt werden. Sie glauben, dass, wenn es eine geistliche Wurzel gibt, diese Wurzel die eigentliche Krankheit ist und man sich mit ihr auseinandersetzen muss.) Am letzten Freitag des Seminars fiel der Krebs buchstäblich von ihr ab und hinterließ eine Wunde ähnlich einer Verbrennung, die noch heilen musste. Aber nach einer Weile heilte auch ihre Haut, und sie war wie neu. Ihr Arzt konnte es nicht glauben, doch schlussendlich musste er es. Ich sah sie in einem Video mit und ohne Krebs.

Eine liebenswürdige Dame kam mit einem Gesicht, das sie um Jahre älter aussehen ließ. In einem Gottesdienst ging es um die Tatsache, dass Väter ihren Kindern keine Liebe gezeigt und sich nicht um sie gekümmert hatten. Dadurch verursachten die Väter ein – vielfach nicht verstandenes – tief verwurzeltes Problem in ihren Kindern, das ihre Beziehung zu Gott, dem Vater, störte. Die Männer, die hier dienten, umarmten diese Personen einfach und hielten sie, bis sie die Dimension des Schadens, der ihrer Persönlichkeit zugefügt wurde, begriffen hatten. Gott machte den äußerst netten Ehemann einer Frau zum Vaterersatz der Dame mit dem alten Gesicht. Die Leiter ließen sie entscheiden, wie lange sie sich an diesem fürsorglichen Freund festhalten wollte. Für 45 Minuten weinte sie, als sei ihr Herz entzwei gebrochen worden, und als sie sich dann umdrehte, sah ihr Gesicht 10 Jahre jünger aus. Sie strahlte für den Rest der Woche und hatte einen großen Teil ihres Grundproblems gelöst. Sie fing dann an, in der Liebe und dem Vertrauen zu Gott, dem Vater, zu wachsen. Es war phantastisch! Interessanterweise erzählte mir dieser Ehemann, dass er genauso gesegnet wurde wie sie. Er hatte eigentlich vor zu gehen, als die Männer aus dem gleichen Grund nach vorne gerufen wurden.

Es war eine sehr intensive Woche, und ich war wirklich erschöpft, aber dadurch konnte ich sehr gut schlafen. Wir waren wie Teenager und schlossen Freundschaften unter den Mitbewohnern, die sehr angenehm waren. Das Essen war hervorragend und günstig – um einiges günstiger als die monatlichen Arztrechnungen.

Jeder wollte wieder kommen, da wir so eine angenehme, geistlich erfrischende Zeit erlebt hatten. Der Gottesdienst am Freitagabend war wundervoll. Am Samstag wurden wir dann in kleine Gruppen aufgeteilt und dienten uns gegenseitig. Wir hatten sehr lange Gebetslisten. Ich stornierte meinen Flug und fuhr mit einer Frau aus Temple und einer aus Austin nach Hause. Die Frau aus Temple hatte im gleichen Haus wie ich geschlafen. Ihr Mann ist Pastor, und sie war sehr nett. Wir hatten eine wunderschöne Reise, sowohl gemütlich als auch persönlich und geistlich bereichernd.

In der zweiten Woche wurde uns beigebracht, wie wir andere lehren können, wenn Gott uns die Gelegenheit dazu gibt. Ich hatte noch keine Gelegenheit dazu und kann hoffentlich in einem halben Jahr wieder hingehen, aber ich glaube gehört zu haben, dass ein Dienst jetzt auch in meiner Nähe angefangen hat. Ich würde dort gerne freiwillig mitarbeiten, da sie dort die Prinzipien und neuesten Erkenntnisse anwenden. Diese Menschen betonen, dass Gott Gesundheit versprochen hat und kein Krankheitsmanagement, was normalerweise durch Tabletten, die wir einnehmen, erfolgt. Sie empfehlen jedoch, in ärztlicher Behandlung zu bleiben und diese nicht plötzlich abzubrechen und die Medikamente wegzuwerfen. Viele erzählten mir jedoch, dass sie ein Medikament nach dem anderen absetzen konnten, nachdem sie geheilt worden waren, und dafür bete ich jetzt auch. Ich sagte meinem Arzt, ich könne nicht verstehen, dass Medikamente gegeneinander wirken könnten, es gibt ja so viele davon. Wenn ich meine Tabletten am Morgen einnehme, habe ich keinen Platz mehr für mein Frühstück, und das ist doch so wichtig.

Es wurde uns auch berichtet, dass durch den Be in Health™-Telefondienst Menschen geheilt werden, ohne am Seminar teilzunehmen. Manche Menschen wurden geheilt, nachdem sie das Buch gelesen und das Konzept verstanden hatten; so konnte der Herr sie auch ohne einen Seminarbesuch heilen. Es stehen auch Kassetten für diejenigen zur Verfügung, die aus irgendeinem Grund nicht kommen können. Be in Health™ versucht nicht, einen Geheimbund daraus zu machen. Obwohl ihr Material urheberrechtlich geschützt ist, bitten sie uns, die Prinzipien anderen weiterzusagen, und bilden uns darin auch aus.

Wenn ich mir überlege, wie Menschen sinnlos Monate und Jahre bei ihrem Therapeuten verbringen und wie viel Geld sie dabei ausgeben, fühle ich mich wie auf den Kopf gestellt, obwohl ich während der Sitzungen dachte: „Das ist nur ein kleines Lüftchen, das wird nicht sehr viel über mich preisgeben." Auf einmal sah und begriff ich dann Bereiche, an denen ich noch arbeiten musste. Ich war nur bis Seite 60 gekommen (ich bin eine schnelle Leserin) und sagte schon: „Hierin habe ich mich wiedererkannt." Als ich das Buch zu Ende gelesen hatte, hatte ich mich dann an vielen Stellen wiedererkannt.

Als ich den Herrn darum bat, mir diejenigen zu offenbaren, denen gegenüber ich vielleicht eine Wurzel der Unversöhnlichkeit und der Bitterkeit (nicht gegenüber mir selbst) hatte, war die Liste sehr lang, und bei einigen konnte ich mich nicht einmal mehr an die Namen erinnern. Bei diesen schrieb ich dann einfach den Aufenthaltsort auf, der zu dem betreffenden Vorfall passte. Versuchen sie so etwas nicht, wenn sie nicht wirklich bereit sind „die Hosen runter zu lassen"! Und Angst? Sie sagten, dass Angst die Wurzel zu den meisten Problemen sei und es mehr als 4000 Formen davon gäbe. Wow!

Bei Be in Health™ wurde bisher nur eine Person nicht von Epilepsie geheilt. Ich dachte, man könnte diese Krankheit gar nicht heilen, doch sie versicherten mir, dass es geht. Das chronische Erschöpfungssyndrom hat bei ihnen auch eine 100 %ige Erfolgsquote. Menschen wurden von vielen verschiedenen Krebsarten geheilt usw. usw. usw.

Sie führen es auf ihre Überzeugung zurück, dass die meisten Christen die Heiligung nicht so ernst nehmen, wie sie es sollten, und unter einer „billigen" Gnade leben möchten. Sie sagen, Heilung ist oftmals an Gehorsam geknüpft und Freiheit kommt mit einem gewissen Maß an Verantwortung. Echte Buße erzeugt Heiligung. Worauf ihre Lehre grundsätzlich hinausläuft ist, dass durch die Bekehrung unser Geist gerettet ist, unsere Seele gerettet wird und unser Körper in dem Maß Gesundung zeigt, wie wir in der Heiligung voranschreiten. Das ergibt Sinn. Sie betonten immer wieder, dass sie nicht heilen würden. Sie baten uns, durch die Striemen Jesu am Kreuz, die der Heilung unserer Krankheiten dienten, eine tiefe und innige Beziehung zu Gott, dem Vater, zu entwickeln und es Gott zu erlauben, uns durch Erkenntnis, gefolgt von Gehorsam, zu heilen.

Ich möchte noch Folgendes sagen: Ich fühle mich so gut, wie ich mich schon lange nicht mehr gefühlt habe. Ich weiß, dass ich noch mehr zu tun habe und Gott mir dies ermöglichen möchte. Er musste nur ein paar Dinge in Ordnung bringen. Keine kurzen Gebete mehr. Ich mache jetzt mit vielen Dingen Ernst.

B.K., Garland, Texas, USA

Schöpferisches Wunder im Fuß!

Vor ungefähr zwei Jahren verletzte ich zuerst mein linkes Bein und meinen linken Fuß, indem ich mir die Knochen im Spann brach und das Nervengeflecht in meinem Bein beschädigte. Die medizinische Diagnose lautete, dass man nur sehr wenig ohne eine Operation und anschließendem Gipsverband nach Abklingen der Schwellung tun konnte. Ich entschied mich dagegen, obwohl ich doch Schmerzen hatte, da mein Fuß funktionierte. Als ich zwei Wochen später eine Tür mit einem Feststoffkern im Baumarkt kaufte und sie bei der Kasse hochhob, rutschte mir die Tür aus der Hand, fiel auf meinen linken Fuß und brach mir die drei äußeren Zehen, die dann krumm und deformiert aussahen. Und wieder schien das Heilmittel schlimmer als die Krankheit zu sein, daher entschloss ich mich gegen eine Behandlung. Die Behinderung war nicht größer als zuvor. Lange bevor das alles passierte, hatte ich mir den großen Zeh gebrochen und konnte ihn nicht mehr bewegen.

Während des ersten Tages meines zweiten Besuches in Pleasant Valley, sagte der Herr zu mir, dass Er meinen Fuß wiederherstellen würde, und ich teilte das der Versammlung mit. Am Mittwoch in der Sitzung über Selbsthass fing mein Fuß an, sich zu erhitzen.

Ich zog mir den Schuh aus, um zu sehen, was da vor sich ging, und der Herr war dabei, meinen Fuß neu zu formen. Die Zehen wurden begradigt, und die Knochen in meinem Spann geheilt und wieder normal. Ich bemerkte, dass auch mein großer Zeh wieder funktionierte! Er hatte sich schon seit Jahren nicht mehr bewegt! Gott sei Dank war der Fuß wieder normal. Ich konnte für den Herrn wieder auf zwei Beinen tanzen, springen und Ihn loben. Dem Fuß geht es heute noch gut. Ist unser Gott nicht großartig?

B.V.N., Duluth, Maine, USA

Unheilbarer Krebs ausradiert!

Durch die Untreue meines Ehemanns zog ich mir Genitalwarzen zu. Ich hatte keine Ahnung, dass ich infiziert war. 8 Jahre später ging ich wegen eines Nierenproblems zum Arzt und er machte einen PAP-Abstrich, der positiv auf Krebs zurückkam. Der Arzt hatte sogar noch nie einen so schlimmen PAP-Abstrich gesehen. Ich wurde sofort operiert.

Ein Jahr später blutete ich in den Därmen. Doch die Behandlung half nicht, und ich musste wieder operiert werden. Diesmal fanden sie vier Ansammlungen von Genitalwarzen. Sie entfernten die Warzen zwar, sagten aber, es sei hoffnungslos. Die Warzen würden zurückkommen, bis mein ganzes System davon befallen wäre. Es war ein Todesurteil. Durch die Operation war ich sehr geschwächt. Ich hatte ständig starke Schmerzen und blutete weiterhin.

Ich ging als letzte Hoffnung zur Pleasant Valley Church. Ich wurde geheilt, vollkommen geheilt. Ein Arzt, den ich zwei Jahre nach meiner Operation sah, sagte mir sogar, nichts würde darauf hindeuten, dass ich jemals Krebs gehabt hätte. Vor kurzem besuchte ich meine erste Ärztin. Sie sagte, sie hätte noch nie jemanden in meinem Zustand gesehen, der geheilt wurde. Sie konnte es einfach nicht glauben, dass man meine Krankheit nicht mehr erkennen konnte. Ich gebe Gott all die Ehre!

K.R., Anchorage, Alaska, USA

MCS/EI geheilt!

Bei mir wurde 1983 MCS/EI diagnostiziert. Ich hatte noch nie davon gehört und wusste nicht, was ich tun sollte, da die meisten Ärzte diese Krankheit nicht behandelten. Ich ging zu zwei klinischen Umweltexperten in einem anderen Bundesstaat, aber nichts von dem, was sie taten, half – mein Zustand verschlechterte sich weiter. Weil ich viele Nahrungsmittel nicht mehr essen konnte, wog ich nur noch etwa 33 kg. Ich riss den Teppich in meinem Haus raus, verkaufte meine Polstermöbel, schaffte die Gasheizung ab und besorgte mir stattdessen elektrische keramische Wandpaneele zum Heizen usw. Ich lebte in einer Großstadt, und daher schlugen meine Ärzte vor, dass ich in eine weniger verschmutzte Umgebung ziehen sollte, um diese Last von meinem Körper zu nehmen, damit er heilen konnte. Ich wohnte für ein paar Monate in einem „EI-sicheren" Zuhause in Kalifornien, aber schlussendlich musste ich mein Haus verkaufen und nach Texas ziehen.

Ich lebte 1½ Jahre lang in Wimberly, Texas, in einem „sicheren" Haus zusammen mit einem Paar, das auch MCS hatte. In dieser Zeit ging ich zweimal nach Mexiko zu einer Frischzellentherapie, die dem Immunsystem helfen sollte. Doch nichts half und ich war noch immer auf alles allergisch – Nahrungsmittel, Chemikalien, Kleidung, Abgase, Parfüm. Meine letzte Hoffnung auf Hilfe war ein Aufenthalt in einer Umweltklinik in Dallas. Ich zog in ein Randgebiet von Dallas, wo Menschen mit MCS lebten, da sie nicht mehr in der normalen Welt leben konnten. Mein Zuhause war ein ca. 6 m langer Wohnwagen, der mit Folien ausgekleidet war. Darin hatte ich ein paar Kleider, die ich anziehen konnte, ein Feldbett zum Schlafen und einen Metallklappstuhl zum Sitzen. Küche und Waschraum waren in einem separaten Gebäude. Ich war umgeben von Krankheit, negativer Lebenseinstellung, Hoffnungslosigkeit und Depression. So lebte ich 8 Jahre lang.

Während dieser Zeit hörte ich von einem Arzt in Baltimore, der Erfolge bei dieser Krankheit erzielt hatte, und ich ging zweimal zu ihm, in der Hoffnung, dass er mir helfen könnte. Ich gab viel Geld aus, aber ohne Erfolg. Ich versuchte eine Neutralisierung verschiedener Stoffe, aber auch das brachte keine Erfolge. Aufgrund meines geringen Gewichts hatte ich einen Subclavia-Katheter und musste intravenös ernährt werden, aber es half alles nichts. Es machte mich sogar sehr krank. Alles, was ich tat, machte mich krank. Ich war sehr niedergeschlagen und hoffnungslos. Ich ging zum Chiropraktiker, testete meine Körperenergie, probierte Vitamine und homöopathische Heilmittel aus usw. usw. Mein letzter großer Versuch, Hilfe zu finden, bestand darin, für 3 Wochen nach Los Angeles zu einem New Age-Chiropraktiker zu gehen, für den ich über 7.000,- Euro ausgab – ohne dass sich eine Verbesserung einstellte. Danach sagte ich zu Gott, dass Er mich heilen müsse, weil ich kein Geld mehr verschwenden wollte. Ich würde mein Geld lieber Ihm geben.

Während meiner Zeit in Texas kontaktierte ich einige Gemeinden in der Gegend, aber keine von ihnen hatte schon einmal von meiner Krankheit gehört, und sie wussten nicht, wie sie mir helfen konnten. Diese Krankheit machte mir auch deshalb zu schaffen, da ich mein ganzes Leben lang geglaubt hatte, dass alles, was einer Person widerfährt, von Gott kommt – Gutes und Böses. Warum bestrafte Er mich auf diese Art und Weise? Warum war Er wütend auf mich? Meine Familie hatte schon den Kontakt zu mir abgebrochen, und jetzt hatte mich auch noch Gott verlassen. Die emotionalen Schmerzen waren so schlimm wie die körperlichen. Hinter meinem Wohnwagen lief ich immer auf einer Straße in der Nähe einer Kiesgrube, damit ich allein war und niemand mich sehen würde, und schrie zu Gott um Hilfe. Manchmal kniete ich sogar im Dreck und weinte und flehte Ihn um Hilfe an. Ich fühlte mich so allein.

In einer Gemeinde, die ich angerufen hatte, fragte mich jemand, ob ich schon einmal Befreiung erlebt hatte. Ich wusste gar nicht, was das bedeutet. Diese Person sagte, dass ich mal vorbeikommen sollte und sie dann für mich beten würden, also tat ich das. Ich bezahlte jemanden dafür, mich nach Dallas zu dieser Gemeinde zu fahren (ich konnte aufgrund meiner vielen Reaktionen nicht mehr Auto fahren). Dort sprach eine Gruppe von 4 Menschen mit mir, ich tat für einige Dinge Buße und sie beteten für mich. Auf dem Heimweg fühlte ich mich warm, als ob jemand eine Decke um mich gelegt hätte, und ich konnte mit dem Grinsen nicht aufhören. Ich fing an, täglich meine Bibel zu lesen, und bekam das Gefühl, dass es ein wenig Hoffnung für mein Leben gab.

Zehn Tage nach dem Treffen in der Gemeinde las ich draußen in meiner Bibel und ging in den Wohnwagen, um etwas Wasser zu holen. Mein Fuß rutschte auf der Wohnwagentreppe aus, ich versuchte noch den Griff zu fassen, verfehlte ihn jedoch und schlug mit meiner rechten Körperseite auf den harten Betonboden auf. Ich lag da und konnte mich weder bewegen, noch meine Hände und Füße spüren. Ich rief um Hilfe, und irgendwann fand mich dann jemand. Ich lehnte es ab, zur Notaufnahme zu gehen – da ich Angst vor den Chemikalien dort hatte und weil ich dachte, dass meine Verletzungen nicht so schlimm seien. Also brachte mich jemand zu meinem Feldbett. Nach ungefähr 8 Stunden war mein rechtes Bein vom Knie abwärts aufs dreifache angeschwollen, hart wie Stein und merkwürdig blau-grau. Die Schmerzen waren unerträglich.

Letztendlich musste ich doch den Krankenwagen rufen und verbrachte dann eine Woche im Krankenhaus, während die Ärzte sich überlegten, was sie mit mir tun sollten. Der obere Teil meines Schienbeins und mein Wadenbein waren gebrochen, und ich hatte viele Schnitte und Prellungen auf meinem Körper. Der EI-Arzt sagte, dass ich keine Operation oder irgendwelche Materialien in meinem Körper aushalten würde, und der Orthopäde sagte, meine einzige Hoffnung sei eine Operation. Eine Woche später verließ ich das Krankenhaus mit einem vollständig eingegipsten Bein. Ich behielt diesen Gips für die darauffolgenden 2 Monate. Das waren die schlimmsten Schmerzen, die ich jemals erlebt hatte, da ich keine Medikamente nehmen konnte und ständig Schmerzen hatte.

Während meiner Genesung war ich mehr als ein Jahr auf einen Rollstuhl und eine Gehhilfe angewiesen. Mein Bein heilte nur sehr langsam. In den Tagen, in denen ich noch einen Gips hatte, konnte ich meinen Wohnwagen nicht verlassen und meine Einsamkeit, mein Frust und meine Wut auf Gott wuchsen. Ich konnte meinen Wohnwagen auch nicht verlassen, um zur Küche im anderen Gebäude zu kommen, damit ich etwas essen konnte. Also war ich auf andere angewiesen, mir etwas zu essen zu bringen, und das konnte manchmal sehr lange dauern. Ich fühlte mich allein und hatte solchen Hunger. Warum war das passiert, wo ich doch gerade wieder Hoffnung bekommen hatte?

Ich habe nie viel über Gott und Heilung nachgedacht. Eine Person, die auch in der EI-Wohnsiedlung wohnte, sagte mir, dass nicht die Chemikalien die Ursache der Krankheit wären, sondern der Teufel und böse Geister. Doch verwarf ich, was sie sagte, da ich es nicht verstand. Später ist sie dann gestorben, was mich noch mehr verwirrte. Eine Gruppe von einer Gemeinde kam öfters in unsere Nachbarschaft, um aus der Bibel zu lesen, zu beten und zu singen – doch wusste ich nicht, was das Ganze bringen sollte, und lehnte es ab, an diesen Treffen teilzunehmen. Ich war wütend auf Gott und konnte nicht verstehen, warum Er mir nicht half.

Eines Tages stand ich draußen und sprach mit jemandem. Eine Freundin lief auf dem Weg zum Mülleimer an mir vorbei, drehte sich um und drückte mir etwas in die Hand. Sie sagte, sie hätte kein Interesse an diesem Brief und es wäre wahrscheinlich irgendeine Gemeinde, die ihr Geld wolle, aber vielleicht wäre ich ja daran interessiert. Der Brief kam von einer Person, die mit der Pleasant Valley Church in Kontakt stand. Sie nannte eine Telefonnummer, die man anrufen konnte, wenn man daran interessiert wäre, Hilfe bei MCS zu bekommen. Das war 2 Jahre nach meinem Unfall mit dem Bein, und ich hatte meine Hoffnung auf medizinische Hilfe aufgegeben. Ich hatte Gott gesagt, dass ich auf Seine Hilfe warten würde. Ich fragte mich, ob das die Hilfe sei, auf die ich gewartet hatte, und rief noch am selben Abend an. Ich sprach mit zwei Personen, die mir die Hoffnung gaben, dass ich wirklich geheilt werden könnte, da andere auch geheilt worden seien und Gott nicht die Person ansehen würde. Ich weinte die ganze Nacht, weil ich das Gefühl hatte, dass ich schließlich das bekommen hatte, wonach ich gesucht hatte. Ich sprach 8 Monate lang wöchentlich mit jemandem am Telefon, bis ich endlich genug Kraft – körperlich, emotional, und insbesondere geistlich – hatte, um nach Georgia zu fahren.

Ich wurde weder über Nacht geheilt, noch war meine Heilung einfach. Ich musste echt anfangen, mein Leben zu betrachten, mich mit Problemen auseinandersetzen und lernen, wer Gott wirklich ist – besonders Gott, der Vater. Er ist gut, Er ist Liebe. Ich hatte viel Wut angestaut, viel Ablehnung erfahren und hatte sehr viel Angst. Ich hatte so viele Jahre in Angst gelebt und viele Dinge gemieden und musste jetzt meine Gedanken, mein Reden und mein Handeln neu ordnen, damit sie mit Gott in Einklang kamen. Es war harte Arbeit, aber sie war es wert! Ich lebe jetzt wieder in einer normalen Umgebung, esse Lebensmittel, trage schöne Kleider, fahre wieder Auto und habe nicht mehr vor allem Angst! Preist Gott. Und mein Bein: Bei meiner letzten Röntgenaufnahme war mein Schienbein perfekt geformt, und nichts deutete auf gebrochene Knochen hin! Ich hätte nie gedacht, dass ich wieder so leben könnte. Gott ist gut. Geben Sie nie auf, oder denken Sie nie, dass etwas für Gott zu schwer sein könnte.

P.K., Georgia, USA

Welche Freude, neu lernen zu dürfen!

Haben Sie schon einmal etwas über Jahre hinweg auf eine bestimmte Art und Weise gemacht und dann festgestellt, so wie ich, dass es falsch war? Haben Sie schon einmal versucht, bei etwas zu helfen, und dann festgestellt, dass ihre wohlgemeinten Mühen die Erfüllung der Aufgabe letztendlich behinderten? Ich habe das getan und zwar öfter, als ich denken kann! Hatten Sie schon einmal die Gelegenheit, etwas auf eine Weise neu zu lernen, die so viel einfacher war, dass Sie es nicht glauben konnten? Dann lassen Sie mich Ihnen von einem Buch erzählen, das ich vor kurzem gelesen habe, und von einem Seminar, das dem Buch sehr ähnlich ist. Das Buch und das Seminar tragen den gleichen Titel: ***Der herausragende Weg***.

Der im Titel erwähnte Weg wird auch in 1. Korinther 12,31 beschrieben. Das Buch und das Seminar erfüllen den Anspruch des Titels, den eines herausragenden Weges, vollkommen. Menschen aus ganz Amerika und der ganzen Welt kommen, um **den herausragenden Weg** zu entdecken. 190 Menschen aus ganz Amerika (von New York bis Florida, von Minnesota bis Kalifornien) und jeweils eine Person aus Kanada, Mexiko und Israel nahmen an diesem Seminar teil. Die englische Ausgabe des Buches kann auf der Internetseite www.beinhealth.com bestellt werden. Man kann sich dort auch für zwei Seminare anmelden: Das erste heißt *For My Life*™ und das zweite *For Their Life*™, das – wenn auch grammatikalisch nicht korrekt – sehr aufschlussreich ist. [Anm. d. Übers.: Im Englischen müsste der zweite Titel *For Their Lives* heißen (Mehrzahl also), um den grammatischen Ansprüchen des Berichterstatters zu genügen.]

Ich weiß, dass es „da draußen" viele komische Dinge gibt. Doch ich kann Sie beruhigen. Zunächst einmal sollten Sie wissen, dass ich Christ bin, Sie brauchen also keine Angst wegen New Age, irgendwelcher Sekte und sonstigem komischen Zeug haben. Ich habe zwölf Jahre an der Universität studiert und habe drei Abschlüsse, einen Bachelor, einen Master of Education und einen Doktor in Zahnmedizin. Ich unterrichtete fünf Jahre lang die erste und zweite Stufe Physik, die erste und zweite Stufe Biologie und Allgemeine Naturwissenschaften und bin seit sechsundzwanzig Jahren Zahnarzt. Ich habe schon sehr viele religiöse Seminare und auch sehr viele zahnmedizinische Seminare besucht. Man kann mich zwar in die Irre leiten, aber nur sehr schwer! (Beispielsweise wurde ich die Evolutionstheorie gelehrt und glaubte daran, bis ich 1971 anfing, mit einem Stipendium der National Science Foundation mein Masterstudium am biologischen Institut der Universität von Georgia zu machen. In einem Biologieseminar stellte ich dann fest, dass alles, was ich in Physik, Chemie und Mathematik gelernt hatte, das, was man uns im Biologieunterricht über die Evolutionstheorie beibringen wollte, völlig zunichte machte. Ich stellte fest, dass die Evolution nie passiert war und auch nie hätte passieren können. Ich dachte über Alternativen nach und stellte wiederum fest, die einzige sinnvolle Alternative war, dass die Bibel von 1. Mose bis zur Offenbarung wahr ist, ohne Ausnahme. Sie können mir also glauben, ich habe einen *rationalen* Glauben an einen *rationalen* Gott und mache keine komischen Sachen.)

Das *For My Life*™-Seminar gab Einsichten in die geistlichen Wurzeln vieler Krankheiten. Ich bekam auch Einsichten in das praktische Christsein. Viele Dinge im Leben der ersten Christen lassen sie als sehr außergewöhnliche Menschen dastehen. Sie gaben ALLES für das Evangelium auf. Sie folgten Jesus treu bis in den Tod. Sie haben tatsächlich das GETAN, was Jesus ihnen beibrachte! Doch heute sind wir von vielen Beinahe-Christen, wie ich sie nenne, umgeben. Sie glauben beinahe an Jesus. Sie folgen Ihm beinahe. Sie halten sich beinahe an die Seligpreisungen. Sie tun beinahe, was die Bibel sagt. Sie vergeben beinahe ihren Feinden. Beinahe, beinahe, beinahe. Und wissen Sie noch etwas? Ich bin ihrem Beispiel zu meinem Entsetzen oft gefolgt. Dieses Seminar „hämmert" nicht auf jemanden ein, aber es hat mir die Augen für das, was ich im Spiegel sehe, geöffnet. Es zeigte mir die logische Verbindung zwischen vielen geistlichen Wurzeln und verschiedenen Krankheiten auf. Es macht doch Sinn, dass sich mir die Verheißungen der Bibel eröffnen, wenn sich mein Leben nach Gottes Wort RICHTET. Ich spreche nicht davon, nur so zu tun, als ob man sich nach dem Wort richtet, um Gott zu prüfen, ob Er mich „segnet", oder Ihn zu täuschen bzw. zu verleiten, Er müsse mich „segnen" (schon einmal probiert?). Ich spreche davon, sich nach dem Wort Gottes auszurichten, bis das Fleisch TOT ist, bis dem fleischlichen Menschen in mir der Todesstoß versetzt wurde. Ich meine damit, nicht mehr nur Kirche zu spielen. Ich meine eine vollständige Bekehrung des Verstandes, des Willens und der Gefühle sowie des Körpers, der Seele und des Geistes. Ich glaube, das ist es, was die ersten Christen ausmachte. Und dieses Seminar war in dieser Hinsicht sehr erfrischend für den Geist. KAUFEN Sie sich bitte dieses Buch, und NEHMEN Sie an den Seminaren teil. Sie sind es dem Herrn Jesus Christus von Nazareth schuldig!

B.C., Jasper, Georgia

Zeugnis zur Ehre Gottes

Ich möchte mich für eure sehr persönliche E-Mail bedanken, in der ihr mir für meinen monatlichen Beitrag dankt, und für die aufrichtige Nachfrage nach meiner Gesundheit sowie für die Einladung, meine Erfahrungen bei Pleasant Valley niederzuschreiben.

Vor kurzem habe ich euren Newsletter abonniert. Als ich einen öffnete, war es mir, als ob ich den Heiligen Geist zu mir sagen hörte, ich solle Mitglied bei euch werden. Das hat mich etwas überrascht, da ich nie sehr viel mit Pleasant Valley zu tun hatte, obwohl ich Empfehlungen und Zeugnisse gehört hatte, Henry Wright schon bis in die frühen Morgenstunden zugehört habe, sein Buch gelesen und die Kassetten angehört habe. Ich habe Jesus auf jede Weise, die ich kannte, gesucht und bin Ihm gefolgt.

Doch mein Zeugnis geht weiter. Ich sagte: „Ja, Herr, ich werde Mitglied, wenn du mich dazu berufst." Nach ein paar Tagen traf ich eine Freundin, die ich ungefähr 20 Jahre lang nicht mehr gesehen hatte. Als wir anfingen zu reden, war das wie eine göttliche Begegnung. Sie war gerade von Pleasant Valley zurückgekommen und auf eine unglaubliche Weise geheilt worden, was mich sehr berührte! Sie konnte sogar ihre Operation absagen. Anschließend trafen wir uns, und sie diente mir. Der Herr hat mich mit dieser Begegnung besonders beschenkt, und wir werden uns auch nicht mehr aus den Augen verlieren.

Ich wollte mein Zeugnis geben, weil ich glaube, dass es sehr wichtig ist, den Samen auf die richtige Weise zur richtigen Zeit auf dem richtigen Boden in Gottes Reich zu säen. Ich glaube, dass ich wirklich etwas von all dem ernte. Ich danke euch auch für euer Gebet, und dass ihr sagtet, Gott würde mir in meinem Herz zeigen, wie viel ich geben soll. Das hat Er auch getan.

Noch einmal vielen Dank für eure Liebe und Sorge um mich und für die Ermutigung, mein Zeugnis zur Ehre Gottes weiterzugeben.

L.N., Fayetteville, Georgia, USA

Nach dem Gebet war die Psychose weg!

In den letzten Wochen haben wir erlebt, wie der Herr ein paar erstaunliche Wunder getan hat, aber gestern hat Er mich mit etwas Besonderem gesegnet. Ich betreute einen lateinamerikanischen Mann im Alter von ungefähr 52 Jahren, der innerhalb einer Woche psychotisch geworden war. Als ich am Montag meine Runde durch die Zimmer machte, wurde mir klar, dass es für die Geisteskrankheit dieses Mannes objektiv keinen medizinischen Grund gab. Er hatte schon zwei kleine Schlaganfälle gehabt – einer war schon etwas länger her, der andere laut Computer-Tomographie erst vor kurzem, aber das war nicht der Grund für das, was ich sah. Er konnte nicht mehr sprechen, und das seit 15 Stunden. Er lag unruhig in seinem Bett und wälzte sich hin und her. Er reagierte weder auf seine Familie noch auf mich. Ich spürte mehr und mehr, dass der Herr Seine Kraft an ihm zeigen wollte, und daher fragte ich die Familie, ob sie in eine Kirchengemeinde gingen. Sie waren katholisch. Dann fragte ich, ob ich für ihn beten dürfte. Sie stimmten dem zu. Ich betete für den Frieden Gottes auf der Familie und für Seine Gegenwart im Raum. Dann ergriff ich Autorität über den Geist des Wahnsinns und der Angst und trieb ihn aus. Er hörte sofort mit dem unruhigen Hin- und Herwälzen auf. Dann ging ich und kam am Nachmittag zurück. Die Familie erzählte mir, dass er, nachdem ich das Zimmer verlassen hatte, anfing zu sprechen. Jetzt ist er wieder bei klarem Verstand und spricht heute relativ normal. Ich erklärte der Familie, dass dies ein Wunder Gottes war und dass Jesus diesen Mann geheilt hat. Medikamente hatten nicht funktioniert. Doch wusste die Familie zu diesem Zeitpunkt nicht, was sie damit anfangen sollte.

P.S., Greenville, Texas, USA

Ich spürte die Liebe

Ich wollte euch nur wissen lassen, dass ich euch alle sehr vermisse. Als ich mein Lied singen durfte, dachte ich, mein Herz würde vor Liebe platzen. Ich habe in meinem ganzen Leben noch nie so stark die Annahme und Liebe Gottes an einem Ort von so vielen Menschen erfahren. Ich bin als neue Frau nach Hause gekommen und werde jetzt natürlich den Weg des Verlassens weitergehen. Ich sprach mit meinem Mann, und er wird versuchen, am Seminar im Januar teilzunehmen, (vielleicht sogar) zusammen mit meinem Sohn und seiner Frau.

Lasst es bitte alle wissen, wie sehr ich die Arbeit aller geschätzt habe ... die wahre Liebe Gottes für den Leib Jesu. Ich kann die Liebe, die ich für diesen Dienst fühle, nicht begreifen. In meinem ganzen christlichen Leben wollte ich noch nie einen Dienst so sehr unterstützen wie euren. Eigentlich wollte ich nie so eine Art von Dienst unterstützen. Und ich möchte es alle wissen lassen ... diejenigen, die diese E-Mail lesen oder zu dieser Gemeinde kommen, um dort zu dienen, dass ich euch, so gut ich es kann, gebetsmäßig und auch sonst unterstützen werde.

Ich hoffe, ich kann euch alle bald wiedersehen! Ich bin jetzt wieder zurück in New Jersey und der Herr hat mich von der Flugangst befreit. Auf meinem Rückflug am Sonntag gerieten wir über Philadelphia in einen Sturm. Während der relativ heftigen Turbulenzen dachte ich an eure wunderbare Lehreinheit über Angst und ... ich sagte dem Teufel, er solle mich in Ruhe lassen ... und er tat es! Man muss sich mit der Angst auseinandersetzen. Ich werde, sobald ich kann, wieder zu euch zurückfliegen.

J.S., New Jersey, USA

Hypothyreose, Hypoglykämie, CMD verschwunden!

Ich nahm an euren Seminaren *For My Life*™ und *For Their Life*™ ab dem 9. Februar 2003 teil. Ich war eine der „Kanadierinnen". Da ich eine sehr schüchterne Person bin, wollte ich nicht nach vorne kommen und über das sprechen, was mir passiert ist. Doch jetzt dachte ich, es wäre an der Zeit, euch wissen zu lassen, was bis jetzt mit mir passiert ist. Ich kam nach Pleasant Valley mit Lebensmittelallergien, MCS, chronischem Erschöpfungssyndrom, Leaky-Gut-Syndrom, Muskelschmerzen, Hypoglykämie, Hypothyreose, systemischer Kandidose, rheumatoider Arthritis, Arthrose, Osteopenie und CMD [Craniomandibuläre Dysfunktion]. Aufgrund der systemischen Kandidose konnte ich in den vergangenen 3 Jahren kein Obst und keine Süßigkeiten essen. Wenn ich es doch tat, bekam ich Kopfschmerzen, die drei Tage lang anhielten. Seit Mittwoch, dem 12. Februar, habe ich Obst wieder auf meinen Speisezettel gesetzt und seitdem täglich 3–5 Portionen OHNE Kopfschmerzen gegessen. Am 26. Februar stellte ich fest, dass der Geist der „Eile" weg war und ich einen Frieden und eine Ruhe besaß, die ich zuvor noch nie erlebt hatte. Ich fahre nicht mehr so aggressiv Auto! Am 11. März stellte ich fest, dass die Hypoglykämie verschwunden war. Und am 25. März wurde mein TSH-Blutwert überprüft. Er lag bei 2,5 – genau auf dem Sollwert –, und der Arzt sagte, ich kann jetzt anfangen, meine Schilddrüsenmedikamente zu reduzieren. Das ist für mich sehr wichtig, da mein Körper vor einem Jahr das „Erschöpfungsstadium" erreicht hatte. Ich lag einen Monat lang flach und mein TSH-Wert war über 150. Die Labortabellen reichen nur bis 150. Mein Wert lag darüber und war daher nicht messbar. Nicht einmal mit den Schilddrüsenmedikamenten konnte ich den normalen Bereich erreichen, und das war bei meinem Wert mindestens für die letzten 10 Jahre nicht mehr der Fall gewesen. In den vergangenen Wochen ist auch die CMD verschwunden, und Chemikalien scheinen mich nicht mehr zu stören. Jedoch habe ich das noch nicht richtig getestet. Ich habe wieder deutlich mehr Energie und bekomme mein Leben Stück für Stück wieder zurück. Ich möchte einfach sagen: „Danke, dass ihr euch dem Herrn zur Verfügung stellt, ich gehöre zu den Leben, die ihr gerettet habt.“

Ich weiß, Gott hält Arbeit für mich in diesem Bereich bereit, und ich nehme die Herausforderung an!

Vielen Dank euch allen!

F.R., Delta, British Columbia, Kanada

P.S. Danke, Henry, dass du den Mut hattest, diesen gewaltigen Dienst aufzubauen. Ich habe seit 8 Jahren nach Christen gesucht, die mir bei Autoimmunproblemen helfen konnten. Doch ich konnte niemanden finden. Ich habe 6 Jahre lang mit Menschen mit diesen Problemen gearbeitet, doch ich konnte nur Optionen mit New Age-Hintergrund finden. Ich habe einen medizinischen Hintergrund, und meine Krankheit fing 1980 an.

Buße bringt Resultate

Ich möchte allen für den wundervollen Dienst danken, den ich letzte Woche in der Pleasant Valley Church beim *For My Life*™-Seminar empfangen habe. Ich kann nicht in Worte fassen, was der Herr alles getan hat und sicherlich auch noch in Zukunft tun wird.

Wenn man mich fragt, antworte ich, dass euer Dienst „erste Sahne“ ist – sehr professionell. Euer Dienst bringt Resultate hervor, wozu heutzutage nur sehr wenige in der Lage sind. Ich glaube, das fehlende Glied in der Kette könnte das kontinuierliche „Bekennen von Sünde“– d.h. Buße tun – sein. Ich weiß, dass ich jetzt ein besseres Verständnis von Buße und dem sehr realen Satan habe.

S.P., Peachtree City, Georgia, USA

Wunderbar geheilt!

Seid gegrüßt! Viele von euch haben vor kurzem einen Brief von meiner Schwester bekommen, in dem sie die Heilung durch den Herrn in ihrem Leben beschrieb, und ich möchte meine Stimme mit ihrer vereinen und unserem Arzt die Ehre geben! *Ich wurde auch geheilt.* Jesus ist wahrlich treu darin, die Kranken und Bedürftigen zu suchen und ihnen die Wunden zu verbinden. Er *ist* ein Gott, der Sein Wort hält. Er erfüllt unsere Herzenswünsche in diesem und im darauffolgenden Leben.

Viele von euch halfen uns während dieser Jahre des körperlichen Stillstands durch ihre Aufmerksamkeit, Gebete des Glaubens und praktischen Taten der Liebe, unsere Last zu tragen... Deshalb bekommt ihr diesen Brief. Ich wollte euch nicht nur wunderbare Neuigkeiten mitteilen, sondern euch auch noch danken, dass ihr meine Familie und mich in Zeiten ziemlicher Einsamkeit und Verwirrung begleitet habt. Ihr seid euch wahrscheinlich gar nicht bewusst, wie wichtig das war.

Unter euch sind auch meine Freunde aus dem Bereich der chronischen Krankheiten. Wir waren gegenseitig füreinander da, wussten wirklich, was die andere Person durchmachte, und verbrachten zusammen die schwierige Wartezeit. Ich möchte euch insbesondere wissen lassen, wie dankbar ich für eure Freundschaft bin. Es ist mir eine große Freude, euch von diesem neuen Lebensabschnitt erzählen zu dürfen, und ich bin voll guter Erwartung, euch daran teilhaben zu lassen.

Vorweg möchte ich sagen, dass ich weiß, was es heißt, viele verschiedene, oft auch widersprüchliche Wege und Verheißungen zu Gesundheit und Heilung zu hören. Ich habe erlebt, was es bedeutet, immer wieder diesen Verheißungen nachzujagen, nur um dann wieder zu kurz zu kommen, weniger vorzufinden, als verheißen war, als man hoffte und woran man glaubte. Daher schreibe ich mein Zeugnis nicht unüberlegt oder voreilig.

Ich glaube, die Wahrheit muss einer Prüfung standhalten können, um wahr zu sein. Die Wahrheit wird der Prüfung von Zeit, Erkenntnis und göttlichem Urteilsvermögen standhalten. Ein guter Baum trägt gute Früchte. Das Fundament für die Heilung, die meine Schwester, mein Bruder und ich sowie viele Freunde erlebt haben, hat diesen Prüfungen standgehalten.

Für diejenigen, die meine Geschichte noch nicht kennen: Ich begann 1984 im Alter von dreizehn Jahren, meine Gesundheit zu verlieren. Als ich immer wieder Pfeiffersches Drüsenfieber und Bronchitis bekam, merkten meine Eltern, dass etwas mit meiner Fähigkeit, Krankheiten abzuwehren, nicht stimmte. Ich bekam auch unerklärbare Müdigkeit, Schmerzen, Verwirrung und andere Symptome, die nicht mit diesen Krankheiten in Verbindung standen. Meine Eltern brachten mich zu vielen Ärzten und Spezialisten, die unzählige Tests machten, um herauszufinden, was meine Symptome erzeugte. Ich war ein sehr kreatives und aktives junges Mädchen. Und was körperlich mit mir geschah, war nicht normal, aber niemand konnte die richtigen Antworten finden. Ich bekam viele Diagnosen, unter anderem rheumatoide Arthritis, Depression, Hypochondrie, chronischer Virusinfekt und schließlich chronisches Erschöpfungssyndrom. Die letzte Diagnose passte ins Bild, doch die Erleichterung zu wissen, welche Krankheit man hatte, wich der ernüchternden Tatsache, dass niemand ihre Grundursache noch eine Heilungsmethode kannte.

Meine körperlichen Probleme nahmen mit den Jahren zu. Trotz vieler Behandlungen, Diäten und veränderter Lebensweisen entwickelte ich noch weitere Krankheiten und Symptome: Lebensmittelallergien, erhöhte Hypoglykämie (ein wichtiger Faktor beim chronischen Erschöpfungssyndrom), chronische und extreme Schlafstörungen, nichtentzündliche Muskelschmerzen, Reizdarmsyndrom, Schilddrüsendysfunktion und dann Multiple Chemische Sensibilität (auch bekannt als umweltbedingte Unverträglichkeit). Zwischen den Gefängniswänden des chronischen Erschöpfungssyndroms und MCS/EI verlor ich meine Jugend und mein junges Erwachsensein. Mein Bruder und meine Schwester bekamen die gleichen Krankheiten sechs Jahre nach mir.

Schließlich und endlich brachten die Behandlungen, Diäten und veränderten Lebensweisen eine Linderung der Symptome, sodass wir einigermaßen zurechtkamen. Aber als die Jahre vergingen, wurde uns klar, dass nichts eine wesentliche Wiederherstellung bringen würde. All unser Bemühen brachte ein Krankheitsmanagement, keine Heilung. Statt die Leiter der Genesung hochzuklettern, befanden wir uns in einem Überlebenskampf, der die Krankheit zum Mittelpunkt unseres Lebens machte.

Aus dem Sumpf von chronischem Erschöpfungssyndrom und MCS/EI befreit zu werden, ist wie aus dem Gefängnis entlassen zu werden, und genau dafür ist der Herr Jesus auf die Erde gekommen, um uns davon zu erretten! „...Und ich behüte dich und mache dich zum Bund des Volkes, zum Licht der Nationen, blinde Augen aufzutun, um Gefangene aus dem Kerker herauszuführen und aus dem Gefängnis, die in der Finsternis sitzen. Ich bin Jahwe, das ist mein Name. Und meine Ehre gebe ich keinem anderen ..." (Jesaja 42,6–8).

Bevor ich mit meinem Zeugnis fortfahre, möchte ich noch erzählen, wie der Herr mich in manchen Bereichen befreit hat: Anstatt müde aufzuwachen, wache ich mit der Energie für einen ganzen Tag auf. Ich muss mein Leben nicht mehr in Minuten planen, sondern kann für Wochen und Jahre vorausplanen. Anstatt nur bis zum Briefkasten zu kommen, kann ich jetzt Berge besteigen. Anstatt teure, alternative Lebensmittel kaufen zu müssen, um allergische Reaktionen (auf Weizen, Soja, Milchprodukte, Saccharose, Zusatzstoffe, Eier usw.) zu vermeiden, kann ich alles ohne Reaktionen essen, wie es Gott für meinen Körper beabsichtigt hat. Anstatt isoliert zu werden wegen der Allergien, auch auf nur geringe Mengen von Chemikalien, die man an öffentlichen Plätzen vorfindet, kann ich jetzt überall hingehen ohne Angst vor einer Reaktion. Ich kann nach über einem Jahrzehnt der Quarantäne aufgrund der Krankheit wieder zur Schule, in die Gemeinde und zu anderen Leuten nach Hause gehen. Ich kann wieder lange Strecken fahren, ohne Angst haben zu müssen vor Gedächtnisverlust, Verwirrung und Panikattacken. Meine chronischen Schlafprobleme sind verschwunden. Ich bin nicht mehr monatelang nachts wach, und schlafe nicht mehr, wenn tagsüber die Sonne scheint. „...Wer in Finsternis lebt und wem kein Lichtglanz scheint, der vertraue auf den Namen des HERRN und stütze sich auf seinen Gott!“ (Jesaja 50,10).

Können Sie sich vorstellen, wie es sich anfühlt, die Bibel zu lesen und meine Krankheit nicht länger „geistlich deuten“ zu müssen angesichts der vielen Verse über Heilung und Gottes Wunsch zu heilen, der eindeutig ausgesprochen wird und durch Jesus demonstriert wird? Können Sie sich die Erleichterung vorstellen, als ich den Grund für die Krankheit endlich ein bisschen verstand, nachdem meine Familie und ich jahrelang Gott mit Tränen, Glauben und Salbungen um Heilung gebeten hatten und *trotzdem nicht* geheilt wurden?

Wenn ich beschreibe, wie meine Familie und ich versuchten, Heilung mit Hilfe der Schulmedizin und der alternativen Medizin zu bekommen, muss man wissen, dass wir auch geistlich nach Heilung suchten. Ich wuchs in einer christlichen Familie auf und gab Christus im Alter von sechs Jahren mein Leben. Meine Eltern, meine drei Geschwister und ich liebten Gott und dienten ihm so treu, wie wir konnten. Meine Eltern baten den Herrn, ihre Kinder zu heilen – sie beteten, fasteten und kämpften für uns.

Ich betete und bat meinen Gott um Heilung. Ich erinnere mich, wie ich betete: „Gott, ich kann nicht aufhören, auf dich zu hoffen. Du bist alles, was ich habe. Ich weiß, dass du meine Schreie erhörst, wie es Dein Wort mir sagt. Ich habe von Menschen gehört, die geheilt wurden, sogar von den Krankheiten, die ich habe. Jesus heilte alle, die zu ihm kamen. Du bevorzugst niemanden. Bitte heile mich.“ Als die Zeit verging, setzte ich meine Hoffnung weiterhin darauf, dass Gott einem Arzt irgendwo die Weisheit zur Heilung dieser Krankheit geben würde oder dass ich durch ein Wunder geheilt werden würde. Ich konnte mir nicht vorstellen, dass Er mich auf eine andere Art und Weise heilen würde.

Monate wurden zu Jahren, aber ich hörte nicht auf zu beten. Ich betete aus der Tiefe meines Herzens und mit aufrichtigem Glauben. Ich nahm die Verheißungen der Bibel in Anspruch und wartete auf den perfekten Augenblick Gottes. Meine Eltern und Familie beteten weiterhin. Viele Gemeinden beteten. Ich wurde mit Öl gesalbt, und die Ältesten meiner Gemeinde beteten für mich (Jakobus 5). Ich las Bücher über geistlichen Kampf und Gebet. Ich hörte mir Lieder, Predigten und Vorträge an. Ich nahm Sein Wort in Anspruch, stellte mich darauf, ruhte, arbeitete, widerstand, schaute christliche Sendungen an, glaubte, hoffte, blieb hartnäckig, opferte, unterwarf mich, starb im Fleisch, wartete ...

Keine Heilung. Nach Jahren kam die Frage auf: „Gott ist Liebe. Er sagt, Er erhört Gebet. Er sagt „Ich bin der Gott, der dich heilt ...“. Warum erhört Er mein und der anderen Gebet um Heilung nicht?! Was soll ich tun, Herr? Was fehlt mir? Ist das eine große Prüfung, die große Versuchung meines Lebens, mein Kreuz?“

Jeder, der diese Situation schon erlebt hat, wird mir zustimmen, dass es den Glauben auf die Probe stellt, wenn Gott die Gebete um Heilung nicht zu erhören scheint.

Kein Christ kann mit diesen schwierigen Umständen leben, ohne innerlich irgendwie einen Beschluss über Gottes Rolle dabei zu fassen. Fragen kommen auf, die beantwortet werden müssen und auch werden, entweder bewusst oder an einem geheimen Ort des Herzens. Doch manchmal ist die richtige Antwort, weiterhin auf Seine Antwort zu warten.

Nachdem ich jahrelang gewartet und alles getan hatte, was ich konnte, kam ich zu dem Schluss, dass Gott einen bestimmten Grund hatte, mich nicht zu heilen. Ich glaubte, ich sei eine der Erwählten wie Paulus, dessen Antwort war: „Allein deine Gnade genügt mir." Ich dachte, dass diese Krankheit für mein eigenes Wohl und zu Gottes Ehre sei, obwohl ich immer noch glaubte, dass Gott heilen konnte. Sie war ein Segen für mich, da ich dadurch mehr auf Ihn vertraute ... Meine Krankheit und die damit verbundenen Qualen sollten mich mehr wie Jesus machen, wie Er in Seinen Qualen war. Wenn auch mein äußerer Mensch aufgerieben wurde, so würde ich innerlich immer mehr erneuert werden. Das alles stand in der Bibel, und ich wandte es auf mich an. Die Puzzleteile passten zusammen. So war meine geistliche Welt wieder in Ordnung.

Es war mir nie in den Sinn gekommen, dass ICH diese Ordnung herstellte und nicht Gott. Ich dachte nicht daran, dass mein Feind ein Lügner ist, der stiehlt, tötet, zerstört und aus der Bibel zitieren kann. In Anbetracht Gottes scheinbaren Schweigens fand mein mit religiösen Argumenten ausgerüstetes Fleisch mit der Hilfe des Feindes Steine, die es in Brot verwandeln konnte. Es war der einzige Ausweg, der meiner Welt wieder einen Sinn gab. Aber „... Gott ist wahrhaftig, jeder Mensch aber Lügner! " „Vertraue auf den HERRN mit deinem ganzen Herzen und stütze dich nicht auf deinen Verstand!" (Römer 3,4; Sprüche 3,5)

Die Art und Weise, wie der Herr mich, meine Geschwister und viele andere von eigentlich unheilbaren Krankheiten heilte, ist einfach. Bitte verstehen Sie das. Aber das, worin uns der Feind Gottes verstrickt, ist nicht einfach. „Ich fürchte aber, dass, wie die Schlange Eva durch ihre List verführte, so vielleicht euer Sinn von der Einfalt und Lauterkeit Christus gegenüber abgewandt und verdorben wird." (2. Korinther 11,3). Ich möchte die Lügen des Feindes aufdecken, damit ich andere trösten kann, so wie Gott mich getröstet hat. Die Lügen haben uns an den Rand eines Zusammenbruchs getrieben, und die einfache Wahrheit hat uns befreit. Nach Jahren der unheilbaren Krankheit sind mein Bruder, meine Schwester und ich wieder geheilt und nur, weil der Herr der Gleiche gestern, heute und auch morgen ist. Er verändert sich nicht. Seine Worte kehren nicht leer zurück, sie erfüllen den Zweck, für den Er sie sandte.

Hören Sie auf die Hoffnung, die in diesen Worten steckt!

[4]Jedoch unsere Leiden - er hat sie getragen, und unsere Schmerzen - er hat sie auf sich geladen. Wir aber, wir hielten ihn für bestraft, von Gott geschlagen und niedergebeugt. [5]Doch er war durchbohrt um unserer Vergehen willen, zerschlagen um unserer Sünden willen. Die Strafe lag auf ihm zu unserm Frieden, und durch seine Striemen ist uns Heilung geworden. Jesaja 53,4–5

[2]Preise den HERRN, meine Seele, und vergiss nicht alle seine Wohltaten! [3]Der da vergibt alle deine Sünde, der da heilt alle deine Krankheiten. [4]Der dein Leben erlöst aus der Grube, der dich krönt mit Gnade und Erbarmen. [5]Der mit Gutem sättigt dein Leben. Deine Jugend erneuert sich wie bei einem Adler. Psalm 103,2–5

Im Sommer 1998 besuchte eine Freundin von mir, die auch schon sehr lange das chronische Erschöpfungssyndrom und MCS/EI hatte, ein Seminar, das vom Wycliffe Missionszentrum veranstaltet wurde. Henry Wright sollte bei diesem Seminar einen Vortrag über „geistlich verwurzelte Krankheiten" halten, und sie wollte sich anhören, was er zu sagen hatte. Ein paar Jahre zuvor hatte sie von einer Frau, die von MCS/EI geheilt wurde, eine Kassette von Henry Wright geschickt bekommen, der lehrte, dass diese Krankheit sowie auch das chronische Erschöpfungssyndrom geistlich verwurzelt und – wenn man sie entsprechend behandeln würde – heilbar seien. Sie warf die Kassette in den Müll, wie ich es auch getan hätte! Wir hatten so viel darüber gehört, dass unsere Krankheit in unseren Köpfen sei, und dies schien eine religiöse Version davon zu sein. Und für jemanden, der in einer Gemeinde großgeworden war, hörte sich das ein wenig komisch an – bestimmt nicht wie etwas, das man in der Sonntagschule hören würde! Aber als sie mehr von dem hörte, was dieser Mann zu sagen hatte, stimmte ihr Geist ihm zu, und es hielt dem, was sie in der Bibel las, stand.

Nachdem das Seminar vorbei war, rief sie mich an, um mir davon zu berichten. Ich stand der Idee, dass meine Krankheit eine geistliche Wurzel haben sollte, sehr skeptisch gegenüber. Ich hatte eine gute Beziehung mit Gott, mein Leben trug Früchte, meine Gebets- und Lobpreiszeiten waren großartig, ich bereute meine Sünden, ich half Menschen in meiner Umgebung, wie ich konnte, ich war eine reife Christin, und ich litt nach Gottes Willen. Und dieser Typ wollte mir eine weitere Last auflegen, indem er sagte, ich hätte ein geistliches Problem? Nicht mit mir. Was dann schlussendlich meine Skepsis brach, war nicht, was dieser Mann sagte, sondern, was Gott durch ihn für die Gesundheit meiner Freundin tat.

Bei ihr waren beide Krankheiten noch schlimmer als bei mir. Mehrmals wäre sie fast erstickt, und reagierte aufgrund ihrer allergischen Reaktionen auf Chemikalien und Lebensmittel mit extremer Muskelschwäche bis hin zum Kollaps. Sie, wie auch ich, hatte ein Beatmungsgerät mit chemischer Filterung, wenn sie ihr Haus verließ. Am letzten Abend des Seminars leitete Henry Wright die Kranken in einem Gebet und ermutigte sie, für die Dinge, die als geistliche Faktoren ihrer

Krankheit aufgezeigt wurden, vor Gott Buße zu tun. Sie sagte mir, dass sie betete und andere für sie beteten. Danach zog sie ihre Gesichtsmaske in dem Raum aus, der mit Chemikalien von Menschen, Teppichen und Stühlen erfüllt war – und es ging ihr gut.

Dem hatte ich nichts entgegenzusetzen. Ich kannte sie zu gut, als dass ich diese große Veränderung hätte leugnen können. Und ich konnte ihr auch nichts erwidern, da mein Herz dem zustimmte, was sie sagte. Dieser Mann lehrte, dass Gott weiß, wie unser Körper funktioniert, und dass Er uns als ein Wesen geschaffen hat, das chemisch äußerst sensibel auf das reagiert, was in unserem Geist vor sich geht. Er erklärte beispielsweise, dass, wenn eine Person Panik bekommt, die Großhirnrinde ein Signal an den Hypothalamus sendet – die Schaltzentrale des Hormonsystems. Der wiederum sendet Impulse und chemische Stoffe aus, die dann Reaktionen im Körper hervorrufen wie schnellerer Herzschlag, langsamerer Stoffwechsel, Adrenalinausschüttung, trockener Mund, wacklige Knie usw. Man nennt das eine „Fight-or-Flight-Reaktion". Normalerweise hält dieser Zustand nur für ein paar Minuten an. Wenn eine Person jedoch in Angst gefangen ist oder Stress und Sorge ihre Lebensweise sind, wird ihr Körper sehr negativ reagieren. Wir wurden nicht dazu erschaffen, *ständig* in einer „Fight-or-Flight-Haltung" zu sein. Und daraus resultieren dann viele schlimme Krankheiten.

Henry Wright ging noch weiter und sagte, dass Angst sogar eine Sünde ist und nicht nur ein „negatives Gefühl". Wie oft sagt Gott in der Bibel, „Habt keine Angst!"? Wir sollen nicht wieder unter die Knechtschaft eines Geistes der Angst (…) kommen. Angst, Sorge und Stress sind keine Gefühle, die wir „bewältigen" müssen, sondern Sünde, für die wir Buße tun müssen. Nur dann können wir davon frei werden. Er hatte beobachtet, dass, wenn Menschen für diese Sünden Buße taten und sich von ihnen abwandten, sie von der geistlichen Gefangenschaft befreit wurden und ihre Köper wieder anfingen gesund zu werden.

Durch die Bibel, seine Beobachtungen als Pastor und die Aneignung von medizinischem Wissen erkannte er, dass nicht nur die Sünde der Angst körperliche Konsequenzen hatte, sondern auch Sünden wie Selbsthass, Unversöhnlichkeit, Eifersucht, Rebellion, Wankelmütigkeit, Bitterkeit, Wut, Ablehnung, Okkultismus, Selbstverurteilung usw. Generationssünden, Traumata, wie z. B. Misshandlungen, und das Versagen des Mannes, seiner gottgegebenen Rolle als Familienoberhaupt nachzukommen, wirkten sich ebenfalls körperlich aus. Mit dieser Erkenntnis erlebte er, wie Menschen mit unzähligen, unheilbaren Krankheiten völlig geheilt wurden. Er wirkte nicht mit der Gabe der Heilung – die Menschen reagierten einfach darauf, dass ihnen die Wahrheit über ihr Leben offenbart wurde, sie dafür Buße taten, von der geistlichen Gefangenschaft befreit wurden und daraufhin ihre Gesundheit wiederbekamen.

Nach dem Anruf meiner Freundin saß ich auf dem Sofa und meine Überzeugung wuchs, dass das eben Gehörte wahr war. Ich hätte mich nie als ängstliche Person bezeichnet, doch in Wirklichkeit war ich eine. In meinem Alltag lebte ich mit der tiefen Überzeugung, dass Angst und nicht der Heilige Geist mir Voraussicht gab und mich auf Details aufmerksam machte, die ich sonst nicht bemerkt hätte. Die Angst beschützte mich, da Gott einmal zu oft versagt hatte, mich und die Menschen, die ich liebte, zu beschützen. Das gleiche galt auch für die Bitterkeit. Nachdem ich es zunächst auf religiöse Weise bestritt, musste ich zugeben, dass ich glaubte, Gott sei nicht gerecht, wenn es darum ging, sich für mich einzusetzen. Ich musste gegenüber Menschen, die mich verletzten, eine Wand aufbauen, und Bitterkeit war der bessere Anwalt für die Verteidigung als Gott. Ich entdeckte eine Bitterkeit gegenüber Gott, mir selbst und anderen. Darauf hatte Henry Wright auch hingewiesen: Krankheit wird oft durch Trennung von Gott, einem selbst und anderen verursacht. Wenn man geheilt werden möchte, muss die Bitterkeit weichen, denn sie ist eine Sünde, über die Gott sagt, dass sie die Tür für geistliche Qualen öffnet (Matthäus 18,35), und dort, wo man geistliche Qualen findet, wird man auch körperliche finden. Er hat uns – Geist, Seele und Körper – nicht dazu erschaffen, in nicht bereuter Sünde zu funktionieren! (1. Thessalonicher 5,23).

In dieser Nacht, als ich eine tiefe und erfrischende Überführung erlebte, ließ ich all die Dinge los, von denen ich wusste, dass ich mich ihnen anstatt Gott zugewandt hatte, insbesondere die Dinge, die Henry Wright für meine Krankheit verantwortlich machte. Ich fühlte mich wie ein kleines Kind, hilflos und völlig abhängig. Es war ein beängstigendes Gefühl. Hoffnung kam wieder in meinem Herzen auf, Hoffnung, dass ich geheilt werden könnte – wirklich und endlich geheilt. Es war zu schön, um wahr zu sein, und zu einfach. Angst und andere Geister aus Satans Reich kämpften um meine Gedanken und Gefühle. Ich war zu oft enttäuscht worden! Aber Gott ließ mich nicht los, und meine Hoffnung wurde zur festen Erwartung, dass Er nicht nur mein Herz reinigen, sondern auch meinen Körper heilen wollte. Die neue Frische, die ich in meinem Geist spürte, zeugte davon, dass sich wirklich etwas Großes verändern würde.

Und es geschah. Nach drei Monaten merkte ich, wie ich zunehmend mehr Kraft hatte und sich mein Gesamtbefinden verbesserte. Ich konnte klarer denken, entspannter atmen und kleine Portionen von früher verbotenen Nahrungsmitteln zu mir nehmen ... Ich begann den Weg des Verlassens und nahm mir das überfließende Leben, das Gott mir versprochen hatte, mit dem Heiligen Geist und der Hilfe von Gottes Familie zurück. (Die Kassetten von Henry Wrights Dienst haben mir sehr dabei geholfen.) Nach nur sechs Monaten ging es mir zu 80 % wieder gut und nach einem Jahr zu 100 %. Der Schmerz einer 14 Jahre dauernden und Leben zerstörenden Krankheit ist jetzt nur noch eine Erinnerung. Gott ist gut!

Ich schrieb dieses Zeugnis zum ersten Mal im Herbst 1999. Heute haben wir das Jahr 2004, und ich bin immer noch vollständig geheilt. Mein Bruder wurde bald nach mir geheilt, und Gott heilte meine Freundin und meine Schwester, als sie am Seminar in der Pleasant Valley Church in Thomaston, Georgia, teilnahmen. Andere Freunde wurden geheilt, indem sie einfach auf den Heiligen Geist reagierten, der durch unsere Zeugnisse sprach. Gott hat keine Formel, aber Seine Wahrheit bleibt bestehen.

Ich hatte so viele Fragen, und natürlich haben Sie die auch! Sie können gerne die Pleasant Valley Church kontaktieren. Sie haben viele Ressourcen, einschließlich eines tollen Dienstes und eines Schulungsprogramms. Tausende von Menschen – Kranke, Pastoren, Ärzte – kommen jedes Jahr aus dem ganzen Land und der ganzen Welt, um an dieser wunderbaren Gnade Gottes der Erkenntnis zum Thema Heilung teilzuhaben. Durch diesen Dienst hat Gott z. B. schon folgende Krankheiten geheilt: Asthma, Allergien (Lebensmittel, Staub, Chemikalien), Magersucht, Bulimie, Krebs (einschließlich Brustkrebs und Leukämie), Diabetes, zu hoher Cholesterinwert, Herzkrankheiten, Blutdruckstörungen, Morbus Crohn, Panikattacken, Süchte, Fibromyalgie, rheumatoide Arthritis, Arthritis, Schlafstörungen, geistliche Bedrückung, Depression, manische Depression, Schizophrenie/Multiple Persönlichkeitsstörungen, Zwangsstörungen, ADS/ADHS, Skoliose, chronisches Erschöpfungssyndrom, MCS/EI, Lupus, einige Viruskrankheiten, Osteoporose, Epilepsie, Multiple Sklerose, Zysten, Morbus Parkinson, Hautkrankheiten, Migränen, Hypo- und Hyperthyreose u. a. Es finden auch schöpferische Wunder in der Pleasant Valley Church statt, sie dienen als Ortsgemeinde in der Region ebenso in allen Gaben.

Dieser Dienst weist in seinen Materialien darauf hin und setzt es auch in der Praxis um, dass sie weder mit medizinischen oder psychiatrischen Behandlungsweisen noch mit anderen Gemeinden und deren Lehrmeinungen, Glaubensausrichtungen oder Praktiken in Konflikt stehen möchten: „Wir sind keine Therapeuten, sondern Diener des Wortes Gottes gemäß 1. Korinther 12, Psalm 103,3, 2. Korinther 5,18–20 und Epheser 4. Wir sind kein Zweig der Medizin oder Psychologie; wir wollen vielmehr dazu beitragen, dass diese effektiver sein können, als gegen sie zu arbeiten. Wir glauben, viele menschliche Probleme sind grundsätzlich geistlicher Natur und mit körperlichen und psychologischen Erscheinungsformen verbunden."

Ich hoffe, dass die Veränderungen, die Gott in mein und in so viele andere Leben gebracht hat, auch euch segnen werden. Gottes Botschaft verbreitet sich ständig und schnell! Es ist so phantastisch, Ihn gemeinsam zu preisen!

P.L., Central, South Carolina, USA

Keine Kolik mehr

Nachdem das Baby geboren war, brachten sie es nach Hause, und es fing an, die ganze Nacht Koliken zu haben, so dass die Eltern nicht schlafen konnten. Sie legten es eines Nachts sogar in einen Wäschekorb, stellten ihn auf den Trockner und schalteten ihn in der Hoffnung ein, dass die Vibrationen des Trockners das Baby zum Einschlafen bringen würden. Sie waren frustriert. Die Tochter hatte einen Geist der Angst geerbt. Das ist eine Generationensünde, ein Geist, der ein Anrecht hat, in der Familie zu wirken, eine Angst, verlassen zu werden. Sie setzten sich damit auseinander, und das Baby schlief sieben Stunden lang. Und die Eltern schliefen auch sieben Stunden. Als sie eine weitere Tochter bekamen und diese nach Hause brachten, war das erste was sie taten, sie im Glauben dem Vater zu übergeben und die Macht der Sünde zu brechen, die auch ihr vererbt worden war, und das Kind hatte keine Probleme mit Koliken.

S.H., Georgia, USA

Tumore in der Brust verschwanden

Wenn man gegenüber der Schwiegermutter Bitterkeit hegt und pflegt, sollte man nicht überrascht sein, wenn Tumore in der rechten Brust auftauchen. Und wenn man Bitterkeit gegenüber der Mutter oder einer Schwester hat, sollte man sich nicht wundern, wenn man Tumore in der linken Brust bekommt. Wenn man nun Tumore in beiden Brüsten vorfindet, sollte man nicht überrascht sein, wenn auch Bitterkeit gegenüber der Schwester, der Mutter, der Schwiegermutter oder einer anderen Frau, die man vielleicht aus der Kirche oder Arbeit kennt, vorhanden ist.

Wir haben über die Jahre hinweg den Zusammenhang zwischen Bitterkeit und Brustkrebs beobachtet. Eine Dame, die das Seminar bei den Wycliffe Bibelübersetzern in North Carolina besuchte, aus deren Mitschrift das Buch *Der herausragende Weg* entstanden ist, saß mit Tumoren in beiden Brüsten unter den Zuhörern. Sie war bitter gegenüber ihrer Mutter und ihrer Schwiegermutter und saß unter den Zuhörern, wollte aber nicht zu mir nach vorne kommen. Wir dienten an diesem Tag nicht. Wir lehrten drei Tage lang nur die Prinzipien. Sie verließ dieses Seminar und hatte kein Wort mit mir geredet. Sie ging aber mit etwas in ihrem Herzen nach Hause, das ich Überführung nennen möchte. Überführung ist ein Werk des Heiligen Geistes. Verdammnis ist ein Werk des „un“-heiligen Geistes. Wenn sie sich verurteilt fühlen, ist der Feind am Werk. Wenn sie sich überführt fühlen, ist es immer der Heilige Geist.

Sie ging mit der Wahrheit nach Hause. Und die Wahrheit beschäftigte sie, da sie Probleme mit Bitterkeit hatte. Da wir gerade über linke und rechte Brust sprechen: Es gibt Ärzte, die von unserer Lehre über Krebs so beeindruckt waren, dass sie die Krankenakten ihrer weiblichen Patienten noch einmal durchgearbeitet haben, um zu sehen, ob sie Bitterkeit in den Bereichen hatten, in denen wir sie sehen. Und es hat sich tatsächlich jedes Mal bestätigt. Folgendes haben sie entdeckt: Tumore, die sich in der rechten Brust bilden, beruhen auf einer Bitterkeit zwischen der betroffenen Frau und einer anderen Frau mit einem nicht blutsverwandten Familienmitglied, wie einer Schwiegermutter oder einer Frau aus der Kirche oder anderswo her. Aber Tumore, die sich in der linken Brust bilden, beruhen auf einer Bitterkeit gegenüber genetisch verwandten Frauen, wie der Mutter oder Schwester, und das haben sie zu 100 % so vorgefunden.

Diese Frau aus North Carolina stellte also fest, dass die Bitterkeit gegenüber ihrer Mutter und Schwiegermutter Sünde war. Sie erkannte, dass Bitterkeit Sünde ist. Sie tat vor Gott für die Bitterkeit Buße. Und diese Worte kamen in ihr Herz: „Geh zu deiner Mutter und pflege den Kontakt zu ihr."

Also verabredete sie sich mit ihrer Mutter, tat Buße bei ihr für ihre Bitterkeit und schloss Frieden. Als sie von ihrem Arzt wieder untersucht wurde, waren die Tumore in einer Brust verschwunden.

In ihrer Gebetszeit ging sie wieder vor Gott und sagte: „Gott, warum nur eine Brust?" Dann kamen ihr die folgenden Worte in den Sinn: „Weil du nur die Hälfte der Arbeit erledigt hast. Was ist mit deiner Schwiegermutter?" Sie verabredete sich mit der Schwiegermutter, bekannte ihre Bitterkeit und tat dafür Buße. Als sie dann wieder von ihrem Arzt untersucht wurde, waren alle Tumore verschwunden. Sie hat jetzt seit fünf Jahren keine Tumore mehr. Ich kenne sie gut.

M.B., North Carolina, USA

Chronische Obstipation und Schlafstörungen geheilt

Wir besuchten eure Seminare *For My Life*™ und *For Their Life*™ im April 2003. Wir kommen aus Oregon. Ich wollte euch dafür danken, dass ihr so hart arbeitet, um für tausende verletzte Seelen zu sorgen. Wir wurden sehr gesegnet, und eigentlich muss ich es gar nicht sagen, aber ich musste einige meiner alten theologischen Ansichten nach eurem Seminar ändern. Seit mehr als zwanzig Jahren hatte ich mit chronischer Obstipation zu kämpfen. In der ersten Woche des Seminars ist sie verschwunden und seitdem nicht mehr zurückgekommen. Ich litt auch an schweren Schlafstörungen, und in der ersten Woche ist mein Schlaf zurückgekommen, und ich habe ihn auch nicht mehr verloren.

Oregon, USA

Viele Heilungen!

Ich möchte euch für euren Dienst danken. Ich habe die Prinzipien eures Dienstes in meiner Gemeinde gelehrt, und wir haben die folgenden Heilungen erlebt: Allergien, Asthma, Arthritis, Grippe/Viren/Bakterien, Brustkrebs und Skoliose – die Frau ist um ca. 2,5 cm gewachsen! Preist Gott!

Pastor, Illinois, USA

Allergien

Vor kurzem hat eure Gemeinde eine unserer Familien bezüglich der Allergien ihres Sohnes und ihrer Tochter beraten. Unsere Pastoren sind durch euren Dienst sehr ermutigt. Gott hat ihnen etwas bezüglich des Hormonsystems offenbart. Euer Wissen ist viel größer als unseres und hat uns in unserem Wissen vorangebracht. Wenn ihr jemals England besuchen möchtet, wären wir sehr glücklich und sehr gerne bereit, eine Konferenz für euch in England auszurichten.

England

Preist Gott, ich bin schwanger

Vor ein paar Monaten rief ich eure Gemeinde an. Ihr habt dann zurückgerufen und wir telefonierten fast eine Stunde miteinander. Ich hatte mit Unfruchtbarkeit, Allergien, Hypoglykämie und einer Unterfunktion der Schilddrüse zu kämpfen. Seit zwei Jahren versuchte ich, schwanger zu werden und hatte die letzten vier Monate fruchtbarkeitsfördernde Medikamente eingenommen. Die Ärzte konnten meine Unfruchtbarkeit nicht erklären. Nach unserer Unterhaltung setzte ich die fruchtbarkeitsfördernden Medikamente ab.

PREIST GOTT, ICH BIN SCHWANGER! Ich habe an meinem Frieden gearbeitet, und mein Leben hat sich drastisch zum Besseren gewendet, und Gott hat mich von meiner Unfruchtbarkeit geheilt! Ich wollte euch nur wissen lassen, wie dankbar ich für euren Anruf und eure Gebete bin und wie sehr wir uns über Gottes Wunder in unserem Leben freuen.

J.B., Matthews, North Carolina, USA

Gesichtskrebs abgefallen

Glauben Sie, Selbsthass ist Sünde? Niemand betete für sie. Sie kam zu unserem Programm. Sie hörte die Wahrheit. Wenn man die Wahrheit kennt, wird sie einen befreien. Selbsthass ist Sünde, da man dadurch Gott einen Lügner nennt. Glauben Sie, dass Gott größer ist als Sie?

Sie schickte uns ein paar Bilder von ihrem Gesichtskrebs, bevor sie vor mehreren Jahren zu unserem Programm *For My Life*™ nach Georgia kam. Ihre Augen waren dunkel vor Wut. Dreißig Tage später, kurz vor der Heilung ihres Gesichts, hatte sie wieder strahlende Augen.

Sie kam zu unserem Programm mit Gesichtskrebs. Sie hasste sich selbst. Wenn sie sich im Spiegel betrachtete, sagte ihr Spielbild nicht, dass sie die Schönste im ganzen Land sei. Und dort, wo sie hinschaute, platzierte Satan die Krankheit, damit sie davon überzeugt wurde. In unserem Programm *For My Life*™ geht es in einer Lehreinheit um Selbsthass. Selbsthass ist eine Sünde zum Tod, weil er tödliche Krankheiten hervorruft. Als sie erkannte, dass Selbsthass Sünde ist, öffnete Gott ihr das Herz. Sie ging schnell vom *logos* [dem Wort Gottes im Allgemeinen] zum *rhema* [Wort Gottes für eine bestimmte Situation] über.

Sie wohnte in einer unserer Unterkünfte, und als sie den Selbsthass als Sünde bezeichnete und Buße vor Gott dafür tat, dass sie sich selbst hasste, fiel der Krebs an diesem Abend von ihrem Gesicht auf den Boden. Gott vergab ihr.

J.S., Shepherdstown, West Virginia, USA

Gott sei Dank, ich kann sehen!

Könntet ihr mir bitte Informationen über das Hören, die Ohren und damit zusammenhängende Geister senden? Durch die Informationen über Geister im Zusammenhang mit den Augen, die ihr mir schon geschickt habt, habe ich Autorität darüber genommen. Als ich dann letzte Woche zum ersten Mal wieder mit dem Auto fuhr, merkte ich, dass meine Brille die Augen anstrengte. Ich nahm sie ab, um eine Straßenmarkierung zu sehen, und konnte diese sehr scharf erkennen. Aber als ich meine Brille wieder aufsetzte, war alles wieder unscharf und strengte meine Augen an. Das probierte ich noch mehrmals als ich in der Stadt war, bevor ich dann meine Brille ganz ablegte. Ich konnte ohne sie besser sehen! Danke!

J.B., USA

Hodgkin-Lymphom und Unfruchtbarkeit

... ich werde ein paar Dinge erzählen, die es uns ermöglichten, schwanger zu werden.

Ich habe emotionale, körperliche, verbale und sexuelle Misshandlungen überlebt. Ich hätte nie im Leben gedacht, dass ich diese schrecklichen Ereignisse in meiner Vergangenheit verarbeiten könnte. Ich hatte viele Krankheiten, u. a. Asthma, Allergien, Unfruchtbarkeit und das Hodgkin-Lymphom. Ich habe mit Hilfe eures Buchs *Der herausragende Weg* an diesen Dingen gearbeitet. Heute bin ich von all diesen Krankheiten befreit und geheilt. Ich hätte nie geglaubt, dass ich diese Art von Frieden und Freude in meinem Leben haben könnte. Nun schwanger zu sein, ist eine der größten Segnungen überhaupt, nachdem Ärzte mir gesagt hatten, dass ich aufgrund der Bestrahlungen wegen des Hodgkin-Lymphoms nie Kinder bekommen könnte. Ich glaubte ihnen, bis ich herausfand, wie wunderbar

Gott ist und welche Gebundenheit entsteht, wenn wir an der Vergangenheit festhalten, und welch ein Fluch unnütze Worte sein können. Danke für euren Dienst und dafür, dass ihr gehorsam das tut, was Gott euch gebeten hat.

K.

Wir bekommen ein Enkelkind!

Von Henry Wright hörte ich zum ersten Mal von zwei Männern, die in Georgia geheilt worden waren. Doch hielt ich nichts davon, bis ich über die Detroit-Konferenz in diesem Jahr erfuhr. Der Heilige Geist drängte mich, daran teilzunehmen. Als ich dort war, sprach ich mit Henry über meine Schwiegertochter. Sie hatte Probleme, schwanger zu werden, und schließlich eine Fehlgeburt erlitten. Nachdem ich ihr das Buch besorgt und die Kassetten der Konferenz geschickt hatte, tat sie Folgendes ... Sie setzte alle Medikamente ab. Nach dreißig Tagen hatte sie ihre erste Periode überhaupt, ohne Medikamente zu nehmen. Die nächste Periode kam nach 28 Tagen. Gestern verkündete sie, dass sie wieder schwanger war. Sie verbreitet nun euer Material in ganz Malibu.

Danke für euren Gehorsam.

T.M., Cincinnati, Ohio, USA

Frei vom Fluch!

Es sind schon fast 3 Monate seit meinem Besuch bei euch vergangen, und ich wollte mich für alles bedanken, was ihr für mich während meines 3½wöchigen Aufenthaltes getan habt. Nie zuvor habe ich so viel Liebe von jemandem außerhalb meiner direkten „christlichen Familie“ erlebt. Ich werde die Freundschaft, die mir durch die Gemeinschaft mit euch und der Dame, mit der ich zusammen wohnte, entgegengebracht wurde, in meinem Herzen bewahren und ein Leben lang nicht vergessen.

Die gute Nachricht ist, ich bin geheilt, nicht nur im Glauben, sondern auch körperlich. Welche Krankheit mir Satan auch immer auferlegen wollte – sei es Morbus Crohn oder Colitis ulcerosa –, sein Plan ist gescheitert. Ich wurde nicht nur vollständig von meiner Krankheit geheilt, sondern auch von geistlicher Gebundenheit und Generationsflüchen befreit, die ich seit 50 Jahren mit mir herumgetragen habe. Ich habe mein Zeugnis weitererzählt, wie ich von den Qualen der „Geister der Lieblosigkeit“ befreit wurde, als ich das erste Mal von ihnen hörte, und wie sie mich glauben ließen, dass das mein wirkliches Ich sei. Ich werde weiterhin anderen dabei helfen, die Wahrheit zu finden, indem ich Gott die Ehre gebe und mein Wissen anwende, das ich bei euch bekommen habe.

S.W., Vero Beach, Florida, USA

Dank euch haben wir unsere Tochter wieder!

Gott hat unserer Familie einen wunderbaren Grund gegeben, Ihn zu loben, und wir wollen auch anderen davon erzählen. Unsere 11-jährige Tochter, die, seitdem sie 4 war, durch Allergien bedingte Kopfschmerzen hatte, mit 8 Jahren Fibromyalgie bekam und, seitdem sie 10 war, an Migräne litt, wurde durch unseren Herrn vollständig geheilt!

Im Buch *Der herausragende Weg* legt Henry Wright dar, dass Fibromyalgie durch einen Geist der Angst außerhalb des Bewusstseins ausgelöst werden kann. Menschen mit Fibromyalgie fühlen sich möglicherweise nicht geborgen, beschützt, umsorgt oder sicher. Die Angst bedroht die Person und ist stark genug, sie die ganze Nacht wach zu halten.

Ich ging auf meine Tochter zu und fragte sie, ob es etwas gab, wovor sie Angst hatte, es mir zu erzählen. Es gab einen Vorfall im Alter von vier Jahren, bei dem sie wusste, dass es falsch gewesen war. Wochenlang verstärkte das andere Kind, das in diesen Vorfall verwickelt war, ihre Angst und erinnerte sie daran, es niemanden zu sagen. Sie wusste, dass sie es uns hätte sagen sollen, aber sie glaubte Satans Lüge, dass ihre Eltern sie dann nicht mehr lieben würden.

Sobald sie die Angst bekannte und der anderen Person vergab, schlief sie die Nacht ohne Angst! Innerhalb eines Monats fing ihr Körper aufgrund ihres Schlafes an zu heilen. Ihre Muskelschmerzen sind komplett verschwunden, und ihre permanenten Kopfschmerzen aufgrund der Allergien sind weg. Die hormonelle Migräne, die sie zweimal im Monat 4 Tage lang bekam, ist ebenfalls verschwunden, und wird auch nicht mehr durch Lebensmittel oder Gerüche ausgelöst!

Zwei Monate, nachdem all das passiert war, erlebte ich einen der für mich schönsten Momente: Meine Tochter lächelte und sagte: „Ich habe keine Migräne bekommen“. Sie hatte zum ersten Mal Lebensmittelfarbstoff gegessen und bekam davon keine Schmerzen. Sie dekoriert gerne Torten. Sie kann jetzt dekorieren und ihr Tortenwerk selbst essen und alles andere tun, was Er für sie bereithält. Ihr Leben wird nicht mehr von einer chronischen Krankheit eingeschränkt, die Gott nie für sie beabsichtigt hatte. Wir preisen Gott, dass Er Seinem Wort treu ist und für die Erkenntnis, die ihr uns vermittelt habt!

V.B., Houston, Texas, USA

Geheilt von Laktoseintoleranz

Ich hatte mehrere Wochen lang Schmerzen, Krämpfe und Durchfall. Schlussendlich gingen meine Mutter und ich zum Arzt, und während wir im Wartezimmer saßen, fand meine Mutter einen Artikel über Laktoseintoleranz. Sie dachte, dass die Symptome im Artikel den meinen sehr ähnlich seien. Wir gingen dann zum

Arzt ins Arztzimmer, und er sagte, dass ich eine Woche lang keine Milchprodukte mehr essen sollte. Als die Woche vorbei war, trank ich ein Glas Milch, rannte sofort zu Toilette und bekam nach nur 5 Minuten die gleichen Symptome wieder.

Dann traf ich eine Dame in der Pleasant Valley Church, und sie betete ein außergewöhnliches Gebet für mich. Ich benutzte dieses Gebet jedes Mal, bevor ich ein Milchprodukt zu mir nahm. Ich aß Müsli mit Milch und vertraute darauf, dass Gott sich darum kümmern würde, und **ER TAT ES**! Seitdem esse ich ohne Probleme riesige Mengen an Milchprodukten. Danke Gott!

D.S., Woodstock, Georgia, USA

Keine Migräne mehr

Ich wurde von einer 25-jährigen chronischen Migräne geheilt. Die Heilung war die direkte Auswirkung von dem, was Henry Wright in *Der herausragende Weg* schreibt! Bitte teilt diesen Segen jedem mit, der sich mit mir freuen möchte.

A.O., Tyler, Texas, USA

Geheilt vom chronischen Erschöpfungssyndrom

Ich habe vor kurzem an eurer Konferenz in Houston, Texas, teilgenommen und wurde auf wundersame Weise von einem 10 Jahre andauernden chronischen Erschöpfungssyndrom geheilt. Keine Schlafstörungen, keine Kopfschmerzen, keine Entzündung der Speiseröhre, keine Müdigkeit und kein Mittagsschlaf mehr! Gott benutzt euren Dienst auf großartige Weise! Ich habe mein Zeugnis bei einem Heilungsgottesdienst in meiner Gemeinde erzählt. Es war wunderbar zu wissen, wie man für andere Menschen betet. Ich erzählte meiner Ärztin, dass ich auf einer geistlichen Heilungskonferenz geheilt wurde, und sie sagte, dass ich der dritte Fall in ihrer Praxis wäre, der durch geistliche Mittel vom chronischen Erschöpfungssyndrom geheilt wurde, und dass sie sehr daran interessiert wäre, noch mehr Informationen zu bekommen. Ich gab ihr eine Kopie meiner Notizen und auch ein Video der Sonntagmorgenpredigt. Mein Apotheker ist auch an mehr Informationen interessiert. Ich möchte euch danken, dass ihr dem Ruf Gottes gefolgt seid und euch von Ihm benutzen lasst, um Seinem Volk zu helfen, Heilung zu finden!

P.B., Houston, Texas, USA

Von 13 Krankheiten geheilt

Wegen eures persönlichen Engagements, mir bei meiner Genesung zu helfen, wegen eurer unzähligen Stunden des Lehrens, geduldigen und liebevollen Dienens, wegen eures Mutes, verlorenen Schafen nachzugehen und sie aus der Grube des Verderbens zu retten, weil ihr ein Herz für leidende Menschen habt, weil ihr wusstet, wie man eine Person mit einem anti-christlichen Geist anspricht, wegen eurer Liebe zu den Juden und den Fundamenten des christlichen Glaubens im Judentum, wegen eurer Fähigkeit, mich zu einem Jünger zu machen, ohne dabei unentwegt über Errettung zu predigen, weil ihr mir zeigtet, dass ich die Bibel auf mein tägliches Leben anwenden kann, wegen des Respekts, den ihr mir entgegenbrachtet und der nötig war, damit ich euch zuhörte, aufgrund der Tatsache, dass ihr die ersten Christen seid, die ich gesehen habe, die das Wort Gottes anwenden, wegen eures nicht vorhandenen Vorurteils anderen Menschen gegenüber, die krank oder keine Christen sind, wegen der Reaktion Gottes auf eure Gebete, die ich so zum ersten Mal erlebte, wegen eurer umfangreichen Kenntnis des Wortes Gottes und der Fähigkeit, Lebenssituationen anhand von Bibelstellen zu erklären, bin ich geheilt von:

Schwerwiegender Multipler Chemischer Sensibilität / umweltbedingter Unverträglichkeit
Hypothyreose
Extremer Hypoglykämie
Leaky-Gut-Syndrom / Malabsorption
Extremen Lebensmittelallergien
Elektromagnetischer Hypersensibilität
Chronischer Müdigkeit
Albträumen
Depression
Beschädigung des zentralen Nervensystems
Neurologischer Dysfunktion
Verletzungen an den Händen (die über 3 Jahre lang nicht heilten)
Knieproblemen (Kniescheibe renkte sich innerhalb der letzten 2 Jahre immer wieder aus)

Ich sah aus wie eine Person, deren ganzes Leben zerstört worden war, und es schien, dass ich wohl bald sterben würde. Ich verpasste die Schulabschlussfeier meiner Tochter, weil ich zu krank war, um zu reisen. Als sie mich vor zwei Jahren nach Pleasant Valley brachte, sagte sie: „Ich möchte dich in drei Jahren bei der Abschlussfeier meines Jurastudium sehen." Henry, wegen deiner Arbeit werde ich dort sein.

Mir wurde mein Leben zurückgegeben. Ich kann jetzt die Fülle Gottes erleben, indem ich vorwärts gehe und nach Seinem Wort lebe. Ich freue mich auf das, was Gott für mich bereithält. Ich freue mich, für den Rest meines Lebens eine Beziehung mit Gott zu haben. Ich freue mich und bin erleichtert, dass Er für mein Leben Verantwortung übernimmt und ich mich nicht um alles kümmern muss. Ich freue mich, dass Er einen Plan für mein Leben hat und dass es Arbeit gibt, die ich für Ihn tun kann. Ich bin so erleichtert, nicht mehr auf menschliche Stärke vertrauen zu müssen.

Danke, dass ihr mich dem wahren Gott vorgestellt habt. Ich habe mein ganzes Leben an den falschen Orten nach Ihm gesucht. Ich bin so glücklich.

P.J.B., Broken Arrow, Oklahoma, USA

Befreit von einer Zuckerallergie

In den letzten 3, fast 4 Jahren hatte ich mit einer Zuckerallergie zu kämpfen. Ich bekam schreckliche Migränekopfschmerzen, sobald ich etwas Zuckerhaltiges aß. Sie können mir glauben, fast alles enthält Zucker. Ich war so eingeschränkt. Ich musste das Etikett auf jedem Produkt lesen, bevor ich mich traute, es zu essen. Ich war in einer Art Gefängnis, das in einer Lüge Satans bestand. Ich lebte in der Angst, dass ich für die nächsten zwei Tage mit schrecklichen Kopfschmerzen im Bett liegen würde, wenn ich etwas aß, das ich mochte. Ich spreche nicht von Süßigkeiten, sondern von ganz alltäglichem Essen, wie Joghurt, Spagettisoße, Müsli, fast alles, was man trinken kann, außer Wasser, einfache Dinge, bei denen man sich nicht vorstellen kann, dass sie Zucker enthalten. Es war sehr einengend und trist. Freunde drängten mich, Dinge zu essen, aber ich musste mich dann mit den Kopfschmerzen herumschlagen.

Ich habe Tausende von Euro für Ärzte ausgegeben. Doch das einzige, was die Ärzte tun konnten, war, Imitrex® gegen den Schmerz zu verschreiben, dies nahm ich 3 Jahre lang ein. Dann las ich euer Buch und erkannte, dass Imitrex® eine Lüge ist!!!

Ich habe diese Geschichte nur erzählt, um euch mitzuteilen, dass der Herr mich geheilt hat! In den letzten 4 Monaten habe ich alles gegessen, was ich wollte! Ich schaue gar nicht mehr auf das Etikett. Ich wurde von der Allergie und den Lügen Satans befreit. Ich freue mich, dass ich frei bin und all das essen kann, was der Herr mir gegeben hat, und alles ohne Angst.

Ich möchte dir persönlich und deiner Frau danken, dass ihr nach Alaska gekommen seid und so viel Zeit mit uns verbracht habt. Ich möchte dir für deine Hingabe danken, mit der du Gottes Wort und Prinzipien lehrst. Danke für deinen ansteckenden Glauben, der mir half, meinen Glauben weiter aufzubauen. Danke, dass du den Inhalt der Kassetten hast drucken lassen, damit ich sie lesen und durcharbeiten konnte. Danke, dass du mir gezeigt hast, wer Satan wirklich ist, und dass du uns unsere Freiheit gelehrt hast – dass wir nicht von ihm unterdrückt und mit der Krankheit, die er uns Menschen auferlegt, leben müssen.

C.S., Valdez, Alaska, USA

Gott vollbringt immer noch Wunder!

Dies ist eine unglaubliche, wahre Geschichte über meine wundersame Heilung durch den Herrn. Sie ist es wert, dass man sich ein paar Minuten nimmt, um zu lesen, wie Gott wirkt. Ich glaube, es wird Sie ermutigen.

Vor ein paar Jahren spielte ich am Broadway die Rolle des John Lennon in Beatlemania und arbeitete auch als Solokünstler für Atlantic Records. So wie meine Karriere verlief, könnte man meinen, dass sich mir der amerikanische Traum erfüllte, doch tatsächlich war es eine sehr stressige Zeit meines Lebens. Meine Mutter starb an Krebs, und mein Vater wurde kurze Zeit später umgebracht. Ich wusste nicht, dass all das noch Jahre später seinen Tribut einfordern würde.

Ein Freund führte mich damals zu einem Leben mit dem Herrn. Er half mir, mich von der säkularen Musik zu befreien und zu lernen, ein Leben für den Herrn Jesus Christus zu führen. Ich werde ihm immer dankbar sein, dass er mir von Jesus erzählt hat und ein gutes Vorbild für mich war. Ich gab hier und da ein paar Konzerte und geriet dann vor ein paar Jahren in Schwierigkeiten. Irgendwie schaffte ich es, eine Herzkrankheit zu bekommen. Und das war eine ernste Angelegenheit. Ich stellte fest, dass diese Krankheit auch in meinem Stammbaum vorkam, aber da meine Eltern seit einigen Jahren tot waren, wusste ich zunächst nichts darüber. Die Bibel spricht vom Segen und den Flüchen sowie den Sünden der Väter, die noch an die dritte und vierte Generation weitergereicht werden. (2. Mose 34,7, 5. Mose 28,2, 2. Timotheus 3,16 und Galater 3,10–29). Ich wuchs nicht in einem christlichen Elternhaus auf.

Im Herbst 1999 schickte man mich zu einem Herzspezialisten, nachdem ich eine Woche im Krankenhaus verbracht hatte, und es sah mit mir nicht gut aus. Ich hatte mir vor kurzem ein drei Jahre altes Tennessee-Walking-Pferd gekauft, da ich mein ganzes Leben lang schon ein aktiver Reiter gewesen war und Pferde genauso liebte wie die Kunst und die Musik. Man sagte mir, dass ich nie wieder reiten könnte. Die Ärzte gaben mir ein sehr gefährliches Medikament, das sogar den plötzlichen Tod verursachen konnte, den es eigentlich verhindern sollte. Da ich Christ war, lief ich verzweifelt zum Herrn. Hebräer 11,1: „Der Glaube aber ist eine Wirklichkeit dessen, was man hofft, ein Überführtsein von Dingen, die man nicht sieht." Ich besuchte in dieser Zeit einen Gottesdienst in Dallas, Georgia. Mein Freund, der dort der Pastor war, prophezeite mir, dass der Herr mich heilen würde, ich ein Wunder empfangen und ein langes, gesundes Leben führen würde. Er half mir zu verstehen, dass der Herr uns heilen möchte, aber wir trotzdem unseren Teil dazu beitragen müssten. Denn nicht jeder wird gerettet und die Bibel lehrt trotzdem, dass Gott uns alle retten möchte – damit niemand zugrunde geht. Man kann natürlich erkennen, dass Gott uns alle heilen möchte, aber man muss seinen Teil dazu beitragen. Wir müssen eine Entscheidung treffen. Wie oft hat Jesus zu jemandem in der Bibel gesagt, „Dein Glaube hat dich geheilt!"?

Daher muss Glauben bei der Heilung eine Rolle spielen. Ohne Glauben können wir nicht einmal gerettet werden. Durch Glauben werden wir errettet. (Wenn Sie noch nicht geheilt wurden, möchte ich nicht damit sagen, dass Sie nicht genug Glauben haben, denn Gott gibt uns allen ein Maß an Glauben.) Der Glaube kann jedoch wachsen. „Und doch kommt der Glaube durch das Hören dieser Botschaft, die Botschaft aber kommt durch das Wort Christi." (vgl. Römer 10,17; NLB). Denn „wie ein Mensch in seinem Herzen denkt, so ist er auch." Ich kam an den Punkt, wo ich mich fragen musste: „Wem willst du glauben?" Tag und Nacht suchte ich den Herrn und entdeckte in Hebräer 13,8, dass Gott derselbe ist gestern, heute und in Ewigkeit. Maleachi 3,6 – Er hat sich nicht geändert!

Ich stellte mir dann die Frage: „Wann haben Seine Wunder aufgehört?" Meine christlichen Freunde beteten alle für mich, und ein Sänger erzählte mir, dass sein Vater einmal für einen Blinden gebetet hatte und er dann wieder sehen konnte. Einer meiner guten Freunde von AIM (Adventures in Missions) ermutigte mich durch die Bibel und zeigte mir Berichte aus der ganzen Welt, dass der Herr heute noch Wunder tut, Menschen heilt und sogar Tote wieder auferweckt. Er brachte mich dazu, das Buch von Jack Deere *Überrascht von der Kraft des Heiligen Geistes* zu lesen, und ich fand darin auch Geschichten, die mir halfen, meinen Glauben auszubauen. Eine Geschichte berichtete davon, wie ein Junge mehr als sechs Stunden lang tot war und ein Evangelist aus North Carolina ihn in Anwesenheit vieler Zeugen wieder zum Leben erweckte. Ja, das ist in unserer Zeit geschehen. Lesen Sie Ihre Bibel, und sehen Sie selbst. Sie berichtet davon, wie böse Geister ausgetrieben und Tote auferweckt wurden (Markus 16 und Matthäus 10,7–8). Nachdem die Apostel den Heiligen Geist empfangen hatten, taten auch sie diese Dinge. Als Gläubigen ist uns gesagt: „Diese und noch größere Dinge sollt ihr tun!" Viele Christen studieren das Wort Gottes nicht selbst und vertrauen lieber darauf, dass ihr Pastor für sie denkt, was wiederum dem Pastor zusätzliche Lasten aufbürdet. Nichts für ungut, aber unsere Pastoren sind auch nur Menschen, und in Römer 7 bekennt Paulus, dass er die Dinge, die er tun möchte, nicht tut und die Dinge, die er nicht tun möchte, aufgrund der in ihm wohnenden Sünde tut. Denn alle haben gesündigt und erlangen nicht die Herrlichkeit Gottes. Was ich damit sagen möchte, ist, dass Jesus Christus Herr über Ihr ganzes Leben sein muss – über jeden Teil davon. Stellen Sie daher sicher, dass alle Ihre Gedanken mit dem, was Gott sagt, übereinstimmen. Denken Sie immer heilige Worte!

Ich fing an, in vielen Gemeinden und Diensten nach dem Herrn zu suchen, schließlich hatte Er gesagt: „Sucht und ihr werdet finden". Letztendlich fand ich die Pleasant Valley Church in Thomaston, Georgia. Nachdem sie mir dort gedient hatten, wurde ich von einer so genannten unheilbaren Herzkrankheit geheilt! Im Juli 2001 besuchte ich wieder einen Gottesdienst der Gemeinde, eine Woche nachdem ich zum Pastor ordiniert worden war, dies war auch der Tag, an dem man meine Herzmedikamente absetzte. Sie hatten mich um einen musikalischen Beitrag gebeten, doch stattdessen bekam ich wieder Herzprobleme, von denen ich wusste, dass ich geheilt war. Meine Ärztin, die für mich die beste Ärztin der Welt ist, war zu diesem Zeitpunkt bei mir gewesen. Ich erinnere mich, wie sie meinen Puls fühlte, sehr besorgt aussah und sagte: „Wir haben es mit Medikamenten probiert, jetzt müssen wir auf den Herrn vertrauen." Und die ganze Zeit über betete sie für mich.

Nach dem Gottesdienst sprach ich mit Henry Wright und seinem Team und fiel plötzlich in Ohnmacht. Ich lag mitten auf dem Altar des Herrn im Sterben. Meine Ärztin fühlte meinen Puls. Er war die letzten zweieinhalb Stunden unregelmäßig und schwach gewesen und blieb in diesem Moment ganz aus! Alles woran ich mich dann noch erinnern konnte war, wie Henry Wright sagte: „Ich weiß, was zu tun ist." Henry betete und trieb offensichtlich einen Geist des Todes aus. Meine Ärztin erzählte mir später, wie verblüffend das für sie gewesen war, da sie ihren Finger auf meinem Puls hatte und er nicht vorhanden war. In dem Augenblick, in dem Henry Wright betete, kam mein Puls so stark und gesund zurück, dass es ihren Finger wegdrückte. Das war ihr in all den Jahren als Ärztin in ihrer Praxis und der Notaufnahme noch nie passiert. Es ist unmöglich, keinen Puls und dann plötzlich wieder einen ganz normalen, gesunden Puls zu haben. Eine Mitarbeiterin, die Krankenschwester war, fühlte meinen Puls an meinem anderen Arm und erlebte genau das Gleiche wie meine Ärztin. Die Bibel sagt uns: „Gott ist nichts unmöglich!" In der Kassettenreihe „Spirit World Realities 2002" [Realitäten der geistlichen Welt 2002] erwähnt Henry Wright diese Geschichte und erzählt: „Was hätten wir tun sollen, den Notruf wählen? Es wäre zu spät gewesen." Wir riefen den Namen Jesus an, und ich bin heute am Leben und gesund.

Ich bin in meinem Leben nur selten auf Menschen wie Henry Wright gestoßen, die Christus so ähnlich sind. Ich glaube, dass er in allen neun Gaben des Heiligen Geistes dient. Ich werde ihm für seinen Dienst, die Wahrheit zu lehren und Menschen zu befreien, ewig dankbar sein. Ich glaube, dass vielleicht schon tausende Menschen auf der ganzen Welt von allen möglichen Krankheiten durch diesen Dienst geheilt worden sind. Ich möchte Ihnen dringend ans Herz legen, sich das Buch von Henry Wright *Der herausragende Weg* durchzulesen.

Vor ein paar Monaten predigte ich in einer Gemeinde, und meine Ärztin fuhr über 4 Stunden hin und zurück, nur um mein Zeugnis zu untermauern. Als sie am Ende des Gottesdienstes die Geschichte aus ihrer Sicht erzählte, sagte sie, dass es tatsächlich zu spät gewesen wäre, den Notarzt zu rufen, und dass alle medizinischen Möglichkeiten ausgereizt waren. Niemand hätte mehr irgendetwas für meine Rettung tun können. Ich frage Sie, dienen wir einem lebendigen Gott?! All mein Lob gebührt meinem Herrn Jesus Christus! Jeden Tag danke ich ihm, dass ich mich jetzt guter Gesundheit erfreue, dass ich meine Kinder in der Erkenntnis des Herrn aufwachsen sehen, für meine Frau, Familie und Freunde da sein, wieder mein Pferd reiten, Musik machen, für den Herrn künstlerisch tätig sein und Ihm durch diesen Dienst dienen darf. Halleluja!

C.M., Canton, Georgia, USA

Hepatitis B geheilt

Ich schreibe diesen Brief, um meine Dankbarkeit gegenüber Gott und vielen von euch auszudrücken, die mir während des letzten Jahres geholfen haben. Ich möchte mit diesem Brief bestätigen, mit welcher Macht Gott am Werk ist, um Sein Volk wiederherzustellen.

Ich durchlebe gerade eine sehr bedeutsame Zeit, da ich fast genau vor einem Jahr krank wurde. Ich erkrankte an Hepatitis B. Zuerst dachte man, dass ich Fibromyalgie oder das chronische Erschöpfungssyndrom hätte. Ich verlor fast 23 kg innerhalb von 2 Monaten. Ich konnte die Treppe in meinem Haus nicht hinaufsteigen, und es ist wohl überflüssig zu erwähnen, dass es mir nicht gut ging. Mein Leben machte eine Vollbremsung. Ich konnte nicht glauben, dass mir das passierte. Aber es passierte, und ich konnte es nicht aufhalten.

Also tat ich, was die meisten von uns tun. Ich suchte medizinischen Rat und ich danke Gott für ihre Hilfe und Unterstützung. Ich bin meinem Freund, der Christ und zugleich ein wundervoller Arzt ist, besonders dankbar. Gott gebrauchte ihn und einen weiteren Arzt, um mich aus meiner schlimmen Krise zu befreien.

Ich wusste jedoch, dass etwas noch tiefer in mir am Werk war. Obwohl einige Symptome abklangen, machten mir andere weiterhin zu schaffen. Ich konnte sie trotz exzellenter medizinischer Hilfe nicht loswerden. Da war etwas Geistliches, das in mir arbeitete und angegangen werden musste.

Zu dieser Zeit entdeckte ich das Buch *Der herausragende Weg*. Der Autor, Henry Wright, untersuchte schon seit zwanzig Jahren, warum sich bestimmte Menschen von verschiedenen Krankheiten nicht erholen. Was er entdeckte – und dem kann ich zustimmen – war, dass es dafür oft eine geistliche Wurzel gibt, die man angehen muss, damit Heilung stattfinden kann.

Die Wahrheit, die ich in diesem Buch fand, gab mir wieder Hoffnung, dass Gott mir in meinem Schmerz begegnen konnte. Henry sprach gesundheitliche Probleme und ihre geistlichen Wurzeln sehr direkt an. Er zeigte die Wahrheit mit einem festen Fundament aus dem Wort Gottes auf, wodurch ich die echten Probleme meines Lebens erkannte, ganz im Gegensatz zu all den anderen Dingen, die man mir so erzählte.

Manche erzählten mir, dass sie Freunde mit der gleichen Krankheit hätten und es denen „GANZ GUT" ginge. Andere sagten, ich hätte nicht genügend Glauben.

Manche wiederum sagten, ich wäre nicht beim RICHTIGEN Arzt. Viele sagten, dass ich meine Schmerzen hinnehmen und lernen müsste, mit meinem Leben klarzukommen, da es Gottes Plan für mich wäre. Manche schoben die Schuld auf den Teufel. Andere gaben auf und widmeten sich wieder ihrem geschäftigen Leben, was ich verstehen kann, weil das Leben, das wir uns selbst erschaffen haben, sehr anspruchsvoll ist.

Bitte verstehen Sie, dass ich niemanden für das, was er glaubt, verurteile. Es ist jedoch ein großer Unterschied und einfacher seine Meinung kundzutun, wenn das eigene Leben nicht auf dem Spiel steht, als wenn man sich eine Krankheit zugezogen hat, die einen endgültig umhauen kann. Die gesamte Angelegenheit bekommt eine ganz andere Bedeutung.

Ich suchte so verzweifelt nach der Wahrheit. Ich wollte, dass sich jemand mit mir zusammensetzt und mir die harten Fakten auftischt, egal welche. Ich fand dann die wesentlichen Bestandteile, die ich brauchte, um meinen Heilungsprozess in Gang zu setzen, den nur Gott ermöglichen und vorbereiten konnte. Die meisten Informationen bekam ich von Henry Wrights Dienst in Thomaston, Georgia – der Pleasant Valley Church.

Was ich von Henry Wright lernte, hat mir das Leben gerettet. Davon bin ich überzeugt. Im Juni 2002 besuchte ich ein zweiwöchiges Programm, das sie jeden Monat in ihrer Gemeinde in Georgia veranstalten. Dieses Programm brachte meinen Heilungsprozess in Gang, den ich so dringend benötigte. Ich lernte, wie ich meine geistlichen Probleme erkennen und mich richtig mit ihnen auseinandersetzen kann.

Ich lernte einige wichtige Dinge über mein Leben. Ich erfuhr, dass ich dem, woran ich litt, durch meinen eigenen Lebensstil die Tür geöffnet hatte. Ich hatte vielen Menschen in meinem Leben vergeben, aber nicht mir selbst. Ich hielt auch an Bitterkeit in meinem Leben fest. Ich machte Angst und Getriebensein zu meinen Freunden. Jedes Mal wenn ein Projekt anstand, trieb ich mich an, bis ich zusammenbrach. Das waren die grundsätzlichen Probleme, mit denen ich mich auseinandersetzen musste.

Im vergangenen Jahr setzte ich mich mit diesen und anderen Problemen auseinander und bin dadurch geistlich freier und körperlich gesünder geworden. Mein Arzt sagte mir, mein Blut sei in Ordnung und meiner Leber gehe es gut! Anstatt meines früheren Zweistundenschlafes pro Nacht schlafe ich jetzt wieder durch. Mein Körper ist praktisch schmerzfrei. Diese ganzen Informationen erhielt ich bei meinem letzten Arztbesuch, bei dem man mir sagte, mein Körper sei stark und mein Immunsystem funktioniere, wie Gott es gewollt habe.

Ich erzähle euch das alles in der Hoffnung und Erwartung, dass ihr, wenn ihr oder jemand, den ihr kennt, die gleiche Hilfe benötigt, diese finden könnt.

Aber letztendlich gebührt Gott die Ehre für meine Heilung. Gott bahnte einen Weg für meine Heilung. Er heilt auch heute noch. Er ist mein Heiler und Befreier. Das Leben, das Er mir gab, ist ein wertvolles Geschenk, für das ich ewig dankbar bin. Sein Name sei gepriesen!

P.F., Georgia, USA

Blutzuckerspiegel gefallen und Blutdruck normalisiert

Ich bin Samstagabend nach zwei Wochen bei der Pleasant Valley Church in Thomaston, Georgia, zurückgekommen. Besuchen Sie ihre Internetseite auf www.beinhealth.com. Was für ein augenöffnendes Abenteuer! Es war, als würde ich ein Semester an der Universität innerhalb von einer Woche durchnehmen! So viele Offenbarungen und Aha-Erlebnisse!

Ich kam eine Woche früher an! Es war auf jeden Fall von Gott!

Mir wurden so viele Lasten von den Schultern genommen. Mein Denken ist nicht mehr vernebelt. Mein Blutzuckerspiegel ist so stark gefallen, dass ich meine oralen Medikamente absetzen und das Insulin reduzieren konnte. Die Medikamente für meinen Blutdruck wurden halbiert. Ich brauche kein Nitroglyzerin mehr für mein Herz und nehme nicht mehr Prednison®, Nexium®, und Bextra® brauche ich auch nicht mehr. Darvocet® habe ich durch Alleve® ersetzt. Ich schlafe wie ein Baby und habe fast 5 kg abgenommen.

Pleasant Valley Church ist nicht gegen Ärzte. Sie empfehlen einem nicht, seine Medikamente wegzuwerfen. Man soll in erster Linie auf den Heiligen Geist hören und nicht überheblich werden.

Und die Gemeinde. Diese Menschen wissen, wie man Gemeinde lebt. Keine Show! Der Herr steht im Mittelpunkt, und der Heilige Geist hat die Leitung. Die Gemeinde dient der Gemeinde. Es gibt keine Cliquen. Nach dem Sonntagmorgengottesdienst essen alle zusammen, da sie der Gemeinschaft einen hohen Stellenwert geben.

D.D., Florida, USA

Chronische Müdigkeit und mehr – geheilt!

Denn wer sein Leben retten will, wird es verlieren; wer aber sein Leben verliert um meinetwillen, wird es finden. Matthäus 16,25

In den letzten vier Jahren hatte ich mit der chronischen umweltbedingten Unverträglichkeit zu kämpfen, was mich aufgrund einer sehr starken Unterernährung fast umgebracht hätte. Mein Immunsystem war in solchem Maß geschwächt, dass ich auf alle Lebensmittel allergisch reagierte und mein Körper die Umwelt und die Gegenwart von Menschen nicht aushalten konnte, ohne krank zu werden. Ich reagierte auf ganz alltägliche Dinge wie Düfte, Teppiche und Waschmittel. Zum Schluss lebte ich in vollständiger Isolation. Die einzigen Menschen, mit denen ich Zeit verbrachte, waren meine „Helfer", die ich bezahlte, einfache Dinge für mich zu erledigen, die ich wegen meiner chronischen Müdigkeit nicht tun konnte. Eineinhalb Jahre lang war mein Körper so geschwächt, dass allein schon einen Fuß vor den anderen zu setzen, mir extreme Schmerzen verursachte. Es gab Zeiten, in denen ich die Treppe hinuntergetragen und mir aus dem Bett geholfen werden musste. Ich hatte sogar Schmerzen dabei, ein Glas Wasser zum Mund zu führen.

Auch die medizinischen Möglichkeiten waren äußert begrenzt, da ich darauf extrem reagiert hätte, z. B. mit Anfällen oder Herzrhythmusstörungen. Über die Jahre hinweg konnten durch Behandlungen ein paar Verbesserungen erreicht werden. Nachdem ich jedoch fast 400.000,- Euro ausgegeben hatte, wurde mir klar, dass mich kein Mensch würde wiederherstellen können. Gott war der einzige, der mich von der Krankheit befreien konnte. Je mehr ich mich auf den Herrn stützte und Ihm vollständig vertraute, mich zu heilen, desto mehr geistliche Heilung empfing ich. Ich erlebte einen Wendepunkt, als ich verstand, dass Gott wollte, dass es mir gut geht, und Er wunderschöne Pläne für mich bereithielt.

Ich las *Der herausragende Weg* von Henry Wright. Allein dadurch, dass ich einige Wurzeln hinter Krankheit (wie Schuld, Perfektionismus und Süchte) anerkannte, bekam ich praktisch sofort meine volle Sehkraft zurück, so dass ich wieder stundenlang lesen konnte. Davor konnte ich maximal 15 Minuten lang lesen, da ich allmählich meine Sehkraft verlor. Ich glaubte meine Antwort gefunden zu haben und stieg in ein Flugzeug von New Mexiko nach Georgia, um an dem phantastischen Programm der Pleasant Valley Church teilzunehmen, das sich auf Heiligung konzentriert. Als ich mich an jenem Morgen auf den Weg zum Flughafen machte, glaubte ich nicht nur, dass Gott mir eine sichere Reise dorthin geben, sondern mich auch heilen würde. Als ich dort angekommen war, brauchte ich extra Sauerstoffzufuhr, lag hinten auf einer Liege und war zu schwach, meinen Kopf zu heben. Nach 5 Tagen brauchte ich keine extra Sauerstoffzufuhr mehr; nach einer Woche aß ich wieder Zucker; nach zwei Wochen aß ich wieder alle Lebensmittel und nach zweieinhalb Wochen fuhr ich wieder Auto, ging zum

Fitnesstraining und konnte wieder einkaufen gehen. Mein tägliches Behandlungsprogramm, ohne welches mein Körper früher nicht funktionieren konnte, wurde abgesetzt.

Je mehr ich geistlich geheilt wurde, desto mehr kräftigte sich mein Körper. Ich versuchte, so gut es ging, *meinen Frieden zu behalten*, indem ich *Entscheidungen* traf, die von Gott waren. Ich hörte auf, mich vor all den Dingen, die mich krank machten, zu verstecken und nahm sie in Angriff. Doch diesmal tat ich es mit dem festen Glauben, dass mein Körper sie verkraften konnte. Zweifel und Angst kommen nicht von Gott. Er hat einen besseren Plan für mich. Gott schaut nicht die Person an (Apostelgeschichte 10,34). Er möchte auch Sie segnen. Lassen Sie sich von Ihm segnen.

MEIN WEG DES VERLASSENS (ODER) DIE ZEHN BESTEN WEGE, MICH DAFÜR ZU ÖFFNEN, GOTTES GNADE UND HEILUNG ZU EMPFANGEN

Denn aus Gnade seid ihr gerettet durch Glauben, und das nicht aus euch, Gottes Gabe ist es, Epheser 2,8

1. Ich setzte meinen Glauben und mein Vertrauen auf den Herrn, ohne an meiner vollständigen Heilung zu zweifeln.

2. Ich fing an, Gottes Wort als die Wahrheit, genau genommen als die einzige Wahrheit in meinem Leben, zu lesen.

3. Ich hörte auf, Gott um meine Heilung zu bitten, und fing an, Ihm zu danken, dass Er mich schon geheilt hatte, indem Er seinen Sohn sandte und Er am Kreuz für mich starb.

4. Ich hörte auf, mich auf meinen Körper/meine Symptome zu konzentrieren, und richtete meine Aufmerksamkeit ausschließlich auf Gott.

5. Ich fing an, meinen Glauben anzuwenden, anstatt nur darüber zu reden. Das tat ich, indem ich mich mit allen Stressfaktoren in meinem Leben auseinandersetzte mit dem absoluten Wissen, dass der Herr auf mich aufpassen würde.

6. Ich durchschritt den Heiligungsprozess, übernahm Verantwortung und tat für die Sünden in meinem Leben Buße.

7. Ich lachte (wann immer ich konnte) und hörte Tag und Nacht Lobpreismusik.

8. Ich nahm Abstand von all meinen Festlegungen und Gebundenheiten in Bezug auf Krankheit.

9. Ich pries Gott für jeden Sieg, egal wie groß oder klein.

10. Ich half anderen, indem ich ihnen mein Zeugnis erzählte.

C.C., New Mexiko, USA

Schmerzfrei nach einer Woche!

Im Januar 2001 verbrachten wir unseren Urlaub in dem christlichen Erholungszentrum Pleasant Valley Church und dem daran angeschlossenen Dienst in Thomaston, Georgia. Dieser Dienst wurde von Henry Wright gegründet. Es war ein wunderbares Erlebnis! Sie sind darauf spezialisiert, sich mit „geistlichen Wurzeln von Krankheit" auseinanderzusetzen.

In den letzten paar Jahren wurden wir von einer Reihe von Gesundheitsproblemen geschwächt. Wir hörten von verschiedenen Menschen, dass Pleasant Valley Church ein wundervolles Bibelstudienprogramm hat, das tatsächlich zur körperlichen Heilung führen kann, wenn man biblische Prinzipien auf sein Leben anwendet. Es sei kein „Hokuspokus oder hypergeistlicher Quatsch", wurde uns gesagt.

Obwohl ich etwas skeptisch war, entschloss ich mich zu gehen.

Was passierte? Ich litt seit Jahren an schlimmen Schmerzen (drei kaputte Bandscheiben im Nacken von einem Arbeitsunfall und Arthritis im Nacken, in der Hüfte, den Knien und den Füßen). Nach unserem ersten einwöchigen Programm im Januar war ich schmerzfrei und bin es immer noch!

Man hat mich oft gefragt, ob ich wohl zu den 5 % der Christen gehöre, für die gebetet wurde und die Gott dann sofort heilte, oder ob es etwas von größerer Bedeutung sei. Meine Antwort lautet dann immer: Etwas von größerer Bedeutung. Durch was wir gegangen sind, war Teil des Heiligungsprozesses. Pleasant Valley brachte uns bei, wie wir unser Leben nach Gottes Wort ausrichten konnten, und das gebrauchte der Herr, um uns radikal zu verändern und zu segnen. Wir werden nie wieder die gleichen Menschen sein!

T.R., Eagan, Maine, USA

Schilddrüsenkrebs verschwunden

Bei mir war Schilddrüsenkrebs diagnostiziert worden. Ich wurde operiert und behandelt, aber bei meiner ersten Diagnose lief ich zu meinem himmlischen Vater, und Er begleitete mich auf dieser unglaublichen Entdeckungsreise. Euer Dienst ist ein Teil meiner Heilung gewesen.

Jesus kam, auf dass wir Leben, ja Leben im Überfluss hätten, und Satans Absicht ist es, dieses Leben auszulöschen, zu rauben und zu zerstören. Ich freue mich sagen zu können, dass Gott mir wohl die Wurzel zu meinem Krebs gezeigt hat, und bin nun auf dem Weg der Genesung. Gott versprach mir zudem, mich „vollkommen zu machen“ bzw. Sein Werk zu vollenden, das Er in mir begonnen hat. Vor kurzem ging ich wieder zu meinem Arzt für eine Nachsorgeuntersuchung. Er sagte, der Krebs sei wieder da und ich bräuchte eine weitere Operation mit anschließender Bestrahlungstherapie. Ich ging zu meinem Vater zurück, der sich schon mit drei anderen Problemen in meinem Leben auseinandergesetzt hat. Als dann der „offizielle“ Pathologiebericht zurückkam, bescheinigte dieser: **Kein Krebs**. Ich weiß, dass Jesus mich geheilt hat, und Teil dieser Heilung ist Wiederherstellung.

D.G.

Befreit von bipolarer Störung

Der Herr hat euch gebraucht, um mich von einer bipolaren Störung zu heilen/befreien. Ich wuchs in einem streng religiösen (nicht christlichen) Elternhaus auf. Die ersten Probleme mit Depressionen, an die ich mich erinnern kann, tauchten auf, nachdem meine Jugendliebe mich verließ. Wir waren 3 Jahre zusammen gewesen und hatten vor, nach dem Universitätsabschluss zu heiraten. Nachdem ich seinen Abschiedsbrief bekommen hatte, war ich am Boden zerstört, meine Noten verschlechterten sich, ich nahm an Gewicht zu und wandte mich täglich religiösen (nicht christlichen) Praktiken zu. Ich ging noch mit ein paar anderen Männern aus, aber bei meinem Abschluss war ich sehr „stolz“, noch Jungfrau zu sein.

Ich war dann alt genug, um (nach dem Gesetz) Alkohol trinken zu dürfen. Dadurch war ich weniger gehemmt, und so wurde ich bald schwanger. Ich hatte Angst vor der Reaktion meiner Eltern und teilte das meinem Arzt mit, den der Feind dazu benutzte, mir vorzuschlagen, dass ich es ihnen nicht sagen müsste. 1971 waren Abtreibungen noch nicht „legal“, so begab ich mich an einen schmutzigen, versteckten Ort in einer Stadt im Osten.

So wie ich es verstanden habe, war die Schande dieser schrecklichen Entscheidung eine offene Tür für den Feind. Erst vor kurzem habe ich die Verantwortung dafür übernommen und aufgehört, anderen dafür die Schuld zu geben oder meine geistige Krankheit als Ausrede heranzuziehen. Und das brachte mir die Freiheit. Preist Gott.

Ich war insgesamt 8 Mal in der Psychiatrie, zum ersten Mal 1975 in Alaska und zum letzten Mal 1997 in Minnesota. Als ich dann nach meinem ersten Aufenthalt kohärent wurde, sagten mir einige Personen von der Belegschaft, dass sie noch nie einen so schlimmen Fall wie mich gesehen hätten und sich sicher seien, dass ich in irgendeinem Hinterzimmer einer staatlichen Einrichtung enden würde.

Seit 1975 musste ich immer wieder Medikamente nehmen. Aber diesmal glaubte ich, dass die Wurzeln durch die Gnade und Liebe Gottes und die Hilfe durch die Lehre und den Dienst von Bruder Henry freigelegt wurden. Ich nahm den göttlichen Rat an, die Medikamente unter ärztlicher Aufsicht nach und nach abzusetzen. Am 17. Juli 2001 fragte mich meine Ärztin, ob ich bereit sei, Depakote® vollständig abzusetzen! Ich schwebte aus ihrer Praxis. Preist Jesus.

Danke, dass ihr dem Ruf des Herrn in eurem Leben gehorsam gefolgt seid, damit ihr „die Gefangenen befreit“.

Keine Qualen mehr und für immer dankbar.

S.F., Alexandria, Maine, USA

Astigmatismus, MCS/EI, blutender Hautkrebs geheilt und ein neues Herz!

Ich habe so viel durch *Der herausragende Weg* gelernt und bin dadurch von so vielen Dingen befreit worden, dass ich den Plan gefasst habe, alles, was ich in die Hände kriege, zu lernen, damit ich anderen ***den herausragenden Weg*** zeigen kann. Ich erzähle mein Zeugnis, verteile die Bücher und Kassetten an Pastoren und andere, aber eigentlich möchte ich anderen Menschen dienen, damit sie selbst ***den herausragenden Weg*** erfahren können. Kurz nach Henry Wrights Besuch wird unsere Gruppe für zwei Monate auf die Philippinen aufbrechen, und ich hoffe, dass wir alle etwas Besonderes mitnehmen können. Ich bin wirklich davon überzeugt, dass sein Besuch in Gottes Zeitplan erfolgt ist und wir auf jeden Fall zu Seiner Ehre benutzt werden!

Zusätzlich zu all den MCS/EI-Heilungen, Befreiungen und schöpferischen Wundern, von denen ich wusste, dass ich sie in Georgia erfahren habe, wurde mir von der Krankenkasse bescheinigt, dass ich von blutendem Hautkrebs im Gesicht und vom Astigmatismus meiner Augen geheilt bin. Der Vater vollbrachte auch ein schöpferisches Wunder an mir, indem Er mir Ende August ein neues Herz gab. Das alte Herz war vergrößert und wahrscheinlich durch die MCS/EI-Reaktionen sehr überlastet. Die Normalisierung und Heilung meines Körpers, meiner Seele und meines Geistes hat sich während der Phase des Verlassens, des Walk-out, fortgesetzt. Ich glaube, dass der Herr mir alle diese Erlebnisse gab, damit ich anderen besser dienen kann.

O.B., Hawaii, USA

Gallenblasenkrebs und Bindegewebskrankheit geheilt

Habt ihr noch andere Lehrbücher außer *Der herausragende Weg*? Mein Ehemann und ich werden über den Inhalt des Buchs dieses Jahr in unserer Gemeinde in Lubbock, Texas, lehren. Wir haben viele geistliche Einsichten für unser Leben daraus gewonnen. Mein Mann wurde von Gallenblasenkrebs und ich von Fibromyalgie, Erkrankung des Bindegewebes und umweltbedingter Unverträglichkeit (MCS/EI) geheilt. Dieses Buch brachte die Wende und zeigte mir, worin ich falsch lag.

Meine Schwester schickte mir das Buch. Ich konnte aufgrund des Parfümgeruchs, den es in jeder Menschenmenge gibt, nicht in die Gemeinde gehen. Wir mussten alle Chemikalien in unserem Haus wegräumen. Ich wurde von einem Allergologen auf eine Gesundheitsdiät gesetzt. Wir kauften Luftfilter und ließen den Lüftungsschacht unserer Heizung und Klimaanlage säubern. Ich konnte kaum atmen. Die Geschichte nahm kein Ende. Ich wäre in die Umweltklinik nach Dallas gegangen, wenn wir versichert gewesen wären. Ich nahm 11 kg von meinen ursprünglichen 72 kg ab und jetzt nehme ich, außer einer halben Schlaftablette, überhaupt keine Medikamente mehr.

Dieses Buch gab mir Einsichten, von denen ich noch nie gehört hatte. Es war viel für mich gebetet worden, doch *Der herausragende Weg* ist wirklich ***der herausragende Weg***. Vielen Dank für eure geistlichen Einsichten. Gottes Weg ist ***der herausragende Weg***! Ihm allein gebührt die Ehre! Ich preise den Herrn dafür, dass ihr Ihm erlaubt habt, euch in einer großartigen Weise zu benutzen, um Gottes Volk die Wahrheit zu bringen.

Das Zeugnis meines Mannes ist wunderbar, ein echtes Wunder. Im Glauben setzte er seine Chemotherapie und Strahlenbehandlung ab und vergab. Gallenblasenkrebs kommt sehr selten vor. Seit 2 Jahren hat er nun keinen Krebs mehr. Ehre sei Gott!!

Wir wollen den Menschen in unserer Gemeinde diese wunderbaren Erkenntnisse weitergeben. Wir sind sehr gespannt, was Gott in unserem Leben und dem Leben anderer tun wird. Wir wissen, dass wir noch so viel lernen und von so vielem befreit werden müssen, damit wir anderen durch die Gnade des Herrn Befreiung und Heilung bringen können. Danke, dass ihr Gottes Werkzeuge seid!

B.H., Lubbock, Texas, USA

Die lange Reise heraus aus der umweltbedingten Unverträglichkeit (EI)

Können Sie sich vorstellen, wie es ist, fünf Jahre lang ***durch die umweltbedingte Unverträglichkeit*** ans Haus gefesselt, körperlich behindert und isoliert zu sein?

Diese Geschichte erzählt von der Kraft Gottes, gebrochene Herzen, zerbrochene Beziehungen, geschundene Körper und einen gebrochenen Geist zu heilen.

Die *Multiple Chemische Sensibilität oder umweltbedingte Unverträglichkeit* (auch MCS/EI genannt) ist eine sehr komplexe Krankheit, die durch viele verschiedene Variablen ausgelöst wird, wie z. B. durch chemische Exposition – der Tropfen, der das Fass dann zum Überlaufen bringt. Die Krankheit ist sehr schmerzvoll und lähmend. Sie beeinträchtigt das Immun-, Nerven-, Magen-, Darm- und Hormonsystem und verursacht das organische oder toxische Psychosyndrom. Seit über zwanzig Jahren versuchen Ärzte, Forscher und Politiker, diese komplizierte Krankheit zu entschlüsseln, für die es keine bekannte Heilmethode gibt.

Ich spürte, dass ich eines Tages geheilt sein würde. Mein traditioneller Glaube hatte mich nicht mit dem Wissen ausgerüstet, das mich befähigt hätte zu glauben, dass ich Psalm 103 für die Heilung von einer chronisch unheilbaren Krankheit in Anspruch nehmen konnte, für die es keine medizinische Lösung gab. Ich glaubte den Teil „der da vergibt all meine Sünden", aber der andere Teil „und heilt all meine Gebrechen" schien nicht auf eine Krankheit zu passen, die mir für so viele Jahre meine Vitalität und Gesundheit geraubt hatte. Obwohl ich glaubte, eines Tages geheilt zu werden, konnte ich mir nicht vorstellen, dass die Heilung von Gott kommen würde.

Fünf lange, niederschmetternde Jahre lang konnte ich aufgrund der chemischen Barrieren, die mich krank machten, nicht in meine Gemeinde gehen. Meine seelischen Qualen brachten mich dazu, eine umfangreiche Studie zu verfassen. Sie trug den Titel: „Umweltkrankheiten und Kirche: Eine überkonfessionelle Studie von Gemeinden in Amerika: Wie sie den geistlichen und emotionalen Bedürfnissen der durch chemische Exposition Erkrankten dienen." Ich dachte, dass der geistliche Weg zur Heilung darin bestünde, mit anderen Christen zusammen Gottesdienst zu feiern, und dass das Immunsystem durch Umarmungen, Lachen, positive Gefühle, geistliche Auferbauung und menschlichen Kontakt gestärkt werden würde.

Als ich versuchte, meine Gesundheit über die Jahre wieder aufzubauen, wurde ich abhängig von 200 verschiedenen Allergiespritzen pro Monat sowie riesigen Mengen von Mineralien- und Vitaminergänzungsmitteln und musste alle Chemikalien aus meinem Zuhause entfernen.

Bei vielen Menschen beginnt die umweltbedingte Unverträglichkeit in der frühen Kindheit und wird durch eine zerbrochene Beziehung verursacht, wobei das Kind nicht ausreichend Fürsorge und Liebe erhält. Die meisten Umweltkranken tragen ein zerbrochenes Herz mit sich herum und sind sich der von frühen Traumata stammenden Ängste nicht bewusst. Eine zerbrochene Beziehung im späteren Leben einer Person kann auch die Gesundheit beeinträchtigen. Wieder andere errichten durch Ereignisse im Leben, die sie noch nicht überwunden haben, Zäune, die dann später für Probleme sorgen.

Bei vielen scheint es so, als hätten sie die Krankheit genetisch ererbt. Wenn ein Vater sein Kind misshandelt, hatte dessen Vater wahrscheinlich ebenfalls ein missbräuchliches Verhalten. Und so nimmt der Pfad der geistlichen Trennung von Gott seinen Anfang, bevor die Person mit der umweltbedingten Unverträglichkeit überhaupt geboren wurde. Die Mehrheit der Umweltkranken ist weiblich, da sie biologisch schwächer sind. Die Mehrheit wurde als Kind oder Teenager brutal misshandelt – entweder geistlich, körperlich, emotional oder sexuell. Männer mit umweltbedingter Unverträglichkeit sind sensible, fürsorgliche Personen. Die extrem stressvollen Bedingungen, unter denen die meisten Umweltkranken aufwuchsen, haben früh im Leben das Immunsystem geschwächt, die Seele-Körper-Verbindung ungünstig in Gang gebracht und früh im Leben wurde die geistliche Trennung von Gott gefördert. Obwohl ich Christin war, konnte ich mich nie mit der Liebe meines himmlischen Vaters zu mir identifizieren.

Die Mehrheit der Umweltkranken haben in ihrem Berufsleben unter sehr viel Stress gearbeitet. Oft sind es auch Workaholics, die immer noch nach Anerkennung und Annahme streben, die sie in ihrer Kindheit nicht bekommen haben. Wir dachten, dass wir unter Stress gut funktioniert hätten, aber die meisten von uns waren schon ihr ganzes Leben hindurch sehr kränklich. In einer stressigen Umgebung aufzuwachsen, hat sich auch negativ auf unseren Ernährungszustand ausgewirkt und das Immunsystem beeinträchtigt, das später dann durch eine Chemikalienexposition zusammenbrach. Bei anderen Umweltkranken wurde der Zusammenbruch aufgrund eines sehr stressigen Abschnitts ihres Lebens ausgelöst.

Was auch immer der Grund für die Krankheit sein mag, es wurde ein Nährboden für Satan geschaffen, diese schreckliche Krankheit beginnen zu lassen. Die umweltbedingte Unverträglichkeit kann durch Gott völlig geheilt werden, indem das gebrochene Herz geheilt wird, die Betroffenen persönlich die Verantwortung für die Krankheit übernehmen oder die Ereignisse in der Vergangenheit bewältigt werden. Man kann weder die Leiden noch die anderen „Größen“ wie Angst, Bitterkeit, Wut und Unversöhnlichkeit tot reden, die dem Heiligen Geist in uns im Weg stehen. Wenn die chronische Krankheit dann einsetzt, hält uns unsere innere Einstellung gefangen, nagt an unserem Seelenfrieden und saugt die Kraft aus unserem Glauben heraus. Je mehr ich mit Umweltkranken spreche, desto mehr sehe ich die Trennung von Gott durch gebrochene Herzen oder diese anderen „Größen“.

Ich brauchte fünf Jahre, um das ganze Ausmaß der Bedeutung zu erfassen, die der Angst in der umweltbedingten Unverträglichkeit zukommt. Wir sprechen hier nicht über normale Ängste, die einfach zu erkennen sind. Viele der Ängste entspringen früheren Traumata. Die Bibel benutzt das Wort „Angst“, doch die Gesellschaft nennt es Sorge, Angst und Stress. Der zweite Schritt zu meiner Genesung bestand darin, mein gebrochenes Herz in den Griff zu bekommen. Das letzte, das ich nur langsam begriff, war, dass die Trennung von Gott und Seinen Werken Satan ins Spiel gebracht hatte.

Drei Jahrzehnte lang bevor meine Gesundheit aufgrund der umweltbedingten Unverträglichkeit zusammenbrach, plagten mich schwere Allergien gegenüber luftübertragenen Giften und Pollen. Als Bankangestellte war ich immer Tabakrauch, Düften, Tinte, Zeitungen und vielen anderen Chemikalien an meinem Arbeitsplatz in einem großen energieeffizienten Bürogebäude ausgesetzt.

Die verschmutzte Luft draußen enthielt die toxischen Chemikalien nahegelegener Chemiefirmen. Auf dem Weg zur Arbeit in Houston war ich auf der Autobahn, im Parkhaus und auf den Straßen der Innenstadt vom Kohlenstoffmonoxid der Abgase umgeben.

Häufige bauliche Erweiterungen brachten neue Bauprodukte und industrielle Chemikalien mit sich. Die Chemikalien in neuen Teppichen, Anstrichen, Hölzern, Wandverkleidungen, Tapeten und Fasern forderten ihren Tribut. Bei einer weiteren Baumaßnahme wurde der Boden herausgenommen, und Staub und Bauschutt landeten auf meinem Arbeitsplatz, obwohl man Plastikfolien aufgespannt hatte.

Obwohl ich wusste, dass ich auf Formaldehyd in meinen Pflegeprodukten allergisch war, hatte ich keine Ahnung, dass diese industrielle Chemikalie auch für meine Kleidung und vieles andere in meiner Umwelt verwendet wurde und mich meiner Gesundheit beraubte.

Das Trinkwasser enthielt auch Chemikalien. Obst und Gemüse war mit Pestiziden belastet, die oft aus Ländern mit wenigen oder keinen Pestizidbestimmungen importiert wurden. Antibiotika und Hormone kontaminierten unsere Fleischwaren.

Wir wuschen unseren Hund und räucherten unser Haus wegen der Flöhe aus. Pestizide wurden uns für Flohplagen im Außenbereich empfohlen. Wir ließen unseren Rasen oft mit Pestiziden und Düngemitteln behandeln. Wir bemerkten nicht, dass wir dadurch unsere Gesundheit und die unserer Kinder weiter belasteten und wir alle zunehmend mit Allergien reagierten.

Mein inneres Regenfass sammelte alles auf, bis es dann schlussendlich überlief. Im Alter von 54 Jahren brach meine Gesundheit vollständig zusammen, und ich wurde durch viele Variablen und chemische Expositionen körperlich behindert.

1991 wurden mein Gehirn und mein zentrales Nervensystem durch die Nebenwirkung eines verschreibungspflichtigen Medikaments geschädigt. Das Hormonsystem kollabierte, der Magen-Darm-Trakt war betroffen und meine Netzhaut sowie der Sehnerv waren beschädigt. Wir räucherten unser Haus mit Pestiziden gegen Flöhe aus und hatten keine Ahnung von meiner schweren Krankheit. Wir konnten die kommende schreckliche Verwüstung von Verstand, Körper und Seele nicht erahnen.

Sechs Wochen lang lag ich mit Nervenentzündungen, Sprachverlust und einer Gehörschädigung krank darnieder. Ich konnte nur schleppend gehen und brauchte Hilfe auf der Toilette und beim Baden. Durch meine sich verschlechternde Gesundheit alarmiert, reservierten wir einen Platz auf dem Friedhof für mich.

Mein Mann löste sein Ingenieurbüro auf und verlagerte seinen Arbeitsplatz zu uns nach Hause, damit er für mich sorgen konnte. Um Platz dafür zu haben, erweiterten wir unser Heim und brachten neue Bauprodukte und Chemikalien in meine Umwelt. Nach sechs Wochen hatten wir einen Wasserrohrbruch und mussten noch mehr renovieren. Eine Reinigungs- und Restaurationsfirma beschädigte meine Gesundheit noch mehr, indem sie starke Lösungsmittel und andere Chemikalien benutzte. Die Chemikalien in meiner häuslichen Umgebung verursachten Hautirritationen um Mund und Nase. Langsam bemerkte ich, dass es diese gleichen Chemikalien waren, die mich zu Fall brachten. Ich benötigte für lange Zeit eine Gehhilfe oder einen Rollstuhl, um mich fortzubewegen.

Mein Ehemann, mit dem ich 41 Jahre verheiratet war, hatte auch mit umweltbedingter Unverträglichkeit zu kämpfen. Die Verwendung von Pestiziden in unserem Haus und Garten verursachte das chronische Erschöpfungssyndrom und weitere Gesundheitsprobleme. Nach vierzehn Monaten erlitt er nach einer Exposition mit chemischen Reinigungsmitteln verbunden mit extremem Stress einen Herzinfarkt.

Zweieinhalb Jahre lang war meine Gesundheit schwer beeinträchtigt. Ich fiel sehr häufig und erlitt Verletzungen, die in der Notaufnahme behandelt werden mussten. Die Ärzte vermuteten Multiple Sklerose, Aneurysmen im Gehirn oder eine Krankheit in meinem Schädelinneren. Andere Ärzte sagten, dass ich etwas sehr Gravierendes hätte, dass sie aber nicht wüssten, was es sei. Wiederum andere Ärzte fragten mich, da sie offensichtlich überfordert waren, ob ich übermäßig um meine Gesundheit besorgt wäre oder schon einen Psychiater konsultiert hätte.

Zweieinhalb Jahre lang suchten wir ergebnislos nach Antworten auf eine unbekannte Krankheit und konsultierten 40 Ärzte jeder medizinischen Fachrichtung. Doch meine Gesundheit baute weiterhin ab und ich lag im Sterben, da ich fast 30 kg an Gewicht aufgrund von Malabsorption und Maldigestion abgenommen hatte. Jedes System in meinem Körper war zusammengebrochen, und ich litt an schwerem Knochenschwund und Entmineralisierung. Ich war meist zu schwach, um mich selbst anzuziehen oder mich zuzudecken. Der Bewegungsradius meiner Arme war oft sehr eingeschränkt. Der Transport mit dem Auto war eine riesige Tortur, da man ein Bett brauchte, um meinen schmerzenden, geschwächten Nacken zu stützen. Drei Jahre lang konnte ich keine kleinen Hausarbeiten erledigen oder Auto fahren.

Ich reagierte jetzt sehr sensibel auf Chemikalien. Nahestehende Menschen hatten sehr große Schwierigkeiten, mich zu besuchen. Wir konnten Eltern, Töchter und Enkelkinder nicht besuchen, da ihr Zuhause umwelttechnisch nicht sicher war. Nach vier Jahren mit dieser Krankheit war ich nach wie vor nicht in der Lage, in Lebensmittelgeschäfte, Kaufhäuser, Parks und Freizeiteinrichtungen, Büchereien oder zu meiner Gemeinde zu gehen. Gerade in der Zeit, als wir geistliche Hilfe am meisten benötigten, waren wir isoliert und gefangen durch die chemischen Begrenzungen unserer Umgebung. Ich war eine aktive, lebhafte Person, die Menschen, das Leben und Unternehmungen liebte, und wurde zu einer Einsiedlerin in meinem Heim. Unsere Gemeinde und Freunde wussten nicht, wie sie uns helfen sollten.

Ohne nahestehende Menschen, die Gemeindefamilie oder medizinische Versorgung fühlte ich mich verzweifelt und hoffnungslos, allein und vergessen. Ich war von einer schrecklich reellen, verheerenden Krankheit besiegt worden. Da ich die Luft, die ich atmete, die Lebensmittel, die ich aß, und das Wasser, das ich trank, nicht ertragen konnte, war ich für jeden Aspekt meines Lebens ganz auf Gott angewiesen, und ich suchte nach Antworten.

Glaube und Verzweiflung wechselten sich ab. Ich konzentrierte mich darauf, eine Lösung für eine Krankheit zu finden, die ich weder verstand noch wollte, und klammerte mich an Gott.

Durch Nebenwirkungen auf alle chemisch basierten verschreibungspflichtigen Medikamente konnte ich keine Schmerzmittel und auch keine normalen Tabletten wie Tylenol®, Aspirin®, Muskelrelaxanzien oder andere Medikamente nehmen.

Vor kurzem predigte ein Pastor in einem Erweckungsgottesdienst in Houston und fragte: „Als Sie krank wurden und auf der Suche nach Heilung von Arzt zu Arzt gingen, haben Sie zuerst Gott gefragt?“ Das erregte meine Aufmerksamkeit! Ich war hoffnungslos krank und natürlich betete ich um Antworten und Gottes Hilfe, aber es waren Gebete der Verzweiflung. Nach drei Jahren hatten wir alle möglichen Wege für eine medizinische Hoffnung geprüft und viel Geld dafür ausgegeben. Unsere glaubensbegrenzenden Gebete schlossen immer so: „Gott, wenn es dein Wille ist, bitte heile mich.“

Als ich schwer krank war, half mir niemand durch die Krise. Viele, die ich kannte, konnten einfach nicht glauben, dass es eine Krankheit gibt, die das Gesundheitszentrum von Texas nicht heilen konnte, egal wie krank ich auch sein mochte. Andere drückten ihre Bedenken aus, dass ich etwas Ähnliches wie AIDS/HIV hätte und wollten mich nicht besuchen, weil sie Angst hatten, es könnte ansteckend sein. Andere dachten, dass ich einfach nicht gesund werden wollte. Wiederum andere sagten, dass sie nicht vorbeikommen könnten, weil sie Parfüm trugen.

Ich war seit vier Jahren krank und in einem bedauernswerten körperlichen, geistigen, emotionalen und geistlichen Zustand, als meine Schwester mich anrief. Sie hatte mir während der letzten vier Jahre Grußkarten geschickt, aber das war mir egal gewesen. Ihre Worte waren immer: „Ich kann dich nicht besuchen, weil ich dich krank machen würde." In September 1995 rief sie mich weinend an und sagte: „Ich möchte vorbeikommen und dir helfen." Da ich mit einem Bandscheibenvorfall im Rücken und Nacken im Bett lag, war ich sehr dankbar, dass jemand vorbeikam. Ich fühlte mich so verlassen und allein.

Das Traurige ist, dass ich meine Schwester nie richtig gekannt hatte. Sie war sieben Jahre alt, als ich heiratete. Sie schien immer anders zu sein als meine anderen Schwestern, mit denen ich mich gut verstand. Über die Jahre hatte sie in verschiedenen Städten gelebt und ihre eigenen Probleme gehabt. Wir hatten keinen Kontakt zueinander. Doch der Unterschied zwischen uns war noch ein ganz anderer. Mir war meine Schwester egal. Sie war so vollkommen anders als die Person, die ich in mir selbst sah.

Haben Sie schon einmal erlebt, dass Gott ihnen gerade die Person in den Weg stellt, die Sie sich selbst gerade jetzt als letztes in den Weg gestellt hätten? Doch Gott wusste, was Er tat, da keine andere Person, die Er hätte wählen können, mich in meiner Krankheit von Seele, Körper und Geist hätte erreichen können. Er wählte meine Schwester, da Er wusste, dass sie meine Situation auch schon erlebt und sie durch die Kraft Jesu besiegt hatte.

Was ich während all der mit Allergien behafteten Jahre nicht bemerkte, war die Tatsache, dass meine Gesundheit von mehr als nur der Chemikalienexposition geschwächt wurde. Ich hatte die Dornen und Disteln, die mich von einer richtigen Beziehung zum Herrn trennten, nicht entfernt. Vor kurzem fragte ich Gott: „Warum? Warum ist diese schreckliche Krankheit passiert?" Und Gott antwortete mir mit dem Gleichnis vom Sämann in Markus 4, der seinen Samen auf verschiedene Böden ausbrachte. Es ist eine tiefgründige Geschichte meines Lebens und beschreibt die grundlegende Reaktion, die ich auf den Herrn in verschiedener Form hatte. Manche hören zu und lehnen direkt ab. Andere hören zu und reagieren dem Anschein nach positiv, doch wenn es hart auf hart kommt, springen sie ab. Andere nehmen das Gehörte auf und halten daran fest, doch werden sie immer mehr abgelenkt, wenn ihr Wachstum durch die „Dornen“ des Lebens gedrosselt wird. Das war Jesu Botschaft für mich! Und dann gibt es diejenigen, die hören, glauben, daran festhalten und gesunde Pflanzen in Gottes Weinberg hervorbringen.

Meine Dornen waren die Sorgen der Welt. Mein geistliches Wachstum war erstickt worden. In Markus 4,18-19 heißt es: „Und andere sind die unter die Dornen Gesäten, es sind die, die das Wort gehört haben, und die Sorgen der Zeit und der Betrug des Reichtums und die Begierden nach den übrigen Dingen kommen hinein und ersticken das Wort, und es bringt keine Frucht.“ Mit den Dornen gibt es kein friedliches Nebeneinander mit einem Leben in Freiheit. Sie wollen den ersten Platz einnehmen und vernichten jeden Funken geistlichen Interesses und emotionaler Energie.

In Lukas 21,34–35 sagte Jesus: „Hütet euch aber, dass eure Herzen nicht etwa beschwert werden durch Völlerei und Trunkenheit und Lebenssorgen und jener Tag plötzlich über euch hereinbricht wie ein Fallstrick! Denn er wird über alle kommen, die auf dem ganzen Erdboden ansässig sind.“

Obwohl ich treu zur Gemeinde ging und viele Stunden in die geschäftlichen Angelegenheiten der Gemeinde investierte, hatte ich meine erste Liebe zum Herrn verloren. Wir verfielen den weltlichen Besitztümern und hörten auf, den Zehnten zu geben. Jahre waren vergangen, seitdem ich mich das letzte Mal mit Menschen über ihre Errettung und ihre Beziehung zu Jesus Christus unterhalten hatte. In all den Jahren, in denen ich die geschäftlichen Angelegenheiten verwaltete, bohrte eine Stimme in meinem Innern, dass Jesus wollte, dass ich mich um die Menschen in Seiner Gemeinde kümmere.

Nachdem ich 1991 krank geworden war, konnte ich aufgrund meiner chemischen Sensibilität den Gottesdienst nicht mehr besuchen. Erst dann merkte ich langsam, wie viel mir meine Gemeinde bedeutete. Nach vier Jahren der Krankheit erreichte ich den tiefsten Punkt in meinem Leben. Ich lebte von allen isoliert, die mir lieb und teuer waren – ich war besiegt! Seit vier Jahren schien ich mit meinem liebenden Ehemann, nach 40 Jahre Ehe, emotional nicht mehr verbunden zu sein. Ich versuchte krampfhaft zu verstehen, warum er mir gegenüber kalt und zynisch geworden und emotional so distanziert war.

Zuerst dachte ich, dass er unter dem Stress litt, der einzige Brotverdiener zu sein. Ich dachte auch, er habe mit Müdigkeit, dem fehlenden Verständnis anderer für unsere vielen Krankheiten, der Schließung seiner Firma und seinen eigenen Gesundheitsproblemen zu kämpfen. Nach all den Jahren einer liebevollen Beziehung begegneten wir uns mit Wut, Gefühlsausbrüchen, Vorwürfen und irrationalem Verhalten. Er konnte nicht ausdrücken, warum er aufgehört hatte, ein sensibler, mitfühlender Ehemann zu sein. Ich konnte nicht wissen, dass er über den

Verlust seiner Frau trauerte, die er nicht wiederherstellen konnte – und die durch eine KRANKHEIT ersetzt worden war!

In dem zwei Jahre andauernden Prozess, den Behindertenstatus zu bekommen, und nach einem weiteren Jahr, in dem ich an der Studie „Zugang zum Gottesdienst“ arbeitete, hatte ich ihn ebenfalls emotional aus meinem Leben ausgeschlossen. Je schlimmer unsere Beziehung wurde, desto mehr arbeitete ich daran, mich von meinem Gefängnis zu befreien. Satan hatte leichtes Spiel, da wir in einem traditionellen Glauben aufgezogen worden waren, der dem Teufel keine große Bedeutung zuordnete. Wir waren auf den enormen geistlichen Kampf, der nötig war, um die bösen Geister in der unsichtbaren Welt zu besiegen, nicht vorbereitet.

Doch hatte es den Anschein, dass ein böser Geist in unser Zuhause gekommen war. Wenn ich einen Fortschritt in meiner Gesundheit machte, überwogen doch sein Unglaube, seine Frustration und seine Wut, und dadurch verzweifelte ich noch mehr. Das einzige, was sich in unserem Zuhause und unserer Gesundheit anscheinend durchsetzte, war eine dämonische Kraft. Und wenn ich das ansprach, wurde er nur noch wütender. Verzweifelt schrie ich ihn dann an: „Warum willst du nicht, dass es mir besser geht? Warum lässt du mich nicht gesund werden?“

Vor meiner Krankheit hatten wir nie großen Streit. Wir waren eine Familie, die alles miteinander unternahm. Wir spielten zusammen, beteten zusammen an und genossen den Familienzusammenhalt, sieben Tage die Woche. Wir arbeiteten beide sehr hart an unseren Arbeitsstellen. Dann kam die Krankheit, und wir mussten plötzlich 24 Stunden am Tag unter schwierigen Umständen miteinander ausharren. Ich vertrug keine Hormone mehr, wodurch ich ständig weinte. Plötzlich merkten wir, dass mein Mann mit Weinen nicht umgehen konnte und nun eine Frau hatte, die keine Kontrolle über ihr Weinen hatte. Dann stellten wir fest, dass wir uns nie in unserer 41-jährigen, liebevollen Ehe in einer fürsorglichen Weise nahegekommen waren.

Mein Mann war nicht der Feind! Durch die Kraft Jesu, die Liebe meiner Schwester und ihr Durchhaltevermögen, mich weiterhin auf der richtigen Ebene anzusprechen, erkannte ich, dass es eine Welt von bösen Geistern gab, die sich in unsere Gesundheit, unsere Ehe und unser Zuhause eingeschlichen hatten.

Während mich meine Schwester letztes Jahr besuchte, erzählte ich ihr von den schrecklichen Ereignissen, die wir die letzten vier Jahre erlebt hatten. Bevor sie ging, betete sie für mich. Ich dachte: „Was für ein schönes Gebet und was für eine Bibelkenntnis. Ich kann gar nicht glauben, wie sehr meine Schwester sich verändert hat!“

Ich hatte den Herrn gebeten, mich so weit zu heilen, dass ich anderen Menschen helfen könnte. Ein Jahr war vergangen, seitdem ich meine Studie meiner Gemeinde vorgestellt hatte, und keiner hatte in irgendeiner Weise darauf reagiert.

Nach dem Besuch meiner Schwester ging ich am Abend nicht zu Bett, sondern begab mich auf eine wunderschöne dreitägige Reise mit dem Herrn. Ich blieb im Gästezimmer, wo ich wegen meiner Schmerzen schlief. Drei Tage und Nächte verbrachte ich mit Gebet, Lesen von Gottes Wort, Meditation und Singen. Während der ganzen Zeit schlief ich nicht. Gott zeigte mir den Sinn meines Lebens und warum die drei Hauptpersonen, die ich in diesen vier Jahren um Rat fragte, ein mormonischer Arzt, ein scientologischer Arzt und ein jüdischer New Age-Physiotherapeut gewesen waren. In diesen drei wunderschönen Tagen erzählte Er mir, dass Er möchte, dass ich die Umweltkranken wieder zurück in die Gemeinden führe, bevor Christus wiederkommt. Am Morgen des vierten Tages verließ ich mein Zimmer und ging durchs Haus. Ich griff instinktiv nach einem Salzstreuer, der herumstand, und Gott sagte zu mir: „Du bist das Salz der Erde, um Licht in die Dunkelheit zu bringen." Eine Schere lag auf dem Tisch, und als ich sie aufräumte, sprach Gott zu mir: „Du sollst nie wieder Angst um dein Leben haben müssen oder dich umbringen wollen."

Ich sollte bald einen Arzttermin in Dallas haben und die Bestätigung für eine Hausreservierung dort lag neben dem Telefon. Seine Worte waren: „Du brauchst dir keine Sorgen mehr um ein Haus in Dallas zu machen. Du musst dich nur noch um dein himmlisches Heim kümmern."

Zu jener Zeit fing Gott an, mich mit vielen Menschen zusammenzubringen, die durch die Pleasant Valley Church geheilt worden waren – ich bekam Briefe und Anrufe aus Pennsylvania, Maryland, New York, Arkansas, Kalifornien und Sugar Land.

Ich rief Henry Wright in Georgia an und bat ihn, ein Seminar in Houston zu geben. Sein Lehrdienst hat das Leben von Familien mit umweltbedingter Unverträglichkeit, chronischem Erschöpfungssyndrom und vielen anderen als unheilbar geltenden Krankheiten verändert.

Wir werden eurem Heilungs- und Befreiungsdienst, der mich von den Fesseln epileptischer Anfälle sowie von Wut und Angst, die mein Zuhause und meine Gesundheit zerstörten, befreit hat, ewig dankbar sein. Wir haben herausgefunden, dass man von allen Reaktionen und Symptomen der umweltbedingten Unverträglichkeit befreit werden kann, wenn man einen geistlichen Kampf gegen den Feind führt.

Ich stellte Henry Wright noch weiterhin Fragen und fing an, seine Lehre auf meine Gesundheit anzuwenden. In den letzten zwei Monaten habe ich gelernt, dass nur Gott mein gebrochenes Herz, das ich mein ganzes Leben mit mir herumgetragen hatte, heilen kann. Innerer Friede ist in meinem Herzen eingekehrt, und ich spüre einen Schutzwall, der unser Zuhause und unsere Gesundheit umgibt.

Am schwierigsten war für mich herauszufinden, welche Bereiche meines Lebens von der Angst betroffen waren. Die Ängste, mit denen wir uns auseinandersetzten, hatte ich oft gar nicht als Ängste erkannt und stammten vielfach von tragischen Vorfällen, die ich nicht kontrollieren konnte. Angst aktiviert Satan, so wie Glaube Gott aktiviert. Sie ist absolut zerstörerisch und lähmt Herz und Verstand. Die Bibel sagt, dass in den letzten Tagen das menschliche Herz vor Angst versagen wird. Als die Angst bei uns noch am Werk war, hielt sie uns gefangen und quälte uns. Satan tat sein Bestes, um unser Zeugnis als Christen zu zerstören. Wir wussten nicht, dass er in uns die Angst schürte. Da wir auf der Basis von Angst vor Krankheit handelten, konnten wir auch erwarten, krank zu werden. Solange wir unseren Geist mit Angst fütterten, hatten wir nicht die Glaubenskraft, über unsere eigenen Lebensumstände zu herrschen. Die Angst arbeitete gegen uns, um uns krank zu machen.

Als wir erkannten, wie uns Angst körperlich beeinflusste, besserte sich unsere Gesundheit. Als wir erkannten, dass wir die Sauerstoffversorgung des Gehirns beeinflussten, des Hypothalamus, des limbischen Systems und der Hypophyse, die wiederum das Hormonsystem, den Magen-Darm-Trakt, die Nerven und das Immunsystem beeinflussen – konnten wir unseren Glauben anwenden, der Gottes Quelle der Kraft ist. Wir hatten unsere ganze Körperchemie dadurch verändert, dass Satan durch Angst Macht über unsere Gesundheit bekommen hatte. Er arbeitete durch Angst, um unsere Gesundheit und Ehe zu zerstören.

Als wir unsere Identitätskrise mit Jesus bewältigen und unseren ganzen Glauben auf Ihn setzen konnten, konnte mein Mann wieder Vertrauen finden und glauben, dass ich wirklich geheilt werden würde. Seine zarten, liebenden Gefühle sind mit einer emotionalen Liebe wieder zu mir zurückgekehrt.

Meine chemische Sensibilität lässt nach und ich kann wieder im Restaurant essen gehen und Lebensmittel essen, die ich schon vergessen hatte. ALLE Symptome der elektromagnetischen Hypersensibilität sind verschwunden. Parfüm riecht wieder gut, anstatt mich krank zu machen.

Ich gebe mutig mein Zeugnis von Jesus und vertrete auch mutig meine Meinung, dass die umweltbedingte Unverträglichkeit eine von Dämonen inszenierte Krankheit ist, um Familien zu zerstören und von Gott zu trennen. Menschen mit umweltbedingter Unverträglichkeit, chronischem Erschöpfungssyndrom oder all den anderen ähnlichen Syndromen und Begleiterkrankungen, die mit diesen Leiden einhergehen, können nur auf eine geistliche Art und Weise geheilt werden.

Die wahre Tragödie sind Familien, die sagen „wir sind nicht religiös" oder „wir sind an keinem christlichen Kontakt interessiert", aber sie suchen verzweifelt nach einer trügerischen medizinischen Lösung. Um ihre Aufmerksamkeit zu bekommen, sage ich: „Vergesst die Religion, vergesst das Geistliche, wollt ihr gesund werden?"

Jesu Dienst war Errettung und Heilung! In Psalm 103,2–4 heißt es: „Preise den HERRN, meine Seele, und vergiss nicht alle seine Wohltaten! Der da vergibt alle deine Sünde, der da heilt alle deine Krankheiten. Der dein Leben erlöst aus der Grube…" Unser allmächtiger Gott ist der gleiche lebendige Gott, der gestern lebte, heute lebt und für immer leben wird.

Meine Geschichte zeigt, wie GROSSARTIG unser Gott wirklich ist. Er konnte mich benutzen, die ich körperlich behindert, ans Haus gefesselt und von der Außenwelt abgeschnitten war und in einer Dimension einen Glaubenskampf führte, die ich nie für möglich gehalten hätte, und trotzdem benutzte Er mein Leben für seine höheren Ziele. Das ist eine Offenbarung Seiner Herrlichkeit, Macht und Stärke.

N.M., Houston, Texas, USA

Von vielen Krankheiten geheilt!

Da saß ich in einem Rollstuhl am Flughafen von Philadelphia und wurde von zwei netten Damen abgetastet, die wegen 9/11 sicherstellen mussten, dass ich keine Terroristin war, obwohl ich kaum gehen konnte und wegen meiner Krankheit blass aussah. Ich war keine Terroristin. Ich konnte zu Hause noch nicht einmal die Treppe hinaufgehen, ohne Seitenstechen zu bekommen und außer Atem zu geraten. Daher konnte ich kein Mitglied einer ruchlosen Bande sein, die Amerika Leid zufügen wollte. Ich dachte, dass es nicht wahr sein konnte. Mit meinen 33 Jahren saß ich in einem Rollstuhl und war im Begriff 1000 km zu irgendeiner Gemeinde im Nirgendwo zu fliegen, obwohl schon das Einkaufengehen eine große Herausforderung in meinem Alltagsleben darstellte. Ich musste meinen ganzen Tag im Voraus planen, damit ich mich nicht überanstrengte und vor dem Einkaufengehen schon Schmerzen bekam, und wenn ich dann nach Hause kam, musste ich eine Erholungszeit und Ruhephase für mich einplanen. An manchen Tagen verbrauchte ich so viel Energie damit, mir zu überlegen, wie ich die Einkäufe vom Auto ins Haus tragen würde, dass man damit eine Doktorarbeit hätte schreiben können!

Irgendwie war ich zum Flughafen gekommen. Ich hatte meine Koffer gepackt: Die Rückenschiene, die Schmerztabletten und vielen bunten Pillen, die mich am Laufen hielten, das Heizkissen, das Spezialkissen usw. usw. Wenn man Fibromyalgie hat, kann man nicht einfach „alles in die Koffer schmeißen und losgehen". Morgens muss man warten, bis die Schmerzen und die Schwere gewichen sind und man die Gelenke endlich wieder bewegen kann. Das alles hat eine gewisse Ähnlichkeit mit dem Blechmann in *Der Zauberer von Oz*. Als nächstes nimmt man seine Pillen und Vitamine ein, die neuesten Mittel im pharmazeutischen Krieg gegen meine körperlichen Gebrechen. Dann ein Frühstück bestehend aus sehr ungewöhnlichem esoterischem Essen, das Teil einer Diät ist, die mich heilen würde. Dinkelbrot mit Kokosnussöl war eine Zeit lang der Renner, wovon Dinkelbrot mit Käse aus Reisproteinen überbacken eine Variation darstellte. Ich wusste weder, dass Reis Proteine hat, noch dass man daraus Käse herstellen kann. Was man nicht alles tut, um gesund zu werden. Dazu kam noch, dass das Ganze relativ teuer war. Kranksein ist sehr teuer. Wenn man 27 Lebensmittelallergien hat, kann man nicht schnell einmal bei McDonald's vorbeigehen. Außer wenn ich nur die Serviette essen würde. Auf Papierprodukte war ich meines Wissens nicht allergisch. Ich war auf Eier, Milch, Erdnüsse, Zwiebeln, Erbsen, Brokkoli, Soja, Krabben, Kartoffeln, Äpfel, Trauben und Zitronen allergisch. Hier habe ich jetzt aufgehört, aber die Liste ginge noch weiter. Ich war sogar auf Oregano allergisch. Wer in aller Welt ist schon auf Oregano allergisch!? Sogar mein Arzt musste staunen, als wir dieses Ergebnis zurückbekamen.

Nichtsdestotrotz hatte ich also Probleme zu essen, zu schlafen und zu gehen, und das war oft mit irgendwelchen Schmerzen verbunden. Doch jetzt war ich kurz davor, auf eine Reise zu gehen. Und sie würde eine Wendung nehmen, wie ich sie noch nie erlebt hatte. In den letzten 20 Jahren war ich bei 30 verschiedenen Ärzten gewesen, um wieder gesund zu werden: Kinderärzte, Allgemeinärzte, Neurologen, Internisten, Gynäkologen, Allergologen mit verschiedenen Fachrichtungen, Urologen, Osteopathen, Orthopäden, Chirurgen, Homöopathen, Rheumatologen, Physiotherapeuten, viel zu viele Chiropraktiker, Endokrinologen, Dermatologen, HNO-Fachärzte, ein Zahnarzt und sogar ein Fußspezialist. Dazu kamen noch verschiedene weitere Therapeuten. Zusätzlich noch Yoga, Aromatherapien, Kräuter- und naturheilkundliche Therapien, innere Reinigung, Vitamine und Diäten mit besonderen Lebensmitteln. Die Makrobiotik war definitiv eine der krassesten. Ich las und studierte viele verschiedene Therapien und Methoden. Ich lernte, wie der Körper funktionieren sollte, nur um herauszufinden, warum meiner es nicht tat. Ich schleppte mich in die Bibliothek, um Medizinbücher zu finden, und als ich dafür zu krank wurde, saß ich stundenlang vor dem Computer und forschte im Internet nach. Ich suchte immer weiter. Ich diskutierte mit verschiedenen englischsprachigen Gruppen im Internet die Probleme und Sorgen einer chronischen und schwächenden, unsichtbaren Krankheit. Mit unsichtbar meine ich, eine Krankheit, deren Problem man nicht erkennt: Das Problem, dass man relativ jung ist und sehr müde aussieht, aber nichts wie ein Verband oder etwas anderes auf die Schmerzen hindeutet. Manche Menschen werden für faul und betrügerisch gehalten, wenn sie auf dem Behindertenparkplatz parken, ohne erkennbar alt zu sein.

Doch ich bemerkte bald, dass ich die Kameradschaft und Unterstützung von jemandem in meiner Nähe brauchte, zusätzlich zu denen im Internet. Ich war bestimmt nicht die einzige Person in der Region, die so sehr litt. Ich rief einen Bibelkreis für Menschen mit chronischen Schmerzen in meiner Gemeinde ins Leben. Das war endlich ein Ort, an dem ich das Ausmaß meiner Schmerzen frei aussprechen konnte. Ich musste sie nicht beschönigen, damit sich niemand unwohl fühlen würde. Wir konnten zusammen weinen und beten. Wir waren unabhängig von diesen „gesunden Leuten", die es einfach nicht verstehen konnten – all die wohlwollenden Menschen, die mit Inbrunst für mich beteten, weil *sie* es nötig hatten, dass ich geheilt wurde. Sie wollten, dass ihre Gebete erhört wurden. Die Christen, die ich kannte, wussten einfach nicht, was sie mit mir und meinen permanenten Schmerzen tun sollten. Manchmal beteten sie für mich, doch ließ das dann nach, da mein Gesundheitszustand sich nicht besserte. Ein Großteil der Christen ist schnelllebig und sehr beschäftigt. Schließlich gab es doch etwas tun, Veranstaltungen waren zu planen. Natürlich heilte Jesus Kranke und das sollte auch heute noch so sein, aber ... und schon gingen sie wieder ihrem geschäftigen Leben nach.

Mein Freundeskreis reduzierte sich auch in der christlichen Welt auf diejenigen, die wie ich litten. Sie verstanden. Sie wussten, wie es war, immer auf der Suche nach einer Möglichkeit zu sein, gesund zu werden und nur in kleinen Schritten voranzukommen. Sie wussten, wie es war, außen vor gelassen zu werden, weil die Schmerzen es einem unmöglich machten, dabei zu sein.

Ich habe nie den Spruch, „du hast einfach nicht genug Glauben", akzeptiert. Ich dachte mir, der Gott, den ich kenne, würde nicht so gefühllos sein. Aber um ehrlich zu sein, hatte ich insgeheim alle Hoffnung auf Besserung oder darauf, dass Wunder an normalen Menschen geschehen, aufgegeben. Diese Dinge geschahen nur in Erweckungen im fernen Afrika. Vielleicht gab es auch Heilungen im hintersten Winkel Asiens in einfacheren Gemeinden, die voll Feuer des Heiligen Geistes waren. Eine kleine Gruppe verfolgter Christen, die die Wunder und Leidenschaft der ersten Christen wieder aufleben ließen. Jedoch für eine über 30jährige Hausfrau aus der amerikanischen Mittelschicht ging ein Wunder eher in die Richtung „Ist es nicht ein Wunder, dass Macy's noch ein Kleid in meiner Größe da hatte?"!! Natürlich wurden auch Gebete erhört. Joe hat endlich wieder Arbeit bekommen. Suzie hatte Frieden, als sie Herrn Soundso konfrontierte. Es waren Gebetserhörungen dieser Art. Aber keine langfristige Heilung von unheilbaren Krankheiten. Das glaubte ich nicht. Ich dachte, ich muss es einfach akzeptieren und mich darauf konzentrieren, den Tag oder nur die nächste Stunde zu schaffen.

Kummer und Schmerzen holten mich ein. Ich wollte nicht mehr leben, aber es gab keinen Ausweg. Obwohl unser Leben von der Krankheit und dem daraus hervorgegangenen Chaos bestimmt wurde, wäre es für meinen Mann und meine zwei Kinder schlimmer gewesen, wenn ich Selbstmord begangen hätte. Ich steckte also in diesem schwachen und schmerzenden Körper fest und es schien, als ob mit der Zeit alles nur noch schlimmer wurde. Da ich nicht katholisch bin, dachte ich, dass Selbstmord *an sich* keine Sünde war. Es wäre bestimmt etwas Schlechtes, aber ich dachte, ich würde dann in den Himmel kommen. Jesus vergab auch Menschen, die wirklich schlimme Dinge getan hatten, und ich wollte doch nur nach Hause in den Himmel gehen. Ich wünschte mir, dass ich Krebs oder etwas anderes Tödliches bekommen würde. Das schien der einzige Ausweg zu sein. „Warum sollte ich es weiter versuchen? Wie konnte ich so überhaupt noch weiterleben?“ Jeder Tag war hart, in jeder Stunde musste ich kämpfen. Wenn ich beispielsweise eine Migräne bekam, und das passierte sehr oft, musste ich meine Medizin nehmen, bevor sie zu weit fortgeschritten war, und mich dann hinlegen. Meine Mission bestand dann in der *Ursachenforschung*. Hatte ich etwas gegessen, was ich nicht hätte essen sollen? War es eine Lebensmittelallergie? Oder lag es doch am Wetter? Kam ein neues Tiefdruckgebiet herein? Wie steht es mit den Pollen und dem Staub im Haus? Haben die es diesmal ausgelöst? Ich ging mental meine Liste der möglichen Verursacher durch. Könnte es wieder eine Nebenhöhlenentzündung sein? Hatte ich meine Hypoglykämie vergessen und zu lange mit dem Essen gewartet? Habe ich mich über irgendetwas aufgeregt? Hat mir die Bemerkung meiner Mutter wirklich so viel ausgemacht? Vielleicht bin ich gestresst, weil das Haus nicht aufgeräumt ist und ich weder die Energie noch die Fähigkeit habe, 15 Minuten zu stehen, geschweige denn zu putzen! Ein Zimmer zu staubsaugen, war eine große Leistung. An manchen Tagen brauchte ich aufgrund der Schmerzen und der Müdigkeit 2 Stunden, um mich anzuziehen. Meistens stand ich auch nicht unter der Dusche.

Als ich im Flugzeug saß, hatte ich Tränen in den Augen und hielt krampfhaft ein Taschentuch fest mit meinem Blick zum Fenster hinaus gerichtet. Die Menschen saßen in aller Ruhe da und aßen ihr Essen, während ich darüber nachdachte, dass ich alle 20 Minuten aufgrund von Schmerzen oder Sonstigem meine Position verändern musste. Meine Sitzhaltung tat mir weh, also musste ich mich bewegen. 20 Minuten später kamen Kopfschmerzen auf, die ich behandeln musste, damit keine Migräne daraus wurde. 20 Minuten danach musste ich aufgrund meiner Hypoglykämie etwas essen. Aber was denn, in Anbetracht der vielen Dinge, die ich nicht essen konnte? Weitere 20 Minuten danach musste ich wieder eine Schmerztablette wegen meiner wandernden und stechenden Schmerzen in den Knochen meiner Arme und Beine nehmen. Und so ging es weiter. So sah es in meinem Kopf aus. Dauernd gingen Alarmglocken an, und das nächste Feuer musste gelöscht werden.

Ich wusste, dass ich nicht alleine war. Ich war mir bewusst, dass Gott meine Schmerzen kannte. Ich betete und redete die ganze Zeit mit Ihm. Warum heilte Er mich nicht? Ich dachte, dass ich etwas von diesem Albtraum lernen sollte. Ich stellte mir vor, dass mich meine Krankheit näher zu Gott bringen würde als die meisten anderen Menschen. Denn ich konnte nicht arbeiten, am Gemeindeleben teilnehmen oder meine Kinder aufwachsen sehen, aber ich konnte liegen, beten und die Bibel lesen. Viele Menschen schienen so beschäftigt, und vielleicht war ich durch meine Zeit für Gott gesegnet, die sie nicht hatten, weil sie durch ihr Leben hetzen konnten. Wenn ich jetzt darüber nachdenke, scheint mir dieser Gedanke etwas schräg und arrogant zu sein. Doch so dachte ich nun einmal. Ich konnte bei den Pfadfindern meiner Tochter nicht mitmachen und meinen Kindern kaum bei den Hausaufgaben helfen. Auf dem feuchten Gras zu sitzen und mir ein Ligaspiel meiner Kinder anzuschauen, war zermarternd. Ich dachte mir, wenigstens kann ich an meiner inneren Geistlichkeit arbeiten. Das kann man auch machen, wenn man nur still dasitzen kann.

Ein Buch verwies auf das andere oder auf ein weiteres Übungsbuch. Ich befasste mich damit, wie meine Persönlichkeit meine Schmerzen und meine Überempfindlichkeit beeinflusste, die als ein Segen missverstanden wurde. Ich las über die inneren Kämpfe von Menschen mit chronischen Krankheiten und hielt Bibelstunden mit dem Thema, warum Gott uns in unseren Schmerzen nicht im Stich lässt. Ich war ständig auf der Suche nach dem Zusammenhang zwischen meiner Krankheit und Gott. Es ist schon eigenartig, dass ein weiteres Buch, auf das ich stieß, so viel in mir bewirkte. Stellen Sie sich mein fortwährendes Ringen vor, als meine Mutter mir dieses Buch gab, das ein Muster bei bestimmten Krankheiten und ihre geistlichen Wurzeln beschreibt. Der Autor erkannte, wie ich auch, dass in der Bibel stand, dass Menschen geheilt werden können, die Kirche und Gemeinde darin aber scheinbar nicht viel Erfolg hatte. Ich war interessiert, ja sogar sehr interessiert.

Als ich durch das Buch blätterte, schaute ich nach, was über meine Krankheiten darin stand. Ich forschte nach Fibromyalgie, Reizdarmsyndrom, Depression, Allergien, Probleme durch Harninfekte, chronische Sinusitis, Ödeme, Asthma, Hypoglykämie, Migräne, Rückenspasmen und Hashimoto-Thyreoditis. Ich war schockiert. In nur ein paar Sätzen hatte dieser Mann mich beschrieben! Ich dachte, vielleicht hat mich jemand beobachtet. Furcht, Selbsthass, Selbstablehnung sowie Angst und Sorge – das entsprach meinem Profil. Aber ich hatte nie jemandem erzählt, wie tief mein Selbsthass war. So etwas kommt in einer normalen Unterhaltung nicht auf. Fakt war jedoch, dass Angst seit meiner Kindheit Bestandteil meiner Existenz gewesen war. Ich dachte, dass sie mit zum Leben gehörte, doch dieser Mann sagte, Angst sei Sünde. Ich war so wütend! Wie kann es dieser Mensch wagen, so etwas zu schreiben? Gut, ich kann verstehen, dass es ungesund ist und die Nebennieren anstrengt, aber SÜNDE? „Passen sie mal auf, ich habe Angst. Wenn sie in meinem Körper stecken würden, hätten sie auch

Angst. Ich wurde von meinem eigenen Körper betrogen. Ich weiß nie, wann mich das nächste Problem treffen wird. In meiner Situation ist es KEINE Sünde, Angst zu haben, sondern die Realität!" Gut, dass dieser Mann in diesem Augenblick nicht da war. Ich hätte sonst ausgeholt und ihm eine runtergehauen! Und hätte es auch noch genossen!

Ich legte das Buch weg. Ich fühlte mich persönlich zurückgewiesen. Tage vergingen. Angst eine Sünde, das gibt es doch gar nicht? Wochen vergingen. Na gut, wie kann es sein, dass Angst Sünde ist? Ich las mehr vom Buch und auch die zitierten Bibelstellen. Ich weiß, dass Jesus immer sagte, dass wir keine Angst haben sollen. Ich kann mich daran erinnern, aber war das nicht mehr als ein Vorschlag gemeint? Die zehn Gebote kamen vom Berg Sinai, und ich glaube nicht, dass es noch ein elftes gab. Du sollst keine Angst haben ... Gab es das? Na gut, keine anderen Götter neben Ihm zu haben, das gab es. Das habe ich verstanden, aber wenn schreckliche Dinge passieren, ist die einzige Person, der ich trauen kann, ich selbst, und das gibt mir auch kein herausragendes Gefühl. Bedeutet das also, dass ich mich, indem ich nicht auf Gott vertraue, über Ihn stelle und mich damit zu einem Selbstgott mache? Auf keinen Fall! Ich bin seit über 25 Jahren Christin!

Während dieser Zeit beschlossen mein Ehemann und ich, nach Florida zu ziehen. Meine Schwester lebte dort, und als wir sie besuchten, stellte ich fest, dass ich mich besser fühlte, wenn es die ganze Zeit warm war. Wir lebten in Pennsylvania, und ich war praktisch vom Herbst bis zum Frühling eingesperrt. Das kalte Wetter verstärkte jedes einzelne Symptom. Die Depression wegen meiner Schmerzen, meiner Abgeschiedenheit und des mangelnden Sonnenlichts entwickelten sich jedes Jahr zu einer Tragödie. Und meine Krankheit schien sich jedes Jahr mehr oder weniger zu verschlechtern. Obwohl der Rest meiner Familie und die meines Mannes in Pennsylvania lebten, hatten wir das Gefühl, dass wir in den Süden ziehen sollten. Mein Mann hatte noch nicht einmal Arbeit dort. Wir machten einen echten Glaubensschritt darin, dass Gott für uns sorgen würde.

Eines Tages packte ich sehr langsam einen Umzugskarton und dachte über das Buch und die Heilung nach, die die Menschen darin behaupteten, erfahren zu haben. Könnte es sein, dass ich mit Gott nicht im Reinen war? Könnte es wirklich etwas damit zu tun haben, dass ich all diese Jahre nicht geheilt wurde? Meine Mutter erzählte mir von einem alten Freund der Familie, der zu einem einwöchigen Kurs über die geistlichen Wurzeln von Krankheit nach Georgia gegangen war. Er kam nach Hause und war von seinen vielen Krankheiten befreit, doch das war nicht alles, er hatte auch seine emotionale Schwere abgelegt, die er immer mit sich herumgetragen hatte. Das hörte sich für mich sehr erstaunlich an. Auf wundersame Weise von etwas befreit zu werden, kann schon passieren. Doch gewöhnlich sehe ich keine Christen, die wirklich Freiheit in ihren Emotionen bzw. in ihrem Geist erleben, oder wie man es auch nennen mag. Ich überlegte mir: „Was wäre, wenn ich das lernen könnte? Lächerlich. Wir ziehen gerade um, es ist ein teurer Flug und wie könnte ich überhaupt irgendwo hinreisen und die ganze Zeit dabei sitzen? Ich brauche mein Sofa, meine Pillen und das ganze Zeug, wenn meine Schmerzen wirklich schlimm werden. Und was ist mit dem Essen? Wie kann ich irgendwohin gehen? Soll ich mein Dinkelbrot und destilliertes Wasser nach Georgia mitschleifen? Ich würde noch nicht einmal auf meinen zwei Beinen durch den Flughafen kommen. Mein Mann würde nicht mitkommen, selbst wenn das alles funktionieren würde. Er müsste die ganze Zeit auf die Kinder aufpassen!"

Während ich aus dem Flugzeugfenster schaute, stellte ich fest, dass das alles funktioniert hatte. Mein Mann, die Kinder, das Geld, meine Mutter, die mich zu dieser Gemeinde brachte. Wenn ich nicht wirklich Gottes Führung gespürt hätte, wäre ich nicht gegangen. Doch der Gedanke, dass Heilung vielleicht nicht so funktionierte, wie ich es mir vorstellte, trieb mich an. Was könnten diese Menschen sonst noch über Gott und Heilung zu sagen haben? Bei den meisten Gemeinden geht Heilung und Hype Hand in Hand. Ich hatte eine starke Aversion zu Hypes. Doch mir wurde versichert, dass dies eine Lehrveranstaltung und kein aufgebauschter Heilungsgottesdienst mit kurzfristigen Erfolgen sei. „Na gut, Gott." sagte ich. „Ich werde gehen und gehorsam sein, aber was die Heilung betrifft, wäre es genug, wenn ich Kartoffeln essen könnte, wenn ich wieder nach Hause komme." Das war alles. Ich hatte 17 Krankheiten und mein Glaube reichte nur dafür aus, dass ich auf meinem Nachhauseweg vielleicht Pommes Frites essen könnte!

Die Menschen, die ich dort traf, waren sogar kränker als ich es damals war. Das war für mich eine Erleichterung, da ich normalerweise die kränkste Person im Raum war. Ich lernte so viel dort. Es war faszinierend. Zum Glück konnte ich hinten auf der Chaiselongue mit den anderen offensichtlich kranken Menschen sitzen. Trotz des langen Sitzens war ich gefesselt von dem, was ich hörte: Geistliche Blockaden für Heilung und geistlich verwurzelte Krankheiten und Geschichten von echten, langfristigen Veränderungen im Leben von Menschen. Die Bibel wurde wieder zum Leben erweckt. Als die Woche voranschritt, machte ich einen Glaubensschritt und aß Hühnchenfleisch. Ich war zwar nicht allergisch auf Hühnchenfleisch, doch auf die Marinade war ich allergisch: Sojasoße und Zitrone. Ich bekam zwar Gehirnödeme, aber sie gingen dann zurück. Das war der Anfang meiner Heilung.

Als ich nach Hause kam, wusste ich nicht, dass noch mehr als die Lebensmittelallergie geheilt worden war. Über die nächsten Tage hinweg aß ich immer mehr Dinge, auf die ich allergisch gewesen war. Aus purer Freude aß ich für die nächsten eineinhalb Wochen jeden Tag Kartoffeln! Pommes Frites, Brei, Kroketten und noch mehr Pommes Frites! Das war wundervoll, doch war ich mit noch viel mehr nach Hause gekommen. Ich war frei von einer Gefangenschaft, die mein Herz schon so lange im Griff hatte. Das war eine echte Heilung. Ich begegnete Gott auf eine sichere und wunderschöne Art und Weise in meinem Herzen. Die körperliche Heilung kam als ein Nebenprodukt von alledem. Ich kann nicht genau sagen, was die Menschen dort in einer Woche gelehrt haben, aber ich kann Ihnen sagen, dass Gott ein Wunder an meinem Herzen vollbracht hat, in welchem der emotionale Schmerz den körperlichen überwogen hatte.

Drei Wochen nachdem ich nach Hause kam, zogen wir um. Ich hatte nicht die Zeit, die Fortschritte meiner Heilung minutiös festzuhalten. Aber als wir den Lastwagen beluden, konnte ich helfen! Ich lief die Treppen hoch und runter. Ich trug Umzugskartons und aß Pizza und Käsesteak mit allen anderen zusammen! Ich arbeitete den ganzen Tag wie ein „gesunder Mensch“. Es war phantastisch. Wir verabschiedeten uns und fuhren los.

In Virginia hielten wir in den Shenandoah-Bergen an, um mit den Kindern und unserem Hund spazieren zu gehen. Ich hatte mir überlegt, so weit zu gehen, wie ich konnte und mich dann auf einen Stein zu setzen und die anderen weitergehen zu lassen. Doch der Plan ging schief. Ich wanderte die ganzen 6 Kilometer mit ihnen! An einer Stelle war sogar ein großer Hügel, aber ich habe es trotzdem geschafft! Ich habe es nicht nur geschafft, sondern spürte auch keine Gegenreaktion meines Körpers! Keine Muskelschmerzen und keine Kopfschmerzen durch Überanstrengung. Es war, als ob ich eine normale Person wäre!

Nach der Hälfte unserer Reise bekamen wir einen Anruf, dass unser neues Haus noch nicht fertig war und dass es noch einen Monat bis zur Fertigstellung dauern würde. Wir fuhren die Autobahn I-95 entlang – wie die Clampetts in der Fernsehserie *Beverly Hillbillies*. Unser Kanu war am Dach fest gemacht, überall waren Kleidersäcke hineingestopft, die Kinderfahrräder hingen am Kofferraum und hinter uns zogen wir einen Anhänger, in dem die Sachen waren, die nicht mehr ins Auto gepasst hatten. Zum Glück wohnte meine Schwester in Jacksonville, und wir konnten dann bei ihr bleiben. Wir schliefen für 3½ Wochen auf dem Boden ihres Wohnzimmers. Es gab kein Spezialbett und nichts von dem, was ich noch einen Monat zuvor gebraucht hatte, um mein Leben bewältigen zu können. 10 Menschen und ein Hund lebten in einem 130 m^2 großen Haus. Meine Kinder, die 4 Kinder meiner Schwester und Freunde aus der Nachbarschaft gingen ständig im Haus ein und aus. Es war wie am Hauptbahnhof, und es gab keine ruhige Minute. Zu dieser Zeit nahm ich keine Medikamente mehr. Da ich meine Schmerztabletten nicht mehr brauchte, hatte ich sie vergessen. In dem ganzen Chaos beim Packen hatte ich sie irgendwo hingelegt und konnte sie nicht mehr finden. Als wir in das neue Haus einzogen, brauchte ich überhaupt kein Antidepressivum, keine Schmerzmedizin, keine Allergiemedikamente, keine Schilddrüsenhormone und so weiter und so fort mehr.

Ich ging sogar mit meiner Familie in einen Wasserpark! Das war toll. Da ich schon sehr früh in meinem Leben krank geworden war, gab es viele Dinge, die ich noch nie erlebt hatte. Ein Wasserpark mit all den Treppen wäre vorher ein lächerlicher Gedanke gewesen. Ein Tropfen kaltes Wasser hätte bei mir schon Knochenschmerzen ausgelöst, ganz zu schweigen von den großen Schwimmringen, die man dort mit sich herum trägt. Doch ich habe all das getan und es sehr genossen. Es war ein Riesenspaß!

Meine Nichte hat sogar versucht, mir das Surfen beizubringen – wieder etwas Spaßbringendes und Neues, das ich ohne Angst vor Schmerzen tun konnte. Ich fahre jetzt viel Fahrrad und gehe 5 bis 6 Kilometer mit dem Hund am Strand. Ich bin vor kurzem sogar Inlineskates gefahren! Und ständig entdecke ich etwas Neues. Ich habe herausgefunden, dass ich schwimmen kann. Ich konnte zwar schwimmen, doch wegen der Schmerzen und des Gefühls, dass meine Muskeln nicht ausreichend mit Sauerstoff versorgt werden würden, hatte ich es nie getan. Also versuchte ich, zu schwimmen, und stellte fest, dass ich es konnte. Alles funktionierte so, wie Gott es erschaffen hat. Wie aufregend. Meine Schwester war im Schwimmbad dabei und schaute mir einfach nur zu. „Ich glaube, ich habe dich noch nie so gesehen“, sagte sie, nachdem ich unzählige Male im Becken hin- und hergeschwommen war. Und das, obwohl wir mit einem Pool im Garten aufgewachsen sind!

Manchmal fragt mich jemand, ob ich mich völlig geheilt fühle und keine Angst hätte, dass die Krankheit wieder zurückkommt. Ich fühle mich völlig geheilt. Und es gibt auch Momente, in denen etwas weh tut und zwickt. Doch dann gehe ich zurück zum Herrn und sage: „Zeige mir Vater, wo ich von deinem Weg abgekommen bin.“ Es ist wie ein Frühwarnsystem. Warnung, blink, blink, blink – du bist vom geraden und schmalen Weg abgekommen.

J.C., St. Augustine, Florida, USA

Frei von Krebs!

Danke für euren Newsletter. Ich bin geheilt und gesund, KREBSFREI. Ich bin für euren Dienst sehr dankbar und für das, was ihr mich während meines Besuches bei euch gelehrt habt, auch für die Bücher und Kassetten. Mit Hilfe anderer Lehrmaterialien und eurer Kurse habe ich endlich begriffen, dass Gott möchte, dass ich im Glauben lebe und wandle, damit ich Ganzheit empfangen kann. Es war eine lange Reise, aber nachdem ich dreieinhalb Jahre gegen Eierstockkrebs gekämpft habe, bin ich heute frei von Krebs und weiß, dass diese Belastung vorüber ist, PREIST GOTT!! Ich habe die Bedeutung des Kreuzes in Jesaja 53 im Ganzen verstanden! Vollständige Erlösung ....

Ich werde euch, eure Leute und eure Gemeinde immer in Ehren halten, lieben und in meinem Herzen bewahren. Ihr habt mir den Weg, von Gott zu empfangen, gezeigt, und ich werde allen erzählen, was ich gelernt habe, um ihnen zu helfen, Ganzheit und die Fülle Gottes zu empfangen.

B.C.

Geheilt von bipolarer Störung und Fibromyalgie!

1. Seitdem ich ein kleines Kind war, wusste man, dass etwas mit mir nicht „stimmte", da ich oft einfach nur dasaß, vor mich hin starrte, passiv hin- und herwippte und nicht mit anderen Kindern interagierte. Autismus wurde vermutet, doch war das nicht der Fall.

2. Im Alter von acht Jahren (1984) bekam ich die Diagnose einer schweren ADS und wurde auf Medikamente gesetzt. Meine Leistungen in der Schule verbesserten sich, doch blieb ich das „eigenartige Mädchen" und erfuhr eine Menge Ablehnung.

3. Im Alter von 15 Jahren gingen wir nach Kalifornien, um mein Gehirn überprüfen zu lassen. Der Arzt sagte, so eine kaputte Hirnchemie hätte er noch nie gesehen, und gab mir neue Medikamente.

4. Im Alter von 16 Jahren wurde ich vergewaltigt, verlor das Interesse an der Schule und nahm in den folgenden Jahren viele psychoaktive Drogen.

5. An der Universität nahm ich nicht mehr so viele Drogen und studierte.

6. Lernschwierigkeiten und Versagensängste brachten mich dazu, 60 Stunden pro Woche zu lernen. Zusätzlich schluckte ich mehr Amphetamine, als ich sollte, um mich aufzuputschen, damit mein ansonsten so vernebelter Kopf klar wurde und ich die ganze Nacht aufbleiben konnte, um zu lernen.

7. Ich zog in meine eigene Wohnung, die ich nur verließ, um zu den Seminaren zu gehen. Ich hielt mich (emotional) von Männern fern und verhielt mich im Umgang mit ihnen merkwürdig, vor allem wegen ihrer Sexualität (die sie nach meinem Dafürhalten nicht kontrollieren konnten). Ich hielt mich jedoch auch allgemein von Menschen fern, da ich immer lernen musste. Meine Sozialkompetenzen ließen nach, und ich bekam Angst, wenn mich nur jemand anschaute.

8. Ich hatte viele emotionale Höhen und Tiefen und wendete mich schließlich wieder an Gott, der mich in die reale Welt zurückbrachte, obwohl ich immer noch zu viel Zeit mit dem Studium verbrachte, da mein Gehirn nie zuverlässig funktionierte (und ich weiterhin noch Zuflucht zu meinen Amphetaminen nahm).

Ich hatte immer noch keinen festen Freundeskreis und niemanden, der mir nahe stand, da ich Menschen auf Distanz hielt.

9. Mein Zustand verbesserte sich durch meinen Master-Abschluss, und ich kam Gott näher, aber ich hatte immer noch mit Isolation und emotionalen Höhen und Tiefen zu kämpfen.

10. Nach meinem Master zog ich wieder für ein Jahr nach Hause, da ich hoffte, meinen Doktor machen zu können. Nach einem Monat zu Hause (und nachdem ich mit den Amphetaminen aufgehört hatte), bekam ich Fibromyalgie und wurde von den Drogen gequält, die ich in der Highschool genommen hatte. Es ging so weit, dass ich dachte, ich müsse eingewiesen werden, und begab mich in eine intensive Therapie. Ich schloss mich auch einer Selbsthilfegruppe für sexuell misshandelte Menschen an, um mich mit meinem Männerproblem auseinanderzusetzen. Ich wurde wütend auf Gott.

11. Im Frühling wurde bei mir Zyklothymia festgestellt. Sie wollten mir Lithium geben, aber ich entschloss mich (zusammen mit meinem Therapeuten), noch ein bisschen zu warten und mich ernsthaft mit dem Gedanken zu befassen, mich teilweise in eine Anstalt für Frauen einliefern zu lassen, da ich glaubte, dass meine Probleme die Stimmungsschwankungen verursachten. Meine Mutter schlug christliche Alternativen vor, aber ich dachte, dass so etwas Kirchliches nichts helfen würde.

12. Ich las etwas über Pleasant Valley und dachte, ich sollte es versuchen. Ohne ihr Material gelesen zu haben, meldete ich mich für ihren Kurs an und nahm teil.

13. Am Ende der Woche war ich von Fibromyalgie und Zyklothymia geheilt und am darauffolgenden Montag nahm ich schon keine Medikamente mehr. Als ich nach Hause kam, fand ich sofort Arbeit in einem Café der Stadt, wo ich auch gute Freundinnen fand, und führe jetzt ein Leben ohne Medikamente. Nach drei Monaten fing ich meine Doktorarbeit an, und weitere sechs Monate danach nahm ich noch immer keine Medikamente, hatte gute männliche Freundschaften, bekam keine Stimmungsschwankungen mehr und führte zum ersten Mal überhaupt ein ausgewogenes Leben!

K.K., Cincinnati, Ohio, USA

Tuberöse Sklerose geheilt

Meine Frau und ich möchten dem gesamten Team der Pleasant Valley Church sehr herzlich für ihre Arbeit danken, in der sie Seelen retten und Gottes gewollte Ordnung in unserem Leben und im Leben aller, mit denen sie in Kontakt kommen, wiederherstellen. Unsere Reise nach Georgia war ein echter Segen – der wundervollste Segen, den Gott unserer Familie jemals gegeben hat. Er hat nicht nur unsere Tochter von einer tuberösen Sklerose geheilt, sondern auch eine neue „Kreatur“ in meiner Frau und mir durch den Heiligen Geist hervorgebracht.

Etwa 5–6 Wochen bevor wir nach Georgia gingen, landete meine Tochter schließlich mit mehreren Krampfanfällen in der Notaufnahme. Sie war erst 21 Monate alt, es war sehr aufwühlend diese Krampfanfälle sehen zu müssen. Wie sich herausstellte, war das Medikament gegen die Anfälle zu gering in ihrem Blut enthalten, sodass sie die Dosis erhöhten. Vor kurzem kontaktierte uns ihr Neurologe und wollte die Dosis wieder erhöhen. Unsere Antwort war NEIN. Wir sagten, dass wir ihre Medikamente langsam wieder herabsetzen wollten. Ihr Blutwert wurde wieder überprüft und lag unter dem Wert, den sie hatte, als sie mit Krampfanfällen in der Notaufnahme war. Es geht ihr gut. Hier und da bekommt sie noch einen leichten Krampfanfall, aber sie ist auf dem Weg der vollständigen Wiederherstellung. In vielen verschiedenen Gemeinden hatten wir gehört, dass Flüche auf die 3. und 4. Generation übertragen werden. Aber nie hörten wir von einem Weg, diese Flüche zu umgehen. Es ist, wie wenn man sagen würde: „Lehnen Sie sich zurück und genießen Sie die Fahrt, denn Sie können ja nichts daran ändern.“ Danke, Henry Wright, dass Sie die Gabe, die Gott Ihnen gegeben hat, mit uns teilen. Wir können Gott nicht fühlen, sehen, schmecken, hören oder riechen, aber durch dieses schöpferische Wunder an unserer Tochter ist Gott für uns plötzlich Realität geworden. Wir haben durch diese Heilung jetzt eine enge Beziehung mit Gott.

R.S.

Ausschläge geheilt

Ich hatte mit einem Ausschlag zu kämpfen und war gerade im Begriff, einen Termin bei meinem Dermatologen zu vereinbaren. BINGO ... ihr habt mit der Aussage, „Ist Ihnen jemand oder etwas unter die Haut gegangen“, den Nagel auf den Kopf getroffen. Gottes Zeitplan ist immer perfekt!! Ich wurde in einer Freundschaft sehr verletzt, weshalb ich völlig durch den Wind war. Die zugrunde liegende Wurzel war Selbstverurteilung und Angst vor Menschen, Versagen und Ablehnung. Ich hatte mehrere Heilungen auf diesem Gebiet erfahren, doch dieser „Schlag“ hatte mich sehr hart getroffen. Schmerzvolle Erinnerungen aus meiner Kindheit kamen wieder hoch, doch ich befand mich schon lange nicht mehr in meiner Kindheit. Danke, Herr, dass ich durch den Dienst der Pleasant Valley Church meinem Feind entgegentreten konnte. Dieser „Schuft“ versucht mich immer noch in diesem Bereich anzugreifen ... das Beziehungsproblem wurde noch nicht gelöst ... aber ich weiß jetzt, woher die schlechten Gefühle und der Hautausschlag kommen.

K.M.

Viele Heilungen!

Dies sind Dinge, von denen Gott mich durch die Pleasant Valley Church geheilt hat:

1. MCS/EI – Multiple Chemische Sensitivität
2. Lebensmittelallergien
3. Migräne – im Alter von 5 Jahren diagnostiziert und ohne Erfolg behandelt
4. Chronische Rückenschmerzen und -spasmen im unteren Bereich – seit dem zwölften Lebensjahr erfolglose Therapieversuche der Chiropraktik, Akupunktur und Physiotherapie
5. Arthritis – auf dem Röntgenbild erkennbar
6. Fibromyalgie
7. Nackenschmerzen
8. Gesichtsschmerzen
9. Interstitielle Zystitis [Blasenentzündung], sensible Blase
10. Depression
11. Suizidgedanken
12. Angststörung, Panikattacken – 15 Jahre Psychotherapie und Psychopharmaka, beides ohne Erfolg
13. Schmerzen im Pankreas
14. Chronische Obstipation
15. Chronischer Husten
16. Chronisch verstopfte Nase, chronische Sinusitis
17. Kandidose – Candidabefall in Augen und Mund
18. Erwachsenenakne
19. Ekzeme
20. Geräuschüberempfindlichkeit
21. Übertriebene Schreckreaktion
22. Blockiertes Gehör
23. Gesichtslähmung
24. Gelenkschmerzen nachts in der Hüfte
25. Überempfindlichkeit auf kalte und warme Temperaturen

R.L., Boston, Massachusetts, USA

Geheilt von Morbus Crohn

1998/99 hörte ich einige eurer Kassetten von einem Seminar in Houston, Texas, und aufgrund dessen, was ich euch sagen hörte, wurde ich von Morbus Crohn geheilt. Zurzeit bin ich in Kuwait ungefähr 16 Kilometer südlich der irakischen Grenze stationiert. Ich bin kein Pastor, aber ich lehre in unserer Kapelle unter der Aufsicht eines Pastors und eines Kaplans.

Ich habe vielen Leuten mein Zeugnis gegeben und von eurem Dienst erzählt. Ich habe auch vielen eure Internetadresse gegeben. Ich möchte euch für euren Dienst danken. Euer Dienst hat nicht nur mir geholfen, sondern auch vielen, die auf dem Weg nach Irak oder in Kuwait stationiert waren!

R.K., Kuwait

Wundervolles Entbindungserlebnis

Nachdem ich mit unserem ersten Kind schwanger geworden war, bereitete ich mich auf die Wehen und die Geburt vor. Der Gedanke daran machte mir Angst, da ich viele TV-Dokumentationen gesehen und auch unzählige entmutigende Berichte gehört hatte. Doch in meiner Kirche und von meinen Freunden hatte ich viele Zeugnisse gehört, die mir Mut machten. Ich hoffte in meinem Herzen, dass der Herr einen besseren Weg für das Kindergebären hatte, und wollte diese Erfahrung machen.

Sogar während meiner Schwangerschaft konnte ich die Bilder in meinem Geburtsvorbereitungsbuch, das ich zusammen mit meinem Mann las, nicht aushalten. Deshalb kamen wir zu dem Schluss, dass ich noch nicht bereit war, weiterzulesen. Die Bilder sahen so schmerzvoll aus und bestätigten nur die negativen Erlebnisse, von denen ich wusste, dass viele andere Frauen sie hatten. Dies schürte meine Ängste weiter. Ich wusste, dass ich mich mit diesen Entbindungsängsten befassen musste, die sich über die Jahre angesammelt hatten.

Mein Mann bereitete den Weg für ein wunderschönes Entbindungs- und Geburtserlebnis für unsere Familie. Er las die Geburtsvorbereitungsbücher und erklärte mir dann den Ablauf. Diese Aufklärung nahm der Entbindung ihre Mystik. Ich fühlte mich erleichtert, und obwohl ich diejenige sein würde, die unseren Sohn zur Welt brachte, war es gut zu wissen, dass auch mein Mann über den Vorgang Bescheid wusste. Ich konnte ihm jetzt noch mehr vertrauen und mich auf seine Unterstützung bei der Vorbereitung und während der Geburt unseres Kindes verlassen.

> **21 Ordnet euch einander unter in der Furcht Christi, 22 die Frauen den eigenen Männern als dem Herrn! 23 Denn der Mann ist das Haupt der Frau, wie auch der Christus das Haupt der Gemeinde ist, er als der Retter des Leibes. 24 Wie aber die Gemeinde sich dem Christus unterordnet, so auch die Frauen den Männern in allem. *(Sogar bei der Entbindung – ist meine Ergänzung)* Epheser 5,21–24**

> **Die Frau verfügt nicht über ihren eigenen Leib, sondern der Mann; ebenso aber verfügt auch der Mann nicht über seinen eigenen Leib, sondern die Frau. 1. Korinther 7,4**

Diese Bibelstellen besagen, dass der Mann seine Frau beschützen muss und die Frau sich diesem Schutz unterordnen kann. Auch bei der Geburt eines Kindes, wie ich es verstanden habe, verfügt mein Mann über meinen Körper und hat Autorität darüber.

Der Herr führte mich sehr behutsam durch einen Prozess des Erkennens meiner Entbindungsängste. Und für eine Angst nach der anderen tat ich Buße und bat um Vergebung, dass ich mich auf diese Angst eingelassen hatte.

> **Denn Gott hat uns nicht einen Geist der Furcht gegeben, sondern einen Geist der Kraft, der Liebe und der Besonnenheit. 2. Timotheus 1,7 (NLB)**

In der Bibel sagt Gott oft: „Habt keine Angst." Wenn ich Angst habe, vertraue ich nicht auf den Herrn und höre daher nicht auf Seine Gebote. Als ich den Ängsten entsagte, gab dies Gott einen Freiraum, mich in diesen Lebensbereichen zu segnen.

Ich begriff, dass es nicht Gottes Absicht war, dass Frauen schreckliche Erlebnisse bei der Geburt ihrer Kinder haben, sondern dass es die Folge des Sündenfalls in 1. Mose war.

> **Zu der Frau sprach er: Ich werde sehr vermehren die Mühsal deiner Schwangerschaft, mit Schmerzen sollst du Kinder gebären! 1. Mose 3,16**

Ich verbrachte viel Zeit mit der Frau unseres Pastors, die 6 natürliche Geburten hatte. Ihre positiven Erlebnisse und ihr Verständnis von Gottes Wort ließen mich erkennen, was Gott für uns heute möchte.

Jesus Christus nahm alle Sünden, Unzulänglichkeiten, Strafen und Flüche am Kreuz auf sich.

> **Christus hat uns losgekauft von dem Fluch des Gesetzes, indem er ein Fluch für uns geworden ist - denn es steht geschrieben: "Verflucht ist jeder, der am Holz hängt!" Galater 3,13**

Warum gibt es dann noch immer Flüche in unserem Leben, und warum haben so viele Frauen noch immer große Schwierigkeiten bei der Entbindung? Weil Jesus zwar für unsere Strafen bezahlte, wir aber diesen Segen, den wir durch das Kreuz bekamen, nicht in Besitz nehmen. Was bedeutet es, den Segen Gottes in Besitz zu nehmen? Ich muss Gottes Geboten gehorchen, damit Er Sein Wort in meinem Leben treu bestätigen kann. Es bedeutet, dass ich Generationsflüche brechen muss, die in meinem Stammbaum weitergereicht wurden (Jeremia 32,18, 5. Mose 5,9). Es bedeutet, dass ich jede gemeinsame Sache mit dem Feind beenden muss, z. B. wenn ich mich mit einem Geist der Angst eins gemacht habe (2. Timotheus 1,7).

Gott ist Seinem Wort treu, aber wenn wir nicht nach Seinem Wort leben, kann Er Sein Wort unter diesen Umständen auch nicht bestätigen. Wenn ich mich entscheide, weiterhin in Angst zu leben, kann eine praktische Auswirkung darin bestehen, dass sich die Muskeln während der Geburtswehen verkrampfen, was medizinischen Studien zufolge den Geburtsprozess erschwert.

Als ich das verstanden hatte, entschied ich mich, geistlich eifrig zu sein, um in die Ruhe einzugehen.

> **Lasst uns nun eifrig sein, in jene Ruhe einzugehen, ... Hebräer 4,11**

Sobald Selbstmitleid, Misstrauen gegen Gott und Angst, wie z. B. Angst vor Schmerzen, aufkamen, ging ich zum Vater, tat Buße und ließ Ihn mein Herz in diesem Bereich wieder erneuern. Ich brach die Macht der Worte, die man zu mir gesagt hatte, wie „Die Entbindung war das schlimmste und schmerzhafteste Erlebnis meines Lebens.“ Vielleicht war das bei anderen der Fall gewesen, aber das war nicht unbedingt Gottes Absicht für mich. Ich tat Buße für jeden denkbaren Fluch aus meinem Familienstammbaum im Zusammenhang mit der Entbindung, der ein Problem darstellen könnte. Ich hoffte auf eine wunderschöne Geburt, die Gott meiner Meinung nach jeder Familie geben möchte. Er hatte noch vor Grundlegung dieser Welt und bevor Sünde und Fluch hinzukamen, einen wunderschönen Plan für die Entbindung, und den wollte ich erleben.

> **Wir gehen nämlich in die Ruhe ein als die, die geglaubt haben, wie er gesagt hat ... obwohl die Werke von Grundlegung der Welt an geschaffen waren. Hebräer 4,3**

> **Es ist aber der Glaube eine feste Zuversicht auf das, was man hofft, eine Überzeugung von Tatsachen, die man nicht sieht. Hebräer 11,1 (SLB)**

Es war an der Zeit, auf Gott und Seinen Plan zu hoffen und aufzuhören, schlechten Berichten Glauben zu schenken. Hatte ich Hoffnung? Ja, endlich! Dann bedeutete das laut Hebräer 11,1, dass ich auch Glauben hatte.

In den Wochen vor dem Geburtstermin dachte ich über Matthäus 11,28 und Psalm 23 nach.

> **Kommt her zu mir, alle ihr Mühseligen und Beladenen! Und ich werde euch Ruhe geben. Matthäus 11,28**

Im Kreißsaal wollte ich mich an Psalm 23 erinnern, dass der Herr mein Hirte ist, dass Er mich trösten würde und dass Gutes und Barmherzigkeit mir in diesen Raum folgen würden.

Mein Mann und ich baten die Frau unseres Pastors, während der Wehen und der Entbindung dabei zu sein. Da es unsere erste Geburt war, wollten wir jemand Erfahrenen und eine geistliche Autorität dabei haben, und sie half mir auch durch die Wehen. Sie und mein Mann hielten mir das Krankenhauspersonal vom Leib, damit ich in Ruhe entbinden konnte. Ich musste mich mit niemandem auseinandersetzen und überließ ihnen alles, was aufkam.

Ein paar Monate vor der Geburt sagten mir mein Mann und die Frau des Pastors, dass ich nicht zu einer Märtyrerin im Kreißsaal werden dürfte. Wenn ich irgendwelche Schmerzmittel bis hin zur PDA bräuchte, würde ich das auch bekommen. Mein Mann und ich wollten eine natürliche Geburt haben, aber nicht um jeden Preis. Da man mir diese Last genommen hatte, war ich sehr beruhigt.

Meine Wehen und die Geburt selbst waren kurz und intensiv, aber nicht schmerzvoll oder traumatisch. Ich brauchte auch keine Schmerzmittel. Zu meiner Überraschung übernahm mein Körper die Kontrolle und machte alles. Meine Aufgabe war es, meinen Frieden zu bewahren, meinen Körper zu entspannen und Gott mit meinem Körper machen zu lassen, wozu Er ihn erschaffen hatte.

Ich denke an diese Zeit zurück als eines der unglaublichsten Erlebnisse, das ich als Frau hatte. Gott war mit uns. Es war eine heilige Zeit, die ich für immer in Erinnerung behalten werde. Ich möchte nicht sagen, dass es ohne Anstrengungen war, aber ich weiß, es war mehr in Übereinstimmung mit dem, was Gott seit Grundlegung dieser Welt beabsichtigt hatte. Ich hoffe, dass die Geburt unserer Tochter in ein paar Monaten noch mehr dem Segen einer Geburt gleichkommt, den Gott sich vorgestellt hat.

A.S., Georgia, USA

Wieder normal!

Wir sind zurück! Nach Jahren der – wenn überhaupt – sporadischen Kommunikation mit der Außenwelt, sind wir endlich wieder voll funktionsfähige Mitglieder der Gesellschaft! Also hier kommt unser Bericht.

Die größte Nachricht ist, dass der Herr Martha phänomenal geheilt hat. Er hat unsere Gebete erhört und ist zu uns durchgebrochen, indem Er uns Gesundheit und Stärke nach 6 langen Jahren mit schlimmen Schmerzen, Schlafproblemen, Allergien, starken Rückenschmerzen und Verdauungsproblemen schenkte. Wir versuchten unzählige natürliche und medizinische Behandlungsmethoden – ohne Erfolg. Um eine lange Geschichte kurz zu machen, wir hörten durch die Gnade des Herrn von einem Dienst in Georgia, der sich darauf spezialisiert hat, die geistlichen Wurzeln von Krankheit zu entdecken. Dieser Dienst beruht auf einem Buch von Henry Wright mit dem Titel *Der herausragende Weg*. Es zeigt auf, dass etwa 80 % aller Krankheiten und Beschwerden, an denen Menschen leiden, geistliche Wurzeln haben. Das ist sehr spannend! Wir hatten von diesem Denkansatz noch nie zuvor gehört, aber nachdem wir jetzt zwei Seminare besucht haben, wissen wir Bescheid! Nachdem wir die geistlichen Wurzeln hinter den

Problemen meiner Frau mit viel Gebetserhörung, Ausdauer und der Liebe und Treue des Vaters erkannt hatten, ist sie jetzt auf dem Weg in die Freiheit! Es gibt noch manche Schlachten zu schlagen, aber der Krieg ist gewonnen, und dafür sind wir sehr dankbar.

Durch ihre gewaltige Veränderung kehrt unser Leben schnell wieder zur „Normalität“ zurück. Für uns bedeutet das, bei vielen Gemeindeaktivitäten dabei zu sein und den Menschen dort zu dienen, die in Not sind. Ich lehre dort über ***den herausragenden Weg*** und rüste die Menschen aus, damit sie der Stadt Heilung bringen können. Ich bin auch Teil einer Gruppe von Pastoren, die Gott für unsere Stadt suchen. Meine Frau lehrt in einer Frauenbibelstunde in unserer Gemeinde und spricht mit jedem über die Liebe Gottes und den Dienst, den Er an ihr vollbracht hat! Und wir sind sehr gerne Großeltern für unsere FÜNF Enkel!

So sieht es also aus! Wir sind glücklich, gesegnet, herausgefordert und dankbar. Der Vater offenbart sich uns weiterhin auf tiefere Weise, und wir setzen einfach einen Fuß vor den anderen.

D.B., Nebraska, USA

Fibromyalgie, chronische Müdigkeit und andere chronische Krankheiten geheilt

> **2Beharrlich habe ich auf den HERRN geharrt, und er hat sich zu mir geneigt und mein Schreien gehört. 3Er hat mich heraufgeholt aus der Grube des Verderbens, aus Schlick und Schlamm; und er hat meine Füße auf Felsen gestellt, meine Schritte fest gemacht. 4Und in meinen Mund hat er ein neues Lied gelegt, einen Lobgesang auf unseren Gott. Viele werden es sehen und sich fürchten und auf den HERRN vertrauen. Psalm 40,2–4**

Ich bekehrte mich sehr früh und habe mich von Gott nie in böser Absicht abgewendet.

Ich versuchte, perfekt zu sein, doch versagte ständig. Jetzt weiß ich, dass kein Geschöpf Vollkommenheit erreichen kann.

Ich identifizierte mich mit dem Vers in Matthäus 23,27–28: „Wehe euch, Schriftgelehrte und Pharisäer, Heuchler! Denn ihr gleicht übertünchten Gräbern, die von außen zwar schön scheinen, inwendig aber voll von Totengebeinen und aller Unreinheit sind. So scheint auch ihr von außen zwar gerecht vor den Menschen, von innen aber seid ihr voller Heuchelei und Gesetzlosigkeit.“

Ich wollte wie Gott sein. Ich wusste nicht, warum ich so in meinem Herz fühlte.

Ich erinnere mich, wie ich zum ersten Mal den Jakobusbrief und den Vers 1,8 las: „Ist er doch ein wankelmütiger Mann, unbeständig in allen seinen Wegen.“ Dieser Vers bedrückte mich. Manchmal fühlte ich mich gerettet und manchmal nicht. Manchmal fühlte ich Gottes Liebe und manchmal nicht. Ich strengte mich an, Gottes Wege zu gehen, aber sündigte weiterhin und „erlangte nicht die Herrlichkeit Gottes“. Ich war so verzweifelt, da ich nicht verstand, wie ich mich als Christ bezeichnen konnte und trotzdem noch sündigte. Ich tat immer wieder Buße, doch fühlte nie Vergebung oder Frieden. Ich fühlte mich nicht sicher in meiner Errettung. Ich weiß jetzt, dass Wankelmütigkeit eine Art gespaltene Persönlichkeit ist: die eine Hälfte der Gedanken kommt von Gott und die andere Hälfte von Satan.

Als Kind litt ich an Asthma, was mich schwächte, sowie an vielen Allergien und häufigem Nasenbluten. Ohne Kenntnis der geistlichen Wurzeln wurde ich im Alter von 19 Jahren geheilt, als ich heiratete und von der Angst des Verlassenwerdens für einige Zeit befreit wurde. Im Alter von 21 Jahren bekam ich schreckliche migräneartige Kopfschmerzen, die nicht mehr weggingen, bis ich im Jahr 2000 während eines Aufenthaltes in Pleasant Valley geheilt wurde. Mit 23 stellte man bei mir Osteoarthritis fest und sagte, dass ich letztendlich operiert werden müsste, wenn ich die Schmerzen in meinem Rücken nicht mehr aushalten könnte.

1986, zur vermeintlichen Blütezeit meines Lebens, wurden bei mir mehrere chronische Krankheiten festgestellt: Fibromyalgie, chronisches Erschöpfungssyndrom, chronische Costochondritis, Herzarrhythmien, Bluthochdruck, Depression, Angstzustände, eine fibrozystische Brusterkrankung und Panikattacken. Anfangs wurden sieben verschiedene Medikamente verschrieben, und über die Jahre kamen viele andere hinzu. Ich hatte die besten Mediziner. Über die Jahre versuchte ich noch weitere Heilungsmethoden. „Und das Gefäß, das Er aus dem Ton machte, missriet in der Hand des Töpfers.“ (Jeremia 18,4).

Ich war von der Krankheit gefesselt, die schreckliche Schmerzen und Unbehagen in meinem ganzen Körper erzeugte. Ich konnte meine Arme nicht benutzen und verlor die Fähigkeit, im Alltag zu funktionieren. Während dieser Zeit las ich ständig aufmerksam in der Bibel und bat den Heiligen Geist mir zu helfen, annehmbar für Gott zu sein. Ich verstand nichts von dem Bösen, das auch in Christen war. Ich wusste nicht, dass Sünde ein Wesen war. Ich wusste nicht, wie ich zwischen mir und der Sünde trennen konnte. Ich dachte, ich sei die Sünde, und wie konnte Gott mich so lieben? Ich fühlte mich immer verurteilt. Ich sagte zu Gott: „Erschaffe mir ein reines Herz und erneuere in mir einen festen Geist.“ Ich wusste, dass mit mir etwas nicht stimmte, aber nicht, was ich dagegen tun konnte.

In meiner Verzweiflung las ich Matthäus 12,20: „Ein geknicktes Rohr wird Er nicht zerbrechen, und einen glimmenden Docht wird Er nicht auslöschen.“ Ich dankte Jesus und betete Psalm 17,15 zu ihm: „Ich aber, ich werde dein Angesicht schauen in Gerechtigkeit, werde gesättigt werden, wenn ich erwache, mit deinem

Bild." Das war meine Hoffnung, bis eine Stimme Matthäus 7,23 zitierte: „Ich habe euch niemals gekannt. Weicht von mir, ihr Übeltäter!"

Mein Mann bekam 1990 eine seltene Krebsart, die ihm 1993 das Leben nahm. Ich rief zu Gott um Barmherzigkeit und Heilung sowie um die Gnade, mir in diesen dunklen Stunden der Not beizustehen. In diesen Zeiten mit großer Angst konnte ich diese Angst in meinem Herz nur besiegen, indem ich mit einem Lied des Lobes zum Herrn rief: „Ich lieb Dich, Herr, keiner ist wie Du, anbetend neigt sich mein Herz Dir zu. Mein König, Gott, nimm dies Lied von mir, lass mich, Herr, ein Wohlklang sein vor Dir." Ich werde dieses Lied nie vergessen. Ich sang immer mehr Lobpreis- und Anbetungslieder, um Kraft daraus zu schöpfen, als ich alle Tests meines Mannes mit verfolgte, die herausfinden sollten, was in seinem Körper so stark und zerstörerisch war. Die Lieder halfen mir, mit meinem Mann durch viele tiefe Täler von Kummer und Leiden zu gehen. Man kann ein Lobpreisopfer bringen, auch wenn die Umstände den eigenen Geist überwältigen. Mein Lied wurde zu einer Waffe im Krieg gegen den Feind, als er versuchte, meinen Frieden zu rauben und weiterhin Angst in mein Herz zu säen. Nur so konnte ich ihn besiegen und kurzzeitigen Frieden finden. In dieser Zeit bekam ich eine sympathische Reflexdystrophie in meinem rechten Fuß und saß fünf Monate lang mit quälenden Schmerzen im Rollstuhl. Als mir der Neurologe sagte, dass ich operiert werden müsste, um den Nerv zu durchtrennen, damit ich keine Schmerzen mehr hätte, sagte ich dem Arzt: „Nein, mein Gott kann mich heilen." Ich brachte mich dazu, den Schmerz auszuhalten, verließ seine Praxis und kam nie wieder zurück. In Gottes Zeitplan begann die Heilung, wenn auch sehr langsam. Ich lernte, „ein Ruhmesgewand statt eines verzagten Geistes" anzuziehen, wie es in Jesaja 61,3 steht.

Ich litt weiterhin an diesen Krankheiten und bekam sogar eine Behindertenrente. 1999 bekam ich chronische, unerträgliche Schlafstörungen. In jenem Dezember las ich Jesaja 61: „Der Geist des Herrn, HERRN, ist auf mir; denn der HERR hat mich gesalbt. Er hat mich gesandt, den Elenden frohe Botschaft zu bringen, zu verbinden, die gebrochenen Herzens sind, Freilassung auszurufen den Gefangenen und Öffnung des Kerkers den Gebundenen." Ich rief zum Herrn: „Ich bin im Gefängnis. Bitte brich die Gitterstäbe durch." Doch vergeblich.

Im Februar 2000 ermutigte mich eine Freundin, an einem einwöchigen Seminar von Henry Wright teilzunehmen. Zu dieser Zeit konnte ich nur noch eine Stunde am Tag schlafen. Die tägliche Migräne war so schlimm geworden, dass ich nicht im Bett liegen konnte, sondern mit einem Eisbeutel am Kopf aufrecht sitzen musste. Aufgrund meiner Erschöpfung konnte ich nur teilweise an den Lehreinheiten teilnehmen, aber ich stimmte allem, was ich hörte, innerlich zu und mir ging ein Licht auf. Ich erkannte die Wahrheit in 2. Timotheus 2,26 und wusste, dass ich „vom Fallstrick des Teufels für seinen Willen gefangen worden war". Am letzten Sonntag der Versammlung waren Henry und ich die letzten, die aus der Gemeinde gingen. Als wir den Mittelgang zur Tür entlang gingen, schaute Henry mich an und sagte: „Komm aus dem Gefängnis heraus. Der Leib Christi braucht dich." Ich sagte: „Ich würde ja gerne." Er wiederholte: „Komm aus dem Gefängnis heraus. Der Leib Christi braucht dich." Ich sagte: „Ich versuch es ja." Er sagte es ein drittes Mal zu mir: „Komm aus dem Gefängnis heraus. Der Leib Christi braucht dich." Mit diesen Worten trennten sich unsere Wege. Ich war mir nicht bewusst, dass ich bereits am darauffolgenden Donnerstag in Georgia sein würde. Meine Freundin hatte mich geschickt, aber wie es genau dazu kam, wäre ein weiteres Zeugnis von der innigen Liebe und Fürsorge des Vaters.

Ich ging zur Pleasant Valley Church, einem interkonfessionellen Dienst in Thomaston, Georgia. Ich lebte dort für 5½ Monate und lernte ***den herausragenden Weg*** kennen, eine Lehre von Henry Wright über die geistlichen Wurzeln von Krankheit. Ich ging mit der Hoffnung hin, geheilt zu werden. Nach eineinhalb Monaten kam der Tag, an dem ich zum Himmel aufsah und sagte: „Vater, bitte heile meinen Geist. Mein Körper wäre dann nur noch eine Zugabe." Ich war einst bei einem japanischen Akupunkteur, der zu mir sagte: „Bevor nicht Ihr Geist und Herz geheilt sind, wird Ihr Körper nicht geheilt werden." Ich entgegnete ihm: „Oh, Herr Doktor, ich bin Christin. In 2. Korinther 5,17 steht: Daher, wenn jemand in Christus ist, so ist er eine neue Schöpfung; das Alte ist vergangen, siehe, Neues ist geworden. Mein Geist ist völlig geheilt." Ich wusste nicht, wie krank mein Geist war. In Pleasant Valley lernte ich zwischen mir und dem Teil von mir zu unterscheiden, der nicht ich war. Ich kann vielleicht sündigen, aber ich bin **keine** Sünde. Ich mag vielleicht ungerecht handeln, aber ich bin **nicht** ungerecht. Ich lernte, mich selbst zu lieben, auch wenn Böses in mir war. Ich erfuhr, dass nicht alles in mir verunreinigt war. Es gibt Teile meines Geistes, die vollkommen sind.

Mein echtes Ich steckte tief in mir drin, umschlungen von geistlichen Wurzeln, umgeben von einer Schutzmauer. Nachdem ich immer wieder die Botschaft, dass Gott mich liebt, von Henry gehört hatte und so viel Liebe und Annahme durch die Lehre und von denen, die mir dienten, erhalten hatte, wollte ich diese geliebte Tochter des höchsten Gottes finden, die „vor Grundlegung dieser Welt erwählt und aus der Finsternis in Sein helles Licht gerufen wurde".

Durch Henrys Lehre über *den herausragenden Weg* stellte ich fest, dass es viele Stimmen in der Welt gab und keine ohne Botschaft. Ich hörte nicht nur meine und andere Stimmen, sondern die des Geistes Gottes und auch Satans. Ich war zwischen zwei Reichen gefangen. Ich musste mich entscheiden, welcher Stimme ich zuhören wollte.

Die Tür zu meinem menschlichen Geist war für Dämonen durch meinen Stammbaum und meine persönlichen Entscheidungen geöffnet worden. Mit der Kraft des Heiligen Geistes konnte ich das Böse in meinem Geist erkennen ... Böses, wie z. B. den Geist der Angst, Geister der Lieblosigkeit, den Geist der Ablehnung, anklagende Geister, den Geist der Bitterkeit, den Geist der Eifersucht und des Neids, den Geist der Schuld und den Geist der Schande. Ich tat Buße dafür und entsagte allem Bösen. **Die Geister wurden vertrieben.**

Ich lernte, mich mit dem, was in mir war, auseinanderzusetzen. Ich stand Satans und Gottes Reich gegenüber. Mit Hilfe des Heiligen Geistes und des Teams von Pleasant Valley war ich siegreich.

Ich habe mir selbst im Weg gestanden. Ich musste für das Böse, das ich zugelassen hatte, Buße tun, und ich löste mich „aus dem Fallstrick des Teufels, der mich für seinen Willen gefangen hielt." Ich „bewirke mein Heil, mit Furcht und Zittern." Ich werde allmählich wiederhergestellt. Mein Geist, meine Seele und mein Körper sind aus dem „Gefängnis" herausgekommen. Ich werde ohne Tadel sein, bevor ich in den Himmel komme, und ich freue mich darauf, wenn Er sagen wird: „Ich liebe dich. Ich bin sehr froh über dich."

In Jesus Christus ist Sieg. Ich wurde glorreich geheilt und wiederhergestellt. Ich zitiere gerne die Worte aus Chuck Girards Lied *The Heart of God* [Das Herz Gottes]: „Gottes Liebe hat mich befreit, und jetzt bin ich für immer frei." Gott hat mich nicht nur von Krankheit und Schmerz befreit, sondern auch von den Medikamenten sowie all den gottlosen Sorgen, dem Kummer, der Schuld und dem Geist des Todes, der mich nach dem Tod meines Mannes befallen hatte. Ich bin ein neuer Mensch. Ich freue mich so sehr über mein Leben und die Möglichkeit, die Gott mir gab, jedem von Seiner Liebe zu erzählen und zu verkünden, dass Er in jedem Bereich unseres Lebens „Gefangene befreien" möchte und kann. Er hat mir ein neues Leben gegeben, und das im Überfluss.

Gott hat mir ein Zuhause in Florida gegeben, wo Er meinen Geist, Verstand und Körper weiterhin stärkt. Als Menschen mein Zeugnis hörten, riefen sie mich an und fragten nach Gottes Heilung in meinem Leben. Sie wollten wissen, wie auch sie die Hand Gottes bewegen könnten, um von Krankheit frei zu werden. Als ich ihnen erzählte, was Jesus für mich tat, und den Schmerz in ihren Stimmen hörte, ließ Gott den Wunsch in mir reifen, Ihm zu dienen, indem ich Seinen leidenden Kindern helfe.

Mitten in meinem Befreiungsprozess entwickelte ich MCS/EI zusammen mit elektromagnetischer Hypersensibilität. Ich war allein, doch kannte ich die geistlichen Wurzeln dieser Krankheit und hörte mir Henry Wrights Lehrkassetten weiterhin täglich an. Gottes Worte an mich und die Ermutigungen einer Freundin aus Dallas halfen mir durch diese schwierigen Zeiten. Gott zeigte mir, dass – obwohl ich dem Weg meines Hirten folgte – der Feind jeden meiner Schritte beobachtete und auf die Gelegenheit wartete, jeden Lebensbereich zu befallen, der sich der Angst öffnete. Gott ist Seinem Wort treu, und mein Weg des Verlassens dauerte 2½ Jahre.

Als der Herr mir zeigte, dass ich nach Dallas zurückkehren sollte, ging ich wieder nach Georgia und ließ mich in dem Dienst, geistliche Wurzeln von chronischen Krankheiten zu erkennen, ausbilden. Es ist mir eine Ehre, mit Menschen zu arbeiten, die chronische Krankheiten haben, sie die mögliche Ursache und Wirkung, die damit verbundenen geistlichen Dynamiken und die Seele-Körper-Verbindung zu lehren.

Ich wollte schon immer etwas **für** Gott machen. Ich bin wahrlich gesegnet, dass ich berufen wurde, **mit** dem Vater zu arbeiten und *den herausragenden Weg* an andere weiterzugeben.

S.A., Dallas, Texas, USA

Cholesterinspiegel gesunken!

Im Mai 2002 hatte ich eine Notoperation wegen Problemen mit meiner Gallenblase, die meine Bauchspeicheldrüse und die Leberfunktion beeinträchtigten. Meine Blutproben ergaben einen Cholesterinwert von 320, doch darüber machte ich mir wegen der anderen aufgetretenen Komplikationen keine Sorgen.

Nach der Operation und während der darauffolgenden Wochen las ich Henry Wrights Buch *Der herausragende Weg*. Ich erkannte, dass viele Sünden, die im Buch angesprochen wurden, Teil meines Lebens waren. Beispielsweise hatte ich Bitterkeit, Feindschaft und Wut gegen mich selbst. Ich begriff zwar den Zusammenhang mit dem Cholesterin nicht, aber ich erkannte die Sünde. Ich tat dafür Buße, bekannte Gott meine Sünde und die Schuld meiner Vorväter, die ich auch eindeutig erkannt hatte.

Nach etwa 5 Monaten hatte ich den Eindruck, ich solle mein Cholesterin noch einmal überprüfen lassen. (Ich dachte, dass mein Cholesterinspiegel in der Zwischenzeit wahrscheinlich „astronomisch" hoch war!) Mein Arzt war verblüfft! Mein Cholesterin war ohne Medikamente, Diäten und körperliche Betätigung um 90 Punkte gefallen. Er fragte mich, wie das sein könnte, und ich erzählte ihm die Geschichte. Er bat mich, mein Zeugnis aufzuschreiben und es ihm anonymisiert zu geben, damit er es in seiner Praxis benutzen konnte. Er ist auch Christ.

C.H., Lakemont, Georgia, USA

Fibromyalgie verschwunden

Preist Gott! Im August 2002 besuchten wir eure Gemeinde, um am *For My Life*™-Programm teilzunehmen. Ungefähr 8 Wochen danach stellte meine Frau fest, dass ihre Fibromyalgie weggegangen war. Nach ihrem Besuch bei Pleasant Valley ist sie nun VOLLSTÄNDIG geheilt. Preist Gott!

S.M., Charleston, Illinois, USA

Von Anfällen geheilt

Danke dafür, wie ihr mir in eurer Gemeinde gedient habt. Der Herr hat mich von Anfällen geheilt. Ich bin dem Herrn so dankbar für alles, was Er für mich getan hat.

L.C., Texas, USA

Eierstockkrebs geheilt

Vor einigen Monaten wurde bei mir Eierstockkrebs festgestellt.

Zuerst versuchte die Angst dadurch Fuß zu fassen, dass ich mit dem Tod konfrontiert wurde. In der Bibel heißt es an einer Stelle: „Wenn man sein Leben retten möchte, wird man es verlieren." Ich musste den Punkt erreichen, an dem ich Gott alles überließ und losließ. In dem Augenblick, als ich das tat, hörte ich Gott fast hörbar sagen: „Dieser Test ist bestanden."

Ich rief Pleasant Valley an. Vor zwei Jahren hatte ich ein Seminar dort besucht und war von lebensbedrohlichen Allergien geheilt worden. Da ich ihren Dienst und Glauben kannte, hatte ich keine Bedenken, dort anzurufen. Eine Pastorin betete mit mir. Wir gingen bestimmte Wurzeln an, und sie sprach zu meinem Körper. Im Wesentlichen befahl sie ihm, wieder in seine Ordnung zurückzukehren.

Danach hörte ich oft das Wort „Integrität". Ich stellte fest, dass ich immer noch Angst hatte und der Integrität Gottes, des Vaters, nicht vertraute. Ich vollzog eine tiefe Buße in dem Wissen, dass Er Leben für mich hatte, nicht Tod; Gutes, nicht Böses; und sogar Seine Gedanken über mich waren gut und nicht böse. Dieses Wort trug mich durch die Prüfungen und trägt mich heute noch.

Ich wurde operiert und 99 % des Krebses wurden entfernt. Da ich wusste, dass Gott nie nur 99 % der Arbeit erledigt, wusste ich, dass dieses eine Prozent noch einen Sinn hatte.

Mein Onkologe war Christ und ein wundervoller Bruder im Herrn. Ich konnte ihm ohne Bedenken von meinem Glauben erzählen.

Ich spürte, dass Gott auch außerhalb dieser Operation gewirkt hatte. Ich fragte meinen Arzt, mit welchen Tests man herausfinden könnte, ob ich immer noch

Krebs hatte. Er nannte mir drei, von denen der Bluttest die besten Ergebnisse lieferte. Und in der Zwischenzeit beteten viele Leute und unterstützen mich.

Ich ließ mir Blutproben entnehmen, dann rief mich mein Arzt an und sagte: „Sie verwirren mich." Ich fragte: „Warum?" Er sagte, der normale Blutwert sei 35 und meiner sei 23. Ich dachte, er würde bei 200 liegen. (23 ist sehr gut.) Im zweiten Bluttest hatte ich 17,7. Der Arzt sagte: „Sie sind sauber, sie sollten alle paar Monate zur Überprüfung zurückkommen." Ich sagte ihm: „Ich weiß vom Allwissenden, dass ich geheilt bin." Aber ich werde trotzdem hingehen.

Etwas später besuchte mich ein Pastor. Ich erzählte ihm mein Zeugnis, und er betete für mich, dass ich körperlich und geistlich versiegelt werde, damit der Krebs nicht zurückkommen kann. Ich bin also geheilt und versiegelt. Halleluja!!

J.P., Duluth, Minnesota, USA

Heilungsprozess schreitet voran!

Nach einer 4-tägigen Fahrt kam ich als eine verzweifelte Frau nach Georgia. Als ich in die Nähe von Atlanta kam, veränderte das Sekret aus Nebenhöhlen und Lunge die Farbe. Jetzt niese ich weniger, und meine Nase ist nicht so oft verstopft. Ich hatte meinen Geruchs- und Geschmackssinn verloren, doch gestern konnte ich riechen, dass jemand Fleisch kochte. Ich war auf einem Ohr taub und hatte einen lauten Tinnitus, der jetzt leiser ist. Mein Körper ist nicht mehr so steif. Mein Kopf fühlt sich klarer an und ist nicht mehr so schwer. Meine Freude und mein Lachen kehren wieder zurück, und mein Appetit hat sich verbessert. Wie ihr sehen könnt, schreitet mein Heilungsprozess voran, und ich weiß, dass ich bald ein weiteres Zeugnis schreiben werde!

Ich glaube immer mehr an den Zusammenhang zwischen Sünde und Krankheit.

F.S., Ottawa, Ontario, Kanada

Gute, fundierte Lehre!

Ich bekehrte mich während einer Gemeindefreizeit, als ich 12 Jahre alt war. Im gleichen Jahr erlangte mein Vater die Initiation in den 32. Grad der Freimaurer und hatte einen schlimmen Autounfall mit inneren Verletzungen im Bereich des Darms, an denen er fast gestorben wäre. Ein Jahr später musste ich ins Krankenhaus, und es wurden aufgrund von Morbus Crohn 50 cm meines Darms entfernt, nachdem ich zwei Jahre lang schwer krank gewesen war. Ich wollte Gott unbedingt dienen, und so verließ ich zusammen mit meiner älteren Schwester, fünf Jahre nachdem ich auf einer Jugendfreizeit mit dem Heiligen Geist erfüllt worden war, mein Zuhause. Leider stellte sich später heraus, dass wir einer sehr zerstörerischen religiösen Sekte beigetreten waren. Natürlich wusste ich zu jener

Zeit nicht, dass es eine Sekte oder so zerstörerisch war, genau wie mein Vater nicht wusste, dass hinter der Freimaurerei Okkultismus steckte! Ich war 8 Jahre lang Mitglied dieser Sekte. Danach folgten 13 Jahre in einer von viel Missbrauch geprägten Ehe, bis ich herausfand, dass ein nahestehendes Familienmitglied meine älteste Tochter missbraucht hatte. In diesem Augenblick brach meine Welt zusammen.

Ich verließ Gott, und in den darauffolgenden 10 Jahren erlebte ich mehr, als ich mir je hätte vorstellen können, da ich mit Wut, Bitterkeit und Depression zu kämpfen hatte. Ich hatte auch Suizidgedanken. Während dieser Zeit probierte ich verschiedene Dinge aus, um Heilung und Frieden zu finden, einschließlich verschiedener „New Age"-Techniken, Psychotherapie, Jungscher Therapie, verschreibungspflichtiger Medikamente und weiterer ungesunder Beziehungen.

Vor ca. 3 Jahren gab ich dann endlich auf, kam zum Herrn zurück und wollte Ihn mehr denn je zur ersten Priorität meines Lebens machen, da ich wusste, wie sehr ich es ohne Ihn verbockt hatte. Ich erfuhr durch einen Missionsfreund letzten August von der Pleasant Valley Church und wusste, dass ich gehen musste. Ich beschloss, eine Woche Urlaub für das *For My Life*™-Programm zu nehmen, und Gott sorgte für eine Vertretung (ich bin Lehrerin), eine Bekannte passte auf meinen 15 Jahre alten jüngsten Sohn auf. (Ich bin dreifache Großmutter!) Während dieser einen Woche, in der ich die bestfundierte und hilfreichste Lehre hörte, seit ich die Sekte verlassen hatte, lernte ich „die Liebe des Vaters" kennen und was es heißt, in Ihm zu ruhen und von der Leistungsschiene herunterzukommen. Ich erfuhr von der Generationssünde, von der Notwendigkeit der Vergebung (mir selbst, Gott und anderen gegenüber) UND von der Notwendigkeit, von all den Geistern befreit zu werden, denen ich durch verschiedene Türöffner, die in der Lehre beschrieben werden, erlaubt hatte, in mein Leben zu kommen. Ich danke Gott, dass Er mich befreit hat, und ich habe vor, irgendwann mit meinem Sohn zum *For Their Life*™-Programm zurückzukommen.

Jetzt habe ich HOFFNUNG, von der ich meinen Brüdern und Schwestern erzählen kann, die auch zu Opfern dieser Sekte geworden sind, sowie meiner älteren Schwester, die immer noch (seit 33 Jahren) drin ist! Es gibt auch Hoffnung für meine Kinder und Enkelkinder, da ich die Flüche gebrochen habe, die an die nächsten Generationen weitergereicht wurden (was ich auch zugelassen hatte)!

Preist Gott! Halleluja! Und vielen Dank an die Brüder und Schwestern der Pleasant Valley Church für eure Treue darin, Seine Wahrheit auszuleben und so gewissenhaft in Autorität, Sanftmut, Demut und Liebe zu lehren.

In der Liebe des Vaters und zu SEINER Ehre,

T.B., Atlanta, Georgia, USA

Geheilt vom Tourette-Syndrom, von Diabetes und Inkontinenz

Ihr habt mir die Wahrheit gezeigt, und die Wahrheit hat MICH FREI gemacht!

Ich war bei Pleasant Valley und wurde vom Tourette-Syndrom befreit. Zusätzlich wurde ich auch von Bluthochdruck, hohem Cholesterinspiegel, Diabetes, Schlafstörungen und Inkontinenz befreit. PREIST DEN HERRN! GOTT ist GUT!

Ich danke Gott für euch, euren Dienst und euer Team! Ihr habt meine Hochachtung, und ich liebe euch und alle, die an eurem Dienst beteiligt sind.

Gott arbeitet noch in anderen Bereichen meines Körpers, meines Lebens, meiner Seele und meines Geistes. Ich glaube, dass ich den vollständigen Sieg empfange.

Ich möchte anderen ein Segen sein und herausfinden, was Gott für mich bereithält. Vielen Dank nochmals, dass ihr mich in die richtige Richtung geführt habt. EHRE sei Gott!

A.L.

Geheilt von MCS/EI

Durch Seine große Gnade hat mich Gott von einer medizinisch unheilbaren Krankheit befreit.

Ich kämpfte sieben Jahre lang mit der umweltbedingten Unverträglichkeit, auch bekannt als Multiple Chemische Sensibilität. Ich hatte eine Pestizidvergiftung, und mein Immunsystem baute schnell ab. Zum Schluss war ich auf fast alles allergisch, einschließlich auf Zigarettenrauch, Parfüm, Reinigungsmittel, Waschmittel, Lotionen, Abgase, Pestizide und alles, was neu war. Ich entwickelte Staub-, Pilz- und Lebensmittelallergien.

Meine Allergien waren so stark, dass ich nur selten das Haus verlassen konnte. Ich konnte nicht zur Gemeinde, ins Kino oder zu anderen Veranstaltungen gehen. Ich konnte keine Einkaufszentren, Theater, Bürogebäude, Lebensmittelläden oder Wohnungen anderer Menschen betreten. Wir hatten ein tragbares Luftfiltergerät in unserem Haus, wo ich gefangen war. Die Angst, Schmerzen und Isolation waren unerträglich.

Schlussendlich mussten wir unser schönes Haus verkaufen, weil wir es neu isoliert hatten und die freigesetzten Chemikalien unterm Dachboden mich krank machten. Wir kauften ein anderes Haus, aber ich konnte nie einziehen, da die Vorbesitzer jede kleinste Ecke mit Mottenkugeln ausgestopft hatten und wir diese Chemikalie bzw. den Geruch nie loswerden konnten. Uns blieb keine andere Wahl, als das Haus wieder zu verkaufen.

Als wir einen Arzt entdeckten, der sich auf den Bereich Umweltmedizin spezialisiert hatte, machte ich mir große Hoffnungen. Er dachte, er könne mir helfen, und fing neue Behandlungen an. Doch wir mussten mit Schrecken feststellen, dass die Behandlungen dieses netten und fürsorglichen Menschen die Allergien nur noch schlimmer machten. Ich war verzweifelt. Ich konnte nirgendwo wohnen und musste deshalb in unseren Kleinbus ziehen. Mein Mann nahm die Hintersitze heraus, damit ich mich wenigstens nachts hinlegen konnte.

Ich verbrachte viel Zeit damit, nach Antworten zu suchen. Ich ging zu vielen Ärzten und Experten im ganzen Land. Jedes Mal wenn ich etwas Neues ausprobierte, machte ich mir Hoffnung. Ich glaubte doch immer, endlich die Antwort gefunden zu haben und wieder gesund zu werden, doch war dies nie der Fall. Ich war verzweifelt. Ich bereitete mich auf meinen Tod vor.

Ich ging zu einer Umweltklinik und kam in einem noch schlechteren Zustand wieder nach Hause. Ich bin 1,75 Meter groß und wog nur noch 45 Kilogramm, weil meine Lebensmittelallergien so schlimm waren. Meine Speiseröhre verschloss sich, wenn ich essen wollte. Ich hatte eine extra Sauerstoffflasche. Mein Kreislauf versagte oftmals.

Ich hörte, dass Gott Krankheiten heilen konnte, doch lehnte ich das völlig ab. Dann gab mir eine Frau, die ich kaum kannte, ein Buch über die Kraft des Lobpreises und wie Gott heilt, wenn man sich Ihm zuwendet. Ich hatte darüber noch nie irgendetwas gelesen. Ich spürte, wie etwas Glauben in mir wuchs und fragte mich, ob das die Wahrheit sei. Ich stellte fest, dass ich versucht hatte, es selbst zu schaffen. Also unterhielt ich mich mit Gott: „Na gut, Gott, ich gehöre dir. Ich werde entweder sterben oder wieder gesund werden. Mein Leben ist in deiner Hand. Ich habe es satt, nach Antworten zu suchen. Ich habe es satt, mir Sorgen zu machen, zu kämpfen und Angst zu haben. Ich kann einfach nicht mehr. Ich lege mein Leben in deine Hand und übergebe dir alles."

Ich fühlte mich von einer Last befreit. Ich fühlte sogar Hoffnung und Freude. Ich bemerkte, dass ich keine persönliche Beziehung zu Gott hatte, obwohl ich mein ganzes Leben lang ein Kirchgänger gewesen war. Niemand hatte mich die Geistesgaben oder darüber, wie Gott heute noch heilt, gelehrt. Ich musste meine Religion hinter mir lassen, um geheilt zu werden.

Eine Freundin rief mich an und bestand darauf, dass ich eine interkonfessionelle Gemeinde in Georgia anrufen sollte. Henry Wright leitet die Pleasant Valley Church und ist Experte auf dem Gebiet von Umweltkrankheiten und auch vieler anderer Krankheiten. Er lehrt, dass Krankheiten geistliche Wurzeln haben und es viele Blockaden für Heilung gibt. Er glaubt, dass Menschen nicht geheilt werden, wenn für sie gebetet wird, weil sie sich oft nicht mit den geistlichen Wurzel befasst und Blockaden nicht entfernt haben.

Ich rief an. Unter anderem sagten sie mir, ich solle täglich in der Bibel lesen. Ich verbrachte dann viel Zeit damit, in der Bibel zu lesen, und es füllte mich mit Hoffnung und Glauben, dass ich Heilung empfangen könnte. Gottes Wort hat heilende Kraft, wie Medizin, und ich stellte sicher, dass ich meine Morgen-, Mittags- und Abendmedizin bekam. Die Bibel, das heilige Wort Gottes, war das kraftvollste Werkzeug bei meiner Genesung.

Ich betete auch jeden Tag um meine Heilung. Täglich betete ich Bibelstellen über Heilung und brachte Seine Verheißungen im Gebet vor Ihn. Ich dankte Gott für meine Heilung, obwohl man anfangs noch nicht viel davon mitbekam. Buße ist auch ein Schlüssel zur Heilung. Ich blickte auf mein Leben zurück und tat Buße für alles, was ich vielleicht falsch getan hatte, egal wie klein und unbedeutend es auch sein mochte.

An einem Abend hielt meine Schwester eine Familienversammlung ab, in der neun Familienmitglieder für mich beteten. An diesem Abend erfuhr ich starke Heilung und eine deutliche Verbesserung in meinem Rücken. Meine Schwester kam viele Monate lang täglich bei mir vorbei, legte mir die Hände auf und betete um meine Heilung.

Ich las ein Buch, das mir wirklich den Glauben gab, nach vollständiger Heilung zu suchen. Ich freute mich sehr, als meine Schwester und ich lernten, um Heilung zu beten. Doch als die Jahre vergingen, wurde alles nur noch schlimmer und ich verlor meinen Glauben – doch Gottes Zeit ist nicht unsere Zeit.

Im Sommer 1997 verbrachte ich einen Monat in der Pleasant Valley Church. Die Lehre über Gottes Wort war wundervoll. Ich begegnete mehreren Menschen, die von Gott geheilt worden waren, und viele, die sich im Heilungsprozess befanden. Sie zeigten mir die geistlichen Wurzeln meiner Krankheit und die Blockaden für Heilung. Als ich zurückkehrte, konnte ich endlich wieder in einem Haus wohnen.

Ich brauchte noch mehr als ein Jahr, um von dieser unheilbaren Krankheit vollständig befreit zu werden, aber meine Allergien sind jetzt verschwunden. Ich gehe jetzt überall hin, wo ich will, tue alles, was ich tun will, und esse alles, was ich essen will. Ich gehe auch wieder im Supermarkt nebenan einkaufen, ohne mir Sorgen über Pestizidrückstände auf den Lebensmitteln zu machen. Ich habe auch wieder zugenommen, vielleicht sogar etwas zu viel. Ich bin wieder geflogen, bin durchs Land gefahren, habe in Restaurants gegessen und im Motel übernachtet. Ich gehe jetzt wieder überall hin, egal wie verseucht und verschmutzt die Umgebung dort auch sein mag. Was jedoch am unglaublichsten ist: Ich habe letzten Sommer meinem Mann geholfen, das Haus zu streichen!

Ich gehöre jetzt einer wundervollen überkonfessionellen charismatischen Gemeinde an, die an alle Gaben des Heiligen Geistes glaubt. Sie glauben auch wirklich daran, dass Gott heute noch heilt, und haben einen aktiven Heilungsdienst.

Kein Arzt, keine alternative Medizin, kein 12-Schritte-Programm und keine anderen menschlichen Werke hätten mich heilen können. Aber Gott kann alles.

Gott ist unser Heiler, Arzt und Befreier. Preist Gott!

M.G., Overland Park, Kansas, USA

Sein Augapfel

Ich habe vor mehreren Monaten festgestellt, dass ich mich nur aus einer seitlichen Betrachtungsweise an meinen Vater erinnere (er selbst hatte keinen Vater, arbeitete meist und hat mir nie viel Beachtung geschenkt). Ich erinnere mich an keinen Augenkontakt mit ihm. Ich habe dabei auch festgestellt, dass ich dieses „irdische Vaterbild" auf Gott übertragen hatte und das Gefühl hatte, Gott nur von der Seite zu sehen – Seine volle Aufmerksamkeit war auf wichtigere Dinge gerichtet (nicht auf mich).

Als ich diese Woche über 5. Mose 32,10, „*er behütete ihn wie seinen Augapfel*", nachdachte, las ich die wörtliche Übersetzung, die lautet „kleiner Mann Seines Auges." Wenn man direkt und aus nächster Nähe auf die Pupille eines anderen blickt, kann man manchmal sich selbst darin sehen. Das funktioniert nicht, wenn man die Person von der Seite anschaut.

Ich lebe also jetzt in dieser Wahrheit, dass Gott mich von vorne anschaut und ich mich als „die kleine Frau Seines Auges" sehen kann.

S.W., Garland, Texas, USA

Von Krebs geheilt!

Henry Wright traf sich am Montagmorgen, bevor er die Stadt verließ, mit einer Frau aus unserer kleinen Gemeinde (er diente ihr für zwei Stunden und sprach die geistlichen Wurzeln usw. an). Und ich wünschte, ihr hättet am vorletzten Sonntag dabei sein können. Ich glaube, kein Auge blieb trocken, nachdem sie uns ihr Zeugnis gegeben hatte.

Vor dem Seminar wurde bei ihr zum wiederholten Male Krebs festgestellt. Die Röntgenbilder zeigten ihn in der Lunge, und da sie Schmerzen in den Knochen hatte, sagte man ihr, dass er dort wahrscheinlich auch schon wäre. Der Arzt machte eine Szintigrafie.

An dem Tag, an dem sie ihre Ergebnisse bekommen sollte, hielt sie auf dem Weg zum Arzt bei der Post an. Ein Mann klopfte an ihr Fenster und als sie es herunterkurbelte, um mit ihm zu sprechen, gab er ihr ein rotes Buch mit einzelnen Bibelstellen. „Gott ist heute mit Ihnen." Sie wandte sich weinend um, um ein Taschentuch zu holen, und als sie wieder hinsah, um sich zu bedanken, war der Mann verschwunden. Er saß in keinem Auto, war auch nicht in die Post gegangen und war nirgends mehr zu sehen.

Nachdem sie ihn nirgends fand, hatte sie endlich die Botschaft verstanden. Die Szintigrafie zeigte KEINEN Krebs in ihren Knochen. Danke, VATER.

Unser Vater heilt und antwortet auf Gebet. Man muss nur glauben, dass ALLES möglich ist.

S.W., Texas, USA

Sie kann wieder gehen!

Meine Freundin bestellte eure Kassetten, weil sie chronisches Erschöpfungssyndrom hatte. Es scheint ihr viel besser zu gehen! Ich hatte sie bis zu dieser Woche noch nie zuvor gehen sehen! Und ich kenne sie schon seit 16 Jahren!

L.G., Sumter, South Carolina, USA

Geheilt von Lebensmittelallergien und Blutzuckerproblemen

Ich habe mich am 2. September 1996 während einer verlängerten Mittagspause bei eurem Seminar in New York bekehrt. Gott hat diese Pause verlängert, damit es passieren konnte! Preist Gott!

Seit diesem Zeitpunkt sind alle Lebensmittelallergien verschwunden, und Gott heilte auch die Blutzuckerprobleme. Ich hatte 100 Lebensmittelallergien, überaß mich ständig und nahm täglich Abführmittel. Mein Leben bestand darin, über meine Krankheit usw. nachzudenken.

Gott segne euch alle, für die Arbeit, die ihr tut.

J.W., New York, New York, USA

Epilepsie geheilt!

Ich bin 22 Jahre alt und habe 19 Jahre lang an Epilepsie gelitten. Ein guter Freund erzählte mir von Pleasant Valley. Ich blätterte die Broschüre durch und las über eure Angebote und Erkenntnisse. Als ich dann zu euch kommen wollte, wusste Satan, dass ihm etwas drohte. Er kommt, um zu stehlen, zu töten und zu zerstören. Ich fing an zu sagen: „Ich werde nicht gehen." In diesem Moment stieg die Eifersucht in mir auf. Ich sagte zu meiner Schwester: „Du und Papa, ihr werdet euch dann besser verstehen." Aber Satan hat nicht gewonnen. Ich gebe Gott dafür die Ehre. Ich bin dann doch gegangen, weil ich gesegnet wurde. Und als ich nach Pleasant Valley kam, hat sich mein Leben um 180 Grad gedreht. Ich habe jetzt keine Wut und Bitterkeit gegenüber den Menschen mehr, die mich misshandelten. Und die Eifersucht, die ich gegenüber meiner Schwester verspürte, ist verschwunden. Als ich das alles losließ, hörte ich Gott sagen, Er würde etwas Großartiges in meinem Leben tun. Es war ein Wunder.

Während der Lehreinheiten über Angst und Geister der Lieblosigkeit bat ich Gott, mir noch einmal zu vergeben, da ich so vieles in mir festgehalten hatte. Gott sagte dann zu mir, ich solle es loslassen, das tat ich auch, und sie riefen die Epilepsie aus mir heraus. Ich hatte um mein Wunder gebeten, und zu meinem Erstaunen bekam ich es auch! Als wir wieder auf unseren Zimmern waren, wusste ich sicher, dass mir ein Wunder widerfahren war. Denn man hatte mir 1997 einen Teil des linken Temporallappens entfernt, und eine Faust passte in die operierte Stelle. Und das ging nun nicht mehr. Gott schuf einen Teil meines Gehirns und meiner Gehirnzellen neu!

Ihm gebührt alles Lob und alle Ehre. Danke, Jesus!

Gestern rief ich meinen Vater an, er ist kein Christ. Ich glaube, Gott wird dieses phantastische Wunder für seine Rettung gebrauchen.

Möge Gott euch alle reichlich segnen!

M.H.

Viele geheilt durch eine Sondersendung des Fernsehsenders TBN

Vielen Dank für eure Unterstützung in der Sondersendung „Eine Nacht der Wunder"! Bei unserer letzten Zählung hatten 200 Menschen angerufen und gesagt, dass Gott sie geheilt habe!

P.F., USA

Meine Pilgerfahrt nach Georgia, wo ich Gott traf

In einer kalten, verschneiten Nacht flog ich über mehr als zwei Drittel der Vereinigten Staaten zu einer Verabredung mit Gott in Georgia. Er hatte diesen Plan schon immer für mich, doch ich musste in diesen ebenfalls einwilligen, und dies tat ich zum ersten Mal im Dezember 1998. Henry Wright war ein Jahr zuvor in

Las Vegas gewesen, und dort hatte ich von Pleasant Valley erfahren. Gott wusste, was Er tat, als Er mich dorthin schickte. Er bleibt nicht auf halbem Weg stehen. NEIN, Er geht den ganzen Weg.

Ich bin jetzt 65 Jahre alt. Ich war seit über 8 Jahren eine insulinabhängige Diabetikerin gewesen. In dieser Zeit hatte ich drei andere christliche Dienste gebeten, für meinen Diabetes zu beten. Dreimal kam der Geist des Diabetes zum Vorschein und verschwand. Dreimal kam er wieder zurück. Ich stellte Gott die Frage: Warum hat der Geist das Recht zurückzukommen? Was war uns entgangen? Nachdem ich gehört hatte, was Henry Wright über die Wurzeln von Krankheiten zu sagen hatte und ich mit ihm telefoniert hatte, wusste ich, was uns entgangen war: Die geistlichen Wurzeln der Krankheit und die ernstzunehmende Macht von Selbsthass, Selbstablehnung, Selbstaufgabe und Schuld, die mich fast mein ganzes Leben lang aktiv begleitet hatten, ohne dass ich es wusste oder erkannte, was es wirklich war. Ja, Sein Volk kommt aus Mangel an Erkenntnis um. Aber das sollte sich ändern.

Diejenigen, die schon bei der Pleasant Valley Church waren, wissen, dass Aufklärung die Basis für bleibenden Erfolg ist. Aufklärung ergänzt den eigentlichen Dienst, so dass man die Freiheit behalten kann. Es funktioniert. Die Ergebnisse sind phänomenal und bleibend!

Weil ich 16 Tage in Pleasant Valley verbrachte, weil Henry Wright seine Vergangenheit besiegte und Gottes Ruf folgte, weil das Team dort das brennende Verlangen hat, ein Werkzeug für Gottes Heilung zu sein, weil es eine Vision dort gibt, die für ein umgebautes Schulgebäude, einen Zeltplatz, einen Gemeindesaal und genügend Mitarbeiter gesorgt hat, die wussten, dass sie dort bleiben und bei dem Ganzen mitarbeiten sollten – wurde mein Leben für immer verändert.

Diabetes wird nie wieder die Möglichkeit bekommen, meinen Körper zu zerstören, meinen Blutzucker hinauf- und hinabzujagen, meine Sicht verschwimmen zu lassen, meinen Körper überflüssiges Fett und Wasser mit sich herumtragen zu lassen und meine Persönlichkeit durch Getriebensein, aggressive Reizbarkeit und andere Persönlichkeitsstörungen zu verändern. Nichts von alledem wird jemals wieder vorkommen. Es ist weg. Für immer geheilt. Eine unheilbare Krankheit ist besiegt und musste die Koffer packen. Henry sagt: „Und Tschüss!“

Pleasant Valley Church muss ein einzigartiger Ort sein. Einzigartig auf der ganzen Welt. Manche Menschen sind so krank, dass sie kein bisschen Kraft mehr haben, aber man weiß, dass sie auf dem Weg der Besserung und dabei sind, eine schreckliche, lebensbedrohliche Krankheit hinter sich zu lassen. Ihr Leben hängt manchmal nur noch am seidenen Faden, und trotzdem sind sie so tapfer! Während eines Gottesdienstes bekam jeder die Gelegenheit aufzustehen und sein Zeugnis zu geben. Es konnte alles sein, ein Lied, ein kleines Gedicht, ein Wort –

um mich herum standen so viele Menschen auf und erzählten, was Gott für sie getan hatte. Es war so berührend, und ich war von Seiner Liebe und Seiner Präsenz unter den Menschen überwältigt.

Der größte Sieg war: Ein Teammitglied hielt mich in einer „himmlischen" Umarmung fest, und der Selbsthass verschwand. Am nächsten Morgen schaute ich in den Spiegel im Badezimmer und sagte ohne dabei bewusst denken zu müssen: „Ich mag dich." Stellen Sie sich das vor! Als ich in Pleasant Valley war, fühlte ich mich wie ein Teil einer meistens glücklichen Familie. Jeden Freitagabend gab es viel zu lachen, und das tat so gut, auch denjenigen, die nur daliegen und zuhören konnten.

Auch zuhause ging mein Heilungsprozess und das Überwinden nachklingender Symptome weiter. Ich habe fast 5,5 Kilogramm abgenommen, und mein Körper fühlt sich ohne diese schreckliche Krankheit viel besser an. Ich selbst bin auch ruhiger und freundlicher geworden. Die Frucht des Geistes der Sanftmut ist jetzt ein Teil von mir, und ich habe durch die Hilfe meiner Mitmenschen gelernt, worüber man sprechen kann und worüber nicht!

An meinem ersten Morgen wieder zuhause stand ich auf, ging die Treppe hinunter, setzte mich auf meinen Stuhl und pries den Herrn. Habe ich mir das nur vorgestellt, oder hörte ich eine kleine Gruppe von Engeln leise im Wohnzimmer applaudieren?

Danke, Pleasant Valley Church. Danke, Vater.

Hier noch der neueste Stand nach einigen Monaten: Ich bin noch immer völlig frei von Diabetes, und wenn mich jemand fragt, wie es dem Diabetes geht, antworte ich einfach: „Ich weiß es nicht, ich habe ihn in Georgia gelassen!" Ich habe noch weitere 9 Kilogramm abgenommen und habe jetzt mein optimales Gewicht erreicht, seit ich kein Insulin mehr nehme.

J.F., Carson, Nevada, USA

Lupus und MCS/EI verschwunden!

Wir wollten unsere Freude mit euch teilen! Man kann es nicht in Worte fassen, wie dankbar wir Gott dafür sind, dass Er uns zu Pleasant Valley brachte. Ich befinde mich auf dem Weg des Verlassens, MCS/EI und beginnender Lupus sind jetzt weg! Wir lieben Gott, uns selbst und uns gegenseitig jetzt mehr. Unser jetziges Baby ist das Ergebnis meiner Heilung. Wir hoffen, unsere ganze Familie dieses oder nächstes Jahr nach Pleasant Valley bringen zu können! Vielen Dank, dass ihr Gott gehorcht habt und für euren Dienst!

R.S.

Vierjähriger Junge von Milchallergie befreit

Als ich von eurem Dienst erfuhr, litt mein vierjähriger Sohn unter einer schweren Milchallergie. Unser Arzt konnte nichts für ihn tun. Ich forschte nach tieferliegenden Problemen und fand gleich mehrere. Eines davon war ein Geist der Angst. Ich wandte die Informationen von Henry Wright, und was ich vom Herrn über die Jahre gelernt hatte, an.

Mein Sohn ist nun geheilt. Manchmal kämpfen wir noch mit dem Geist der Angst, aber unser Sohn lernt immer besser zu widerstehen.

Ich ging dann den Rest meiner Familie durch, und die Resultate waren die gleichen. Meine elfjährige Tochter hatte ihr ganzes Leben lang schon mit verschiedenen Problemen zu kämpfen. Der Herr Jesus vollbringt jetzt große Dinge in ihrem Leben.

Meine Frau hatte schon seit ihrer Kindheit einen spastischen Darm. Unter anderem konnte sie kein rotes Fleisch essen. Sie brauchte eine Zeit, um das Problem zu erkennen, doch der Herr brachte es zum Vorschein. Sie isst jetzt wieder problemlos rotes Fleisch und alle anderen Lebensmittel. Das ist eine drastische Wendung. Sie krümmt sich nun nach dem Essen nicht mehr vor Schmerzen!

Der Herr Jesus hat das alles getan. Aber ich möchte euch auch für euren Dienst danken.

D.S., Utah, USA

Keine Panikattacken mehr!

Es ist ein Wunder! Ich nahm an einer *For My Life*™-Konferenz teil. Mein Hauptproblem waren massive Angststörungen und Panikattacken. Das schlimmste war, dass ich nicht schreiben konnte, wenn jemand neben mir stand. Ich bekam alle klassischen Symptome einer Panikattacke. Ich fiel sogar manchmal fast in Ohnmacht. Ich hatte über 15 Jahre hinweg unglaubliche Bewältigungsstrategien entwickelt (ich könnte darüber einen Vortrag halten!), um im Alltagsleben mit Einkaufen, Bankgeschäften usw. bestehen zu können. Als ich mich für die Konferenz anmeldete, trug ich einen künstlichen Verband an meinem Zeigefinger, damit ich das Formular ausfüllen konnte. Über die Jahre hatte ich verschiedene Medikamente ausprobiert wie Zoloft®, Prozac®, Paxil® und Zanax®, obwohl ich wusste, dass dies nicht Gottes Absicht für mich war.

Während dieser Konferenz erkannte ich, dass ich mich mit einer von Dämonen aufgebauten Persönlichkeit vereinigt hatte. Diese Geister hatten 15 Jahre zuvor als Folge eines Traumas Zugang erhalten. Ich sagte am Samstag in der Abschlusssitzung unserer Gruppe, dass ich DIESES INNERE KIND / DIESE DÄ-

MONISCHE / FALSCHE PERSÖNLICHKEIT NICHT MEHR MIT NACH HAUSE NEHMEN WÜRDE. Nachdem ich für diese Dinge Buße getan hatte, wurden die Geister ausgetrieben (zusammen mit Selbstmitleid, Selbsthass und Angst u.a.).

Diese Persönlichkeit hatte mich über die Jahre hinweg isoliert. Ich fühlte mich am sichersten und bequemsten zu Hause mit meiner kleinen Kuscheltiersammlung und anderen Trost spendenden Requisiten! Ich entwickelte mich zu einem kleinen Kind zurück und wurde immer abhängiger von meinem Ehemann. Vor kurzem kaufte ich mir sogar eine Neuausgabe meines Lesebuches von der ersten Klasse! Ganz nebenbei, ich bin 56 Jahre alt.

Ich brauche nicht zu erwähnen, dass ich den Herrn seit Jahren um Hilfe angefleht hatte. Ich ließ auch viel für mich beten, aber die WURZEL WURDE NIE OFFENGELEGT! Ich hörte auch von *Der herausragende Weg* und versuchte sogar vor ein paar Jahren schon, Pleasant Valley Church zu kontaktieren. Als ich dann im Mai 2003 mit einer Freundin nach Florida fuhr, um die Hochzeit meines Sohnes zu planen, hielten wir an einer Autobahntankstelle etwas südlich von Montgomery in Alabama an, und diese Tankstelle hatte *Der herausragende Weg* im Angebot!! Meine Freundin kaufte mir eine Ausgabe als Geburtstagsgeschenk, und der Rest ist Geschichte!

Drei Tage nach meiner Rückkehr von der Konferenz war ich zusammen mit meinem Mann im Baumarkt, und wir standen an der Kasse. Normalerweise hatte ich Angst vor diesen schwarzen Geräten an der Kasse, wo man seine Karte durchzieht und dann unterschreiben muss. Doch an diesem Tag VERSPÜRTE ICH ÜBERHAUPT KEINE ANGST. Ich zog meine eigene Karte durch und unterschrieb, als hätte ich nie etwas anderes getan!! Es ist ein Wunder. Und ich habe den Sieg noch immer in diesem Bereich.

Am Tag des Baumarktwunders bekam ich einen Anruf von einer jungen Frau aus meiner Gemeinde, die mich bat, einen wöchentlichen Bibelkreis für junge Frauen zu leiten oder zu unterstützen. Nach ein paar Tagen Bedenkzeit nahm ich das Angebot an, da ich glaubte, Gott wollte mir eine einzigartige Gelegenheit geben, meine Krankheit zu „verlassen". Diese jungen Frauen wollten eine erwachsene Frau als Leiter haben und nicht ein kleines Kind.

Über die letzten Jahre hatte ich das Fliegen aufgehört. Auch mein Mann hatte darunter zu leiden, da ich ihn dazu gezwungen hatte, unseren Italienurlaub abzusagen. Doch bald werde ich als eine ERWACHSENE Person nach Frankreich fliegen, um meinen Sohn zu besuchen. Preist Gott!

Ich kann euch nicht sagen, wie dankbar ich Gott, den Lehrern, dem Team und den freiwilligen Helfern bei Pleasant Valley Church bin. Ich weiß, dass der Weg des Verlassens entscheidend ist, und ich habe mir fest vorgenommen, weiterhin siegreich zu sein!

Lob, Ehre, Ruhm, Macht und Dank sei Gott.

Als ich ein Kind war, redete ich wie ein Kind, dachte wie ein Kind, urteilte wie ein Kind; als ich ein Mann wurde, tat ich weg, was kindlich war. 1. Korinther 13,11

B.K., Brentwood, Tennessee, USA

Grüner Star geheilt

Ich war bei euch in Georgia, um Hilfe wegen des grünen Stars zu bekommen. Als ich wieder zu Hause war, ging ich zu meinem Augenarzt und ließ meinen Augendruck messen. Und ohne meine Tropfen genommen zu haben, war er normal. Ich danke Gott für Seine Gnade.

D.B., Calgary, Alberta, Kanada

Der herausragende Weg: Ein Zeugnis göttlicher Heilung

Vor meinem 30. Lebensjahr entwickelte ich Symptome einer Hypoglykämie und war fast immer müde. Nach der Geburt meiner Tochter Jennifer wurden die Symptome noch stärker. Mein Arzt verschrieb mir Beruhigungsmittel und eine Therapie. Ein Chiropraktiker stellte bei mir Hypoglykämie und erschöpfte Nebennieren fest. Als Jennifer 11 war, ging ich weitere 11 Jahre wieder zur Arbeit. Ich tat so, als fühlte ich mich während der Arbeit gut. Aber als ich abends nach Hause kam, musste ich mich nur hinsetzen und schlief sofort ein. Ich ging sehr früh ins Bett, damit ich den nächsten Arbeitstag bewältigen konnte. Ich dachte, wenn ich meine Arbeit aufgeben und mich für ein bis zwei Monate ausruhen könnte, würde ich mich vielleicht besser fühlen.

Schließlich kam es 1997 dann so! Ich hatte meinen letzten Arbeitstag an einem Freitag, und am darauf folgenden Mittwoch starb meine Mutter. Erschöpft schaffte ich es gerade noch durch die Woche mit der Beerdigung. Danach bemerkte ich einen Schmerz in meinem rechten Fußgelenk, und innerhalb einer Woche taten mir mehrere Körperteile weh. Der Herr gab mir Frieden, wie nur Er es kann, und ich war erstaunt, wie gut ich den Tod meiner Mutter verkraftete.

Ich bekam dann mehrere Symptome wie extreme Müdigkeit, Brennen und Schmerzen in den Füßen, Nacken- und Rückenschmerzen, Hüftschmerzen, schmerzende und schwache Knie und Gewichtszunahme. Die Diagnose des Arztes lautete Fibromyalgie. In der Zwischenzeit hatte ich bestimmt eine Lastwagenladung an Lebensmittelergänzungen zu mir genommen und war bei Chiropraktikern, einem Neurologen, einem Endokrinologen, einem Fußspezialisten und sogar bei einem Akupunkteur gewesen! Ich war wie die Frau in der Bibel, die all ihr Geld für den Arzt ausgab! Ich hatte alle Heilungsmethoden ausprobiert, die ich finden konnte. Ich wusste, dass nur Gott mir helfen konnte. Wenn jemand für mich gebetet hatte, war ich manchmal für kurze Zeit von den Symptomen befreit. Ich bekam sogar mehrere prophetische Worte, in denen der Herr sagte, dass ich geheilt werden würde und dass meine Heilung mit einer Angst im Zusammenhang stand, die in meiner Kindheit in mich hineingelegt worden sei. Doch fiel es mir schwer, das zu begreifen, da ich immer dachte, eine schöne Kindheit gehabt zu haben.

Über mehrere Monate hinweg stellte ich fest, dass ich mich auf dem Weg zur Heilung befand, da Gott mir verschiedene Zusammenhänge aufzeigte. Es war, als ob ich beim Puzzeln zuschauen würde. In einer Seelsorgesitzung zeigte der Herr mir, dass die Wurzel für meine Unsicherheiten, meine Ängste und meinen Selbsthass ein Gefühl der Verlassenheit durch den frühen Tod meines Vaters war. Als ich drei Jahre alt war, kam mein Vater bei einem Autounfall ums Leben. Meine Mutter war eine sehr starke Christin gewesen. Ich kann mich nur noch daran erinnern, wie mich meine Mutter und meine älteren Geschwister geliebt und verwöhnt haben. Der Seelsorger hatte den Eindruck, dass im Gegensatz zu meiner Erinnerung meine Mutter wahrscheinlich so erschüttert durch den Tod meines Vaters war, dass sie einfach nicht so für mich da sein konnte, wie sie es nach meiner eigenen Darstellung war.

Ich rief meine Schwester an, um herauszufinden, ob meine Mutter die starke Person war, für die ich sie gehalten hatte. Meine Schwester erzählte mir, dass sie und die anderen Geschwister für mich und meine Mutter gleichzeitig sorgen mussten. Woran sie sich am besten erinnern konnte, war, dass ich jeden Morgen, wenn ich aufwachte, nach meinen Vater rief, damit er mich aus dem Bett holen sollte. Da meine Mutter dann am Boden zerstört war und sich nicht damit auseinandersetzen konnte, kam immer einer meiner Geschwister und spielte mit mir, damit ich nicht mehr an meinen Vater denken musste. Sie konnten sich nicht mehr daran erinnern, ob ich an der Beerdigung meines Vater teilgenommen hatte oder nicht. Dadurch dass mir nie etwas erklärt wurde, hatte ich nie über seinen Tod trauern können. Das bestätigte mir, dass es eine Offenbarung des Heiligen Geistes war, was mir in der Seelsorge gezeigt wurde.

Zu dieser Zeit gab mir ein Freund das Buch *Der herausragende Weg* von Henry Wright. In diesem Buch brachte er jedes Symptom, das ich hatte, mit Angst, Stress und Sorge in Verbindung. Henry Wrights Buch wurde zu einem wichtigen Bestandteil meiner Heilung. Als ich einen Vortrag von ihm im Life Center am 5. April 2003 hörte, offenbarte mir der Herr, dass ich ein zweites Mal verlassen wurde, als meine Mutter starb. Ich hatte mir immer schon die Frage gestellt, warum die Schmerzen so plötzlich in der Woche nach ihrem Tod gekommen waren.

Ich spürte, wie ich langsam wieder mehr Energie bekam. Ich brauchte nicht mehr 9 bis 10 Stunden Schlaf. Meine Füße brannten nicht mehr, und die Schmerzen waren fast vollkommen weg. Der Zustand meiner Knie hatte sich verbessert, und ich habe nur noch selten Schmerzen in den Hüften. Ich habe aufgehört, Lebensmittelergänzungen zu nehmen, die ich über Jahre hinweg gegen die Entzündungen genommen hatte. Diese Tabletten durften mir nie ausgehen, da ich sonst schlimme Schmerzen bekam, wenn ich sie einmal nicht nahm. Heute brauche ich sie nicht mehr! Mein Chiropraktiker hat mich überprüft und gesagt, dass er eine deutliche Veränderung erkennen könne. Er sagte sogar, er könne sich gut vorstellen, dass ich geheilt würde. Er erwähnte auch, dass er seit Monaten beobachtet habe, dass wir in so vielerlei Hinsicht begünstigt wurden! Der Herr hatte zu meinem Mann und mir mehrere Male prophetisch gesprochen, dass wir in seiner Gunst stünden! Aber unser Chiropraktiker wusste davon nichts, und ich glaube, dass er die Worte „die Gunst des Herrn“ nicht so oft hört.

Doch das Beste ist, dass sich meine Denkweise verändert hat. Ich kann jetzt Dinge tun, die ich früher noch nicht einmal in Betracht gezogen hätte. Früher war ich immer sehr vorsichtig, mich festzulegen. Jetzt sage ich einfach „Ja“ zu Dingen, die man mich bittet, und mir gefällt es! Gott ist wundervoll, barmherzig und treu!

M.J., Atlanta, Georgia, USA

Multiple Persönlichkeit verschwunden

Ich war schon einige Monate bei einer christlichen Seelsorge, als meine Seelsorgerin mir sagte, dass ich eine multiple Persönlichkeitsstörung hätte. Sie sagte, ich hätte drei unterschiedliche Identitäten, und mit weiterer Seelsorge könnte man sie zusammenführen. Mit anderen Worten: Diese drei Identitäten würden zu einer fröhlichen Wohngemeinschaft in mir werden. Ich war am Boden zerstört.

Dann sagten mir zwei Personen an zwei aufeinanderfolgenden Tagen, dass ich *Der herausragende Weg* lesen sollte. Das tat ich und wollte dann unbedingt zu diesem Seminar in der Pleasant Valley Church gehen. Ich wurde dann nicht nur vollständig von meiner multiplen Persönlichkeitsstörung befreit, sondern auch von anderen chronischen Krankheiten wie Bluthochdruck, rheumatoider Arthritis, und mein Blutzuckerspiegel fiel um 200 Punkte. Früher schluckte ich mehr als ein Dutzend Tabletten, heute sind es nur noch 4. Ich brauche keine verschreibungspflichtigen Schmerzmittel mehr, um den Tag zu überstehen. Ich glaube nach wie vor, dass Gott mich völlig heilen wird.

Als ich wieder nach Hause kam, hörte ich meine Mutter sagen: „Das Strahlen ist wieder in ihre Augen zurückgekehrt.“

D.D.

Mein Gott ist ein großartiger Gott

Ich möchte mit euch meine Geschichte teilen, die ihr eure Hoffnung verloren habt und keinen Ausweg mehr seht. Es gibt Hoffnung, und die Hoffnung ist Jesus! Ihr seid nicht allein. Ich war in der umweltbedingten Unverträglichkeit (EI) gefangen und wurde durch ein Wunder geheilt!

Ich hatte mein Leben körperlich und emotional verloren. Der Herr hat es mir zurückgegeben. Was für ein Wunder! Ich war kein glaubensstarker Christ. Ich hörte von vielen Menschen, die von der umweltbedingten Unverträglichkeit geheilt wurden, aber ich hätte nie im Leben gedacht, dass mir das auch passieren könnte. Ich dachte, ich wäre nicht würdig, geheilt zu werden (aber niemand kann würdig genug sein, um geheilt zu werden). Der Herr hat mir Seine bedingungslose Liebe gezeigt. Ich bin Sein Kind, und nichts, was ich tue, kann daran etwas ändern.

1989 baute meine Gesundheit langsam ab. Ich wurde langsam auf alles allergisch, was ich aß, auf Chemikalien, Pollen und Staub in der Luft. Meine Kinder waren zu diesem Zeitpunkt fünf und drei Jahre alt, und als das alles anfing, konnte ich nicht mehr für sie sorgen. Sie mussten woanders leben. Es war schrecklich! Bei mir wurden Maldigestion, Malabsorption, Allergien, Schilddrüsenprobleme, umweltbedingte Unverträglichkeit, Nervenprobleme, hormonelles Ungleichgewicht usw. festgestellt. Ich wusste nicht, warum mir das alles passierte. Ich wurde monatelang intravenös ernährt, nur um am Leben zu bleiben. Ich konnte noch nicht einmal mein eigenes Zuhause ertragen. Ich bekam Herzrasen, und mein Körper zitterte den ganzen Tag. Ich hatte schwere Panikattacken und wachte stündlich in der Nacht auf. Jeden Tag war mir übel, und ich fühlte mich benommen. Ich wäre mehrmals fast an einer Medikamentenüberdosis gestorben.

Auf der Suche nach Hilfe gingen mein Mann und ich zu mindestens 30 Ärzten. Wir zogen aus der Stadt in das Hinterland von New York, in der Hoffnung, dass sauberere Luft meinen Zustand verbessern würde. Doch wurde ich dort noch kränker. Es gab dort so viel Rauch aus Schornsteinen, dass ich nicht atmen konnte. Ich nahm auch schnell ab und war zu schwach zum Gehen.

Als ich nicht mehr konnte, ging ich in eine Klinik nach Dallas in Texas. Ich war so dünn, wog 33 Kilogramm, und man konnte meine Rippenknochen auf meiner Brust erkennen. Ich lag im Sterben, und mir war es egal.

In Dallas wurde ich in ein Spezialkrankenhaus für Umweltkranke gebracht, das geruchs- und chemikalienfrei war. Ich hatte eine spezielle Sonde in der Nähe meines Herzens, die mich ernährte. Zu diesem Zeitpunkt nahm ich nur noch Flüssigkeit zu mir. Ich war so depressiv, dass ich sterben wollte. Ich weinte Tag und Nacht. Ich wurde noch allergischer auf Menschen und bekam extra Sauerstoffzufuhr, um die Atmung zu unterstützen. Ich verbrachte zwei Wochen im Krankenhaus und weitere zwei Wochen in ambulanter Behandlung. Es war ein Albtraum!

Während ich in Dallas war, erzählte mir jemand von einem anderen Umweltkranken, der durch eine Gemeinde, die Pleasant Valley Church hieß, geheilt worden war. Pleasant Valley benutzte Gebet und die Bibel, um Umweltkranken zu helfen, Heilung zu bekommen. Gott wirkte durch sie. Ich glaubte nicht, dass ich geheilt werden würde, aber was hatte ich schon zu verlieren? Ich rief PVC von meinem Krankenhausbett an, war aber zu schwach, um länger als eine Minute zu sprechen.

Nachdem ich einen Monat lang in Dallas gewesen war, kehrte ich nach New York zurück, konnte dort aber nirgends mehr wohnen, da mein Zuhause von Rauchgerüchen verpestet war. Ich konnte auch kein Auto mehr fahren. Ich roch die Abgase und konnte dann nicht mehr atmen. Ich brauchte sogar im Auto mein Beatmungsgerät und musste die ganze Zeit eine Atemmaske tragen.

Zum Glück konnte ich bei einer sehr netten, fürsorglichen Freundin aus Connecticut bleiben, die ich über das Telefon in Dallas kennengelernt hatte. Sie hatte auch die umweltbedingte Unverträglichkeit. Ich wohnte einen Monat bei ihr, bis mein Mann eine Wohnung in Tarrytown, New York, gemietet hatte. Unsere neue Wohnung war für mich ein Gefängnis. Ich hatte vier Luftfilter, vier Ventilatoren und eine Klimaanlage, die alle ständig liefen. Und trotz der ganzen Geräte musste ich immer noch künstlich beatmet werden. Ich konnte nicht nach draußen gehen oder mit anderen Menschen zusammen sein.

Dazu kam noch, dass mein Vater im darauffolgenden Monat starb. Ich war immer noch krank und musste während der Beerdigung in einem getrennten Raum bleiben. Mein Leben war zu einem Albtraum geworden!

Dann fing ich an, bei der Pleasant Valley Church anzurufen, und sprach mit vielen wundervollen Menschen. Ich weiß, dass der Herr mich zu ihnen geschickt hatte. Viele von ihnen hatten auch viele Jahre dieselbe Krankheit gehabt und waren geheilt worden. Sie waren für mich eine Inspiration und gaben mir so viel Liebe und Hoffnung. Sie ermutigten mich, gaben mir Kraft und erzählten von der Liebe Gottes und wie sehr der Herr mich liebt. Sie gaben mir Bibelstellen zu lesen und beteten mit mir. Pleasant Valley Church hat mir der Himmel geschickt. Ich hätte es ohne sie nie geschafft. Jeder bei Pleasant Valley Church ist so liebevoll, wunderbar und ein Geschenk Gottes!

Ich wollte meine Bibel lesen und spürte so viel Kraft und Liebe vom Heiligen Geist. Mein Leben fing an, sich für immer zu verändern. Zum ersten Mal hatte ich einen Grund zu leben.

Meine Heilung geschah nicht über Nacht. Jeden Tag wuchs ich im Wort und in der Liebe Gottes. Ich wurde auch körperlich stärker. Ich war glücklich und aß Dinge, die ich seit 10 Jahren nicht mehr hatte essen können. Ich konnte wieder mit anderen Menschen zusammen sein und wieder in Läden gehen. Ich ging die Straße entlang und brauchte kein Atemgerät mehr. Ich pries und lobte Gott. Am amerikanischen Erntedankfest 1995 aß ich meinen ersten Kuchen, mein erstes Sandwich und meine erste Truthahnfüllung seit zehn Jahren. Ich war wieder am Leben! Es war der Himmel auf Erden! Ich konnte wieder Kekse, Süßigkeiten und Pizza essen. Was für ein Wunder! Ich ging ins Kino und zu einer Broadwayshow. Es war wunderbar, wieder zu leben. Aber das Beste daran war, dass ich auch in meinem Herzen geheilt worden war.

Heute lebe ich in keiner „Luftblase" mehr. Ich kann überall hingehen und alles essen. PREIST DEN HERRN! Ich ging in die Innenstadt von New York und begegnete dort Tausenden von Menschen. Ich konnte an einem Gottesdienst am Times Square mit 2.000 Besuchern teilnehmen, singen und Gott preisen. Es war ein Vorgeschmack auf den Himmel.

Ich danke Gott für alles, was Er in meinem Leben getan hat. Ich besuche jetzt auch einen Fitnessclub und gehe täglich 5 Kilometer. Gott hat mein Herz geheilt, und ich weiß, dass ich diese Krankheit hatte, veränderte für immer mein Leben. Ich habe so viele nette Menschen durch diese Krankheit kennengelernt. Ich habe auch festgestellt, dass ich in meinen Kämpfen nicht alleine war. Ich weiß, dass Angst das größte Problem bei dieser Krankheit ist. Man kann sie aber durch Gottes Liebe besiegen. Ich konnte einige der mit dieser schrecklichen Krankheit zusammenhängenden Ängste loswerden. Je stärker ich in der Liebe Gottes werde, desto geringer werden meine Ängste. Ich weiß, dass ich mich auch in schwierigen Zeiten auf den Herrn verlassen kann. Jesus sagte: „Ich will dich nicht aufgeben und dich nicht verlassen." Und Er hat Sein Versprechen gehalten. Ich danke Gott, dass Er mir mein Leben zurückgegeben hat – sogar ein noch besseres Leben als zuvor.

Die Bibelstelle, die mir am meisten geholfen hat und an der ich mich festgehalten habe, war 2. Timotheus 1,7 (NLB): „Denn Gott hat uns nicht einen Geist der Furcht gegeben, sondern einen Geist der Kraft, der Liebe und der Besonnenheit". Der Herr hat wirklich ein Wunder an mir vollbracht. Ihm gebührt alle Ehre! Er vollbrachte dieses Wunder, weil ich ein Kind Gottes war. Gottes Verheißungen sind wahr. In 2. Samuel 22,30 steht: „Denn mit dir erstürme ich einen Wall, mit meinem Gott springe ich über eine Mauer." Er kann auch das gleiche Wunder für Sie vollbringen. Ich freue mich darüber, endlich einen Grund zum Leben zu haben. Ich möchte einfach nur jedem von der Kraft der Liebe Gottes erzählen! AMEN!

K.B., Tarrytown, New York, USA

MCS/EI-Zeugnis

Ich schreibe euch, um euch für eure Hingabe an Gott zu danken und euch zu sagen, wie sehr ich die Zeit schätze, die ihr so bereitwillig damit verbringt, mir und anderen Menschen, die ihr nicht einmal kennt, zu helfen.

Gott hat mir durch euch das Leben gerettet, und dafür bin ich sehr dankbar. Ich hatte 6 Jahre MCS, nachdem ich für eine Ortsverwaltung gearbeitet hatte, deren Büro in einem feuchten und schimmligen Keller lag, in dem sogar Frösche wohnten. Mir wurde gesagt, dass die Feuchtigkeit mein Immunsystem ausgeschaltet und dadurch die Krankheit verursacht hätte. Ich verlor meine Arbeit, ging zu jedem Arzt und den Rest der Geschichte kennen Sie bestimmt – nichts funktionierte, und ich bekam keine Entschädigung. Ich betete und las in meiner Bibel, doch gesund wurde ich nicht. Ich war verzweifelt und auf alles allergisch, was einen Geruch hatte: Dieselkraftstoff, Kunststoffe und meinen Hund. Wenn mich meine 20 Jahre alte Tochter besuchen wollte, musste sie sich umziehen, da ihre Kleider nach Waschmittel rochen, und sich ihre Haare mit einem nicht parfümierten Shampoo waschen. Mein 15 Jahre alter Sohn konnte auch kein Parfüm tragen, was Jugendliche in seinem Alter gern tun, und wenn seine Freunde vorbeikamen, musste ich im Garten sitzen. Ich verbrachte 18 Monate lang im Flur, da wir eine neue dreiteilige Sofagarnitur gekauft hatten und der Geruch mich krank machte. Ich werde sie nicht mit dem Rest langweilen. Ich wusste, dass mein Verhalten eine Gebundenheit darstellte, verstand aber die Wurzeln nicht und woher das alles kam. Der Kontakt zu den Mitgliedern meiner Gemeinde brach ab, da ich nicht mehr in den Gottesdienst gehen konnte und sie meine Probleme nicht verstanden. Daher fühlte ich mich richtig isoliert und manchmal auch sehr verzweifelt.

An einem sehr verzweifelten Tag schaute ich mich im Internet um und stieß auf euer Buch. Ich bestellte euer Buch, und was ich bis jetzt erzählt habe, ist nun Geschichte. Ich habe buchstäblich mein Leben zurückbekommen. Ich bin noch nicht zu 100 % wieder gesund, aber ich fühle mich im Vergleich zu früher besser. Ich hatte den klassischen Fall eines gebrochenen Herzens, obwohl ich meinem Vater schon vor Jahren vergeben hatte. Er war ein liebloser Vater, der mich im Alter von 5 Jahren für eine Affäre verlassen hatte (viele Jahre später heiratete er diese Frau dann auch). Und obwohl wir regelmäßigen Kontakt hatten, war er kalt, kontrollierend und gefühllos und erwartete immer, dass ich bei den Klassenbesten war (ich war immer bei den schlechtesten). Als Kind hatte ich schweres Asthma, eine Bronchitis und schwere Erkältungen und verpasste so fast meine ganze Schulzeit. Gott heilte mein Asthma, als ich mich vor 20 Jahren bekehrte.

Ich fühlte mich nie verlassen, da ich eine sehr liebevolle Mutter hatte. Doch es ging ihr schrecklich, da sie sich finanziell und emotional mit einem kranken

Kind und meiner 14 Jahre alten Schwester auseinandersetzen musste. Mein Vater und meine Mutter hatten zusammen ein Geschäft, das sie mit aufgebaut hatte, jedoch hatte er kein Problem damit, ihr nur einen kleinen Betrag für ihren Anteil auszubezahlen und selbst ein Leben in Saus und Braus zu führen. Mein Vater lebte die meiste Zeit im Ausland. Ich hatte keine starke Bindung zu ihm, er wusste selbst, dass er sich immer mit jedem verkrachte. Wenn ich ihn nicht zufriedenstellte, telefonierte er nicht mit mir oder schrieb nicht mehr. Einmal benutzte ich seine Wohnung, und er warf mir dann fälschlicherweise vor, die Sonnenliege draußen vergessen zu haben. Für dieses Vergehen sprach er 4 Jahre nicht mehr mit mir und erzählte jedem, dass ich nicht mehr mit ihm sprechen würde. Geschichten dieser Art könnte ich noch viele erzählen. In den Ferien musste ich ihn immer besuchen gehen, und seine Stimmungsschwankungen waren schrecklich. Mein Vater war und ist eine sehr schwierige Person, die aber auch sehr charmant sein kann.

Vor 10 Jahren im Alter von 80 kam mein Vater nach England zurück und entschloss sich, im hohen Alter eine Familie zu haben. Er lebte 30 Autominuten entfernt, so nah hatten wir noch nie zusammengewohnt. Seine Frau ist letztes Jahr bei ihm Zuhause nach einer schlimmen Krankheit gestorben. Meine Schwester und ich halfen beiden durch diese schwere Zeit hindurch. Zum Glück hatte ich euer Buch schon gelesen und befand mich bereits im Heilungsprozess, da ich sonst die vielen Probleme mit meinem Vater nicht hätte bewältigen können. Es hat meinen Prozess der Heilung jedoch etwas verlangsamt, aber ich glaube, dass der Herr einen Grund dafür hatte. Jetzt möchte er wieder Kontakt mit meiner Schwester und mir haben, da er keine Frau mehr hat, die er schlecht behandeln kann. Er sagt uns keine sehr schönen Dinge und versucht ständig, uns gegeneinander auszuspielen. Meine Tochter hat von diesem Brief erfahren und möchte euch auch sehr herzlich danken. Sie hatte verschiedene Probleme mit Lebensmittelallergien, doch inzwischen geht es ihr schon viel besser.

Gott gab mir den Impuls, euch zu schreiben, um euch zu ermutigen, obwohl ich weiß, dass ihr täglich viele Briefe mit Heilungsgeschichten bekommt. Ich bin so dankbar, dass ihr des Herrn Werk trotz vieler Schwierigkeiten fortgeführt habt. Ich habe euer Buch *Der herausragende Weg* noch einmal gekauft, um es an andere weiterzugeben. Ich habe es auch dem Pfarrer der Gemeinde gegeben, die ich jetzt besuche, und er sagte, es sei gut fundierte Lehre. Ich würde anderen gerne die Hilfe geben, die ich erfahren habe. Ich werde weiterhin versuchen, dieses Buch so vielen wie möglich zu geben, damit auch ihnen geholfen werden kann.

Alles Liebe und vielen Dank an euch und euer Team, dass ihr meiner Familie wieder ein lebenswertes Leben gegeben habt.

A.J., Dorset, England

Geheilt – multiple Persönlichkeitsstörung und viele andere Krankheiten!

Eine der Krankengeschichten aus diesem Buch wurde zur Hauptsendezeit in der TBN-Fernsehsendung „A Night of Mircales“ [Eine Nacht der Wunder] gesendet. Darin wurden einige der Krankheiten nachgestellt. Das Fernsehteam ging nach San Francisco zu dem Haus, in dem die Frau gelebte hatte und die Wände des Zimmers mit Plastikfolie ausgekleidet waren. Das Fernsehteam stellte ihr Leben und ihre Heilung nach. Bevor sie 1989 in San Francisco gerettet wurde, lebte sie in einem mit Plastikfolien ausgekleideten Zimmer. Sie versuchte Bücher in einem speziellen, dem Fenster zugewandten Glaskasten zu lesen. Das Buch musste sie mit Handschuhen umblättern, da sie allergisch auf dessen Leim und Druckerschwärze war. Sie konnte nur noch zwei Lebensmittel essen. Sie war 56, als sie zu uns kam, und seit zwölf Jahren ist sie geheilt. Sie ist jetzt ein aktives Mitglied unseres Teams, sieht aus wie dreißig und wurde von siebzehn unheilbaren Krankheiten geheilt. Gott gebrauchte uns, um sie zu retten, zu heilen und zu befreien, und heute bekämpft auch sie das Reich des Teufels. Was Gott für den einen getan hat, wird Er auch für andere tun. Nachfolgend sind einige der Krankheiten, die Gott bei ihr heilte, aufgeführt – diese Krankheiten wurden medizinisch dokumentiert. Heute hat sie keine dieser Krankheiten mehr:

Multiple Chemische Sensibilität (sie reagierte auf alles). Sie war allergisch auf alle Lebensmittel und Chemikalien, diese lösten bei ihr anaphylaktische Anfälle aus, bei denen sie fast erstickt wäre. Einmal musste sie nackt bleiben, da sie noch nicht einmal Kleider aus weißer Baumwolle vertragen konnte. Sie hatte ein Lebensmittel, auf das sie nicht so stark reagierte, und musste in einem mit Plastikfolien ausgekleideten Zimmer in den Bergen oder nah am Meer leben. Sie brauchte Sauerstoff und Adrenalin, um überleben zu können, und befand sich zehn Jahre lang in diesem Zustand. Sie hatte elektromagnetische Hypersensibilität, d.h. sie war allergisch auf Elektrizität. Sie bekam herzanfallähnliche Symptome und einen Schwächeanfall. Man konnte keine 20 Watt-Glühbirne in ihrer Umgebung anschalten. Im Winter konnte man keine elektrische Heizung benutzen.

Sie hatte Immunstörungen, invertierte Helferzellen, einen anormal erhöhten C3-Komplement-Faktor von 212 (normal ist 70 bis 176). Die gesamthämolytische Komplementaktivität lag unter 20 (normal ist 70 bis 150). Die B-Lymphozyten-Zellzahl von 176 war niedrig, ebenso die T-Lymphozyten-Zellzahl von 700 (normal ist 1000 bis 2500). Bei ihr wurde ein atypisches organisches Hirnsyndrom festgestellt, größtenteils in der rechten Hirnhälfte. Dies beeinflusste das limbische System, den Hypothalamus und den rechten Frontallappen. Sie hatte Dyslogie mit Kurzzeitgedächtnisverlust und Aphasie. Ihr IQ senkte sich innerhalb von zehn Jahren um 25 Punkte durch Elektroschocktherapien und Komaphasen. Ihr IQ ist jetzt wieder normal.

Sie hatte Gleichgewichtsstörungen mit Verlust des Gleichgewichts und fiel mehrmals am Tag hin. Sie hatte Hyperparathyreoidismus, Hypothyreose, ein primäres Kalziumleck in den Nieren (seltene Nierenkrankheit). Sie hatte sekundären Östrogenmangel aufgrund einer totalen Hysterektomie, multiple Fibrome und präkanzeröse Zysten in beiden Eierstöcken sowie eine Arthrose der Hals- und Lendenwirbelsäule mit einer Verengung der Abstände zwischen den Wirbeln C5/C6/L5-S1 – dies erforderte Stützbänder, Distraktion, Demerol® und Krankenhausaufenthalte.

Sie hatte Leukopenie, Neutropenie, sekundäre Nierendysfunktion aufgrund vorherigen Nierenversagens, brauchte Hämodialyse und lag einen Monat im Koma. Sie hatte 10 Jahre lang eine chronisch hohe Blutsenkungsreaktion, was auf eine Entzündung im Körper hinwies. Sie hatte positive IgE-/Rast-Tests auf herkömmliche Allergien seit der Kindheit, ganzjährige allergische Rhinitis durch Staub, Schimmelpilze, Tierhaare, einige Lebensmittel und Bienenstiche.

Bei ihr wurden auch psychische Krankheiten festgestellt wie Schizophrenie, paranoide katatonische Schübe, seit 1962; manische Depression, wiederkehrende Depression, seit 1976. Multiple Persönlichkeitsstörung: Sie hatte 14 verschiedene Persönlichkeiten, seitdem sie 5 Jahre alt war. Chronische Suizidgedanken und Suizidversuche seit ihrer Kindheit (mit 8 Jahren). Magersucht und Bulimie; sie musste ins Krankenhaus eingewiesen werden und über eine Magensonde ernährt werden; begonnen hatte dies 1964. Oben Genanntes beinhaltete außerdem Zwangsneurosen sowie unkontrollierbare Angst und Panikstörungen.

Chronisch generalisierte Myositis, diffuse Gelenkschmerzen, Sehnenscheiden- und Schleimbeutelentzündungen und schwere chronische Blasenentzündungen.

Und heute ist sie völlig befreit von all diesen Krankheiten.

A.H., Georgia, USA

Virusbedingte Gewächse verschwunden!

Mein Mann und ich nahmen am *Be In Health*™-Sonntagabendunterricht teil. Ich habe mich beim Project 7000 angemeldet und werde wahrscheinlich weitere Formulare usw. benötigen, da mich viele Menschen ansprechen und um Gebet usw. bitten.

Etwas Dramatisches ist während der Lehreinheit über Okkultismus und Yoga passiert. Als die bösen Geister im Zusammenhang mit Yoga ausgetrieben wurden, knackte etwas in meiner unteren Wirbelsäule und schüttelte meine ganze Wirbelsäule durch. Es fühlte sich an wie elektrische Impulse. Ich dachte mir nur: „Wow, das fühlt sich toll an!!“ Am nächsten Morgen stand ich auf und stellte fest, dass ich zum ersten Mal seit 35 Jahren keine Schmerzen im unteren Rückenbereich hatte. Dann erinnerte ich mich, dass ich zu jener Zeit einer New Age-Gruppe angehört hatte und viel mit Chakras und Kundalini zu tun hatte. Das Fazit lautet, dass ich seit dem Befreiungsdienst, der für alle Teilnehmer im Unterricht am 9. November 2004 durchgeführt wurde, keine Schmerzen mehr habe.

Als ich nach Hause kam, verschwanden auch alle Gewächse auf der Haut an meinem Nacken innerhalb von einer Woche. Auch die auf meinem Rücken sind entweder grau geworden und abgefallen oder so verschwunden. Bevor ich zur Pleasant Valley Church gekommen war, hatte mein Arzt mir erklärt, dass diese Gewächse virusbedingt seien und man nichts dagegen unternehmen könnte. Ich habe jetzt keinen Virus mehr! Mein Immunsystem fängt wieder an, richtig zu funktionieren.

Anfang März ließ ich mein Blut wieder testen, um herauszufinden, ob ich noch Avandia® (diabetisches Medikament) brauchte. Mein Arzt sagte mir, dass mein Cholesterinspiegel sich so sehr verbessert habe, dass ich kein Lipitor® mehr bräuchte. Und jetzt hoffe ich, dass ich die Medikamente aufgrund der Schilddrüsentherapie als nächstes nicht mehr benötige. Übrigens schrumpfen auch meine Hämorrhoiden ... ich will nicht zu anschaulich werden ... doch es ist für mich sehr wichtig, da ich sie schon seit 45 Jahren habe.

Ich glaube, ich bin eine voranschreitende Erfolgsgeschichte. Ich möchte euch und dem Team sehr herzlich danken, die ihr so selbstlos mir und allen anderen geholfen habt. Oftmals höre ich eine Stimme zu mir sagen: „Setz dich damit auseinander."

S.B., Tacoma, Washington, USA

Vaterliebe

Mein ganzes Leben lang habe ich dem Geist der Lieblosigkeit meiner Eltern usw. gedient. Ich erkenne so sehr Gottes Gnade auf meinem Leben – SEINE große Gnade und auch Treue. Ich weiß jetzt, dass ER mich so liebt, wie ich bin, und dass ich jetzt „Papa" gefunden habe. Zum ersten Mal in meinem Leben habe ich einen echten Papa. Ich bin Gott so dankbar, dass Er mich in SEINE Freiheit gebracht hat und mich von der Gefangenschaft dieses bösen Geistes befreit hat. Jetzt kann ich wirklich in der „Liebe des Vaters" dienen, obwohl ich das auch schon vorher getan habe. Doch jetzt habe ich SEINE Fülle. Ich bin in SEINER Liebe zu Hause. Mein ganzes Leben habe ich nach Seiner Liebe gesucht. Jetzt habe ich sie! *Danke Jesus*!

J.C., Minnesota, USA

Ischias geheilt

Ich wurde von einem Freund im August 2004 zur Pleasant Valley Church eingeladen. Ich hatte zuvor weder von dieser Gemeinde gehört, noch das Buch *Der herausragende Weg* von Pastor Henry Wright gelesen.

Ich hatte in meiner linken Hüfte und meinem linken Bein so starke Ischiasschmerzen, dass ich kaum gehen konnte. Um nachts schlafen zu können, musste ich bereits seit etwa 6 Monaten Schmerzmittel (Tylenol PM®) nehmen. Oft ging ich zum Chiropraktiker. Doch es half nichts. Ich befasste mich mit alternativer Gesundheitspflege, aß Reformkost und nahm Vitamin- und Lebensmittelergänzungen, um meine Gesundheit wiederherzustellen bzw. aufrechtzuerhalten. Da ich älter wurde, bekam ich immer mehr Angst, dass ich im Alter verkrüppelt und krank sein würde.

Ich hatte auch Refluxösophagitis und einen Zwerchfellbruch und musste auf 3 Kissen aufgebockt schlafen.

Am zweiten Tag des *For My Life*™-Programms bei der Pleasant Valley Church wurde ich vom Ischiassyndrom geheilt. Seitdem habe ich, wie wir es gelernt haben, die Lehre angewendet, und bin eine Krankheit nach der anderen losgeworden. Ich habe mir mein Leben zurückgenommen.

Ich bin Gott dankbar, dass Er mich zur Pleasant Valley Church gebracht hat.

S.G., Sulphur, Los Angeles, USA

Toxisches Psychosyndrom und satanisch-rituelle Misshandlung

Vor 3 Jahren führte mich Gott von meinem Zuhause in Colorado nach Georgia. Im vergangenen Dezember wurde ich nun aufgrund von Pestiziden und giftigem Schimmel erwerbsunfähig. Zunächst dachte ich, dass Satan mich hierher gebracht hatte, da meine Gesundheit zerstört, ich an Krebs erkrankt war und mein Hund an Krebs starb, bis ich im April zu diesem Dienst kam. Dann stellte ich fest, dass ich hierher gebracht wurde, damit ich durch diesen Dienst von satanisch-ritueller Misshandlung befreit werde. Ich nahm während zwei aufeinanderfolgenden Wochen am *For My Life*™-Programm teil. Meine kognitive Leistungsfähigkeit hat sich verbessert. Meine Freunde stellten auch gleich fest, dass ich wieder besser denken kann (ich hatte u. a. ein toxisches Psychosyndrom). Ich stellte fest, dass ich wieder mehr Energie hatte. Es geht nicht über Nacht, doch geht es mir täglich besser. Ich bin dankbar für eure Lehre, euren Dienst und meine Befreiung.

Ich bin auch dafür dankbar, dass die Gedanken in meinem Kopf über mich selbst freundlicher und liebvoller geworden sind. Preist Gott! Auch sind „meine" Gedanken über andere von mehr Mitgefühl geprägt. Ich bin euch allen so dankbar für euren Dienst.

L.G., North Branch, Minnesota, USA

Gicht, Bluthochdruck und zu hoher Cholesterinspiegel sind weg

Meine Frau ging als erste zur Pleasant Valley Church. Seit sie im September 2001 dorthin ging, habe ich viele Heilungen in ihrem Leben beobachtet. Ich entschloss mich dann auch, hinzugehen und an meinen Problemen zu arbeiten. Im Sommer 2002 waren wir zusammen in Pleasant Valley. Im Februar 2004 besuchte ich dann alleine *For My Life*™. Ich hatte Bluthochdruck, Gicht, Übergewicht (131 kg) und einen zu hohen Cholesterinspiegel, zudem machten mir mein Aberglaube aus meiner Kindheit und seelische Verletzungen zu schaffen, die schon viele Jahre zurücklagen.

Über die letzten 6 Monate hinweg war ich regelmäßig beim Arzt und habe meinen Bluthochdruck und meine Blutwerte überprüfen lassen. Der Bluthochdruck ist geheilt. Ich ernähre mich richtig (intelligenter) und habe 32 kg abgenommen (jetzt wiege ich 99 kg). Ich habe keine Gicht mehr, und auch der Cholesterinspiegel ist gesunken. Ich nehme anstelle von 5 Medikamenten nur noch eines (800mg-Tablette Ibuprofen zweimal täglich). Ich bin auch bereit, andere Dinge, die der Herr mir zeigt, in Angriff zu nehmen und zu verlassen (Walk-out).

T.H., Durant, Florida, USA

Keine Krampfanfälle mehr!

Ich hatte seit meinem 13. Lebensjahr Krampfanfälle (22 Jahre lang). Ich wurde bei der Pleasant Valley Church befreit. Bevor ich nach Pleasant Valley ging, hatte ich 50 Krampfanfälle am Tag und war 24 Stunden lang wach. Die Ärzte fanden nie das richtige Medikament. An der Emory-Universität wollte man 3 Untersuchungen mit mir durchführen. Doch ich wollte zu Pleasant Valley gehen. Ich las das Buch und wurde von vielen Dingen geheilt.

Ich bin auch ein Lobpreisleiter und habe festgestellt, dass mich die Krankheit in meinem Dienst behinderte. Jetzt stehen mir viele Türen offen.

Preist Gott, dass ich keine Krankheit mehr habe.

A.R., Dalton, Georgia, USA

Heraus aus Süchten

Ich bin zur Pleasant Valley Church gegangen und wusste, dass ich süchtig war. Ich war mir ebenso bewusst, dass ich mich auch mit anderen Bereichen meines Lebens auseinandersetzen musste. Die Sünde, der ich mich jahrelang hingab, war Begierde, Pornographie und Masturbation. Nach diesem Wochenseminar bei euch gehe ich mit dem Wissen, dass Gott mich liebt. Er möchte, dass ich frei bin. Er lehnt mich wegen meiner Sünde nicht ab. Durch Seine Liebe gibt es Hoffnung, dass ich siegreich sein werde. Wenn ich meinen Weg in die Freiheit weiter beschreite und Gottes Liebe empfange, werde ich mich und andere wieder lieben können. Meine Frau hat um die Scheidung gebeten. Während ich hier war, konnte ich sie loslassen. Ich mache einen Tausch mit dem Herrn – meine billigen Perlen für das Original.

K., Monroe, Georgia, USA

Sepsis geheilt

Vielen Dank für all eure Hilfe!

Der Cousin meines Mannes lag mit einer Sepsis im Koma. Die Ärzte hatten alle Hoffnung aufgegeben. Er ist erst 24 Jahre alt. Innerhalb von zwei Tagen, in denen wir beteten, was euer Dienst mir auftrug, und in denen wir die Krankheit zurückwiesen, konnte er wieder aufrecht sitzen und sprechen. Drei Tage später konnte er geheilt wieder nach Hause gehen! Man hatte uns gesagt, dass er viele Probleme bekommen würde, wenn er wieder aus dem Koma erwacht, doch heute ist er wieder vollkommen gesund!!

PREIST DEN HERRN!!! Vielen Dank nochmal!!!

G.S.

Arthritis geheilt

Meine Arthritis in beiden Knien und meinem unteren Rücken wurde geheilt!

C.V., Marietta, Georgia, USA

Legasthenie, chronische Infektionen, ADS verschwunden

Als wir im Juni (2003) nach Pleasant Valley kamen, hatte ich seit 15 Jahren das chronische Erschöpfungssyndrom, war allergisch auf Chemikalien, Lebensmittel und meine Umwelt, kämpfte mit ADS, Dyslexie [Legasthenie], Schlafstörungen, chronischen Entzündungen der Augen, Ohren und Scheide, hatte Angst vor Menschen, mir selbst und dem Leben! (Egal was, ich hatte Angst davor!) Ich hasste mich selbst und alles an mir! Ich litt an den Folgen zahlreicher Traumata während meiner Kindheit und meines Erwachsenenlebens.

Meine Heilungen waren ein Prozess, der sich über das letzte Jahr erstreckte. Wir waren noch weitere 5 Mal (insgesamt 5 Wochen) bei Pleasant Valley, und jedes Mal entfernte Gott eine weitere Schicht meiner „Zwiebel". Ich glaube fest, dass Gott, als Er mich nach Pleasant Valley brachte, mich schon darauf vorbereitet hatte, Sein Wort, Seine Wahrheit und Seine Heilung zu empfangen. 23 Jahre lang hatte ich um mein Leben gekämpft, versucht gesund zu werden und alles Mögliche unter der Sonne ausprobiert. Ich hatte immer geglaubt, dass Gott mich nicht erschaffen hatte, um krank zu sein, und dass Er mich heilen konnte und auch heilen würde. Aber meine Frustration wuchs mit jeder neuen Methode, die ich ausprobierte, und das an sich war schon anstrengend genug.

Im November 2002 kam unsere damals 26 Jahre alte Tochter aus England zurück, wo sie ihren Master in Physik machte, und war sehr krank. Sie litt unter Fibromyalgie, ADS, manischer Depression und den emotionalen Qualen als Folge einer Vergewaltigung im Alter von 16 Jahren. Im April waren wir sehr verwirrt, nachdem wir wieder alles ausprobiert hatten, was die Welt zu bieten hatte. Wir beteten und glaubten, dass Gott mit einem Wunder eingreifen würde. Ich hatte zwar *Der herausragende Weg* auf einer christlichen Konferenz gekauft, doch zogen wir zu dieser Zeit um, und es wurde in einem Karton weggepackt. Als ich für meine Tochter betete, erinnerte ich mich an das Buch. Sie las es, rief Pleasant Valley an, ging im Mai 2003 krank dorthin und kam *gesund* wieder nach Hause – das war die erste Phase. Im September ging sie erneut eine Woche zu Pleasant Valley. 2 Wochen danach ging sie nach London zurück, um ihren Doktor der Physik zu machen, und heute geht es ihr gut – *keine Medikamente* mehr und keine Krankheit.

Als wir gesehen hatten, was Gottes Wort durch die Lehre von Pleasant Valley für unsere Tochter vollbracht hatte, musste ich auch hingehen!

Heute bin ich von chronischem Erschöpfungssyndrom, ADS, Dyslexie, Ängsten, Infektionen und allen Allergien geheilt. Durch die Lehre über Gottes Vaterliebe und das Studieren des Wortes Gottes kann ich mich jetzt wieder selbst lieben – sowie meinen Schöpfer, meine Familie und andere Menschen. Ich bin *nicht mehr* die 54 Jahre alte Frau, die vor einem Jahr nach Pleasant Valley gefahren ist. Ich bin wahrlich eine *„neue Kreatur"*, und mir ist bewusst, dass ich jetzt zu der neuen Kreatur werde, die Gott seit Grundlegung der Welt für mich beabsichtigt hatte.

Ich bin Gott für Seine Gnade und Güte sehr dankbar, dass Er mich während dieser 23 Jahre nicht geheilt hat, da Er, wenn Er es getan hätte, alle meine Sünden, die für die Krankheit verantwortlich waren, stillschweigend hingenommen hätte.

Ja, es war harte Arbeit, und es ist ein Prozess. Doch ist es *viel* schlimmer, jede Minute mit körperlichen, emotionalen und geistlichen Qualen zu verbringen. Gott hat uns Werkzeuge für die Freiheit an die Hand gegeben. Er möchte, dass alle seine Kinder frei sind, und Er macht keinen Unterschied zwischen seinen Kindern!

Hat das alles mein Leben und das meiner Familie verändert? Jedes unserer 3 Kinder hat Heilung erfahren, lässt sich dienen und/oder dient selbst. Mein Mann und ich haben im vergangenen Jahr mehr als 200 Bücher verkauft oder verschenkt, viele dieser Menschen sind dann selbst nach Georgia gefahren und haben ihre Reise zur Heilung angetreten. Wir dienen und lehren, wann immer es uns möglich ist. Wie könnten wir das nicht tun? Gott hat uns *so* viel gegeben, wir *müssen* es andere wissen lassen und ihnen dienen, damit sie Seine Liebe und Freiheit erfahren.

B.K., Liberty Township, Ohio, USA

Von Panikattacken und Rückenschmerzen geheilt!

Ich bin vor etwa 31 Jahren Christ geworden. Zu jener Zeit hatte mein Leben eine so wundersame Wendung genommen, dass sich dadurch noch vier weitere Mitglieder meiner Familie bekehrten. Ich habe all die Jahre mein Bestes gegeben, Christus nachzufolgen und Seinen Plan für mein Leben zu finden, doch vermisste ich all die Jahre immer etwas. Ich konnte im Bereich von Stress und Sorge nie den Sieg erringen. Über die Jahre verlor ich auch die Freude über meine Errettung. Ich suchte nach der Wahrheit und konnte sie einfach nicht finden. Wir wissen alle, dass Satan gekommen ist, um zu stehlen, zu töten und zu zerstören. Er stahl nicht nur meine Freude, sondern zerstörte auch meine Gesundheit. Mehrere Vorfälle in den 1990er Jahren innerhalb meiner Familie lösten bei mir viel Stress und Angst aus. Ich musste miterleben, wie mein Neffe (der für mich mehr wie ein Bruder war) an einem schrecklichen Gehirntumor starb, um nur einen dieser Vorfälle zu nennen. Ich betete zu Gott, dass Er Ihn heilen möge und suchte alternative Heilungsmethoden. Ich stellte sicher, dass es Christen waren, die diese alternativen Methoden ausübten. Ich dachte, es wäre der richtige Weg, da die Schulmedizin versagt hatte. Doch 1994 starb er an Krebs, und ich konnte einfach nicht glauben, dass er nicht geheilt wurde. Ich war mir sicher gewesen, dass Gott Ihn heilen würde. Ich muss zugeben, dass mein Glaube dadurch erschüttert wurde. Ich kannte damals weder geistliche Wurzeln von Krankheit noch Blockaden für Heilung.

Ich bekam immer mehr Probleme mit Panikattacken und zog mich von allem, was ich liebte, und von Menschen, mit denen ich gerne zusammen war, zurück. Ich betete zu Gott, dass Er mich heilen möge. Ich betete für eine Gemeinde, die ECHT war, für die Wiederherstellung der Freude über meine Errettung und für die Erneuerung meines Geistes. Ich fiel immer tiefer. Ich hatte Gott mindestens 5 Jahre lang um eine Antwort angefleht, als Er meinem Mann und mir durch eine Prophetie sagte, dass Er alles wiederherstellen würde, was Satan uns geraubt hatte.

Kurz darauf rief mich eine Freundin aus Atlanta an und bat mich, ihr von unserem Heilungsdienst in Thomaston zu erzählen. Ich sagte ihr, wir hätten keinen. Sie sagte: „Ich lese gerade ein Buch mit dem Titel *Der herausragende Weg* von einem Mann aus Thomaston!“ „Thomaston?“ fragte ich. Das war meine Heimatstadt. Wir waren erst vor ein paar Jahren wieder hergezogen und ich hatte keine Ahnung, dass wir einen Heilungsdienst in der Nähe hatten. Ich sagte meiner Freundin, dass ich dort hingehen und mir das einmal anschauen würde. Und der Rest der Geschichte ist phantastisch. In dem Augenblick, als ich den Gottesdienstraum betrat, wusste ich, dass dies die Gemeinde war, um die ich gebeten hatte. Ich wusste, dass dies die Antwort auf meine Gebete war.

Ich nahm am *For My Life*™-Programm teil und fand dic Wahrheit, nach der ich gesucht hatte. Es war unglaublich! Ich wurde von meinen Angststörungen und Panikattacken geheilt und muss kein Klonopin® mehr nehmen! Während dieser einen Woche gab Gott mir etwas, worum ich Ihn noch nicht einmal gebeten hatte. Ich hatte 1980 einen Autounfall und verletzte mir die rechte Hüfte. Ständig hatte ich Schmerzen. Ich bekam Physiotherapie und war viele Jahre lang beim Chiropraktiker. Ich hatte viele Behandlungen bekommen, die alle nichts halfen. Der Schmerz war so stark, dass ich nachts nicht auf meiner rechten Seite schlafen konnte. Während der einen Woche beim *For My Life*™-Programm stellte ich fest, dass ich keine Schmerzen mehr in meiner Hüfte hatte. Ich konnte es nicht glauben! Konnte das wirklich wahr sein? Ich hatte diese Schmerzen seit über 20 Jahren gehabt! Die Schmerzen kamen nie wieder zurück. Ich habe aus erster Hand erfahren, was passiert, wenn der Geist und die Seele mit Gottes Wort wieder übereinstimmen, DER KÖRPER FÄNGT AN, SICH SELBST ZU HEILEN, so wie Gott es gewollt hat! Das war eine tolle Zugabe!

Mein Mann und ich sind dem Herrn für den Segen, den wir als Folge davon erfahren dürfen, dass wir die Lehre gehört haben und auf unser Leben anwenden, seitdem wir zur Pleasant Valley Church gehen, so dankbar. Das war das fehlende Glied auf meinem Weg mit Christus. Ich kann wahrlich sagen, dass ich zum ersten Mal in meinem Leben Freiheit von Angst erlebt habe.

M.T., Georgia, USA

Geheilt von ITP!

Im September 2000 bemerkte ich unerklärliche rot-lilafarbene Punkte auf meinen Knöcheln und Füßen. Nachdem ich mehrere Tage gebetet hatte, ging ich am Freitag zum Arzt und fand heraus, dass ich fast keine Thrombozyten in meinem Blut hatte. Eine Aufgabe der Thrombozyten ist es, das Blut in den Blutgefäßen zu halten, im Bereich meiner Füße drang mein Blut jedoch aus den Blutgefäßen. Wäre ich am Freitag nicht zum Arzt gegangen, hätte ich wahrscheinlich den Montag aufgrund innerer Blutungen nicht mehr erlebt.

Die Diagnose lautete Immunthrombozytopenie (ITP), eine chronische Autoimmunkrankheit der Thrombozyten ohne einen offensichtlichen Grund. Das Immunsystem, was mich eigentlich beschützen sollte, vernichtete meine Thrombozyten! Die Mediziner kannten keine Ursache, kein Heilmittel außer der Entfernung der Milz (das krankhafte Organ), und man sagte mir, dass ich, da ich vor ungefähr 20 Jahren auch Morbus Crohn hatte, in Zukunft auch eine weitere Autoimmunstörung/-krankheit bekommen würde.

Ich beschloss, meine Organe zu behalten und mich nicht operieren zu lassen, sondern lieber unter „Hausarrest“ zu bleiben – damit ich mich nicht verletzte. 6 Wochen lang nahm ich eine hohe Dosis Prednison® ein (es dauerte jedoch 4 Monate, bis das Medikament abgesetzt werden konnte), obwohl ich einige der Nebenwirkungen kannte. Da ich nun begann zu verstehen, wie Morbus Crohn und ITP funktionieren, konnte ich erkennen, dass es einen geistlichen Grund dafür geben musste, dass ich diese zwei Krankheiten bekommen hatte. Ich wollte Gott Zeit geben, an mir zu arbeiten. Ich glaube, ich hatte mehr Glauben daran, dass Gott meine Nebenwirkungen heilt, als dass Er ein fehlendes Körperteil ersetzt.

Bevor ich mich bekehrte, hatte ich mehrere Jahre mit Morbus Crohn zu kämpfen, manchmal mit und manchmal ohne Medikamente, und einmal musste operativ ein Abszess entfernt werden. Kurz nachdem ich mich bekehrt hatte, heilte mich Gott in Seiner Gnade und Barmherzigkeit von Morbus Crohn. (Ich hatte nun schon seit Jahrzehnten keine Symptome mehr!) Er zeigte mir, dass der Grund für Morbus Crohn eine Situation war, in der ich unterdrückt wurde und in der ich versuchte, mich zu verändern, um Liebe zu bekommen und nicht abgelehnt bzw. missbraucht zu werden.

Während meiner Behandlung mit Prednison® vermittelte Gott mir, dass Er mich durch Seine Gnade wieder geheilt habe. Der Onkologe/Hämatologe entließ mich nach 6 Monaten mit einem ordentlichen Thrombozytenwert, und laut seinen Mitarbeitern gab es noch nie jemanden mit ITP, der vor Ablauf von 2 Jahren und ohne Operation nicht mehr zur Behandlung in die Praxis kommen musste. Aber ... sie sagten, ich würde wahrscheinlich eine andere Krankheit bekommen. Jedoch wusste ich, dass Gott größer war. Daher betete ich und fragte, was die Ursache des Ganzen war. Gott zeigte mir erneut, dass ich unterdrückt worden war (dieses Mal war es eine kontrollierende „christliche" Sekte) und dass ich versucht hatte, mich zu verändern, um zu Menschen zu passen, die falsch lagen. Ich tat sofort Buße. Der letzte Bluttest damals zeigte dann wieder einen normalen Thrombozytenwert.

Gott in Seiner Liebe und Treue wusste jedoch, dass alles einen noch tieferen Grund hatte, und ließ eine Freundin mir von Henry Wrights Seminar-Hörkassetten erzählen. Nachdem ich mir die Kassetten angehört hatte, wusste ich, dass das die Antwort war. Ich ging dann 2002 nach Daytona Beach zum *Be In Health*™-Seminar. Ich saß einfach nur da, hörte mir die Wahrheit an, und Tränen liefen mir über das Gesicht, als Gott mich von der Gefangenschaft dieser Sekte befreite.

Meine zwei besten Freundinnen und ich wussten, dass wir nach Georgia gehen mussten, um mehr darüber zu erfahren. Innerhalb von 24 Stunden, während ich im Seminar der Wahrheit lauschte, enträtselte Gott all die Ungerechtigkeiten meines Leben und die der vorherigen Generationen, die mich in Gebundenheit gehalten hatten. Ich erkannte, dass ich durch meine Familie Selbsthass und Selbstablehnung mitbekommen hatte, da meine Mutter rheumatoide Arthritis (autoimmun) gehabt und sich selbst umgebracht hatte. Mein Vater starb an Krebs. Ich war offen für die Wahrheit, und Gott begegnete mir und machte mich freier, als ich je zuvor war. Gott kannte die Wurzeln, und jetzt kenne ich sie auch. Ich übernahm die Verantwortung dafür.

Ich konnte wieder Lebensmittel essen, auf die ich vorher allergisch war. Meine Hautfarbe wandelte sich zum ersten Mal, seit ich denken kann, von blass zu rosa. Meine Haare, die durch die Krankheit grau geworden waren, wurden über Nacht wieder aschblond. Als ich dann spät abends wieder nach Hause kam, erkannte mich mein 12 Jahre alter Sohn am nächsten Morgen, als ich noch schlief, nicht wieder. Sogar meine Stimme hatte sich verändert, und als ich mit Familienmitgliedern telefonierte, fragten sie mich, was passiert sei.

Als mein Mann meine Veränderungen sah, fassten wir sofort den Plan, als Familie zum *For My Life*™-Programm zurückzukehren. Sogar meine Schwester und ihr Mann kamen mit! Dann kamen Familienmitglieder von seiner Familie, weil sie die Veränderungen bei uns bemerkt hatten.

Heute leben wir in Georgia und helfen anderen, frei zu werden und ihre Beziehung mit Gott, zu sich selbst und anderen wiederherzustellen. Das Leben meiner zwei Freundinnen hat sich durch diesen Dienst auch großartig verändert: Sie haben in ein Gästehaus investiert, um Menschen einen Raum zu bieten, damit sie nach Thomaston kommen können, um ihre Beziehung mit Gott und ihre Gesundheit wiederherzustellen.

Wir haben Gott unseren gesunden Verstand und unser Leben zu verdanken, sowie das, was Er in unserem Leben durch diesen Dienst und diese liebevolle Familie von Menschen tut.

S.G., Port Saint John, Florida, USA

Buchrezensionen bei Amazon.com

Eine einfache und kraftvolle Anleitung zur Heilung

In *Der herausragende Weg* gibt Henry Wright eine klare Anleitung zur Heilung, die sowohl einfach als auch kraftvoll ist. Der Autor glaubt, dass die meisten Krankheiten geistliche Wurzeln haben und durch eine Trennung auf drei Ebenen verursacht werden. Diese lassen sich zusammenfassen als Trennung von Gott, von sich selbst und von anderen.

Geistliche Heilung beginnt damit, dass die kranke Person mit Gott und Seinem Wort in Übereinstimmung kommt, sich selbst in einer aufrichtigen Beziehung zu Gott annimmt und mit anderen Frieden schließt. Es gibt viele geistliche Blockaden für Heilung, von denen Unversöhnlichkeit die wichtigste ist.

Henry Wright betont die Krankheitsprävention und zeigt in diesem Zusammenhang die Bedeutung der Verbindung zwischen Geist, Seele und Körper auf. Ein großer Abschnitt dieses Buches ist der Erörterung einzelner Krankheiten und ihrer entsprechenden geistlichen Wurzel gewidmet.

P.K., Birmingham, Alabama, USA

Ich wurde vollständig von MCS/EI geheilt

Ich HATTE MCS/EI, eine schwere Allergie gegen die Lebensumwelt, Chemikalien, Lebensmittel, Pilze usw. Mein Leben verschlechterte sich mit jedem Tag, und kein Arzt wusste, was er mit mir tun sollte. Meine Ängste und die Krankheit schritten täglich weiter fort. Nachdem ich an einem Abend zu Gott geschrien hatte, fand am darauffolgenden Tag meine Schwester dieses Buch zusammen mit einem persönlichen Zeugnis im Internet.

Um diese Geschichte kurz zu machen: Ich kaufte mir das Buch. Gott gab mir das Geld, damit ich zu Henry Wrights Dienst nach Thomaston, Georgia, gehen konnte, wo ich für eine Woche am *For My Life*™-Seminar teilnahm. Dort lehren sie über die geistlichen Wurzeln von Krankheit anhand der Bibel (darüber handelt dieses Buch), und täglich werden die Teilnehmer angeleitet, Buße zu tun für

Sünden wie Bitterkeit, Unversöhnlichkeit, Selbsthass, Neid, Eifersucht, Süchte usw., und dann durch den Befreiungsprozess begleitet. Am zweiten Tag trug ich die Atemmaske, die ich sonst fast immer brauchte, nicht mehr! Ich begann sofort, wieder alle Lebensmittel zu essen. Mein Körper fing im wahrsten Sinne des Wortes sofort an zu heilen, ich meine wirklich sofort. Und heute, über 4 Monate später, lebe ich ein glückliches Leben, das von Freude, Lachen, Freiheit und einer tieferen Beziehung zu Gott, insbesondere zu Gott, dem Vater, erfüllt ist. Ich hatte so etwas bis zu diesem Seminar noch nie erlebt.

Dieses Buch ist sehr empfehlenswert – nicht nur für Christen. Lassen Sie sich nicht davon abhalten, frei zu werden. Durch diesen Dienst wurden schon mehr als 400 Krankheiten geheilt, und es kommen ständig neue hinzu. Dazu zählen Krankheiten wie z. B. Krampfadern, Hämorrhoiden, Depressionen, Drogen- und Alkoholabhängigkeit, Essstörungen, ADS, multiple Persönlichkeiten, elektromagnetische Hypersensibilität, chronische Müdigkeit, Fibromyalgie, Kandidose usw. Jeder, der dort wohnt und in dem Dienst mitarbeitet, wurde schon von etwas geheilt. Ihre Zeugnisse sind erstaunlich. Dort geschehen Wunder, und ich bin eines davon.

Lassen Sie sich diesen Segen nicht entgehen. Sie könnten von Diabetes, Asthma, Allergien usw. geheilt werden. Sie haben auch einen Telefondienst, wenn Sie es nicht zu einem Seminar schaffen können. Außerdem gibt es Kassetten, die Menschen Heilung bringen. Eine Person wurde von Fibromyalgie geheilt, indem sie für ihre Ängste Buße tat, nachdem sie die Kassettenreihe über Angst gehört hatte. Ich werde für diese Werbung nicht bezahlt – sondern bin nur eine glückliche, gesunde und geheilte Person, die Gott die Ehre geben möchte! Ich rühme Dich, Jesus Christus, dass Du mich zum Vater gebracht und mein Leben geheilt hast.

Leser, Leesburg, Georgia, USA

Wie in der TBN-Fernsehsendung zu sehen: A Night of Miracles

Dieses Buch über Heilung und die Suche nach Gott sollte jeder in die Hände bekommen – Ärzte, Pastoren, Christen, New Age-Anhänger, Eltern, gewöhnliche Menschen – wirklich jeder! Wir haben über die Seele-Körper-Verbindung gelesen, aber Gott sieht uns in dreifacher Hinsicht: Wir haben einen Körper, eine Seele und einen Geist. Alle drei haben Einfluss auf unsere Gesundheit und unser Leben. Danke Herr Wright, dass Sie diese Verbindung aufgezeigt haben.

Die Wahrheit in diesem Buch wird Sie verändern! Allein die Wahrheit kann Sie frei machen!

Leser, Hoboken, New Jersey, USA

Krebspatienten sollten als erstes dieses Buch bekommen

Ich wünschte, ich hätte dieses Buch gelesen, als bei mir Krebs festgestellt wurde und nicht erst 6 Jahre später. Man kann alle vorhandenen Behandlungsmethoden ausprobieren, aber wenn man sich nicht als erstes mit der „Wurzel" auseinandersetzt, die Krebs (oder andere Krankheiten) verursacht, geht man den längeren und härteren Weg auf der „Krebsreise". Henry Wrights Gedanken über Heilung durch Heiligung ergeben wirklich Sinn. Dies ist sowohl ein „medizinisches" als auch ein „geistliches" Buch, und beides ergänzt sich wunderbar, sodass es wirklich Sinn ergibt! Heilung wird in einer Art und Weise behandelt, in der sie die christlichen Gemeinden nicht thematisieren. Und ich habe dadurch sehr viel HOFFNUNG bekommen!

K.S., La Canada-Flintridge, Kalifornien, USA

Geistlich gewachsen

Dieses Buch war für mich sehr hilfreich. Es legt die Eintrittspforten offen, die Satan gebraucht, um Krankheiten, Gebrechen, Schwächen und Leiden auf uns zu bringen. Durch das Buch finden wir die tatsächlichen Ursachen, die wir im Heilungsgebet beheben können. In der Bibel steht: „Mein Volk kommt um aus Mangel an Erkenntnis..." (Hosea 4,6). Wenn man den Prinzipien dieses Lehrbuchs folgt, werden viele Menschen Heilung erfahren, die nicht verstehen, warum sie bisher noch nicht geheilt wurden. Beim Lesen dieses Buches sollten Sie ein lernwilliges Herz haben. Bitten Sie den Heiligen Geist, es Ihnen zu geben. Es IST Gottes Wille, dass Sie geheilt werden. Dieses Buch wird Ihnen zeigen, wer für Ihre Krankheit verantwortlich ist und wie Sie dagegen vorgehen können. Gott segne Sie beim Lesen.

S.F., Clarkesville, Georgia, USA

Nur was der Arzt verordnet

Dieses Buch offenbart das fehlende Teil des Seele-Körper-Puzzles. Wir müssen der Prägung durch unsere Vergangenheit nicht glauben ... wir können unser (emotionales, körperliches und psychisches) GEFÄNGNIS verlassen und müssen uns NICHT länger QUÄLEN LASSEN. Ich bin frei!

D.B., Indiana, USA

Der herausragende Weg

Dieses Buch ist ein Lebensretter. Haben Sie schon einmal Gebet, Heilung und Händeauflegen ausprobiert und wurden nicht geheilt? Haben Sie schon einmal Befreiung ausprobiert und wurden nicht befreit? Dieses Buch wird Ihnen Blockaden für Heilung aufzeigen und was Sie angehen müssen, damit Sie aus Ihrem Sumpf heraus und wieder auf die Straße der Heilung und Befreiung kommen.

B.R., Encinitas, Kalifornien, USA

Sie können geheilt werden

Die Tatsache, dass kranke Menschen in unserer Gemeinde nicht geheilt wurden, verwirrte mich sehr. Ein paar wurden geheilt, doch andere blieben krank oder starben sogar. Ich konnte nicht verstehen, warum die Gebete – und es waren viele Gebete – nicht funktionierten. Dann las ich dieses Buch, und jetzt verstehe ich es. Gott möchte heilen, aber die Sünde in unserem Leben hält uns davon ab, geheilt zu werden... Die Prinzipien in dem Buch sind leicht verständlich und können lebensverändernd sein. Die meisten Menschen kennen diese Prinzipien einfach nicht. Dieses Buch kann so viele Leben retten. Ich würde dieses Buch vor jedem anderen Buch, das ich kenne, empfehlen.

L.C., Chesapeake, Virginia, USA

Endlich frei!

Dieses Buch hat mein Leben verändert. Seit 20 Jahren bin ich eine aufrichtige Christin, dennoch konnte ich es nie verstehen, warum die heutige Kirche so ineffektiv ist. Dieses Buch erklärt es – sowie die biblischen Gründe, warum wir körperlich und emotional krank sind!

Und die Antworten sind für jedermann – Christen und Nichtchristen.

Ich habe das Buch nur gelesen, und davon sind meine schrecklichen Allergien weggegangen, die ich seit 30 Jahren versuchte loszuwerden. Seit 4 Monaten hatte ich keine Allergien mehr! Auch mein Mann, der seit dem Alter von 19 an einer rheumatoiden Arthritis litt, wurde von seinen Schmerzen befreit!

Noch eine Bemerkung an die Christen, die von den „Heilern" im Fernsehen abgeschreckt werden: Ich glaubte nie, dass etwas von dem, was die im Fernsehen tun, echt ist. Doch dieses Buch ist echt. Die Heilung, die man erfährt, ist echt. Und nichts davon ist erfunden. Man kann im wahrsten Sinne des Wortes frei von Krankheit sein, indem man einfach die biblischen Prinzipien anwendet, die Henry Wright vorstellt.

Leserin, Fort Lauderdale, Florida, USA

Der herausragende Weg

Dieses Buch hat mir dabei geholfen, die einzelnen Puzzleteile des christlichen Lebens zusammenzufügen. Jede Person sollte über die Grundkenntnisse dieses Buches verfügen. Ich persönlich wurde durch diesen Dienst von quälenden Sünden befreit. Durch diese Einsichten aus Gottes Wort bin ich an den Punkt gekommen, dass ich mir sicher bin, dass wir Gottes Heilung und Befreiung in Besitz nehmen können. Wenn man nicht geheilt oder befreit wird, nachdem einem gedient wurde, sollte man sich die Liste mit den „Blockaden für Heilung" durchlesen. Gott **WILL**, dass wir vollkommen gesund sind, aber wir müssen mit Seinem Wort in Einklang sein, damit wir es in Besitz nehmen können. Ich bin davon überzeugt, dass mir von Christus Autorität gegeben wurde, den Dienst der Heilung und Befreiung zu tun. In diesem Buch sind viele praktische Hilfsmittel für den Dienst an den Kranken und/oder Geknechteten aufgeführt. Ich nehme es zusammen mit meiner Bibel überall hin mit. Es ist das beste Buch, das ich jemals gelesen habe – außer der Bibel natürlich.

Henry Wright und sein Team dienen Tausenden von Menschen, die aus aller Welt kommen, um geheilt und befreit zu werden und zu lernen, dies auch für andere zu tun. Sie arbeiten hart und leben in sehr bescheidenen Verhältnissen. Meine Frau und ich verbrachten eine Woche dort, und daher konnte ich mir ein Bild davon machen. Das Buch, der Autor und die Gemeinde dahinter sind echt. Ich preise Gott für alle Menschen dort, da Gottes Dienst an uns durch sie mich und meine Familie dem Reich Gottes näher gebracht haben.

D., Fort Worth, Texas, USA

Lesen und leben – dies wird Ihr Leben retten

Wenn Sie gesundheitliche Beschwerden oder eine unheilbare körperliche, geistliche oder psychologische Krankheit haben und wieder gesund werden und bleiben wollen, dann lesen Sie dieses Buch. Es wird Sie auf den richtigen Weg bringen. Nachdem ich das Buch gelesen und die darin genannten Prinzipien ANWANDTE, veränderte sich mein Leben in jeder Hinsicht. Ich habe kein PMS mehr und kann meinen Mann wieder lieben und Liebe von ihm empfangen. Ich wurde auch von Herpes simplex geheilt. Des Weiteren habe ich keine chronischen Schmerzen mehr in meiner Hüfte, der rechten Gesäßmuskulatur und meinem Bein, meine Lebensmittelallergie ist verschwunden, und das ist nur der Anfang. Sie müssen dieses Buch lesen.

H.B., Bethel Island, Kalifornien, USA

Ein lebensveränderndes Buch

Anfangs war ich noch etwas skeptisch, als ich Henry Wrights Buch las. Das Ganze hörte sich etwas verrückt an, dass Sünden in unserem Leben uns krank machen können. Doch am Ende des Buches glaubte ich es! Die Bibel zeigt eindeutig, dass Gott nicht bereute Sünde nicht akzeptieren kann und dass es Konsequenzen für unsere Sünde gibt, auch wenn wir auf Jesus als unseren Herrn und Retter vertrauen. Heiligung ist das Ziel von Henry Wrights Dienst und jetzt auch meines. Mein Mann und ich wurden geheilt, nachdem wir diese Prinzipien in unserem Leben anwandten. Wenn Sie dieses Buch lesen und in ihrem Leben anwenden, werden sie Gottes Frieden, Liebe und Freude wie nie zuvor erfahren!

M.R., Wake Forest, North Carolina, USA

Lebensverändernd

Ich habe noch nie so ein lebensveränderndes Buch wie dieses gelesen.

Ich bin schon seit vielen Jahren Christ, dennoch hatte ich noch immer in bestimmten Lebensbereichen mit Gott und mir selbst zu kämpfen.

Die Prinzipien in diesem Buch haben so einen Unterschied gemacht! Gott hat nicht nur meine Süchte, Rückenschmerzen und Schlafstörungen geheilt, sondern auch meine Mutter von ihrer lähmenden Höhenangst befreit, die sie ihr ganzes Leben lang hatte, jetzt ist sie jegliche Angst los! Durch dieses Buch konnte ich die Beziehung zu Gott und anderen vertiefen. Ich kann die Fülle, in die mich die Erkenntnis in diesem Buch geführt hat, nicht beschreiben. Ich danke Gott und gebe Ihm die Ehre, dass Er Henry Wright diese Erkenntnis gegeben hat.

D.G., Roswell, Georgia, USA

Nicht mehr krank

Mein Mann und meine zwei Schwägerinnen hatten jahrelang schwere chronische Krankheiten. Dadurch dass sie die biblische Lehre in diesem Buch verstanden und auf ihr Leben angewandt haben, sind sie nicht mehr krank und führen ein völlig normales Leben. Diese Lehre hat unsere Ehe in eine Ganzheit gebracht. HERVORRAGEND!

Leser, Georgia, USA

Henry Wrights Buch ist phantastisch!

Es ist das einzige Buch, das ich bisher gelesen habe, das mir die Wahrheit über Krankheit und die Ursachen dafür zeigt. Ich brauche die Wahrheit, da ich geheilt werden möchte! Für mich wurde schon so oft gebetet, doch wurde ich nie geheilt. Henry Wright erzählt uns die Wahrheit! Ich ging zu diesem Dienst, um mir helfen zu lassen. Sie sind sooo fürsorgliche und liebevolle Menschen!! Ich wurde schon in sehr vielen Bereichen geheilt, und der Rest wird folgen, wenn ich meinen Walk-out, meinen Weg des Verlassens, abgeschlossen habe. Ich muss nur Gottes Wort in meinem Ohr bewahren und Seine Worte mit meiner Zunge aussprechen. Die Menschen dort sorgen wirklich für jeden, egal welches Problem er hat! Henry Wright ist ein Mann, der sich wirklich mit wahrer Liebe und Anteilnahme um Gottes Kinder kümmert! Er ist der einzige, der sich traut, uns die Wahrheit zu erzählen, warum wir krank sind und wie wir geheilt werden können. Sein Buch ist mit Bibelstellen gespickt. Wenn wir uns unsere negativen Gedanken, die sich gegen uns richten und unsere Krankheit verursachen, nicht eingestehen, werden wir nicht geheilt und befreit werden. Ich suchte nach Heilung und Freiheit. Und ich habe sie gefunden!! Es ist phantastisch! Jeder, der geheilt werden möchte und die Wahrheit und nichts als die Wahrheit erfahren möchte, muss unbedingt dieses Buch lesen!!

T.M., Prattville, Alabama, USA

Kandidose, Lebensmittelallergien und Rosazea verschwunden

Eine Freundin rief mich an und erzählte mir von diesem Buch. Sie sagte, ich müsse es mir kaufen. Das tat ich, und es veränderte mein Leben. Ich habe nie gewusst, dass es Gründe für meine ausbleibende Heilung geben könnte. Ich liebe Gott, und für mich wurde auch schon oft gebetet. Seit 4 Jahren hatte ich mit Kandidose, Lebensmittelallergien und Rosazea zu kämpfen. Ich war auf einer strikten Diät und versuchte alles, um geheilt zu werden. Dieses Buch hat mein Leben gerettet. Jeder, der dieses Buch liest, kann andere Aspekte für sich daraus gewinnen. Es hängt davon ab, warum man das Buch liest und wie ehrlich man zu sich selbst sein kann. Der Autor erzählt einfach nur die Wahrheit, und man kann dann damit machen, was man will. Ich habe es nicht aus einer theologischen Perspektive gelesen, sondern als eine Person, die auf der Suche nach Antworten für ihr Leben war. Ich brauchte Hilfe und fand sie von einer Person, die ehrlich genug war, mir die Wahrheit zu sagen.

B.S., South Bend, Indiana, USA

Mein Leben (und wenn Sie möchten auch Ihres) wird nie wieder das gleiche sein!

Der herausragende Weg ist wirklich ***der herausragende Weg*** für unser Leben! Dieses Buch war meine Eintrittskarte zur Freiheit: Freiheit im Hinblick auf mich selbst, auf andere und auf Gott. Ich leide nicht mehr an Bedrückung, Depression und einem gebrochenen Herzen. Ich weiß auch von anderen, die von Grünem Star, Krebs, MCS/EI, Asthma und Lupus befreit wurden. Dies ist kein Spiel – es ist Ihr Leben. Wenn sie ernsthaft darum kämpfen wollen, kaufen sie sich dieses Buch. Der Dienst um Henry Wright ist biblisch fundiert, sehr liebevoll und voller Hoffnung. Kämpfen Sie um Ihr Leben – denn der Teufel tut es auch!

D.P., Calgary, Alberta, Kanada

Tiefgründig und ergebnisorientiert

Bevor meine Frau Henry Wright kennenlernte, war sie mit einer Krankheit an unser Zuhause gefesselt, die seiner Ansicht nach durch Angst verursacht wurde. Die Lehre in *Der herausragende Weg,* die einer gut fundierten biblischen Lehre gemäß der Bibelstelle, „vollkommene Liebe vertreibt die Angst“, entspricht, wurde die Grundlage dafür, dass meine Frau von ihrer Krankheit befreit wurde, die aus medizinischer Sicht unheilbar war. Sie wurde innerhalb von vier Wochen geheilt, nachdem dieser Dienst Gottes Liebe in unser Leben gebracht hatte. Sie war für 6 Jahre an unser Zuhause gefesselt gewesen.

Ich habe erlebt, wie Dutzende von Menschen von ihrer Krankheit befreit wurden, nachdem sie aufrichtig die im Buch erwähnten geistlichen Wurzeln angegangen waren. Unter diesen Krankheiten waren Diabetes, Krebs, Arthritis, Lupus und noch viele weitere. Die biblischen Bezugsstellen sind in *Der herausragende Weg* sehr zahlreich und im Zusammenhang des entsprechenden Kapitels aufgeführt.

Für mich steht die solide biblische Grundlage der Lehreinheiten in diesem Buch außer Frage. Hätte ich dies in Frage gestellt, wäre meine Frau noch immer an unser Zuhause gefesselt und kinderlos. Dieses Buch zeigte uns, dass wir uns zuerst mit den geistlichen Wurzeln auseinandersetzen mussten, bevor wir eine Schwangerschaft haben konnten, die die ersten 5–8 Wochen überdauert. Dank der Prinzipien dieses Buchs erwartet meine Frau, ohne medizinischen Eingriff, in knapp 3 Monaten unser zweites Kind. Die ersten 15 Ehejahre waren wir kinderlos geblieben.

Dieses Buch ist die Transkription eines Seminars, in dem eine gute Freundin von uns geheilt und von ihrem Beatmungsgerät, Rollstuhl und einem Leben in Isolation befreit wurde.

Es funktioniert wirklich – eine andere Frau wurde während des Seminars, auf dem dieses Buch basiert, vollständig von Tumoren in der Brust geheilt. Und ihr Bruder, dem sie die Kassetten vom Seminar geschickt hatte, wurde auch von einer lähmenden Krankheit befreit.

Dieses Buch ist ein Vorreiter in Sachen Heilung. Es zeigt den Wert von medizinischen und psychiatrischen Behandlungsweisen auf, aber auch, dass Gott Seiner Gemeinde Heilung gegeben hat. *Der herausragende Weg* schafft eine Grundlage für den notwendigen wechselseitigen Austausch zwischen pastoraler Fürsorge und den medizinischen sowie psychologischen Berufen. Es dokumentiert auch, dass Gottes Heilung dem menschlichen Krankheitsmanagement letztlich überlegen ist.

Sie werden diese Ausführungen über Gottes Willen, Krankheit zu heilen und ihr vorzubeugen, genießen. Wir müssen einfach nur Gottes Wort in unserem Herzen pragmatisch anwenden. Sie werden über Menschen lesen, die ich persönlich kennengelernt habe und die jetzt geheilt sind. Das Buch handelt von dem Bedürfnis, unser Herz von gebrochenen Beziehungen und von Misshandlungen zu befreien. *Der herausragende Weg* zeigt uns, wie Bitterkeit, Ablehnung, Angst und andere geistliche Wurzeln unseren Geist zu Fall bringen und entsprechende biologische und psychologische Erscheinungsformen hervorbringen. Wenn die Medizin eine Krankheit als „unheilbar" beschreibt, zeigt *Der herausragende Weg*, wie wertvoll es ist, mit einer Krankheit vor Gott zu kommen und die geistlichen Wurzeln auszureißen, die in keinem Bluttest und unter keinem Mikroskop zu sehen sind.

Kaufen Sie einfach das Buch! Es könnte Ihnen oder einer Ihnen nahestehenden Person das Leben retten. Es gab mir Freude, eine Familie und so vieles mehr...

T.R., Atlanta-Süd, Georgia, USA

Wahrlich der herausragende Weg

Das ist wahrlich *der herausragende Weg*, sich mit Befreiung und Heilung auseinanderzusetzen. Mein Leben und auch das von anderen Menschen, die ich kennengelernt habe, wurde von diesem Buch berührt.

Ich möchte noch ein paar Anmerkungen zu anderen Kommentaren machen (ohne jemanden beleidigen zu wollen). Laut der Bibel ist es möglich, dass Kinder Krankheiten bekommen. Flüche werden auf zukünftige Generationen übertragen. Also ist es gemäß der Bibel sogar möglich, dass Flüche sogar im Mutterleib erworben werden können. Wenn man eine Krankheit bekämpft, tut man gut daran zu wissen, welcher Fluch von der vorherigen Generation weitervererbt wurde. Wir können dann in den Riss treten und den Fluch brechen, damit er nicht an die zukünftigen Generationen weitergereicht wird. Danke Gott, dass du uns dieses Wissen gegeben hast. Ich empfehle dieses Buch jedem ... doch aufgepasst ... seien Sie bereit, verändert zu werden!

Leser, Washington, USA

Ein hervorragendes Instrument für biblische Heilung

Dieses Buch muss jeder lesen, der im Gebet für Heilung und Befreiung steht oder selbst Opfer einer hartnäckigen und/oder unheilbaren Krankheit ist. Es enthält wertvolle Informationen über geistliche Wurzeln vieler weitverbreiteter Krankheiten. (Einige dieser geistlichen Wurzeln werden vererbt ... so wie die Veranlagung für Krankheit vererbt wird!)

Jedoch muss ich davor warnen, dass der Inhalt dieses Buches nichts für Gesetzliche und Anfänger ist. Es muss unter der Führung des Heiligen Geistes verwendet werden. Anderen zu sagen, dass ihre Krankheit durch bestimmte geistliche Wurzeln verursacht wird, kann großen Schaden anrichten ... besonders wenn dies in einer direkten, unsensiblen und lieblosen Art und Weise geschieht. Wir müssen diese Informationen so anwenden, wie Jesus es getan hätte. Denjenigen, die hilfesuchend zu Ihm kamen, hielt Er keinen Vortrag über die geistlichen Wurzeln ihrer Krankheiten. Er vergab ihnen ihre Sünden (und damit heilte Er die geistlichen Wunden ihrer Probleme), wies die Krankheit zurück und heilte die Person ... körperlich und geistlich. Sie fühlten sich dann geheilt und befreit und nicht verurteilt für ihren Unglauben und ihre Sündhaftigkeit!

Das Buch verfügt über eine sehr ausgeprägte biblische Grundlage und entstand durch harte Arbeit eines internationalen Heilungsdienstes. Mein Lieblingskapitel in diesem Buch ist der Abschnitt über Blockaden für Heilung. Es ist sehr überzeugend und erleuchtend.

Ich bete, dass dieses Buch vielen helfen möge, den durch böse Gewalten (Epheser 6,12) angerichteten Schaden zu beheben und dem Feind zu widerstehen, der umherschleicht, wie ein brüllender Löwe, danach suchend, wen er als nächstes verschlingen kann (1. Petrus 5,8).

G.B., Alpharetta, Georgia, USA

Es geht ausschließlich um Beziehung und Aufrichtigkeit

Dieses Buch hat meine persönliche Erfahrung bestätigt (sowohl meine eigene als auch die von anderen). Es hat mich herausgefordert, nicht introspektiv zu werden (d.h. Nabelschau zu betreiben), sondern meine ganze Beziehung zu Gott **aufrichtig** zu analysieren. Da ich an die Trinität glaube, muss ich in Beziehung zum Vater, zum Sohn und zum Heiligen Geist sein.

Wir sind ein Land von Tablettenschluckern. Ich frage mich, was östliche Kulturen und die indianischen Kulturen über dieses Buch denken würden, da die westliche Welt das Körperliche vom Geistlichen sehr streng trennt. Wie der Titel nahelegt, muss es *den herausragenden Weg* geben.

Leser, Los Angeles, Kalifornien, USA

Vorsicht

Obwohl ich mit weiten Teilen dieses Buches übereinstimme, möchte ich Sie trotzdem auf die Warnung des Autors hinweisen. Dieses und auch kein anderes Buch sollte zu einer Methode, Wissenschaft, Formel oder schnellen Lösung werden und eine Beziehung zu Gott ersetzen. Doch unglücklicherweise habe ich schon erlebt, was passiert, wenn solche Inhalte in die Hände von Gesetzlichen fallen. Gesetzlichkeit endet in Verurteilung und Schuld. Dieses Buch ist nichts für Anfänger und neue Christen. Wenn Sie dieses Buch lesen, verwenden Sie es bitte mit Gottes Weisheit. Es ist möglicherweise besser, eine Person so zu führen, dass sie selbst auf ihre geistliche Wurzel stößt, als sie direkt darauf hinzuweisen. Auch könnte es zunächst besser sein, Menschen zu einer Lebensübergabe an Jesus Christus zu führen; viele Wurzeln werden dann erstaunlicherweise durch den Heiligen Geist offenbar. Es wurde dann bereits Beziehung gebaut, und man kann daraus andere in der Heilung anleiten, ausgerüstet mit dem Werkzeug, das man durch dieses Buch erhalten hat. Lassen Sie sich bei der Anwendung dieses Buches von der Weisheit des Heiligen Geistes und von der Demut Jesu Christi leiten.

Leser, Red Lion, Pennsylvania, USA

Ein echtes Juwel gefunden!

Dieses Buch zu lesen war, als ob man einen teuren und kostbaren Juwel nach jahrelanger Suche im Dschungel finden würde. Das Lesen dieses Buches sowie das Verstehen der einfachen, grundlegenden biblischen Wahrheiten hat mir unaussprechliche Freiheit gebracht. Ich habe es zweimal gelesen. Ich ermutige jeden, der hungrig nach der Wahrheit ist, das Buch im Gebet und mit einem offenen Verstand und Herzen zu lesen. Es gibt so viele Fragen im Leben, und es ist nicht leicht, Antworten darauf zu finden. Dieses Buch zu lesen ist, als ob man eine Eintrittskarte für den Hintereingang einer Bühne bekommt und die Aufführung von hinter den Kulissen aus sehen darf – man versteht so viel mehr die Zusammenhänge einer Aufführung, eben wie sie es machen. Im Buch wird es Urteilsvermögen und auch Einsicht genannt, aber dies nützt einem nur, wenn man es auch in seinem alltäglichen Leben anwendet. Endlich habe ich begriffen, dass die Sünde kein Teil von mir ist, sondern etwas Separates, und dass ich meine Freiheit erhalte, indem ich von der Sünde Abstand nehme, ihr nicht zustimme und mich weigere, von ihr benutzt zu werden. Man muss nur an die Wahrheit glauben ... die wir in der Bibel finden. Obwohl es nur eine Transkription von Hörkassetten ist, kann man es gut lesen.

Leser, Paoli, Indiana, USA

Eines der bedeutendsten Werke über Heilung, das man bekommen kann

Dieses Buch ist aus der Frustration darüber entstanden, dass in den heutigen Gemeinden so wenige Menschen geheilt werden. Auch in den Gemeinden, die nach wie vor glauben, dass Gott heute noch heilt, ist der Prozentsatz der Menschen, für die gebetet wird und die dann Heilung empfangen, relativ gering.

Henry Wright hat umfangreiche medizinische und biblische Forschung betrieben, um die geistlichen Wurzeln von Krankheit zu finden. Solange man sich nicht mit den Wurzeln auseinandergesetzt hat, ist Heilung unwahrscheinlich. Henry Wright spricht viele Krankheiten an, einschließlich umweltbedingte Unverträglichkeit/Allergien, Krebs, Herzkrankheiten usw. Ich habe die neue Ausgabe noch nicht gesehen, aber die vorherige Ausgabe ist eine Transkription eines Seminars, daher liest es sich etwas anders. Jedoch macht der wertvolle Inhalt des Buches jede Schwäche bei der Präsentation wett.

M.F., Dallas, Texas, USA

Der Weg zur Freiheit

Ich habe von Henry Wrights Buch durch eine Freundin erfahren, die selbst durch die in diesem Buch gelehrten Prinzipien geheilt wurde. Ich bin heute von jahrelangen emotionalen Qualen befreit. Die Prinzipien in Henry Wrights Buch stammen direkt aus der Bibel und werden direkt auf das Alltagsleben angewandt. Dieses Buch handelt davon, wie man den ewigen Müll der Sünde in seinem Leben loswird. Es setzt sich mit unserer persönlichen und generationsbedingten Sünde auseinander und lehrt, wie man die eigene Sünde und die der Vorfahren erkennt, dafür Verantwortung übernimmt und vor Gott Buße tut. So habe ich meine Freiheit von destruktiven Verhaltensmustern in meinem Leben erlangt.

Ich danke Gott für Menschen wie Henry Wright, denen die Menschen so viel wert sind, Unpopuläres zu tun und auch zu sagen. Es ist ein Buch für die Freiheit. Wenn Sie nach Freiheit suchen, Freiheit davon, immer wieder die gleichen zerstörerischen Dinge zu tun, oder Freiheit von einer Krankheit ... dann lesen Sie dieses Buch. Sie werden gesegnet sein.

Leser, Thomaston, Georgia, USA

Ein Buch für jedermann!

Ich traf vor kurzem einen Pastor, der dieses Buch für ein Mitglied seiner Gemeinde kaufte. Das ist ein guter, fürsorglicher Pastor! Jeder, der ein *Merck Manual* bei sich im Regal stehen hat, sollte auch eine Ausgabe von *Der herausragende Weg* daneben stehen haben.

Was habe ich gelernt? Ich versuchte jahrelang, mich selbst zu heilen und schaffte es nicht. Auch Tausende von Ärzten schafften es nicht. Wollten sie mir helfen? Natürlich. Hatten Sie das Herz am rechten Fleck? Die meisten von ihnen. Aber nur Gott kann eine geistlich verwurzelte Krankheit heilen. Die meisten von uns wissen aber nicht, wie wir von Ihm geheilt werden können. Dieses Buch wird IHNEN helfen, dass ER es tun kann!

Dieses Buch wird Ihnen helfen, die zerbrochene Beziehung zwischen Ihnen und Ihrem himmlischen Vater wiederherzustellen. Das allein ist schon der Preis dieses Buches wert! Es ist keine einfache Lösung, und der Weg könnte etwas holprig werden, aber es lohnt sich auf jeden Fall. Werden die heiligen Kühe mancher Person in dem Prozess geschlachtet werden? Vielleicht. Wird sich Ihre Denkweise verändern? Hoffentlich. Ist es in Liebe geschrieben? Auf jeden Fall.

Dieses Buch ist für jedermann. Ich war noch nicht einmal Christ, als mir dieser Schatz in den Schoß gefallen ist. Aber wenn wir gemäß Gottes Prinzipien leben, wird Er uns segnen.

Segnen Sie jemandem, indem Sie ihm dieses Buch schenken. Es ist so gut, dass wir andere daran teilhaben lassen sollten!

Leser, Hoboken, New Jersey, USA

Über den Autor und seinen Dienst

Henry W. Wright ist Gründer und war über viele Jahre Präsident sowie Geschäftsführer von BE IN HEALTH™, Inc. in Thomaston, Georgia, USA. Seit vielen Jahren schon hält er Seminare vor einem internationalen, breiten und vielfältigen Publikum. Er ist anerkannt für sein tiefes Verständnis von Krankheiten aus einer geistlichen Perspektive. Seiner Ansicht nach sind viele menschliche Probleme grundsätzlich geistlicher Natur und haben entsprechende psychologische und biologische Erscheinungsformen. Ausgehend von seinen medizinischen Vorkenntnissen und Einblicken in medizinische als auch geistliche Aspekte von Krankheit, bringt er eine einzigartige und frische Perspektive in den Dienst für kranke Menschen ein. Er ist überzeugt davon, dass viele Krankheiten oftmals eine übersehene geistliche Wurzel haben, die aus einer biblischen Perspektive heraus identifiziert und angegangen werden muss. Diese Prinzipien hat er erfolgreich angewandt und dadurch unzählige Krankheiten geheilt, von denen viele als unheilbar galten.

Diese Prinzipien wurden zu einem internationalen Bestseller, *Der herausragende Weg* [Englischer Titel: *A More Excellent Way™*], in dem er die geistlichen Wurzeln von Krankheit, Wege zur Ganzheit und die Krankheitsprävention beschreibt.

Wrights Eltern waren Pastoren. Er ist mit dem Glauben aufgewachsen, dass Gott heilt, da seine Mutter selbst eine wundersame Heilung erlebt hatte. Zwei Monate nach seiner Geburt lag sie mit einem schnell wachsenden und verheerenden Fibrosarkom, das ihre Halsvene [Vena jugularis] umschlungen hatte, im Sterben. Gelähmt, dahinsiechend und sterbend wurde sie auf einer Trage zu einem Gottesdienst gebracht. In diesem Zustand schrie sie zu Gott um Heilung, damit sie ihren Sohn aufziehen könnte. Sie tat Buße für ihre Bitterkeit und schloss einen Bund ähnlichen dem der Hannah, dass sie ihren Sohn in der Erkenntnis Gottes aufziehen würde. In diesem persönlichen Augenblick des Gebets wurde sie spontan von Gott geheilt.

Als die Ärzte sie eine Woche später untersuchten, waren sie erstaunt, keine Spur von Krebs mehr finden zu können. Es war keine medizinische Behandlung erfolgt. Bemerkenswerterweise durchbrach ihre Heilung ein genetisches Muster aus ihrer Vergangenheit. Ihre Mutter war kurz nach der Geburt seiner Mutter an Krebs gestorben, und jetzt lag sie mit Krebs im Sterben, nachdem sie gerade ihr Kind zur Welt gebracht hatte. *Der Krebs war besiegt,* und sie lebte weitere 33 Jahre.

Jahre später widmete Wright sein Leben Gott und dem Studium der Bibel. Die Bibel schien darauf hinzudeuten, dass Gott all unsere Krankheiten heilen wollte. Dennoch beobachtete er, dass nur ein kleiner Prozentsatz von Personen unheilba-

re Krankheiten besiegte, auch wenn sie christlichen Beistand aufgesucht hatten. Er verstand Carl Jungs Frustration, der feststellte, dass sein Vater als Pfarrer für Krankheiten der Seele und des Körpers keine Lösung zu bieten hatte.
Diese Frustration hat die heutige Psychologie entscheidend geprägt. Sie versucht, seelische Krankheiten durch Therapien und Medikamente zu bewältigen. Wright beobachtete, dass die Kirche, verschiedene Religionen, die alternative Medizin, spirituelle Gruppierungen, die Schulmedizin, die Chiropraktik und die östliche Mystik durch verschiedene Methoden versuchen, die Auswirkungen von Krankheit abzuschwächen, jedoch zum größten Teil und letzten Endes doch nur „KRANKHEITSMANAGEMENT“ betreiben.
Über Jahre hinweg hat Gott ihm viel Erkenntnis darüber gegeben, warum die Menschheit an Krankheit leidet. Es liegt nicht daran, dass Gott nicht heilen kann oder möchte, sondern daran, dass der Mensch Krankheit nicht versteht. Wir sind in die Gefangenschaft gegangen und kommen um, entweder aufgrund von mangelndem, oder gar aufgrund von nicht vorhandenem Wissen. Sein jahrelanges Bibelstudium und sein praktisches Urteilsvermögen haben viele geistliche Wurzeln und Blockaden für Heilung zu Tage gebracht. Tatsächlich sind die Grundprinzipien die gleichen, die, wenn wir sie anwenden, Gottes Hand bewegen, uns zu heilen, und Krankheit von uns *fernhalten.*

Wright ist kein Befürworter davon, Ärzte zu boykottieren. Im Gegenteil, er arbeitet eng mit Medizinern zusammen. BE IN HEALTH™ verfügt über ein weltweites Netzwerk von Ärzten, Psychologen, Pastoren und anderen Personen, die Informationen über Krankheit und geistliche Zusammenhänge mit anderen teilen.
Gottes vollkommener Wille ist nicht, Sie zu heilen ... Sein vollkommener Wille ist, dass Sie nicht krank werden. BE IN HEALTH™ steht nicht für „Krankheitsmanagement“, sondern für die „Beseitigung und Prävention von Krankheiten“.

Geliebter, ich wünsche, dass es dir in allem wohlgeht und du gesund bist, wie es deiner Seele wohlgeht. 3. Johannes 2

Biographie: Henry W. Wright

- Medizinisches Vorbereitungsstudium am Union College, Kentucky
- 10 Jahre tätig als Radiomoderator, davon 5 Jahre bei einem christl. Sender als Moderator und Lehrer
- 1986: Beginn des Dienstes von BE IN HEALTH™ in Thomaston, Georgia
- 1994: Kauf eines Zeltplatzes und Umgestaltung in einen Ort der Einkehr auf einer Fläche von 17 Hektar in den schönen Gebirgsausläufern von Zentral-Georgia, in der Nähe der berühmten Callaway Gardens und des FDR National Park.

- 1997: Kauf eines Schulanwesens; an diesem Standort befinden sich ein Gemeindesaal, Schulungsräume und Büros zur Unterstützung des Dienstes von BE IN HEALTH™.
- Präsident von BE IN HEALTH™, einer gemeinnützigen Organisation für die Heilung, Beseitigung und Prävention von Krankheiten aller Art weltweit. Dies wird durch Konferenzen, Netzwerke, Kooperationen, Öffentlichkeitsarbeit und dem Dienst an den Menschen realisiert.
- Gründer von FOR MY LIFE™, ein einwöchiges, international anerkanntes Trainingsprogramm in Thomaston, Georgia. Dieses Programm berücksichtigt neueste Erkenntnisse und hilft Menschen, Krankheit zu besiegen und die verursachenden Kräfte dahinter zu verstehen.
- Gründer von FOR THEIR LIFE™, ein einwöchiges, international anerkanntes Ausbildungsprogramm in Thomaston, Georgia. Dieses Programm bereitet Menschen darauf vor, anderen zu dienen.
- Gründer von FOR OUR LIFE™, ein Programm für Gemeinden, Dienste, Organisationen und Firmen, um mit Hilfe der Be In Health™-Prinzipien füreinander Sorge zu tragen.
- Gründer von THE 7000 PROJECT™, ein internationales Netzwerkprojekt von Gemeinden, Diensten und Einzelpersonen, die anderen helfen unter dem Motto „Wir können das gemeinsam schaffen!“
- SPIRTUAL LIFELINE™, ein weltweites Programm unter Verwendung moderner Medien, wie E-Mail, Telefon oder Fax zur Kontaktaufnahme bei Fragen zu geistlichen, psychologischen oder biologischen Problemen.
- Who's Who. Ehrenmitglied d. Heritage Registry of Who's Who™ [Register besonderer Persönlichkeiten], Ausgaben 2004–2009, Gebiet: Religion & Gesundheit, Heilung & Krankheitsprävention.
- In Planung: „The School of the Ignorant and Unlearned“ [Schule für Unwissende und Ungelehrte] für diejenigen, die *die Welt auf den Kopf stellen werden* (Apostelgeschichte 4,13; 17,6). Geplant ist eine Ausbildung in vier Stufen, um Einzelne für den Dienst im Leib Christi freizusetzen.

- Fernsehen:
  - *Hour of Healing* mit Richard und Lindsay Roberts
  - *Make Your Day Count* mit Lindsay Roberts
  - *A Night of Miracles*, eine TBN Television-Sondersendung, die weltweit ausgestrahlt wurde
  - *It's Supernatural!* mit Sid Roth, wird von über 50 Sendern und auch international ausgestrahlt
  - *The Promise Land* mit Marvin und Margie Rudolph, zu sehen auf Sky Angel
  - *It's a New Day* oftmals zu Gast bei Willard & Betty Thiessen auf Trinity Television in Kanada
  - *The Gravedigger Show* mit Joe Oreskovich auf WATC Atlanta

- Rundfunk:
  - *The Jordan Rich Show* auf WBZ in Boston, ein 50.000-Watt-Sender

- *Sid Roth Live*, Live-Call-In-Talkshow, ausgestrahlt in 12 Großstädten im Nordosten der USA
- *Messianic Vision* mit Sid Roth, international ausgestrahlt auf 149 Sendern
- *Health in Nature* mit Jill Harrison in Denver, Colorado

Unsere Angebote

Nachdem Sie nun ***Der herausragende Weg®*** zu Ende gelesen haben, möchten wir Sie noch über weitere Angebote von BE IN HEALTH™ informieren.

FOR MY LIFE™

FOR MY LIFE™ ist ein einwöchiges Programm, das auf dem **BE IN HEALTH**™-Campus in Thomaston, Georgia, USA, stattfindet. Dieser Kurs ist für Menschen, die ihre körperliche, emotionale und geistliche Gesundheit wiederherstellen möchten.
Wir glauben, dass die meisten Krankheiten durch eine Trennung von Gott, uns selbst und anderen verursacht werden. Dieses Programm wird Ihnen dabei helfen, die Probleme zu identifizieren und zu lösen, die Sie von Ihrer Heilung abhalten. Das **FOR MY LIFE**™-Programm besteht aus intensiven Lehreinheiten sowie persönlichem Gespräch und Gebet in Kleingruppen, die mit einem individuellen Abschlussgespräch enden.

FOR THEIR LIFE™

FOR THEIR LIFE™ ist ein einwöchiges Programm auf dem **BE IN HEALTH**™-Campus in Thomaston, Georgia, USA. Dieser Kurs soll Sie befähigen, anderen zu dienen und diese auf ihrem Weg der Genesung und Wiederherstellung zu unterstützen.
Wir glauben, dass Sie durch dieses Programm sehr gut dafür ausgerüstet werden, Probleme im Leben anderer zu erkennen und ausreichend Sicherheit darin zu haben, andere in Übereinstimmung mit biblischen Prinzipien anzuleiten. Im Laufe dieses Kurses werden wir unsere Erkenntnisse über bestimmte Dynamiken von Krankheiten erörtern. Zum Abschluss der Schulung nehmen Sie an einem praktischen Dienst unter der Anleitung einer unserer ausgebildeten Pastoren teil.

FOR MY LIFE™-KINDERPROGRAMM

Das **FOR MY LIFE**™-Kinderprogramm ist ein einwöchiges Programm, das mehrmals im Jahr auf dem **BE IN HEALTH**™-Campus in Thomaston, Georgia, USA, stattfindet. Dieser Kurs vermittelt Kindern im Alter von 6–12 die gleichen Themen wie das **FOR MY LIFE**™-Programm eben in altersgerechter Form. Die Kinder nehmen zusammen mit ihren Eltern am Lobpreis, am persönlichen Gespräch und Gebet sowie am Befreiungsgebet teil. Eltern müssen beim **FOR MY LIFE**™-Programm in einem abgetrennten Bereich anwesend sein, während ihre Kinder am Programm teilnehmen.

FOR OUR LIFE™

FOR OUR LIFE™ ist ein Programm für Gemeinden und Firmen. Hierzu wurden FOR MY LIFE™ und FOR THEIR LIFE™ auf einer Plattform zusammengeführt, die es Organisationen bzw. Unternehmen ermöglicht, für ihre Mitglieder geistlich Sorge zu tragen. Es ist ein erstklassiges Programm, in dem Verantwortliche und Mitarbeiter lernen, sich gegenseitig zu dienen, um Gesundheit und Ganzheit herzustellen sowie Krankheit zu beseitigen.

THE 7000 PROJECT™

Elia dachte, er wäre der Einzige, der versuchte, Gott zu helfen. Aber Gott sprach zu ihm und sagte, es gäbe noch 7000 weitere Israeliten, die ihre Knie vor Baal nicht gebeugt hätten. Er war nicht allein, und Sie sind es auch nicht!
Im Rahmen unseres THE 7000 PROJECT™ suchen wir nach Einzelpersonen, Gemeinden und Diensten, die sich für das Reich Gottes in der heutigen Welt einsetzen. Wir suchen Menschen, die das System der Welt und die christlichen Inhalte nicht durch Kompromisse versuchen zu vermischen.
Wenn Sie anderen helfen möchten, wollen wir Ihnen helfen. Unsere Mittel stehen Ihnen zur Verfügung, damit Sie die Probleme von Krankheit und mögliche Lösungsansätze aus unserer Perspektive identifizieren können.

Unsere Partner genießen folgende Vorteile:

1. Monatlich erscheinendes Magazin mit aktuellen Themen, Zeugnissen und neuen Erkenntnissen.
2. Lehr- und Schulungsmaterialien sowie Ermäßigung auf Veröffentlichungen und Aufzeichnungen.
3. Zugang zu unserem medizinischen Forschungsbereich über unsere Internetseite.
4. Ministry Support-Zugang, um Sie in Ihrem Dienst für andere zu unterstützen.
5. Zugang zu speziellen Schulungs- und Heilungskonferenzen.
6. Möglichkeit der Vernetzung mit gleichgesinnten Personen, Gemeinden und Diensten.
7. Ein globales, interaktives und offenes Forum auf www.beinhealth.com rund um die Uhr und 365 Tage im Jahr.
8. Exklusive Teilnahme an besonderen Lehrkonferenzen.
9. Exklusiver Zugang zu einer zweistündigen Telefonkonferenz pro Woche.

Melden Sie sich als 7000 PROJECT™-Partner auf www.beinhealth.com an.

BE IN HEALTH™-KONFERENZEN

Wir halten auch weltweit ein- bis fünftägige Konferenzen ab. Wenn Sie als Gruppe oder Gemeinde Interesse daran haben, eine Konferenz zu veranstalten, kontaktieren sie BE IN HEALTH™ auf der Internetseite www.beinhealth.com.

SPIRITUAL LIFELINE™

Wir haben ein weltweites Programm unter der Bezeichnung SPIRITUAL LIFELINE™ eingeführt, das moderne Medien wie E-Mail, Telefon oder Fax einsetzt, um mit denen in Kontakt zu treten, die Fragen zu geistlichen, psychologischen oder biologischen Problemen haben. Dies ist ein neuer Arbeitsbereich von BE IN HEALTH™.

Weitere Informationen finden Sie auf unseren Internetseiten:

www.beinhealth.com
www.iamchanged.com

Bibliografie

Anderson, Dr. Neil T. und Dr. Michael Jacobson. *The Biblical Guide to Alternative Medicine*. Ventura, CA: Regal Books, 2003.

„Danger in the Diet Pills?“ *Time*, 21. Juli 1997.

„Deadly Rx: Why are drugs killing so many patients?“ *USA Today*, 24. April 1998.

„Greater Expectations“. *Newsweek*, 24. September 1990.

„Hormonal Reaction to Stress Tied to Disease, Researchers Say“. *Dallas Morning News*, 16. November 1996.

Jones, E. Stanley. *The Unshakeable Kingdom and the Unchanging Person*. 1972, Neuauflage 1995.

McCance, Kathryn L. und Sue E. Huether. *Pathophysiology: The Biologic Basis for Disease in Adults and Children*. Mosby, 2. Auflage 1994.

Merck Manual. Rahway, NJ: Merck & Co., 16. Auflage 1992.

Miller, Claudia S. und Nicholas A. Ashford. *Possible Mechanisms for Multiple Chemical Sensitivity*. http://www.ul.cs.cmu.edu/books/multiple_chem/mult143.htm.

„Mysteries of Stress Probed“. *Houston Chronicle*, 28. Mai 1998.

Physician's Desk Reference. Medical Economics Company, 55. Auflage 2001.

Strong, James. *The Exhaustive Concordance of the Bibel*. Hendrickson Publishers.

„The Power to Heal“. *Newsweek,* 24. September 1990.

Tortora, Gerard J. und Nicholas P. Anagnostakos. *Principles of Anatomy & Physiology*. Harper & Row, 2. Auflage 1978.

„When Drugs Do Harm“. *Newsweek*, 27. April 1998.

Medizinisches Glossar

Dieses Glossar erhebt keinen Anspruch auf Vollständigkeit. Es soll vielmehr als Ergänzung zu den bereits in *Der herausragende Weg®* enthaltenen Definitionen dienen.

Adenohypophyse: Vorderlappen der Hypophyse [Hirnanhangdrüse], eine kleine Drüse im Kopf, auch zentrale Steuerungsdrüse genannt. Die von der Adenohypophyse ausgeschütteten Hormone beeinflussen Wachstum, sexuelle Entwicklung, Hautpigmentation, Schilddrüsen- und Nebennierenfunktion.

Adrenalin: Ein von der Nebenniere als Reaktion auf niedrige Blutzuckerwerte bzw. körperliche Betätigung und Stress ausgeschüttetes Hormon. Dieses Hormon bewirkt die Umwandlung des in der Leber gespeicherten Glykogens in Glukose.

Alveolen/Lungenbläschen: Winzige Luftbläschen in den Lungen am Ende der Bronchien. In den Lungenbläschen findet der Gasaustausch statt (Sauerstoff/Kohlendioxid).

Amenorrhoe: Ausbleiben oder Aufhören der Menstruation.

Amygdala: Drüse im medialen Temporallappen des Gehirns. Es wird angenommen, dass sie in engem Zusammenhang mit geistigen und emotionalen Reaktionen einer Person steht. Sie ist mit Angst- und nervalen Reaktionen verbunden. Man vermutet, dass Krankheiten wie Autismus, Depressionen und Zwangsstörungen (OCD, Obsessive Compulsive Disorder) an die Amygdala gekoppelt sind.

Anaphylaktische Reaktion: Reaktion auf ein Allergen, auf welches das Immunsystem über einen längeren Zeitraum hinweg sensibilisiert wurde. Dabei kann es zu Ausschlag (Erwärmung und Rötung der Haut), Jucken (oft in der Leistengegend und den Achselhöhlen) und Nesselausschlag kommen; dies sind gewöhnlich die ersten Anzeichen. Häufig folgen Schwellungen des Rachens und der Zunge, was zu Heiserkeit sowie Schluck- und Atemproblemen führen kann. Erbrechen, Durchfall und Magenkrämpfe können auftreten.

Aneurysma: Ein Aneurysma ist eine lokale Erweiterung einer Arterie, einer Vene oder des Herzens. Der Bereich des Aneurysmas ist normalerweise ausgebeult, die Wand ist geschwächt und kann rupturieren.

Autoimmunerkrankung: Eine Krankheit, die auftritt, wenn körpereigenes Gewebe durch das Immunsystem angegriffen wird. Das Immunsystem ist ein komplexer Mechanismus innerhalb des Körpers, der normalerweise dazu dient, „Eindringlinge", einschließlich Krankheitserreger, zu finden und zu zerstören. Patienten mit Autoimmunerkrankungen haben oft anormale Antikörper im Blutkreislauf, die körpereigenes Gewebe angreifen.

Kortisol: Durch die Nebennierenrinde hergestelltes Hormon [Steroid]. Es ist das primäre Stresshormon.

Dopamin: Wichtiger Neurotransmitter (Botenstoff) im Gehirn; Vorstufe von Adrenalin und Noradrenalin.

Epinephrin: Adrenalin ist ein Synonym für Epinephrin.

Glukoneogenese: Bildung von Glykogen in der Leber aus Bestandteilen, die keine Kohlenhydrate sind, wie Fetten, Proteinen, Aminosäuren und Laktat.

Glykogen: Gilt als Hauptspeicherform von Glukose (Kohlehydraten) und wird hauptsächlich in der Leber und der Muskulatur gespeichert.

Glykogenolyse: Prozess der Aufspaltung von Glykogen zu Glukose unter Bildung von Brenztraubensäure oder Milchsäure.

Hippokampus: Ein tief im Vorderhirn angelegter Bereich, der mit der Steuerung der Emotionen und dem Informationstransfer vom Kurzzeit- ins Langzeitgedächtnis in Zusammenhang gebracht wird. Unterstützt die Steuerung von Erinnerungsvermögen und Emotionen.

Katecholamine: Dazu gehören Adrenalin (Epinephrin), Noradrenalin (Norepinephrin) und Dopamin, die als Hormone oder Neurotransmitter fungieren.

Limbisches System: Eine Gruppe von Gehirnstrukturen, insbesondere gehören hierzu der Hippokampus und die Amygdala. Es steuert Emotionen und das Verhalten in verschiedenen Gemütszuständen wie Aggression, Angst und Lust sowie die Bildung des Langzeitgedächtnisses. Es steht in engem Zusammenhang mit dem Geruchssinn. Das limbische System beeinflusst sowohl das Hormonsystem als auch das vegetative Nervensystem.

Lymphe: Klare bis weißliche Flüssigkeit, die das Gewebe umgibt und über ein Netzwerk von Lymphknoten und -bahnen transportiert wird. Die Lymphe enthält einige Proteine und Fette, einige rote Blutkörperchen und viele weiße Blutkörperchen, insbesondere Lymphozyten.

Lymphgefäßsystem: Ein komplexes Kreislaufsystem, das aus einem Netzwerk von Organen, Lymphknoten, -bahnen und -gefäßen besteht, die die Lymphe [Gewebsflüssigkeit] herstellen und sie vom Gewebe zum Blutsystem transportieren. Das Lymphgefäßsystem macht einen Großteil des körperlichen Immunsystems aus.

Makrophage: Ein Typus weißer Blutkörperchen, der Fremdmaterial aufnehmen kann. Makrophagen sind „Schlüsselspieler“ in der Reaktion des Immunsystems auf fremde „Eindringlinge“ wie infektiöse Mikroorganismen.

Nebenniere: Eine von zwei kleinen Drüsen, die sich jeweils oberhalb der Niere befinden. Die Nebenniere besteht aus einer äußeren Schicht (der Rinde) und dem Inneren (dem Mark). Die Nebenniere stellt Hormone her, die zur Regelung des Herzschlags, des Blutdrucks, des Stoffwechsels und anderer Vitalfunktionen dienen.

Nebennierenrinde: Äußerer Teil der Nebenniere, die sich oberhalb jeder Niere befindet. Die Nebennierenrinde bildet Steroide/Glukokartikoide zur Regulierung des Kohlenhydrat- und Fettstoffwechsels sowie Mineralkortikoide, die den Elektrolyt- und Wasserhaushalt des Körpers regeln.

Nebennierenmark: Das Nebennierenmark stellt Adrenalin und Noradrenalin her.

Neurotransmitter: Eine Substanz wie Adrenalin (Epinephrin) oder Acetylcholin, die Nervenimpulse über eine Synapse zu anderen Nerven, Muskeln oder Drüsen überträgt. Ein Neurotransmitter ist ein Botenstoff für neurologische Informationen einer Zelle an eine andere.

Noradrenalin (Norepinephrin): Ein durch das Nebennierenmark ausgeschüttetes Hormon. Dient auch als Neurotransmitter. Noradrenalin ist eine Vorstufe von Adrenalin (Epinephrin).

Serotonin: Ein in der Zirbeldrüse hergestelltes Hormon, das in den Blutplättchen, im Verdauungstrakt und im Gehirn zu finden ist. Serotonin ist sowohl ein Neurotransmitter als auch ein starker Vasokonstriktor.

Vasodilation: Erweiterung der Blutgefäße.

Vasokonstriktion: Verengung der Blutgefäße, besonders als Ergebnis vasomotorischer Tätigkeit.

Urogenital: Die Harn-und Geschlechtsorgane betreffend.

Stichwortverzeichnis

(**Fettgedruckte** Seitenangaben beziehen sich auf Kapitel 12: Erfahrungsberichte / Zeugnisse)